DES
HALLUCINATIONS

OU

HISTOIRE RAISONNÉE

DES APPARITIONS, DES VISIONS, DES SONGES, DE L'EXTASE, DES RÊVES,
DU MAGNÉTISME ET DU SOMNAMBULISME,

PAR

A. BRIERRE DE BOISMONT

Docteur en médecine de la Faculté de Paris,
directeur d'un établissement d'aliénés,
Chevalier des ordres de la Légion d'honneur, du mérite militaire de Pologne,
et de l'ordre de Charles III d'Espagne ;
ex-médecin des hôpitaux de Paris et de Varsovie,
lauréat de l'Institut et de l'Académie impériale de médecine,
président de la Société médico-psychologique, membre de la Société anatomique,
de la Société médicale d'émulation, de la Société de médecine de Paris,
membre correspondant
de l'Académie impériale des sciences, belles-lettres et arts de Rouen,
de la Société d'émulation de la même ville,
des Académies de médecine de Madrid, de Turin,
et de l'association des officiers médicaux des asiles et des hôpitaux
pour les aliénés de l'Angleterre,
etc., etc.

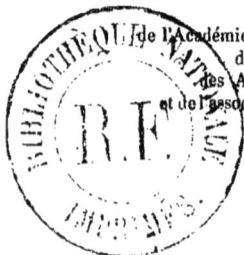

TROISIÈME ÉDITION
ENTIÈREMENT REFONDUE.

PARIS
GERMER BAILLIÈRE, LIBRAIRE-ÉDITEUR
RUE DE L'ÉCOLE-DE-MÉDECINE, 17

LONDRES
Hippolyte Baillière, Regent street, 219. | NEW-YORK
Hipp. Baillière brothers, 440, Broadway.

MADRID, C. BAILLY-BAILLIÈRE, PLAZA DEL PRINCIPE ALFONSO, 16.

1862

DES

HALLUCINATIONS

Ouvrages du même auteur :

Du suicide et de la folie suicide, considérés dans leurs rapports avec la statistique, la médecine et la philosophie. 2ᵉ édit. (*Sous presse.*)
De l'ennui (*tædium vitæ*). 1850. In-8.   1 fr. 50

Études médico-légales sur la perversion des facultés morales et affectives dans la période prodromique de la paralysie générale. 1860. In-8 de 28 pages.   1 fr.

Recherches sur l'unité du genre humain au point de vue de l'éducation et des croisements pour l'amélioration des races. 1860. In-8 de 46 pages.   1 fr. 50

Relation historique et médicale du choléra-morbus en Pologne, comprenant l'apparition de la maladie, sa marche, ses progrès, ses symptômes, son mode de traitement et les moyens préservatifs. 1832. 1 vol. in-8.   2 fr.

BARTHEZ. Nouveaux éléments de la science de l'homme, par P.-J. Barthez, médecin de S. M. Napoléon Iᵉʳ. *Troisième édition*, augmentée du discours sur le génie d'Hippocrate, de Mémoires sur les fluxions et les coliques iliaques, sur la thérapeutique des maladies, sur l'évanouissement, l'extispice, la fascination, le faune, la femme, la force des animaux ; collationnée et revue par M. E. Barthez, médecin de S. A. le Prince impérial et de l'hôpital Sainte-Eugénie, etc. 2 vol. in-8 de 1010 pages.   12 fr.

CASPER. Traité pratique de médecine légale, rédigé d'après des observations personnelles, par M. Casper, professeur de médecine légale de la Faculté de médecine de Berlin ; traduit de l'allemand sous les yeux de l'auteur, par M. Gustave Baillière. 2 vol. in-8. 1862.   15 fr.

MORIN. Du magnétisme et des sciences occultes. 1 vol. in-8 de 600 pages. 1860.   6 fr.

MUNARET. Du médecin des villes et des campagnes, mœurs et sciences, 3ᵉ édit., 1862.   3 fr. 50

SANDRAS (feu) **et BOURGUIGNON. Traité pratique des maladies nerveuses.** 1860-1862, 2ᵉ édit., entièrement refondue, 2 vol. in-8.   12 fr.

WOILLEZ (Mᵐᵉ). **Les médecins moralistes**, code philosophique et religieux, comprenant des pensées, maximes et réflexions extraites des écrits des médecins anciens et modernes, avec un Discours préliminaire par le Dʳ Brachet, et une Notice par le Dʳ Descuret. 1862. 1 vol. in-8.   6 fr.

Paris. — Imprimerie de L. Martinet, rue Mignon, 2.

TABLE DES MATIÈRES.

Préface... V
Introduction... 1
CHAP. Iᵉʳ.   Définition et division des hallucinations............ 1
CHAP. II.   Des hallucinations compatibles avec la raison........ 20
CHAP. III.   Des hallucinations dans leurs rapports avec les illusions. 63
CHAP. IV.   Des hallucinations de la folie à l'état de simplicité..... 81
CHAP. V.   Des hallucinations dans la folie.................... 109
CHAP. VI.   Des hallucinations dans la stupidité, la démence, la pa-
                ralysie générale et l'imbécillité.................. 159
CHAP. VII.   Des hallucinations par intoxication................. 172
CHAP. VIII.   Des hallucinations dans les maladies nerveuses autres
                que la folie..................................... 212
CHAP. IX.   Des hallucinations dans les maladies fébriles, inflamma-
                toires, aiguës, chroniques et autres............... 229
CHAP. X.   Hallucinations dans les rêves, le cauchemar et les pres-
                sentiments...................................... 252
CHAP. XI.   Des hallucinations dans l'extase, le somnambulisme na-
                turel, le magnétisme, le somnambulisme artificiel et
                la prévision.................................... 300
CHAP. XII.   Causes des hallucinations......................... 375
CHAP. XIII.   Des hallucinations considérées au point de vue de la psy-
                chologie, de l'histoire et de la religion............ 448
CHAP. XIV.   Physiologie des hallucinations..................... 571
CHAP. XV.   Marche, durée, diagnostic, pronostic, anatomie patholo-
                gique des hallucinations.......................... 612
CHAP. XVI.   Traitement des hallucinations..................... 621
CHAP. XVII.   Des hallucinations et des illusions dans leurs rapports
                avec la médecine légale. 663

PRÉFACE

DE LA TROISIÈME ÉDITION.

Dans l'antiquité, Socrate, le promoteur du dogme de la Providence, le fondateur de la morale ; au moyen âge, Jeanne d'Arc, l'héroïne populaire et la libératrice de la France ; dans les temps modernes, Pascal, le penseur sublime, l'éternel honneur de la raison, déclarés fous, hallucinés, au nom de la physiologie du cerveau que nous savons si bien, telle est l'origine de ce livre.

Nous ne pouvions voir sans un sentiment douloureux les efforts tentés pour faire descendre de leur piédestal les plus nobles personnifications du génie de l'homme. Au point de vue scientifique même, la théorie exclusive de l'hallucination pathologique nous semblait victorieusement combattue par celle de la représentation mentale et de l'identité de la sensation, de la conception et de l'hallucination.

Mais si le respect dû aux grandes mémoires, qui resteront des types vénérés dans tous les siècles, a été le premier mobile de notre protestation, nous ne pouvions oublier que l'étude du système nerveux dans ses rapports avec les phénomènes physiologiques était le sujet principal de ce livre. A l'hallucination physiologique, en effet, se rattachent le spiritualisme de l'idée, l'influence de la volonté de l'homme sur l'homme reconnue par les savants les plus illustres de ce siècle, Arago, Cuvier, de Humboldt, l'intuition s'élevant presque jusqu'à la divination (1), l'extase, les procédés encore si obscurs de la physiologie de l'esprit, enfin la recherche de l'idéal. L'examen de ces diverses questions devait naturellement nous conduire à celui de l'harmonie des pensées chez les personnes qui s'aiment, de la continuité de l'intelligence dans les rêves, des pressentiments, des prévisions, du somnambulisme, du magnétisme, etc. Il y avait, sans doute, deux inconvénients à redouter dans ces recherches si délicates : d'un côté le scepticisme absolu, de l'autre la croyance sans contrôle. Mais, tout en prenant les précautions convenables pour que les faits en apparence extraordinaires (2) présentassent les garanties d'une bonne observation, il nous était difficile de ne pas voir, à moins de fermer les yeux à l'évidence, que le domaine physiologique abonde en faits de ce genre bien constatés et battant en brèche l'incrédulité systématique. Les ouvrages des auteurs les plus dignes de foi, le livre si curieux d'Abercrombie sur

(1) Le bon ange de la mère Madeleine de Saint-Joseph des Carmélites, dit M. Cousin, était la vision intérieure, la voix secrète et au moins merveilleuse d'une grande âme transfigurée. — Nous avons ailleurs, ajoute ce philosophe, solidement établi que des trois sources de la connaissance humaine, l'intuition, l'induction, la déduction, la première est de beaucoup la plus féconde et la plus élevée. C'est l'intuition qui, par sa vertu propre et spontanée, découvre directement et sans le secours de la réflexion, toutes les vérités essentielles ; c'est la lumière qui éclaire le genre humain ; c'est la voix qui parle aux prophètes et aux poëtes; c'est le principe de toute inspiration, de l'enthousiasme, et de cette foi inébranlable et sûre d'elle-même, qui étonne le raisonnement réduit à la traiter de folie, parce qu'il ne peut s'en rendre compte par ses procédés ordinaires. — Cousin, *Cours de philosophie : Jeunesse de madame de Longueville* (*Revue des Deux-Mondes*, 15 mai 1852, p. 625).

(2) Les mots *impossible, extraordinaire, surnaturel* ont leur raison d'être ; leur explication est l'œuvre du temps. Pour avoir une idée philosophique du sens à attacher à ces mots, il faut lire l'ouvrage de M. Louis Peisse ayant pour titre : *La médecine et les médecins*, t. I, chap. 5, *Critique des faits dits impossibles, extraordinaires, surnaturels*, p. 59 et suiv. Paris, 1857 ; et l'*Introduction à l'histoire des sciences occultes*, d'Eusèbe Salverte, par M. Littré, 1856. — Quant à nous, notre opinion sur la grande question du surnaturel est celle professée par M. Guizot. (Voir le *Journal des Débats*, 1er mai 1851.)

les facultés intellectuelles, celui de Macnish sur le sommeil,
nous fournissent des documents nombreux en faveur de cette
opinion. Leurs pages sont remplies d'exemples de l'action de
cette force nerveuse, si remarquable dans la création des
chefs-d'œuvre du génie littéraire; dans l'enfantement des prodiges de l'industrie moderne; dans la solution des problèmes
les plus compliqués; dans la découverte des moyens de salut
au moment du plus grand danger; dans le rappel pendant les
rêves, à une époque avancée de la vie, d'événements décisifs
dont le récit remonte aux plus jeunes années de l'enfance;
dans la résurrection de langues oubliées depuis plus d'un
demi-siècle; dans l'augmentation subite de puissance de l'esprit et le réveil de facultés inconnues, pendant certaines maladies; dans le retour de la raison aux approches de la mort
chez beaucoup d'aliénés; enfin dans l'élévation des sentiments, la finesse des aperçus, les scintillements de la pensée
à travers les profondeurs de l'avenir chez quelques moribonds.

L'énumération rapide et nécessairement très incomplète que
nous venons de faire des rayonnements si divers de la force
nerveuse, est la meilleure preuve que nous puissions donner
de l'intérêt que présentent les questions que nous allons essayer
de traiter.

Le plan de cet ouvrage est nettement tracé, il embrasse
deux parties principales : l'hallucination dans ses rapports
avec la raison et la folie, la force nerveuse au point de vue
des phénomènes psychologiques.

Des critiques d'un mérite incontestable nous ont fortement
blâmé d'avoir soutenu la doctrine de la coexistence de l'hallucination avec l'intégrité de l'esprit, et fait intervenir la religion
et la philosophie dans ce travail. Le premier argument touche
à l'un des éléments fondamentaux du sujet, il ne saurait être
discuté ici, nous en renvoyons l'examen aux chapitres II et
XIII. Quant aux deux autres, nous leur consacrerons quelques
lignes.

Le sentiment religieux est inné dans l'homme; il répond à
un besoin instinctif de sa nature; faire table rase de la religion
chrétienne, son expression la plus vraie, parce que des ignorants, des superstitieux, des fanatiques, des ambitieux, s'en

sont servis pour émettre des principes dont le triomphe serait
sa ruine, c'est méconnaître sa divine origine, ses immenses
bienfaits, sa mission de dévouement et de charité; c'est enfin
faire usage d'une arme qui détruirait tout ce qu'il y a de bon,
de moral, de génereux dans le monde, parce qu'on a abusé
de tout ce qu'il y a de bon, de moral et de généreux.

Il nous était, d'ailleurs, impossible de garder le silence dans
ce débat, lorsque chacun sait que les visions, les apparitions,
les auditions internes, etc., sont étroitement liées à notre histoire religieuse. Se taire en pareilles circonstances eût été
imiter la conduite de ceux qui conseilleraient aux philosophes
de renier leurs doctrines, dans la crainte de blesser d'honorables susceptibilités.

Nous venons d'exposer les motifs qui nous ont fait parler
de la religion dans ce travail; nous les croyons fondés;
mais, comme médecin, nous ne pouvions nous placer que sur
le terrain médical et psychologique; tous ceux qui nous liront
avec impartialité, reconnaîtront que, si nous nous sommes
courbé devant le principe religieux, nous avons aussi maintenu le droit d'examen, le seul admissible dans les travaux
scientifiques.

Le côté philosophique de la question n'a pas plus échappé
à la critique que le côté religieux.

« Un vaste abîme, dit-on, sépare les questions de philosophie
des questions de médecine pratique et appliquée; il faut
laisser l'intelligence, l'esprit, l'âme là où ce principe doit
rester. » Cette opinion peut être soutenue pour la plupart des
questions de pathologie, elle ne saurait l'être pour ce qui
concerne les phénomènes cérébraux.

Nous croyons donc être complétement dans le vrai, en sou-
tenant la nécessité de l'alliance de la philosophie et de la
médecine, surtout dans les maladies mentales. Les faits psychologiques ne peuvent être mis sur la même ligne que les faits
sensibles. Le cerveau est le siége des opérations intellectuelles,
il n'en est pas le créateur. La notion de l'idée préexiste à celle
des signes.

L'intervention de la philosophie dans la médecine mentale
a continuellement lieu. Voyez l'idée fausse errant sur les li-

mites de la raison et de la folie, et cependant, encore appréciée ce qu'elle est; ne soulève-t-elle pas les questions les plus intéressantes et les plus délicates touchant les opérations de l'esprit? L'hallucination elle-même n'est-elle pas un phénomène psychologique des plus curieux? Tout en admettant la part des éléments sanguin et nerveux dans sa production, il est évident qu'il se passe autre chose, lorsque l'image photographiée sur la rétine, transmise au cerveau redevient invisible comme sur la plaque. Le réactif existe, cependant, puisque l'image reparaît dans les rêves, dans l'état intermédiaire à la veille et au sommeil, et même par un acte de la volonté. Cette disparition du signe sensible nous paraît incontestablement liée à l'organisation du cerveau, qui serait incapable de remplir ses fonctions, s'il réfléchissait sans cesse ces milliards d'images, de sons, d'impressions tactiles, etc., que lui apporte le monde extérieur.

La vue des grandes intelligences aux prises avec la folie, et qui deviennent pour l'aliéniste un sujet continuel de méditation, ne le ramène-t-elle pas sans cesse à l'examen de ces hautes questions spiritualistes qu'on déclare sans utilité pour la médecine? C'est avec raison que M. Esquiros a dit: Le jour où la philosophie descendra avec son flambeau dans l'étude des affections mentales, elle rencontrera une ample matière à observations nouvelles. Comme dans une ville détruite, on découvre çà et là des monuments qui portent l'empreinte du génie de la nation éteinte, ainsi, dans ces grands ravages de la folie, on retrouve partout sur les ruines de nos facultés la trace du principe immortel qui les animait. A cette opinion nous pourrions joindre celle de Descartes qui affirme que c'est à la médecine que seront dues les découvertes destinées à agrandir le domaine de la philosophie.

En attaquant l'opinion exclusive de l'hallucination pathologique, nous n'avons pas seulement voulu défendre de saintes croyances, de grandes illustrations, notre but a encore été de combattre la doctrine qui prétend expliquer dans tous les cas la conduite, les actes intellectuels et moraux, par l'état de souffrance du corps, ou en d'autres termes, établir la prééminence des organes sur l'esprit. Contre cette triste hypothèse que nous

réfuterons dans le cours de cet ouvrage, nous pourrions nous
contenter de citer ces belles paroles d'Augustin Thierry :
« Aveugle et souffrant, sans espoir et presque sans relâche,
» je puis rendre ce témoignage, qui, de ma part, ne sera pas
» suspect ; il y a au monde quelque chose qui vaut mieux que
» les jouissances matérielles, mieux que la fortune, mieux
» que la santé elle-même, c'est le dévouement à la science (1). »

Mais, dès à présent, nous devons faire observer qu'il y a
dans cette étude sur l'hallucination, un autre point de vue,
bien digne des méditations, c'est celui de la toute-puissance
de l'idée. En suivant ses manifestations, ses développements,
ses transformations dans les divers états nerveux qui sont le
sujet de ce livre, notre intention a été de prouver la persistance de sa spiritualité, lors même qu'elle s'engage dans les
régions de l'inconnu. On nous objectera, sans doute, que nous
avons poussé le spiritualisme de l'idée au delà des bornes du
possible ; nous répondrons que cette lumière qui éclaire
l'homme en ce monde, n'est que la lueur de celle qui, dégagée
de ses ombres, brillera d'un éclat immortel dans les splendeurs
de l'autre vie. Le spiritualisme de l'idée n'est d'ailleurs que la
recherche de l'idéal qui, chez l'immense majorité des hommes,
produit les châteaux en Espagne, les songes dorés, et chez les
grand artistes, poëtes, peintres, sculpteurs, hommes d'État,
généraux, inventeurs, enfante les chefs-d'œuvre, qui ne sont
que l'ébauche de leur type primitif.

La doctrine actuelle des hallucinations est en opposition
directe avec un sentiment inhérent à l'homme, qui lui fait
rejeter loin de soi une hypothèse posant en principe que,
depuis près de six mille ans, il a toujours été le jouet d'illusions. La vérité est éternelle ; elle a brillé dès l'apparition
de l'homme sur la terre ; et dès ce moment elle n'a cessé de
l'éclairer. Les systèmes scientifiques peuvent changer ; il y a
des idées et des principes qui sont assis sur la base inébranlable de l'immuabilité.

La doctrine des hallucinations n'est pas moins affligeante au

_____

(1) Augustin Thierry, *Dix ans d'études historiques*, 9ᵉ édition, préface, p. 24,
Paris, 1856.

point de vue de l'humanité. Quoi de plus pénible et de plus douloureux, en effet, que de prétendre que les idées les plus sublimes, les plans les plus admirables, les entreprises les plus grandes, les actions les plus belles, ont été médités ou accomplis par des fous hallucinés, en ajoutant pour correctif, qu'importent les instruments, pourvu que le but ait été atteint? L'histoire et la raison ne sont-elles pas d'accord pour protester contre la folie de Socrate, de Luther, de Jeanne d'Arc, de G. Fox et de tant d'autres?

Qu'étaient donc, demandera-t-on, les hallucinations de ces personnages célèbres? Elles dépendaient d'une influence complexe; elles provenaient à la fois de la notion fondamentale qui est en tout homme, du tribut que payaient ces intelligences d'élite aux croyances du temps, de ce caractère extatique que la contention de l'esprit fait contracter aux idées, et enfin de la nature de l'organisation; c'est ainsi que Plotin, ce chef d'illuminés, qu'on voudrait peut-être mettre encore au nombre des fous, s'est uni quatre fois, par l'extase, au Dieu suprême (1); et que Pascal, qui avait l'humeur inquiète et mélancolique, a eu son coup d'œil un peu visionnaire, tandis que Bossuet, dont l'humeur était calme, lui a dû en partie sa sérénité de coup d'œil, et cela indépendamment de la grandeur de leurs esprits et de la nature des idées (2).

Nulle comparaison sérieuse à établir entre les hallucinations de ces hommes fameux et celles des aliénés. Là, des entreprises conçues, suivies, exécutées avec toute la force du raisonnement, l'enchaînement des faits, la puissance du génie, et dont l'hallucination n'était que l'auxiliaire; ici, des projets sans suite, sans but, sans actualité, et toujours frappés au coin de la folie.

Mais, dira-t-on, comment se fait-il que ce genre d'hallucination ait presque disparu de nos jours? En supposant que cette objection fût vraie, voici ce que nous répondrions : Pour être halluciné de la sorte, il fallait avoir des convictions pro-

---

(1) *Les Ennéades de Plotin, chef de l'école néo-platonienne*, traduites pour la première fois en français par M. N. Bouillet, conseiller honoraire de l'Université, t. 1er, in-8°. Paris, 1857.

(2) Sainte-Beuve, *Pensées de Pascal* (*Revue des Deux-Mondes*, juillet 1844).

fondes, des croyances ardentes, un amour extrême de l'humanité ; il fallait vivre au milieu d'une société qui partageât ces sentiments, et sût, au besoin, mourir pour eux. On marchait alors avec son siècle. Où sont donc aujourd'hui les croyances ? Où sont les martyrs ? Quelle est la voix qui domine le monde ? Chacun vit pour soi et chez soi. Le scepticisme a gagné toutes les classes. Les généreux dévouements excitent le sourire. Le bonheur matériel, voilà la devise. On conviendra qu'une pareille disposition des esprits est peu favorable à l'enthousiasme et aux grandes entreprises. A l'époque où nous faisions cette remarque, sa généralité n'était pas contestable ; il n'en est plus ainsi aujourd'hui, tant il est vrai que, pour bien voir en tout, il faut voir de haut.

D'autre part, il s'en faut de beaucoup que cette prétendue rareté des hallucinations compatibles avec la raison soit fondée. On acquerra la preuve, en effet, en lisant cet ouvrage, que ces hallucinations existent chez beaucoup de personnes religieuses, d'extatiques, qu'on les constate dans la rêverie, les songes, et que l'un des esprits les plus originaux de ce siècle, Balzac, a dû à cette faculté la création des nombreux personnages de sa vaste comédie humaine qu'il voyait avant de les peindre. Enfin, le plus illustre de nos prosateurs a parlé de l'hallucination et de ses effets en termes si précis qu'il nous est difficile de penser qu'il n'en ait pas entrevu le côté physiologique.

Nous irons même plus loin ; nous essayerons de prouver que les temps actuels sont favorables à l'apparition d'hommes providentiels, qui sont l'incarnation d'une idée, d'un besoin.

Il y a eu, nous le savons, en religion, en philosophie, en morale, en histoire, des hommes dupes de leur imagination, de leur ignorance, qui ont voulu imposer leurs rêveries aux autres. C'est un des accidents de l'humanité, qui se laisse trop facilement entraîner à l'erreur ; parmi ceux mêmes qui se trouvaient dans ces conditions, beaucoup se trompaient, sans être fous. Il en était d'eux comme de ces milliers d'hommes qui, dans les pays les plus civilisés, adoptent des idées erronées, superstitieuses, sans qu'ils en soient moins aptes à se conduire dans la vie.

L'ambition a pu, sans doute, se servir des hallucinations dans

un but coupable; qui le nierait? Des visions, des apparitions
ont été simulées par des imposteurs; cela est incontestable.
Pour tous ceux qui ont étudié la question, l'erreur est si facile
à découvrir, que nous n'en ferons même pas l'objet d'une réfutation. Enfin des fous demi-raisonnables, lucides, suivant
l'expression de M. Trélat, ont pu imposer leurs visions à un
public ignorant et crédule; cette objection peut être résolue
par l'analyse scrupuleuse des documents.

En nous livrant à ces recherches, nous avons donc eu deux
buts : l'un, de protester contre des doctrines que nous croyons
contraires à la vérité; l'autre, d'écrire une histoire médicale
et philosophique des hallucinations.

Il est impossible, ce nous semble, qu'un tel programme ne
trouve pas grâce devant la critique et ne rencontre pas quelque sympathie dans l'opinion.

Avant de clore cette préface, il nous reste encore à répondre
à des objections dirigées contre la forme du livre et principalement contre la prodigalité des observations et la sobriété des
raisonnements. En nous les adressant, leurs auteurs oubliaient
que nous ne faisions pas seulement l'esquisse psychologique,
mais que nous écrivions aussi l'histoire médicale de l'hallucination.

L'écueil à éviter était la reproduction de faits semblables,
peu importants ou contestés. Sur ce point, nous avons obtem-
péré à la critique. D'un autre côté, il ne nous était pas permis
de négliger les observations qui contenaient des germes d'aperçus nouveaux, car elles pouvaient combler quelques-unes de
ces lacunes si nombreuses que présente la série de nos connaissances. La médecine, a dit avec raison M. Bersot, est une
vaste clinique où la multiplicité des observations est indispensable, parce que celle qui ne frappe pas l'un, frappe l'autre
des lecteurs, l'art y perd, la science y gagne. On comprend
maintenant pourquoi nos livres ne sauraient avoir la forme de
ceux des philosophes. L'important est qu'ils leur donnent des
renseignements utiles sur les rapports du moral et du physique.

L'objection relative à la rareté des raisonnements est plus
spécieuse que réelle, car si, dans un ouvrage de faits médicaux,

nous avons craint de nous engager dans le domaine de la psychologie et de l'idéologie pures, nous avons, au contraire, largement puisé dans cette philosophie qui est la science pratique de la vie, et que M. Janet, dans son livre *De la famille*, a justement appelée la philosophie moyenne. Peut-être, cependant, en y regardant de près, trouverait-on que l'essai d'une théorie de la représentation mentale, l'étude sur Jeanne d'Arc, sont un hommage rendu, des avances faites à la grande et noble étude de l'entendement humain.

Un dernier mot, cette édition a été revue en entier; elle nous a coûté autant de peine qu'un livre nouveau. Il est tel chapitre qui a demandé plusieurs mois de travail; les faits d'observation pourraient être plus complets encore, ils ne sauraient être plus exacts; enfin, l'ordonnance générale nous a paru mieux comprise que dans les éditions précédentes.

DES

HALLUCINATIONS

INTRODUCTION.

Le fait visible, voilà le Dieu nouveau devant lequel s'incline notre siècle. Tout ce qui ne tombe pas sous les sens doit être rejeté. Naguère, dans une discussion académique, on niait la force vitale parce qu'on ne la voit pas, quoique l'on sente à chaque instant ses battements. Il est beau, sans doute, d'avoir fabriqué quelques-uns des produits de l'organisme; les eût-on fabriqués tous, il n'est aucunement prouvé que l'homme en fût le résultat synthétique. C'est que, pour que l'homme existe, il faut autre chose que ces composés chimiques, et jusqu'alors nulle cornue n'a encore distillé les produits psychologiques. Le monde invisible, tel est donc l'autre ordre de faits, celui qui est plus particulièrement du ressort de notre livre. Les puissants, pour qui les hommes sont des machines et les événements des parties d'échecs, les savants qui ne voient rien au-delà de la découverte d'une planète ou d'une loi physiologique, les heureux qui ne connaissent que les joies de la terre, peuvent reléguer le monde invisible dans le pays des chimères; il y aura toujours des milliers de rêveurs qui détourneront les yeux des tristes réalités de la vie, pour les reporter vers ce royaume enchanté; des poëtes qui, sans souci des biens matériels, chanteront les harmonies et les mystères de la nature; des malheureux qui verront la fin de leurs maux dans un monde meilleur; des âmes religieuses qui soupireront après le jour de la délivrance;

1

des cœurs tendres et dévoués qui aspireront au moment de se réunir à ceux qu'ils ont perdus; là est une des origines du merveilleux, celui de l'espérance et de la consolation. Mais à côté de ce merveilleux, il en existe un autre, celui des espoirs insensés, de la satisfaction des désirs sans lutte, d'un idéal instantané, magique, substitué à des ennuis immenses, à des déceptions continuelles, et surtout à un labeur incessant, c'est le merveilleux dont M. Figuier a retracé l'histoire avec un véritable talent (1).

Ces origines du merveilleux expliquent comment il a des racines si profondes dans l'espèce humaine et pourquoi il se manifeste sous des aspects si variés. Il n'y a pas lieu dès lors de s'étonner qu'à toutes les époques de l'histoire de l'homme, sous les latitudes les plus diverses, dans les gouvernements les plus opposés, avec les religions les plus variées, on retrouve constamment la même croyance aux esprits et aux apparitions. Évidemment la source doit en être cherchée dans notre organisation psychique où prédomine un besoin irrésistible de l'inconnu, une croyance au surnaturel, qui se traduisent chez la plupart par l'amour du merveilleux. Le sauvage qui rêve au grand Esprit et aux chasses incommensurables d'une autre vie, l'homme du moyen âge qui s'agenouille au bord de l'entrée du purgatoire de saint Patrice, l'Arabe qui erre dans les palais enchantés des *Mille et une Nuits*, l'Indien qui s'absorbe dans les incarnations de Brama, l'habitant du monde civilisé, qui en public ne croit à rien, et consulte en secret les pythonisses ou demande au magnétisme, aux tables tournantes, aux esprits frappeurs ce qu'ils ne peuvent lui donner, tous obéissent au même besoin, celui de croire à quelque chose.

Au premier abord, on est surpris que de semblables opinions aient acquis une telle puissance, et l'on est tenté de se demander si nous sommes un composé d'erreurs, le jouet d'illusions; en scrutant plus profondément la question, on constate qu'elles ne sont qu'une déviation des deux grandes lois de notre existence, la connaissance de Dieu et de soi-même.

(1) Louis Figuier, *Histoire du merveilleux dans les temps modernes*, 4 vol. Paris, 1860.

L'histoire et la tradition s'accordent sur ce point que l'homme sortit pur, mais libre, des mains du Créateur. Tant que la raison le guida, il fut à l'abri des erreurs et des superstitions ; dès que l'abus de la liberté et l'action du temps eurent produit l'oubli de l'origine et du but, les passions, n'étant plus contenues, l'entraînèrent ; son esprit s'égara de plus en plus. Tourmenté d'un côté par le souvenir du point de départ, emporté de l'autre par l'imagination, il se précipita dans un monde de chimères.

L'imagination, appelée à si juste titre la folle du logis, cherche sans cesse à briser les liens qui l'enchaînent à la raison ; lorsqu'elle y est parvenue, il n'est pas de fables, de croyances étranges, d'illusions singulières, de rêves bizarres qu'elle ne propage. On aime mieux croire qu'examiner, a dit Bacon (1), et cette disposition est surtout marquée dans l'enfance de l'esprit humain. Peu d'époques ont été plus favorables aux triomphes de l'imagination que celle du moyen âge. Toutes les créations fantastiques semblent s'y être donné rendez-vous. L'air est rempli d'oiseaux merveilleux, la terre est parcourue par des animaux terribles, les mers sont peuplées de poissons monstrueux ; au delà des limites assignées au globe, existent des contrées admirables, de nouveaux paradis terrestres. Des croyances aussi extraordinaires, développées au milieu des irruptions des Barbares, de la dévastation de la terre, des terreurs de la fin du monde, suggèrent l'idée d'une puissance invisible, surnaturelle, à laquelle rien ne peut résister. Ainsi préparé, le peuple écoute avec avidité toutes les histoires de revenants et de sorciers ; l'orateur s'épouvante lui-même, et effraye les autres.

L'explication donnée par Malebranche de la manière dont s'accréditent de pareilles opinions, nous paraît si juste qu'elle doit trouver ici naturellement sa place. Un pâtre dans sa bergerie raconte, après souper, à sa femme et à ses enfants, les aventures du sabbat. Comme son imagination est un peu échauffée par les vapeurs du vin, et qu'il croit avoir assisté plusieurs fois à cette assemblée imaginaire, il ne manque pas

---

(1) Bacon, *de Dignitate et augmentis scientiarum*, lib. V, cap. v.

d'en parler d'une manière forte et vive. Il n'est pas douteux que les enfants et la femme ne demeurent tout effrayés, pénétrés et convaincus de tout ce qu'ils viennent d'entendre. C'est un mari, c'est un père qui parle de ce qu'il a vu, de ce qu'il a fait; on l'aime et on le respecte : pourquoi ne le croirait-on pas? ces récits se gravent profondément dans leur mémoire, ils s'y accumulent: les frayeurs passent, la conviction demeure; enfin, la curiosité les prend d'y aller. Ils se frottent, ils se couchent; les songes leur présentent les cérémonies du sabbat (1). Ils se lèvent; ils s'entre-demandent et s'entre-disent ce qu'ils ont vu : ils se fortifient dans cette croyance, et celui qui a l'imagination la plus forte, persuadant mieux les autres, ne manque pas de régler en peu de nuits l'histoire imaginaire du sabbat. Voilà donc des sorciers achevés, que le pâtre a faits; et ils en feront un jour beaucoup d'autres, si, ayant l'imagination forte et vive, la crainte ne les empêche pas de conter de pareilles histoires (2).

Telle est, en effet, l'origine d'une multitude d'erreurs. Une fois écloses, elles se répètent, se systématisent, forment un corps de doctrines, de croyances qui s'introduisent dans les esprits avec les premières notions, soumettent à leur pouvoir les intelligences les plus remarquables, persistent pendant des siècles jusqu'à ce que la raison, reprenant ses droits, fasse rentrer l'imagination dans ses limites.

Quand des nations entières acceptent comme des faits accomplis les croyances erronées, que celles-ci sont enseignées par les leçons, les livres, les tableaux, les sculptures, en un mot, par tout le milieu social environnant, elles constituent des erreurs générales auxquelles personne ne peut se soustraire sans l'aide de la divinité et de la raison. Les grands hommes qui apparaissent alors partagent jusqu'à un certain point les opinions, les préjugés de leurs contemporains; mais ces fausses notions n'ont aucune influence sur leur conduite. Représentants d'une idée utile, nécessaire, son incarnation, si je

---

(1) Le fait des onctions est ici très bien établi.

(2) Malebranche, *De la recherche de la vérité*, t. 1, liv. ii, chapitre dernier, *De l'imagination*, édition Charpentier. Paris, 1843.

puis m'exprimer ainsi, leur mission est toute providentielle.
Ils sont poussés par une force invincible à faire ce qu'ils font,
et leurs entreprises attestent le développement des plus hautes
facultés de l'esprit humain.

Faisons l'application de ces principes au sujet de notre travail, en nous aidant de quelques notions empruntées à la psychologie. Le monde extérieur nous déborde, il fait invasion
par tous nos sens, il peuple notre cerveau de milliards de
sensations, d'images, qu'une émotion, une passion, une préoccupation, une maladie, peuvent reproduire à l'instant, avec
toute leur vivacité et leur coloris. De là ce besoin que nous
avons de nous repaître d'images. Ces réminiscences colorées qui nous impressionnent de deux manières différentes,
suivant qu'elles nous paraissent réelles ou fausses, constituent
le phénomène des hallucinations. Les sens ne sont pas les seules
sources de nos idées ; il y en a qui viennent de l'âme, de Dieu :
ce sont les idées générales ; ces conceptions pures ne peuvent
se figurer ; elles n'entrent dans le domaine des hallucinations
que par un abus de l'abstraction ; la forme sous laquelle elles
se présentent n'est qu'un résultat de l'imperfection de notre
nature ; la spiritualité de l'homme n'en est aucunement inté-
ressée.

Les signes sensibles formant les matériaux exclusifs des
hallucinations, tout ce qui détermine une impression forte sur
l'esprit peut, dans des circonstances données, produire une
image, un son, une odeur, etc. Ainsi, lorsqu'un homme s'est
longtemps livré à des méditations profondes, il voit souvent la
pensée qui l'absorbait se revêtir d'une forme matérielle ; le
travail intellectuel cessant, la vision disparaît, et il se l'explique
par les lois naturelles. Cet homme vit-il à une époque où les
apparitions d'esprits, de démons, d'âmes, de fantômes, sont
une croyance générale, la vision devient une réalité, avec cette
différence, que si son intelligence est saine, sa raison droite,
cette apparition n'a aucun empire sur lui, et qu'il s'acquitte
des devoirs de la vie sociale aussi bien que celui qui n'aurait
pas d'hallucinations.

Cette remarque s'applique à plus forte raison aux hallucinations des hommes célèbres. Pour se soustraire aux croyances

de leur temps, il eût fallu qu'ils eussent été d'une autre nature, surtout lorsqu'elles n'avaient rien de répréhensible. En les adoptant, ils partageaient une erreur sociale ; leurs entreprises, leurs actions, leurs doctrines étaient celles de philosophes, de moralistes, de bienfaiteurs de leurs semblables. Ils remplissaient une mission nécessaire, et leur nom est inscrit à juste titre parmi ceux dont se glorifie l'humanité.

Un point capital et qu'il faut bien avoir présent à l'esprit, c'est que, chez la plupart d'entre eux, l'hallucination n'était que l'auxiliaire de leur pensée. Les hommes illustres qu'on a si injustement placés dans la catégorie des fous, commençaient par concevoir, coordonner leurs plans, marqués au sceau du génie, et ce n'était qu'après les avoir médités profondément dans toutes leurs parties, que leur esprit arrivant au plus haut degré de l'enthousiasme, le seul mobile des grandes choses, ils voyaient leur propre pensée prendre une forme. Le mot hallucination, dont nous nous servons faute de mieux, n'était pas dans ce cas un symptôme de folie, mais le résultat du dernier période de l'attention.

Qui ne serait d'ailleurs frappé des différences extrêmes qui séparent ces hallucinés de ceux de nos asiles? Les premiers, puissants, forts, logiques, se montrent pleins de grandeur dans leurs actes ; ils sont les représentants d'une époque, d'un besoin, d'une idée ; les autres, faibles, indécis, rusés, absurdes, ne sont l'expression d'aucun besoin, ne se proposent que des missions sans utilité, sans but. Les hallucinations des uns sont les conséquences du temps, elles n'ont aucune influence sur leur raison ; tandis que celles des autres proviennent de l'organisation malade de l'individu, et sont toujours plus ou moins compliquées de folie.

Lorsqu'on lit la vie d'un personnage illustre, il ne faut jamais perdre de vue qu'elle se compose d'une histoire et d'une biographie. L'histoire, c'est la partie spirituelle ; la biographie, la partie mortelle. Vouloir juger l'une sans l'autre, c'est se tromper et tromper les autres. Les enfantements du génie donnent lieu à des phénomènes qui sortent souvent de la voie commune ; ce sont les matériaux bruts, qui disparaissent sous le ciseau de l'ouvrier, pour ne laisser voir que le chcf-d'œuvre; ce sont, si l'on veut, les hallucinations; mais elles n'ont point d'action sur les vérités enseignées, et celles-ci subsistent avant comme après le passage de celui qui s'en est fait l'interprète.

Au point de vue de la dualité, nous croyons l'idée, composée comme l'homme, de deux parties, l'une spirituelle, l'autre matérielle; l'hallucination, considérée dans son phénomène caractéristique, est donc pour nous la reproduction du signe sensible de l'idée. Chez le penseur, elle est le plus haut degré de tension auquel puisse parvenir son esprit, une véritable extase. Cette opinion est en opposition directe avec celle de M. Baillarger qui l'attribue à une sorte de détente de l'attention; nous discuterons plus tard la valeur de cette théorie. Dans les sociétés à convictions profondes, où l'imagination n'est point éclairée par la science, elle est le reflet des croyances générales; dans ces deux cas, elle n'apporte aucun obstacle au libre exercice de la raison. Aussi, est-il incontestable que les hommes célèbres, comme le vulgaire, ont pu avoir des hallucinations, sans que leur conduite ait offert le moindre symptôme d'aliénation.

Si nous protestons de toutes nos forces contre l'accusation de folie adressée à ces intelligences d'élite, nous reconnaissons que les hallucinations, avec perte de la raison, ont existé chez un certain nombre de personnages historiques.

Le besoin de croire est un trait distinctif de notre espèce. Quand il prend pour guides la foi et la raison, il conduit sans obstacle au but vers lequel nous tendons tous; s'il s'appuie exclusivement sur l'une ou sur l'autre, les plus graves erreurs peuvent en être les conséquences. La foi sans la raison mène directement à la superstition, et la raison sans la foi aboutit presque toujours à l'orgueil. Les hallucinations qui naîtront de ces deux sources d'erreurs seront aussi nombreuses et aussi variées que les idées, les occupations habituelles de l'individu.

Quelque grande que soit la part des fausses directions de l'esprit dans la production des hallucinations, on ne peut les ramener toutes à ce chef; il en est qui sont déterminées par des maladies, par l'introduction de certaines substances dans l'économie, etc. Le phénomène primitif est toujours le même, la cause est différente. Aussi avons-nous jugé nécessaire d'en faire deux classes, celle des causes morales et celle des causes physiques. En traitant de l'étiologie et des hallucinations, considérées au point de vue de la psychologie, de l'histoire, de la morale et de la religion, nous entrerons dans les développements que réclame l'importance de ce sujet.

De même que nous avons établi, pour l'histoire profane, qu'il y a eu des hallucinations compatibles avec la raison, parce qu'elles étaient le résultat de la foi, de l'enthousiasme, des croyances générales, et qu'il y en a eu d'autres, compliquées de folie, qui provenaient de l'organisation malade des individus; de même aussi, nous croyons que plusieurs personnages religieux ont eu des hallucinations qui étaient liées aux opinions, aux erreurs, aux préjugés du siècle, sans que leur raison en ait été influencée; et que d'autres, au contraire, ont été victimes de leur imagination en délire. C'est en analysant les éléments d'une question qu'on se rapproche le plus possible de la vérité. Nos lois générales portent avec elles le sceau de notre faiblesse, car l'exception vient sans cesse se placer à côté d'elles.

Si l'on résume maintenant les points principaux de ce chapitre, on voit que le sentiment de l'inconnu auquel se rattachent ou d'où découlent le besoin de croire, l'amour du merveilleux, l'ardeur de connaître, la soif des émotions, provient lui-même de l'affaiblissement, de l'oubli des deux grandes lois qui président à la destinée humaine, la connaissance de Dieu et de soi-même.

En abandonnant ce sentier des bonnes doctrines, de la saine philosophie, la raison, devenue incertaine, vacillante, laissa le champ libre à l'imagination, qui se plaît dans les paradoxes, les rêves, les chimères. Celle-ci, maîtresse du terrain, jeta dans la circulation des idées une multitude de conceptions fausses, qui, se systématisant plus tard, servirent de pâture aux générations nouvelles.

L'idée, cet aliment de l'intelligence, ce lien mystérieux de l'âme et du corps, affecte l'homme de deux manières, et par son signe sensible et par son essence. Une cause morale ou physique agit-elle assez fortement sur l'idée pour la rendre visible, comme dans le phénomène de l'hallucination, c'est l'image qui se produit, la conception pure ne tombe pas sous les sens. Ainsi, dans le dérangement des idées, l'âme n'est jamais mise en cause; c'est l'organe seul qui souffre. L'instrument est vicié, la pensée qui le dirige est intacte; elle reste inactive, elle n'est jamais altérée; parfois même elle se fait jour à travers les obstacles, et prouve qu'elle a conservé toute son énergie, malgré son long repos. Dans la maladie, forcée d'agir sur une chimère, elle n'en continue pas moins ses opérations avec une régularité parfaite.

Enfin, tout en reconnaissant l'autorité de la raison, il ne faut pas oublier qu'elle est restreinte, et qu'on peut, par conséquent, lui commander de s'arrêter et de se soumettre (1).

Ces préliminaires établis, nous allons faire connaître la disposition générale de notre travail.

La définition de l'hallucination devait précéder son histoire; c'est par elle que commence le livre.

Si l'hallucination eût été un fait simple, sa classification n'aurait pas demandé de grands développements; il s'en faut de beaucoup qu'il en soit ainsi. Cet état particulier de l'esprit se présente sous une multitude d'aspects différents. Il existe avec la raison, il constitue une variété de la folie; souvent des transformations bizarres des sensations le masquent entièrement. Presque toujours il accompagne

(1) Des hommes tels que Bossuet peuvent présenter un joug à la raison humaine; mais ils l'emploient elle-même à cette victoire. Ils peuvent dire que la raison est insuffisante; mais ils ne peuvent ni la nier, ni s'en passer. Voici une parole profonde de saint Grégoire de Nazianze : « Nous aimons Dieu, parce que nous le connaissons; et nous l'adorons, parce que nous ne le comprenons pas. » Bossuet, d'ailleurs, distinguait soigneusement les doctrines philosophiques qui sont hors de doute et utiles à la vie, de celles qui ne sont que d'opinion et dont on dispute. (Extrait de l'Introduction de M. Jules Simon aux *Œuvres philosophiques de Bossuet*, édition Charpentier, Paris, 1843.) Nous ferons toutefois observer que nous croyons, avec Bossuet, qu'il y a des doctrines philosophiques qui peuvent très bien s'allier avec les croyances religieuses.

l'aliénation dont il n'est alors qu'un symptôme. Il existe dans le cauchemar, les rêves, l'extase. Certaines maladies nerveuses, telles que l'épilepsie, l'hystérie, l'hypochondrie, en sont aussi souvent compliquées; enfin, on l'observe encore dans plusieurs affections inflammatoires, aiguës, chroniques et autres. Cette multiplicité de formes nous a fait établir *dix sections*.

La *première* est consacrée aux hallucinations compatibles avec la raison.

Dans la *deuxième section* sont réunies les hallucinations qui se compliquent d'illusions et de folie.

La *troisième section* comprend les hallucinations simples, mais marquées du sceau de l'aliénation.

Les hallucinations sont surtout fréquentes dans la folie; la *quatrième section* renferme celles qu'on observe dans les monomanies ou délires partiels, et les autres variétés de l'aliénation.

Les hallucinations qui se manifestent dans le delirium tremens, l'ivresse, après l'ingestion des substances narcotiques, vénéneuses, font l'objet de la *cinquième section*.

Dans la *sixième section* sont comprises les hallucinations qui se montrent avec la catalepsie, l'épilepsie, l'hystérie, l'hypochondrie, la chorée, etc.

Les hallucinations du cauchemar et des rêves constituent la *septième section*.

Il est un état singulier de l'esprit, connu sous le nom d'*extase*, dont les phénomènes ont appelé à juste titre les recherches des observateurs. Les hallucinations qui en sont un des caractères distinctifs nous l'ont fait ranger dans une *huitième section*.

Certains phénomènes particuliers, tels que les pressentiments, la prévision, la clairvoyance, la seconde vue, le magnétisme, le somnambulisme, nous paraissent le plus ordinairement dus à l'extase. L'impression du froid donne aussi lieu à cet état nerveux. L'extase a été observée dans tous les temps, et dernièrement encore elle s'est montrée chez plusieurs milliers de personnes en Suède. Les hallucinations observées dans ces divers états nerveux et dans le somnambulisme en particulier peuvent donner lieu à des actes qui entraînent une grave responsabilité.

La *neuvième section* de la classification comprend les hallucinations qui compliquent les maladies fébriles, inflammatoires aiguës, chroniques et autres, certains états atmosphériques. Les influences atmosphériques paraissent avoir plusieurs fois occasionné ce symptôme.

Enfin dans la *dernière section* nous avons réuni les hallucinations et les illusions épidémiques.

Tel est le cadre dans lequel nous avons fait entrer tous les faits d'hallucinations qui nous étaient connus; quelque considérable qu'il soit, nous croyons l'avoir disposé de telle sorte qu'on pourra facilement en saisir l'ensemble.

Les divisions nombreuses que nous avons établies ont dû faire pressentir que les hallucinations avaient des causes différentes. Les deux grandes catégories morales et physiques indiquées au commencement de ce chapitre sont des points de repère auxquels aboutissent une multitude de causes secondaires. Comme dans l'aliénation mentale, les idées dominantes ont une grande influence sur les hallucinations; ainsi, lorsque régnèrent la démonologie, la sorcellerie, la magie, la lycanthropie, le vampirisme, les hommes virent partout des diables, des sorciers, des loups-garoux, des vampires, etc. Avec les diverses civilisations, les hallucinations varièrent également; chez les Grecs, elles se montrèrent sous la forme de pans, de faunes, de naïades; chez les Romains, elles prirent l'aspect de génies; au moyen âge elles se manifestèrent sous la forme d'anges, de saints, de diables. A notre époque, toutes les combinaisons possibles de la pensée en formeront la base, la peur en sera l'élément principal. Lorsque les causes physiques donneront lieu aux hallucinations, celles-ci se rapporteront plus ou moins à chacune d'elles; comme elles ont déjà été énoncées dans plusieurs des sections précédentes, nous nous abstiendrons de les reproduire.

A proprement parler, il n'a été question dans le paragraphe précédent que des causes secondaires des hallucinations; il convenait de les prendre de plus haut, et c'est ce que nous avons cherché à faire, en les examinant dans un chapitre

spécial aux points de vue psychologiques, historiques, moraux
et religieux. Dans la première partie de ce chapitre, nous
avons essayé de faire voir que la cause première des hallucinations devait être cherchée dans la violation de quelques
grands principes, dans la mauvaise direction des idées et, par
suite, dans la reproduction anormale de leurs signes sensibles.
Mais ce point de départ, quelque vrai qu'il nous paraisse, ne
satisferait pas l'esprit qui cherche toujours l'explication d'un
phénomène dans une disposition régulière de sa nature ; aussi
développant un fait que nous avions constaté dès la première
édition de ce livre, avons-nous cherché à établir que l'hallucination avait sa raison d'être dans la représentation mentale
qui existe chez tous les hommes. Après être entré dans des
considérations plus étendues sur la nature des idées, sur leur
division, sur les principales opérations de l'esprit qui sont
mises en jeu dans les hallucinations, nous avons montré que
celles-ci devaient souvent être considérées comme un fait
presque normal, ce que nous avions déjà indiqué en parlant
de l'extase physiologique. Cette manière de concevoir l'hallucination nous a permis d'expliquer comment tant d'hommes
célèbres ont pu en être atteints sans être pour cela aliénés. Les
exemples de Loyola, de Luther, de Jeanne d'Arc, se sont offerts
d'eux-mêmes comme des démonstrations décisives en faveur
de cette opinion.

Tous nos arguments ont surtout eu pour but de prouver
que ces personnages étaient la personnification d'une époque,
d'une idée, qu'ils remplissaient une mission utile, nécessaire,
et que leurs hallucinations n'avaient aucun rapport avec
celles des aliénés. Si notre jugement ne nous trompe pas,
la doctrine des hallucinations a été présentée par nous d'une
manière beaucoup plus complète qu'elle ne l'avait été jusqu'a-
lors.

Jusqu'à ces derniers temps, le traitement des hallucinations
avait été presque nul. Leuret, en protestant contre cette erreur,
a prouvé que les hallucinés, convenablement dirigés, pouvaient guérir. Il a eu le mérite d'avoir appelé l'attention des
praticiens sur ce point et établi des préceptes qui, quoique très
controversés, ont été appliqués avec succès dans plusieurs cas.

Tout en rendant justice au talent de ce médecin, injustement attaqué pendant sa vie (1), nous avons dû restreindre l'emploi de sa méthode, tandis que nous justifions par des faits le traitement que nous proposons et qui nous paraît d'une application plus générale.

Notre tâche n'aurait point été suffisamment remplie si nous eussions négligé l'examen des hallucinations dans leurs rapports avec les institutions civiles et criminelles. Il est prouvé par une multitude d'exemples que les hallucinés peuvent, sous l'influence de leurs fausses sensations, commettre des actions répréhensibles, dangereuses, des crimes même. Ce fait, mis hors de doute dans le cours de ce travail, a été confirmé par de nouveaux exemples. Il était dès lors important d'établir des caractères qui pussent servir à constater cet état, qui empêchassent de le confondre avec la simulation; ces caractères, nous les avons trouvés dans l'enquête, l'interrogatoire, les écrits et l'observation prolongée des individus; aussi pensons-nous que les magistrats, comme les médecins, possèdent des moyens de distinguer les criminels des hallucinés. La question de la séquestration, déjà agitée en parlant du traitement, a été l'objet de nouvelles considérations. Utile dans un grand nombre de cas, surtout lorsque les malades sont dangereux, elle ne pourrait être prononcée dans d'autres, sans de graves inconvénients pour les personnes. Enfin nous avons terminé ce chapitre, dont nous n'avons indiqué que quelques points principaux, en montrant que la faculté de tester pouvait encore s'exercer dans le cas d'hallucinations, pourvu qu'elles n'eussent aucune influence sur les actes de l'individu; mais nous avons fait voir qu'il n'en était plus ainsi lorsqu'elles avaient amené une perversion dans les qualités affectives des hallucinés, comme serait, par exemple, la croyance qu'un proche parent a la figure du diable, qu'il se sert de l'électricité pour empoisonner les aliments, lancer des odeurs infectes, causer des tourments, etc.

Dans la composition d'un ouvrage de cette nature, l'auteur

_____

(1) Voir la Notice que nous avons publiée sur lui dans les *Annales médico-psychologiques*, juillet 1851.

devait chercher à exciter l'intérêt en instruisant; l'accueil bien-
veillant que nous avons reçu, les traductions qui ont été publiées (1), sembleraient nous faire croire que ces deux conditions ont été remplies.

(1) *Hallucinations of the rational history of apparitions, etc., first american.*
Philadelphia, 1853. — *On Hallucinations, etc., translated from the french*, by
Robert T. Hulme, F. L. S. London, 1859.

CHAPITRE PREMIER.

DÉFINITION ET DIVISION DES HALLUCINATIONS,

Importance de l'étude des hallucinations. — Définition des auteurs. — Exposé des principales classifications. — Caractères de celle de l'auteur. — Cette classification comprend dix sections.

Il n'est point dans l'histoire psychologique de l'homme de question plus curieuse que celle des hallucinations. Voir ce qu'aucun œil ne contemple, entendre ce qu'aucune oreille ne perçoit, être convaincu de la réalité de sensations qui ne trouvent que des incrédules, n'y a-t-il pas là matière à des recherches pleines d'intérêt? Inscrite dans les annales de tous les peuples, et dans la vie de la plupart des personnages fameux, l'hallucination, mise au nombre des croyances pendant une longue suite de siècles, se trouve sans doute bien restreinte par les progrès de la science ; telle qu'elle est encore aujourd'hui, sa part dans une foule de phénomènes psychologiques, son intervention dans beaucoup de maladies et en particulier dans les affections mentales, donnent à son étude un haut degré d'importance.

Qu'est-ce que l'hallucination? Comment doit-on la définir? Se présente-t-elle à l'état de simplicité, ou se complique-t-elle d'autres états morbides? Telles sont les différentes questions par lesquelles nous allons commencer notre travail.

Dans l'antiquité, Aristote, Zénon et Chrysippe connurent en partie la perception fausse, et cherchèrent à la différencier de la perception vraie; ils signalèrent trois sortes d'hallucinations, celles de la vue, de l'ouïe et de l'odorat; mais ils n'en observèrent ni tous les degrés, ni toutes les conditions d'existence.

La définition des hallucinations ne paraît point remonter à une époque très éloignée. Arnold est, selon nous, le premier qui l'ait donnée d'une manière presque complète. La folie idéale, dit-il, est l'état intellectuel d'une personne qui croit voir ou entendre ce que les autres ne voient ni n'entendent pas, qui s'imagine converser avec des êtres, apercevoir des choses qui ne tombent pas sous le sens, ou qui n'existent pas au dehors tels qu'elle les conçoit ; ou bien encore lorsqu'elle aperçoit les objets extérieurs dans leur réalité, a des idées fausses et absurdes de sa propre forme et des qualités sensibles des objets (1).

Il est impossible de ne pas trouver dans cette définition, à la vérité un peu longue, la distinction des hallucinations et des illusions, ainsi que les erreurs de personnalité.

Al. Crichton, qui écrivait presque à la même époque, définit l'hallucination ou l'illusion, une erreur de l'esprit, dans laquelle les idées sont prises pour des réalités, et les objets réels sont faussement représentés sans qu'il existe un dérangement général des facultés intellectuelles (2).

Esquirol, qui le premier en France a donné au mot hallucination un sens précis, et l'a appliqué à des phénomènes qui ne dépendent ni d'une lésion locale des sens, ni de l'association vicieuse des idées, ni d'un effet de l'imagination, mais uniquement d'une lésion particulière et encore inconnue du cerveau, définit l'hallucination un phénomène cérébral ou psychique, s'accomplissant indépendamment des sens, et consistant en des sensations externes que le malade croit éprouver, bien qu'aucun agent extérieur n'agisse matériellement sur ses sens. Dans un autre endroit de son livre, il dit : Les prétendues sensations des hallucinés sont des images, des idées, reproduites par la mémoire, associées par l'imagination et personnifiées par l'habitude.

Suivant M. Calmeil, les hallucinations sont des idées que l'homme convertit en impressions matérielles, et qu'il rapporte à une action des sens extérieurs, quoique le système nerveux de la périphérie soit dans un état purement passif. Mais ce médecin va plus loin, puisqu'il admet que le système nerveux

---

(1) Arnold, *Observations on the nature, kinds, causes and prevention of insanity.* Two vol. in-8, 2ᵉ édition, t. I, p. 55. London, 1806. — La première en 1782.

(2) Alex. Crichton, *An inquiry into the nature and origin of mental derangement,* t. II, p. 342. London, 1798.

périphérique peut être le point de départ des hallucinations les plus variées, et probablement les plus nombreuses. M. Calmeil réunit les hallucinations et les illusions.

M. Lélut considère l'hallucination comme un phénomène intermédiaire à la sensation et à la conception; ce phénomène est pour lui une transformation spontanée de la pensée en sensations le plus souvent externes.

M. Blaud a attaqué cette définition, en faisant remarquer que l'hallucination ne saurait être une transformation de la pensée, puisque la pensée, immatérielle par sa nature, n'a point de forme, ne peut par conséquent se transformer, et devenir matérielle comme la sensation, considérée dans l'impulsion qui la produit (1).

Entre la sensation et la conception, dit M. Leuret, il y a un phénomène intermédiaire que les médecins ont appelé hallucination. L'hallucination ressemble à la sensation en ce qu'elle donne, comme la sensation, l'idée d'un corps agissant actuellement sur les organes; elle en diffère en ce qu'elle existe sans objet extérieur. Elle est créatrice comme la conception; mais ce ne sont pas des idées qu'elle produit, ce sont des images, images qui ont pour l'halluciné la même valeur que les objets (2).

M. Baillarger admet deux sortes d'hallucinations : les unes complètes, qui sont le résultat de la double action de l'imagination et des organes des sens, ce sont les *hallucinations psycho-sensorielles*; les autres dues seulement à l'exercice involontaire de la mémoire et de l'imagination, ce sont les *hallucinations psychiques*. Il définit l'hallucination psycho-sensorielle, une perception sensorielle, indépendante de toute excitation extérieure des organes des sens, et ayant son point de départ dans l'exercice involontaire de la mémoire et de l'imagination. Les hallucinations psychiques peuvent être définies, des perceptions purement intellectuelles, ayant leur point de départ dans l'exercice involontaire de la mémoire et

---

(1) Blaud, *Note pour servir à l'histoire des hallucinations* (*Revue médicale*, uin 1842).

(2) Leuret, *Fragments psychologiques sur la folie*, p. 133. Paris, 1834.

de l'imagination, et de moins que les hallucinations de la première espèce, l'excitation interne des appareils sensoriaux. Ces deux espèces d'hallucinations représentent les visions imaginaires et corporelles des mystiques (1).

M. Parchappe sépare les illusions des sens des hallucinations vraies, en ce que les premières ont une action des sens pour condition, et une illusion pour effet, tandis que les secondes consistent en de pures imaginations qui se produisent spontanément, sans intervention des objets extérieurs (2).

Pour nous, nous fondant sur la symptomatologie des hallucinations et des illusions, nous définirons l'*hallucination*, la *perception des signes sensibles de l'idée ;* et l'illusion, l'*appréciation fausse de sensations réelles.* Lorsque nous considérerons ce phénomène au point de vue de la psychologie, nous expliquerons notre pensée, en établissant que le caractère spirituel de l'idée, son essence ne fait jamais partie de l'hallucination, que le signe sensible en forme seul la base.

Nous distinguons les hallucinations des illusions, quoiqu'elles se touchent à chaque instant, parce que leur point de départ ne semble pas le même. Mais après avoir établi les caractères qui les différencient, en décrivant les hallucinations, nous indiquons ce qu'il est important de savoir sur les illusions, ces deux perceptions sensoriales ne pouvant, dans un grand nombre de circonstances, être isolées. La même remarque s'applique à la division des hallucinations en idiopathiques et en symptomatiques; utile pour la science, elle ne saurait être rigoureusement maintenue dans une histoire des hallucinations.

Ces distinctions établies, nous donnons ici le tableau des *dix sections*, dans lesquelles nous avons partagé les hallucinations, avec les sous-divisions qu'elles comportent.

---

(1) Baillarger, *Des hallucinations, des causes qui les produisent et des maladies qu'elles caractérisent* (*Mémoires de l'Académie de médecine,* t, XII. Paris, 1846).

(1) Max. Parchappe, *Symptomatologie de la folie.* (*Annales médico-psychologiques.* Voir les numéros de janvier et avril 1850, de janvier 1851, p. 268 et suiv., et juillet 1856, p. 434).

1re *section.* Hallucinations compatibles avec la raison. . 1° Rectifiées par l'entendement. . . . . . 2° Non rectifiées. . . . } comprenant les hallucinations } de la vue, de l'ouïe, de l'odorat, du goût, du toucher, de tous les sens (1).

2e *section.* Hallucinations dans leurs rapports avec les illusions.

3e *section.* Hallucinations simples, folles par elles-mêmes, sans complication de monomanie, de manie, de démence, etc.

4e *section.* Hallucinations composées, folles par elles-mêmes, existant avec les diverses formes de la folie.

5e *section.* Hallucinations avec le *delirium tremens*, l'ivresse et les substances narcotiques, vénéneuses.

6e *section.* Hallucinations avec les maladies nerveuses les plus fréquentes, compliquées ou non de folie.

7e *section.* Hallucinations avec le cauchemar et les rêves.

8e *section.* Hallucinations avec l'extase.

9e *section.* Hallucinations avec les maladies fébriles , inflammatoires , aiguës, chroniques et autres affections, avec certains états atmosphériques.

10e *et dernière section.* Hallucinations épidémiques (2).

Les subdivisions que nous venons d'établir nous paraissant comprendre toutes les hallucinations connues, il est évident que lorsque nous en aurons terminé l'examen, nous aurons par-devers nous les matériaux à l'aide desquels nous pourrons étudier leurs symptômes, leurs causes, leurs lésions, leur pronostic, leur diagnostic et leur traitement. Choisir les faits les plus authentiques, les plus propres à établir la doctrine des hallucinations; recourir à notre expérience, tout en mettant à contribution celle des savants étrangers et nationaux; telles sont les règles qui vont nous guider dans nos recherches sur un sujet qui touche à la médecine, à la philosophie, à l'histoire, à la morale, à la religion, et qui est, sans contredit, le plus intéressant de la pathologie mentale.

(1) Cette sous-division s'applique aux autres sections.

(2) Les épidémies d'hallucinations et d'illusions se trouvant indiquées dans les chapitres auxquels elles avaient plus spécialement rapport, nous ne leur consacrerons point d'article spécial, ce qui serait un double emploi.

CHAPITRE II.

DES HALLUCINATIONS COMPATIBLES AVEC LA RAISON.

Influence de la rêverie sur la production des hallucinations. Distinctions à établir. — De la rêverie des Orientaux. — Croyance au surnaturel. — Étoile des grands hommes. — 1° Hallucinations reconnues ; 2° hallucinations non reconnues. — Causes de ces hallucinations. — Observations empruntées aux personnages historiques. — Leur importance. — Résumé.

La proposition la plus controversée de ce livre est celle des hallucinations compatibles avec la raison. Pour lui donner toute l'évidence dont elle nous paraît susceptible, il faut pénétrer dans le domaine des faits psychologiques, analyser les différents états dans lesquels l'hallucination se produit d'une manière normale, et éclairer l'argumentation par des faits bien choisis. Avant de nous livrer à ces recherches, il importe de signaler un écueil, inséparable du sujet, et dans lequel il est fort ordinaire de tomber, je veux parler des analogies de la raison et de la folie (1). Tant qu'on se tient à une distance convenable de la limite invisible de ces deux mondes, l'illusion n'est pas possible ; mais dès qu'on arrive sur la lisière, la confusion commence et il devient très difficile de distinguer les idées vraies des idées fausses, la réalité du mensonge.

Prenons un exemple : L'idée de Dieu est générale ; sa justice est un attribut qui ne saurait être séparé de son essence ; si cependant la notion de justice touche le bord du cercle fatal, elle se change en sévérité inflexible, terreur, châtiment, damnation, et ne conduit que trop souvent au suicide. Il n'est pas une idée qui, se trouvant entraînée dans cet orbite, ne subisse cette terrible métamorphose. Le même phénomène a lieu pour

(1) F. Lélut, *Le Démon de Socrate. Recherches des analogies de la folie et de la raison,* un vol. in-8°, p. 321. Paris. 1836, 2° édition, 1856. — Moreau, *Un chapitre oublié de la pathologie mentale,* une brochure in-8°. Paris, 1850.

les images. Visibles pour les sens dans un grand nombre de cas, mais reconnues comme des souvenirs, des réminiscences, des créations, acceptées quelquefois comme des effets d'un pouvoir surnaturel, elles ont pour caractère commun de ne déterminer aucun trouble de l'intelligence et de n'exercer aucune influence fâcheuse sur les actes de la vie. Il n'en est plus ainsi lorsque l'image devient pour l'esprit une forme réelle à laquelle il obéit en esclave; l'hallucination, de physiologique qu'elle était d'abord, passe à l'état pathologique, et avec elle débute la folie.

L'existence des images, ou plutôt des hallucinations physiologiques (1), est mise hors de doute par des milliers de faits physiques et moraux. En effet, elles peuvent être déterminées par une illusion d'optique ou d'acoustique.

Brewster, dans ses lettres sur la magie naturelle (2), a rapporté une expérience de Newton qui nous montre que chacun peut faire naître à son gré des hallucinations. Ce grand physicien, après avoir fixé le soleil dans une glace, dirigea sa vue par hasard sur une partie obscure de l'appartement; il fut fort surpris de voir le spectre solaire se reproduire et se montrer peu à peu avec des couleurs aussi vives et aussi brillantes que le soleil lui-même. L'hallucination avait lieu aussi souvent qu'il portait ses regards vers l'endroit sombre (3).

Paterson fait observer que le même phénomène a lieu quand on fixe une croisée très éclairée et qu'on regarde ensuite la muraille; l'image de la croisée, avec ses carreaux et ses barres, ne tarde pas à se dessiner devant vous (4). A ces deux faits on pourrait joindre ceux des individus qui, en concentrant forte-

(1) Ces remarques s'appliquent également aux illusions.

(2) Sir David Brewster, *Letters on natural magic*, p. 32. London, 1832.

(3) Je ferai remarquer dès à présent, et une fois pour toutes, que les observations empruntées aux auteurs étrangers ont été traduites par moi. Plusieurs médecins qui ont écrit sur les hallucinations ont rapporté certaines citations qu'ils croyaient tirées littéralement d'ouvrages plus ou moins connus, tandis que je m'étais donné la peine de les traduire des textes originaux.

(4) Paterson, *The Edinburgh medical and surgical Journal*, n° CLIV, *january*, 1843, *Mémoire sur plusieurs cas d'hallucinations, avec des observations sur les phénomènes et les états morbides dans lesquels ils ont lieu*, traduit par A. Brierre de Boismont (*Annales médico-psychologiques*, t. III, 1844, p. 170).

ment leur attention sur un paysage, une montagne, qu'ils ont rencontrés dans leurs voyages, les voient se reproduire devant eux avec une extrême fidélité.

Une disposition de l'âme que tout le monde a éprouvée montre avec quelle facilité l'hallucination peut se manifester : je veux parler de la *rêverie*. Un ami qui nous est bien cher, M. Alfred de Vigny, nous écrivait à ce propos : « Il y a deux sortes de rêveries, celle des faibles et celle des penseurs. Oui, la rêverie mène au vague des idées les pauvres âmes qui ont le désir de la pensée et qui sont amoureuses d'elle, sans pouvoir l'atteindre et lui trouver une force solide et complète. Certes, son labyrinthe est dangereux à ceux qui n'ont pas l'œil assez sûr et le pied assez ferme pour y trouver leur chemin. Mais la rêverie est le prélude des grandes créations pour les âmes qui portent la retraite, comme saint Jérôme, plus fort au sortir du désert qu'il n'y était entré et reparaissant tout armé et cuirassé de ses grands livres chrétiens. Pour lui, pour saint Jean Chrysostôme, pour Descartes, pour Malebranche, pour Dante, pour Milton, pour Spinosa, la rêverie est force, puissance, santé, et même assez souvent longévité. Pour eux, la solitude est sainte. »

Meister signale aussi ce pouvoir créateur de la rêverie.

« Rien, dit-il, ne serait plus propre à répandre un jour tout nouveau sur les procédés habituels de notre faculté pensante, que de l'observer tour à tour dans trois états fort différents : l'état de veille, l'état de sommeil, et cet état mitoyen entre la veille et le sommeil, où les sens extérieurs se trouvent plutôt dans le calme et dans l'inaction que dans un véritable engourdissement, où l'activité du sens intérieur est comme isolée, où l'on peut douter en quelque sorte si l'on rêve ou si l'on médite. Cet état suit ou précède communément le repos du sommeil : il est aussi quelquefois le résultat d'une méditation très prolongée sur le même objet, sur la même idée, plus particulièrement encore dans le silence de la nature, dans l'obscurité des forêts, au milieu des ombres de la nuit. Alors une seule impression, une seule image semble s'arrêter quelquefois un très long temps devant notre pensée et la tenir comme assiégée; alors notre entendement n'agit plus que par intuition. Des scènes entières, des tableaux suivis ou décousus se succèdent à la vue de notre sens intérieur, tantôt avec lenteur, et tantôt avec rapidité. Nous croyons voir, et voir très réellement, ce que nous n'avons jamais vu. Ce sont enfin de véritables fantômes qu'évoque autour de nous la seule puissance de notre imagination, heureuse ou malheureuse sous le charme de ses propres sortiléges.

» Je suis persuadé que les dévots, les amants, les prophètes, les illuminés, les swedenborgistes, doivent aux illusions dont cette manière d'être nous rend susceptibles, toutes les merveilles de leurs pressentiments, de leurs visions, de leurs prophéties, leurs entretiens avec les intelligences célestes, leurs voyages dans les cieux et dans les enfers; en un mot, toutes les extravagances et toute la superstition de leurs contagieuses rêveries. Mais je ne craindrai pas de dire aussi que c'est peut-être dans cette même situation que les hommes de génie ont conçu les beautés les plus originales de leurs ouvrages; que le géomètre a trouvé la solution du problème qui l'avait embarrassé le plus longtemps; le métaphysicien, le premier aperçu du plus ingénieux de ses systèmes; un poëte, le beau vers qui le fuyait; un musicien, le plus expressif et le plus brillant de ses motifs; l'homme d'État, la ressource décisive que toutes les lumières de son expérience n'avait pu découvrir encore à la pénible attention de ses calculs; un général d'armée, ce coup d'œil vaste et rapide qui fixe le sort d'une bataille et garantit la victoire (1). »

L'opinion de Meister, qui admet que le même foyer peut engendrer les notions erronées et les créations sublimes, est tout à fait conforme à celle que nous n'avons cessé de soutenir sur l'origine commune des hallucinations pathologiques et psychologiques. On voit poindre ici de nouveau l'influence de la limite entre le vrai et le fantastique, et suivant qu'elle occupe l'un ou l'autre côté, la rêverie comme l'hallucination est la source de grandes choses ou de folles entreprises.

Emportées par ces rêves éveillés, ces châteaux en Espagne qui nous sont si familiers, nos pensées s'illuminent, les

(1) Meister, *Lettres sur l'imagination*, p. 19 et suiv., in-8°. Paris, an VII.

chimères prennent un corps, et nous voyons devant nous, sous des formes sensibles, tous les objets de nos désirs. Quel est l'homme, par exemple, qui n'a cent fois contemplé la figure de celle qu'il chérissait, ou, s'il aimait la gloire, qui n'a distinctement perçu le bruit des clairons, les cris des combattants? « Quand je retourne dans ma maison de campagne, disait un savant, qui avait perdu jeune une femme ardemment aimée, je vais m'asseoir en face du tertre où elle venait se reposer, et elle m'apparaît encore, après tant d'années, dans sa majesté charmante. — Ne vaut-il pas mieux en être à jamais séparé, que de la revoir vieille et changée, la taille courbée, les cheveux blanchis. On aime bien mieux la garder sereine et souriante dans son souvenir qui n'a pas vieilli (1).»

Tous ceux qui ont vécu en Orient ou écrit sur ce beau pays, ont parlé de l'action toute-puissante du climat sur l'imagination des peuples qui l'habitent.

Il y a, dit-on, en cette contrée des substances qui jettent l'esprit dans des extases. « Quant à moi, répond M. Paul de Molènes, j'ai toujours pensé que le ciel même, sous lequel l'Arabe plie et déplie sa tente, était la plus efficace source de rêverie où l'âme humaine puisse se tremper. Les Orientaux ne connaissent pas, comme nous, cette ivresse avilissante et loquace du vin, de l'eau-de-vie, de la bière, de toutes ces liqueurs qui altèrent les traits, troublent la raison et impriment à la langue des mouvements désordonnés; mais ils ont le secret de cette ivresse noble et silencieuse du ciel, de la solitude et de l'espace; de ces choses divines qui donnent un caractère auguste au visage, illuminent la pensée des clartés transparentes de la vision, et placent sur les lèvres un sceau sacré rompu à de rares intervalles par quelques paroles profondes. C'est de cette ivresse, à laquelle ne renoncent jamais ceux qui l'ont goûtée une fois, que le récit du Chambi (Sid-el-Adj-Mohammed, membre de la tribu des Chambas) est rempli. Parmi les faits mystérieux que je me suis plu à recueillir en observant tous les curieux détails de cette pérégrination, il en est un surtout qui m'a paru saisissant. Le Chambi raconte qu'à une des nom-

(1) *Moniteur universel*, 8 février, 1856.

breuses haltes de son voyage, une même exaltation douce et fraternelle s'empara de lui et de tous ses compagnons. Une sorte d'invisible mirage offrit à toute la caravane l'image de la patrie absente, et jeta dans un attendrissement indicible l'âme éprouvée de tous ces pèlerins. Quel souffle du ciel disposait en même temps tous ces cœurs à la même émotion, animait tous ces esprits de la même pensée? C'est là un des secrets de Dieu et du désert. Mais j'aime le pays et j'aime le livre où des secrets pareils sont offerts à notre méditation (1). »

Il ne faut pas cependant passer sous silence l'usage immodéré que font beaucoup d'Orientaux du haschich et surtout de l'opium. M. Descayrac de Lauture qui a été fait prisonnier par les Chinois et conduit à Pékin, a décrit sous le nom de *Ragle* ou *hallucination du désert*, une véritable hallucination dans laquelle les objets changent de forme, d'aspect, de direction; il la différencie du mirage en ce que dans ce dernier phénomène ce que l'on voit existe réellement. (*Gaz. des Hôpit.*, 3 avril 1855.)

L'opinion de M. de Molènes est aussi celle de M. Combes fils :

« L'Oriental, fait-il remarquer, est nonchalant et voluptueux. Le keff est aussi nécessaire à son existence que le pain dont il se nourrit, que les habits dont il se couvre. Un Arabe, riche ou pauvre, qui n'a pu faire son keff dans la journée est un homme très malheureux. Mais, direz-vous, qu'est-ce donc que le keff? Ce mot n'a pas de correspondance dans notre langue, et les Italiens, en le traduisant par *far niente*, ne donnent qu'une idée fort incomplète de sa véritable signification. Le keff, c'est la rêverie, c'est le bien-être dans le repos; c'est une sorte de béatitude dans laquelle on se plonge et dont on ne voudrait jamais sortir. Les Orientaux pensent rarement; penser, les fatiguerait trop. Durant le keff, dont les heures sont réglées, et dont ils ne se priveraient volontairement pour aucun motif, leur imagination capricieuse et flottante est sans but et sans objet; elle aime à s'égarer dans un monde fantastique et à se repaître de vaines chimères. Dans ces heures d'extases, les

---

(1) *Des ouvrages du général Daumas* (article de M. Paul de Molènes, *Journal des Débats* du 4 mars 1851).

Orientaux sont tous poëtes, mais ce sont des poëtes égoïstes qui ne produisent rien. » (Combes fils, *Voyage en Égypte et en Nubie.*)

C'est à ce pouvoir de l'imagination que sont dus ces contes merveilleux qui font les délices des Orientaux. C'est lui qui peuple l'intérieur de la terre d'êtres fantastiques, de palais remplis de trésors, et montre dans chaque Européen fouillant les ruines pour y découvrir des débris de l'antiquité, un magicien qui va évoquer les génies gardiens de ces trésors, afin de s'en emparer.

La rêverie est donc éminemment favorable à la production des hallucinations physiologiques, et l'on s'explique dès-lors comment, chez les penseurs, elle est l'origine d'admirables chefs-d'œuvre.

Les deux classes d'hallucinations que nous avons établies se distinguent l'une de l'autre par l'excès et l'intensité du phénomène. Dans l'état de raison, l'image peut conserver la vivacité de l'original, mais elle est, en général, reconnue comme une création de l'imagination, et sa durée est courte : dans le délire, au contraire, le cerveau donne à ses peintures une force plus grande que celle de la réalité; celles-ci se détachent du moi, prennent une existence indépendante de l'individu et troublent les facultés de l'esprit.

L'étude psychologique de l'homme prouve donc que l'hallucination peut exister sans désordre de l'intelligence; nous allons maintenant rapporter plusieurs observations curieuses qui viendront à l'appui de cette doctrine; nous les partagerons en *deux sous-sections* : 1° hallucinations rectifiées par l'entendement; 2° hallucinations non rectifiées; raison intacte dans les deux cas.

1re SOUS-SECTION. — Les hallucinations de la *première sous-section* peuvent persister pendant longtemps. Dans certains cas, elles sont évoquées à volonté.

OBSERVATION 1re. — Un peintre, qui avait hérité en grande partie de la clientèle du célèbre sir Josué Reynolds, et se croyait un talent supérieur au sien, était si occupé qu'il m'avoua, dit Wigan, avoir peint dans une année 300 portraits grands et petits. Ce fait paraît physiquement impossible; mais le secret de sa rapidité et de son étonnant succès, était celui-ci : il n'avait besoin que d'une séance pour représenter le modèle. Je le vis exécuter sous mes yeux en moins de huit heures le portrait en miniature d'un gentleman que je connaissais beaucoup ; il était fait avec le plus grand soin et d'une ressemblance parfaite.

Je le priai de me donner quelques détails sur son procédé, voici ce qu'il me répondit : « Lorsqu'un modèle se présentait, je le regardais attentivement pendant une demi-heure, esquissant de temps en temps ses traits sur la toile. Je n'avais pas besoin d'une plus longue séance. J'enlevais la toile et je passais à une autre personne. Lorsque je voulais continuer le premier portrait, *je prenais l'homme dans mon esprit, je le mettais sur la chaise, où je l'apercevais aussi distinctement que s'il y eût été en réalité* ; et je puis même ajouter avec des formes et des couleurs plus arrêtées et plus vives. Je regardais de temps à autre la figure imaginaire, et je me mettais à peindre ; je suspendais mon travail pour examiner la pose, absolument comme si l'original eût été devant moi ; *toutes les fois que je jetais les yeux sur la chaise, je voyais l'homme.*

» Cette méthode m'a rendu très populaire, et comme j'ai toujours attrapé la ressemblance, les clients étaient enchantés que je leur épargnasse les ennuyeuses séances des autres peintres. J'ai gagné beaucoup d'argent que j'ai su conserver pour moi et mes enfants.

» Peu à peu je commençai à perdre la distinction entre la figure imaginaire et la réelle, et quelquefois je soutenais aux modèles qu'ils avaient déjà posé la veille. A la fin j'en fus persuadé, et puis tout devint confusion. Je suppose qu'ils prirent l'alarme. Je ne me rappelle plus rien. Je perdis l'esprit et restai trente ans dans un asile. Cette longue période, à l'exception des six derniers mois de ma séquestration, n'a laissé aucun souvenir dans ma mémoire ; il me semble cependant que, lorsque des personnes me parlent de leur visite à l'établissement, j'en ai une connaissance vague, mais je ne veux pas m'arrêter sur ce sujet. »

Ce qu'il y a d'étonnant, c'est que quand cet artiste reprit ses pinceaux après ce laps de trente ans, il peignit presque aussi bien qu'à l'époque où la folie l'avait forcé de les abandonner. Son imagination était encore pleine de vivacité, comme le prouvait un portrait que je lui vis faire, et pour lequel il ne demanda que deux séances d'une demi-heure chacune; encore la dernière fut-elle seulement consacrée à l'habillement et aux sourcils, qu'il n'avait pu fixer dans sa mémoire.

Ses amis craignant que l'excitation déterminée par ce travail, n'eût quelques conséquences fâcheuses, l'engagèrent à renoncer à la pratique de son art. Il mourut peu de temps après (1).

Cette faculté d'évoquer les ombres, d'en peupler la solitude, peut aller jusqu'à transformer les personnages présents en autant de fantômes.

Obs. 2. — Hyacinthe Langlois, artiste distingué de la ville de Rouen, intimement lié avec Talma, nous a raconté que ce grand artiste lui avait confié que, lorsqu'il entrait en scène, il avait le pouvoir, par la force de sa volonté, de faire disparaître les vêtements de son brillant et nombreux auditoire, et de substituer à ces personnages vivants autant de squelettes. Lorsque son imagination avait ainsi rempli la salle de ces singuliers spectateurs, l'émotion qu'il en éprouvait donnait à son jeu une telle force qu'il en résultait souvent les effets les plus saisissants.

L'hallucination peut donc, dans quelques cas, être évoquée à volonté, mais le plus ordinairement elle se montre d'une manière instantanée. Dans d'autres cas, quoique reconnue et appréciée ce qu'elle est par la personne qui l'éprouve, elle peut, par sa persistance et sa durée, produire sur l'esprit une impression si fâcheuse qu'elle cause la mort.

Obs. 3. — « J'ai connu, dit encore Wigan, un homme fort intelligent et très aimable qui avait le pouvoir de placer son image devant lui; il riait souvent de bon cœur à la vue de son sosie (εἴδολον), qui paraissait aussi lui-même toujours rire. Cette illusion fut pendant longtemps un sujet de divertissement et de plaisanterie; mais le résultat en fut déplorable. Il se per-

_____

(1) A. L. Wigan, M. D. A., *New view of insanity, the duality of the mind*, p. 123. London, 1844.

suada peu à peu qu'il était hanté par son double. Cet autre lui-même discutait opiniâtrément avec lui, et à sa grande mortification le réfutait quelquefois, ce qui ne laissait pas que de l'humilier beaucoup, à cause de la bonne opinion qu'il avait de son raisonnement. Ce monsieur, quoique excentrique, ne fut jamais isolé ni soumis à la plus légère surveillance. A la fin, accablé d'ennuis, il résolut de ne pas recommencer une nouvelle année, paya toutes ses dettes, enveloppa dans des papiers séparés le montant des dépenses, de la semaine, attendit, pistolet en main, la nuit du 31 décembre, et au moment où la pendule sonnait minuit, il se fit sauter la cervelle (1). »

Obs. 4. — On doit à un médecin d'un grand savoir, d'une réputation méritée, ami intime de Walter Scott, le récit d'un fait arrivé à un personnage éminent, qui est, sans contredit, un des plus curieux exemples que puisse offrir l'histoire des hallucinations.

Le hasard voulut que ce médecin fût appelé pour donner des soins à un homme qui remplissait une place importante dans un département particulier de la justice. Ses fonctions le rendaient souvent l'arbitre des intérêts des autres; sa conduite était donc exposée aux observations du public, et, depuis de longues années, il jouissait d'une réputation de fermeté, de bon sens et d'intégrité plus qu'ordinaires.

A l'époque des visites que lui fit le médecin, il était retenu dans sa chambre, gardait quelquefois le lit, et cependant continuait de temps à autre à s'occuper des devoirs de son emploi; son esprit semblait déployer toute sa force et toute son énergie habituelles dans la direction des affaires dont il était chargé. Un observateur superficiel n'aurait remarqué en lui rien qui pût indiquer un affaiblissement d'intelligence ou un accablement d'esprit. Les symptômes extérieurs n'annonçaient aucune maladie aiguë ou alarmante; mais la lenteur du pouls, le manque d'appétit, une digestion laborieuse et un fond de tristesse constante, semblaient puiser leur source dans quelque cause secrète que le malade était déterminé à cacher.

L'air sombre de l'infortuné, l'embarras qu'il ne pouvait

(1) Wigan, ouv. cité, p. 126.

déguiser au médecin, l'espèce de contrainte avec laquelle il répondait brièvement à ses questions, engagèrent celui-ci à s'adresser à sa famille qui ne put lui donner aucune information satisfaisante.

Le médecin eut alors recours à des arguments propres à faire une forte impression sur la raison du malade. Il lui fit sentir la folie de se vouer à une mort lente plutôt que de confier le secret de l'affliction qui le conduisait au tombeau. Il lui représenta surtout le tort qu'il faisait lui-même à sa réputation en donnant lieu de soupçonner que la cause de son accablement et des conséquences qu'il entraînait avait quelque chose de trop honteux ou de trop criminel pour qu'il pût l'avouer; et il ajouta que, de cette manière, il léguerait à sa famille un nom suspect et déshonoré, et laisserait une mémoire à laquelle pourrait s'attacher l'idée de quelque crime qu'il n'avait pas osé avouer même en mourant. Ce dernier argument fit plus d'impression sur le malade que tout ce qui lui avait été dit jusqu'alors, et il exprima le désir de s'ouvrir au docteur avec franchise. On les laissa tête à tête, la porte de la chambre du malade fut fermée avec soin, et il commença ses aveux de la manière suivante :

« Vous ne pouvez, mon cher ami, être plus convaincu que je le suis de l'imminence de la mort qui me menace, mais vous ne comprendrez ni la nature de cette maladie, ni la manière dont elle agit sur moi; et quand vous le comprendriez, je doute que votre zèle et vos talents puissent m'en guérir. Ma situation n'est pas nouvelle, car on en trouve un semblable exemple dans le célèbre roman de Lesage. Vous vous souvenez sans doute de quelle maladie mourut le duc Olivarès? — De l'idée qu'il était poursuivi par une apparition à l'existence de laquelle il ne croyait pas; et sa mort arriva parce que la présence de cette vision l'emporta sur ses forces et lui brisa le cœur. — Eh bien! mon cher docteur, je suis dans le même cas; la vision qui me persécute est si pénible et si affreuse, que ma raison est totalement hors d'état de la combattre, je sens que je meurs victime d'une maladie imaginaire. »

Le médecin écouta avec attention le récit de son malade, et s'abstint judicieusement, pour le moment, de discuter ses

idées : il se contenta de lui demander des détails plus circonstanciés sur la nature de l'apparition qui le persécutait, et sur
la manière dont cette affection s'était emparée de lui, qu'une
force d'esprit peu ordinaire paraissait devoir mettre à l'abri
d'une attaque aussi bizarre. Le malade répondit que cette
attaque avait été graduelle, et que, dans l'origine, elle n'avait
rien de terrible ni même de très désagréable; et pour en
donner des preuves, il exposa en ces termes les progrès de
ses souffrances :

« Mes visions, poursuivit-il, commencèrent il y a deux ou
trois ans. Je me trouvai alors obsédé par la présence d'un gros
chat, qui se montrait et disparaissait sans que je susse trop
comment; je ne fus pas longtemps dans l'erreur, et je reconnus
que cet animal domestique était le résultat d'une vision produite par le dérangement des organes de la vue ou de l'imagination. Au bout de quelques mois, le chat disparut et fit place
à un fantôme d'une nature plus relevée, ou qui du moins avait
un extérieur plus imposant. Ce n'était rien moins qu'un huissier de la chambre, costumé comme s'il eût été au service du
lord-lieutenant d'Irlande, ou de tout autre personnage élevé
en dignité.

» Ce fonctionnaire, portant l'habit de cour, les cheveux en
bourse, une épée au côté, une veste brodée au tambour, et le
chapeau sous le bras, glissait à côté de moi. Soit dans ma
propre maison, soit dans celle des autres, il montait l'escalier
devant moi, comme pour m'annoncer dans le salon. Quelquefois il semblait se mêler parmi la compagnie, quoiqu'il fût
évident que personne ne remarquait sa présence, et que j'étais
seul témoin des honneurs chimériques qu'il me rendait. Ce
caprice de mon imagination ne fit pas sur moi une très forte
impression; il me porta néanmoins à concevoir des doutes sur
la nature de cette maladie, et à craindre les effets qu'elle pouvait produire sur ma raison. Cette apparition devait aussi avoir
son terme. Quelques mois après, l'huissier de la chambre ne
se montra plus, et fut remplacé par une apparition horrible à
la vue, et désolante pour l'esprit.... un squelette. — Seul ou
en compagnie, ajouta le malheureux malade, ce dernier fantôme ne me quitte jamais. C'est en vain que je me suis répété

cent fois qu'il n'a pas de réalité, et que ce n'est qu'une illusion causée par le désordre de mon esprit et le dérangement des organes de ma vue. A quoi servent de telles réflexions quand l'emblème et le présage de la mort sont sans cesse devant vos yeux? La science, la philosophie, la religion même n'ont pas de remède pour une telle maladie; et je sens trop sûrement que je mourrai d'un mal si cruel, quoique je ne croie aucunement à la réalité du spectre qui se place sous mes yeux. »

Le médecin regretta de voir combien cette vision était fortement enracinée dans l'esprit du malade, qui était en ce moment au lit. Il le pressa adroitement de questions sur les circonstances de l'apparition du fantôme, le connaissant pour un homme sensé, et espérant qu'il pourrait le faire tomber dans des contradictions qui mettraient son jugement, en apparence encore bon, en état de combattre avec succès la maladie qui produisait de si funestes effets. « Il paraît donc, lui dit-il, que ce squelette est toujours devant vos yeux? — C'est mon malheureux destin de le voir sans cesse, répondit le malade. — En ce cas, continua le docteur, il est en ce moment présent pour vous? — Oui. — Et dans quelle partie de la chambre croyez-vous le voir? — Au pied de mon lit : quand les rideaux sont un peu entr'ouverts, il se met entre les deux et remplit l'espace vide. — Vous dites que vous comprenez que ce n'est qu'une illusion. (Dans le songe nous sentons souvent que l'apparition qui nous glace de frayeur est fausse, et nous ne pouvons cependant secouer la terreur qui nous oppresse.) Avez-vous assez de fermeté pour vous en convaincre positivement? Pouvez-vous vous lever et prendre la place qui vous paraît occupée par le spectre, pour vous démontrer à vous-même que c'est une véritable illusion? — Le pauvre homme soupira et secoua la tête négativement.— Eh bien ! dit le docteur, nous essayerons d'un autre moyen. Il quitta la chaise sur laquelle il était assis au chevet du lit, et se plaçant entre les rideaux entr'ouverts, lieu indiqué comme celui occupé par l'apparition, il lui demanda si le squelette était encore visible. — Beaucoup moins, parce que vous vous trouvez entre lui et moi; mais je vois son crâne au-dessus de votre épaule.... »

Le docteur eut recours à d'autres essais, et employa divers moyens de guérison, mais toujours sans succès. L'accablement du malade ne fit qu'augmenter, et il mourut en proie à l'angoisse dans laquelle il avait passé les dernières années de sa vie.

Cet exemple est une preuve irrécusable du pouvoir de l'imagination sur le corps, alors même que les terreurs fantastiques qu'elle éprouve ne peuvent détruire le jugement de l'infortuné qui les subit. Le malade périt, dans ce cas, victime de l'hallucination ; et les détails de cette histoire singulière étant restés secrets, sa mort et sa maladie ne lui firent rien perdre de la réputation bien méritée de prudence et de sagacité dont il avait joui pendant tout le cours de sa vie (1).

Dans un grand nombre de cas, l'hallucination se rattache à une disposition maladive. Bonnet, dans son *Essai analytique sur l'âme*, et Laplace, dans son *Essai philosophique sur les probabilités* (p. 224-226), en ont cité un fait, relatif à l'aïeul maternel du premier de ces philosophes (2).

Un des récits les plus intéressants en ce genre est celui qui a été publié il y a quelques années par le libraire Nicolaï, de Berlin.

Obs. 5. — « Pendant les derniers dix mois de l'année 1790, raconte cet académicien, j'avais eu des chagrins qui m'avaient profondément affecté. Le docteur Selle, qui avait coutume de me tirer deux fois du sang par an, avait jugé convenable de ne pratiquer cette fois qu'une seule émission sanguine. Le 24 février 1791, à la suite d'une vive altercation, j'aperçus tout à coup, à la distance de dix pas, une figure de mort ; je demandai à ma femme si elle ne la voyait pas : ma question l'alarma beaucoup, et elle s'empressa d'envoyer chercher un médecin ; l'apparition dura huit minutes. A quatre heures de l'après-midi, la même vision se reproduisit, j'étais seul alors ; tourmenté de cet accident, je me rendis à l'appartement de ma femme ; la vision m'y suivit. A six heures, je distinguai plusieurs figures qui n'avaient point de rapport avec la première.

(1) Walter Scott. *Histoire de la démonologie et de la sorcellerie*, trad. de Defauconpret, p 228. La traduction en a été revue par moi et très modifiée.
(2) Bonnet, *Essai analytique sur l'âme*, chap. XXIII, p. 426.

» Lorsque la première émotion fut passée, je contemplai les fantômes, les prenant pour ce qu'ils étaient réellement, les conséquences d'une indisposition. Pénétré de cette idée, je les observai avec le plus grand soin, cherchant par quelle association d'idées ces formes se présentaient à mon imagination, je ne pus cependant leur trouver de liaison avec mes occupations, mes pensées et mes travaux. Le lendemain, la figure de mort disparut, elle fut remplacée par un grand nombre d'autres figures représentant quelquefois des amis, le plus ordinairement des étrangers. Les personnes de ma société intime ne faisaient point partie de ces apparitions, qui étaient presque exclusivement composées d'individus habitant des lieux plus ou moins éloignés. J'essayai de reproduire à volonté les personnes de ma connaissance par une objectivité intense de leur image ; mais, tout en voyant distinctement dans mon esprit deux ou trois d'entre elles, je ne pus réussir à rendre extérieure l'image intérieure, quoique auparavant je les eusse vues involontairement de cette manière, et que je les aperçusse de nouveau quelque temps après lorsque je n'y pensais plus. Ma disposition d'esprit me permettait de ne pas confondre ces fausses perceptions avec la réalité.

» Ces visions étaient aussi claires et aussi distinctes dans la solitude qu'en compagnie, *le jour* que *la nuit*, dans la rue que dans ma maison ; elles étaient seulement moins fréquentes chez les autres. Quand je fermais les yeux, elles disparaissaient quelquefois, quoiqu'il y eût des cas où elles fussent visibles ; dès que je les ouvrais, elles reparaissaient aussitôt. En général ces figures, qui appartenaient aux deux sexes, semblaient faire peu d'attention les unes aux autres et marchaient d'un air affairé comme dans un marché ; par moments cependant on aurait dit qu'elles faisaient des affaires ensemble. A différentes reprises, je vis des gens à cheval, des chiens, des oiseaux. Il n'y avait rien de particulier dans leurs regards, leurs tailles, leurs habillements ; ces figures paraissaient seulement un peu plus pâles que dans l'état naturel.

» Environ quatre semaines après, le nombre de ces apparitions augmenta ; je commençai à les entendre parler, quelquefois elles conversaient entre elles, le plus ordinairement elles m'adressaient la parole; leurs discours étaient courts et généralement agréables. A différentes époques je les pris pour des amis tendres et sensibles qui cherchaient à adoucir mes chagrins.

» Quoique mon esprit et mon corps fussent, à cette époque, en assez bon état, et que ces spectres me fussent devenus si familiers qu'ils ne me causaient plus la moindre inquiétude, je cherchais cependant à m'en débarasser par des remèdes convenables. Il fut décidé qu'une application de sangsues me serait faite, ce qui eut effectivement lieu le 20 avril 1791, à onze heures du matin. Le chirurgien était seul avec moi; durant l'opération, ma chambre se remplit de figures humaines de toute espèce; cette hallucination continua sans interruption jusqu'à quatre heures et demie, époque à laquelle ma digestion commençait. Je m'aperçus que les mouvements de ces fantômes devenaient plus lents. Bientôt après ils commencèrent à pâlir, et à sept heures ils avaient pris une teinte blanche; leurs mouvements étaient très peu rapides, quoique leurs formes fussent aussi distinctes qu'auparavant. Peu à peu ils devinrent plus vaporeux, parurent se confondre avec l'air, tandis que quelques parties restèrent encore visibles pendant un temps considérable. A environ huit heures, la chambre fut entièrement débarrassée de ces visiteurs fantastiques.

» Depuis cette époque j'ai cru deux ou trois fois que ces visions allaient se montrer, mais rien de semblable n'a eu lieu (1). »

On ne saurait trop appeler l'attention sur la physiologie de ces hallucinations de la vue et de l'ouïe chez un homme qui analysait parfaitement ses sensations et qui a eu soin de faire remarquer que cet étonnant désordre de l'esprit ne pouvait s'expliquer que par l'influence des chagrins et par le trouble de la circulation cérébrale qui en fut la suite.

Obs. 6. — Nous pouvons rapprocher de l'observation précé-

____

(1) John Ferriar, *An Essay towards a theory of apparitions*, p. 40. London, 1813. — *Memoir on the appearance of Spectres or Phantoms occasioned by disease with psychological Remarks*. Read by Nicolaï to the Royal Society of Berlin, on the 28th of february, 1799. The translation of this paper is given in *Nicholson's Journal*, vol. VI, p. 161.

dente celle qui a été publiée par Bostock. « Accablé, dit ce physiologiste anglais, par une fièvre qui m'avait jeté dans un grand état de faiblesse, je souffrais aussi d'une violente céphalalgie limitée à la tempe droite. Après avoir passé une nuit sans sommeil, j'aperçus devant moi des figures que je reconnus pour être semblables à celles décrites par Nicolaï. Comme j'étais sans délire, je pus faire mes observations sur elles pendant les trois jours et les trois nuits qu'elles se montrèrent presque sans interruption. Deux circonstances me parurent très remarquables : c'est que les apparitions suivaient toujours le mouvement des yeux, et que les objets qui étaient le mieux formés et qui restaient le plus longtemps visibles ne s'étaient jamais auparavant offerts à ma vue. Pendant environ vingt-quatre heures, j'eus constamment devant moi un visage humain dont les traits et l'habillement étaient aussi distincts que ceux d'une personne vivante, et dont tout l'ensemble, après un intervalle d'un grand nombre d'années, m'est présent comme au moment même. Je n'ai jamais connu d'individu qui ait eu la moindre ressemblance avec ce personnage fantastique.

» Après la disparition de ce fantôme et durant le cours de ma maladie, j'eus une hallucination d'une nature particulière et fort amusante ; j'apercevais une foule de petites figures humaines qui s'éloignaient par degrés comme une suite de médaillons. Elles étaient toutes de la même grandeur et paraissaient à la même distance. Lorsqu'une de ces figures avait été visible pendant quelques minutes, elle s'affaiblissait peu à peu et était remplacée par une autre beaucoup plus distincte. Je ne me rappelle point que ces apparitions eussent du rapport avec les personnes ou les objets que j'avais vus auparavant, c'étaient autant de créations ou au moins autant de combinaisons nouvelles dont je ne pouvais retrouver les matériaux originaux (1). »

Ces exemples nous portent à soupçonner, fait observer le docteur J. Conolly, ce qui est confirmé par beaucoup d'autres, que la folie consiste dans la perte ou l'affaiblissement d'une ou

(1) Bostock. *System of physiology*, vol. III, p. 204.

de plusieurs facultés de l'esprit, qui se trouve en outre dans l'impossibilité de faire des comparaisons (1).

L'état de faiblesse, la convalescence, la syncope, les prodromes de l'asphyxie, déterminent quelquefois l'hallucination.

Leuret, dans ses fragments, en rapporte un fait qui lui est arrivé :

Obs. 7. — « J'étais, dit ce médecin, attaqué de la grippe, et mes confrères ayant décidé qu'une saignée m'était nécessaire, on me tira environ trois palettes de sang. Un quart d'heure après l'opération, je tombai en faiblesse, sans toutefois perdre entièrement connaissance, et cette faiblesse dura pendant plus de huit heures. Au moment où l'on m'administrait les premiers secours, j'entendis très clairement poser un flacon sur une table qui se trouvait près de mon lit, et aussitôt après une crépitation semblable à celle qui résulte de l'action d'un acide concentré sur un carbonate. Je pensai qu'on avait laissé répandre un acide sur le marbre de la table, et j'avertis de leur imprévoyance les personnes qui m'entouraient. On crut d'abord que je rêvais, puis que j'étais dans le délire ; alors on essaya de me détromper, et l'on m'assura qu'il n'y avait ni flacon sur la table ni acide répandu. Je compris que j'avais une hallucination, et j'ajoutai foi à ce que l'on me disait plutôt qu'à ce que j'avais entendu. Mais le bruit était tellement distinct, que, si je n'eusse été instruit par l'expérience des hallucinés, j'aurais été comme eux trompé par ce phénomène insolite (2). »

M. Andral a été lui-même le jouet d'une pareille illusion ; il lui sembla pendant quelques instants voir un cadavre étendu dans la chambre où il était couché par suite d'une indisposition. Cette vision se rattachait au souvenir pénible qu'avait produit sur lui l'aspect d'un corps mort, la première fois qu'il entra dans un amphithéâtre.

Il arrive fréquemment qu'après avoir tenu pendant quelque temps la tête baissée, on éprouve en la relevant des vertiges, des éblouissements, et qu'on voit briller des lueurs, des étincelles ; les oreilles sont souvent aussi le siége d'un bourdon-

(1) Conolly. *An Inquiry concerning the indications of insanity*, p. 112, in-8. London, 1830.

(2) Leuret, *Fragments psychologiques sur la folie*, p. 135. Paris, 1834.

nement fatigant. Chez quelques personnes, cette position paraît
avoir déterminé des hallucinations.

Une servante nettoyait un escalier; en relevant la tête,
elle aperçut des pieds, puis des jambes d'une si forte proportion, que, saisie de frayeur, elle s'enfuit en toute hâte sans
attendre le développement complet de l'apparition. L'ignorance
de cette fille ne lui permit pas de s'assurer de la fausseté de
la vision, ce que n'eût pas manqué de faire une personne
éclairée.

Un homme d'une haute intelligence était constamment hanté
par un spectre, qui lui apparaissait quand il était couché, et
semblait en vouloir à ses jours. Lorsqu'il s'asseyait sur son lit,
le spectre disparaissait, il se montrait immédiatement dès qu'il
reprenait la position horizontale (1).

Les travaux de l'esprit, en surexcitant le cerveau, rendent
assez fréquentes les hallucinations. Nous avons connu diverses
personnes, et entre autres un médecin, qui entendaient distinctement, la nuit, des voix qui les appelaient; plusieurs individus se retournent pour répondre, ou vont à la porte croyant
qu'on a sonné. Cette disposition nous a paru assez commune
chez ceux qui monologuent, parlent haut, répondent à un interlocuteur comme s'il était présent.

Obs. 8. — Ben-Johnson, dont la mémoire était très tenace
et l'imagination fort brillante, éprouvait de temps en temps
ces fausses sensations. Il disait à Drummond qu'il avait passé
toute une nuit à regarder son gros orteil autour duquel il
voyait des Tartares, des Turcs, des Romains, des catholiques,
monter et se battre; mais il ajouta qu'il savait que ces images
étaient les produits de son imagination échauffée. La vision
qu'il eut dans la maison de sir Robert Cotton, vision dans laquelle il lui sembla voir son fils mourir de la peste à Londres,
avait probablement la même origine (2).

La nature des hallucinations n'est pas toujours reconnue, et
il est quelquefois nécessaire d'examiner, de comparer, pour
n'être pas induit en erreur.

(1) Dendy, *The phylosophy of mystery*, p. 11. London 1841, p. 290.
(2) Ferriar, p. 58, *ouv. cit.* Drummond's Works, p. 224.

Obs. 9. — On lit dans l'ouvrage d'Abercrombie l'observation d'un homme qui a été toute sa vie assiégé par des hallucinations. Cette disposition est telle que, s'il rencontre un ami dans la rue, il ne sait d'abord s'il voit une personne véritable ou un fantôme. Avec beaucoup d'attention, il peut constater une différence entre eux; les traits de la figure réelle sont plus arrêtés, plus finis que ceux du fantôme; en général il corrige les impressions visuelles en touchant ou en écoutant le bruit des pas. Il a la faculté de rappeler *à volonté les visions* en fixant fortement son attention sur la conception de son esprit. Cette hallucination peut se composer d'une figure, d'une scène qu'il a vue, d'une création de son imagination; quoiqu'il ait la faculté de produire l'hallucination, il ne peut la faire disparaître; lorsqu'il a usé de ce pouvoir, il ne sait jamais combien de temps elle persistera. Cet homme est dans la force de l'âge, sain d'esprit, d'une bonne santé et engagé dans les affaires. Une autre personne de la famille a eu la même affection, mais à un moindre degré (1).

2e Sous-Section. — *Hallucinations compatibles avec la raison, non rectifiées par l'entendement.*—Il y a quelques années, dans une note adressée à un honorable confrère, M. Bernard d'Apt, qui m'avait prié de lui faire connaître mon opinion sur le supernaturalisme, je lui avouais hautement mes sympathies pour cette grande croyance. Un journaliste, auquel elle était destinée, l'enfouit dans ses cartons par amitié pour moi. Cette question vient d'être reprise par M. Guizot avec sa hauteur de vue habituelle (2). Nous croyons comme lui que l'existence de la société y est attachée. C'est en vain que la raison moderne qui ne peut, malgré son positivisme, faire connaître la cause intime d'aucun phénomène, rejette le surnaturel; il est partout au fond des cœurs; comment en serait-il autrement, puisqu'il est la croyance à une autre vie, l'aspiration vers l'infini? Les intelligences les plus élevées sont parfois ses plus fervents disciples.

M. le docteur Sigmond va plus loin encore; il dit, dans ses

(1) Abercrombie, *Inquiries concerning the intellectual powers*, in-8°, p. 380; eleventh edition. London, 1841.
(2) Voir la préface.

Remarques sur les hallucinations, qu'on trouverait difficilement un personnage célèbre qui, dans son autobiographie ou ses confessions, n'ait fait allusion à quelque événement surnaturel de sa vie ; il ajoute que les plus sceptiques ont eu, dans un temps donné, une impression extraordinaire, un pressentiment, une vision (1).

C'est ainsi que les hallucinations sont très souvent acceptées comme des réalités, tout étranges qu'elles paraissent, à ceux qui les éprouvent ; la raison n'en est aucunement influencée. On a été le témoin d'un fait singulier dont on donne une explication plus ou moins plausible, et qu'en secret, par une disposition particulière de l'esprit, par une certaine tendance à la superstition, ou plutôt au surnaturel, on est porté à regarder comme le présage de quelque grave événement, d'une haute destinée, une inspiration du ciel, un avertissement de la Providence. Beaucoup de grands hommes ont cru à l'existence d'une étoile, d'un génie protecteur ; aussi, les apparitions merveilleuses ne les ont-elles pas toujours trouvés incrédules. Le caractère distinctif de ces sortes d'hallucinations, c'est que la conduite n'en reçoit aucune atteinte, et qu'on peut acquérir dans le monde une haute réputation de vertu, de capacité et de sagesse ; souvent même, nous pensons qu'elles ont été un stimulant plus vif pour l'exécution des projets conçus. Sandras raconte dans son *Traité des maladies nerveuses* qu'un homme parfaitement sain d'esprit, avait conscience d'une étoile qui le conduisait chaque fois qu'il avait à prendre une détermination sérieuse (2). Ce sujet est assez intéressant pour que nous lui consacrions un paragraphe.

De l'étoile des grands hommes.

Il y a, dans l'étude de la psychologie, un fait fort intéressant, et qui, jusqu'alors, ne nous paraît pas avoir été examiné à son véritable point de vue, c'est celui de la marche victorieuse de certaines individualités puissantes à travers les obstacles les plus grands, et souvent même à travers l'impos-

(1) *Annales médico-psychologiques,* 2ᵉ série, t. II, p. 315 et 317.
(2) Sandras, *Traité pratique des maladies nerveuses,* t. I, p. 60. Paris, 1851.

sible. A tous les temps de l'histoire, fabuleux, héroïques, barbares, civilisés, au moment critique où les âmes, abandonnées à elles-mêmes, semblables à des navires sans pilote, contemplent dans les angoisses de la terreur et du désespoir l'abîme inconnu dans lequel elles vont s'engloutir, on voit s'élever de la foule une de ces figures mystérieuses sur lesquelles l'instinct si rapide et si juste des peuples ne se trompe jamais, et dont la mission providentielle est d'accomplir les évènements les plus extraordinaires.

Si l'on demande aux historiens comment ces hommes ont pu entreprendre ces travaux d'Hercule et les conduire à bien, ils expliquent l'influence de ces personnages illustres sur leurs contemporains, par le progrès des siècles, l'état de maturité des idées et des besoins actuels qui, pour triompher de l'opposition du passé, s'incarnent dans un élu, s'avançant au combat, appuyé et poussé par ces volontés nouvelles. De ce point culminant, qu'on appelle la philosophie de l'histoire, il faut bien cependant descendre, pour analyser d'un peu plus près le caractère de ces dominateurs des nations, c'est alors que les historiens tracent ces admirables portraits où leurs héros se montrent avec toutes les qualités qui les recommandent à l'admiration de la postérité. Élévation et largeur de vues, facilité à embrasser d'immenses horizons, rapidité dans la décision et l'exécution, connaissance profonde des hommes, fertilité de ressources, fermeté inébranlable dans la réalisation des projets ; tels sont les traits distinctifs sous lesquels ils sont représentés.

Sans doute, une pareille réunion de qualités peut conduire à de grandes choses, mais nous ne croyons pas qu'elle constitue le sceau dont sont marqués ceux que nous nommons les hommes providentiels.

Peu enclin, par nos goûts, à nous mêler au mouvement actif des affaires, nous n'en avons pas moins eu la curiosité d'étudier quelques-uns des acteurs privilégiés qui, sur notre scène, ont rempli les premiers rôles. Eh bien! nous le déclarons sans hésiter, quoique leur renommée soit montée bien haut, et quoique leur nom appartienne désormais à l'histoire, aucun d'eux ne nous a paru devoir être considéré comme un prédestiné. En vain exerçaient-ils les séductions les plus puis-

santes par le charme de leur parole, la magie de leur style, la
profondeur et la clarté de leurs pensées, le courage de leurs
actions, l'habileté de leur conduite; en les entendant discuter
avec un immense talent le pour et le contre des questions, en
signaler les avantages et les inconvénients, pénétrer dans tous
les replis, ne laisser aucun côté inexploré, révéler une foule d'a-
perçus qui avaient échappé aux yeux les plus perçants, on admi-
rait leur sagacité, leur intelligence, leur génie, mais on sentait
qu'il leur manquait ce *fatum* des hommes providentiels, cette
foi qui transporte les montagnes; nous devons faire cependant
une exception pour un ou deux personnages célèbres de notre
époque.

La foi, c'est, en effet, quelque chose d'irrésistible que rien
n'arrête, que la prudence humaine taxe souvent de folie, et qui
n'en accomplit pas moins des prodiges; mais la foi du génie
est rare, et il en doit être ainsi, car autrement les révolutions
seraient bien plus fréquentes. Voilà pourquoi les hommes
célèbres qui ont la foi croient au surnatel, et se persuadent
souvent que leur destinée est liée à un signe sensible qu'ils
aperçoivent dans l'air; aussi, beaucoup d'entre eux ont-ils cru
à l'existence d'une étoile, d'un génie protecteur, et les apparitions merveilleuses ne les ont-elles pas toujours trouvés incrédules! L'explication de ce phénomène nous paraît toute simple;
l'esprit sans cesse concentré vers son but, arrive à son plus
haut degré d'enthousiasme, à cet état qu'on peut appeler
extase, illuminisme, intuition, qui n'en est pas moins une
faculté intime de notre être, d'où jaillissent les créations du
génie, et dans lequel la pensée, pour se faire comprendre,
revêt les attributs des corps.

A l'appui de cette opinion, nous citerons plusieurs exemples
du plus haut intérêt. Constantin mande un matin, près de
lui, ses intimes amis, ses conseillers, et voici ce qu'il leur
raconte. Pendant une marche qu'il faisait la veille, à la tête de
ses troupes, quelques heures avant le coucher du soleil, il a
aperçu au-dessus du disque, et au milieu de jets d'une lumière
resplendissante, un objet de forme singulière, rappelant l'image
d'une croix, et au bas il a pu lire ces mots : « *Par ceci sois
vainqueur*. » Rentré dans sa demeure, tout troublé, il s'est

endormi; et pendant son sommeil, un personnage d'aspect surhumain lui est apparu, tenant à la main la même figure, et lui ordonnant de la placer sur ses drapeaux. On explique à l'empereur les vertus de ce signe, on lui démontre que le personnage divin qu'il a vu en rêve est le Christ lui-même, et que le Christ n'est autre que la Divinité unique et suprême à laquelle avait cru Constance. Dès lors, Constantin, ébranlé par l'admirable récit de Lactance *sur la mort des persécuteurs*, plein d'inquiétude sur l'issue de la lutte qu'il va entreprendre contre Maxence, reconnaît le Dieu qui semble le prendre sous sa protection; il fait inscrire le monogramme du Christ sur son étendard (*Labarum*) avant de quitter la Gaule, et part ensuite pour commencer la révolution la plus décisive de notre ère, l'avènement du christianisme, la destruction du polythéisme (1).

Il existe dans les masses populaires un instinct politique qui leur fait pressentir les catastrophes des sociétés, comme un instinct naturel annonce d'avance aux animaux l'approche des bouleversements physiques (2). L'année 451 fut pour l'empire romain d'Occident une de ces époques fatales que tout le monde attend en frémissant, et qui apportent leurs calamités, pour ainsi dire, à jour fixe. Les prédictions, les prodiges, les signes extraordinaires, cortège en quelque sorte obligé des préoccupations générales, ne manquèrent point à cette année de malheur. L'histoire parle de convulsions souterraines qui ébranlèrent, en 450, la Gaule et une partie de l'Espagne : la lune s'éclipsa à son lever, une comète d'une grandeur et d'une forme effrayantes, parut à l'horizon du soleil couchant et du côté du pôle, le ciel se revêtit pendant plusieurs jours d'images de sang au milieu desquelles des fantômes, armés de lances de feu, se livraient des combats imaginaires. L'évêque de Tongres, Servatius, alla consulter à Rome les apôtres saint Pierre

(1) *Constantin en Gaule*, par M. Amédée Thierry (Académie des sciences morales et politiques, t. VI, p. 349).

(2) Dans le dernier tremblement de terre survenu à Brousse en Turquie, tous les animaux, quelques minutes avant l'événement, se mirent à pousser des hurlements qui donnèrent l'éveil aux habitants et leur firent chercher un abri dans les places publiques. A peine la première secousse eut-elle eu lieu, que ces animaux se laissèrent tomber sur le sol, comme s'ils étaient morts; de temps en temps seulement, leur corps était agité de mouvements convulsifs.

et saint Paul sur leurs tombeaux, afin de savoir de quels maux la colère divine menaçait son pays et quel moyen il y avait de les conjurer ; il lui fut répondu que la Gaule serait livrée aux Huns, et que toutes ses villes seraient détruites, mais que lui, pour le prix de la foi qui l'avait amené, il mourrait sans avoir vu ces affreux spectacles (1).

451 était, en effet, l'année qui allait voir la dévastation de cette antique rivale de Rome. Un barbare, que les auteurs du temps ont surnommé le fleau de Dieu, Attila, venait d'arriver dans les Gaules, et ses innombrables soldats, comme une nuée d'insectes dévorants, ne laissaient que le désert après eux. On entendait partout le bruit des cités qui s'écroulaient dans les flammes et les gémissements des habitants égorgés ou traînés en esclavage. A mesure que le danger s'approchait, chacun courait se mettre en sûreté sur le point qui lui paraissait le moins menacé. C'est le parti auquel s'arrêtèrent les citoyens de la petite ville de Lutèce. Déjà se faisaient les apprêts d'une émigration générale : toutes les barques étaient à flot. Une femme entreprit d'arrêter cette fuite. Cette femme extraordinaire que l'Église a canonisée, que la ville de Paris entoure, depuis quatorze siècles, d'une juste vénération, se nommait Geneviève (Genovefa). Née de parents vivant dans une condition d'aisance assez grande, toute jeune elle aimait les exercices religieux, et à sept ans, elle annonça qu'elle prendrait le voile sitôt que l'âge en serait venu. En 429, saint Germain et saint Loup se trouvant à Nanterre, furent si frappés de l'air réfléchi de Geneviève, de ses réponses brèves et précises, que le premier s'adressant aux parents, leur dit : « Ne la contrariez pas, car cette enfant sera grande devant Dieu. » La prédiction de saint Germain ne tarda pas à se vérifier, et quelques années après, le nom de Geneviève circulait dans toute la chrétienté. Saint Siméon, le Stylite, qui passa quarante ans sur une colonne auprès d'Antioche, ne manquait jamais de demander aux visiteurs qui lui venaient d'Occident, ce que faisait la prophé- tesse des Gaules.

(1) *Attila dans la Gaule*, par Amédée Thierry, *Revue des Deux-Mondes,* 1er mars 1852).

A l'approche d'Attila, Geneviève se met en prière, elle a une vision qui lui révèle que Lutèce sera préservée de l'invasion des Huns, si ses habitants se repentent. Elle réunit aussitôt ses compatriotes, leur parle au nom du ciel, mais elle ne reçoit de la part des hommes que des paroles grossières et des marques de dérision. Pleine de confiance dans sa vision céleste, elle s'adresse aux femmes; son langage d'inspirée, sa révélation les émeuvent, elles la suivent et s'enferment avec elle dans l'église consacrée à saint Étienne, martyr, et où s'élève aujourd'hui la basilique de Notre-Dame. Les hommes étonnés de ne plus voir leurs femmes, s'enquièrent, courent à l'église, s'emportent contre la sainte, et sont sur le point de la faire périr; mais les représentations d'un prêtre, ami de saint Germain, et qui arrivait en ce moment d'Auxerre, les apaisent, ils se laissent persuader, restent, et Paris est sauvé par la courageuse obstination d'une simple fille.

Sans l'intervention providentielle de sainte Geneviève, la petite ville de Lutèce, réservée à de si hautes destinées, serait devenue, dit M. Thierry, comme tant de cités gauloises plus importantes qu'elle, un désert dont l'herbe et les eaux couvriraient aujourd'hui les ruines, et où l'antiquaire chercherait peut-être une trace de l'invasion d'Attila.

Dix siècles plus tard, une autre vierge, également transfigurée par une vision, délivrait la France des légions étrangères, et faisait sacrer dans Reims Charles VII, errant et fugitif, et qu'on appelait par dérision le roi de Bourges (1).

On comprend dès lors facilement pourquoi les hommes de génie qui se croient prédestinés, s'imaginent qu'une étoile préside à leur destinée, admettent le surnaturel, sont bien supérieurs pour les grandes révolutions de la terre aux gens habiles, qui calculant tout, ne voulant rien donner à l'imprévu, sont au fond de véritables sceptiques. La confiance en soi, ou plutôt la foi qui est le signe distinctif des premiers, engendre des miracles, tandis que la prudence des seconds, en indiquant avec une précision extrême les périls de la situation, reste dans une désespérante immobilité. Partout où, dans une de ces

(1) Nous lui avons consacré une étude spéciale dans le xvᵉ chapitre.

époques critiques pour la vie des nations, se trouvera un homme de foi, il est sûr de l'emporter sur des rivaux qui ne s'appuient que sur la sagesse humaine.

Les anecdoctes historiques suivantes, quoique susceptibles d'explications diverses et peut-être contradictoires, rentrent également dans cette catégorie; elles ont d'ailleurs un intérêt réel à raison de la position politique des personnages.

Parmi ces faits, il en est qui, par l'illustration du personnage et la véracité des témoins, offrent toutes les garanties possibles.

Obs. 10. — En 1806, le général Rapp, de retour du siége de Dantzig, ayant besoin de parler à l'Empereur, entra dans son cabinet sans se faire annoncer. Il le trouva dans une préoccupation si profonde, que son arrivée passa inaperçue. Le général, le voyant toujours immobile, craignit qu'il ne fût indisposé; il fit du bruit à dessein. Aussitôt Napoléon se retourna, et, sans aucun préambule, saisissant Rapp par le bras, il lui dit, en lui montrant le ciel : « Voyez-vous là-haut ? » Le général garda le silence; mais, interrogé une seconde fois, il répondit qu'il n'apercevait rien. « Quoi ! reprit l'Empereur, vous ne la découvrez pas ? C'est mon étoile, elle est devant vous, brillante; » et, s'animant par degrés, il s'écria : « Elle ne m'a jamais abandonné; je la vois dans toutes les grandes occasions; elle m'ordonne d'aller en avant, et c'est pour moi un signe constant de bonheur. » M. Passy, qui tenait cette anecdote de Rapp lui-même, l'a racontée devant moi à M. Amédée Thierry lors de l'intéressante communication que fit ce dernier de ses recherches sur la vision de Constantin (1).

Obs. 11. — Il y a environ quarante ans, le marquis de Londonderry, depuis lord Castlereagh, était allé visiter un gentilhomme de ses amis qui habitait au nord de l'Irlande un de ces vieux châteaux que les romanciers choisissent de préférence pour théâtre des apparitions. L'aspect de l'appartement du marquis était en harmonie parfaite avec l'édifice. En effet, les boiseries richement sculptées, noircies par le temps, l'immense cintre de la cheminée semblable à l'entrée d'une tombe, la longue file des portraits des ancêtres, au regard à la fois fier et méprisant, les draperies vastes, poudreuses et lourdes qui masquaient les croisées et entouraient le lit, étaient bien de nature à donner un tour mélancolique aux pensées.

Lord Londonderry examina sa chambre et fit connaissance avec les anciens maîtres du château, qui, debout dans leurs cadres d'ivoire, semblaient attendre son salut. Après avoir congédié son valet, il se coucha. Il venait d'éteindre sa bougie, lorsqu'il aperçut un rayon de lumière qui éclairait le ciel de son lit. Convaincu qu'il n'y avait point de feu dans la grille, que les rideaux étaient fermés et que la chambre était quelques minutes avant dans une obscurité complète, il supposa qu'un intrus s'était glissé dans la pièce. Se tournant alors rapidement du côté d'où venait la lumière, il vit, à son grand étonnement, la figure d'un bel enfant entourée d'un limbe, qui se tenait à quelque distance de son lit.

Persuadé de l'intégrité de ses facultés, et soupçonnant une mystification d'un des nombreux hôtes du château, lord Londonderry s'avança vers l'apparition, qui se retira devant lui; à mesure qu'il approchait, elle reculait, jusqu'à ce qu'enfin, parvenue sous le sombre cintre de l'immense cheminée, elle s'abîma dans le foyer. Lord Londonderry revint à son lit, sans pouvoir dormir de la nuit, tourmenté par cet événement extraordinaire. Était-il réel ou devait-il être considéré comme l'effet d'une imagination exaltée? Le mystère n'était pas facile à résoudre.

Il se détermina à ne faire aucune allusion à l'événement de la nuit jusqu'à ce qu'il eût examiné avec soin les figures de toutes les personnes de la maison, afin de s'assurer s'il avait été l'objet de quelque supercherie. Au déjeuner, le marquis chercha en vain à surprendre quelques-uns de ces sourires cachés, de ces regards de connivence, de ces clignements d'yeux par lesquels se trahissent généralement les auteurs de ces conspirations domestiques. La conversation suivit son tour ordinaire; elle était animée; rien ne révélait une mystification; tout se passa comme de coutume. A la fin, le héros de l'aventure ne put résister au désir de raconter ce qu'il avait vu; il entra dans toutes les particularités de l'apparition. Ce récit excita beaucoup d'intérêt parmi les auditeurs, et donna lieu à des explications fort diverses. Le maître du lieu interrompit les divers commentaires, en faisant observer que la relation de lord Londonderry devait paraître fort extraordinaire à ceux qui n'habitaient pas depuis longtemps le château et qui ne connaissaient pas les légendes de la famille. Alors se tournant vers lord Londonderry : Vous avez vu l'*enfant brillant*, lui dit-il ; soyez satisfait, c'est le présage d'une grande fortune ; j'aurais préféré qu'il n'eût point été question de cette apparition.

Dans une autre circonstance, lord Castlereagh vit l'enfant brillant à la Chambre des communes. Il est très probable que le jour de son suicide il eut une semblable apparition (1). On sait que ce lord, un des principaux membres du ministère Harrowby, et le plus acharné persécuteur de Napoléon dans son malheur, se coupa l'artère carotide le 22 août 1823, et qu'il mourut à l'instant même.

Obs. 12. — On lit les curieux détails qui suivent dans une biographie de Charles-Jean Bernadotte, publiée par un journal de Pau, ville où naquit le feu roi de Suède.

« .... Il y a dans certaines destinées de singuliers mystères. L'étonnante fortune de Bernadotte lui avait, dit-on, été prédite par la fameuse nécromancienne qui avait aussi annoncé celle de Bonaparte, et qui possédait si sincèrement la confiance de l'impératrice Joséphine. Le destin ne se lassa pas un seul instant de protéger Bernadotte ; il monta toujours sans jamais éprouver de ces chutes presque inévitables aux ambitions puissantes qui franchissent l'abîme souvent placé entre la plus modeste obscurité et les grandeurs les plus éclatantes.

» Comme tous les hommes chez lesquels existe une force qui les pousse à la fortune ou leur fait tirer parti des circonstances favorablement enchaînées, Bernadotte croyait à une destinée particulière, indépendante, à une sorte de divinité tutélaire qui distingue dans la foule ceux qu'elle préfère, et s'attache à eux pour les protéger. Peut-être les vieilles tradi-

(1) Forbes Winslow, *Anatomy of suicide*, 1 vol. in-8°, p. 242. London, 1840.

tions merveilleuses qui entourèrent son berceau n'étaient-elles pas étrangères à ce fond de superstition semi-païenne dont il ne se défit jamais. On raconte une ancienne chronique de sa famille de laquelle il résulterait qu'un fée, qui avait été la femme d'un de ses ancêtres, aurait prédit qu'un roi illustrerait sa postérité. Jadis, dans nos campagnes, chaque famille avait son bon génie qui veillait sur elle. Bernadotte n'oublia jamais la légende dont on avait bercé ses premières années, et peut-être ne fut-elle pas sans influence sur la destinée glorieuse de ce grand homme.

» Voici un fait que l'on a mystérieusement rapporté, et qui prouve combien le merveilleux avait conservé d'empire sur l'esprit du roi de Suède. Voulant trancher par le sabre les difficultés que la Norwége lui opposait et envoyer son fils Oscar à la tête d'une armée pour réduire les rebelles, le conseil d'État lui fit une vive opposition. Un jour qu'il venait d'avoir une discussion animée sur ce sujet, il monte à cheval et s'éloigne de la capitale au grand galop ; après avoir franchi un long espace, il arrive sur les limites d'une sombre forêt. Tout à coup se présente à ses yeux une vieille femme bizarrement vêtue et les cheveux en désordre : « Que voulez- » vous? » lui demanda brusquement le roi. Cette espèce de sorcière lui répond sans se déconcerter : « Si Oscar combat » en cette guerre que tu médites, il ne donnera pas les pre- » miers coups, il les recevra. » Bernadotte, frappé de cette apparition et de ces paroles, regagne son palais. Le lendemain, portant encore sur son visage les traces d'une longue veille remplie d'agitation, il se présente au conseil : « J'ai changé » d'avis, dit-il; nous négocierons la paix, mais je la veux à des » conditions honorables. » Ceux qui connaissaient le côté faible de l'esprit du grand homme avaient-ils voulu en tirer parti pour servir la cause de la justice, de la raison ou de l'humanité? ou bien n'est-il pas plus probable que la pensée qui le préoccupait s'illuminant dans son cerveau, comme il arrive à chaque instant dans les songes, dans les veilles même, vint s'objectiver devant lui, et l'opération mentale fut acceptée comme un fait réel? Cette explication nous paraît beaucoup plus admissible que celle d'une vieille apostée pour se trou-

ver tout exprès à l'endroit où le caprice du roi le conduisait (1). »

Il fut un moment, rapporte le savant docteur Renaudin, où
les aliénistes, entraînés par les nombreuses analogies entre la
raison et la folie, prétendirent en quelque sorte étendre le
cercle de celle-ci, en y rattachant d'une manière rétrospective
les bizarreries dont le récit nous était transmis par l'histoire
de la vie intime de quelques hommes célèbres. S'il pouvait y
avoir exagération dans quelques-unes de ces appréciations, elles
n'en forment pas moins une page intéressante dans l'étude de
l'esprit humain, et sans vouloir trouver l'élément pathologique
où il n'est pas, il n'est pas moins curieux de recueillir des renseignements sur certaines anomalies psychiques qu'ont présentées des personnages haut placés, soit dans la science, soit
dans l'organisation sociale. Le docteur Droste (d'Osnabrück),
aux exemples déjà publiés, principalement dans le *Journal de
psychiatrie*, vient d'en ajouter un qui jusqu'alors est resté
presque inconnu.

OBS. 13. — Charles XI, père du célèbre Charles XII, fut l'un
des rois les plus sages qui occupèrent le trône de Suède. Il res-
treignit les priviléges de la noblesse, diminua l'autorité du
sénat, et promulgua de sa propre autorité des lois importantes;
il changea, en un mot, le gouvernement du pays, qui, avant
lui, était oligarchique, et força les états de lui abandonner le
pouvoir absolu. Très attaché à la religion luthérienne, il était
brave et éclairé; son caractère était froid, précis, et l'imagination n'avait chez lui qu'un rôle très restreint. Il perdit sa
femme Ulrike-Éléonore, qu'il avait traitée durement, et cependant cette mort sembla faire sur lui plus d'impression que
sa rudesse habituelle ne pouvait le faire supposer.

Devenu plus morose après cet événement, il se livra au
travail avec une ardeur qui trahissait le besoin de s'isoler
de ses tristes pensées. Un soir d'automne, il était assis, en face
d'un bon feu, en compagnie du comte Brahe et du docteur
Baumgarten, la tête penchée, les yeux fixés sur le foyer et gardant le silence le plus complet. Le comte Brahe, ayant remarqué

(1) *Presse* du 14 mai 1844.

que sa présence était peu agréable, cherchait le moyen de se
retirer, prétextant que le roi avait besoin de repos ; un geste
de celui-ci l'avait maintenu à sa place. Le médecin, à son tour,
parla des inconvénients qu'une veille prolongée pouvait avoir
pour la santé. Le roi répondit alors entre ses dents : « Restez, je
n'ai pas encore besoin de dormir. » On chercha alors divers
sujets de conversation, qui se terminaient à la deuxième ou troisième phrase. Sa Majesté était dans un moment de sombre tristesse, ce qui rendait délicate la situation des courtisans. L'un
d'eux, tournant ses regards vers le portrait de la reine, s'écria
avec un profond soupir : « Comme ce portrait est ressemblant !
quelle expression de majesté et de douceur ! » Le roi, qui croyait
recevoir un reproche toutes les fois qu'on prononçait le nom
de la reine, fit observer qu'on l'avait trop flattée ; s'étant levé, il
fit un tour dans la chambre pour dissiper les émotions qui l'agitaient. Il se plaça à la fenêtre qui donnait sur la cour ; la nuit
était obscure, le palais actuel des rois de Suède n'était
pas encore terminé, et Charles XI, qui avait commencé cette
construction, habitait l'ancien palais, d'où la vue s'étend sur
la mer. Le cabinet du roi était situé à l'une des extrémités,
et presque en face de la grande salle des États. Les fenêtres de
cette salle parurent en ce moment éclairées par une vive lumière, ce phénomène étonna vivement le roi. Il fit d'abord
diverses conjectures sur les causes de ce fait, puis il les rejeta
tour à tour. Après avoir considéré pendant quelque temps ces
fenêtres et au moment où le comte de Brahe se disposait à
appeler un page, le roi le retint et manifesta l'intention d'aller
s'assurer du fait par lui-même. On alla réveiller celui qui gardait les clefs, et l'on entra d'abord dans une galerie qui servait
de vestibule à la salle des États. Quel fut l'étonnement du roi
d'en voir les murs tendus de noir. Il demanda par quel ordre
ces dispositions avaient été prises ; le porte-clefs lui répondit
que cette salle avait toujours été garnie d'une boiserie
de chêne. Le roi s'avançait pour entrer dans la grande salle,
quand le porte-clefs lui cria : « Sire, n'allez pas plus loin, il y a
de la magie là dedans ! depuis sa mort, votre gracieuse épouse
vient à cette heure se promener chaque nuit dans cette salle.
— Que Dieu nous protége ! n'allez pas plus loin, dit le comte,

vous ne savez pas à quel danger vous vous exposez peut-être.
— Attendez au moins, ajouta Baumgarten, dont le vent avait
éteint la lumière, que j'aille chercher vingt trabans. » Après
bien des hésitations de ses serviteurs, le roi finit par prendre
la clef, et, avant qu'on pût mettre obstacle à son dessein, entra
dans la salle en criant : « Avec l'aide de Dieu »! Ses compagnons
l'y suivirent, et voici le spectacle qui s'offrit aux yeux du
monarque.

La grande salle était éclairée par un nombre infini de
bougies; une tenture noire avait remplacé la tapisserie à personnages. Le long des murs étaient disposés, dans un ordre
méthodique, des drapeaux allemands, danois et moscovites,
trophées des soldats de Gustave-Adolphe; au milieu, on distinguait des bannières suédoises recouvertes d'un crêpe de deuil.
Les diverses sections des états étaient placées d'après leur rang.
Tous les personnages étaient vêtus de noir, et de toutes ces
figures, qui se dessinaient sur un fond noir, aucune n'était
connue des témoins de cette scène. Sur le trône, du haut duquel
le roi parlait ordinairement, on voyait un corps sanglant recouvert des insignes de la royauté : à sa droite se tenait un enfant,
la couronne sur la tête et le sceptre à la main; à sa gauche s'ap-
puyait un homme âgé. Cette figure se cachait dans un manteau
de cérémonie, comme en portaient les anciens administrateurs
de Suède, avant que Wasa eût fait de son pays un royaume
unitaire. En face du trône étaient assises plusieurs personnes
dans une tenue sérieuse et sévère, et revêtues d'une robe noire
comme des juges; devant elles était une table couverte de papiers et de livres. Entre le trône et la paroi correspondante se
trouvait un billot couvert d'un voile noir, une hache était à
côté. Personne, dans cette nombreuse assemblée, ne paraissait prendre garde à la présence de Charles et de ses compagnons, qui, à leur arrivée, entendirent un sourd murmure.
Alors, le juge le plus âgé, qui paraissait remplir les fonctions de président, se leva et frappa trois fois sur un livre
placé devant lui. Un profond silence s'établit, et la porte en
face de Charles s'étant ouverte, ce monarque vit entrer dans la
salle plusieurs jeunes gens de bonne mine, richement vêtus et
les mains attachées derrière le dos; ils avaient la tête haute et

le regard assuré. Derrière eux, un homme très fort, recouvert d'un vêtement de cuir brun, tenait le bout des cordes qui leur liaient les mains. Celui qui marchait devant, et qui paraissait le plus important des prisonniers, s'arrêta au milieu de la salle, devant le billot, et lui jeta un regard orgueilleux. Le cadavre sembla alors s'agiter d'un mouvement maladif, et un sang d'un rouge clair s'écoula d'une blessure. Le jeune homme plia le genou et baissa la tête, la hache brilla dans l'air et tomba avec bruit. La tête roula par terre jusqu'aux pieds de Charles qui furent souillés de sang. L'étonnement l'avait rendu muet jusqu'alors, mais ce spectacle horrible lui délia la langue, et, faisant quelques pas vers le fantôme couvert du manteau d'administrateur, il s'écria : « Si tu viens de Dieu, parle; si tu viens de l'enfer, laisse-nous en paix ! » Le fantôme répondit d'un ton accentué : « Roi Charles, ce n'est pas sous ton règne que ce sang doit couler. Mais, après cinq règnes, malheur sur malheur au sang de Wasa ! »

Alors tous les personnages de cette nombreuse réunion ne parurent plus que des ombres coloriées. Ces images commencèrent à se dissiper, les lumières s'éteignirent, et la lanterne du roi et de ses compagnons n'éclaira plus que l'ancienne tapisserie agitée par le vent. Peu après, on entendait encore un bruit mélodieux. L'apparition avait duré environ dix minutes. Les tentures noires, la tête tranchée, le sang répandu, tout avait disparu avec le fantôme, seulement la pantoufle du roi conserva une tache sèche comme souvenir de cette apparition. Rentré dans son cabinet, Charles fit immédiatement transcrire la relation de ce qu'il avait vu, qu'il signa et fit signer par ses compagnons. Cet acte existe encore, et personne ne doute de son authenticité. La fin surtout est remarquable : « Et si ce que j'ai raconté, dit le roi, n'est pas l'exacte vérité, je renonce à tout espoir d'une vie meilleure que j'ai méritée en raison de quelques bonnes actions, et surtout à cause de mon zèle à faire le bonheur de mon peuple et à défendre les intérêts de la religion. »

Si l'on se reporte maintenant à la mort de Gustave III et au jugement d'Ankarstroem, son assassin, on voit plus qu'une coïncidence entre ces faits et cette singulière prophétie. Le

jeune homme décapité est Ankarstroem; le cadavre couronné
représente Gustave III, l'enfant est son fils Gustave-Adolphe IV.
Le vieillard, enfin, doit être le duc de Sudermanie, oncle de
Gustave IV, qui fut régent du royaume, puis roi, après la
déposition de son neveu (1).

M. Stanislas Julien qui a traduit l'histoire de la vie de
Hiouen-thsang et de ses voyages dans l'Inde depuis l'an 629
jusqu'à l'an 645, parle en ces termes de la visite du voyageur
à la caverne où le Bouddha, vainqueur du roi des dragons, a
laissé son ombre :

Obs. 14. — Hiouen-thsang étant parvenu à cette fameuse
grotte, où dès l'entrée il ne vit rien, heurta, au bout de cinquante pas, la paroi orientale, puis il se recula et resta debout.
Alors, animé d'une foi profonde, il fit cent salutations, mais
il ne vit rien. Il se reprocha amèrement ses fautes, pleura en
poussant de grands cris et s'abandonna à la douleur. Ensuite
avec un cœur plein de sincérité, il récita dévotement ses
prières, en se prosternant après chaque strophe. Lorsqu'il
eut ainsi fait une centaine de salutations, il vit apparaître sur
le mur oriental une lueur, laquelle s'éteignit à l'instant.

Pénétré de joie et de douleur, il recommença ses salutations,
et de nouveau il vit une lumière de la largeur d'un bassin qui
brilla et s'évanouit comme un éclair. Alors dans un transport
d'enthousiasme et d'amour, il jura de ne pas quitter cet endroit
avant d'avoir vu l'ombre du Bouddha. Il continua ses hommages,
et après qu'il eut fait encore deux cents salutations, soudain toute
la grotte fut inondée de lumière, et l'ombre du Bouddha, d'une
blancheur éclatante, se dessina majestueusement sur le mur,
comme lorsque les nuages s'entr'ouvrent et laissent apercevoir
tout à coup l'image merveilleuse de la *montagne d'or*; un éclat
éblouissant éclairait les contours de sa face divine. Hiouen-
thsang contempla longtemps, ravi en extase, l'objet sublime
et incomparable de son admiration... Il se prosterna avec respect, célébra les louanges du Bouddha, et répandit des fleurs

(1) Renaudin, analyse du journal allemand *Allgemeine Zeitschrift für Psychiatrie* (*Annales médico-psychologiques*, 1856, p. 111).— Cette anecdote, traduite par un médecin, directeur d'asile, savant distingué, philosophe éclairé,
nous a paru devoir naturellement prendre sa place dans ce recueil.

et des parfums, après quoi la lumière céleste s'éteignit. Le brahmane qui l'avait accompagné fut aussi ravi qu'émerveillé de ce miracle. « Maître, lui dit-il, sans la sincérité de votre foi et l'énergie de vos vœux, vous n'auriez pu voir un tel prodige (1). »

L'antiquité nous a laissé un grand nombre de ces hallucinations qui, en raison des croyances du temps, ne causaient aucune surprise aux spectateurs, aux magistrats, au peuple.

On pourrait encore citer une multitude d'exemples d'hommes illustres qui ont eu des hallucinations de ce genre, sans que leur conduite en ait été aucunement influencée.

Malebranche déclare qu'il avait entendu distinctement en lui la voix de Dieu. — Descartes, après une longue retraite, fut suivi par une personne invisible qui l'engageait à poursuivre les recherches de la vérité (2).

Byron s'imaginait quelquefois qu'il était visité par un spectre; mais il ajoute que cet effet était dû à la surexcitabilité de son cerveau (3).

Le célèbre docteur Johnson dit qu'il entendit distinctement sa mère l'appeler Samuel! Elle habitait alors une ville éloignée.

Pope, qui souffrait beaucoup des intestins, demanda un jour à son médecin quel était le bras qui semblait sortir de la muraille.

Gœthe assure avoir aperçu un jour l'image de sa propre personne venir à sa rencontre (4). Les psychiatres allemands donnent le nom de *deutéroscopie* à cette variété d'illusion.

OBS. 15. — Olivier Cromwell était étendu sur son lit, et la fatigue l'empêchait de fermer les yeux. Tout à coup ses rideaux s'ouvrirent et une femme d'une taille gigantesque lui apparut, en lui disant qu'il serait le plus grand homme de l'Angleterre.

(1) *Histoire de la vie de Hiouen-thsang et de ses voyages dans l'Inde, depuis l'an 629 jusqu'à l'an 645,* par Hoei-li et Yen-thsong, traduite du chinois par Stanislas Julien, de l'Institut de France. Paris, 1853.
(2) Forbes Winslow, *ouvr. cité,* p. 123.
(3) Idem, *ibid.,* p. 126.
(4) *Œuvres complètes,* t. XXVI, p. 83.

La foi puritaine et l'ambition de Cromwell auraient pu, pendant cette période de troubles du royaume, lui suggérer quelque chose de plus fort encore; et qui peut affirmer, si le fantôme lui eût murmuré ces paroles à l'oreille : « Tu seras roi un jour, » que le protecteur eût refusé la couronne, comme César l'avait refusée aux fêtes des Lupercales (1)?

Dans les deux observations suivantes, les apparitions trouvent, jusqu'à un certain point, leur explication dans les liens sympathiques qui s'établissent entre les membres des familles bien unies et dont un caractère psychologique qui nous a souvent frappés, surtout de mari à femme, est d'harmoniser les traits du visage, les intonations, les mouvements et jusqu'aux pensées qu'on voit souvent se répondre les unes aux autres, sans communication aucune et comme par une sorte de divination.

Obs. 16. — Un matin de l'année 1652, Philippe, second comte de Chesterfield, aperçut quelque chose de blanc, comme un drap étendu, à un mètre environ du bord de son lit. Il voulut le saisir, mais il glissa et il ne le vit plus. Ses pensées se portèrent alors sur sa femme, qui était à Networth, avec son père, le comte de Northumberland. A son arrivée à Networth, un domestique vint à sa rencontre au bas de l'escalier et lui remit un paquet de sa femme, qu'il trouva en compagnie de lady Essex, sa sœur, et de MM. Ramsey. On le questionna sur le motif de son soudain retour; il le fit connaître, et, en parcourant les lettres du paquet, il trouva que sa femme lui avait écrit pour l'engager à revenir, parce qu'elle avait aperçu quelque chose de blanc, et une figure noire, à côté de son lit. Ces apparitions furent vues par le comte et la comtesse au même moment, quoiqu'ils fussent à quarante milles de distance (2).

Obs. 17. — Un jeune homme de dix-huit ans, n'ayant aucunes tendances enthousiastes, romanesques et superstitieuses, habitait Ramsgate pour sa santé. Dans une promenade à l'un des villages voisins, il entra dans une église à la chute du jour, et

(1) Dendy, ouvr. cité, p. 41.
(2) Idem, ibid., p. 27.

fut frappé de terreur en apercevant le spectre de sa mère, morte quelques mois auparavant d'une maladie de langueur. La figure se tenait entre lui et la muraille, et elle resta, pendant un temps considérable, immobile. Il regagna son logis à demi évanoui ; la même apparition ayant eu lieu dans sa chambre plusieurs soirées consécutives, il se sentit malade et se hâta de se rendre à Paris, où son père demeurait. En même temps, il prit la résolution de ne pas lui parler de la vision, de peur d'ajouter à la douleur dont l'avait accablé la perte d'une femme adorée.

Obligé de coucher dans la chambre de son père, il fut surpris d'y trouver une lumière qui brûlait toute la nuit, ce qui était opposé à leurs habitudes et tout à fait antipathique à leurs goûts. Après plusieurs heures d'insomnie causée par l'éclat de la lumière, le fils sortit de son lit pour l'éteindre. Le père s'éveilla aussitôt dans une grande agitation et lui ordonna de la rallumer, ce qu'il fit, très étonné de sa colère et des signes de terreur empreinte sur ses traits. Lui ayant demandé le motif de son effroi, il n'en reçut qu'une réponse vague et la promesse qu'il en ferait connaître plus tard la cause.

Une semaine au plus s'était écoulée depuis cet événement, lorsque le jeune homme, ne pouvant dormir par le malaise que lui occasionnait la lumière, se hasarda une deuxième fois à l'éteindre ; mais le père s'élança presque aussitôt de son lit, agité d'un grand tremblement, le gronda de sa désobéissance et ralluma la lampe ; il lui avoua que toutes les fois qu'il était dans l'obscurité, le fantôme de sa femme lui apparaissait, restait immobile et ne s'évanouissait que lorsque la lumière avait été de nouveau allumée.

Ce récit fit une forte impression sur l'esprit du jeune homme, et craignant d'augmenter le chagrin de son père s'il lui racontait l'aventure de Ramsgate, il quitta peu de temps après Paris et se rendit dans une ville de l'intérieur, à soixante milles de distance, pour voir son frère qui y était en pension, et auquel il n'avait pas fait part de ce qui lui était arrivé à lui-même, dans la crainte du ridicule.

Il était à peine entré dans la maison et avait échangé les politesses d'usage, lorsque le fils du maître d'école lui dit : « Votre

frère a-t-il jamais donné des preuves de folie? Il est descendu
la nuit dernière en chemise, hors de lui, déclarant qu'il avait
vu l'esprit de sa mère, qu'il n'osait plus retourner dans sa
chambre, et il s'est évanoui de frayeur. »

« Si l'apparition avait eu lieu à la même époque, ajoute
Wigan, elle n'eût pas manqué de donner une grande force aux
opinions superstitieuses de ceux qui s'imaginent que les morts
reviennent sur la terre. » Cet argument ne nous paraît pas aussi
irrésistible qu'à Wigan, car dans l'observation du comte de
Chesterfield, la vision avait eu lieu en même temps. Quant à
cette apparition à trois personnes successives, elle peut s'expliquer par l'affection vive qu'ils portaient à la morte, par l'impressionnabilité nerveuse, les circonstances douloureuses de sa
dernière maladie et par une disposition à reproduire les objets
en fermant les yeux (1).

Obs. 18. — Le fameux Bodin, dans son livre *De la démonomanie des sorciers*, raconte l'histoire suivante : « Je puis
asseurer d'avoir entendu, d'vn personnage qui est encore en
vie, qu'il y auoit un esprit qui luy assistoit assiduelement et
qu'il commença à bien cognoistre, ayant environ trent-sept
ans. Tous les matins, sur les trois ou quatre heures, l'esprit
frapoit à sa porte, et se leuoit, quelques fois ouurant la porte,
et ne voyoit personne... Ayant vn sien amy secrétaire du Roy,
qui est encore en vie, disnant avec luy, oyant que l'esprit
frapoit sur vne escabelle ioignant de luy, commença à rougir
et à craindre; mais il luy dist, n'ayez point de crainte, ce
n'est rien. Il m'a asseuré que, depuis, tousiours il l'a accompagné, luy donnant vn signe sensible, comme le *touchant à
l'oreille dextre*, s'il faisoit quelque chose qui ne fust bonne, et
à *l'oreille senestre*, s'il faisoit bien; et, s'il venoit quelqu'un
pour le tromper ou pour le surprendre, il sentoit soudain le
signal à l'oreille destre; si c'estoit quelque homme de bien,
et qui vînt pour son bien, il sentoit aussi le signal à l'oreille
senestre... S'il pensoit quelque chose mauvaise, et qu'il s'y
arrestast, il sentoit aussi tost le signal pour s'en détourner...
Et afin qu'il deuinast le songe par inspiration d'auec les autres

(1) Wigan, *ouvr. cité*, p. 167.

resueries, qui aduiennent quand on est mal disposé, ou que on est troublé d'esprit, il estoit eueillé de l'esprit sur les deux ou trois heures du matin, et un peu après il s'endormoit : alors il auoit les songes véritables de ce qu'il deuoit aduenir. En sorte que il dist que depuis ce temps-là, il ne lui est aduenu quasi chose, qu'il n'en ayt eu auertissement, n'y doubte des choses qu'on doibt croire, dont il n'en ayt eu résolution... Ainsi dist-il qu'il estoit souuent auerty de donner l'aumosne, et alors que plus il donnoit l'aumosne, plus il sentoit que ses affaires prospéroient... Un jour estant en extrême danger de la vie, ayant prié Dieu de tout son cœur qui luy plust le préserver, sur le poinct du jour entre-sommeillant, il dict qu'il apperceut sur le lict où il estoit couché un jeune enfant vestu d'une robe blanche changeant en couleur de pourpre, d'vn visage de beauté esmerveillable ; ce qui l'asseura fort... (1). »

Cette observation a un intérêt particulier, car elle est un des exemples d'hallucinations auxquelles M. Michea a donné le nom d'hallucinations *dédoublées*, ou n'ayant lieu que d'un seul côté.

Guy Patin (2) a prétendu que l'histoire ci-dessus est celle de Bodin lui-même.

Arrêtons-nous quelques instants sur les considérations auxquelles donne lieu ce chapitre dont nous avons multiplié les faits, en en retranchant quelques-uns, contestés, que, nous avons remplacés par d'autres fort curieux et authentiques. Un grand nombre de portraits de cette galerie appartiennent à des personnages connus ; nous les avons choisis de préférence, parce qu'il n'est jamais venu à l'esprit de considérer comme aliénés ceux auxquels ces hallucinations sont arrivées. Les uns, en effet, les ont appréciées ce qu'elles étaient, des jeux de l'imagination, des effets d'une mauvaise disposition du corps ; les autres, mus par leur croyance au surnaturel, par leur

---

(1) J. Bodin Angevin, *De la démonomanie des sorciers*, grand in-8°. Paris, 1587, p. 11 et suiv. — A Rouen, il y a une édition in-8° publiée à Anvers en 1593.

(2) *Patiana*, p. 3,

confiance en eux-mêmes, par les opinions de l'époque ou par des idées superstitieuses, les ont expliquées d'une manière conforme à leurs désirs; mais leurs discours, leurs actes, leur conduite, n'ont donné aucun indice d'un désordre dans l'intelligence; peut-être même ont-elles été, pour quelques-uns, la cause de grandes actions! Plusieurs fois cependant on a pu entrevoir le passage de l'hallucination dans l'état sain à l'hallucination de la folie, sans toutefois pouvoir saisir les différences qui les séparent d'une manière tranchée, tant la question des limites sera toujours difficile à établir!

En terminant ce chapitre, nous sommes heureux d'appuyer notre opinion de l'autorité d'un critique dont tout le monde s'accorde à reconnaître l'instruction, le talent et la compétence: « Il est certain, dit-il, qu'il y a une distinction profonde à établir entre les troubles cérébraux qui portent exclusivement sur les sensations et ceux qui affectent l'entendement. Il est des individus qui, poursuivis par des voix ou des images, reconnaissent très bien qu'ils sont dupes de leur imagination. Que se passe-t-il? Un certain travail s'est fait spontanément dans le cerveau, le travail qui, d'ordinaire, s'opère sous l'incitation d'une sensation matérielle. Voilà tout. Le reste du cerveau a continué à fonctionner normalement. S'il y a en ceci délire, c'est un délire tout à fait partiel et qui n'affecte pas l'entendement proprement dit. C'est à cette forme qu'on pourrait donner surtout le nom de *délire des sensations*. D'autres individus ne rectifient pas leurs hallucinations; ils croient à la réalité des sensations perçues; mais en même temps ils l'expliquent par des causes surnaturelles, par l'intervention d'une puissance supérieure, etc. Du reste, leur conduite en toutes choses est des plus sensées. A notre sens, il n'y a pas plus de folie chez ceux-là que chez les premiers. Leur point de vue étant différent, ils jugent différemment l'impression qu'ils ont ressentie; ils en tirent d'autres conséquences; mais le trouble n'a pas dépassé davantage la sphère des facultés sensorielles. Pour que la folie soit réelle, confirmée, pour qu'il y ait *aliénation*, il faut, afin de rester fidèle à l'étymologie du mot, qu'une atteinte plus ou moins profonde ait été portée à la partie affective ou intellectuelle de la conscience, que l'individu ne soit plus maître ni de sa volonté ni de son jugement (1).

Résumé. — Des expériences d'optique et d'acoustique prouvent que l'hallucination peut être produite normalement.

Mais c'est surtout dans le domaine des faits psychologiques que l'on observe les hallucinations compatibles avec la raison. Parmi les états de l'âme qui sont favorables à la production de ce phénomène, la rêverie occupe un des premiers rangs.

Une distinction importante doit être faite entre la rêverie des penseurs et celle des faibles. A la première appartiennent les grandes choses; à la seconde, les entreprises folles ou sans portée. Les différences de climat et de civilisation doivent être, dans ce cas, prises en considération, car les Orientaux, chez lesquels la rêverie est universelle, comptent peu d'aliénés.

La croyance au surnaturel existe au fond des cœurs, parce que le surnaturel, comme la recherche de l'idéal, est l'aspiration vers l'infini. Beaucoup d'hommes célèbres ont foi en leur étoile et lui attribuent les principaux événements de leur vie.

De l'examen des faits psychologiques précédents et des observations qui les accompagnent, on peut donc conclure, sans crainte de se tromper, qu'il y a des hallucinations compatibles avec la raison, soit que celle-ci en ait la conscience, soit qu'elle les accepte comme des réalités; mais dans ce cas, les discours, les actions ne s'écartent point de la vie commune : l'hallucination est un fait exceptionnel qui n'a pas d'influence fâcheuse sur la personne et qui peut même la porter aux grandes entreprises.

La coexistence de la raison et des hallucinations nous permettra d'expliquer plus tard, d'une manière convenable, les paroles et les actes des hommes célèbres qu'on a faussement accusés de folie.

Ces sortes d'hallucinations peuvent être produites à volonté,

---

(1) A. Dechambre, analyse de l'ouvrage de M. Szafkowski, *Sur les hallucinations au point de vue de la psychologie, de l'histoire et de la médecine légale* (*Gazette médicale*, 6 avril 1850).

soit physiquement, soit intellectuellement. Elles apparaissent quelquefois sans qu'il y ait des signes de désordre dans l'organisation, souvent aussi elles sont dues à un dérangement des systèmes circulatoire et nerveux.

Quelques-unes de ces hallucinations établissent la transition de la raison à la folie.

La persistance des hallucinations, quoique leur nature soit bien connue, peut déterminer les accidents les plus graves, la mort même.

CHAPITRE III.

DES HALLUCINATIONS DANS LEURS RAPPORTS AVEC LES ILLUSIONS.

Fréquence des illusions. — Opinion sur les erreurs des sens. — Caractères différentiels des illusions et des hallucinations. Opinion de MM. Calmeil, Aubanel et Dechambre. — Leur concomitance. — Caractères propres des illusions ; les sensations des hypochondriaques, les hallucinations internes doivent y être rattachées. — Les illusions s'observent dans l'état sain et dans l'état morbide. — *Illusions de l'ouïe, de la vue.* — Causes. — Les illusions de la vue quelquefois épidémiques. — Illusions aériennes. — Causes des illusions publiques. — *Illusions de l'ouïe.* — Motifs de ce chapitre. — Les illusions peuvent précéder les hallucinations, les compliquer, leur succéder. — Les illusions peuvent être isolées, générales. — Les illusions sont très variables. — Les illusions, comme les hallucinations, peuvent occasionner des actes répréhensibles. — *Illusions du toucher.* — *Illusions de l'odorat.* — *Illusions du goût.* — Leur influence sur les actes des aliénés. — Les illusions existent presque toujours avec les hallucinations. — *Résumé.*

L'étude des hallucinations ne saurait être séparée de celle des illusions, et pour beaucoup de médecins aliénistes, ces deux phénomènes n'en font qu'un. Rien de plus commun, en effet, chez les aliénés et surtout chez les maniaques tourmentés par des voix et des figures imaginaires, que de prendre une personne pour une autre, un objet pour ce qu'il n'est pas. Ces méprises sont continuelles ; aussi l'histoire des moulins à vent métamorphosés en géants sera-t-elle de tous les temps. Il semble cependant qu'il y ait une différence radicale entre un arbre qui n'est visible que pour l'imagination, et ce même arbre existant au dehors et devenu par une opération de l'esprit un fantôme quelconque. Le cerveau est sans doute le siége commun de ces deux jugements, mais leur point de départ n'est pas le même. Nous reviendrons plus tard sur ce sujet. Ces erreurs des sens n'existent pas seulement chez les insensés, elles se manifestent également chez les hommes les plus sains d'esprit ;

l'expérience et le jugement rectifient ces fausses notions. Ce sont les illusions qui, au XVIIIe siècle, avaient fait établir dans toutes les écoles de philosophie que les sens nous trompent et qu'ils ne peuvent nous donner aucune espèce de certitude.

Il suffisait cependant d'un peu de réflexion pour s'assurer que les sens rapportent fidèlement tout ce qui les affecte. Leur office est de nous dire qu'il existe dans les corps telle ou telle cause, telle ou telle qualité qui produit en nous telle ou telle sensation; ils n'ont point mission de nous faire connaître la nature de cette cause ou de cette qualité. Ainsi le seul objet propre de la vue est l'étendue colorée. Lorsque nous jugeons de la distance et de la forme des objets (1), nous formons un jugement de conjecture qui n'appartient pas plus au témoignage de la vue que n'appartiennent au témoignage de l'ouïe les jugements que nous faisons, à l'occasion des sons qu'entend notre oreille, sur la nature et la distance des corps sonores d'où ces sons peuvent émaner. Ainsi, à proprement parler, jamais les sens ne nous trompent, c'est nous qui nous trompons par les jugements que nous portons à l'occasion du témoignage fidèle de nos sens.

Lorsque Esquirol publia son *Mémoire sur les illusions*, il établit les caractères différentiels qui les séparent des hallucinations; celui qui nous a paru le plus tranché, est l'absence de tout corps extérieur dans l'hallucination, tandis qu'il faut pour base à l'illusion un objet sensible. Un homme affirme que votre figure est celle d'un chat, de Napoléon, d'un orateur connu; il voit dans les nuages des armées qui combattent, des anges qui jouent de la trompette : cet homme est un illusionné. Mais si, dans le calme des nuits, il entend des voix qui lui parlent; si, dans l'obscurité la plus complète, il aperçoit des personnages que nul autre que lui ne découvre, il est halluciné. La privation des sens, de la vue, de l'ouïe, n'empêche point l'hallucination, tandis qu'elle est, dans ce cas, un obstacle à l'illusion.

M. Dechambre ne pense pas qu'aucun argument décisif soit

_____
(1) *Œuvres philosophiques du P. Buffier*, avec des notes par M. Francisque Bouillier, introduction, p. 33. Paris, 1843, collect. Charpentier.

venu justifier la distinction d'Esquirol entre les hallucinations et les illusions. « L'halluciné, dit-il, qui croit entendre une voix qui lui parle, et l'illusionné qui, ayant devant les yeux un ami, croit voir un bœuf ou un diable encorné, ne présentent aucune différence fondamentale. Chez l'un comme chez l'autre, c'est le cerveau qui est malade, et non l'organe de l'ouïe ou celui de la vue (1).

Il est hors de doute que si la lésion qui produit ces deux phénomènes morbides existe dans le cerveau, on peut affirmer jusqu'à un certain point que leur marche est inverse; car, tandis que l'hallucination semble partir du point d'origine du nerf pour venir former l'image au dehors, l'illusion paraît suivre une direction opposée : aussi pourrait-on dire que la première est subjective, tandis que la seconde est objective.

L'observation montre, néanmoins, que les illusions existent très fréquemment avec les hallucinations, qu'elles se transforment les unes dans les autres, qu'il est parfois difficile de les distinguer ; mais tous ces arguments ont été produits contre la division actuelle des formes de la folie, et cependant il n'est point d'auteur qui n'ait senti la nécessité de les décrire séparément. Ce sont ces considérations, et surtout l'existence de l'objet dans l'illusion, son absence dans l'hallucination, qui nous font persister à considérer ces deux ordres de phénomènes comme distincts, malgré les raisons qu'ont fait valoir en faveur de l'opinion contraire des hommes assurément fort compétents, MM. Calmeil, Aubanel et plusieurs autres. Dans les deux cas d'ailleurs, les phénomènes psychologiques nous paraissent différents, et aux points de vue du pronostic et du traitement, nous croyons avec M. Michéa, que les illusions doivent être distinguées des hallucinations. Par les mêmes motifs, nous rattacherons aux illusions toutes les sensations fausses qui proviennent de la maladie d'un organe interne, comme l'estomac, les intestins, etc.; toutes celles des hypochondriaques, qui sont dans le même cas, les hallucinations qui ont été appelées internes.

Les illusions s'observent fréquemment dans l'état sain ; elles

(1) *Gaz. méd.*, 6 avril 1850, analyse de l'ouvrage de M. Szafkowski.

sont facilement corrigées par le raisonnement. Il serait inutile de rappeler les exemples tant de fois cités de la tour carrée qui paraît ronde, du rivage qui semble fuir ; ces faits sont depuis longtemps convenablement appréciés. Il est des illusions dont la véritable cause n'a été connue que très tard par les progrès de la science : tels sont le géant du Brocken, la fée Morgane, le mirage.

A certaines époques, on voyait le géant se montrer au sommet du Brocken (division des montagnes du Hartz), au grand étonnement des habitants et des voyageurs. Ce prodige ne cessait depuis de longues années de donner lieu aux récits les plus étranges, lorsque M. Haue eut la curiosité de l'examiner et fut assez heureux pour l'apercevoir. Pendant qu'il contemplait le géant, un violent coup de vent fut sur le point de lui enlever son chapeau ; il y porta vivement la main, et le géant imita le mouvement : ayant fait l'action de saluer, son salut lui fut aussitôt rendu. M. Haue appela le propriétaire de l'auberge du Brocken pour lui faire part de sa découverte. L'expérience fut recommencée, elle donna le même résultat. Le merveilleux était dès lors expliqué ; il ne s'agissait plus que d'un effet de lumière produit par un corps fortement éclairé, placé au milieu de nuages légers, qui, en se réfléchissant à une distance plus ou moins grande, s'allongeait, d'après un phénomène d'optique, à la hauteur de cinq à six cents pieds (1).

On pourra consulter sur cet intéressant sujet le petit ouvrage de Brewster, dont nous avons déjà parlé. Une illusion semblable a fait que, dans le Westmoreland et dans d'autres pays montagneux, on s'est imaginé voir dans l'air des troupes de cavaliers et des armées faire des marches et des contremarches, tandis que ce n'était que la réflexion des chevaux paissant sur une montagne opposée et celle de paisibles voyageurs.

Un grand nombre de circonstances différentes peuvent donner naissance aux illusions. L'ignorance en est la condition principale ; plus on est instruit, moins on y est sujet. Certaines contrées, plusieurs provinces de la France, beaucoup de

(1) *Philosophical Magazine*, vol. 1, p. 232.

campagnes, sont remplies de traditions dues aux illusions de la vue.

Une forte impression, le souvenir d'un événement qui a eu un grand retentissement, peuvent, au moyen de l'association des idées, donner lieu à une illusion.

« Je me trouvais à Paris, rapporte Dendy, à une soirée de M. Bellart, quelques jours après l'exécution du prince de la Moscowa. L'huissier, entendant le nom de M. Maréchal aîné, annonça M. le maréchal Ney. Un frisson électrique parcourut l'assemblée, et j'avoue, pour ma part, que la ressemblance du prince fut, pendant un instant, aussi parfaite à mes yeux que la réalité (1). »

La peur, le remords, l'obscurité, sont aussi très favorables aux illusions. On doit rapporter à ces diverses causes les apparitions liées à la présence d'un objet quelconque, à l'agencement d'une draperie, d'une tapisserie, à la position d'un meuble, et combinées avec l'action d'une lumière pâle, douteuse.

Lorsque l'esprit est ainsi préparé, les choses les plus familières se transforment en fantômes. Ellis raconte une anecdote de ce genre qu'il tenait d'un témoin oculaire, capitaine de vaisseau à Newcastle, sur la Tyne.

OBS. 19. — Pendant la traversée, le cuisinier du navire mourut. Quelques jours après ses funérailles, le second accourut plein d'effroi dire au capitaine que le cuisinier marchait devant le vaisseau, et que tout le monde était sur le pont pour le voir. Celui-ci, très mécontent d'être dérangé pour un fait pareil, donna l'ordre de diriger le vaisseau vers Newcastle, afin de voir qui des deux entrerait le premier dans le port; la vision continuant, il avoua franchement que la contagion l'avait gagné. En regardant l'endroit désigné, il aperçut une forme humaine tout à fait semblable à celle de son vieil ami, et qui était coiffée comme lui. La panique devint générale, chacun restait immobile. Forcé de se mettre lui-même à la manœuvre, il reconnut, en s'approchant, que la cause ridicule de toute leur terreur était un fragment du sommet d'un

(1) *Ouvr. cité*, p. 56.

grand mât, provenant de quelque naufrage, qui flottait devant eux. S'il n'avait pas pris le parti de voir de plus près l'esprit prétendu, le conte du cuisinier marchant sur les eaux aurait longtemps circulé et excité la frayeur d'un grand nombre de braves gens de Newcastle (1).

Les faits de ce genre sont nombreux ; nous en citerons plusieurs qui expliquent une multitude d'histoires qu'on trouve dans les auteurs.

Ajax est si fâché qu'on ait adjugé les armes d'Achille à Ulysse, qu'il en devient furieux. Apercevant un troupeau de pourceaux, il tire son épée et les frappe à coups redoublés, les prenant pour des Grecs. Il saisit ensuite deux de ces animaux, les prend et les fouette fortement en les accablant d'injures, car il s'imagine que l'un est Agamemnon son juge, et l'autre Ulysse son ennemi ; revenu à lui, il a une telle honte de son action, qu'il se perce de son épée (2).

Le roi Théodoric, aveuglé par la jalousie et cédant aux suggestions perfides de ses courtisans, ordonne que le sénateur Symmaque, un des hommes les plus vertueux de son temps, soit mis à mort. A peine cet ordre cruel est-il exécuté, que le roi est assailli de remords. Il se reproche sans cesse son crime. Un jour on apporte sur sa table un nouveau poisson. Tout à coup il pousse un cri d'effroi, il a vu dans la tête du poisson celle de l'infortuné Symmaque. Cette vision le plonge dans une mélancolie profonde qui ne cesse qu'avec sa vie (3).

Bessus, entouré de convives, se livrant à la joie du festin, cesse de prêter l'oreille à ses flatteurs. Il écoute avec attention un discours que personne n'entend ; puis, transporté de fureur, il s'élance de son lit, saisit son épée, et courant à un nid d'hirondelles, il frappe ces pauvres oiseaux, les blesse et les tue. « Concevez-vous, s'écrie-t-il, l'insolence de ces oiseaux qui osent me reprocher le meurtre de mon père ! » Surpris de

----

(1) Hibbert, *Sketches of the philosophy of apparitions*, p. 17.

(2) *Traité de l'apparition des esprits*, par Taillepied, docteur en théologie. Rouen, 1609. — Ce livre n'est que la traduction déguisée de l'ouvrage de Lavater, ayant pour titre : *Ludovici Lavateri, theologi eximii, ae spectris, lemuribus, etc.* Lugduni. Bat, ann. 1570, 2ᵉ édit., 1659.

(3) Procopius, *De bello italico*.

ce spectacle, les parasites disparaissent, et l'on apprend quelque temps après que Bessus est réellement coupable, et que son action n'a été que le résultat du cri de sa conscience (1).

Les illusions de la vue et de l'ouïe se sont plusieurs fois montrées sous la forme épidémique; les historiens en contiennent un grand nombre de faits. Une des principales est celle qui transforme les nuages en armées, en figures de toute espèce. Les croyances religieuses, les phénomènes d'optique, les lois physiques alors inconnues, les fièvres graves, qualifiées de pestilentielles, le dérangement du cerveau, en donnent une explication très naturelle.

Pausanias, dans ses *Attiques*, écrit que quatre cents ans après la bataille de Marathon, on entendait chaque nuit dans ce lieu les hennissements des chevaux et le choc des armées. Tous les curieux ne distinguaient pas le bruit, tandis que ceux qui traversaient la plaine, sans dessein prémédité, l'entendaient parfaitement (2).

A la bataille de Platée, l'air retentit d'un cri épouvantable, que les Athéniens attribuèrent au dieu Pan; les Perses en furent si effrayés, qu'ils prirent la fuite. On prétend que c'est à cette circonstance qu'est due l'origine du mot *frayeur panique*.

Pline dit que, pendant la guerre des Romains contre les Cimbres, on fut effrayé à diverses reprises du cliquetis des armes et du son des trompettes qui paraissaient venir du ciel. — Appien parle de cris d'hommes épouvantés, de l'entre-choquement des armes, des pas de chevaux. — Plutarque, dans la vie de Coriolan, rapporte qu'à la bataille contre Tarquin, on vit Castor et Pollux, montés sur des chevaux blancs, combattant avec vaillance au premier rang; ils portèrent en un instant à Rome la nouvelle de la victoire.

« Un peu avant la fête de Pâques, il arriva, le vingt-septième jour de mai, une chose que je craindrais de rapporter, ajoute Fl. Josèphe, de peur qu'on ne la prît pour une fable, si des personnes qui l'ont vue n'étaient encore vivantes, et si les malheurs qui l'ont suivie n'en avaient confirmé la vérité. Avant

(1) Plutarchus, *De sera numinis vindicta*.
(2) Pausanias, *In Attic.* — Taillepied, *ouvr. cité*.

le lever du soleil, on aperçut en l'air, dans toute cette contrée, des chariots pleins de gens armés traverser les nues et se répandre à l'entour des villes, comme pour les enfermer. Le jour de la fête de la Pentecôte, les sacrificateurs, étant la nuit dans le temple intérieur pour célébrer le service divin, entendirent du bruit, et aussitôt après une voix qui répéta plusieurs fois : *Sortons d'ici* (1). »

L'histoire abonde en récits semblables : ainsi, au temps de Charlemagne, on apercevait clairement les phalanges des sorciers se battre dans les cieux ; plus tard ce furent des êtres fantastiques, hurlant dans les temples, de grandes voix solitaires, entendues comme aux premiers âges du monde (2).

Sous le règne de Charles VI, on vit à différentes reprises dans les nuages des simulacres de combats ; les chevaliers, armés de toutes pièces, s'entre-choquaient les uns les autres. Le ciel paraissait couleur de sang (3).

Un auteur italien raconte que les Florentins furent, pendant plusieurs heures, le jouet d'une illusion de ce genre. Rassemblés dans les principales rues de la ville, ils contemplaient avec une grande attention l'image d'un ange planant dans les airs, et s'attendaient à quelque événement miraculeux, lorsqu'ils découvrirent que l'illusion était causée par un nuage qui couvrait le dôme, et dans lequel venait se réfléchir la figure de l'ange doré surmontant l'édifice, et complétement éclairée par les rayons du soleil (4).

L'époque des croisades est surtout remarquable par la multitude des apparitions.

A la bataille d'Antioche, au plus fort de la mêlée, les croisés virent venir à leur secours saint Georges, saint Démétrius et saint Théodose (5). On lit dans l'histoire de M. Thierry, qu'à l'attaque du temple de Delphes par les Gaulois, ces barbares

---

(1) Fl. Josèphe, *Guerre des Juifs contre les Romains*, liv. VI, chap. xxi, p. 779 (*Panthéon littéraire*).

(2) Ferdinand Denis, *Le monde enchanté*.

(3) *Chronique des religieux de Saint-Denis*, collection des mémoires relatifs à l'histoire de France.

(4) Ferriar, *ouvr. cité*.

(5) Michaud, *Histoire des croisades*.

furent effrayés par l'apparition de trois héros ensevelis dans les environs de la ville; les Delphiens reconnurent, dit-on, les ombres d'Hyporochus, de Laodocus et de Pyrrhus, fils d'Achille (1).

Lorsque nous examinerons les hallucinations au point de vue de l'histoire, nous reviendrons sur ce sujet.

L'imagination populaire, ne rêvant que les batailles, avait semé dans les airs les images de la guerre; la nature avait été associée aux intérêts, à l'enthousiasme, aux passions de la multitude. Toutes choses se trouvaient en harmonie avec les sentiments de tous; et, pour que le temps passé pût aussi entrer, en quelque sorte, dans le mouvement de cette époque, la tombe avait permis à d'illustres morts de se mêler aux vivants. Il faut reconnaître dans ces merveilleuses visions tout le sublime de l'épopée.

Les chrétiens de ce temps se persuadaient que les apparitions de la Bible et de l'Évangile se reproduisaient pour eux, et cette croyance était d'autant plus admissible, plausible, qu'il s'agissait d'une entreprise dans un pays où tous ces prodiges s'étaient accomplis (2).

« Une forte croyance, dit Walter Scott, a souvent opéré sur les champs de bataille ce qu'on avait observé dans les ténèbres et la solitude. Ceux qui se trouvaient à deux pas du monde des esprits, ou qui étaient occupés à envoyer leurs semblables dans ces régions ténébreuses, croyaient voir l'apparition de ces êtres dont leur religion associait l'idée à de pareilles scènes. Il n'est pas surprenant qu'au milieu d'une bataille indécise, de la violence, du fracas et de la confusion résultant de cette situation, les guerriers se soient imaginé avoir vu les dieux, les saints. »

On se demandera peut-être comment des réunions considérables d'hommes ont pu être ainsi les dupes de la même illusion. Indépendamment des raisons que nous avons données, et parmi lesquelles l'ignorance, la peur, la superstition, la maladie, jouent un rôle important, il ne faut pas oublier l'influence contagieuse de l'exemple; il suffit d'un cri pour effrayer une

(1) Amédée Thierry, *Hist. des Gaulois*, t. I, p. 174. — Pausanias, t. X, p. 430.

(2) Michaud, *Histoire des croisades*.

multitude d'hommes. Un individu qui croyait voir des choses surnaturelles ne tardait pas à faire partager sa conviction à ceux qui n'étaient pas plus éclairés que lui. On a maintes fois cité l'anecdote de cet homme qui s'écria, en contemplant une statue : « Elle vient d'incliner la tête. » Tous ceux qui étaient présents affirmèrent qu'ils l'avaient vue remuer. — Un autre motif est l'utilité que les chefs des États trouvaient à inspirer ces croyances : aussi est-il hors de doute qu'elles ont été plus d'une fois le résultat d'artifices. En parcourant les ruines de la ville Hadriani, aux environs de Tivoli, nous remarquâmes, dans le temple de Canope, les restes de longs tuyaux qui servaient à rendre les oracles. Eusèbe Salverte a démontré, dans un ouvrage fort savant, mais dont nous ne partageons aucunement les doctrines, que les anciens connaissaient les moyens d'évoquer les ombres, de produire des effets fantasmagoriques (1).

Les illusions de l'ouïe ont créé mille histoires populaires; une des plus connues, en Irlande, est celle du trou de saint Patrice. Le murmure des vents devenait la voix d'âmes plaintives qui réclamaient les prières des vivants; les tombeaux, les grottes, les cavernes, étaient autant de lieux qui servaient de refuges, d'asiles aux esprits.

Nous nous sommes un peu étendu sur les illusions, afin de montrer les différences qui existent entre elles et les hallucinations; tout en admettant cette ligne de démarcation, nous avons pensé qu'en raison de leur réunion fréquente, il était nécessaire d'en donner une idée générale. C'est ainsi que, lorsque nous parlerons de l'étiologie des hallucinations, nous serons souvent obligé de faire celle des illusions.

Une distinction, signalée par plusieurs auteurs, est de ne pas confondre les inductions fausses avec les illusions. La conception délirante n'est pas, en effet, une illusion sensoriale. « Avoir une illusion sensoriale, dit M. Michéa, c'est, non pas formuler un jugement faux à l'occasion d'une perception régulière, mais bien percevoir d'une manière vicieuse une impression viciée. »

L'illusion débute quelquefois la première, et ce n'est que secondairement qu'elle est remplacée par l'hallucination; elle

_____

(1) Eusèbe Salverte, *Des sciences occultes*, 2e édition. Paris, 1843, 1 vol. in-8°.

peut la compliquer, lui succéder ; elle peut aussi exister isolée.

Obs. 20. — M. le docteur Martin, administrateur de l'Antiquaille, a communiqué le fait suivant à M. Bottex. Un homme de cinquante-deux ans, d'une constitution pléthorique, après avoir éprouvé une altération dans les fonctions visuelles qui lui représentaient les objets tantôt doubles, tantôt renversés, offrit subitement tous les symptômes d'une congestion cérébrale qui fit craindre une apoplexie. Trois saignées copieuses au bras et une application de sangsues à l'anus remédièrent à la congestion, mais il éprouva ensuite une singulière hallucination accompagnée de strabisme. Ses paupières se contractaient, et le globe des yeux se contournait de droite à gauche à des intervalles plus ou moins éloignés ; son imagination lui représentait alors des objets ou des personnes qu'il désignait et qu'il prétendait suivre des yeux jusque dans la salle à manger et dans la cuisine, pièces entièrement séparées de la chambre où il était couché. Ce malade, qui était convaincu de la réalité de cette fausse perception, a succombé à une nouvelle attaque d'apoplexie.

Cette observation montre le passage de l'illusion à l'hallucination.

Comme l'hallucination, l'illusion peut d'abord être reconnue fausse ; la maladie faisant des progrès, elle est considérée comme réelle.

Obs. 21. — Vers la fin de 1835, madame N..., blanchisseuse, tourmentée par de violentes douleurs de rhumatisme, quitta sa profession et se livra à la couture. Peu exercée à ce genre de travail, elle veillait fort avant dans la nuit pour gagner de quoi subvenir à ses besoins ; elle tomba néanmoins dans la misère et fut prise d'une ophthalmie très intense, qui bientôt passa à l'état chronique. Comme elle continuait à coudre, elle voyait à la fois quatre mains, quatre aiguilles et quatre coutures ; il y avait diplopie double à cause d'une légère divergence dans les axes visuels. Madame N... se rendit d'abord bien compte de ce phénomène ; au bout de quelques jours, son indigence s'étant encore accrue, et produisant sur ses facultés une vive impression, elle s'imagina qu'elle faisait réellement quatre coutures à la fois, et que Dieu, touché de son infortune, faisait un miracle en sa faveur (1).

Obs. 22. — Cardan, dont nous rapporterons ailleurs plusieurs hallucinations, raconte que, pendant son séjour à Paris, regardant par hasard ses mains, il fut très alarmé d'apercevoir sur l'anneau du doigt indicateur droit un point rouge. Dans la soirée, il reçut une lettre de son gendre qui lui apprenait l'emprisonnement de son fils, et le désir ardent qu'il avait de le voir à Milan, où il se trouvait détenu. La marque continua à s'étendre pendant cinquante-trois jours, jusqu'à ce qu'elle atteignît l'extrémité du doigt; elle était alors rouge comme du sang. Son fils ayant été exécuté, la tache diminua aussitôt; le lendemain de sa mort elle avait presque entièrement disparu, et deux jours après il n'en restait plus de trace (2).

Chaque sens peut être le siége de l'illusion, comme tous peuvent en être affectés simultanément.

Une sensation anormale peut devenir la source d'une affection mélancolique par sa puissance.

Une dame italienne éprouvait dans l'oreille gauche un tintement continuel qui paraissait s'accroître de jour en jour, et qu'elle comparait au bruit d'une sonnette. Devenue mélancolique par le fait de cette incommodité, cette dame se rendit chez un dentiste de Florence qui eut l'heureuse idée de lui frapper une à une, à l'aide d'un marteau, toutes les dents. Comme le marteau, en tombant sur la canine gauche de la mâchoire supérieure, donnait lieu chaque fois à la sensation du tintement, le dentiste, regardant cette dent comme le siége du mal, crut devoir en opérer l'extraction. Or, sitôt celle-ci pratiquée, la dame fut délivrée de l'incommodité qui la tourmentait. La dent fut sciée longitudinalement, et l'on trouva dans la cavité intérieure une petite concrétion osseuse suspendue à l'artère nourricière, et tout à fait semblable au battant d'une sonnette (3).

---

(1) Hoffbauer, *Médecine légale relative aux aliénés et aux sourds-muets*, trad. de l'allemand par Chambeyron, avec des notes de MM. Esquirol et Itard. 1 vol. in-8°. Paris, 1827, p. 38.

(2) Cardanus, *De vita propria*.

(3) *Observat. med.* Naples, 1er décembre 1833.

Les illusions varient à l'infini. Un commandant d'artillerie, qui se croyait poursuivi par des ennemis, s'imaginait que les caractères des livres étaient d'une nature particulière, qu'ils chevauchaient les uns sur les autres et qu'on les imprimait exprès pour lui. Rien n'aurait pu lui ôter de l'esprit que les livres de ma bibliothèque avaient été composés à son intention. On peut, jusqu'à un certain point, rapprocher de cette illusion celle qui a été signalée par Dendy (1), dans quelques cas où la morphine a été employée, et qui a trait au langage. En lisant et en écoutant, il semble que les mots et les paroles aient perdu leur véritable signification.

La transformation des figures et des choses est une forme très commune de l'illusion. Mademoiselle D... voyait des Irlandais dans toutes les personnes de la maison; chacun avait son rôle dans ce travestissement général. Celui-ci était son ennemi, celui-là un de ses parents; tous conservaient leur caractère, leur position, et agissaient en conséquence. Cette illusion dura fort longtemps. Madame M... croit voir son frère, mort depuis longues années, dans la figure de plusieurs malades.

Sous le nom de *tintouin vertigineux*, Sauvages parle d'une erreur de l'ouïe qui consiste à entendre à droite les paroles qu'on profère à gauche, et *vice versâ*.

Les illusions de l'ouïe sont très fréquentes chez les aliénés; une parole bienveillante adressée à une personne, un simple mouvement des lèvres, se changent en railleries, mots blessants, injures.

En chantant le *Dixit Dominus* de David, le *Miserere* et le *De profundis*, il semblait à Ravaillac que le son qui sortait de son larynx avait la nature et l'éclat de celui qu'il aurait pu produire en embouchant une trompette de guerre (2).

Les illusions, comme les hallucinations, ont souvent déterminé des querelles, des duels, des suicides, des meurtres.

Obs. 23. — M. C..., après une maladie mentale dont il n'est point complétement guéri, retourne dans sa famille. Le lendemain de son arrivée, il descend à la cave; sa femme l'y suit. Sa

_____

(1) *Philosophie du mystère*, p. 88.

(2) *Procès, examen, etc., du méchant et exécrable parricide François Ravaillac, sur la mort de Henri le Grand.* Broch. anonyme. Paris, 1611, in-12, p. 35.

belle-sœur, ne les voyant pas revenir, y descend à son tour. L'absence prolongée de ces trois personnages inquiète la domestique, elle veut en connaître la cause; tout à coup elle reparaît en poussant des cris affreux et se précipite hors de la maison. A ses paroles entrecoupées, à l'expression d'effroi de sa figure, on comprend qu'un grand malheur est arrivé. La garde accourt, se rend dans le lieu désigné : deux femmes gisent par terre, nageant dans leur sang; C... est à quelque distance, assis sur un fût, un rasoir ensanglanté à ses pieds. On l'interroge; pour toute réponse il dit qu'il a vu le diable et qu'il s'est défendu contre lui. Cet homme, dont la maladie mentale avait été constatée, fut placé à Charenton, puis en 1825 dans l'établissement particulier de Mme Marcel Sainte-Colombe, dont j'étais le médecin et où je le vis pendant près d'un an. Il causait, en apparence, très raisonnablement et sa conduite ne présentait rien de singulier; une seule chose m'avait frappé: chaque fois que la blanchisseuse venait, et qu'il apercevait du linge de femme taché de sang, son œil prenait une expression sinistre. C..., fatigué d'être en maison de santé, réclama sa liberté, et, contre l'avis de MM. Esquirol et Marc, il l'obtint. Quelques années après, il s'élança sur la femme qui vivait avec lui, la prenant pour un démon qui lui reprochait ses crimes ; elle n'échappa à la mort qu'en se précipitant par la croisée. Au bout de douze jours, C..., expirait dans une maison de santé, au milieu des transports de rage, se croyant entouré de fantômes, de diables (1).

OBS. 24. — Madame B..., que nous avons eue dans notre établissement, a reçu de l'éducation; elle cause agréablement et s'exprime en bons termes. A deux différentes reprises ses illusions l'ont entraînée à des actes dangereux. La première fois, elle saisit sa sœur à la gorge, veut l'étrangler et la jeter par la croisée, la prenant pour un cadavre. La seconde fois, elle vient frapper doucement, vers le milieu de la nuit, à la porte de son mari, lui dit qu'elle se trouve mal. A peine la porte est-elle ouverte, qu'elle lui assène cinq coups de barre de fer sur la tête.

(1) A. Brierre de Boismont, *Observations médico-légales sur la monomanie homicide.* Paris, 1827.

Couvert de sang, chancelant, il fait un effort suprême, la repousse au dehors, ferme la porte et tombe évanoui ; elle le croyait un diable. Cette dame a reconnu depuis son erreur ; elle a toujours persisté à dire qu'elle l'avait pris pour un diable.

Il est des malades qui ramassent avec soin le sable, les petits cailloux, convaincus que ce sont des pierres précieuses. Ils en remplissent leurs poches, leurs habits. — M. V... passe sa journée à examiner avec sa loupe ces prétendus bijoux, pour en faire un choix. Il rentre chez lui, courbé sous le poids de ses richesses. Les illusions du toucher font croire aux aliénés qu'on les frappe. — Madame D... est atteinte d'un eczéma qu'elle regarde comme autant de stigmates que des méchants lui font la nuit. — Il est certain que les douleurs rhumatismales, névralgiques, viscérales, deviennent, pour beaucoup d'aliénés, la source d'illusions du toucher.

Celles de l'odorat sont fort communes. — Madame L... flaire les objets les plus dégoûtants, prétendant qu'ils exhalent un parfum excellent. — M. D... dit que les physiciens font dégager de ses aliments, de ses boissons, les odeurs les plus infectes, et qu'ils veulent par là le faire mourir.

La plupart de ces illusions sont liées aux préoccupations, aux idées, aux habitudes, aux passions des malades. Une jeune dame me dit qu'elle ne peut rester plus longtemps, parce que tous les personnages qui l'entourent sont déguisés, que c'est un carnaval continuel. Cette illusion reste inexplicable comme beaucoup d'autres, lorsqu'après quelque temps de séjour, j'apprends que l'événement qui a amené la folie a eu lieu dans un bal masqué de l'Opéra.

Les illusions du goût s'offrent à chaque instant à l'observation ; nous citerons ailleurs celle de ce malade qui, gardant depuis plusieurs années un silence obstiné, passait ses journées à lécher les murailles de son appartement sans qu'on en pût trouver la raison, et qui dit un jour : « Vous ne savez pas ce que je savoure? ce sont des oranges délicieuses. » — Rien n'est plus ordinaire, surtout chez les monomaniaques tristes, que de les entendre se plaindre du goût empoisonné de leurs aliments. Cette idée les conduit fréquemment au suicide par l'abstinence. Nous avons constaté des perversions affreuses du

goût. Une malade qui est restée un an et demi dans notre établissement n'a cessé de manger chaque jour une partie de ses
excréments : son haleine était devenue stercorale. Lorsqu'on
lui faisait des représentations sur ce goût dépravé, elle s'em-
portait et répondait que ce mets était excellent. Le contraste que
présentaient les manières et le langage de cette jeune femme
avec sa conduite et son extérieur, était la chose du monde la
plus pénible à voir. Chaque jour une autre demoiselle parfaitement bien élevée, pleine d'esprit et de talent, venait la
visiter, prétendant que c'était sa sœur, morte depuis dix ans.

Un grand nombre des faits que nous avons rapportés, et dont
nous n'avons donné qu'un extrait, étaient compliqués d'hallucinations de l'ouïe, de la vue, etc. L'observation suivante n'en
est qu'une reproduction plus complète.

OBS. 25. — Madame R..., âgée de quarante-neuf ans, petite,
brune, maigre, lymphatico-sanguine, menant une vie très réglée, fort parcimonieuse, éprouva il y a environ six semaines,
par la faute d'un de ses proches, une perte d'argent considérable. Jamais, jusqu'à cette époque, elle n'avait offert le plus
léger symptôme d'aliénation, quoiqu'elle eût eu sa mère folle.
Presque aussitôt après ce revers de fortune, elle devint inquiète,
bizarre. Trois ou quatre jours avant son entrée chez moi, elle
se mit à déraisonner; elle ne cessait de répéter que tout le
monde la volait, qu'on lui prenait ses effets. Elle avait une
frayeur extrême d'être emmenée par la gendarmerie. Cette
idée la tourmentait tellement, qu'elle dit qu'elle aimerait
mieux mourir, et que, pour échapper à ce funeste sort, elle
n'hésiterait pas à mettre fin à ses jours.

Madame R... croyait, en outre, qu'elle était entourée de
figures menaçantes ; elle les entendait lui adresser des paroles
de provocation, l'injurier. A chaque instant, elle les cherchait
près d'elle, derrière les rideaux, sous le lit, dans les armoires.
Ces figures étaient aussi distinctes le jour que la nuit, et pendant la conversation elle soutenait qu'elles étaient là en votre
présence.

Outre ces créations imaginaires, elle avait la conviction que
des visages qu'elle n'avait jamais vus étaient ceux des personnes qu'elle connaissait très bien. Pendant huit jours, elle

injuria ma femme, qu'elle prenait pour une de ses intimes amies qui l'avait conduite dans mon établissement. En vain ma femme faisait-elle ses efforts pour la rassurer, ses paroles de consolation étaient converties en injures, en sottises, en grossièretés. Ainsi la malade lui disait : « Comme vous êtes méchante! vous ne me parlez que pour me maltraiter; vous voyez, vous m'appelez *g....*, *p....*, *voleuse*, etc. » — A cette époque, elle exhalait une odeur fétide, stomacale, et refusait la nourriture. Suivant elle, les aliments étaient empoisonnés, et il lui était impossible de les manger ; ou bien ils avaient un goût détestable qui l'empêchait d'y toucher.

Cette dame se plaignait que la nuit on venait lui donner des coups, que les domestiques la meurtrissaient par leurs tortures. Je fus témoin qu'il suffisait de la toucher, pour qu'elle crût qu'on lui faisait mal.

A deux différentes reprises, elle fit des tentatives de suicide. La dernière eut un résultat momentané assez heureux, car pendant plusieurs jours, encore brisée de sa chute, elle parla en termes convenables de ses hallucinations et de ses illusions.

On a vu que, dans l'observation de Bodin, les hallucinations pouvaient avoir lieu tantôt à droite, tantôt à gauche. Ce phénomène auquel M. Michéa a donné le nom d'*hallucinations dédoublées*, peut également se manifester dans les illusions.

Bartholin parle d'une femme hystérique qui voyait tous les corps de la nature raccourcis de moitié, et les apercevait de la sorte de l'œil gauche seulement (1).

Les illusions peuvent durer fort longtemps. Guislain a rapporté l'observation d'une pauvre femme devenue aliénée par suite du départ de son fils pour l'armée. Un jour, une idiote ayant été amenée dans l'asile où elle se trouvait, elle la prit pour ce fils tant regretté, et pendant des années elle ne cessa de lui prodiguer les soins les plus tendres.

Résumé. — Les illusions, à l'exemple des hallucinations, peuvent exister dans l'état de santé. Elles ont été un des arguments les plus puissants contre la certitude des sens. Cette

---

(1) *De luce animal.*, p. 41.

erreur philosophique provenait de ce que l'on demandait aux sens ce qu'ils n'avaient point mission de donner. Les illusions ne sauraient être confondues avec les hallucinations à leur point de départ, en ce que les premières ont un objet matériel pour base, tandis que les secondes sont des images purement cérébrales.

Leur complication fréquente, leur transformation les unes dans les autres, la difficulté de les distinguer, leur source commune, si elles ne peuvent détruire cette division, en affaiblissent beaucoup la valeur. Comme les hallucinations, les illusions ont leur siége dans le cerveau. Les illusions chez les gens sains d'esprit se corrigent par l'observation, l'expérience et le raisonnement; elles n'ont d'ailleurs aucune influence sur la conduite ordinaire de la vie. L'ignorance en est la cause la plus générale : aussi diminuent-elles considérablement avec les progrès de l'instruction. La peur, les ténèbres, certaines dispositions d'esprit, leur sont également favorables. L'association des idées joue un rôle important dans la production des illusions. C'est à la réunion de ces circonstances qu'il faut rapporter les figures qui se détachent des tapisseries, les statues qui exécutent des mouvements, les gémissements qui sortent des tombeaux, etc. Les illusions se sont souvent montrées sous une forme épidémique, ce qu'on doit attribuer aux croyances, à l'ignorance de la physique, aux fièvres graves, à la puissance de l'exemple et de l'imitation. Les illusions chez les aliénés peuvent débuter les premières, être remplacées par les hallucinations, les compliquer, leur succéder; elles peuvent exister isolées. A l'imitation des hallucinations, les illusions peuvent se montrer une à une, deux à deux, affecter tous les sens; elles peuvent, comme elles, être la cause de déterminations, d'actions singulières, répréhensibles, dangereuses. Les habitudes, les penchants, les passions, les émotions vives, expliquent la plupart des illusions. En étudiant les hallucinations et les illusions dans leurs rapports avec les diverses formes de la folie, on saisira plus facilement les rapprochements et les nuances qui existent entre ces deux perceptions sensoriales.

CHAPITRE IV.

HALLUCINATIONS DE LA FOLIE A L'ÉTAT DE SIMPLICITÉ.

Section première. — *Hallucinations simples, mais folles par elles-mêmes.* — Leur action sur l'intelligence. — *Hallucinations de l'ouïe,* les plus communes. — Conviction profonde des hallucinés. — La privation des sens ne les exclut pas. — Observation d'hallucinations de l'ouïe chez des individus sourds. — Hallucinations externes et internes, isolées ou combinées. — *Hallucinations de la vue.* — Visions. — Visionnaires. — Croyance aux apparitions. — Ces hallucinations varient comme celles de l'ouïe. — Hallucinations dans le cas d'affaiblissement ou de perte de la vue. — Les hallucinés croient voir dans l'intérieur de leur corps, disposition analogue à celle des magnétisés. — Hallucinations de la vue et de l'ouïe réunies. — *Hallucinations du toucher.* — Difficultés du diagnostic. — Certaines hallucinations tactiles se rapportent aux erreurs des hypochondriaques. — *Hallucinations de l'odorat, du goût,* aussi rares que les précédentes. — Hallucinations sans complication de l'une des formes de la folie rares, très communes dans la folie et plusieurs autres maladies. — *Résumé.*

Section deuxième. — Hallucinations générales. — *Résumé.*

Section première. — *Hallucinations simples, isolées.*

La raison, jusqu'alors intacte, va subir l'influence de la folie; abandonnant les rênes qu'elle avait si longtemps tenues d'une main ferme, elle va céder la place à l'erreur, dont les caprices et les arrêts seront presque toujours sans appel. Autant l'une mettait de prudence et de circonspection dans sa conduite, autant l'autre agira avec opiniâtreté et emportement.

Il ne faut pas croire cependant que ce changement se fasse toujours sans transition. Plus d'une fois l'infortuné qui voit poindre l'hallucination pour la première fois, cherche à l'arrêter; et lorsqu'après l'avoir longtemps harcelé, elle se rapproche de plus en plus, il fait tous ses efforts pour cacher cette lutte à ceux qui l'environnent, garde le silence, devient triste, morose. Enfin, lorsque le mal l'a appréhendé au corps, il se débat sous ses étreintes, convient qu'il est le jouet d'une illusion; il peut

6

même arriver que ses actes ne soient point subordonnés à l'hallucination. Mais presque toujours celle-ci entraîne avec elle une conviction profonde à laquelle les malades sont soumis en esclaves, et dont ils suivent aveuglément toutes les inspirations.

Hallucinations de l'ouïe. — Tantôt l'halluciné entend une voix qui murmure à son oreille les paroles les plus étranges, les ordres les plus bizarres. C'est ordinairement dans le silence des nuits, à la chute du jour, au réveil, dans l'obscurité et les ténèbres que se font entendre ces voix invisibles. Comment ne pas voir dans ce fait l'exagération d'un phénomène physiologique si commun chez l'homme ? N'est-ce pas, en effet, à ces mêmes heures qu'il ressent ces nuances si variées d'une vague inquiétude, de la peur contre lesquelles la raison ne le met pas toujours en garde ? Les hallucinations de l'ouïe sont les plus communes ; leur proportion a été évaluée aux deux tiers des autres. M. le docteur Baillarger attribue la présence des hallucinations à ces divers moments, à la diminution de l'attention ; l'observation de Blake (p. 89) n'est pas favorable à cette opinion. La manifestation des hallucinations peut, d'ailleurs, avoir lieu dans le jour, et nous avons même entendu des malades nous répondre qu'ils les avaient de préférence à cette époque.

Obs. 26.— M. N..., âgé de cinquante et un ans, était préfet, en 1812, d'une grande ville d'Allemagne qui s'insurgea contre l'armée française en retraite. Le désordre qui résulta de ces événements détraqua la tête du préfet ; il se crut accusé de haute trahison et, par conséquent, déshonoré. Dans cet état, il se coupe la gorge avec un rasoir ; dès qu'il a repris ses sens, il entend des voix qui l'accusent. Guéri de sa blessure, les mêmes voix le poursuivent ; il se persuade qu'il est entouré d'espions, se croit dénoncé par ses ennemis. Ces voix lui répètent jour et nuit qu'il a trahi son devoir, qu'il est déshonoré, qu'il n'a rien de mieux à faire que de se tuer ; elles se servent successivement de toutes les langues de l'Europe qui sont familières au malade : une seule de ces voix est entendue moins distinctement, parce qu'elle emprunte l'idiome russe, que M. N... ne parle pas aussi facilement que les autres. Au travers de ces différentes voix, le malade distingue très bien celle d'une dame qui lui répète de prendre courage et d'avoir confiance.

Souvent M. N... se met à l'écart pour mieux écouter et pour mieux entendre; il questionne, il répond, il provoque, il défie, il se met en colère, s'adressant aux personnes qu'il croit lui parler; il est convaincu que ses ennemis, à l'aide de moyens divers, peuvent deviner ses plus intimes pensées, et faire arriver jusqu'à lui les reproches, les menaces, les avis sinistres dont ils l'accablent. Du reste, il raisonne parfaitement juste, toutes ses facultés intellectuelles sont d'une intégrité parfaite.

Rentré dans son pays, M. N... passe l'été de 1812 dans un château, y reçoit beaucoup de monde. Si la conversation l'intéresse, il n'entend plus les voix; si elle languit, il les perçoit imparfaitement, et quitte la société, se met à l'écart pour mieux comprendre ce que disent ces perfides voix; il devient plus inquiet et soucieux. L'automne suivant, il vient à Paris: les mêmes symptômes l'obsèdent pendant sa route et l'exaspèrent après son arrivée. Les voix lui répètent: Tue-toi, tu ne peux survivre à ton déshonneur... Non, non! répond le malade, je ne saurai terminer mon existence que lorsque j'aurai été justifié; je ne léguerai pas une mémoire déshonorée à ma fille. Il se rend chez le ministre de la police (Réal), qui l'accueille avec bienveillance, et cherche à le rassurer: à peine dans la rue, les voix l'obsèdent de nouveau.

Confié à mes soins, le malade garde l'appartement, ne trahit point son secret. Après deux mois, il paraît désirer que je prolonge mes visites. Je m'avise d'appeler les voix qui le tourmentent *des bavardes;* ce mot réussit, et à l'avenir il s'en sert pour exprimer leur horrible importunité. Je me hasarde à lui parler de sa maladie et des motifs de son séjour; il me donne beaucoup de détails sur ce qu'il éprouve depuis longtemps; il se prête un peu mieux à mes raisonnements, il discute mes objections; il réfute mon opinion sur les causes de ces voix; il me rappelle qu'on montrait, à Paris, une femme dite invisible, à laquelle on parlait, qui répondait à distance. La physique, disait-il, a fait tant de progrès qu'à l'aide de machines elle peut transmettre les voix très loin.

— Vous avez fait cent lieues en poste et sur le pavé, le bruit de la voiture eût empêché vos *bavardes* d'être entendues...

— Oui, sans doute; mais avec leurs machines, je les entendais très distinctement.— Les nouvelles politiques, l'approche des armées étrangères sur Paris, lui paraissaient des fables inventées pour surprendre ses opinions. — Quelque temps après, le siége de Paris a lieu; le malade reste convaincu que ce n'est point une bataille, mais un exercice à feu. Il croit qu'on a imprimé les journaux pour lui. Le 15 avril : Sortons-nous? me dit-il brusquement et sans être provoqué. A l'instant nous nous rendons au jardin des Plantes, où se trouvaient un grand nombre de soldats portant l'uniforme de toutes les nations. A peine avions-nous fait cent pas, que M. N... me serra vivement le bras en me disant : Rentrons, j'en ai assez vu; vous ne m'avez point trompé; j'étais malade, je suis guéri.

Dès ce moment, les bavardes se taisent ou ne se font plus entendre que le matin, aussitôt après le lever. Mon convalescent s'en distrait par le plus court entretien, par la plus courte lecture, par la promenade; il juge alors ce symptôme comme je le jugerais moi-même. Il le regarde comme un phénomène nerveux, et exprime sa surprise d'en avoir été dupe aussi long-temps. Il consent à l'application de quelques sangsues, à prendre des pédiluves, à boire quelques verres d'eaux minérales purgatives. Au mois de mai, il habite la campagne, où il jouit d'une santé parfaite, malgré les chagrins qu'il éprouve, et quoiqu'il ait eu le malheur d'y perdre sa fille unique. M. N... retourne dans son pays en 1815, où il est appelé au ministère.

Cette observation offre l'exemple d'une hallucination de l'ouïe la plus simple que j'aie recueillie. Seule, l'hallucination caractérisait l'affection cérébrale de ce malade; ses inquiétudes, ses défiances, ses craintes n'étaient que la conséquence de ce phénomène, qui a persisté pendant plus de deux mois, quoique le convalescent eût recouvré entièrement le libre exercice de l'entendement. L'habitude était-elle la cause de cette persistance (1)?

Les personnes en butte à des hallucinations tristes, de persécution, font tous leurs efforts pour convaincre les autres de la

(1) Esquirol, *Des Maladies mentales*, 1838, 2 vol. in 8°, fig, t. I, p. 160.

réalité de leurs impressions, et, persuadées de leur vérité, elles accablent les autorités de réclamations. Quelquefois leurs prétendus griefs sont présentés avec tant d'adresse, qu'il faut un examen attentif et répété pour arriver à la connaissance du mal.

La privation des sens n'est point un obstacle à l'hallucination. Ce fait prouve que les sensations, les images, une fois parvenues au cerveau, peuvent s'y conserver longtemps.

Obs. 27. — Madame M..., âgée de quatre-vingt-deux ans, presque complétement sourde, s'imagine que son mari, mort depuis plusieurs années, se promène sur les toits de l'établissement; elle l'appelle nuit et jour, et dialogue avec lui : Ah! mon Dieu, s'écrie-t-elle, il dit qu'il est nu : vite! portez-lui des vêtements. Il se plaint de n'avoir rien pris : qu'on lui donne un bouillon, un verre de vin ! Et elle pousse des gémissements, des cris, pleure, et s'arrache les cheveux.

Les voix invisibles peuvent être externes et internes ; elles partent du ciel, des maisons voisines, de la terre, des coins d'un appartement, de la cheminée, des armoires, des matelas; elles peuvent venir de la tête, du ventre, d'un organe important. Monsieur, nous disait un jour un aliéné, il se passe là, nous montrant son estomac, de singulières choses; j'entends continuellement une voix qui me parle, m'adresse des menaces, des injures. Et toute la journée, il inclinait la tête pour écouter.

Doit-on ranger les tintements d'oreilles parmi les hallucinations de l'ouïe, ainsi que plusieurs médecins l'ont pensé? Nous croyons que ce symptôme et d'autres analogues appartiennent aux illusions; car, dans le plus grand nombre de cas, il existe ou un battement artériel ou une autre modification organique que l'aliéné transforme en sensation réelle.

Les hallucinations de l'ouïe sont parfois isolées; elles peuvent se combiner avec celles de la vue, des autres sens.

Hallucinations de la vue.—De tout temps, ces hallucinations ont joué un rôle important dans l'histoire des peuples, et c'est à elles qu'a été plus particulièrement attaché le nom de *visions*, d'où la dénomination de *visionnaires* à ceux qui en étaient affectés. Point de nations, point d'hommes célèbres, qui n'aient subi leur influence. Dans les temps anciens, au moyen âge, la croyance aux visions était générale. Les esprits hantaient les châteaux, les cimetières; il n'était personne qui n'eût eu son apparition. De nos jours, le nord de l'Europe, une partie de nos provinces, des pays entiers croient encore aux visions. Les auteurs sont remplis d'histoires merveilleuses que le scepticisme ignorant du xviii° siècle avait reléguées parmi les contes de bonne femme; la science plus éclairée les explique aujourd'hui d'une manière naturelle, destinée semblable à celle des récits d'Hérodote et de Marco Polo, d'abord très bien accueillis, puis rejetés pendant une longue suite d'années parmi les fables, et auxquels on rend maintenant la justice qui leur est due.

Par leur nombre et par leur fréquence, les hallucinations de la vue tiennent le second rang dans ces singulières aberrations de l'esprit humain.

Obs. 28. — M. N..., âgé de quarante ans, avait éprouvé des chagrins domestiques. A l'imitation de beaucoup de personnes, il chercha à noyer sa tristesse dans le vin. Plusieurs mois avant sa maladie, il était devenu inquiet, bizarre. Le 30 avril 184., sans avoir fait plus d'excès que de coutume, il fut pris d'un délire fébrile qu'on traita par les émissions sanguines. Trente sangsues lui furent placées derrière les oreilles; elles donnèrent lieu à un écoulement qui dura plus de vingt-quatre heures. A l'aide de ce moyen et d'autres remèdes, il y eut une courte rémission; mais bientôt les symptômes d'excitation reparurent; il fit entendre des menaces, poussa des cris de terreur; à chaque instant il demandait son couteau pour tuer les malveillants. Ce fut dans une de ces crises qu'il fut conduit dans mon établissement.

A son entrée, je fus frappé de l'égarement de ses traits; la figure exprimait la crainte et la fureur; il ne cessait de s'agiter, de menacer, de pousser de grands cris, persuadé que des personnages étaient cachés dans sa chambre, sous le lit. A chaque instant il s'écriait : Où sont-ils? Le lendemain il fut mis au bain, où, suivant la méthode en usage depuis plusieurs années dans mon établissement, il resta huit heures, recevant la douche d'irrigation comme dans l'appareil des fractures (1). A chaque instant il demandait ce que cela signifiait, appelait le commissaire, le procureur du roi, réclamait sa liberté. Remarquant que la vue des personnes de service l'excitait violemment, je le laissai dans l'isolement le plus complet. Pendant six jours il fut alternativement baigné, purgé, émétisé, peu nourri. Au bout de ce temps, il parut plus calme et demanda à me parler en particulier.

Lorsqu'il fut en ma présence, il s'exprima en ces termes : « Monsieur, j'ai été conduit avec raison dans votre établissement ; car j'étais alors dans une grande exaspération ; je disais et je faisais des choses insensées ; mes discours contre ma femme étaient dépourvus de bons sens. Je reconnais que sa conduite est excellente et que je n'ai rien à lui reprocher ; mais si ma tête a été dérangée, il n'est pas moins vrai que cet état a été déterminé par la scène dont j'ai été témoin et que je vais vous raconter :

» J'étais dans le bain qui m'avait été prescrit par le docteur à cause de mon exaltation fébrile, lorsque je vis, comme je vous vois maintenant, un homme entièrement vêtu de noir qui venait d'entrer dans mon appartement ; il me regardait attentivement, me faisait des grimaces, cherchant à me tourmenter. Indigné d'une pareille conduite, je lui montrai, par l'expression de ma figure, combien j'étais mécontent ; alors il s'approcha du tuyau du poêle, le saisit, grimpa jusqu'au haut et disparut par l'ouverture. J'étais encore tout étourdi de ce singulier spectacle, lorsque j'aperçus trois hommes qui sortaient de dessous le lit ; ils s'avancèrent à ma rencontre, me firent les mêmes gestes et les mêmes grimaces que le premier. La fureur s'empara de moi, je demandai à grands cris mon couteau pour les tuer ; ils montèrent également le long du poêle, et disparurent par le même trou. Je ne les avais jamais vus auparavant ; leurs figures me sont tellement restées gravées dans l'esprit, que je les reconnaîtrais partout. Avant de s'éloigner, ils ont rempli

_____

(1) *De l'emploi des bains prolongés et des irrigations continues dans le traitement des formes aiguës de la folie, et en particulier de la manie,* par A. Brierre de Boismont. — *Mémoires de l'Académie de médecine,* t. XIII, in-4°. Année 1848.)

mon drap et mes couvertures de vilaines bêtes de toute espèce. Certes, j'ai eu un moment d'exaltation; quant à la réalité de ces faits, je la signerais de mon sang. (1) » Le calme et le sang-froid avec lesquels M. N... me débitait cette histoire étaient au moins aussi surprenants que son récit. Je ne lui fis aucune observation, parce qu'à la marche de la maladie je présumais que la guérison ne se ferait pas longtemps attendre, et que je savais par expérience que j'aurais en vain essayé de le désabuser, si même je ne l'avais irrité.

Quelques jours après, la conversation fut reprise sur ce sujet; je pensai qu'il était temps de lui parler franchement de son hallucination. Eh bien! me dit-il, admettons que ce soit une idée, ne suis-je pas assez bien pour que vous me laissiez retourner à ma maison, où m'appellent mes affaires? J'avais employé l'opium à la dose de 10 centigrammes chaque fois pendant quatre jours; le seul effet physique fut une transpiration assez abondante.

A la fin du mois, M. N... était complétement revenu à la raison; il reconnaissait qu'il avait été dupe d'une erreur, promettait d'éviter les causes qui avaient amené la maladie; il me demanda à rester encore un mois jusqu'à ce qu'il pût partir directement pour la campagne. Je l'ai revu deux ans après; il était radicalement guéri.

Les hallucinations de la vue peuvent varier à l'infini; car, n'étant le plus ordinairement qu'un reflet coloré des pensées habituelles, elles prennent autant de formes qu'il y a d'individualités.

Un des arguments les plus puissants qu'on ait fait valoir contre l'extériorité des images dans l'hallucination, est l'affaiblissement ou la perte de la vue. Esquirol et M. Lelut en ont cité plusieurs exemples. Il est incontestable que, dans la cécité, les hallucinations ont lieu dans le cerveau.

Il y a eu dans notre établissement du faubourg St-Antoine (2),

____

(1) A. Brierre de Boismont, *Bibliothèque des praticiens*, t. IX. — *Maladies mentales*, t. IX. — *Folie des ivrognes*, p. 478.

(2) Ce fut de cette maison que s'échappa, le 12 octobre 1812, à minuit, à l'époque de la retraite de Moscou, le général Mallet, qui, pendant un instant, mit en péril la puissance de Napoléon. Quelque temps auparavant, le général

une dame âgée de quatre-vingts ans, aveugle depuis de longues années, qui faisait ouvrir tous les matins la porte et la croisée de sa chambre pour en faciliter la sortie aux nombreuses personnes qui la remplissaient et dont elle distinguait les vêtements et les allures. Cette malade avait une hypertrophie du cœur qui n'a pas été sans influence sur ses visions.

On lit dans l'*Histoire de l'inquisition* par Llorente que des possédés apercevaient dans leur corps des diables qui s'y tenaient cachés sous diverses formes. Plusieurs fois nous avons entendu des aliénés nous assurer qu'ils voyaient ce qui se passait dans leur cerveau, leur estomac, leurs intestins, leurs tissus les plus fins ; en les pressant de questions, on n'obtenait que des explications confuses ou bizarres, à moins que ces parties ne leur fussent connues. N'est-ce pas là un trait de ressemblance avec les magnétisés, dont on n'obtient, dans un grand nombre de cas, que des réminiscences ou des révélations plus ou moins vagues ?

Les hallucinations de l'ouïe et de la vue sont souvent réunies ; en voici un exemple que nous empruntons à un recueil estimé la *Revue britannique.*

Obs. 29. — Il y avait, il y a quelques années, à l'hôpital de Bedlam (Bethléem), un fou appelé Blake, surnommé *le Voyant* ; il croyait fermement, profondément à la réalité de ses visions ; il conversait avec Michel-Ange, il causait avec Moïse, il dînait avec Sémiramis ; rien de charlatanique dans son air : il était convaincu. Le passé lui ouvrait ses portes ténébreuses, le

---

avait fait une tentative d'évasion ; mais il fut reconnu et arrêté au moment où il s'enfuyait. Malgré les supplications de la famille, le docteur Dubuisson, qui savait la grave responsabilité qui pesait sur lui, fit son rapport qui fut déposé dans les cartons de l'administration. Immédiatement après l'arrestation de Mallet, on envoya l'ordre de saisir Dubuisson. Conduit devant le ministre de la police, celui-ci lui dit, d'un air irrité : « Vous avez laissé échapper le chef de la conspiration ; vous étiez de connivence avec lui, vous allez passer au conseil de guerre. — Monseigneur, lui répondit le médecin, c'est la police qui est dans son tort ; j'ai rempli mon devoir. Faites appeler l'employé qui est chargé de la surveillance de nos maisons, et demandez-lui s'il n'a pas reçu un rapport circonstancié sur la première évasion. » A l'instant même l'employé est mandé. « Ce que monsieur dit est vrai, répondit-il ; on avait oublié cette pièce. — Vous êtes bien heureux, ajouta le ministre en se tournant vers M. Dubuisson, car, sans ce rapport, vous seriez allé rejoindre les conspirateurs dans la plaine de Grenelle. »

monde des ombres accourait chez lui. Tout ce qui avait été grand, étonnant, célèbre, venait par-devant Blake.

Cet homme s'était constitué le peintre des spectres. Devant lui, sur sa table, des crayons et des pinceaux se trouvaient toujours placés et lui servaient à reproduire les physionomies et les attitudes de ses héros, qu'il n'évoquait pas, disait-il, mais qui venaient le prier d'eux-mêmes de faire leurs portraits. Les visiteurs pouvaient compulser de gros volumes remplis de ces effigies, parmi lesquelles on remarquait le portrait du diable et de sa mère. « Quand j'entrai dans sa cellule, dit l'auteur de cette notice, il dessinait une fille dont le spectre, à ce qu'il prétendait, venait de lui apparaître.

Édouard III était un de ces habitués les plus assidus. Pour reconnaître cette condescendance du monarque, il avait fait à l'huile son portrait en trois séances. Je lui adressai des questions qui devaient l'étonner, auxquelles il me répondit naïvement et sans aucun trouble.

— Ces messieurs se font-ils annoncer? — Non; mais je les reconnais dès qu'ils paraissent. Je ne m'attendais pas à voir Marc-Antoine hier soir, j'ai reconnu le Romain dès qu'il a mis le pied chez moi.

— A quelle heure vos illustres morts vous rendent-ils visite? — A une heure; quelquefois leurs visites sont longues, quelquefois courtes. J'ai vu ce pauvre Job avant-hier; il n'a voulu rester que deux minutes; j'ai eu à peine le temps d'en faire une esquisse que j'ai ensuite copiée à l'eau forte... Mais chut... Voici Richard III!

— Où le voyez-vous? — En face de vous, de l'autre côté de la table; c'est sa première visite. — Comment savez-vous son nom? — Mon esprit le reconnaît, je ne sais pas comment. — Quelle est sa physionomie? — Rude, mais belle; je ne vois encore que son profil. Le voici de trois quarts; ah! maintenant il se tourne vers moi; il est terrible à contempler.

— Pourriez-vous le questionner? — Assurément. Que voulez-vous que je lui demande? — S'il prétend justifier les meurtres qu'il a commis pendant sa vie? — Votre demande lui est déjà parvenue; nous conversons d'âme à âme, par intuition et par magnétisme. Nous n'avons pas besoin de paroles.

Quelle est la réponse de Sa Majesté? — La voici, un peu plus longue qu'il ne me l'a donnée. Vous ne compendriez pas le langage des esprits. Il dit que ce que vous appelez meurtre et carnage n'est rien; qn'en égorgeant quinze ou vingt mille hommes on ne leur fait aucun mal; que la partie mortelle de leur être, non-seulement se conserve, mais passe dans un meilleur monde, et que l'homme assassiné qui adresserait des reproches à son assassin se rendrait coupable d'ingratitude, puisque ce dernier n'a fait que lui procurer un logement plus commode et une existence plus parfaite. Laissez-moi, il pose très bien maintenant, et si vous dites un mot, il s'en ira. »

Blake est un homme grand, pâle, parlant bien, vraiment éloquent, qui ne manque pas de talent comme graveur et comme dessinateur (1).

Nous pourrions rapporter ici l'observation de Berbiguier de Terre-Neuve du Thym, surnommé le fléau des farfadets, qui a publié ses hallucinations en trois gros volumes (2); nous aurons occasion d'en parler bientôt au sujet d'autres hallucinations.

Obs. 30. — Un gentilhomme de trente-cinq ans, actif, bien portant, demeurant près de Londres, se plaignait depuis cinq semaines d'un léger mal de tête. Il avait un peu de fièvre, négligeait ses occupations et sa famille. On lui avait mis les ventouses et fait prendre plusieurs médecines, lorsqu'il reçut la visite du docteur Arnould (de Comberwell). D'après l'avis de ce médecin, il fut conduit dans un asile privé où il passa deux ans; ses conceptions délirantes s'affaiblirent graduellement, et il put être rendu à sa famille.

Les détails qu'il a donnés sur sa maladie nous ont paru si intéressants, que nous ne balançons pas à les reproduire presque littéralement. « Une après-dînée du mois de mai, dit ce gentilhomme, me sentant mal à l'aise et peu disposé aux affaires, je me déterminai à faire un tour dans la Cité pour me distraire. Parvenu dans le cimetière de Saint-Paul, je m'arrêtai à la montre des magasins de Carrington et de Browles, pour

---

(1) *Revue britannique*, juillet 1823, p. 184.

(2) *Les Farfadets, ou tous les démons ne sont pas de l'autre monde*, par Berbiguier de Terre-Neuve du Thym, 3 vol. in-8°, Paris 1821.

regarder des gravures dont l'une représentait la cathédrale. Il y avait peu de temps que j'étais là, lorsqu'un monsieur âgé, petit, à l'air grave, habillé de brun, s'arrêta également pour examiner les gravures. Ayant jeté par hasard les yeux sur moi, il entra aussitôt en conversation et vanta la vue de Saint-Paul, raconta beaucoup d'anecdotes sur l'architecte Christophe Wren et me demanda en même temps si j'étais jamais monté au dôme.

» Sur ma réponse négative, il s'informa si j'avais dîné, me proposa d'aller dans une taverne du voisinage, et me dit qu'après le repas il m'accompagnerait à Saint-Paul; le temps, ajouta-t-il, était magnifique pour la vue, et il connaissait si bien le lieu, qu'il m'indiquerait tous les objets dignes de remarque. La politesse de ce vieux monsieur m'engagea à accepter son invitation, et nous nous rendîmes à une taverne, située dans une allée sombre dont je ne me rappelle pas le nom.

» Après le dîner qui fut court, nous montâmes à la boule qui est placée précisément au-dessous de la croix, et nous y entrâmes seuls. Nous y étions depuis quelques minutes, admirant le panorama superbe qui se déployait devant nous, lorsque le vieux monsieur tira d'une poche de côté de son habit un instrument qui ressemblait à un compas, et sur lequel étaient gravées des figures curieuses; il murmura quelques paroles inintelligibles, et le plaça au centre de la boule.

» Je fus saisi d'un grand tremblement et d'une sorte d'horreur, que redoubla encore l'offre qu'il me fit de me montrer, si je le désirais, un ami éloigné, et de me révéler ce qu'il faisait en ce moment... Mon père avait été longtemps malade, et je ne lui avais pas rendu visite depuis quelques semaines; la pensée soudaine de le voir triompha de tous mes scrupules. Je n'eus pas plus tôt formé ce vœu, que je vis mon père dans un miroir; il était penché sur sa chaise, et faisait sa sieste habituelle. Comme j'avais un peu douté du pouvoir du vieux monsieur, ce spectacle me glaça de terreur, et me sentant très mal, je le suppliai de descendre à l'instant. Il y consentit, et en nous séparant sous le portique du nord, il me dit : Rappelez-vous que vous êtes l'esclave de l'homme du miroir. Je retournai le soir chez moi, j'étais inquiet, triste, dans l'appréhension, et assailli de pensées relatives à l'étranger. Pendant ces trois derniers mois, je n'ai cessé de sentir son pouvoir. »

Le docteur Arnould demanda au malade comment l'homme au miroir exerçait sur lui son influence. Jetant sur le docteur un regard soupçonneux, il le prit par le bras, le conduisit dans deux ou trois chambres, puis dans le jardin, et s'écria : « C'est inutile, rien ne peut nous soustraire à sa vue, car tous les lieux lui sont ouverts; il nous voit et nous entend maintenant. »

Je l'engageai, continue le docteur Arnould, à me montrer l'individu mystérieux qui nous voyait et nous entendait; il me répondit d'une voix très agitée : « Ne vous ai-je pas dit qu'il demeure dans la boule qui est au-dessous de la croix de Saint-Paul, et qu'il n'en descend que pour se promener dans le cimetière, et aller dîner dans la taverne de l'allée sombre?

» Depuis cette fatale rencontre avec le nécromancien, car je ne saurais lui donner un autre nom, il m'attire sans cesse dans son miroir, me voit ainsi à tous les moments du jour, lit dans mes plus secrètes pensées ; j'ai l'affreuse conviction qu'il n'est aucune action de ma vie qui lui échappe, et qu'il n'est point de lieu qui puisse me mettre à l'abri de ses poursuites. » Sur ma réponse que l'obscurité de la nuit devait le protéger contre ses machinations, il répliqua : « Je sais ce que vous voulez dire, vous êtes dans l'erreur. Je ne vous ai parlé que du miroir; mais dans un coin de l'édifice le magicien me montra une grande cloche, et j'entendis distinctement des sons qui en sortaient et d'autres qui s'y rendaient; c'était un mélange confus de rires, de cris de colère, de désespoir, et comme j'écoutais avec terreur, il me dit : C'est mon organe de l'ouïe. Cette grande cloche est en communication avec toutes les cloches qui sont dans le cercle des hiéroglyphes. Par ce moyen j'entends les paroles de tous ceux qui sont sous ma dépendance. »

Comme je regardais le malade avec surprise, il ajouta : « Je ne vous ai pas tout déclaré; ce nécromancien pratique ses sortiléges au moyen d'hiéroglyphes sur les murs et les maisons, et il appesantit sa verge de fer sur ceux qu'il a renfermés dans

le cercle des hiéroglyphes, et qui sont les objets constants de
sa haine. Je le priai de me dire ce qu'étaient ces hiéroglyphes,
et comment il les apercevait. Ce sont, me répondit-il, les signes
et les symboles que, dans votre ignorance de leur véritable
signification, vous avez lus ainsi : *cirage de Day et de Martin,
cirage de Warren.* (Évidemment des affiches.) C'est une grave
erreur! Ces signes représentent les caractères cabalistiques
qu'il trace pour indiquer les limites de son empire, et empêcher ses captifs d'échapper. Que de fatigues j'ai supportées
pour me soustraire à sa terrible influence! Une fois j'ai marché
pendant trois jours et trois nuits, jusqu'à ce que je tombasse
au pied d'un mur, épuisé, hors d'haleine, et que je m'y endor-
misse. A mon réveil, je vis les lettres fatales, et je compris
que j'étais complétement soumis à sa puissance (1). »

Il n'est point d'hallucination plus suivie et plus propre à
porter la conviction dans l'esprit de ceux qui ne sont point initiés à la connaissance de ce singulier phénomène que celle dont
Prichard vient de nous donner l'observation. Nul doute qu'au
moyen âge on n'eût considéré ce malade comme un possédé,
et qu'il n'eût été soumis aux cérémonies de l'exorcisme. Je suis
persuadé qu'une pareille histoire trouverait encore créance de
nos jours chez un grand nombre de personnes. Elle ne laisse
aucun doute sur l'authenticité de récits faits par des gens
dignes de foi, affirmant avoir eu des apparitions qui leur
avaient fait connaître des choses extraordinaires. Les détails
circonstanciés dans lesquels ils entraient, leur air de vraisemblance, dissipaient toutes les incertitudes.

Il est très probable que cet individu avait visité Saint-Paul;
mais la folie en le touchant, évoqua d'anciens souvenirs, les
groupa d'une manière bizarre, puis les colorant et les imaginant, elle les offrit à l'œil intérieur qui les prit pour une
réalité.

M. Lélut, dans un mémoire sur *la Folie purement sensoriale,*
a publié plusieurs faits parmi lesquels le suivant se rattache
à notre sujet.

Obs. 31. — R... est né de parents sans fortune ; son éduca-

(1) *A Treatise on insanity and other disorders affecting the mind,* by James
Cowles Prichard, p. 455, London, 1835.

tion est loin d'avoir été religieuse. A quatorze ans, il eut la possibilité d'obtenir les faveurs d'une jeune fille, et se retint en pensant à Dieu. C'est là, en effet, une pensée qui l'a occupé dès son enfance.... A dix-huit ans, il lui semble que son imagination s'agrandit, que toute la suite des phénomènes du monde extérieur se déroule à ses yeux ; il aperçoit en quelque sorte d'un coup d'œil, quoique d'une manière peu arrêtée, toute la création ; il préfère l'onanisme à la séduction. La vue d'un monde corrompu l'attriste de plus en plus ; cela ne l'empêche pas d'apprendre le métier de charron, qui désormais le fera vivre. Son amour du changement de lieux et de relations s'accroît ; il est porté invariablement vers un but dont il ne rend pas bien compte ; il lui semble que Dieu l'appelle quelque part.

Le jubilé de 1825 a lieu ; R... y prend part avec ferveur, assiste aux prédications des plus éloquents missionnaires. C'est alors qu'il a ses premières révélations ; il lui semble qu'à l'épigastre, où il éprouve un sentiment habituel de chaleur, des paroles se font entendre très distinctes, mais non telles que celles qu'on perçoit par l'oreille, et bien faciles à distinguer de ces dernières. Ces paroles, qui forment des prophéties, des paraboles, plongent R... dans l'extase. L'appétit devient moindre, le sommeil disparaît, la nuit se passe en prières.

Dans une de ces nuits de ferveur, R... voit tout à coup apparaître au milieu de nuages un disque lumineux, gros comme le soleil, mais non point radieux comme lui ; une voix part de ce disque et dit à R...: Les enfants que je bénirai seront bénis, et ceux que je maudirai seront maudits jusqu'à la troisième et la quatrième génération.... R..., qui reconnaît la voix de Dieu, entre en communication avec l'être incréé et lui adresse beaucoup de questions qui n'obtiennent pas toutes des réponses. La conversation dura trois quarts d'heure. R... commença à y apprendre quels étaient les desseins de Dieu sur lui. En terminant, l'Éternel lui dit d'aller se coucher.

Les paroles qui lui étaient prononcées dans l'épigastre étaient bien différentes de celles de la vision. Dans cette dernière, en effet, les paroles étaient absolument semblables à celles qu'on entend par l'oreille, ce qui n'a pas lieu dans les paroles (épigastriques) des révélations. La vision a décidé du sort de R...; il

est le Messie qui doit venir à la fin des siècles pour ramener
toutes les nations à la même croyance, et préparer le jugement
dernier. C'est en cette qualité qu'il a commencé à faire des
prophéties à ses compagnons de travail, et qu'il a cherché à
avoir des conférences avec M. l'abbé M..., prêtre à la cour de
Charles X, et avec M. l'archevêque de Paris. Voyant qu'il ne
pouvait arriver jusqu'à ce dernier, il escalada un jour, pendant
le service de la messe, la grille du chœur de la métropole, afin,
dit-il, de se faire prendre et de pouvoir ainsi faire connaître
les desseins qu'il n'avait pu manifester autrement. Son désir
fut satisfait. On le conduisit à la préfecture de police.

Qu'on accorde à R... la réalité de ses révélations et de ses visions; non-seulement il n'est pas fou, mais il est ce qu'il prétend être, le Messie. Avant sa vision, avant ses plus fortes
révélations, il ne connaissait pas les Écritures saintes, il ne les
a étudiées que depuis, et il les rapporte avec beaucoup d'art à
sa croyance, même l'*Apocalypse*, dans lequel il a trouvé un
sens clair. Jésus-Christ, dit-il, est bien le fils de Dieu; il est
venu pour préparer les voies, mais il n'est pas le Messie; cela
n'est écrit nulle part. Quand il parle des malheurs qui attendent
les méchants lors de la fin du monde, ses yeux se mouillent de
larmes; il gémit sur leurs peines futures, et c'est alors seulement que sa figure présente quelque chose d'exalté et d'un peu
extraordinaire.

Il croit au malin esprit et n'en parle qu'avec peine; il se fait
une singulière théorie de l'enfer. Là, dit-il, se rendent tous les
sons qui se perdent sur la terre, toutes les lumières, tous les
feux qui s'évanouissent dans les airs; du reste, les peines n'y
seront point éternelles, au moins pour les créatures qui y auraient été placées avant le jugement dernier.

Au bout de quatorze mois, on le trouva si disposé à ajourner
à des circonstances plus favorables la mise à exécution de ses
projets de réforme, que l'on consentit, par un certificat en
règle, à le rendre à la société (1).

Ce fait est du nombre de ceux qu'on pourrait alléguer pour

---

(1) *Observations sur la folie sensoriale*, par Lélut, p. 286. — *Du Démon de
Socrate*, 1 vol. in-8, 1836.

établir l'analogie qui existe entre les hallucinés et les fondateurs de religion. Quelque affligeante que soit pour l'humanité l'opinion de ceux qui la représentent comme livrée à la folie dans un grand nombre de questions sociales et dans la réalisation de pensées qui nous paraissent, à nous et à beaucoup d'autres, des conceptions de génie, nous croyons que cette prétendue parité doit être combattue par des raisons plus directes. Chez R..., on ne trouve point cette force de volonté, cette logique de raisonnement, cette fixité de but, qui sont l'apanage des hommes qui ont une mission providentielle. C'est un esprit faible qui s'éprend des idées religieuses, comme beaucoup de gens de cette trempe, se les exagère, et finit par y rapporter toutes ses actions. Au lieu de marcher à leur tête, de les résumer en sa personne, d'en être le promoteur, il ne peut ni les féconder, ni les développer; elles le traînent à la remorque, ou plutôt elles l'absorbent. L'homme de génie maîtrise l'idée, la dirige, lui fait porter ses fruits; l'aliéné n'a aucun pouvoir sur elle : il la suit comme son ombre, il obéit à tous ses caprices. L'un enfin en est le roi, l'autre l'esclave. —Dans l'observation de R..., il y a d'ailleurs des preuves multipliées de folie : c'est Dieu qui lui ordonne d'aller se coucher, c'est son estomac qui lui parle. L'escalade de la grille de la cathédrale est l'acte d'un aliéné; maître de soi-même, il saurait que cette excentricité aboutira à la préfecture de police et à Bicêtre. Il prouve par là qu'il ne juge plus sainement, et que plusieurs de ses facultés intellectuelles sont manifestement lésées. C'est au reste ce que nous avons toujours constaté dans le grand nombre d'hallucinés que nous avons observés depuis plus de vingt ans : à côté d'un raisonnement bien suivi et qui paraît la conséquence de l'idée, viennent se placer une parole incohérente, un acte bizarre, en un mot le grain de folie.

Hallucinations du toucher. — On a dit qu'elles étaient très difficiles à étudier, parce qu'elles se confondaient avec les névralgies et les illusions viscérales; il est hors de doute qu'il y a des hallucinés très en ét   re compte de leurs sensations, qui assurent avo   été pincés,   ppés, avoir reçu des décharges électriques s r différentes par ies du corps. Nous

7

avons examiné avec MM. Foville, Michon et Séguin, un jeune homme qui nous affirmait que les magniteux (il voulait dire les magnétiseurs) lui lançaient à chaque instant la magnésie, le magnisme sur la poitrine, le dos, les jambes, et qu'il sentait très bien le contact de cet agent. Il n'avait aucune douleur névralgique.

M. Calmeil rapporte l'observation d'un vétéran qui se sentait chaque soir clouer dans une bière, emporter sur des bras d'hommes, par une voie souterraine, de Charenton à Vincennes, où une messe des morts lui était chantée dans la chapelle du château. Les mêmes personnages invisibles le rapportaient ensuite et le déposaient dans son lit.

Nous avons donné des soins à un Anglais qui croyait qu'on l'enlevait la nuit, pour le transporter dans des pays éloignés, à Lorient, au Caire, à Londres ; il se plaignait des mauvais traitements que lui faisaient éprouver les agents qui étaient chargés de cette mission. A l'entendre, ils lui serraient les bras, le cou, lui faisaient des meurtrissures. Cette idée le rendait fort malheureux. — Madame D.... âgée de soixante ans, me montre très souvent la marque imaginaire des coups qui lui ont été donnés pendant la nuit par des individus qui veulent lui faire violence ; leurs sévices ne se bornent pas là ; très souvent ils la prennent de force et commettent mille horreurs par des voies insolites ; ce sont presque toujours des jeunes gens qui se rendent coupables de ces méfaits. Dans des temps plus reculés, le diable eût été accusé de ce crime, qui est l'indice de l'exagération d'un fait physiologique que beaucoup de médecins ont pu apprécier.

Les sorciers allaient au sabbat sur un manche à balai, sur un bouc, sur les épaules d'un homme velu ; ils percevaient le mouvement du transport. La sensation de voler s'observe assez communément. Souvent, dans les rêves, nous nous sommes sentis emportés avec la rapidité d'une flèche ; nous franchissions des espaces considérables, en rasant le sol. Nous avons constaté ce fait chez un littérateur de nos amis, que nous avons trouvé plusieurs fois les yeux fixes et qui nous disait dans les premiers moments : *Je vole, ne m'arrêtez pas.* Lorsqu'il était revenu à lui, il nous racontait les sensations qu'il avait éprouvées, il lui semblait alors qu'il volait réellement. Cette sensation est fort ancienne : saint Jérôme rapporte qu'il lui est souvent arrivé de se sentir, en songe, voler au-dessus de la terre, des montagnes, des mers, etc. (1).

Madame d'Arnim, l'amie de Goethe, en parlant de ce fait, dit : J'avais la certitude que je volais et que je planais. Une simple pression élastique de la pointe des pieds, et j'étais dans les airs. Je planais silencieusement et avec délices à deux ou trois pieds de terre ; je redescendais, je remontais encore ; je volais de côté et d'autre, et puis je revenais... Peu de jours après, la fièvre me prit ; je me mis au lit, je m'endormis.... Il y avait quatorze jours que je m'étais couchée (2).

Les sensations tactiles si bizarres qu'on a notées chez plusieurs aliénés, nous paraissent devoir se rattacher de préférence aux illusions des hypochondriaques.

Parmi les hallucinés qui ont présenté des particularités remarquables du sens du toucher, il ne faut pas oublier Berbiguier, qui croyait que les farfadets allaient et venaient continuellement sur son corps, s'appuyaient sur lui pour le fatiguer et l'obliger à s'asseoir. Ces ennemis invisibles voyageaient sur lui jour et nuit, et leur pesanteur était quelquefois telle qu'il craignait d'étouffer. Pour se défendre contre leur puissance, il imagina de les saisir sous son linge avec dextérité, et de les fixer à ses matelas avec des milliers d'épingles, ou bien il les mettait en bouteilles (3).

Hallucinations de l'odorat.—On a constaté qu'elles pouvaient se montrer au début de toutes les folies, et surtout dans le délire partiel. Les auteurs font la remarque que les saints embaument les appartements, et que les diables les empestent. Les hallucinations de l'odorat, comme celles du goût, ne sont presque jamais isolées, on les trouve unies à celles de l'ouïe, de la vue, du toucher. Elles sont bien moins fréquentes que les autres.

Les aliénés qui éprouvent des hallucinations de l'odorat se

(1) Saint Jérôme, *Polémique*, c. *Rufin*, liv. I. — *Panthéon littéraire.*
(2) *Correspondance de Goethe et de Bettina*, trad. de M. Sébastien Albin, t. I, p. 68.
(3) Berbiguier, *ouvrage cité*, t. I, p. 126 et suiv.

plaignent d'être poursuivis par des émanations fétides, désagréables, ou bien ils croient respirer les parfums les plus
suaves, et cependant il n'existe aucun corps odorant auprès
d'eux ; quelques-uns même, avant d'être malades, étaient privés de l'odorat. Une aliénée prétend qu'il y a sous la Salpêtrière
des souterrains dans lesquels on égorge une multitude d'hommes
et de femmes ; elle sent chaque jour une odeur affreuse provenant de la putréfaction de tous ces cadavres enfouis sous la
terre (1). Nous avons eu dans notre établissement une dame
qui, à la suite d'une tentative d'asphyxie, sentait partout l'o-
deur du charbon ; elle se bouchait le nez, respirait du vinaigre ;
cette odeur la suivait toujours. — Esquirol rapporte un fait
semblable.

Hallucinations du goût. — Elles ne sont pas plus communes
que les précédentes. Les malades, surtout ceux qui sont dans
la première période de la démence avec paralysie générale,
expriment leur satisfaction des bons repas qu'ils viennent de
faire ; ils vantent la saveur des mets, l'arome des vins, et cependant ils n'ont ni mangé ni bu. Une dame qui a été remarquable
par son esprit, passe ses journées à savourer des plats imaginaires. Quelquefois les impressions sont pénibles. Celui-ci croit
mâcher de la chair crue, broyer de l'arsenic, dévorer de la
terre ; le soufre, la flamme, embrasent sa bouche ; l'autre avale
le nectar et l'ambroisie (2).

Les hallucinations sans complication de l'une des formes
principales de la folie sont rares, et l'on peut dire qu'à ce point
de vue elles ont de nombreux rapports avec les monomanies
pures. Presque toujours, en effet, l'observation montre quelques désordres des facultés intellectuelles, des qualités affectives, des penchants, etc. Nous prendrons pour exemples trois
des observations qu'Esquirol donne comme des hallucinations
simples. L'un de ces hallucinés s'exprime avec convenance et
en termes choisis sur la religion et les miracles, et, pendant
cette conversation grave, il dessine une foule d'objets bizarres.
L'autre, qui n'a que des hallucinations de l'ouïe, juge mal

(1) Lélut, *ouvrage cité.*
(2) Esquirol, *Des maladies mentales*, t. I, p. 190 et suiv.

de sa position, et n'apprécie point convenablement les personnes, les choses, les événements. Un troisième enfin, après avoir écrit plusieurs pages pleines d'enthousiasme et très bien coordonnées, ajoute que J.-C. va venir.

L'expérience a prouvé sans doute que les hallucinations pouvaient se manifester chez des hommes qui n'ont jamais déraisonné; mais elles sont un des éléments du délire qu'on rencontre le plus souvent dans les aliénations mentales, un certain nombre de maladies nerveuses, plusieurs affections inflammatoires et quelques fièvres graves.

Résumé. — Dans les hallucinations folles par elles-mêmes, les actes sont presque toujours les conséquences des sensations morbides, tant la conviction de l'aliéné à leur réalité est profonde.

— Les hallucinations de l'ouïe sont les plus communes; on les évalue aux deux tiers des autres; l'affaiblissement ou la privation des sens n'est point un obstacle à leur production; ce caractère les sépare des illusions.

— Le plus ordinairement, les hallucinations de l'ouïe semblent venir du dehors; quelquefois aussi elles ont leur siége dans l'intérieur du corps; elles sont souvent isolées; elles peuvent se combiner avec celles de la vue, et moins fréquemment avec celles des autres sens.

— Les hallucinations de la vue, moins nombreuses que les précédentes, sont celles qui ont le plus fixé l'attention. C'est à elles que se rattache le fait si curieux des visions. De tout temps, les visionnaires ont joué un rôle important dans l'histoire. Ces hallucinations n'étant qu'un reflet coloré des pensées habituelles, peuvent varier à l'infini, et prendre autant de formes qu'il y a d'individus. Leur production ne se lie point à l'intégrité du sens, puisque des aveugles en sont affectés. — Les hallucinés croient voir dans l'intérieur de leur corps, disposition qu'on retrouve chez les magnétisés et les somnambules. — Les hallucinations de la vue sont souvent unies à celles de l'ouïe; de leur concours peuvent résulter les faits les plus singuliers.

— Les hallucinations du toucher sont moins faciles à reconnaître que les précédentes, parce qu'elles sont souvent confondues avec les névralgies et les illusions viscérales ; des faits bien observés en mettent l'existence hors de doute.

— Les hallucinations de l'odorat et du goût viennent après les précédentes par l'ordre de fréquence ; celles de l'odorat peuvent s'observer au début de toutes les folies. Ces hallucinations ne sont presque jamais isolées ; elles se combinent avec les autres, et surtout avec les illusions.

Les hallucinations sans complication sont rares, presque toujours elles sont liées à l'une des formes de la folie.

SECTION DEUXIÈME. — *Hallucinations générales.*

Les hallucinations de tous les sens sont plus communes qu'on ne le pense ; souvent alors elles sont associées aux illusions du toucher, de l'odorat, du goût et de la sensibilité générale. M. Foville les croit très fréquentes, et les faits nombreux que nous avons recueillis et que nous analyserons dans le chapitre suivant viennent à l'appui de son opinion.

Parmi les faits curieux de ce genre nous citerons les suivants :

OBS. 32. — Mademoiselle ***, âgée de quarante ans, très nerveuse et par suite fort impressionnable, a toujours été d'une extrême mobilité. Dans sa jeunesse, elle ne pouvait se livrer à aucune étude sérieuse ; aussi les médecins avaient-ils recommandé à ses parents de lui faire faire de préférence des exercices gymnastiques. Sa position de fortune est heureuse, ses parents sont forts, sains d'esprit ; elle a un frère dont l'état offre beaucoup de rapport avec le sien. Son extérieur annonce la santé, ses cheveux sont châtains, son teint est coloré et son embonpoint ordinaire.

Il y a dix ans, elle a commencé à éprouver les premiers symptômes de la maladie dont elle est maintenant affligée. Elle voyait des personnages aux formes les plus bizarres ; ces aberrations visuelles ne l'empêchaient pas de vaquer à ses occupations. Les règles venaient assez mal, les autres fonctions se faisaient bien. Il y a six mois, les hallucinations, qui jusqu'à cette époque avaient été supportables et éloignées, se rapprochèrent ; la vue ne fut plus le seul sens lésé, tous les autres

s'altérèrent à leur tour. Le désordre le plus apparent porta
sur l'ouïe; à chaque instant elle entendait des voix qui avaient
pris leur domicile dans son estomac. Ces voix faisaient son
tourment; elles lui commandaient toutes ses actions, l'aver-
tissaient de ce qui se passait en elle, lui disaient que ses règles
devaient arriver tel jour; elles lui fournissaient des renseignements sur les maladies, et elle pouvait prescrire des
médicaments qui lui semblaient très raisonnables.

Les voix lui donnaient des indications précises sur le
caractère, les penchants des personnes; elle aurait pu alors
révéler des particularités fort curieuses. Par moments, elle s'exprimait en termes plus choisis qu'elle n'était dans l'habitude
de le faire; cette abondance, cette facilité, cette richesse
d'expressions, elle les devait aux voix, car, lorsque c'était elle-
même qui agissait, elle parlait beaucoup plus simplement.
Souvent les voix s'entretenaient de sujets d'un ordre élevé;
leurs discours roulaient sur la géographie, la grammaire, l'art
de parler; ils la reprenaient quand elle s'énonçait mal, en lui
faisant connaître les fautes qu'elle avait commises.

Les voix lui disaient les choses les plus étranges. Un jour
elles lui firent accroire qu'elle était possédée, ce qui était
d'autant plus surprenant qu'elle n'avait pas été élevée dans des
idées superstitieuses; elle alla trouver un curé fort instruit
pour se faire exorciser. Il lui est resté depuis cette époque des
idées pénibles sur l'éternité, les peines à venir, qui la jettent
par moment dans un profond désespoir. Une fois les voix lui
révélèrent qu'elle deviendrait reine, qu'elle jouerait un grand
rôle dans le monde; elle ne communiqua cette idée à personne;
elle la concentra en elle-même pendant plusieurs mois, attendant les effets de la promesse; mais rien ne se réalisant, elle
s'aperçut que les voix l'avaient trompée, ce qu'elles font presque
toujours. Le plus ordinairement, elles lui tiennent les discours
les plus singuliers, les plus bizarres, les plus exécrables; elle
n'y pourrait résister, si elles ne changaient de ton pour lui
dire des choses extrêmement comiques et qui la font rire. Elle
les entend plaisanter, se moquer; puis elles la harcèlent plus
violemment que jamais, gâtant comme les harpies tout ce
qu'elles touchent, tout ce qu'elles font. Ainsi, veut-elle boire

un verre d'eau sucrée, elles lui disent que l'eau est empoisonnée, et pendant plusieurs heures elle est dans un état affreux. A chaque instant les voix la poussent à se noyer, mais elle éprouve une résistance intérieure qui l'empêche de leur céder; elle craint cependant de ne pas pouvoir toujours résister.

Quand elle est à la promenade, les voix lui crient, lorsqu'une femme bien mise passe à côté d'elle, qu'elle porte du musc; à l'instant elle sent cette odeur, qu'elle a en horreur. Si c'est un homme, elle sent aussitôt l'odeur du tabac, quoiqu'elle reconnaisse que ces prétendues odeurs n'existent que dans son imagination.

Souvent elle a des visions singulières : son appartement se remplit de personnages; ce sont des figures de toute espèce, des processions nombreuses qui défilent devant elle; ou bien elle distingue des individus qui n'ont que la moitié de la figure, le profil, un œil; ils sont grands, petits, contrefaits, prenant les formes les plus extraordinaires. Dans d'autres circonstances, elle voit son œil qu'on lui arrache; il fuit devant elle comme si on l'évidait.

Les aliments qu'elle mange ont des goûts infects; ils ont perdu leur saveur naturelle, ou bien il lui semble qu'elle avale du vinaigre, du fromage de Gruyère qu'elle ne peut supporter. Met-elle la main à un plat, très souvent les voix lui communiquent une de ces saveurs pour l'empêcher d'y goûter.

Lorsqu'elle marche, elle se sent toute couverte d'eau; le froid du liquide lui pénètre le corps; elle essuie alors avec les mains ses vêtements mouillés.

Cette dame dit qu'elle sait bien que ces voix proviennent d'une affection nerveuse; elles sont plus fortes que son raisonnement; elles la subjuguent, la dominent. Leur pouvoir est si grand, qu'elles la font aller partout où elles veulent; ce sont elles qui lui ont dit, il y a quelques mois, de se rendre à Paris pour consulter les plus fameux médecins; elle a résisté pendant longtemps, parce qu'elle croyait cette démarche inutile, puis elle est venue chez le professeur Fouquier, qui lui a conseillé un vésicatoire et du tilleul, moyens qui ne peuvent lui faire que le plus grand mal. Il lui faut des bains chauds, des bains froids, et surtout du vin de Bordeaux naturel. Hier les voix lui ont dit d'aller à Bercy chercher du vin ; elle a traversé tout Paris pour s'y rendre, et une fois arrivée dans cet endroit, les voix lui ont affirmé que le vin ne valait rien.

Les voix l'avaient engagée à prendre un bain, en promettant de se taire ; à peine y est-elle entrée, qu'elles ont fait un vacarme si effroyable qu'elle a été obligée d'en sortir immédiatement. Les voix ne veulent plus qu'elle parle ; elles lui troublent les idées ; elle ne peut s'exprimer que difficilement. En effet, elle bredouille, répète les mêmes mots, cherche ce qu'elle veut dire, elle sent son état. Pour contre-balancer cette influence des voix, elle regarde fixement les personnes, afin qu'elles lisent dans ses yeux ce qu'elle n'est pas en état d'exprimer clairement.

Elle s'aperçoit fréquemment que les voix lui font faire des choses déraisonnables ; elle veut s'y opposer, mais elles l'entraînent, la forcent à obéir ; elles ont un pouvoir irrésistible.

Cette dame, qui nous avait été recommandée par le professeur Fouquier, voudrait entrer dans une maison de santé pour que le médecin l'observât et qu'il ouvrît son corps après sa mort. Du reste elle sait ce qu'il contient, c'est de l'air ; son cerveau en est également rempli. Depuis quinze ans, sa moelle épinière est desséchée, détruite. Après avoir ainsi parlé, elle ajoute : Je sais que c'est une véritable monomanie, mais les voix sont plus fortes que ma propre volonté ; j'ai la conviction que tout cela finira mal ; je voudrais me faire traiter ; il m'est impossible de rester en place.

Que de réflexions curieuses pourrait fournir ce fait remarquable ! D'abord désordre de toutes les sensations, puis désordre du moi ; lutte de l'intelligence contre les sens révoltés ; conscience momentanée des illusions, puis triomphe de ces mêmes illusions sur la raison ; entraînement de la volonté qui se débat en vain contre la force qui la pousse. Est-il, en effet, de spectacle plus digne des méditations du philosophe que la vue de cette femme qui reconnaît que ses sens sont abusés, qu'elle est le jouet de chimères, et ne peut cependant échapper à leur influence ? Cent fois trompée, persuadée qu'il en sera presque toujours ainsi, elle n'en fait pas moins ce que les voix lui commandent, et se rend dans tous les lieux qu'elles lui désignent. Un fait psychologique qui n'échappera point à l'attention des observateurs, c'est cette nouvelle manifestation du principe de dualité en vertu duquel cette malade, accablée par les railleries, les plaisanteries, les menaces, les horribles propos, prête à s'abandonner au désespoir, se trouve tout à coup consolée par des paroles bienveillantes, des encouragements. On dirait de deux esprits, l'un méchant, l'autre bon, qui la tirent chacun de leur côté. Depuis dix ans que dure cet état pathologique, la malade n'en vaque pas moins à ses affaires; elle dirige elle-même l'administration de ses biens, remplit tous les devoirs de la vie sociale ; et, quoique depuis six années les fausses sensations ne lui laissent pas un seul instant de repos, rien n'est changé dans ses habitudes ; seulement elle comprend d'une manière intuitive que la raison va lui échapper, et elle cherche, dans des conseils qu'elle ne peut suivre, un soulagement à ses maux.

Au point de vue de la médecine légale et de la jurisprudence civile, cette dame n'est pas moins intéressante à observer. Ainsi l'hallucination qui l'obsède, et dont elle reconnaît presque toujours la fausseté, mais à laquelle elle est obligée de céder, parce que son pouvoir est plus fort qu'elle, l'entraîne à faire des démarches, des actes sans but ; plusieurs fois aussi elle lui a suggéré l'idée du suicide ; elle pourrait lui inspirer d'autres idées, auxquelles il eût été difficile que la malade ne cédât pas, parce qu'elle était poussée malgré elle. Ce point de l'histoire psychologique de l'homme est tout à fait neuf ; il donne la clef d'une foule de déterminations, de singularités, d'actions, inexplicables par le caractère, les mœurs, les habitudes des personnes. Plus on avance dans la pratique, plus on acquiert la certitude qu'il y a dans le monde un nombre considérable d'aliénés qui, pour un motif ou pour un autre, n'ont jamais réclamé les secours de la médecine, et dont le dérangement de l'esprit n'a pas même été remarqué par ceux qui les entourent Eh bien ! ces individus cherchent querelle, provoquent en duel, injurient, frappent, assassinent, se suicident, déshéritent, parce qu'ils obéissent à des voix, à des ordres, à des impulsions auxquels il leur est impossible de résister.

Parmi les nombreux faits de ce genre que j'ai recueillis, celui-ci me paraît intéressant à plus d'un titre.

OBS. 33. — Un homme riche habite seul une grande maison qui lui appartient. Son genre de vie n'est point en rapport avec la fortune qu'on lui connaît. Il est mal vêtu, laisse tomber ses vêtements en lambeaux, se nourrit avec la plus extrême parcimonie; personne ne pénètre dans son logis; quelque bizarre que paraisse sa conduite, comme il ne fait rien de répréhensible, on en est réduit aux conjectures. Des renseignements certains apprennent que ses ressources sont épuisées et qu'il doit de fortes sommes sur sa maison. Un jour enfin, il est forcé de la vendre. Sa ruine reste un mystère pour tous ceux qui l'ont approché. Misanthrope, taciturne, il ne répond point aux questions, les évite et les fuit.

On avait oublié cette aventure, lorsqu'un matin le malheureux se présente devant le nouveau propriétaire; sa figure est pâle, décomposée, mais dans ses yeux brille un feu étrange. « Monsieur, s'écrie-t-il, cet or que je possédais, cette fortune que j'ai perdue, je sais où elle est; une voix m'avait révélé qu'une catastrophe devait tout m'enlever, me réduire à la misère, et que, pour éviter ce malheur, il fallait cacher mes richesses. J'ai suivi ce conseil; rentes, meubles, maison, tout a été converti en or, et cet or je l'ai enfoui dans un lieu inconnu à tous. Puis la voix a cessé de se faire entendre. Ma tête est devenue un chaos, mes idées se sont troublées, il ne me restait qu'une lueur incertaine que je voyais scintiller de temps en temps, lorsque ce matin la voix s'est fait entendre de nouveau; elle m'a crié : Ton or, tu ignores où il est, personne ne le sait, eh bien! je vais te le dire : D'après mes conseils tu l'as jeté dans le puits. Monsieur, je vous en supplie, qu'on le vide, toutes mes richesses sont là. » On le console, on lui promet de faire ce qu'il désire, mais il faut du temps, des ouvriers; on parvient à lui démontrer qu'une opération de cette nature exige des mesures qui ne sauraient être prises en un instant. Il se retire. Au bout de quelques jours il revient pour connaître les résultats des fouilles. On lui répond qu'on n'a rien trouvé!!! Il pousse un gémissement, prononce des paroles incohérentes, et en peu de jours des signes certains de démence lui ôtent des regrets désormais inutiles.

— Je dois ce récit à la bienveillance de l'honorable M. Baron père, ancien médecin de l'hôpital des Enfants trouvés.

Dans la disposition d'esprit où se trouvait le malade dont nous rapportons l'histoire, on se demandera si la liberté de tester était entière. Cette question présente de grandes difficultés, la solution ne nous paraît point impossible. Lorsque la conduite de l'individu ne s'écarte pas des usages reçus, lorsqu'il n'est point tyrannisé par une de ces idées fausses qui lui font prendre en haine ses proches, ses amis, sans aucun motif, quand il administre sagement ses revenus, que l'acte attaqué indique qu'il avait la conscience de ce qu'il faisait, nous ne croyons pas que des paroles, des actions bizarres, résultats d'une conviction, fausse, mais sans influence sur les actes importants de la vie, puisse faire priver une personne de son état civil et l'empêcher de tester.

Résumé. — Les hallucinations de tous les sens sont moins fréquentes que les hallucinations isolées, ou groupées deux à deux, trois à trois.

— On les observe quelquefois à l'état de simplicité; mais le plus ordinairement elles se compliquent d'illusions ou de quelques-unes des formes de la folie.

— Les caractères de la folie, déjà appréciables dans les hallucinations simples isolées, le sont beaucoup plus dans les hallucinations générales.

— Les hallucinations isolées et générales donnent l'explication d'une foule de déterminations, d'actes incompréhensibles pour le vulgaire.

— Les hallucinations générales seraient un argument puissant en faveur du berkléisme, si un état pathologique pouvait servir à établir un principe psychologique.

— Sous le nom d'hallucinations générales, il faut comprendre, le plus ordinairement, la réunion des hallucinations et des illusions de tous les sens.

CHAPITRE V.

DES HALLUCINATIONS DANS LA FOLIE.

Ordre de fréquence des hallucinations et des illusions dans les diverses espèces de la folie. — Étude de ces fausses perceptions dans le délire aigu, la manie, la monomanie triste (lypémanie), la monomanie, la folie puerpérale et la folie à double forme. — *Résumé.*

Si l'hallucination existe par elle-même, indépendamment de toute complication, il n'est pas moins certain qu'on l'observe beaucoup plus fréquemment avec la plupart des espèces d'aliénations aujourd'hui généralement admises, et dans les faits du chapitre précédent, plusieurs étaient liés à des conceptions délirantes. Suivant Esquirol, sur cent aliénés, quatre-vingts au moins ont des hallucinations. D'après de nouvelles recherches ce chiffre serait trop élevé. C'est surtout dans les monomanies qu'elle se montre de préférence, soit à raison de la forme même, soit à cause de l'exploration, qui est plus facile dans ce cas. Il n'en est pas toujours ainsi; car il y a des mélancoliques qui gardent un silence obstiné pendant plusieurs années, et dont le hasard seul livre le secret. On peut cependant dire en thèse générale que, plus les actions des aliénés paraissent bizarres, singulières, plus on a de motifs de croire qu'elles sont le résultat d'hallucinations ou d'illusions.

Obs. 34. — « J'ai vu, rapporte Marc, dans la maison de santé du docteur Pressat, un homme déjà âgé, qu'un revers de fortune avait rendu mélancolique. Depuis plusieurs années il n'avait proféré aucune parole, et sa seule occupation consistait à flairer et à lécher les murs de sa chambre, ainsi que le seuil de la porte, quelquefois pendant des heures entières, sans qu'on pût s'expliquer les motifs d'une action aussi extravagante que pénible, dont la fréquence ainsi que la durée avaient laissé des empreintes profondes et nombreuses sur les cloisons en plâtre du lieu qu'il habitait. Plusieurs fois déjà, pendant mes

visites, je l'avais interrogé, sans succès, sur les motifs d'u
conduite aussi étrange, et qui ne pouvait inspirer que le dégo
et la compassion, lorsqu'un jour, ayant l'air de ne pas le rem
quer, je demandai à un surveillant d'où provenaient les tach
et les excavations à la fois sales et nombreuses que je voy
sur les murs. A notre grand étonnement, le malade rompit
long silence qu'il avait observé jusqu'à ce jour, pour me dir
« Vous appelez cela des taches sales, des excavations ; vous
voyez donc pas que ce sont des oranges du Japon ? Quels frui
délicieux, quelles couleurs, quelle odeur, quelle saveur adm
rable ! » Et le malade de se mettre à aspirer et à lécher av
un redoublement d'ardeur. Dès lors tout était expliqué, et
pauvre halluciné que j'avais plaint jusqu'alors comme le pl
infortuné des hommes, était, au contraire, très heureux, puisq
les hallucinations les plus agréables des sens de la vue, de l'odor
et du goût, lui procuraient des jouissances continuelles (1).

La fréquence des hallucinations dans la folie a engagé pl
sieurs médecins à en préciser le nombre d'une manière pl
rigoureuse qu'on ne l'avait fait jusqu'alors. Sur 145 malad
en traitement à la division de Bicêtre, dit M. Baudry, 56 m'o
présenté des hallucinations (2). MM. Aubanel et Thore dan
leur statistique du même hôpital disent que sur 184 maniaque
ils ont constaté 70 cas d'hallucinations et d'illusions ; su
66 observations de monomanie, 35 fois des hallucinations, e
que 21 individus, affectés de lypémanie ont offert 11 fois d
fausses perceptions sensoriales (3).

Un écrivain allemand, M. Blumröder, que je connais seule
ment par une attaque contre mon livre *des Hallucinations* (4)
m'a reproché de n'avoir pas ajouté, en sept années, de nou
veaux faits à mes 62 cas d'hallucinations de la première édi
tion, et d'avoir dit que dans la forme spéciale de la manie, le
hallucinations se montrent *presque toujours*, tandis qu'elles n

(1) Marc, *De la folie dans ses rapports avec les questions médico-judiciaire*
2 vol. in-8. Paris, t. I, p. 191, 1840.

(2) *Thèse*, 1833, p. 14.

(3) *Recherches stastistiques*, p. 98 et suiv. Paris, 1841.

(4) Blumröder, *Jahrbücher der in-und ausländischen medicin*, n° 3. Leipzi
1853.

manquent jamais. Convaincu que la critique d'un adversaire, fût-il même anti-catholique, est toujours utile, j'en ai fait mon profit. Réunissant les 285 observations de mon prédécesseur, M. J. Pressat fils, médecin consciencieux, aux 861 que j'ai recueillies dans l'espace de douze ans (1848 à 1859), je suis arrivé au chiffre respectable de 1146 faits, sur lesquels j'ai noté 725 cas d'hallucinations et d'illusions. Malgré mes efforts pour me concilier la bienveillance de M. Blumröder, j'avoue que les 229 observations de manie ne m'ont présenté que 178 exemples d'hallucinations, ce qui laisse un déficit de 51 cas ! Je vais maintenant exposer mes recherches. Voici l'ordre dans lequel se rangent nos 725 observations :

	Observations.	Hallucinations et illusions.
1. Délire aigu.	32	25
2. Manie.	229	178
3. Lypémanie (monomanie triste).	303	248
4. Monomanie hypochondriaque.	63	33
5. Mélancolie simple	1	0
6. Stupeur.	6	2
7. Monomanie triste avec stupeur.	7	3
8. Monomanies.	34	29
9. Démence.	82	41
10. Paralysie générale.	147	37
11. Faiblesse d'esprit, imbécillité, idiotie. . . .	53	17
12. Folie alcoolique..	73	49
13. Folie hystérique.	14	9
14. Folie épileptique.	28	9
15. Folie puerpérale.	23	18
16. Folie à double forme.	27	14
17. Folie morale.	5	1
18. Folie.	19	12
Totaux.	1146	725

Résumé :

Observations. 1146

Hallucinations et illusions. 725

L'examen approfondi auquel nous nous sommes livré de l'étude de toutes ces hallucinations nous a convaincu que nous tomberions dans des répétitions fastidieuses, si nous voulions

donner le résumé des dix-huit formes dans lesquelles elles se
sont offertes à notre observation ; aussi bornerons-nous nos
recherches à quatre groupes : le délire aigu, la manie, la
lypémanie et la monomanie ; nous présenterons seulement
quelques réflexions sur les autres groupes qui ont une physionomie plus spéciale.

Le but de ce travail sera surtout de donner une bonne description médicale des hallucinations et des illusions, afin qu'on
puisse ensuite, connaissant bien leur symptomatologie, suivre
les différences qui existent entre les hallucinations pathologiques et celles que nous considérons comme physiologiques ;
ce sujet sera repris, lorsque nous serons arrivé à l'étude
médico-psychologique des voix et des révélations de Jeanne
d'Arc.

1° Des hallucinations et des illusions dans le délire aigu (1).

Le délire aigu, que quelques médecins et entre autres
M. Pidoux, considèrent comme une folie aiguë, à raison même
de la violence de ses symptômes, de la continuité du délire,
ne permet que difficilement de séparer les hallucinations des
illusions. Livré, sans contrôle, aux impressions du dehors, aux
sensations intérieures, le cerveau ne peut que les subir et
être entraîné par elles, l'attention lui faisant complétement
défaut.

Les observations que nous avons recueillies sont au nombre
de 32 ; sur ce chiffre, 25 étaient compliquées d'hallucinations
et d'illusions, ainsi réparties :

HALLUCINATIONS.

Ouïe et vue. 5
Vue. 1
                                                        —
                                                        6

(1) Lélut, *Inductions sur la valeur des altérations de l'encéphale dans le délire
aigu, et la folie.* Paris 1836. — Brierre de Boismont, *Du délire aigu qu'on observe
dans les établissements d'aliénés,* t. XI (*Mémoires de l'Académie*), honoré d'une
médaille d'or par l'Institut, 1845. — *On a form of disease ressembling some
advanced stages of mania and fever,* by Luther, v. Bell. D. M. (*American journal
of Insanity*), oct. 1849.

HALLUCINATIONS ET ILLUSIONS

Ouïe et vue 10

Ouïe, vue, toucher, odorat, goût. 2

Ouïe, vue, goût. 1

Ouïe, vue. 1
_____
14

ILLUSIONS.

Vue et ouïe. 3

Vue. 1

Toucher. 1
_____
5

TOTAL.

Hallucinations. 6

Hallucinations et illusions. 14

Illusions. 5
_____
25

Cette espèce de folie fébrile, maniaque, par l'intensité de l'excitation générale qu'elle détermine dans les éléments nerveux et sanguin, rompt l'harmonie du monde intellectuel et physique; les idées prennent un corps, les objets se métamorphosent et l'esprit vit au milieu d'une fantasmagorie continuelle dont les tableaux sont généralement tristes. C'est à cette disposition de l'esprit, indiquée dans notre mémoire sur le délire aigu qu'on doit attribuer les suicides qui ont lieu si fréquemment dans les maladies appelées fièvres cérébrales, fièvres chaudes, et qui ne sont le plus ordinairement que des délires aigus. Nul doute aussi que la terreur, les cris, l'envie de mordre, de frapper, ne soient déterminés par des hallucinations d'une nature effrayante.

Les hallucinations se sont rencontrées isolées chez 6 individus, et associées aux illusions chez 14. Cinq fois les illusions existaient seules. Les formes des fausses perceptions qui se sont le plus fréquemment manifestées étaient celles de l'ouïe et de la vue réunies, puis venaient les perversions de l'odorat, du goût, du toucher, et en dernier lieu de tous les sens.

Les hallucinations et les illusions dans cette maladie sont les accessoires d'un délire presque toujours général, au milieu duquel il n'est pas rare de voir poindre une conception déli-

rante prédominante. La mobilité, la confusion, l'entre-choquement des idées rendent souvent difficile l'observation de
ces perceptions sensoriales. C'est, sans contredit, une des
formes de l'aliénation mentale où elles sont le plus fugaces :
les impressions qu'elles produisent sur l'esprit sont souvent
pénibles. Les figures prennent l'apparence d'ennemis, de
monstres ; les voix font entendre des paroles menaçantes ; les
boissons ont un goût détestable, elles sont empoisonnées. Cinq
de ces infortunés, sous l'influence de ces sensations douloureuses, voulaient attenter à leurs jours, et deux autres se précipitèrent sur les assistants pour leur faire du mal.

Les malades atteints de délire aigu, à raison des nombreuses
illusions qui les assiégent, doivent être l'objet d'une surveillance continuelle. Un fait qui s'est passé récemment sous
mes yeux démontre que les gardiens ne sont pas suffisants
pour empêcher un accident, et qu'il faut, dans quelques
circonstances, recourir aux mesures coercitives. Une jeune
dame est conduite dans mon établissement pour un délire
violent, une tendance continuelle au suicide. Deux servantes
sont placées dans sa chambre ; une surveillante s'y trouvait par
hasard avec elles, lorsque, dans un moment indivisible, la
malade saisit la ganse de ses rideaux, la serre avec violence
autour de son cou, en enfonçant sa figure entre les oreillers ;
aucune force ne peut lui faire ouvrir les mains. Le péril est
menaçant : la surveillante par une heureuse inspiration lui
frappe sur le cou ; la jeune dame relève aussitôt la tête, et ce
mouvement suffit pour permettre de glisser la main et arrêter
la strangulation. L'empreinte due à la constriction a présenté
pendant plusieurs jours une surface rougeâtre de 2 centi-
mètres de largeur dans la partie antérieure de la région cervi-
cale. Chaque fois que cette malade était libre, elle saisissait le
moment favorable pour renouveler ses tentatives.

La nature des hallucinations est souvent en rapport, dans
ce délire, avec les habitudes, le caractère, les passions de
l'individu. Une demoiselle très religieuse criait continuellement : *Voici les démons qui m'entourent ; retire-toi, Satan ;
mon doux Jésus, chassez-le !* — Un ministre protestant, qui
avait éprouvé de grands revers de fortune, fut en proie à un

délire aigu intermittent. A tous les accès, il voyait des figures sinistres qui le menaçaient de l'enfer, lui tenaient de mauvais propos et le tourmentaient.

Les illusions seules ou associées aux hallucinations sont très communes dans le délire aigu. Les figures changent ou prennent des aspects extraordinaires. Les boissons sont rejetées avec horreur, parce que les malades croient qu'elles sentent la fumée, que leur saveur est détestable, qu'on cherche à les empoisonner. Quelques-uns, au contraire, se persuadent que les tisanes ont les goûts des meilleurs vins, et entrent dans une sorte d'extase en les buvant.

2° *Des hallucinations et des illusions chez les maniaques.*

L'agitation du maniaque, son défaut d'attention, la mobilité de ses idées sont autant de circonstances qui nuisent à l'observation suivie des impressions sensoriales. Cependant l'intervalle plus long des intermittences, l'espèce d'enchaînement qu'on entrevoit dans l'incohérence des discours et la bizarrerie des actes, la présence fréquente de l'aliéné, permettent d'étudier les désordres des sens plus attentivement que dans le délire aigu. A *priori*, on est porté à conclure que l'excitation générale doit donner lieu à des appréciations fausses et nombreuses sur les sensations extérieures; c'est aussi ce que nous avons constaté. Pour que l'hallucination s'établisse, il faut une certaine fixité d'idées qui n'existe que dans les monomanies et surtout dans les monomanies tristes. Georget avait déjà fait la remarque que les hallucinations sont rares dans la manie. Les relevés suivants montreront qu'elles sont plus communes que ne le croyait cet aliéniste distingué, mais que les illusions seules ou combinées aux hallucinations sont les symptômes sensoriaux prédominants.

Les observations que nous avons recueillies sur la manie sont au nombre de 229, et celles qui se compliquent d'hallucinations et d'illusions comprennent 178 cas; restent 51 observations qui n'ont pas offert de fausses perceptions sensoriales.

Les 178 faits se répartissent de la manière suivante :

HALLUCINATIONS SEULES.

Ouïe et vue.	26
Ouïe.	15
Vue.	9
Ouïe et toucher.	2
Ouïe, vue, toucher.	1
Ouïe, sensibilité générale.	1
	54

HALLUCINATIONS ET ILLUSIONS.

Ouïe et vue.	21
Ouïe, vue, toucher, odorat, goût.	12
Ouïe, vue, toucher, odorat.	8
Vue.	6
Vue, ouïe, odorat, goût.	5
Ouïe, vue, odorat.	5
Vue, odorat.	3
Ouïe, vue, toucher.	1
Ouïe, goût, odorat.	1
	64

ILLUSIONS SEULES.

Vue.	27
Ouïe et vue.	21
Tous les sens.	10
Toucher.	1
Odorat, goût.	1
	60

TOTAL

Hallucinations.	54
Hallucinations et illusions.	64
Illusions.	60
	178

Dans les remarques que nous allons faire sur les fausses sensations, nous suivrons la classification des cinq sens, les désordres de la sensibilité générale seront examinés quand nous traiterons des monomanies tristes.

Les hallucinations de l'ouïe chez les maniaques consistent dans des paroles le plus souvent railleuses, moqueuses, bles-

santes, injurieuses, désagréables, menaçantes; elles peuvent,
dans d'autres cas, être d'une nature toute différente et déterminer un contentement extrême : les voix poursuivent les
maniaques, ne leur laissent pas de repos; il en résulte des
excitations, des emportements, des agitations, des scènes de
violence ou des joies désordonnées. Dans le silence des nuits,
les crises sont plutôt dues aux hallucinations, tandis que dans
le jour elles sont plus généralement déterminées par les illusions. Beaucoup d'aliénés ont des conversations avec des êtres
invisibles. Dans quelques cas, les voix émanent de Dieu, du
ciel, mais les discours qu'elles tiennent ne sont pas en rapport
avec leur haute origine, ou bien elles annoncent au maniaque
qu'il est un haut personnage, un prophète, un roi, le maître
du monde, etc. Le genre du délire ôte toute fixité aux voix,
aussi font-elles entendre les contradictions les plus choquantes,
ce sont même deux traits particuliers des hallucinations chez
les maniaques.

Ces voix peuvent venir de toutes les directions, d'en haut,
d'en bas, du dehors, de la cour, de la rue, du ventre, de l'estomac; elles sont éclatantes, prononcées dans un tuyau, entrent
dans la tête, obligent à boucher les oreilles, ou bien elles sont
confuses, à peine perceptibles, semblables à un souffle, silencieuses, intérieures. Les malades se tournent rapidement
vers le lieu d'où elles partent et leur prêtent une grande attention; ils leur répondent en parlant haut, en chantant, en mar-
mottant, en esprit. Plusieurs entendent des voix d'une intonation différente. Les conversations sont plus fréquentes, plus
bruyantes la nuit. D'autres malades, au lieu de répondre par
des paroles, font des signes télégraphiques à la voix qui est
dans les airs.

Il n'est pas rare, lorsque les voix sont menaçantes, d'entendre les maniaques crier à la garde, à l'assassin, mais ces
manifestations se produisent plus souvent sous l'influence des
désordres de la vue.

Quoique le tumulte extérieur contribue à diminuer l'intensité des voix, on rencontre fréquemment des maniaques inoffensifs, qui les entendent au milieu de la foule. Un médecin
nous affirmait que, depuis des années, elles ne cessaient de

l'appeler, dans les rues, les promenades de Paris, pochard
soulard, de lui dire des choses grossières. En vain marchait
des heures entières, elles le poursuivaient partout. Depuis
quelques mois particulièrement, elles l'entouraient, l'inju
riaient, ne lui accordaient pas un moment de répit. Tenez
ajoutait-il, en ce moment même, elles m'appellent pochard.
Un militaire en convalescence d'une affection maniaque, cau
sant avec nous, s'arrêtait pour nous dire : «On m'appelle traître
je ne le suis pas. »

Les hallucinations de la vue comme celles de l'ouïe, quoiqu
plus nettes que dans le délire aigu, se trouvant très souven
mélangées aux illusions, ne sont pas toujours faciles à distin
guer, masquées qu'elles sont par ces dernières. Toutes le
idées peuvent les produire, elles durent d'autant moins qu
les impressions sont plus fugitives; si l'émotion a été pro
fonde, l'hallucination persiste quelque temps. Une fermière
en proie à une affection nerveuse, est soignée pendant un moi
par une femme dont l'unique traitement consiste à prier pou
elle. Ce système de médication a pour résultat de faire naîtr
chez elle une hallucination qui lui montre sa gardienne conti
nuellement en prière à ses côtés. Une dame voit en songe so
ami que sa profession a obligé de retourner en Afrique. Il lu
raconte qu'il a péri dans un combat et lui présente la main
elle la touche, elle est froide. Son saisissement est si fort
qu'elle s'éveille en sursaut, puis éclate un accès de manie
Souvent les impressions sont désagréables, pénibles, hideuses
terrifiantes. Une de nos malades voyait un serpent toujou
prêt à s'élancer sur elle pour la déchirer.

Les apparitions de la manie, parfois distinctes, sont le plu
communément confuses, mal dessinées et remplacées par
d'autres; la rapidité de leur succession peut être telle, que
l'aliéné croit assister à un spectacle de fantasmagorie. L'un
d'eux nous disait : « Je vis dans un monde de rêves. »

Les illusions sont beaucoup plus fréquentes que les hallu
cinations, parce que l'attention ne présidant plus aux opéra
tions intellectuelles, le cerveau est envahi par toutes les impres
sions externes et internes.

Les illusions de l'ouïe ont des origines très diverses, le

paroles, les bruits, les chants sont interprétés de la manière la plus bizarre par le maniaque qui s'imagine que toutes ces sensations auditives se rapportent à lui. Ces impressions sont la cause d'actes insolites, instantanés, imprévus. Une jeune dame qui répond continuellement à des voix, croit que les injures, les grossièretés qu'elles lui adressent sont proférées par les personnes présentes, et au moment où l'on s'y attend le moins, elle soufflette celle qui vient de parler, quelquefois aussi elle inflige ce châtiment à d'autres personnes qui n'ont pas ouvert la bouche, et si on lui reproche sa conduite, elle se justifie en disant : « On m'insulte sans cause et je me venge ». Ici l'hallucination et l'illusion se suppléent chez la même malade. Une autre dame, également tourmentée d'hallucinations et d'illusions de l'ouïe, suivant que l'une ou l'autre de ces impressions domine, entre en fureur contre ces prétendus insulteurs, et leur prodigue des épithètes si malsonnantes, si peu en harmonie avec son éducation, qu'on est contraint de la conduire immédiatement dans sa chambre. Plusieurs de ces aliénés ne peuvent rester en place, parce que l'on fait du bruit dans tous les lieux où ils se trouvent.

Les illusions de la vue ont une part considérable dans la manie. Une des plus communes est le changement des personnes. Sur 124 cas, nous l'avons constaté 62 fois. Tantôt ce sont des parents, des amis, des connaissances que l'aliéné voit dans les assistants ; tantôt ce sont des figures hideuses, malveillantes, ennemies dont il se croit entouré. Très souvent ces figures lui font des grimaces, se moquent de lui ; il s'imagine alors qu'on a organisé un complot et que tous les aliénés de l'établissement sont des personnages apostés pour jouer une comédie. Un de nos malades prétendait que ses commensaux étaient autant de gens qu'il avait connus ; il leur tenait des lambeaux de conversation en rapport avec leurs positions supposées. Ces transformations de figures donnent lieu parfois à des scènes très émouvantes. Une dame demandait chaque jour, du ton le plus pathétique, et avec des accents déchirants, à voir son mari et son fils ; elle ne voulait prendre aucune nourriture et il fallait l'alimenter avec la sonde. Les renseignements m'avaient appris que les mêmes plaintes avaient eu lieu dans un autre établissement, et que la réunion si ardemment désirée n'avait eu aucun résultat. Touché, cependant, comme d'autres personnes de la maison, de cette douleur qui paraissait si vraie, je fis venir le mari et le fils; malgré mon expérience, j'espérais encore. Après les avoir regardés, la malheureuse femme gémit profondément, en s'écriant : « Ce ne sont pas eux. » L'épreuve fut tentée une seconde fois, sans plus de succès; elle n'a plus été reprise, car elle pouvait avoir des conséquences fâcheuses pour l'enfant.

Ces changements ne se bornent pas à des substitutions de personnes; à diverses reprises, nous avons entendu des malades nous dire que des individus qui leur parlaient étaient des chiens, des oies, des chevaux, des singes. Parmi les dangers auxquels on est exposé avec les aliénés, ces illusions de l'ouïe et de la vue ne sont pas un des moins graves. La persistance des injures, la présence constante d'un ennemi ont déterminé plus d'un événement tragique.

Cette mobilité et cette rapidité des sensations visuelles produisent les combinaisons les plus variées. Tout change à chaque instant autour du maniaque; on entasse autour de lui une foule d'objets qui ont chacun une signification pour son état; tous les gestes qu'il voit sont faits dans une intention qui le concerne. Un aliéné nous affirmait que les passants, les cochers, les chevaux, les voitures prenaient sur son passage des poses singulières, des attitudes étranges.

Les objets subissent les mêmes métamorphoses, les cailloux, les feuilles, les chiffons sont des pierres précieuses, des substances rares, des peintures magnifiques; des lignes, des barres sont des portraits, des tableaux, etc.; de la poussière, du sel, du poivre deviennent des poisons qu'on jette dans les aliments, qui sont alors obstinément refusés. Un maniaque regarde une étoile, il y découvre Dieu, bientôt il le voit dans six autres étoiles et prétend qu'il s'occupe de lui. Cette influence des étoiles sur la destinée est beaucoup plus commune chez les gens raisonnables qu'on ne le pense. Nous avons connu plusieurs personnes très intelligentes, mais très nerveuses, qui, lorsqu'elles étaient malades, ou sous l'émotion d'un événement grave, se levaient dans la nuit, regardaient au ciel et s'adressaient mentalement à une étoile qu'elles avaient remarquée, comme si elle était leur intermédiaire avec Dieu.

Dans les illusions de la vue, les figures, les objets grandissent, diminuent, s'éloignent, se rapprochent, se colorent, se fractionnent, pâlissent comme dans les hallucinations. Les sensations auditives illusoires présentent aussi les mêmes phénomènes qu'on observe dans les hallucinations de l'ouïe. Les voix sont sonores, confuses, silencieuses, diverses, éloignées, rapprochées, intérieures, etc.

Enfin les illusions de la vue peuvent concerner les aliénés eux-mêmes et donner lieu à des erreurs de personnalité; ainsi il y a des maniaques qui se croient métamorphosés en animaux, d'autres qui s'imaginent grandir à vue d'œil, voir pousser leurs cheveux, leur tête enfler comme un ballon, etc.; d'autres se figurent devenir très légers, s'élever dans les airs, voler, etc.

Les illusions du toucher, du goût et de l'odorat sont beaucoup moins fréquentes que les précédentes, quoique encore assez nombreuses. Il est difficile de les distinguer des hallucinations à cause de la mobilité des idées et des impressions des maniaques; cette difficulté est déjà manifeste chez les monomanes tristes dont l'intelligence n'est dérangée que sur un petit nombre de sujets.

Les maniaques qui ont des illusions du toucher disent qu'on les frappe, qu'on leur donne des coups. Ils sont convaincus qu'on les pince, qu'on les brûle. Plusieurs se croient magnétisés, sentent les commotions. Les femmes soutiennent qu'elles sont des victimes d'attentats de toute espèce; on se livre sur elles à des attouchements, on les viole, on en abuse.

Une dame affirmait à son mari que Satan couchait chaque nuit avec elle. Par contre, il y en a d'autres qui se plaisent dans ces sensations voluptueuses. Il est à remarquer que les aliénées qui se livrent à ce dévergondage de l'imagination sont souvent des femmes d'une conduite exemplaire et très retenues dans leur langage.

Les illusions de l'odorat se manifestent le plus souvent par la sensation de mauvaises odeurs; du moins les cas de ce genre sont-ils les plus communs; quelques malades assurent cependant qu'on leur fait respirer des parfums. Les impressions du goût sont aussi perverties ; les maniaques se persuadent que les aliments sont détestables, altérés, et surtout qu'ils sont empoisonnés ; aussi le refus des boissons et de la nourriture s'observe-t-il dans des cas assez nombreux, lorsque ces deux illusions sont réunies.

La difficulté de distinguer les illusions des hallucinations tient à ce que dans le premier cas il y a très souvent des sensations réelles qui sont transformées par l'imagination du malade. C'est ainsi que des douleurs rhumatismales, nerveuses, font croire à l'aliéné qu'on le maltraite, qu'on le frappe ; qu'une mauvaise haleine, un goût saburral lui suggèrent l'idée d'odeurs infectes, de substances empoisonnées.

Les hallucinations et les illusions chez les maniaques peuvent se montrer au début de la maladie, la précéder, la compliquer, se terminer avec elle, ou persister après qu'elle n'existe plus.

Il arrive quelquefois que l'illusion se transforme en hallucination, et réciproquement ; nous en avons déjà cité des exemples. Un maniaque croit voir un animal effrayant dans toutes les personnes qui se présentent devant lui ; puis, par un procédé naturel à l'homme, il détache l'image de l'idée, la place devant ses yeux, et, effrayé de sa propre création, il ne cesse de pousser des hurlements et de livrer des combats furieux à l'animal imaginaire... D'autres fois ces maniaques, après avoir pris des étrangers pour une personne connue, voient cette personne devant eux, lui parlent, reçoivent ses réponses. — Ces changements s'observent dans les autres formes de l'aliénation.

Les hallucinations, comme les maladies mentales, peuvent être symptomatiques. — Une femme est atteinte d'une maladie grave des intestins ; sa raison s'égare, elle crie, chante, tient les propos les plus incohérents. Au milieu de son délire, elle s'imagine voir, dans la cour, de gros poissons qu'elle pêchait à la ligne. Par moments, elle se montre très effrayée, parce que les poissons vont la manger. A mesure que l'affection intestinale s'est améliorée, les idées folles ont diminué d'intensité, et lorsque cette dame nous a quitté, elle était entièrement guérie. Nous avons noté les mêmes faits dans les maladies du cœur, et le docteur Forbes-Winslow en a rapporté plusieurs exemples dans son ouvrage *Sur les maladies obscures du cerveau* (1). Ces hallucinations et illusions symptomatiques peuvent être provoquées par beaucoup d'autres maladies.

Les hallucinations et les illusions donnent lieu aux désordres les plus singuliers.

Obs. 35. — Mademoiselle O... s'était fait remarquer par son jugement, dont la rectitude était telle, qu'elle était sans cesse consultée par ses amis. Ce fait, qui m'a été attesté par un grand nombre de personnes très capables d'apprécier son esprit, m'a prouvé que si l'absence du jugement était un des caractères distinctifs de la folie, la règle n'est point sans exception. Qui d'ailleurs ne se rappelle l'observation d'un homme dont la raison puissante avait aidé à conserver la paix du monde, et qui cependant, dans la force de l'âge, fut atteint par l'aliénation !

Les premiers symptômes du mal se manifestèrent comme par une espèce de révélation ; elle pria ses parents de la faire mettre dans un établissement qu'elle désigna, dans le cas où elle deviendrait folle. Cette demande les surprit beaucoup, car à cette époque elle causait raisonnablement, ne faisait rien de bizarre.

Mademoiselle O... crut d'abord entendre des voix qui lui adressaient des injures. On la menaçait de la couper en quatre, de la hacher comme de la chair à pâté, de la manger, de la dévorer. Ces voix lui commandaient d'avaler tout ce qui se présentait. Docile à leur ordre, elle s'introduisait successivement dans l'estomac des boucles d'oreilles, des épingles, des mitaines, et elle aurait fait la même chose d'un jeu de dominos, si, soupçonnant son intention, on n'avait refusé de le lui donner.— Cette demoiselle riait quand on lui faisait des observations, ou bien elle entrait en fureur, donnait des coups, cherchait à égratigner, prétendait que nous étions des diables.

Ses discours pleins d'incohérences indiquaient le trouble de ses facultés ; on allait venir la chercher pour la conduire en Chine ; les diables l'accablaient de mauvais traitements, lui

---

(1) Forbes-Winslow, *On obscure Diseases of the brain and disorders of the mind*, chap. 6, p. 159-224. London, 1859.

disaient des obscénités; nous étions messieurs tels et tels, puis nos figures se changeaient en celles de bandits, de scélérats. — Par une transition subite, incompréhensible, ces pensées folles disparaissaient comme si le vent les eût balayées, et une conversation sensée, instructive, frappait d'étonnement les personnes présentes, auxquelles rien ne pouvait expliquer un si rapide changement.

Cette demoiselle offrait en outre une perversion de la sensibilité cutanée qui lui faisait trouver du plaisir à s'arracher la peau, symptôme que nous avons rencontré chez un grand nombre d'aliénés, et particulièrement chez les mélancoliques et les idiots. Cette manie était quelquefois poussée si loin, que nous avons compté jusqu'à douze grandes ulcérations sur les différentes parties de son corps.

Le travail, les fatigues et l'âge critique paraissent avoir été la cause de la maladie mentale de cette demoiselle.

Il y avait des jours où elle avait la conviction qu'elle maigrissait et rapetissait à vue d'œil, quoiqu'elle fût d'un embonpoint énorme. Une fois, elle supplia une dame de la mettre dans son parapluie ou dans son chapeau, afin de l'emmener plus facilement. Dans d'autres cas, elle se croyait métamorphosée en chat, en chien, et contrefaisait, des heures entières, les cris de ces différents animaux.

Ces illusions furent remplacées par une autre qui dura fort longtemps. Elle se plaignait que tout le monde l'accusât d'être un homme, tandis qu'elle était une femme, et pour en administrer la preuve convaincante, elle montrait ses seins nus et relevait ses jupons. Mais là ne s'arrêtaient point ces actes: cette demoiselle si chaste, si retenue, chez laquelle des principes religieux bien entendus, une morale sévère, avaient dû vaincre ou du moins refouler l'instinct animal, s'abandonnait à l'onanisme de la manière la plus effrénée. Souvent nous l'avons vue se livrer à cette manœuvre en présence de plusieurs personnes, sans qu'elle en manifestât la moindre honte. Chose remarquable et dont on trouve cependant des analogues chez les gens raisonnables, elle se mettait ensuite à causer tranquillement, comme si rien ne s'était passé.

On a dit que l'instinct génésique avait son point de départ

dans le cervelet; mais comment se fait-il que cet organe se réveille à l'époque où ses fonctions vont cesser? Suivant une loi physiologique, une longue inaction ne doit-elle pas, au contraire, en avoir amené l'atrophie? — Nous avons donné nos soins à une dame parfaitement bien élevée, fort religieuse, mère de plusieurs enfants, qui n'avait jamais lu de romans; parvenue à son temps critique, elle fut assaillie de désirs impérieux, et ne reculait devant aucun moyen d'excitation pour les satisfaire. Tout est rentré dans l'ordre lorsque les symptômes se sont calmés. Comment attribuer au cervelet la fureur utérine qui se développe chez des mères de famille, chez des femmes vertueuses, immédiatement après l'apparition d'un eczéma sur les parties de la génération? — En voilà assez sur ce sujet, qui nous conduit naturellement à une autre réflexion du même ordre. On s'est souvent demandé comment les paroles les plus sales, les actions les plus lubriques étaient proférées, commises par des femmes bien élevées, tandis que celles qui avaient été folles de leur corps se tenaient, au contraire, dans la réserve? La réponse nous paraît devoir être prise dans l'organisation même. On peut, par l'éducation, la religion, refouler un instinct, l'étouffer; mais le détruire, jamais. Il y a plus : il se relève d'autant plus impétueux qu'il n'a point été satisfait. Voilà pourquoi, chez les aliénées religieuses, l'amour du sexe se montre dans toute son exaltation.

Mademoiselle O... resta une année entière dans cet état de manie, en proie à des hallucinations, à des illusions, et à des agitations continuelles. Tantôt c'étaient des diables qu'elle voyait, des voix qu'elle entendait ; tantôt c'étaient des figures étrangères, des amis qui la visitaient, ou bien on lui servait des mets empoisonnés, on remplissait son appartement d'odeurs infectes, on faisait un bruit affreux pour l'empêcher de dormir. Quelquefois elle prétendait que nous l'avions battue, et montrait les ulcérations qu'elle s'était faites en se déchirant la peau. Par moments, elle prétendait qu'elle était la duchesse de Berri, que son mari venait d'user de ses droits, qu'elle était accouchée d'un fils. Quand cette idée lui passait par la tête, elle cherchait son enfant partout, et croyait le voir dans chaque objet.

Après ce laps de temps, nous reconnûmes qu'elle devenait plus calme, que sa conversation présentait de longs intervalles lucides. On lui permit de descendre au jardin, elle ne se dépouillait plus de ses vêtements. Le mieux se soutint, puis elle revint complétement à la raison. On a prétendu, bien à tort, qu'après des crises aussi longues, il restait toujours quelque altération dans les facultés intellectuelles. Mademoiselle O... eût été, dans ce cas, une exception à la règle; car elle passait ses journées entières avec nous, les partageant entre la conversation et les leçons qu'elle donnait à mes enfants. La clarté de ses explications, le choix de ses exemples, l'excellence de sa méthode, excitaient chaque jour notre surprise. Sa mémoire était prodigieuse, rien n'avait été oublié dans cette longue nuit de ténèbres. Pendant dix jours entiers, cette miraculeuse résurrection se soutint; mais peu à peu des idées folles, bizarres, traversèrent de nouveau son cerveau. Elle s'arrêtait au milieu de la conversation la plus sensée, pour dire qu'elle n'était pas une Chinoise, qu'elle n'avait pas été en Afrique, qu'elle n'avait coupé le cou à personne. Quelquefois elle relevait ses jupons à l'improviste, pour prouver qu'elle n'était pas un homme. Le désordre reprit toute son intensité, et depuis cette rechute jusqu'à son départ, qui eut lieu quatre mois après, elle eut des intermittences de calme et de déraison. Dans ses accès, elle se déshabillait pour montrer qu'on avait changé son dos, qu'elle était un animal, mademoiselle B..., une des pensionnaires de la maison, ou bien pour prouver le contraire, semblable à ces anciens rhéteurs qui soutenaient le pour et le contre. Une autre particularité de cette aliénation, c'est que mademoiselle O... a souvent écrit, au milieu des discours les plus incohérents, des lettres qui ne contenaient pas un mot qui pût déceler l'état de son esprit, et que, dans une enquête, on eût présentées comme autant de preuves de l'excellence de son jugement.

Les hallucinations et les illusions chez les maniaques entraînent des déterminations et des actes souvent incompréhensibles au premier abord, mais qu'une connaissance approfondie de ces deux ordres de symptômes permet presque toujours d'expliquer d'une manière naturelle. Un aliéné vous regarde d'un air furieux ; il va s'élancer sur vous, vous frapper : c'est qu'une illusion a changé votre figure en celle d'un ennemi, ou bien il s'imagine que vous lui faites des grimaces, que vous lui dites des injures. Celui-ci s'élance par la croisée, parce que la rue lui a paru de plain-pied avec l'appartement, ou qu'il a cru passer dans un jardin rempli de fruits et de fleurs. Celui-là prend son pain, le jette dans le ruisseau et l'écrase sous son pied pour le rendre plus tendre et lui donner une saveur qu'il n'a pas.

Beaucoup de maniaques refusent, à leur entrée, les aliments, les supposant empoisonnés. Il en est qui regardent le ciel avec un air d'extase, parce que les nuages sont en or, représentent des cavaliers, des palais. Un de ces malades tournait continuellement sur le talon ; on apprit que cet ancien ingénieur, depuis un grand nombre d'années dans l'établissement du docteur Blanche, avait la conviction qu'il élevait les eaux, à l'aide de ce mouvement rotatoire, à une hauteur incommensurable.

Il en est qui voient sur leurs hardes, leur paille, des insectes, des animaux, des couleurs éclatantes. Les moindres bruits sont l'occasion d'impressions variées ; ils croient qu'on leur fait des menaces, qu'on tire le canon, qu'on exécute des concerts.

Ces fausses sensations sont souvent la cause d'actes nuisibles, dangereux. Quelques maniaques tuent parce qu'ils aperçoivent le diable devant eux ; d'autres meurent de faim, mettent le feu, se mutilent, parce qu'ils obéissent à un commandement. Les faits de ce genre sont très nombreux. Souvent difficiles à ramener à leurs véritables causes, en raison de l'agitation du malade, de son irascibilité, de l'impossibilité d'en obtenir une réponse, ces singularités, ces excentricités n'en ont pas moins les hallucinations et les illusions pour point de départ.

Résumé. — Les hallucinations de la manie sont plus fréquentes que celles du délire aigu, mais les illusions seules ou combinées aux hallucinations sont les phénomènes sensoriaux prédominants.

— La proportion plus considérable des illusions tient à ce que, si la cohésion est plus marquée dans la manie, l'attention se trouvant encore fortement lésée, l'imagination est sans cesse le jouet des impressions extérieures.

— Les hallucinations et les illusions de la manie sont souvent nombreuses, continuelles, confuses et changeantes.

— Les plus fréquentes sont celles de l'ouïe et de la vue. Les hallucinations et illusions de tous les sens s'observent plus souvent dans cette forme que dans les autres.

— Il n'est pas toujours facile dans la manie de distinguer les hallucinations des illusions, non-seulement à raison de la rapidité et de la mobilité des impressions, du manque d'attention, mais encore à cause de l'existence de sensations réelles.

— Le défaut de fixité des impressions produit les oppositions et les contradictions les plus choquantes; aussi les hallucinations et les illusions ont-elles un caractère général d'incohérence.

— La physiologie des hallucinations et des illusions fournit des matériaux qui en éclairent l'étude.

— La fréquence des illusions dans la manie est due au défaut d'attention.

— Tous les bruits peuvent donner lieu aux illusions de l'ouïe; celles de la vue sont plus spécialement caractérisées par des changements de personnes.

— Les illusions du toucher, de l'odorat, du goût sont généralement d'une nature désagréable et pénible.

— L'hallucination et l'illusion peuvent précéder la manie, lui donner naissance, être remplacées par elle, celle-ci n'en est alors que la transformation. Les illusions se changent quelquefois en hallucinations, et réciproquement.

— Les hallucinations, le plus souvent primitives dans la manie, sont quelquefois symptomatiques.

— Au point de vue de la médecine légale, les hallucinations ont une grande importance; car elles sont souvent la cause d'actes de violence, de tentative de vol, d'incendie, de meurtre, de suicide, etc., etc.

3° *Des hallucinations et des illusions dans la monomanie triste (lypémanie).*

Les hallucinations et les illusions dans la monomanie triste (lypémanie d'Esquirol) ont des caractères de fixité, d'intensité, de ténacité et d'expression qui les différencient de celles qu'on observe dans le délire aigu et la manie. L'intégrité de la raison, sauf quelques parties obscurcies, permet, dans la plupart des cas, d'analyser avec un grand soin ce phénomène et de le suivre dans ses modifications. Le sujet lui-même, lorsqu'il est intelligent, peut fournir des renseignements très utiles sur le retour de ses conceptions à l'état de sensation. Si, dans le délire aigu et la manie, les fausses sensations sont fréquemment pénibles, douloureuses, la nature des désordres intellectuels ôte aux idées et à leurs signes sensibles, qui en sont les reflets forcés, cette fixité morbide, qui est, au contraire, le caractère pathognomonique de la monomanie triste. Ici la douleur est d'une immobilité désespérante, et si l'observateur est surpris de quelque chose, c'est de ne pas constater des catastrophes plus nombreuses.

Dans les 303 malades, atteints de cette variété de la folie, nous en avons trouvé 248 qui avaient des hallucinations et des illusions, et sur ce chiffre 212 présentaient toutes les expressions sentimentales de la douleur.

Voici la distribution de ces perceptions sensoriales morbides, que nous classons d'abord en trois catégories, suivant qu'elles sont isolées ou réunies, et que nous rangeons ensuite dans chacune de ces divisions d'après leur ordre numérique.

PREMIÈRE CATÉGORIE.

Hallucinations seules.

Ouïe.	55
Ouïe et vue.	34
Vue.	7
Ouïe et toucher.	1
Vue et toucher.	1
	95

IIe CATÉGORIE.

Hallucinations et illusions réunies.

Hallucination de l'ouïe et illusions de l'ouïe, de la vue, du toucher, d
l'odorat, du goût, de la sensibilité générale interne (l'hallucination
associée à 1, 2, 3, 4 illusions). . . . .

Hallucinations de l'ouïe et de la vue et illusions de l'ouïe et de
la vue (réunies), de l'ouïe, de la vue (séparées), du toucher, de
l'odorat, du goût, de la sensibilité générale interne (même remarque que plus haut). . . . .

Hallucinations et illusions de tous les sens. . . . .

Hallucination de la vue et illusions de l'ouïe, de la vue, du toucher, de l'odorat, du goût, de la sensibilité générale interne
(même remarque). . . . .

Hallucination du toucher et illusion du toucher. . . . .

IIIe CATÉGORIE.

Illusions seules

Vue seule ou associée aux illusions du toucher, de l'odorat, du goût, de
sensibilité générale interne. . . . .

Ouïe seule ou associée aux illusions de la vue, du goût. . . . .

Toucher seul ou associé aux illusions de l'odorat, du goût. . . .

Odorat seul ou associé à l'illusion du goût. . . . .

Goût seul ou associé à l'illusion de la vue. . . . .

Sensibilité générale interne. . . . .

Résumé général.

Hallucinations seules   95

Hallucinations et illusions réunies.   123

Illusions seules.   30
                                                    ___
                                                    248

Ces divers modes de combinaison sont ceux que nous avons
observés, mais il est évident qu'on peut en noter beaucoup
d'autres. Nous ferons encore remarquer que, si les hallucinations du toucher, de l'odorat et du goût sont très rares ou
manquent dans nos observations, c'est que nous avons presque
toujours constaté qu'il existait une sensation réelle transformée

en illusion, ce qui n'a rien de surprenant, lorsqu'on relève le chiffre considérable des changements que subissent les personnes et les choses chez les aliénés. Il y a bien évidemment des hallucinations du toucher, de l'odorat et du goût, nous en avons rapporté plusieurs exemples dans notre seconde édition des *Hallucinations*, pages 105 et suivantes, mais l'examen établit que les illusions de ces trois sens sont bien plus fréquentes.

PREMIÈRE CATÉGORIE. — *Hallucinations seules.*

Nous suivrons dans l'étude de l'analyse des expressions sensoriales qui caractérisent les hallucinations et les illusions de la monomanie triste, le même ordre que nous avons adopté pour celle de la manie, c'est-à-dire leur proportion numérique dans chaque espèce d'hallucination et d'illusion.

Si l'uniformité des expressions constituait un type, la monomanie triste serait à coup sûr immuable. Déjà, dans le délire aigu et la manie, nous avons constaté la fréquence des sensations pénibles et douloureuses ; dans la lypémanie, elles sont pour ainsi dire stéréotypées : sur 55 cas d'hallucinations de l'ouïe, nous les avons notées 53 fois.

Les monomanes tristes en proie à des hallucinations de l'ouïe entendent des paroles désagréables, blessantes, pénibles, railleuses : les voix se moquent d'eux, les traitent de drôles, de polissons, leur disent qu'ils sont fous ou qu'on veut les faire passer pour fous, et dans d'autres circonstances, elles murmurent des plaintes, des mots empreints de tristesse qui augmentent encore leur chagrin.

Les voix les plus nombreuses, celles qui font le tourment des aliénés, proviennent des ennemis, des persécuteurs. M. le professeur Lasègue a appelé l'attention sur cette variété prédominante de délire dans la lypémanie (1); mais il l'a plutôt envisagée dans ses rapports avec les conceptions délirantes qu'avec les fausses sensations; on peut dire qu'elles forment les trois quarts des hallucinations et des illusions de la lypémanie.

(1) Ch. Lasègue, *Du délire de persécution* (*Archives générales de médecine*, t. IV, 2e série, p. 435).

Les voix poursuivent les malades pour leur adresser des reproches qui ne sont pas vrais, elles les accablent d'injures, de menaces. Elles leur disent qu'ils sont ruinés, perdus, déshonorés. Ces voix menaçantes sont, dans plus d'une circonstance, les échos d'événements réels. Ainsi, l'une de ces malades avait fait une perte considérable d'argent, et la voix était ici la pensée parlée. Beaucoup plus souvent qu'on ne le croit, l'hallucination et la conception délirante sont les manifestations, les exagérations d'un fait physique ou moral.

Suivant l'état de l'organisation, de l'esprit, de l'impressionnabilité ou de l'émotivité, de l'éducation, les menaces des voix peuvent prendre des proportions de plus en plus grandes. Elles répètent aux uns qu'on leur en veut, qu'on va leur faire du mal, les mettre dans une maison de correction. Ceux-ci sont accusés d'avoir volé, d'être des scélérats, d'avoir commis tous les crimes. On va venir les chercher, les arrêter, les conduire en prison, les juger, les condamner ; les gendarmes sont en bas qui les attendent. Le premier malade auquel nous avons donné des soins, désespéré de ces menaces, se noya dans un tonneau d'arrosage.

Souvent les voix font des peintures effrayantes des peines qui sont réservées aux aliénés; on va les mettre au carcan, dans une cave, leur faire subir d'affreux supplices, les écorcher vifs, les couper par morceaux, les tuer, les guillotiner.

A d'autres, les voix annoncent qu'il sont empoisonnés; on a tué tous leurs parents, leurs amis; cette hallucination a été observée chez des malades qui ne les avaient pas vus depuis longtemps; aussi faut-il se garder de prolonger l'isolement, quand il n'est pas commandé par le traitement. Il y en a qui entendent les voix leur déclarer qu'ils ont commis de grands péchés, fait beaucoup de mal, qu'ils sont damnés, livrés au diable, aux flammes de l'enfer, ou bien que le feu du ciel va tomber sur eux, sur la maison et la brûler.

Le plus ordinairement, ces voix les plongent dans des terreurs indicibles, dans un affreux désespoir, et il faut alors recourir aux mesures nécessaires pour les empêcher d'attenter à leurs jours, de se laisser mourir de faim. Plusieurs fois, nous avons entendu quelques-uns de ces aliénés demander à écrire à l'empereur, pour le prier de les délivrer de leurs persécuteurs. C'est un des nombreux exemples qui prouvent que, dans notre pays, l'homme compte sur l'autorité plus que sur lui.

Les hallucinations simples de la vue, beaucoup moins nombreuses, dans notre collection de faits, que celles de l'ouïe, puisqu'elles ne représentent que sept cas, ont consisté dans des apparitions de figures menaçantes, tantôt confuses, tantôt distinctes. Un homme voyait ses vaches que des voleurs voulaient prendre, et pour les défendre il refusait de se coucher. Une dame priait sa sœur d'emmener ses enfants, placés à ses côtés et qu'elle allait écraser. Dans d'autres circonstances, les objets n'étaient aperçus qu'à travers un nuage, l'obscurité ; les malades ne pouvaient en faire la description, ils se bornaient à dire qu'ils voyaient des figures, sans entrer dans aucune explication. Tantôt les apparitions étaient entières, tantôt elles n'offraient qu'une partie. Une demoiselle disait qu'elle avait sans cesse un œil devant elle. (Sur 7 hallucinations de la vue, 6 étaient tristes.)

Les hallucinations de l'ouïe et de la vue, au nombre de 31, ont été caractérisées, 24 fois par des impressions douloureuses. Les aliénés prétendent dans ce cas qu'ils sont entourés de gens qui leur en veulent, les poursuivent, vont leur faire du mal. Ils aperçoivent des malfaiteurs qui entrent par la croisée, marchent sur les toits, des assassins qui vont les tuer : « Les » voyez-vous ? disent ces malades, ils tombent sur nous, ils vont » nous faire mourir ! » Rien ne saurait les préserver ; aucune mesure n'est possible ; les voleurs entrent par la cheminée, passent à travers les murs ; l'impossible et l'absurde n'existent pas pour les aliénés.

En général, les apparitions ont des formes effrayantes, hideuses. Chez les ignorants, les gens faibles, les visions de sorciers, du diable sortant de l'enfer, sont communes. Cette dernière variété s'observe surtout chez les femmes.

Deux fois les hallucinations de l'ouïe, de la vue, ont existé avec l'hallucination du toucher. Un individu recevait des coups sur la tête, le dos, les pieds ; un autre affirmait que toutes les fois qu'on frappait à sa porte, il en éprouvait le contre-coup dans le corps, fait noté chez les personnes nerveuses.

Comme les conceptions délirantes, les hallucinations sont

le reflet des idées dominantes de l'époque. En dépouillant les 1146 observations de notre établissement et surtout les 804 que nous avons nous-même rédigées depuis l'année 1848, nous avons pu faire cette remarque, lors des événements qui se sont accomplis à la révolution de février, et après les terribles combats de juin.

Voici ce que nous écrivions alors sur ce sujet dans l'*Union médicale* (20 juillet 1848, p. 335) :

A peine les derniers coups de fusil étaient-ils tirés, que je reçus dans mes deux établissements plusieurs victimes de cette révolution, qui était arrivée beaucoup trop vite, comme l'a très bien dit un ministre du temps. En général, ces premiers aliénés étaient tristes, abattus, mélancoliques (lypémaniaques); ils croyaient qu'on voulait les massacrer, les assassiner. Un d'eux, homme d'un grand savoir, auteur de plusieurs ouvrages estimés, immobile, l'œil fixe, proférait à peine une parole; il était convaincu qu'on allait le jeter dans un égout pour l'y étouffer, et cette affreuse menace résonnait sans cesse à ses oreilles. Un autre s'écriait à chaque instant : « *Les voilà, ils enfoncent la porte; ils viennent me prendre; ils vont me fusiller.* » Chez plusieurs, c'étaient des voix menaçantes qui leur répétaient qu'on allait les guillotiner eux et leurs parents, ou bien ils entendaient des détonations continuelles d'armes à feu. Les malades de cette catégorie appartenaient en très grand nombre à la classe bourgeoise, à celle qui, par son travail, son intelligence et sa persévérance, est parvenue à se créer une position et une aisance que tant d'autres voudraient avoir sans se donner aucun mal. Pour échapper à ces malheurs, beaucoup de ces infortunés cherchaient à se détruire. Il fallait une surveillance de tous les moments pour les empêcher de mettre à exécution leurs sinistres projets. Plusieurs d'entre eux s'apercevant qu'ils n'étaient jamais perdus de vue, prirent la résolution de se laisser mourir de faim. On ne saurait se faire une idée de l'énergie sauvage que déploient les aliénés de cette catégorie. Sur six d'entre eux qui s'imaginaient être de grands criminels, ou ruinés, ou dénoncés par leurs voisins, deux ont succombé malgré la sonde œsophagienne. Un de ces derniers nous a présenté une singulière illusion que nous avons depuis plusieurs fois rencontrée : ce malade s'était persuadé qu'on lui avait maçonné l'œsophage, et que par conséquent tout passage était fermé aux aliments. « Comment, s'écriait-il, voulez-vous qu'un homme vive, quand on lui introduit la nourriture par les voies respiratoires? Vous m'étouffez, et je serai bientôt mort. »

Je ne tardai pas observer une nouvelle série d'aliénés qu'on aurait pu appeler l'*épreuve* des idées nouvelles. Ceux-ci ne marchaient plus la tête basse, l'œil morne; leur regard était fier, exalté, joyeux; ils parlaient sans cesse, faisaient des mémoires, des constitutions, se proclamaient de grands personnages, les sauveurs de la patrie; ils étaient généraux, membres du pouvoir exécutif, et leurs hallucinations se ressentaient de ces dispositions de leur esprit; aussi n'insisterons-nous pas davantage sur ces malades qui appartiennent à une autre catégorie.

Vinrent les journées de juin. Les aliénés de cette seconde époque présentèrent plusieurs cas de folie furieuse. Ceux qui en étaients atteints, voulaient tuer, massacrer, fusiller tout le monde; ils ne cessaient de pousser des gémissements, de crier: A la garde! à l'assassin! Leurs hallucinations reproduisaient les bruits et les émotions du combat. Ils étaient dans un état d'exaltation impossible à décrire.

Le plus grand nombre de ces malades étaient des monomanes tristes, des mélancoliques. A l'imitation de ceux de la catégorie correspondante de février, ils parlaient de mort, de guillotine, de ruine, de pillage, d'incendie, de viol. Les scènes effrayantes qu'ils avaient eues sous les yeux les avaient plongés dans une sorte de stupeur. Une dame disait : « Avant cette affreuse
» révolution, j'étais d'un caractère gai; mais comment garder
» la raison, lorsqu'on craint à chaque instant pour la vie des
» siens, pour leur fortune, qu'on a la certitude de tout perdre?
» Ce sont les événements qui m'ont mise dans l'état où je suis.
» J'éprouve des frayeurs extrêmes; je frissonne au moindre
» mouvement, au plus léger bruit : je voudrais me raisonner,
» mais je n'en ai pas la force. »

Depuis douze ans que ces lignes ont paru, nous n'avons rien à y changer; nous pourrions même leur donner une suite, car nous continuons encore à recevoir des aliénés dont le mal remonte à ces déplorables dissensions ; mais ce qu'on vient de lire suffit pour établir non-seulement l'influence des idées dominantes sur le genre de délire, mais aussi l'extrême prédominance des impressions tristes dans la lypémanie (1).

DEUXIÈME CATÉGORIE. — *Hallucinations associées aux illusions.*

La seconde catégorie que nous allons passer en revue, comprend 123 cas d'hallucinations associées aux illusions, dont 103 sont exclusivement de nature triste ; aussi y retrouvons-nous également les fausses sensations d'ennemis, de persécutions, de poison, de vols, de crimes, de menaces, d'injures, d'arrestations, de jugements, de supplices, de mort, de ruine, de déshonneur, de diables, d'enfer, de sort jeté, de moqueries, de grimaces, d'interprétation, de changement de figures et de choses, de mauvaises odeurs, de goût infect, de coups, de violences, d'actes contre la pudeur, etc. Seulement les hallucinations ont ici plus d'intensité, parce qu'elles se composent d'éléments plus nombreux et plus persistants.

Ce n'est plus, en effet, seules ou deux à deux que les hallucinations se manifestent ; elle se combinent entre elles, avec les illusions, de manière à former des associations binaires, ternaires, quaternaires et souvent générales, puisque nous les avons trouvées réunies dans 19 cas. L'aliéné vit alors dans un monde fantastique qui trouble ses idées, ôte toute prise au raisonnement, aux avis, aux consolations, aggrave considérablement son état et le réduit au désespoir. Une des illusions dont nous avons déjà constaté la fréquence, lui fait croire qu'il est victime d'une comédie sans fin qu'on joue à son intention, et dans laquelle parents, amis, malades, servants, ont chacun un rôle. Une dame hallucinée s'imaginait que les pensionnaires qui étaient tranquilles ou en voie de guérison étaient de faux fous et s'irritait contre eux, tandis qu'elle réservait toutes ses affections pour les vrais fous. Rien chez ces hallucinés n'est

_____

(1) Nous n'ignorons pas qu'on a dit que ces individus seraient devenus aliénés par d'autres causes ; nous avons répondu dans le temps à cette objection sur laquelle nous ne pouvons revenir ici.

réel, toutes les apparences sont fausses, trompeuses, c'est le véritable monde de Berkley.

Nous ne reviendrons pas sur les impressions pénibles que nous avons précédemment étudiées; nous indiquerons seulement les nuances et les modifications qui ne s'étaient pas présentées dans la première catégorie, et nous dirons aussi quelques mots des fausses sensations observées, mais qui se sont montrées plus accentuées. Dans l'association des hallucinations et des illusions, les changements de personnes et d'objets ont été très nombreux; nous les avons constatés quarante fois. Un de ces hallucinés entrait dans les détails les plus circonstanciés sur les machinations de ses ennemis, leurs paroles, leurs actes, et englobait parmi eux, parents, pensionnaires, domestiques : c'était bien réellement un exemple concluant de ce qu'on a appelé depuis quelques années la *folie systémative*. On ne saurait se faire une idée de l'adresse et de l'opiniâtreté avec lesquelles ces aliénés interprètent dans le sens de leurs hallucinations, toutes les sensations qu'ils éprouvent. Une dame se plaignait d'être l'objet de la risée publique; on la traitait d'idiote, de folle. Si quelqu'un riait ou crachait, c'était pour la narguer ou l'insulter. Tout ce qu'elle entendait au dehors avait une signification malveillante pour elle : les cris des marchands, les aboiements d'un chien, les hennissements d'un cheval, le claquement d'un fouet, le cliquetis des bouteilles cassées; soit qu'elle parlât ou qu'elle pensât, on incriminait ses paroles et ses pensées. Si elle se montrait à une fenêtre, on se retirait. Cette dame disait qu'elle ne voudrait plus ni voir, ni parler, ni entendre. A toutes les objections, elle trouvait une réponse, et souvent elle embarrassait par ses arguments. Ce système d'interprétation ne recule devant aucune difficulté. Une jeune dame, conduite en promenade, rencontre sur sa route un échafaudage pour les maçons, elle se persuade que c'est l'instrument de son supplice; en vain s'efforce-t-on de lui démontrer la fausseté de son impression, elle s'obstine dans son idée, et revient avec un chagrin profond.

Parmi les faits de persécutions, d'ennemis, d'interprétation, le suivant offre plus d'un enseignement.

Obs. 36. — Le 30 décembre 1839, M. D... fut reçu dans

mon établissement, venant de Bicêtre où il avait été transféré deux mois auparavant, pour acte de folie. Fils d'un négociant riche à millions, ayant goûté lui-même toutes les jouissances du luxe, il avait vu s'écrouler par une suite non interrompue de catastrophes cette fortune si longtemps florissante. Contraint de donner des leçons, souvent réduit au plus strict nécessaire, les privations au milieu desquelles il vivait exercèrent une triste influence sur ses idées ; l'irrésolution, l'abattement et le désespoir en furent les suites malheureuses. De là à la folie il n'y avait qu'un pas, il fut bientôt franchi.

Lorsqu'il parut devant moi, je le trouvai consterné, craintif, effrayé de la moindre question. Il se plaignait d'un froid général, assez commun chez les lypémaniaques ; mais ce qui le tourmentait plus que toute autre chose, c'était d'entendre des voix ennemies qui lui parlaient à travers les murailles, d'être harcelé par des individus qui venaient mettre des objets de prix dans son oreiller, sa paillasse, pour le faire passer pour un voleur et le déshonorer. — Cette idée ne lui laissait pas un moment de repos. Il passait ses journées à gémir, à s'écrier qu'il allait souffrir les tourments les plus cruels. En vain lui disait-on : Mais voici dix jours que vous répétez la même chose, et cependant il ne vous est rien arrivé. En vain l'entourait-on de soins, de témoignages de bienveillance, il était insensible à tout. Je ne connais point de spectacle plus affligeant que celui du mélancolique parvenu à ce degré de la maladie, et après en avoir été plusieurs fois le témoin, je comprends la contagion de l'exemple et le suicide.

Afin de diminuer ses angoisses, je fis découdre son oreiller, qu'il prétendait rempli de diamants par la malice de ses ennemis, quoiqu'il n'ait jamais pu nous dire pourquoi ils avaient conjuré sa perte. Après avoir regardé avec la plus grande attention son contenu, il fut tranquille le reste de la journée ; mais le lendemain ses idées étaient les mêmes, et lorsque nous voulûmes recommencer l'expérience, il me répondit d'un air désespéré que les invisibles avaient soin d'enlever auparavant les diamants.

Ce malheureux était encore plus malade la nuit que le jour. A ce moment il voyait entrer un homme qui lui prenait ses habits pour les remplir de pierres précieuses. D'autres fois, ses persécuteurs, réunis en plus grand nombre, le mettaient au bain, le maltraitaient, le battaient ; le matin il affirmait qu'il avait le corps brisé par tout le mal qu'ils lui avaient fait ; ou bien ils l'enlevaient et le transportaient dans différentes villes de France, en Afrique, en Amérique. Les descriptions qu'il donnait de ces endroits étaient confuses ; souvent même il se contentait de les nommer. Son assiette, la muraille, les rideaux, lui paraissaient remplis de personnages, de navires, qui venaient pour l'enlever. Lorsqu'on lui servait à manger, il ne prenait jamais la part qui lui était destinée, mais celle d'une autre personne, parce qu'il avait fini par croire que nous voulions l'empoisonner. Il essuyait avec son mouchoir chaque plat, pour en enlever les parcelles de poison. Les boissons lui causaient un supplice affreux, à cause de l'odeur vénéneuse qu'il leur trouvait, et jamais il ne vidait son verre, supposant que le poison resterait en partie au fond du vase. Une de ses grandes inquiétudes était de rester seul dans un appartement où il y avait de l'argenterie, tant il craignait qu'on ne l'accusât de l'avoir volée.

Ce même homme, dont rien n'aurait pu vaincre les idées fausses, se mêlait à la conversation avec un à-propos remarquable, dès que son attention était fixée par quelque chose d'imprévu.

Le désespoir que lui occasionnait sa pensée permanente de vol ne cédant à aucun moyen moral, nous craignîmes qu'il n'eût recours au suicide : aussi fut-il l'objet d'une surveillance de tous les instants. — Il arrive assez souvent chez les aliénés qui se persuadent qu'on veut les empoisonner, que l'impression que leur causent les aliments est telle qu'ils en diminuent chaque jour la quantité. Cette abstinence progressive a pour résultat de déterminer des symptômes dyspepsiques qui vont toujours en augmentant, de sorte que les malades n'avalent qu'avec la plus grande difficulté les petites quantités d'aliments qu'on parvient à leur faire prendre. Plusieurs se plaignent de douleurs vives au pharynx, à l'œsophage, à l'estomac ; la déglutition devient très pénible.

M. D..., qui depuis longtemps ne mangeait que fort peu ;

commença à soutenir qu'on lui mettait du cuivre, des éponges dans la gorge et dans l'estomac. Il ne nous cacha pas qu'il croyait que ma femme, mes enfants et moi, nous nous concertions pour l'empoisonner. Il nous demandait pardon de cette idée, comprenait que cela devait paraître fort étrange, que tout autre que lui qui tiendrait un pareil langage serait à juste titre regardé comme un fou, mais il affirmait que ce qu'il nous racontait était l'expression de la vérité.

La vie de l'homme n'est qu'une longue suite de contradictions, de démentis; en un tour de cheville, il passe du blanc au noir, dit et fait le contraire de ce qu'il disait et faisait. Les actes de l'aliéné ne sont que l'exagération de ce singulier travers. Ainsi voilà un infortuné qui, plein d'effroi à la pensée de mourir empoisonné, se condamne à toutes les horreurs de la faim, subit un supplice réel pour se soustraire à des tourments imaginaires, qui redoute la mort, et se la donne lui-même. En vain voit-il les personnes qui dînent avec lui manger les mêmes mets, boire le même vin; rien ne le tranquillise, il n'en persiste pas moins à croire que le chef de l'établissement, qui a le plus grand intérêt à conserver ses malades, fait tous ses efforts pour le faire périr par le poison, sans pouvoir dire pour quel motif. — Serait-il vrai, comme des moralistes l'ont affirmé, que les maux futurs sont plus redoutables que les maux présents?

Quatre mois après son entrée, un amaigrissement extrême annonçait l'atteinte profonde portée à l'organisation par suite de ce régime; le pouls était faible et lent, la peau présentait un refroidissement notable surtout aux extrémités, la face avait une coloration jaune terreuse; depuis quelques jours il s'était manifesté une petite toux sèche, l'haleine était d'une fétidité insupportable. Bientôt les progrès du mal amenèrent la raucité de la voix, puis son extinction; il fallait approcher M. D... de très près pour recueillir quelques-unes de ses paroles.

Malgré ce dépérissement, malgré les signes certains d'une mort prochaine, le malheureux n'en persistait pas moins dans ses idées chimériques; il était convaincu qu'on lui mettait dans l'estomac des éponges, des clefs, et beaucoup d'autres corps étrangers. Pour éviter que les aliments touchassent ses assiettes, il essayait de les tenir suspendus en l'air. Son angoisse, quand ils tombaient, était effrayante. Le jour même de son agonie, il répétait que je l'avais empoisonné, que ses oreillers étaient pleins de diamants qu'on l'accusait d'avoir volés. Il expira en disant que le morceau qu'il mangeait était empoisonné.

Les lypémaniaques ont des hallucinations qui sont en rapport avec la cause, la nature de leur mal, le genre de leurs idées, le germe de leurs passions : aussi doivent-elles être une reproduction plus ou moins fidèle de toutes ces origines. Ceux qui ont étudié la chimie et la physique, ou qui ont entendu parler de ces sciences, se croient poursuivis par des physiciens, par l'électricité, par le magnétisme. Ceux qui ont eu des richesses, qui se sont livrés à l'industrie, qui ont éprouvé des pertes d'argent, s'imaginent qu'on veut les voler, ou que la gendarmerie va venir les chercher. En un mot, dans le plus grand nombre de cas, l'hallucination est un point de repère qui fournit d'utiles renseignements.

Certains mélancoliques, victimes d'hallucinations, sont dans une anxiété impossible à décrire; ils ne peuvent concevoir qu'on prenne en apparence toute sorte de précautions pour les empêcher de se tuer, et que tout bas on leur en indique les moyens. Ces mélancoliques ont l'air sombre et repoussant, le désespoir est peint dans tous leurs traits, leur visage est immobile, terreux, jaunâtre; leurs yeux caves, abattus, présentent la même teinte, ou sont très injectés. La céphalalgie est plus ou moins vive, ordinairement bornée au front, et particulièrement à la racine du nez. Ces malades éprouvent des battements dans l'intérieur de la tête ; ils sont tourmentés d'insomnie, ou, lorsqu'ils dorment, ils sont troublés par des rêves, par des apparitions fantastiques.

Quelquefois les aliénés ont la pensée qu'ils se trompent, mais bientôt l'impression reparaît dans toute sa force. Nous disions un jour à un halluciné qui hésitait sur la réalité de ses sensations : Comment ces gens qui ne vous ont jamais vu, qui ne vous connaissent pas, peuvent-ils chuchoter contre vous, vous en vouloir? Il répondit : Cela est incompréhensible, je ne puis me l'expliquer, mais cela est. Nous insistâmes: Vous n'y croyez pas, ajouta-t-il, parce que vous n'avez pas vu ; moi qui ai vu, je crois. Là est la force inébranlable des hallucinés, ils ont entendu, vu, senti, goûté, touché comme les autres hommes. Les objets les plus indifférents, les plus étranges, les plus opposés, rentrent dans leur système d'interprétation. Un halluciné nous assurait que les dessins, les écrits tracés par les malades sur les murs étaient les signes des étoiles, du soleil; il retrouvait ces mêmes caractères sur les cailloux du jardin. Un naturaliste qui avait fait autrefois des collections et qui les continuait dans sa folie, ramassait les pierres, le sable, les feuilles; c'étaient pour lui autant de découvertes, sur lesquelles il comptait publier d'importants mémoires. Une dame avait la conviction qu'elle était le sujet de l'attention générale; chaque matin, elle nous apportait le journal dans lequel elle lisait son histoire imprimée.

Le changement des figures et des choses, les interprétations qui en sont les conséquences, peuvent donner lieu à une foule de scènes désagréables. Une de nos pensionnaires voyageait en chemin de fer; elle croit voir dans son compartiment un militaire, qui avait une posture inconvenante; elle change de wagon et y trouve plusieurs hommes qui la regardent et lui tiennent des discours licencieux. Sa tête s'exalte, et on est obligé de la conduire dans l'établissement.

Ce genre de sensations n'existe pas seulement chez les hallucinés: on rencontre dans le monde des gens défiants, soupçonneux, impressionnables, qui prêtent aux autres leurs petites passions, ou s'exagérant leur importance, s'imaginent qu'on parle d'eux, qu'on s'occupe de leurs affaires; ils interprètent dans ce sens un geste, un mouvement, un regard; ce qu'on dit, ce qu'on fait, est à leur intention et dans mainte occasion ce système d'interprétation a eu pour conséquence des mots blessants, des injures, des menaces et des provocations. Cette disposition de l'esprit tient à notre caractère national, et ce n'est pas sans raison qu'on a dit que la moitié de l'espèce humaine se moquait de l'autre moitié. En faisant ces rapprochements entre les analogies de la raison et de la folie, notre but est de développer quelques-unes de nos idées sur la folie, et spécialement celle qui nous fait considérer cette maladie comme l'exagération du moral, ce que nous serions tenté d'appeler la charge en laid, la caricature de l'homme raisonnable. La folie, écrivions-nous il y a quelques années, ne crée pas un être à part, un grotesque ou un furieux, ainsi qu'on se l'imagine dans le monde; le plus ordinairement, elle exagère les qualités et les défauts de l'aliéné, et en lui enlevant son masque, elle le fait penser et agir hautement; mais, comme il n'y a pas de théorie absolue, elle peut aussi changer complétement son carac-tère (1). Les interprétations plus ou moins plausibles que donnent les hallucinés de tout ce qui se dit ou se fait autour d'eux dans le sens de leurs illusions, a aussi son analogue dans les passions; leur logique repose sur la même base, l'interpré-tation favorable de tout ce qui peut amener la satisfaction des désirs ou la réalisation des craintes.

Les hallucinations et les illusions se rapportent assez souvent à des faits réels. Un juge d'instruction est chargé d'une affaire dans laquelle un de ses amis intimes est inculpé gravement; il conclut à la mise en accusation. La veille du jour où il doit déposer son rapport, il voit entrer au milieu de la nuit la femme du coupable qui se jette à ses pieds et fait à son cœur tous les appels qui naissent de la situation; en le trouvant inébranlable, elle tombe évanouie et on l'emporte mourante. Le magistrat n'a pas failli; mais cet événement occupe son esprit, finit par s'emparer de toutes ses pensées; il se figure qu'il a outre-passé ses devoirs, que chacun lui adresse des reproches, la vie lui devient insupportable, et après des tenta-tives de suicide, il est amené dans l'établissement. A la maison, il entendait également les pensionnaires, leurs parents, les infirmiers lui reprocher sa conduite, et il fallait le nourrir de force. Dans ce cas, l'hallucination est due à l'exagération du bien chez un homme impressionnable, timoré; dans l'exemple suivant elle est le cri de la conscience. Un médecin, d'un caractère faible, est entraîné à pratiquer un avortement. Le misérable qui l'a séduit, profitant de sa position, l'oblige à lui donner une somme d'argent. Le médecin s'affecte au plus haut degré; il est pris d'une monomanie avec stupeur, reste immo-bile, ne veut plus manger. Tous ceux qui l'entourent con-

---

(1) *Fragment d'une excursion dans le midi de la France, Toulouse et son asile d'aliénés.* (Union médicale, 16 et 30 novembre 1858, p. 361.)

naissent, suivant lui, son affaire, ils l'appellent coquin, misérable, ne cessent de lui répéter qu'il ira à l'échafaud. « Pourquoi vivrais-je? s'écrie-t-il, je suis déshonoré, » perdu, » et il meurt dans la consomption ! Plusieurs fois nous avons entendu des malades nous dire : On nous accuse d'avoir volé; c'est vrai, nous avons abusé de la confiance. Il est donc d'observation, contrairement à l'opinion de quelques médecins instruits, que les hallucinations et les illusions sont parfois une des formes du remords.

Dans d'autres circonstances, c'est une perte d'argent chez des individus très économes, qui produit les hallucinations. Un négociant se trouve engagé pour une forte somme dans une faillite; il devient triste et se persuade qu'il n'a plus rien. Comment prendre des aliments, quand on n'a pas de quoi payer? Et à l'appui de son opinion, il nous montre son linge qui est sale, ses habits qui ne sont plus que des guenilles; tout est, au contraire, propre et convenable ; on le lui prouve par la comparaison ; il n'en veut pas démordre et s'irrite même si l'on insiste. Ici, c'est l'homme d'ordre qui centuple la perte, et sa folie n'est que la conséquence forcée de ses idées habituelles d'économie. Dans l'observation suivante, c'est, au contraire, le caractère qui se transforme ; une demoiselle douée d'un cœur généreux, perd une certaine somme qu'elle a prêtée; les voix lui disent qu'elle est ruinée, ses parents sont les auteurs de son infortune ; elle cache son argent, s'impose les privations les plus dures, et son avarice n'a plus de bornes; ce sont des fantômes qui lui parlent; elle voit surtout un œil qui veille sur tout ce qu'elle fait.

On a dit que les conceptions délirantes les plus bizarres avaient leur point de départ dans une pensée ou une sensation réelle; sans trop généraliser cette observation, vérifiée cependant dans beaucoup de cas, nous l'avons constatée aussi pour les hallucinations et les illusions. Un halluciné qui se plaignait qu'on lui rongeât les dents (elles étaient mauvaises), nous demandait de le faire penser : « Voilà six ans que je suis chez vous et qu'on m'empêche de penser. » N'était-ce pas l'indice de la confusion de ses idées qu'il sentait lui échapper et qu'il aurait voulu ressaisir?

Quoique la croyance à la réalité de leurs fausses sensations soit le signe caractéristique des hallucinés, il en est cependant qui ont de temps en temps des doutes. Un aliéné qui voyait à chaque instant les figures changer, les objets prendre un autre aspect, reconnaissait qu'il rêvait tout éveillé. Un autre devant lequel passaient des chars remplis de cadavres s'écriait d'une voix désespérée : « Je sais que dans ma première maladie ces » images étaient des hallucinations, mais aujourd'hui ce sont » des vérités ! »

En général, les hallucinations et les illusions dans la mono-manie triste, ont un caractère de fixité et de durée très pro-noncées ; il peut arriver cependant qu'elles cessent tout à coup et au moment où l'on s'y attendait le moins. Une aliénée restait quelques jours sans manger, parce que la voix le lui avait défendu. Cet acte, qui, depuis plusieurs mois, s'était repro-duit à diverses reprises et avait amené un état d'amaigrissement et de faiblesse très marqué, cessa brusquement parce que la voix lui ordonna de se nourrir. Il fallut régler les repas, car cette malade aurait dévoré tout ce qu'elle pouvait saisir. Un autre de ces hallucinés que nous avions alimenté malgré lui, mais d'une manière insuffisante, inspirait de vives inquiétudes pour ses jours. Esquirol, appelé en consultation, regarda sa position comme grave, il prescrivit un traitement convenable, et recommanda surtout d'opérer une diversion en le retirant de la maison de santé, pour le conduire dans une campagne agréable. Ce jour-là, je donnais à dîner. J'eus l'idée de faire mettre l'aliéné à table ; la vue de la variété des mets produisit sur lui une impression favorable, il mangea de très grand appétit, et à partir de ce jour, il ne renouvela plus ses refus. Ces brusques revirements s'observent également dans la vie. Un homme ne veut écouter aucun conseil, tout semble perdu ; un mot d'un autre, une pensée subite changent com-plétement ses dispositions.

Les locutions intellectuelles des mystiques, que M. Baillarger a appelées hallucinations psychiques, et qui ressemblent à des révélations intérieures, font croire aux hallucinés qu'on pénètre leurs pensées. Rien de plus ordinaire que de leur entendre dire : Pourquoi m'interroger ? Vous savez tout, vous comprenez tout!... Quelquefois ils expliquent ce fait par l'action de fluides. Un halluciné était persuadé qu'il y avait échange d'électricité entre son corps et celui de son enfant, ce qui permettait de connaître toutes ses dispositions intérieures. On retrouve parmi les croyances superstitieuses, cette hallucination des aliénés, et il ne faut pas aller bien loin pour en avoir des exemples. Il y a dans le monde beaucoup de personnes qui se persuadent qu'en tirant les cartes, on peut deviner leurs pensées, leur prédire l'avenir.

La divination de la pensée, reste de la croyance aux bons et aux mauvais esprits, est loin d'être éteinte. C'est encore à cette croyance qu'il faut rattacher les sorts jetés dont nous avons cinq exemples presque coup sur coup; les hallucinés attribuent à cette influence leurs visions et leurs illusions. On aurait tort de croire que cette erreur soit le partage exclusif des paysans; il y a une nation fort intelligente qui admet l'existence des *jettatores* et cela même, dans les classes élevées de la société. Lorsqu'un *jettatore* est en vue, on l'évite, et s'il vient directement vers vous, on conjure le péril en faisant une corne au dessus du front, avec un doigt, ce que j'ai constaté de mes propres yeux.

Quelquefois les hallucinés, atteints de monomanie triste voient apparaître dans leurs visions des personnes qu'ils ont connues et qui sont mortes depuis longtemps. Une dame apercevait devant elle les figures de ses parents et de ses amis dont l'absence ou la mort remontait à plus de vingt ans. Blak le voyant, évoquait à volonté les personnages célèbres avec lesquels il voulait causer ou qu'on le priait d'interroger. Ces apparitions ont été constatées chez des mangeurs d'opium. Thomas de Quincey rapporte dans ses *Confessions* (1), qu'il lui est arrivé souvent de voir, pendant qu'il était éveillé, une foule de dames : J'entendais, ajoute-t-il, qu'on me disait ou que je me disais à moi-même, « Ce sont les femmes et les filles de ceux qui s'assemblaient dans la paix, qui s'asseyaient au mêmes tables, et qui étaient alliés par le mariage ou par

(1) *Confessions of an English opium-eater, being an extract, from the life of a scholar and suspiria de profundis, being a sequel to the confessions.*

sang. Ces dames dansaient et elles semblaient aussi séduisantes qu'à la cour de Georges IV. Cependant je savais, même dans mon rêve, qu'elles étaient dans le tombeau depuis près de deux siècles. »

TROISIÈME CATÉGORIE. — *Illusions seules.*

Les illusions isolées, au nombre de 30, ont été exclusivement tristes dans 25 cas. Elles n'ont rien qui les distingue des hallucinations associées aux illusions dont nous venons de reproduire les faits qui nous ont paru les plus saillants. Ce sont les mêmes impressions de tristesse, de menaces, de terreurs, etc. Nous avons seulement noté d'assez fréquentes illusions du toucher relativement aux organes sexuels. Une dame de soixante-huit ans, laide et mal faite, affirmait que des jeunes gens la violaient toutes les nuits; une autre se plaignait à son mari de ce que le diable, après l'avoir longtemps fatiguée de ses poursuites, avait fini par triompher d'elle, et qu'il accomplissait régulièrement l'acte du mariage.

La crainte du diable, la peur des châtiments futurs, avaient autrefois une influence immense sur les esprits. Considérablement affaiblie depuis le XVIIIᵉ siècle, la démonomanie, dans une certaine proportion, a reparu avec le retour aux idées religieuses, comme si le mal était l'ombre inévitable du bien. En six ans, nous en avons observé quinze faits dans notre établissement.

M. le docteur Macario émet l'opinion que cette forme de la folie est fréquente dans les maisons d'aliénés de province, preuve, selon lui, que le matérialisme n'a pas jeté dans le sol français d'aussi profondes racines qu'on pourrait le croire (1). Il signale chez ces aliénés une foule d'hallucinations et d'illusions. Le diable se présente à leur vue, sous la forme animale, quelquefois sous celle d'un homme-chien, d'un homme-crapaud, d'un éclair. Il pénètre dans leur corps, et parle par leur bouche; il s'empare de toutes leurs facultés; il les pique, les brûle, leur

(1) Macario, *Etudes cliniques sur la démonomanie* (*Annales médico-psychologiques*, mai 1843, t. I, 1ʳᵉ série, p. 440 et suiv.).

arrache le cœur, le cerveau, les intestins, et les tourmente de mille manières; il répand une odeur infecte, tantôt de soufre, tantôt de bouc, etc.

D'autres fois, et cette particularité se remarque surtout chez les femmes, l'esprit malin leur tient des propos obscènes. Quelques démonomanes sont soulevés dans les airs, transportés dans les enfers, où, saisis d'effroi et de terreur, ils contemplent les tourments des damnés. D'autres se croient transformés en animaux, en arbres, en fruits, ou réduits en cendres, et puis, nouveaux phénix, ils se prétendent ressuscités, régénérés; plusieurs sont entourés de reptiles hideux, de cadavres; on en voit qui prétendent avoir vendu leur âme au diable, et signé le pacte avec du sang; ils se croient éternellement damnés. Il en est qui ne mourront jamais; à la fin du monde, ils seront seuls sur la terre. Quelques-uns sont plus heureux; le diable les protége, leur apprend le secret de faire de l'or, leur prédit l'avenir, leur dévoile les mystères de l'enfer, et leur accorde le pouvoir de faire des miracles; à leur voix, la foudre éclate, le tonnerre gronde, la pluie tombe, la terre s'entr'ouvre, et les morts ressuscitent.

Obs. 37. — Madame C..., d'origine étrangère, âgée de quarante-huit ans, a toujours été vive, impressionnable et exagérée. Élevée au milieu des pratiques les plus superstitieuses, sans éducation, ce qui est d'ailleurs la coutume de son pays, elle eut, il y a six ans, une mélancolie intermittente qui, après plusieurs accès, présenta une forme nouvelle. Cette dame, qui depuis longtemps ne remplissait plus les devoirs de la religion, fut assaillie de scrupules; elle se crut damnée. Poursuivie par cette idée, elle s'abstint pendant plusieurs jours de toute nourriture; lorsqu'elle fut amenée dans mon établissement, elle avait par moments des crises furieuses. Dans notre première entrevue, elle prononça avec volubilité les paroles suivantes : *En enfer, damnée, vous en paradis.* D'abord tranquille, elle se mit à crier, se plaignant de voir des diables, d'être entourée de flammes. Je suis damnée, mes enfants sont damnés, sauvez-moi; en disant ces mots, elle poussa des hurlements comme une enragée, se frappa la tête contre les murs, cassa les carreaux, déchira ses vêtements; à chaque instant, elle demandait à boire, comme si elle eût été brûlée par un feu intérieur.

Pendant trois jours elle fut calme, puis les mêmes idées revinrent à la charge ; ses cheveux hérissés, ses yeux hagards, ses hurlements prolongés lui donnaient une ressemblance frappante avec les possédés. De sa bouche s'échappait une mucosité abondante qu'elle lançait parfois à la figure des assistants ; la terreur et le chagrin empreints sur son visage n'étaient que des indices trop certains de l'effet de ses terribles visions. Lorsqu'on lui enlevait sa camisole, elle se meurtrissait la poitrine à force de coups. Plusieurs fois elle chercha à se fracasser la tête contre les murs.

Dans le dernier mois de sa maladie, ses cris devinrent si continus, qu'on fut obligé de la reléguer dans une chambre isolée. Là, toujours accroupie, la figure bleue des contusions qu'elle ne cessait de se donner, les yeux fixes, enfoncés dans l'orbite, rouges de sang, la peau cadavéreuse, jaunâtre, ridée, l'air menaçant, la voix rauque à force de crier qu'elle était perdue, damnée, que le diable était dans son corps, qu'il la torturait, l'empêchait de fermer les yeux par ses apparitions continuelles, elle offrait tous les signes du plus affreux désespoir ; par moment elle suppliait les gardiennes de la sauver, de l'arracher à son sort.

Cette effroyable fantasmagorie devait troubler toutes les fonctions : aussi refusa-t-elle de bonne heure la nourriture. Elle restait trois et quatre jours sans rien prendre. Dans les derniers temps de son existence, elle fut quinze jours sans manger, buvant seulement de temps en temps une tasse de café ; encore la rejetait-elle souvent, en disant que cette boisson la brûlait, qu'elle avait un goût détestable, ce qui provenait de la fétidité de son haleine, qui était réellement insupportable ; l'état fébrile avait fait renoncer à l'alimentation forcée.

Bientôt les yeux, les fosses nasales se remplirent d'un mucus purulent qui annonça la terminaison fatale. Vers la fin, elle présenta une particularité qui montre combien les maladies du système nerveux peuvent modifier l'organisation. Réduite au dernier degré de marasme, ne prenant plus rien depuis longtemps, elle avait entrelacé ses membres les uns dans les autres, et s'était pelotonnée sur elle-même avec tant de force, que tous les efforts ne purent lui rendre attitude naturelle ; elle expira conservant la même rigidité, en proie aux mêmes hallucinations, et refusant de boire, en répétant souvent qu'elle ne voulait pas mourir.

Nous avons traité des aliénés qui s'imaginaient que le diable était entré dans leurs corps, et qu'ils étaient entourés de flammes, d'autres qu'il leur faisait des grimaces et leur adressait des paroles menaçantes. Une jeune dame nous poursuivait sans cesse pour nous dire que le genre humain était damné, que nous étions tous des diables, car les illusions viennent souvent, dans ce cas, se joindre aux hallucinations.

Chez les femmes, les apparitions du démon s'associent à des rapprochements sexuels, ce qu'expliquent les symptômes hystériques, érotomanes, nymphomanes, si communs dans ce sexe et dont sont remplies toutes les histoires des démonographes.

D'après les auteurs qui ont traité ces matières, le but de Satan étant de faire commettre les plus grands crimes, il se change en homme pour les femmes, et en femme pour les hommes. Les incubes font leurs affaires avec les femmes, les succubes avec les hommes (1). Cœlius Aurelianus rapporte, d'après Salimaque, le partisan des doctrines hippocratiques, que l'incube s'était montré d'une manière contagieuse à Rome et que beaucoup de personnes en moururent (2).

De nos jours, les cohabitations avec le démon sont beaucoup plus rares qu'autrefois ; parmi les centaines d'aliénés qui ont été soumis à notre observation, nous n'en avons recueilli qu'un ou deux faits authentiques. Les hallucinations de ce genre ont plus spécialement pour objet des anges, des hommes embellis par les charmes de l'imagination, et souvent les chefs d'établissement. Cependant M. Macario a rapporté plusieurs exemples de cohabitation avec les démons.

(1) J. Garrinet, *Histoire de la magie en France.* Paris, 1816.
(2) Cœlius Aurelianus, *Chronic. morb.*, liv. I, cap. III : *De incubone.* Lyon, 1567. — Horst, *Dämonomanie oder Geschichte des Glaubens an Zauberei und dämonische Wunder mit besonders Berücksichtigung des Hexenprozesses seit dem Innocentius VIII.* Frankf., 1828. — Friedreich's, *Litterargeschichte der Path. u. Ther. der psych. Krankheiten,* p. 127.

Les faits de M. Macario et les nôtres prouvent qu'il existe des aliénés qui croient avoir des rapports sexuels avec le diable ; mais, dans le plus grand nombre de cas, les figures fantastiques revêtent des formes humaines.

OBS. 38. — Madame B... est persuadée qu'elle va se marier à un homme noble et puissant qui a toutes ses sympathies. Préoccupée de cette idée, elle ne pense point à son véritable mari. Toutes les nuits, elle reçoit, me dit-elle, la visite de l'ange Raphaël, beau jeune homme blond, pâle de figure, vêtu de noir, qui lui parle de la manière la plus gracieuse ; on remue avec vivacité sa paillasse, de sorte qu'on croirait qu'il y a un homme dedans.

OBS. 39. — Mademoiselle Z..., âgée de dix-sept ans, est conduite dans notre établissement pour une maladie mentale dont l'amour est la cause. Les premiers symptômes ont éclaté il y a trois jours. Sa figure révèle l'enivrement, le bonheur ; son ami ne la quitte pas, il la suit partout, il lui prodigue les noms les plus doux ; lorsqu'il s'éloigne, elle se prosterne à genoux, lui demande pardon, le supplie de ne pas la réduire au désespoir. Elle l'aperçoit dans les nuages, il est couronné de roses ; il lui envoie les plus doux sourires.

Une des scènes les plus émouvantes est celle où elle chante à son ami la romance de *la Folle*. L'intérêt est tel, que d'anciennes démentes, dans la maison depuis plus de dix ans, se groupent autour d'elle et l'écoutent avec un plaisir manifeste. Jamais le rôle de Nina n'a été rendu avec plus de vérité et de naturel ; c'est au reste la seule fois depuis plus de vingt ans que j'aie vu un cas de folie amoureuse qui pût servir de modèle au théâtre. Les symptômes qui accompagnent presque toujours cette forme d'aliénation en rendent l'imitation exacte, impossible.

Pour lui témoigner sa tendresse, son ami lui apporte des bouquets de fleurs, lui fait respirer les parfums les plus suaves. Voyez ces roses ! s'écrie-t-elle ; elles embaument, l'appartement en est rempli. Ses discours, ses regards n'ont rien de libre, ils s'adressent à la même personne : aussi cette folie est-elle un objet d'étude. La concentration des pensées de mademoiselle Z... est telle qu'on peut à peine obtenir d'elle quelques

paroles. L'exaltation se calme rapidement, elle entend encor
la voix de celui qu'elle aime ; mais bientôt la raison se rétablit
les hallucinations cessent, et après huit jours d'isolement tou
les symptômes ont disparu.

Ces hallucinations ou illusions du toucher s'observent dan
d'autres cas. Un mélancolique ne pouvait assez manifeste
son indignation des manœuvres horribles auxquelles on s
livrait sur lui. Tantôt c'était une dame qui s'introduisait dan
sa chambre à la faveur des ténèbres et le provoquait de tout
les manières ; tantôt c'étaient des hommes qui abusaien
de lui. Il expliquait son état de passivité par les manœuvre
de ses persécuteurs qui le plongeaient dans un véritable som
nambulisme.

Ces illusions du toucher sont souvent très douloureuses
nous avons rapporté des exemples d'hallucinés qui avaient l
conviction qu'on les rouait de coups. Plusieurs fois, nous avon
été pris à l'accent de vérité qu'ils mettaient dans le récit d
leurs maux. Une vieille dame n'a cessé pendant des année
d'accuser des êtres malfaisants de lui jeter sur le corps des sub
stances délétères, de la carboniser. Une autre, sous l'influenc
de ces sensations, criait de toutes ses forces à la garde, à l'as
sassin. Une dame nous assurait que, chaque nuit, on l'atta
chait par terre pour la martyriser ; depuis trois ans, elle n'avai
pu se coucher ; les parties qui étaient le siége des sévices
portaient des cicatrices d'anciennes brûlures.

Les changements de figures et d'objets existaient chez l
plupart de ces 30 malades. L'illusion de la vue qui mérite un
mention spéciale est celle d'un homme de quarante ans qui
depuis l'âge de treize ans, voyait sur ses mains des taches d
cuivre ; à chaque instant il se lavait pour les enlever, afin d
ne pas empoisonner ceux qui vivaient avec lui. Pendant vingt
sept ans, personne n'avait eu connaissance de cet état, qu'i
révéla pour la première fois à un de ses parents, le jour d
son entrée dans mon établissement. Comme beaucoup d
monomanes tristes, les individus en proie à des illusions isolée
affirmaient qu'on leur faisait respirer des odeurs infectes
manger des viandes corrompues. Tous ces faits ayant déjà ét
signalés, nous n'insisterons pas davantage sur ce sujet.

Sensibilité générale.—Les illusions n'ont pas seulement leur siége dans la sensibilité spéciale, elles peuvent aussi avoir leur point de départ dans la sensibilité générale. C'est surtout dans la monomanie hypochondriaque que les illusions, provenant de la souffrance des organes, se manifestent de préférence; cette névrose qui envahit l'économie est très favorable à leur production. Nous en avons constaté un certain nombre d'exemples dans les monomanies tristes, nous nous bornerons à quelques citations. Une dame qui présentait un abaissement de matrice, soutenait qu'elle avait un animal dans le ventre et réclamait des ciseaux, un instrument quelconque, pour l'extraire. Un halluciné dont les dents étaient mauvaises, se plaignait sans cesse, et souvent avec menace, que je lui introduisisse dans la bouche des substances malfaisantes pour les lui ronger et les gâter. Une malade disait qu'elle voyait tomber une poussière de plâtre qui la blessait et l'étouffait. Très souvent les douleurs rhumastismales, les névralgies et dans quelques cas, les anciennes cicatrices de brûlure font croire aux aliénés qu'on les bat, qu'on les brûle, qu'on les martyrise. Une illusion assez fréquente parmi les femmes, est de se croire enceinte. Chaque année, à la même époque, une vieille femme de soixante et dix ans annonçait qu'elle était grosse; elle sentait les mouvements de l'enfant, faisait sa layette et accouchait, sans se préoccuper du produit de la conception.

Parmi les faits intéressants que nous avons rencontrés dans l'examen des hallucinations et des illusions de la monomanie triste, nous rapporterons le suivant : Une dame, atteinte d'hallucinations, utiles à étudier dans leurs rapports avec la psychologie, fut prise tout à coup d'une hyperesthésie de la vue, pendant plusieurs heures. Elle apercevait très nettement à des distances considérables des objets qui ne se montraient à nous que fort confusément; elle assura même qu'elle distinguait des étoiles qui n'étaient pas visibles pour nos yeux. Afin de bien constater l'exactitude de cette hyperesthésie, nous lui désignâmes un ustensile, placé fort loin, dont il était impossible de reconnaître la forme, mais que nous sachions se trouver encore dans ce lieu, elle l'indiqua à l'instant. Ce phénomène disparut comme il était venu.

Il est évident que ces exaltations des sens, de la sensibilité générale sont, dans un grand nombre de cas, les conséquences d'un état morbide, quoiqu'il ne faille pas perdre de vue qu'elles dépendent, dans d'autres circonstances, de l'habitude, de l'exercice. Maintes et maintes fois, nous avons vu dans le cours des maladies, l'ouïe percevoir des sons qui échappaient aux autres et devenaient alors très douloureux ; l'odorat sentir des émanations dont personne des assistants n'avait conscience et qui provenaient de substances presque microscopiques et inodores. Un malade, atteint d'une affection gastralgique, garde vingt jours le lit, sans dormir et sans prendre d'aliments. Au bout de ce temps, il se dresse sur son séant, et est tout étonné de se trouver aussi fort et dispos qu'avant sa maladie. Surpris au dernier degré, il essaye de sortir du lit, il n'éprouve aucune faiblesse, il se lève, fait quelques pas et se met à marcher, ses forces sont revenues. Il examine ses effets, ses livres, met en ordre ce qui avait été dérangé. La comparaison du présent avec ses souffrances passées, le souvenir du traitement lui inspirent de l'inquiétude. Trois quarts d'heure s'écoulent sans aucun changement dans son état ; lorsque subitement il lui semble que tout tourne autour de lui, il n'a que le temps de se jeter sur son lit. La convalescence ne commença qu'au bout de quinze jours et il lui fallut longtemps pour se rétablir complétement (1).

4° Des hallucinations dans les monomanies.

Les monomaniaques, comme les autre aliénés, sont sujets aux hallucinations et aux illusions ; souvent même les hallucinations et les illusions caractérisent seules leur délire et sont la cause de la perversion de leurs affections et du dérèglement de leurs actions (Esquirol). Ces fausses impressions sensoriales reflètent leurs inclinations, leurs goûts, leurs penchants, leurs sentiments, etc. Dieux, rois, grands personnages, hommes de génie, inspirés, civilisateurs et régénérateurs du monde, créateurs de religions nouvelles, tous présentent dans les hallucinations qui s'asso-

(1) Nous traiterons dans des articles spéciaux de la physiologie et de la médecine légale des hallucinations et des illusions.

cient à leurs conceptions délirantes, ces caractères d'exagération, d'opiniâtreté, de mobilité quant aux formes, d'absurdité,
de puérilité, de confusion, que nous avons constatées dans les
hallucinations des monomanes tristes. Le malade de M. Lélut
dont nous avons rapporté l'observation p. 94, qui veut, à la
voix de Dieu, propager les idées religieuses, est traîné par elles
à la remorque, au lieu de les féconder et de les développer.
La folie est patente ; ainsi Dieu lui ordonne de se coucher ; son
estomac lui parle. Le civilisateur du monde signalé par Leuret
dans ses fragments, après avoir cherché à améliorer le sort des
hommes, dans les pays les plus divers, finit par publier une
brochure absurde ayant pour titre : *L'humanisation*. Noël auquel
le docteur Cazauvieilh a consacré un article étendu, veut
ramener le genre humain à l'unité de la foi ; ses discours sont
ceux d'un croyant, d'un individu qui a une idée fixe d'une certaine valeur ; il entend depuis quinze ans une voix céleste qui
le presse de fuir la société entière, afin de se soustraire à la
perte universelle qui y règne. Mais cet homme, animé de généreux sentiments, jette ses vêtements et ne conserve que ceux
qu'exige rigoureusement la pudeur ; il fait deux miracles :
premièrement il ouvre en la touchant du doigt une porte
bien fermée ; secondement il meurt, puis il ressuscite au
bout de quelques heures. Ce même homme donne des ordres,
sans jamais vouloir obéir ; il s'irrite et devient furieux quand
on résiste à ses volontés. Personne, excepté ses adeptes, n'est
assez pur pour l'approcher. Noël semble enfin revenir aux
idées pratiques, il tient une école, mais on s'aperçoit qu'il n'a
pas abandonné ses idées, telles *que sa vocation inconnue aux
hommes, sa mission de prophète, la fin prochaine du monde*.
Enfin, bien qu'il conserve ses idées, il reprend son ancienne
profession de menuisier (1). Toutes les autres observations que
nous avons analysées, nous ont présenté les mêmes contradictions, les mêmes puérilités, en un mot, les mêmes traits de folie.

Dans les 29 cas d'hallucinations des monomanies recueillis par
nous, qui nous ont été fournis par des personnages que nous
avions sans cesse sous les yeux, et dont les folies reconnaissaient

---

(1) Cazauvieilh, *Du suicide et de l'aliénation mentale*, p. 158. Paris 1840.

pour cause l'orgueil, la vanité, le mysticisme, l'amour, la jalousie, etc., les hallucinations et les illusions étaient caractérisées par des apparitions de vierges, d'anges, des voix de ventriloque, des figures de femmes nues, de personnages fantastiques. On suggérait aux malades des idées extravagantes, on leur donnait des ordres dangereux; ils étaient soumis à des expériences magnétiques. Indépendamment de ces visions et de ces conceptions, beaucoup de ces hallucinés voyaient les visages et les objets changer de forme. Il se jouait une comédie autour d'eux; et comme la douleur ne reparaît pas moins dans toutes les formes de la folie, que dans toutes les positions de la vie, plusieurs entendaient des voix menaçantes, apercevaient des êtres malfaisants, croyaient respirer des odeurs infectes, en un mot, on retrouvait chez un bon nombre de ces monomanes le fond commun des hallucinations et des illusions de la manie et de la monomanie triste.

De l'examen auquel nous nous sommes livré, nous n'hésitons pas à déclarer qu'aucune des observations qui nous sont propres n'a offert cette systématisation rationnelle qui découle de l'intelligence, de l'éducation des individus, et peut seule conduire à des résultats fructueux. Toutes les hallucinations de ces malades étaient empreintes du stigmate de la folie, soit qu'on les étudiât dans leurs causes ou leurs manifestations, soit qu'on les suivît dans leur marche, leurs changements et leur terminaison.

5° *Hallucinations et illusions dans la folie puerpérale*

La folie des femmes enceintes, des nouvelles accouchées et des nourrices nous a paru devoir être placée immédiatement après les diverses formes que nous venons d'étudier, parce qu'elle se montre principalement sous deux d'entre elles, la maniaque et surtout la mélancolique (lypémaniaque), quoiqu'on l'observe aussi dans quelques circonstances à l'état monomoniaque et stupide. M. le docteur Marcé dans l'utile traité qu'il a publié sur ce sujet (1), tout en constatant l'exis-

_____

(1) L. V. Marcé, *Traité de la folie des femmes enceintes, des nouvelles accouchées et des nourrices*, etc. Paris, 1858.

tence des hallucinations et des illusions, dit qu'elles ne lui ont rien offert de particulier. Sur 28 cas de folie puerpérale que nous avons observés, 18 nous ont présenté des hallucinations et des illusions, le plus ordinairement tristes, effrayantes, parce que la mélancolie dominait; dans un cas de stupidité, il existait des désordres analogues à ceux décrits par M. Baillarger. En résumé, nous avons retrouvé dans cette forme, les caractères généraux indiqués dans les descriptions de ces phénomènes chez les maniaques et les monomanes tristes, aussi ne donnent-ils lieu à aucune remarque spéciale. A raison de la prédominance du type mélancolique, on ne sera pas surpris que la propension au suicide s'y manifeste de temps en temps; elle existait dans trois de nos cas. Dans 111 faits de folie puerpérale, recueillis à Bethlem et publiés par le docteur J. Webster, on a noté 32 fois la tendance au suicide.

6° Hallucinations et illusions dans la folie à double forme.

Cette variété de la folie, qu'on a décrite sous ses deux aspects dans la marche générale de la maladie, a été de la part de MM. Baillarger et Falret le sujet de recherches plus complètes ; le premier lui a donné le nom de *folie à double forme*; le second, de *folie circulaire*. Plusieurs des faits que nous avons observés présentaient les symptômes bien tranchés de la manie et de la lypémanie. Dans les 27 cas qui figurent au tableau, les hallucinations et les illusions ont été notées 14 fois ; elles se sont montrées avec les caractères propres aux deux formes de folie qu'elles ont affectées le plus ordinairement, et c'est même à raison de ce double aspect que nous les avons rangées comme la folie puerpérale à la suite de la manie et de la lypémanie. Les fausses perceptions sensoriales n'ayant rien offert à notre observation qui ne fût connu et ne rentrât dans les deux grandes catégories indiquées, nous n'avons pas jugé nécessaire de nous étendre davantage sur cette variété mentale.

Résumé. — Les hallucinations affectent de préférence la forme monomaniaque ; elles sont d'ailleurs plus faciles à reconnaître dans ce genre de délire.

— Les hallucinations et les illusions de la monomanie ont

des caractères particuliers de fixité, d'intensité, de ténacité et d'expression. Elles sont généralement tristes dans la lypémanie et présentent toutes les nuances de la douleur et du désespoir, mais elles changent souvent quant au fonds, et sont, sous ce rapport, très mobiles.

— Les hallucinations sont fréquemment le reflet des idées dominantes de l'époque.

— Les hallucinations simples sont nombreuses, mais moins, cependant, que les hallucinations et les illusions réunies; les illusions seules forment la catégorie la moins considérable.

— Les hallucinations sont exagérées, fausses, absurdes, sans rapport avec la cause, soit directement, soit par leur exagération, confuses, changeantes dans leurs manifestations extérieures.

— Rien de plus ordinaire que de noter dans ce genre d'hallucinations les changements de personnes et d'objets; aussi les aliénés vivent-ils dans un monde fantastique. Ces transformations sont interprétées par eux de la manière la plus ingénieuse et la plus favorable à leurs conceptions délirantes, et ils ne reculent devant aucune explication.

—Les hallucinations sont dues dans plus d'une circonstance à des causes réelles, exagérées ou dénaturées par la maladie.

— Les hallucinés qui ont eu des rechutes conviennent quelquefois que leurs visions dans les maladies antérieures étaient fausses, mais qu'elles sont réelles dans l'état actuel.

— Les hallucinations peuvent varier, changer, se montrer d'une manière intermittente, disparaître.

— Les aliénés qui ont des hallucinations psychiques croient parfois qu'on connaît leurs pensées.

— Chez les femmes, il y a fréquemment des illusions sexuelles.

— Les hallucinations et les illusions de l'odorat et du goût sont généralement douloureuses.

— L'anesthésie s'observe souvent chez les hallucinés tristes. L'hyperesthésie y a été constatée dans quelques cas.

—La sensibilité générale peut donner lieu à des hallucinations et à des illusions.

CHAPITRE VI.

DES HALLUCINATIONS DANS LA STUPIDITÉ, LA DÉMENCE LA PARALYSIE GÉNÉRALE ET L'IMBÉCILLITÉ.

Division de ces quatre types en deux sections. — *Résumé.*

1° *Des hallucinations dans la stupidité.*

Il existe des aliénés qui, semblables à des statues, paraissent ne rien comprendre à ce qui se passe autour d'eux ; l'œil fixe, la bouche béante, on les prendrait pour des idiots.

M. Étoc avait très bien remarqué que chez ces aliénés il y avait des hallucinations, mais qu'elles étaient confuses et comme voilées (1). M. Baillarger a donné des détails beaucoup plus circonstanciés sur les erreurs de sensations qu'on observe chez les aliénés stupides (2). D'après cet auteur, tout se transforme autour d'eux. Ils sont en proie à des hallucinations et à des illusions nombreuses et variées, habitent un désert, une maison de prostitution, un pays étranger, se croient aux galères, en prison. Il en est qui prennent une salle de bains pour l'enfer, des baignoires pour des barques, un vésicatoire pour la marque des forçats, des aliénés pour des morts ressuscités, pour des prisonniers, pour des filles publiques, pour des soldats déguisés, des femmes pour des hommes. Les figures que d'autres voient sont hideuses, menaçantes ; il leur semble que tout le monde est ivre. Ils aperçoivent autour d'eux des voitures chargées de cercueils, leurs parents au milieu de supplices, une ombre, des cratères, des abîmes sans fond, des trappes de souterrain.

Ceux-ci entendent des mots effrayants ; on les menace de

---

(1) Étoc Demazy, *De la stupidité chez les aliénés,* in-4°. Paris, 1833.

(2) Baillarger, *De l'état désigné chez les aliénés sous le nom de stupidité (Annales méd.-psychol.* Paris, 1843, t. I, 1ʳᵉ série, p. 76 et 256).

les tuer, de les brûler ; on leur dit des injures ; leur lit est rempli de bruits de cloches, de tambour ; des détonations d'armes à feu éclatent autour d'eux ; leurs parents luttent avec des ennemis, implorent leur secours. Ceux-là sont interrogés sur toutes les actions de leur vie, et ils répondent ; ils entendent une mécanique avec laquelle on torture les enfants ; leurs corps sont traversés par des balles, leur sang coule dans la terre ; ils ont sur la poitrine quelqu'un qui les étouffe.

Les hallucinations, chez ces malades, sont presque toujours compliquées d'illusions. Dans deux cas, il n'y eut que des illusions ; une fois les hallucinations se montrèrent seules. Aucune de ces observations ne présentait d'hallucinations et d'illusions de tous les sens. Sur dix cas de stupidité, MM. Aubanel et Thore ont noté trois fois des hallucinations.

Un grand nombre d'actions, en apparence automatiques ou sans rapport avec les objets extérieurs, furent expliquées plus tard par l'influence des hallucinations et des illusions, nouvel argument en faveur de l'opinion qui établit que les actes les plus bizarres qu'on observe chez les monomaniaques, et surtout chez les maniaques, ont toujours pour cause une hallucination ou une illusion.

Obs. 40. — Mademoiselle R..., âgée de trente ans, religieuse novice, entra à la Salpêtrière le 12 juillet 1842, dans le service de M. Mitivié. A sa visite, il la trouva dans l'état suivant : mademoiselle R... est debout, immobile ; sa physionomie offre un mélange d'hébétude et de tristesse ; les yeux sont largement ouverts et souvent fixes. J'essaye en vain, remarque l'auteur, d'obtenir quelques mots. On dirait que la malade ne m'entend pas ou qu'elle ne comprend pas mes questions. Elle refuse de manger. Souvent elle se dirige lentement et machinalement vers la porte ; on la ramène à son lit, et un instant après elle recommence. Elle semble d'ailleurs ne faire nulle attention à ce qui se passe autour d'elle...

Vers la fin du mois, un changement remarquable s'opère dans l'état de mademoiselle R...; elle parle longuement et avec facilité ; sa physionomie s'est animée, et ses idées sont nettes. On n'a plus besoin de l'interroger, c'est elle qui va

au-devant des questions. Hier, elle a reçu la visite des sœurs
de l'hospice Saint-Antoine, et cette visite, dit-elle, lui a fait
grand bien en mettant de l'ordre dans ses idées. Dès ce moment
la guérison est complète.

Le traitement a consisté dans des bains, une douche, le
travail. Voici les renseignements que mademoiselle R... m'a
donnés sur son état intellectuel pendant sa maladie :

Elle ignorait complétement qu'elle fût dans un hospice ;
elle prenait les femmes qui l'entouraient pour des soldats
déguisés (illusion très fréquente chez les femmes, et qui n'est
qu'un symptôme de l'excitabilité génésique). Quand on l'a conduite au bain, où étaient déjà d'autres malades, elle a essayé
de se noyer pour échapper aux violences de ces prétendus
soldats. Elle ne voyait que des figures hideuses et menaçantes ;
on eût dit que tout le monde était ivre. Elle croyait que Paris
était à feu et à sang, et qu'on avait égorgé toutes les religieuses. Elle s'attendait elle-même à chaque instant à être
sacrifiée. Elle voyait sur le plancher des trappes qui recou-
vraient un vaste souterrain dans lequel elle craignait de tomber. Le bruit qu'on faisait en frottant le parquet était devenu
pour elle celui d'une scie avec laquelle on travaillait pour faire
écrouler la maison ; elle redoutait de voir éclater un vaste
incendie. — De tout ce qu'elle entendait, son esprit ne conservait que ces phrases : *Il faut la tuer, il faut la brûler*, etc.
Elle avait continuellement un faux bourdonnement d'oreilles
qui l'empêchait de distinguer ce qu'on lui disait ; on l'interrogeait à voix basse sur toute sa vie, et elle répondait ; elle
refusait de manger, parce qu'elle avait peur d'être empoisonnée.

Parfois mademoiselle R... entrevoyait comme une courte
lueur..., mais elle retombait bientôt dans la stupeur ; elle avait
comme un bandeau sur les yeux... La malade assure que sa
guérison est due à une douche d'eau froide dont l'impression
a été si vive, qu'elle lui a fait jeter un cri.

Mademoiselle R... caractérise d'ailleurs très nettement l'état
dont elle est sortie ; elle ne peut, me dit-elle, mieux le comparer qu'à un mauvais rêve.

M. le docteur Delasiauve, dans un mémoire ayant pour

titre : *Du diagnostic différentiel de la lypémanie*, inséré dans les *Annales médico-psychologiques* (juillet 1851), combat l'opinion de M. Baillarger; il considère la stupidité comme un état particulier. Suivant lui, les hallucinations sont une conséquence de la stupidité, de l'obtusion de l'intelligence, et ne dérivent pas des préoccupations mélancoliques.

Dans l'article *Stupidité*, du *Supplément au Dictionnaire des dictionnaires de médecine*, nous avons fait observer que cette maladie pouvait offrir, comme le sommeil, deux états différents, dont l'un était caractérisé par une suspension, en apparence, complète de l'intelligence, et l'autre par l'existence des rêves.

Les sept observations de notre tableau ne nous ont présenté que trois cas d'hallucinations; un de ces faits rentrait entièrement dans le monde fantastique des mélancoliques stupides de M. Baillarger; dans les quatre autres exemples, l'obtusion était telle, qu'il nous a été impossible d'obtenir aucun renseignement.

Résumé. — La stupidité, successivement considérée comme un état particulier, une variété de la démence, le plus haut degré d'une variété de la mélancolie, peut se compliquer d'hallucinations et d'illusions.

— Dans les exemples cités par M. Baillarger, la conduite, les actes, les bizarreries des aliénés étaient expliqués par des hallucinations ou des illusions.

DEUXIÈME SECTION. — *Des hallucinations dans la démence.*

Si la signification du mot *démence* était restreinte à la définition aujourd'hui généralement admise, il est certain que les aliénés compris dans cette catégorie ne présenteraient que rarement le phénomène des hallucinations et des illusions.

Mais depuis l'affaiblissement des facultés intellectuelles jusqu'à leur complète oblitération, les degrés sont infinis. Il y a des aliénés qui n'ont qu'une incohérence momentanée et qui reprennent ensuite la conversation, comme si aucune lacune n'avait existé dans leur intelligence. Les signes de la démence ne se montrent chez eux qu'à des intervalles plus ou moins éloignés. Souvent, et c'est ce qui a le plus fixé notre attention, on retrouve dans la démence les types maniaques et monomaniaques, de sorte qu'on pourrait établir la classification suivante : démence *monomaniaque*, démence *maniaque*, démence *complète*, à laquelle il faudrait ajouter la démence *sénile*. — Cette distinction nous paraît assez importante pour que nous en fassions plus tard l'objet d'un travail spécial.

Nos observations de démence sont au nombre de 82 ; dans 41 cas, elles ont présenté des hallucinations et des illusions. Les hallucinations se sont montrées seules 18 fois, associées aux illusions 15 fois ; les illusions existaient isolées dans 8 faits. Les symptômes de ces fausses perceptions ont été ceux que nous avons énumérés dans la manie, la lypémanie et la monomanie. Fréquemment elles se ressentaient de l'affaiblissement de l'intelligence et avaient un caractère puéril. Dans quatre observations, dont les perceptions sensoriales étaient d'une nature triste, les hallucinés ont fait des tentatives de suicide, tant il est vrai, ainsi que nous l'avons fait remarquer ailleurs, que les causes de la mort volontaire sont diverses !

La forme *monomaniaque* de l'hallucination peut persister à un degré très avancé de la maladie. Madame M..., âgée de quatre-vingt et un ans, presqu'aveugle, n'a plus de mémoire ; elle ne reconnaît pas ses enfants ; sa vie passée et actuelle lui est tout à fait étrangère. Depuis quatre ans qu'elle est dans l'établissement, la même hallucination ne cesse de faire son tourment. Pour elle, son mari, mort il y a six ans, est toujours présent à sa vue : seulement il n'a pas plus d'un pied de hauteur ; il se montre sous forme d'âme. Il erre sur les murs, sur les toits, dans la rue ; il l'appelle, se plaint d'avoir froid, parce qu'il est nu, qu'il n'a pas mangé. Elle lui répond en gémissant, en poussant des cris, des hurlements ; elle ordonne qu'on lui porte de l'eau-de-vie, de la soupe, des vêtements. Presque incapable de marcher, elle essaye de faire quelques pas pour l'aller trouver dans la cour, où il lui dit de venir. Quelquefois il ne se montre à elle qu'avec sa tête, à laquelle deux ailes sont attachées. Nous avons déjà parlé de cette dame dans un autre chapitre.

La démence se présente assez fréquemment sous la forme

maniaque, et il est même quelquefois très difficile de saisir les nuances qui les séparent. Tel aliéné paraît encore maniaque qui a déjà un pied dans la démence; tel autre semble dément qui n'est encore que maniaque. Lorsque la maladie fait des progrès, le diagnostic n'est pas longtemps incertain; mais l'état de *statu quo* peut se prolonger fort longtemps, et l'embarras est alors très grand.

OBS. 41. — Madame Z.... âgée de soixante-quinze ans, douée de beaucoup d'intelligence, très instruite, parlant plusieurs langues, aliénée depuis plus de vingt-cinq ans, se croit investie de la fonction d'inspecteur général; elle tient le plus ordinairement des discours sans suite, surtout quand la conversation s'est un peu prolongée. Cette dame marche la tête haute, parle d'une manière sentencieuse; s'exprime en italien. De temps en temps elle se met en fureur, parce que les télégraphes exercent sur elle des violences qui la dégradent et lui envoient des fumigations qu'elle veut éviter. Elle se plaint que des personnes la frappent, et s'irrite encore plus, quand de nouvelles violences rappellent le souvenir des anciennes. Au moyen d'acoustiques, on lui fait parvenir dans les oreilles des saletés et des injures de toute espèce. — Par moment, madame Z... s'habille de la manière la plus burlesque; sa démarche est théâtrale. Elle est revêtue des plus hautes fonctions; elle exerce une surveillance active, fait des rapports sur tout ce qu'elle observe. Est-elle témoin de quelque action répréhensible, elle entre dans une violente colère, adresse des injures, fait des menaces; toute sa physionomie exprime l'agitation qui la transporte.

Depuis qu'elle est dans mon établissement, ses actes maniaques sont toujours semblables; elle les explique souvent d'une manière assez plausible. Au milieu des nuits, et même dans la journée, sa voix retentit tout à coup dans la maison; d'un ton doctoral elle adresse des discours à des êtres qui sont dans la campagne, et avec lesquels elle s'entretient de sciences; ce sont des professeurs, des savants qui lui répondent. Une de ses principales hallucinations est de croire que des gens s'introduisent dans sa chambre à travers les murs, les fenêtres, les portes; qu'ils lui tiennent des discours obscènes, se livrent sur elle à mille pratiques infâmes, et terminent la scène d'une manière affreuse. Elle affirme que les jongleurs se servent de la physique et de la chimie pour la tourmenter et lui infliger des tortures. Très souvent elle me supplie de la délivrer des emménagogues que les jongleurs lui administrent. Cette dame a également des illusions de la vue; les figures et les objets se transforment, prennent un autre aspect, une autre couleur. Lorsque la conversation se prolonge quelques moments, les paroles sont complétement incohérentes. Sa démence est encore plus évidente dans les écrits. Quelquefois cependant on y découvre des traces de sa belle intelligence.

Dubuisson rapporte, dans son ouvrage, l'observation d'un dément qui, pendant seize ans, aux équinoxes du printemps et de l'automne, et vers les solstices d'été et d'hiver, devenait turbulent, criait nuit et jour, déchirait les couvertures, les draps, les matelas, parce qu'il s'imaginait qu'ils étaient couverts de serpents et de vipères. Ces accès duraient quinze à vingt jours (1).

Dans la démence *complète*, lorsque la mémoire est presque entièrement perdue, qu'il ne reste plus de passions, de désirs, que les malades obéissent comme des enfants à ceux qui les gardent, on voit encore les hallucinations se produire.

Obs. 42. — M. C..., âgé de soixante-treize ans, a toujours été d'un esprit faible et en même temps opiniâtre. Ses enfants ont été forcés de s'éloigner de lui. Parvenu au dernier degré de la démence, ne reconnaissant plus personne, on le conduit dans mon établissement, parce que tous les soirs, au moment de se coucher, il est saisi d'une frayeur extrême, à la vue de meurtriers qui veulent le tuer. Pendant que cette idée lui occupe l'esprit, il ne cesse de crier à l'assassin, à la garde, d'appeler au secours, de se débattre, comme s'il se défendait. Cet état persiste pendant plusieurs mois, et quelques jours avant sa mort, la même hallucination venait encore faire son tourment.

Nous donnons nos soins à une demoiselle en démence depuis dix ans, avec laquelle il est impossible d'avoir le moindre rap-

(1) J. Dubuisson, *Des vésanies ou maladies mentales*, p. 188. Paris, 1816.

port, parce qu'elle entre en fureur dès qu'on l'approche et ne cesse de dire des injures. Toutes les nuits elle se dispute avec des individus qui la contrarient, l'insultent ; les querelles sont d'une violence extrême et se prolongent des heures entières. On peut facilement suivre toutes les phases de la scène.

La *démence sénile*, qui n'est qu'une variété de cette espèce, est aussi quelquefois accompagnée d'hallucinations. Nous avons connu une vieille dame de quatre-vingt-deux ans qui, de temps en temps, était sujette à une perception fort singulière. Cette dame, dont la chambre était bornée par un grand mur blanc, nous racontait qu'elle était agréablement impressionnée par le spectacle de plusieurs milliers d'individus qui descendaient le long de ce mur pour aller à une fête. Ces personnages portaient des habits de gala ; la compagnie se composait d'hommes, de femmes et d'enfants. En notre présence, elle poussait des cris de joie de la surprise que lui causaient la multitude des visiteurs, la variété de leurs costumes et la précipitation avec laquelle ils descendaient du troisième étage en bas. Peu à peu leur nombre diminuait ; elle n'apercevait plus que quelques groupes isolés, et tout rentrait dans l'ordre. Nous avons depuis observé deux faits semblables chez des femmes très âgées.

Résumé. — La démence est fréquemment compliquée d'hallucinations et d'illusions.

— La nature de la démence semblerait au premier abord rendre cette complication moins fréquente ; mais, en étudiant plus attentivement cette forme de l'aliénation, on acquiert la conviction qu'elle offre des degrés différents parmi lesquels les variétés monomaniaque et maniaque jouent un rôle important. La durée de ces hallucinations peut se prolonger des années, parce qu'il y a des variétés de démence qui restent stationnaires pendant fort longtemps.

— Les hallucinations peuvent se montrer dans la démence, comme dans les autres formes de l'aliénation, sous le type continu, rémittent, périodique.

— L'existence des hallucinations dans la démence presque complète n'a rien qui doive surprendre, puisque l'individu qui en est atteint a vécu de la vie commune et qu'on ne peut assurer que tous ses souvenirs soient éteints.

Des hallucinations dans la démence avec paralysie générale.

Au premier abord il doit paraître singulier que la forme la plus grave de la folie puisse se compliquer d'hallucinations. Comment croire, en effet, que cette homme qui bégaye, dont les souvenirs sont perdus, les yeux éteints, la bouche entr'ouverte, les lèvres pendantes, la démarche incertaine et vacillante, puisse être impressionné par quelque chose? Certes l'objection est puissante, mais l'expérience se charge de répondre par l'affirmative; d'ailleurs, ce que nous avons dit des différents degrés de la démence peut s'appliquer au dérangement de la raison dans la paralysie. Comme dans la première de ces formes, on y distingue assez souvent une variété monomaniaque, une variété maniaque, une variété démente. Nous ne parlons ici que de la folie paralytique et non de la maladie qui a été décrite depuis quelques années sous le nom de *paralysie générale progressive sans aliénation.*

Le nombre des paralysies générales que nous avons observées est de 147, sur lesquelles nous avons constaté 37 faits d'hallucinations et d'illusions : ainsi partagées, hallucinations 19; hallucinations et illusions, 11; illusions 7.

Plusieurs de ces hallucinés voyaient les murs couverts d'or, de pierreries, prenaient les cailloux et le sable pour des tas de milliards. Un d'eux nous disait : « Vous voyez ce bœuf, je le change en un rôti; ce mur sombre, il est devenu marbre et tout resplendissant d'or. » Un autre voulait ouvrir le ventre des malades pour leur mettre des boyaux de corail qu'il apercevait partout. Ces illusions portèrent un paralysé à s'élancer sur son domestique pour l'étrangler. Cinq de ces malade se croyaient entourés d'ennemis, d'assassins et appelaient la garde de toute leur force et quelquefois avec des hurlements effrayants.

Ces perceptions sensoriales sont souvent fugaces, momentanées, et ne peuvent être reconnues que par un examen quotidien; aussi ne sommes-nous pas surpris qu'elles paraissent moins communes dans les hospices.

Obs. 43. — Madame ***, âgée de soixante-cinq ans, appartient à une famille de littérateurs ; elle a elle-même brillé par son esprit. Ses yeux et l'expression de ses traits attestent le pouvoir qu'a longtemps exercé l'intelligence. Aujourd'hui les discours sont incohérents, la parole tremblante, la mémoire perdue ; mais à ce grand naufrage survit encore l'idée qu'elle compose des poëmes. Chaque matin, elle m'assure d'une voix pleine d'émotion qu'elle a reçu la visite d'un ange blanc qui lui a parlé. Dans la journée elle me dit : « Mon ange m'a parlé, il m'a engagée à sortir, à aller voir ma fille. » L'ange est jeune, beau, blond ; c'est une réminiscence du temps passé. Par moments elle croit faire des repas excellents, elle détaille tous les mets qu'elle a goûtés. A l'entendre, on s'imaginerait qu'elle assiste encore au banquet. A table, les viandes sont merveilleuses, elles exhalent les parfums les plus suaves, les vins sont des crûs les plus renommés. Sauf ses poésies et ses ouvrages, elle divague sans cesse.

Quelquefois le délire passe d'un objet à l'autre, la malade s'emporte, s'irrite à la moindre contrariété ; l'aliénation offre quelques-uns des caractères de la manie.

Obs. 44. — M. N..., ancien pharmacien, s'est livré avec une ardeur extrême, pendant de longues années, à des travaux scientifiques qui ont eu surtout pour objet les sciences naturelles. Ses recherches paraissent l'avoir conduit au scepticisme ; il tourne tout en ridicule et révèle une foule d'arcanes dont il est le premier à se moquer. En causant avec lui, on est frappé aussitôt de l'embarras de sa langue. Il aime à parler de ses travaux, mais il a oublié les noms de toutes les substances, quoiqu'il se rappelle ceux des personnages célèbres qu'il a particulièrement connus, nouvelle preuve entre mille autres que l'esprit ne perd qu'en dernier ressort le souvenir de choses qui l'ont fortement frappé surtout de celles qui flattent sa vanité. Il ne peut se fixer à rien ; quand il parle d'une chose, si on lui fait une objection, il se met en fureur. Il est très fort, personne ne peut discuter avec lui ; il connaît tout.

Il est, de plus, en proie à une singulière hallucination ; il veut à chaque instant monter sur le mur, parce que le roi et le commissaire de police sont en haut qui l'attendent. On est obligé de le fixer sur un fauteuil de force pour l'empêcher de se rompre les membres. Cette hallucination persiste pendant près de six semaines et ne cesse que quelques jours avant sa mort.

Nous terminerons ces observations sur la paralysie générale par l'observation de deux déments qui, arrivés au dernier degré de la maladie, sortaient de leur espèce de mutisme en poussant des cris et des hurlements que rien ne pouvait arrêter.

Obs. 45. — M. B..., aliéné paralytique depuis près de quatre ans, paraît avoir perdu l'usage du langage. De temps en temps, il profère des cris rauques, des sons inarticulés, puis reste quinze jours, un mois gardant le silence. A certaines époques, il recouvre la parole, prononce plusieurs phrases, qui toutes annoncent qu'il est sous l'influence d'une hallucination effroyable... En effet, il croit voir à ses côtés un requin prêt à le dévorer. Ses efforts pour effrayer l'animal, le chasser, sont terribles. Il pousse des hurlements qu'on entend de fort loin, frappe contre les parois de sa chambre; ses traits sont bouleversés, ses yeux sortent de l'orbite, la sueur ruisselle sur son corps. Aucune consolation n'est possible; il faut rester spectateur d'une lutte qui affecte douloureusement tous ceux qui en sont témoins.

Cette hallucination a eu des conséquences fort graves. Un jour, s'imaginant que sa sœur qui lui prodiguait ses soins était le requin, il se précipita sur elle avec un rasoir, la frappa; heureusement elle put se soustraire à ses coups; mais une de ses cousines qui avait assisté à cette scène, en fut tellement saisie, qu'elle eut à l'instant même une suppression, et que cinq jours après elle expirait.

Un autre paralytique qu'on ne comprenait que très difficilement se met à jeter de grands cris, en appelant au secours, à l'assassin; puis il brise tous les carreaux de la fenêtre, probablement pour sortir par cette ouverture qui était plus éclairée et qu'il prenait pour la porte; nous arrivons en toute hâte. «Les assassins, nous dit-il, sont entrés, ils ont changé mon lit de place, ils voulaient me tuer.» Rien ne pouvait le tranquilliser. Depuis cette hallucination, il a refusé de manger, sa figure s'est altérée, et il a succombé en quelques jours.

Résumé. — La démence avec paralysie générale peut se compliquer d'hallucinations.

— Présentant, comme la démence simple, quelques-unes des symptômes de la monomanie et de la manie, on s'explique aisément l'existence des hallucinations.

— Dans le troisième degré, lorsque toutes les facultés paraissent anéanties, il est plus difficile de comprendre comment les hallucinations peuvent se produire ; il est probable cependant que dans ce cas, il reste encore des parties saines du cerveau, et lorsqu'une influence qui nous est inconnue vient s'y faire sentir, l'hallucination se montre pour quelques instants.

— Au début de la paralysie générale, l'intelligence pouvant n'avoir reçu qu'une faible atteinte, des hallucinations nombreuses et variées se manifestent facilement.

Des hallucinations dans la faiblesse d'esprit, l'imbécillité, l'idiotisme, le crétinisme.

Il est nécessaire, pour que les hallucinations se produisent, que certaines facultés, parmi lesquelles l'imagination tient un rang important, puissent être mises en jeu. Mais, lorsque ces facultés ont complétement disparu, comme dans le dernier degré de la démence, ou qu'elles ne se sont jamais révélées, comme dans l'idiotisme et le crétinisme, les erreurs des sens ne sauraient avoir lieu.

Une différence doit être établie pour l'imbécile dont toute l'intelligence n'est pas anéantie, qui, par exemple, a de la mémoire, est éducable, se montre reconnaissant, éprouve de la frayeur, se venge quelquefois, etc. On comprend facilement qu'avec ces qualités, quelque limitées qu'elles puissent être, les hallucinations soient possibles. Il nous paraît hors de doute que des actions répréhensibles, coupables même, ont été commises par des imbéciles qui avaient des hallucinations des illusions. Sans doute, les aliénés imbéciles sont crédules; et cette disposition de leur esprit en fait des instruments dociles dans les mains de scélérats adroits ; mais l'examen de leurs facultés prouve qu'ils peuvent être entraînés par des hallucinations.

Sur les 57 cas de faiblesse d'esprit, d'imbécillité, d'idiotie

du tableau général, nous avons recueilli 17 exemples d'hallucinations et d'illusions (9 hallucinations ; 7 hallucinations et illusions et 1 illusion). Ces observations sont relatives à des faibles
d'esprit et à des imbéciles. Un de ces hallucinés auquel les
voix faisaient des menaces et adressaient des injures, aiguisa
un poinçon pour tuer ses ennemis. Il l'avait caché, et sans un
heureux hasard qui fit découvrir cet instrument, il pouvait
assassiner quelqu'un dans l'établissement ! L'esprit mer-
cantile de ce siècle soulevera un jour ou l'autre la question de responsabilité, à l'occasion des suicides, des
meurtres, des évasions, etc., que la surveillance si grande des
directeurs d'asiles publics et privés ne saurait toujours empêcher, pas plus qu'on ne les empêche dans les prisons. Le fou
suicide qu'on enferme pour s'en débarrasser, dont la mort est
parfois une solution, sera d'après l'article 1384 du Code civil,
le motif d'un procès en dommages et intérêts. Si cette doctrine
s'établissait, la réforme du traitement des aliénés, l'éternel
honneur de l'illustre Pinel et de la France ferait un pas rétro-
grade vers la barbarie, car on serait obligé ou de refuser ces
aliénés, ou de les camisoler, de les mettre au fauteuil de force,
en un mot de leur appliquer les mesures coercitives pour les
empêcher de se tuer ou de s'évader, car il est impossible de
répondre des gardiens ! Cette question n'intéresse pas moins le
gouvernement que les particuliers, puisque le chef de la statistique générale de France évaluait dans son rapport sur les
aliénés le chiffre des suicides à 17 dans les asiles autorisés
pour l'année 1853, et il ne parlait pas des évasions qui sont
dans une proportion bien autrement considérable. Nous appe-
lons toute l'attention de l'autorité supérieure sur ce sujet.

Comme les conceptions délirantes de la démence et de la
paralysie générale, les hallucinations et les illusions de la
faiblesse d'esprit peuvent être passagères, sans consistance, et
empreintes de la débilité intellectuelle.

Résumé. — Le faible d'esprit et l'imbécile conservant plusieurs facultés, peuvent avoir des hallucinations et des illusions.
L'absence complète de l'intelligence chez l'idiot et le crétin en
rend la production impossible.

CHAPITRE VII.

DES HALLUCINATIONS PAR INTOXICATION.

Hallucinations et illusions de la folie alcoolique (*delirium tremens*). Leur nature. Observations. — Conséquences médico-légales. — *Résumé*. — Hallucinations produites par le protoxyde d'azote.—Hallucinations de l'opium et du haschisch. — *Résumé*. — Hallucinations du datura stramonium, de la belladone, etc. — Quelques mots sur les substances employées dans les initiations et les onctions des sorciers. — *Résumé*.

La pensée et la maladie nous ont montré dans les chapitres précédents leur influence sur la production des hallucinations; nous allons maintenant étudier une autre cause, comprise sous le nom générique d'intoxication, c'est celle des boissons alcooliques, de certains gaz et de quelques substances particulières, tels que l'opium, le haschisch, etc., etc.

1° *Hallucinations et illusions dans la folie alcoolique (delirium tremens).*

La terrible maladie connue sous le nom d'alcoolisme chronique et si bien décrite par le professeur Magnus Huss, la paralysie générale des aliénés dont la fréquence semble augmenter d'année en année, montrent assez les graves conséquences de l'abus des boissons; il ne sera question dans ce chapitre que des désordres de la sensibilité qui se manifestent par des hallucinations et des illusions. Les victimes de cette affreuse passion sont en général soumises aux perceptions sensoriales les plus pénibles; ils voient les objets doubles, tout chancelle autour d'eux; ils aperçoivent des ombres, des spectres, ils entendent des éclats de voix, des bruits insolites; ils sont persuadés que leurs aliments ont le goût de poison; ils respirent des odeurs fétides.

M. Marcel, dans sa thèse pour le doctorat, fait aussi remar-

quer que la grande majorité de ces hallucinations a pour effet
de déterminer des sensations morales douloureuses dont la
plus légère serait l'étonnement et la plus douloureuse une terreur profonde. Beaucoup de ces aliénés, en effet, sont convaincus qu'on les poursuit ; ils voient des gens armés de
couteaux, de bâtons, des serpents, des vipères, etc.; ils
entendent des voix menaçantes; quelquefois les personnes
présentes se transforment en diables, prennent des aspects
effroyables. Les hallucinations et les illusions de la vue et de
l'ouïe réunies sont les plus communes (1).

M. Delasiauve, dans les séances du 10 mai et 20 juillet 1860
de la Société de médecine de la ville, a combattu l'opinion
d'un grand nombre de médecins spécialistes qui affirment
avoir noté des apparitions d'animaux, le plus souvent hideux
dans le délire tremblant, et il considère cette singularité,
signalée par M. Marcel comme notoirement exagérée. Cependant, sur un chiffre de 42 malades qu'il évoque, il reconnaît
que la vue d'animaux immondes s'est manifestée huit à neuf
fois. Il fait observer que cette perception sensoriale, rare dans
les espèces bénignes du délire alcoolique, se remarque plus
particulièrement dans la forme suraiguë qu'il a signalée.

On peut encore consulter sur ce sujet le mémoire que ce médecin a intitulé *Du diagnostic différentiel du delirium tremens
ou stupeur (Annal. méd.-psych.*, oct. 1851). Suivant lui, les
terreurs de la plupart des malades proviennent des dangers
et des menaces auxquels ils tentent de se soustraire et qui
les plongent dans une véritable stupeur.

Mon expérience est en désaccord sur ce point avec celle
de mon savant confrère. Voici ce que j'ai constaté sur
les registres où sont contenues les observations que j'ai
moi-même recueillies de 1848 à 1859. Dans cet intervalle de douze ans, 73 individus, atteints de délire alcoolique ont été admis dans l'établissement du faubourg Saint-
Antoine, je laisse de côté ceux qui ont été traités à la maison
de santé de la rue Neuve-Sainte-Geneviève, de 1838 à 1848.

(1) Marcel, *De la folie causée par l'abus des boissons alcooliques*, thèse. Paris,
1847.

Ces 73 cas comprennent des exaltations maniaques, des formes tristes (15), des démences, des paralysies générales, alcooliques et 21 observations de *delirium* tremblant. Sur ces 73 individus, 50 ont eu des hallucinations et des illusions ainsi réparties : hallucinations de l'ouïe et de la vue 32, parmi lesquelles celles de la vue prédominent; 17 ont présenté des hallucinations et des illusions réunies et 1 seul a eu une illusion de l'ouïe. Parmi ces 50 exemples de perceptions sensoriales, 20 malades sur les 21 cas de délire tremblant, dont trois seuls ont été graves, voyaient des rats, des chiens, des souris, des poissons, des singes, des serpents, etc., qui couraient sur les draps, le lit, les murailles. Les représentations d'animaux étaient seules ou associées à des figures d'hommes, d'un aspect désagréable, souvent vêtus de noir, qui faisaient des grimaces ou des menaces, montaient rapidement le long des murs, des tuyaux de poêle, des cheminées et disparaissaient par les ouvertures ou passaient à travers les murailles. Ces apparitions avaient lieu à chaque instant; elles duraient un, deux, trois jours, quelquefois plus longtemps et cessaient avec l'amélioration de la santé (1).

Lors de la première édition de mes *Hallucinations* (1845) deux ans avant la thèse de M. Marcel, je disais, p. 182 : « Les hallucinations du *delirium tremens* sont fréquemment caractérisées par la vue d'animaux qui rampent, glissent sur les couvertures, les murailles, le plafond, par l'aspect de figures hideuses, effrayantes, fantastiques.

Ces hallucinations spéciales, d'une nature douloureuse, ont été signalées par les observateurs de tous les pays. Roesch, qui a donné à ces perceptions sensoriales le nom d'*ébrieuses*, dit positivement que le malade croit sa chambre, son lit, ses habits, pleins de mouches, d'oiseaux, de souris, de rats ou même d'animaux imaginaires qu'il cherche par tous les moyens à éloigner (2). On lit dans l'*American Journal of insanity*

_____

(1) La note que j'ai publiée dans la *Gazette hebdomadaire* de 1860 étant incomplète, je la rectifie ici.

(2) *De l'abus des boissons spiritueuses; considéré sous le point de vue de la police médicale et de la médecine légale.* (*Annales d'hygiène*, t. XX, p. 337 et suivantes, 1838.)

publié aux États-Unis : « Des animaux d'espèces différentes s'introduisent dans la chambre du malade, se glissent dans le lit en rampant sur les couvertures, en faisant des gestes menaçants ou d'affreuses grimaces (1). » M. Viardot, auteur d'une traduction des *Nouvelles russes,* de M. Gogol, dit que les cosaques Zaporogogues, qui font un usage considérable des liqueurs alcooliques, sont très sujets au *delirium tremens.* Ils sont assiégés par des visions diaboliques. Il cite le cas d'un d'entre eux qui voyait des scorpions énormes étendant vers lui leurs pinces pour le saisir.

Enfin, M. Morel fait la remarque que dans le principe de cette détestable passion, il n'est pas rare de voir se produire des lueurs comme phosphorescentes qui présentent les formes les plus fantastiques. Avec l'habitude, on voit surgir des hallucinations d'un ordre spécial. Les malades ont des rêves effrayants, ils voient des objets hideux, des figures menaçantes, des animaux immondes de toutes sortes dont ils cherchent à se garantir en étendant les bras, en se cachant le visage. Dans la période où les alcoolisés éprouvent des formications dans les jambes, ils peuvent se laisser illusionner à la façon des hypochondriaques. Un des aliénés de cette catégorie suivait ordinairement avec un sentiment de niaise inquiétude les mouvements d'un chat qui, en grimpant le long de ses jambes, lui enfonçait ses griffes dans les chairs. Au paroxysme de la douleur, l'illusion devenait complète, ce malade se serrait violemment le scrotum, croyant s'être emparé de l'animal (2).

Ces hallucinations particulières ne sont donc pas aussi notoirement exagérées que le croit M. Delasiauve; elles se montrent quelquefois dans des cas graves, mais nous les avons beaucoup plus souvent rencontrées chez des individus qui n'offraient rien d'inquiétant et guérissaient rapidement.

Parmi les vingt observations qui viennent d'être indiquées, nous en détacherons une, toutes les autres ayant plus ou moins de rapport entre elles.

---

(1) *Annales méd.-psychol.,* juillet 1850, p. 446.
(2) Morel, *Traité des maladies mentales,* p. 339. Paris, 1859.

OBS. 46. — M. Charles âgé de trente-cinq ans, employé, a contracté depuis de longues années l'habitude de boire. Il en est arrivé à prendre chaque jour douze à quinze verres d'absinthe et même une bouteille d'eau-de-vie. Déjà plusieurs fois sa raison s'est égarée, il se rétablissait promptement chez lui. C'étaient des avertissements de la maladie qui le menaçait, de l'isolement qui en serait la conséquence, il le sentait, mais la passion était plus forte que les conseils et ses propres raisonnements. Ayant fait tout récemment des excès alcooliques plus considérables et répétés plusieurs jours, il est atteint d'un tremblement général des mains, des membres, de la figure et de la langue qui ne sort qu'en tremblottant. En même temps, il se déclare un désordre mental beaucoup plus prononcé que les précédents. Ses parents inquiets et ne pouvant le maintenir, se déterminent à l'amener dans l'établissement. Son regard est fixe, il parle en bégayant, répond brièvement aux questions qu'on lui adresse, mais sans qu'on puisse fixer son attention. Il est sans cesse en mouvement, il paraît cependant fortement préoccupé d'objets qui semblent placés devant lui; on lui demande ce que c'est, il répond d'une voix tremblante, saccadée : «Est-ce que vous ne le voyez pas? ce sont des chats, des chiens, des souris, des grenouilles.» Ce spectacle le met dans une agitation extrême, il demande continuellement qu'on fasse retirer ces animaux, qu'on les enlève. Leur image le suit nuit et jour. D'abord il ne peut manger, vomit tout ce qu'on lui donne; ses déjections ont une fétidité insupportable; il est tourmenté d'une soif extrême. Au bout de cinq à six jours, la rémission a lieu, il devient plus calme et entre en convalescence le deuxième jour. Le traitement a consisté en bains, potion ammoniacale et purgatifs. Après un mois de séjour, il nous quitte complétement rétabli. Six mois s'écoulent, M. Charles qui a recommencé ses excès, a une nouvelle rechute; cette fois son délire est de nature triste et il met fin à ses jours en s'empoisonnant chez lui.

Les symptômes notés chez les autres fous alcoolisés ont offert les mêmes apparitions d'animaux, souvent associés à des hallucinations dans lesquelles prédominaient les impressions de terreur (1). C'étaient parfois des voleurs, des assassins qui entraient par la croisée et allaient faire une mauvaise action. Nous avons donné nos soins à un monsieur qui se croyait poursuivi par un personnage invisible (une femme qu'il avait autrefois connue). « Tenez, me disait-il, en tirant sa montre, il est une heure, elle se tient à mon côté, et m'accable de reproches. Autrefois elle ne me parlait que la nuit, maintenant elle ne m'adresse la parole que pendant le jour; en ce moment, quoique vous causiez avec moi, je l'entends distinctement.»

M..., dont nous avons rapporté l'observation dans les éditions précédentes, est pris à la suite d'excès d'eau-de-vie d'une grande exaltation; il nous soutient que les murs sont tapissés de squelettes, de fantômes, de diables qui grimpent et disparaissent; par moments, ce phénomène a lieu dans une étendue qui ne dépasse pas une feuille de papier. Les choses se transforment de la manière la plus étrange; un pot et un bonnet deviennent des personnages extraordinaires. Dans son délire, il croit voir sa femme commettre à ses yeux le plus sanglant des outrages, et profère des menaces de mort. La nuit, il ne cesse de se baisser pour saisir une foule d'objets, qui sortent du plancher ; tantôt il pousse des cris d'effroi à l'aspect de figures terribles ; tantôt il fait signe à d'autres personnages de l'approcher, pour s'entretenir avec eux. Deux grands bains de huit heures chacun, avec irrigation d'eau froide, suffisent pour amener la guérison de cet homme, chez lequel vingt-cinq gouttes de laudanum avaient été sans résultats (1).

La folie alcoolique peut créer les visions les plus diverses, qui souvent sont une réminiscence d'évènements passés. Le fait que nous allons raconter prouve que ce n'est pas seulement en France qu'on constate les impressions pénibles.

Obs. 47. — Je fus appelé, dit le docteur Alderson, il y a quelque temps, pour M..., qui à cette époque tenait un magasin de liqueurs. Je remarquai dès mon entrée chez lui, l'expression étrange qu'avait sa physionomie. Pourquoi craignez-vous,

_____

(1) *Des hallucinations*, 2ᵉ édit., p. 199.

lui dis-je? Qui donne à votre regard cette expression d'effroi?
Il s'assit alors, et me fit l'histoire de sa maladie en ces termes:
« Il y a huit ou dix jours, je venais de tirer de la liqueur de
ma cave pour une fille, lorsque j'aperçus sur le sol une assez
grande quantité d'huîtres, que je présumai y avoir été jetées
par elle. Je la priai de les ramasser. Cette fille, me croyant
ivre, se moqua de moi et sortit.

» Je me mis en devoir de les emporter, mais, à mon grand
étonnement, je ne les trouvai plus. J'allais quitter la cave,
quand je vis à la porte un soldat au regard repoussant qui
cherchait à y entrer. Je voulus savoir ce qu'il demandait, mais,
ne recevant d'autre réponse qu'un coup d'œil menaçant, je
m'élançai pour saisir l'impertinent : quelle fut ma surprise!
ce n'était qu'un fantôme! Une sueur froide me coula aussitôt
du visage; tous mes membres frissonnèrent. Après avoir
recueilli mes esprits, je voulus m'assurer par moi-même de
la nature de l'être qui fuyait à la faveur de l'obscurité.
Je courus pour l'atteindre; mais il disparut et fut remplacé par d'autres figures fantastiques dont quelques-unes
n'apparaissaient que dans le lointain. Je m'épuisai en efforts
superflus pour les approcher. Quoique très courageux, j'avoue
que je n'ai jamais éprouvé une telle frayeur. Pendant toute la
nuit, ajouta-t-il, je fus tourmenté par des apparitions d'amis
vivants ou de personnes mortes depuis longtemps. A chaque
instant, je voulais sortir de mon lit pour m'assurer de la réalité ou de la fausseté de ces visions. »

Lorsque je fus appelé, continue Alderson, la famille avait
la conviction qu'il était fou, quoiqu'elle reconnût qu'en toute
autre chose il était très raisonnable et très ferme.

Les détails que nous allons donner pourront mettre sur
la voie de la maladie. Avant son indisposition, il avait eu une
querelle avec un soldat ivre qui voulait entrer malgré lui dans
le magasin à une heure indue. Dans la lutte, le soldat tira sa
baïonnette, frappa le marchand à la tempe et lui divisa l'artère
temporale. Il perdit beaucoup de sang avant l'arrivée du chirurgien. Il était à peine rétabli de cette blessure, qu'il entreprit d'accompagner un ami dans un pari qui consistait à parcourir un espace dans un temps donné; il fit 42 milles en neuf

heures. Transporté de ce succès, il passa tout le jour suivant à boire, mais il se sentit quelque temps après si mal à son aise, qu'il prit la résolution de ne plus recommencer. Ce fut dans le cours de la semaine qui suivit cette abstinence qu'il fut atteint de son mal. Les progrès en furent continuels pendant plusieurs jours, et ne lui laissaient pas un instant de repos.

Il ne pouvait se débarrasser de ces visions ni jour ni nuit, quoiqu'il fît quelquefois plusieurs milles dans ce but ou qu'il allât successivement dans différentes réunions. Il se plaignit à moi d'avoir le corps brisé des coups de fouet que lui avait donnés un charretier qui venait toutes les nuits près de son lit, mais disparaissait aussitôt qu'il cherchait à les lui rendre. Il fut guéri par des applications de sangsues et des purgatifs actifs. Les fantômes cessèrent d'abord de se montrer de jour; une fois il aperçut le charretier dans l'intervalle qui sépare le sommeil du réveil. Depuis, il n'a plus eu de visions, et sait à quoi s'en tenir sur la nature des esprits (1).

Les hallucinations varient à l'infini; elles sont, au reste, comme on en a déjà fait la remarque, le reflet du caractère et des habitudes du malade. Quelquefois cependant elles résultent d'une association d'idées qu'une circonstance fortuite a fait naître.

Les hallucinations occasionnées par le vin peuvent avoir des résultats très fâcheux. M. R... éprouve de grands chagrins domestiques auxquels il ne croit pouvoir se soustraire qu'en se plongeant dans une ivresse continuelle. Cet état ne tarde pas à produire un dérangement de ses facultés intellectuelles. Il aperçoit un jour une figure extraordinaire qui lui fait signe de la suivre; il se lève, court après elle et tombe dans la rue : il avait passé par la fenêtre. On me l'amena tout étourdi de sa chute; il croyait encore voir le fantôme et ne répondait que d'une manière confuse. Quelques jours d'isolement et d'abstinence le rendirent promptement à la raison.

(1) *Edinburgh medical and surgical Journal*, vol. VI, p. 288. Traduit de l'anglais.

Les auteurs qui ont traité de cette maladie ont rapporté un bon nombre d'observations de ces désordres de la sensibilité. On conçoit, en effet, qu'elle peut donner lieu à des combinaisons infinies d'hallucinations. Cette complication, déjà très fréquente, peut se montrer dès le début de l'ivresse, et cette remarque est d'une haute importance, car si un de nos malades a pu se jeter par la croisée, en croyant suivre une figure bizarre, on comprend qu'un autre pourra frapper une personne dont la figure lui aura paru celle d'un monstre, d'un ennemi, etc.

En parcourant nos notes, nous avons constaté que sous l'influence de ces hallucinations ébrieuses, des malades avaient cherché à se mutiler, à se précipiter par les croisées, à s'étrangler; sept d'entre eux avaient fait des tentatives de suicide. Le Dr Roesch, déjà cité, a consigné sur ce sujet les détails suivants dans son mémoire :

C'est principalement le vice de l'ivrognerie qui rend la mort volontaire si répandue de nos jours. Schlegel a dit : L'ivrognerie est la principale cause du suicide en Angleterre, en Allemagne et en Russie. Casper rapporte d'après des documents officiels, que le quart des habitants de Berlin qui ont attenté à leurs jours, depuis 1812 jusqu'à 1821, étaient des gens adonnés à la boisson; dans notre ouvrage *Du suicide et de la folie suicide*, nous avons constaté 530 cas de meurtre de soi-même par ivresse, sur 4595 observations de suicides.

Résumé. — Les fausses perceptions sensoriales des hallucinés alcoolisés consistent généralement en des impressions de nature triste.

— La plupart des auteurs ont signalé dans cette forme de délire des apparitions de figures effrayantes, d'animaux immondes.

— Les hallucinations ébrieuses peuvent avoir les conséquences les plus graves.

Les visions d'animaux, de reptiles, etc., ne s'observent pas seulement dans la folie des buveurs et plus spécialement dans le *delirium tremens*, elle se montrent également dans les intoxications produites par d'autres substances végétales, parmi lesquelles il convient de mentionner la belladone, le datura stramonium, la jusquiame, etc. Nous y reviendrons lorsque nous traiterons ce sujet; mais ces faits suffisent pour justifier le titre de la classe à laquelle nous donnons le nom d'hallucinations par intoxication. Nous allons d'abord dire quelques mots des perceptions sensoriales déterminées par l'inhalation du protoxyde d'azote, appelé autrefois gaz exhilariant; nous nous étendrons davantage sur les hallucinations de l'opium et du haschisch, puis nous terminerons par un aperçu des hallucinations dues à certaines substances narcotiques, vénéneuses, aux préparations destinées aux initiations, et aux onctions mises en usage par les sorciers pour se rendre au sabbat.

2° Hallucinations et illusions causées par le protoxyde d'azote.

L'action de ce gaz sur l'économie mérite une attention particulière. Les sensations et les idées sont simultanément augmentées à un très haut degré de vivacité; l'esprit perd graduellement toutes ou la plupart de ses impressions actuelles, particulièrement celles qui sont pénibles ou désagréables; elles sont remplacées par des images gaies et souriantes. Sir Humphry Davy rapporte que, dans une expérience de ce genre, il cessa d'être en rapport avec les objets extérieurs; des séries d'images visibles, animées, passaient rapidement dans son esprit, et se trouvaient liées aux mots de manière à produire des perceptions entièrement nouvelles. « J'existais, dit-il, dans un monde inconnu pour les rapports et les idées. En revenant à moi, je m'écriai : Il n'y a que des pensées; l'univers est composé d'impressions, d'idées, de plaisirs et de peines. » Le monde visionnaire dans lequel le savant anglais se trouva introduit n'était autre que ses idées personnifiées et animées (1).

Une autre fois, dit ce savant, je sentis avec un plaisir indi-

(1) A ces substances, il faut encore joindre les préparations de plomb, le gaz acide carbonique, l'oxyde blanc d'arsenic, etc.

cible le sens du toucher s'accroître dans mes pieds et dans mes mains ; des perspectives éblouissantes fascinaient ma vue. J'entendais distinctement les plus imperceptibles bruits sous la cloche. Le temps n'existait pas pour ma mémoire, et les traditions les plus lointaines s'y perpétuaient d'un seul coup avec la splendeur et l'instantanéité d'un éclair. Sir Humphry Davy ne perdit pas un seul instant la conscience de son identité. Voulant rendre compte de ce qu'il avait éprouvé, après que son imagination, comme *une mer apaisée* fut revenue à son état normal, il compare cette disposition au sentiment d'inquiétude mélancolique de l'homme *qui s'éveille après un songe charmant* et veut reconstruire ces images fugitives.

On remarquera dans ces modifications psychologiques, le sentiment de bonheur, l'activité plus grande des idées, leur spiritualité, leur révivification, le développement des sens du toucher, de l'ouïe et de la vue, l'absence de la durée du temps, la rapidité des perceptions de la mémoire, la continuation de la personnalité, et cet état d'anxiété qui se retrouve dans diverses situations de l'âme. Ces signes ont pour nous une grande valeur, car, au lieu d'y voir la folie comme notre savant confrère Moreau de Tours, nous les considérons comme les ferments nécessaires aux créations de l'esprit.

3° *Hallucinations et illusions causées par l'opium et le haschisch.*

Hallucinations et illusions de l'opium. — L'excitation, le bonheur et l'oubli que l'homme inquiet et mobile de l'Europe demande aux boissons fermentées, l'oriental indolent et fataliste les recherche dans des substances qui ne dérangent pas son immobilité, ce caractère distinctif des races et des contrées de l'Asie. L'observateur qui a le mieux décrit les effets de l'une de ces substances, l'opium, celui dont nous allons citer les paroles, après avoir entendu de savants voyageurs en Orient, et des expérimentateurs en France, l'anglais Thomas de Quincey, avant de raconter ses sensations, compare l'alcool et l'opium et en signale ainsi les différences : Le plaisir causé par le vin suit une marche ascendante, au terme de laquelle il va décroissant, tandis que l'effet de l'opium, une fois créé, reste égal à lui-même pendant huit à dix heures; mais la grande différence gît surtout en ceci, que le vin dérange les facultés mentales, tandis que l'opium y introduit l'ordre suprême et l'harmonie. Enfin, c'est trop souvent la partie brutale de l'homme, qui, par l'auxiliaire du vin, usurpe la souveraineté, au lieu que le mangeur d'opium sent pleinement que son intelligence acquiert une lucidité consolante et sans nuages. — Malheureusement cette ivresse dont l'auteur fait une séduisante description chez les lettrés, les imaginations ardentes et cultivées, prématurément labourées par la fertilisante douleur, chez les cerveaux marqués par la rêverie, *touched with pensiveness*, est suivie chez ceux-ci des tortures les plus cruelles et chez les natures grossières et abêties par un travail journalier, de l'abrutissement le plus profond, et de la mort, dans les deux cas.

Nous abordons maintenant le sujet principal, les visions de l'opium, celles des premières années, que M. Baudelaire dans son étude sur le livre de Thomas de Quincey a si bien nommées *les enchantements* d'un mangeur d'opium. L'auteur, esprit féminin, subtil et cultivé, réglant les doses des narcotiques et les séparant prudemment par un intervalle de quelques jours n'en éprouva pendant longtemps que des sensations voluptueuses. Ainsi la musique italienne qu'il entendait tous les samedis aux beaux temps de la Grassini n'entrait pas dans ses oreilles comme une simple succession logique de sons agréables, mais comme les accents d'une sorcellerie qui évoquait devant les yeux de son esprit toute sa vie passée; celle-ci vivait en lui, non par un effort de la mémoire, mais comme présente et incarnée dans la musique. Que de fois revit-il sur ce second théâtre, allumé dans son esprit par l'opium et la musique, les routes et les montagnes qu'il avait parcourues, écolier émancipé, et ses aimables hôtes du pays de Galles, et les ténèbres coupées d'éclairs des immenses rues de Londres, et ses mélancoliques amitiés et ses longues misères, consolées par l'espoir d'un meilleur avenir! Ces évocations produites par la musique et l'opium étaient d'autres fois remplacées par des scènes de charité qui le comblaient de joie; ou bien ses nuits se passaient à contempler la vaste perspective de la mer et d'une grande cité.

Huit années s'étaient écoulées dans ces ravissements qui plongeaient le mangeur d'opium dans des jouissances sans fin. La scène allait s'assombrir. Le besoin de ces rêves lui avait fait successivement élever la dose d'opium à 320 grains, c'est-à-dire à 18,000 gouttes de laudanum. La seconde période, celle *des tortures* était commencée. Voici comme M. de Quincey s'exprime sur ses souffrances.

Obs. 48. — « La première chose qui me força de remarquer en moi un changement notable fut le retour de ces visions auxquelles l'enfance seule ou les grands états d'irritabilité sont sujets. La nuit, lorsque j'étais éveillé dans mon lit, de longues processions passaient avec une pompe lugubre autour de moi; je m'entendais raconter d'interminables histoires, plus tristes, et plus solennelles que celles d'avant Œdipe ou Priam. Dans le même temps, un changement s'opéra dans mes rêves; un théâtre semblait tout à coup s'ouvrir, s'éclairer dans mon cerveau; il me présentait des spectacles de nuit d'une splendeur plus qu'humaine. — Les quatre faits suivants doivent être mentionnés comme intéressants.

» Au moment où s'augmentait la faculté de créer dans mes rêves, une espèce de sympathie s'établissait entre l'état de rêve et l'état réel où je me trouvais. Tous les objets qu'il m'arrivait d'appeler et de me retracer volontairement dans l'obscurité, étaient aussitôt transformés en apparitions. J'avais peur d'exercer cette faculté redoutable, car, dès qu'une chose pouvait se présenter aux yeux, je n'avais qu'à y penser dans l'obscurité, je la voyais paraître comme un fantôme; et, par une conséquence apparemment inévitable, une fois ainsi tracée en couleurs imaginaires, comme un mot écrit en encre sympathique, elle arrivait jusqu'à un éclat insupportable qui me brisait le cœur.

» Ceci, comme tous les autres changements, était accompagné par une inquiétude et une mélancolie profonde, impossibles à exprimer. Il me semblait chaque nuit que je descendais, non pas en métaphore, mais littéralement, dans des souterrains et des abîmes sans fond, et je me sentais descendre, sans avoir jamais l'espérance de pouvoir remonter. Même à mon réveil, je ne croyais pas avoir remonté.

» Par suite de cette disposition, si un rêve m'apportait une image que j'avais entrevue un jour dans ma vie, en vertu d'une loi bien connue des organisations nerveuses, cette pierre de hasard, jetée dans le cercle des ondes spirituelles, l'élargissait à l'infini. C'est ainsi qu'un Malais qui s'était reposé quelques heures à mon foyer, évoqua tout l'immense et fabuleux Orient. Sous la double condition connexe de chaleur tropicale et de lumière verticale, je ramassais toutes les créatures, oiseaux, bêtes, reptiles, arbres et plantes, usages et spectacles, que l'on trouve communément dans toute la région des tropiques, et je les jetais pêle-mêle en Chine ou dans l'Indoustan. Par un sentiment analogue, je m'emparais de l'Égypte et de tous ses dieux, et les faisais entrer sous la même loi. Des singes, des perroquets, des kakatoës me regardaient fixement, me huaient, me faisaient la grimace, ou jacassaient sur mon compte. Je me sauvais dans des pagodes, et j'étais, pendant des siècles, fixé au sommet, ou enfermé dans des chambres secrètes. J'étais l'idole; j'étais le prêtre; j'étais adoré; j'étais sacrifié. Je fuyais la colère de Brahma à travers toutes les forêts de l'Asie; Vishnâ me haïssait; Siva me tendait une embûche. Je tombais soudainement chez Isis et Osiris; j'avais fait quelque chose, disait-on, j'avais commis un crime qui faisait frémir l'ibis et le crocodile. J'étais enseveli, pendant un millier d'années, dans des bières de pierre, avec des momies et des sphinx, dans des cellules étroites au cœur des éternelles pyramides. J'étais baisé par des crocodiles aux baisers cancéreux; et je gisais, confondu avec une foule de choses inexprimables et visqueuses, parmi les boues et les roseaux du Nil..... Ce n'était que dans ces rêves-là, sauf une ou deux légères exceptions, qu'entraient les circonstances de l'horreur physique. Sur chaque être, sur chaque forme, sur chaque menace, punition, incarcération ténébreuse, planait un sentiment d'éternité et d'infini qui me causait l'angoisse et l'oppression de la folie... »

L'auteur nous donne un autre échantillon de ses rêves d'une nature étrange et redoutable qui montre l'influence des sou-

venirs et le pouvoir de l'association des idées. Dès sa jeunesse,
il avait beaucoup aimé Tite-Live, et une période de l'histoire
d'Angleterre, la guerre du Parlement. Ces événements reparaissent dans son sommeil, et les mots *Consul Romanus* qui
reviennent si souvent dans Tite-Live l'emportaient sur tous les
autres.

« Il m'est arrivé souvent, dit-il, de voir, pendant que j'étais
éveillé (comme une sorte de répétition de théâtre), se peignant
ensuite sur les ténèbres complaisantes, — une foule de dames.
— Et j'entendais qu'on disait, ou je me disais à moi-même :
« Ce sont les femmes et les filles de ceux qui, dans la paix,
s'asseyaient aux mêmes tables, et étaient alliés par le mariage ou par le sang ; et cependant, depuis un certain jour
d'août 1642, ils ne se sont plus jamais souri, et ils ne se sont
désormais rencontrés que sur le champ de bataille ; et à
Marston Moor, à Newbury ou à Naseby, ils ont tranché tous
les liens de l'amour avec le sabre cruel, et ils ont effacé avec
le sang le souvenir des amitiés anciennes (1). Mais toute
cette pompe devait se dissoudre soudainement ; à un claquement de mains, se faisaient entendre ces mots dont le son me
remuait le cœur : *Consul Romanus !* et immédiatement arrivait, balayant tout devant lui, magnifique dans son manteau
de campagne, Paul Émile ou Marius, entouré d'une compagnie de centurions, faisant hisser la tunique rouge au
bout d'une lance, et suivi de l'effrayant hourra des légions
romaines.

» Le sentiment de l'espace, et plus tard le sentiment de la
durée, étaient tous deux excessivement augmentés. Les édifices, les montagnes s'élevaient dans des proportions trop
vastes pour être mesurés par le regard. — La plaine s'étendait
et se perdait dans l'immensité. Ceci pourtant m'effrayait moins
que le prolongement du temps : je croyais quelquefois avoir
vécu soixante et dix ou cent ans en une nuit ; j'ai même eu un
rêve de milliers d'années, et d'autres qui passaient les bornes
de tout ce dont les hommes peuvent se souvenir.

---

(1) Nous avons cité quelques lignes dans ce fragment, p. 146, en parlant
des hallucinations qui rappellent des personnages morts depuis longtemps.

» Les circonstances les plus minutieuses de l'enfance, les scènes oubliées de mes premières années, revivaient souvent dans mes songes ; je n'aurais pu me les rappeler ; car si on me les avait racontées le lendemain, je les aurais cherchées vainement dans ma mémoire, comme faisant partie de ma propre expérience. Mais, placées devant moi comme elles étaient, dans des rêves et des apparitions, et revêtues de toutes les circonstances environnantes, je les reconnaissais sur-le-champ. Un de mes proches parents me racontait un jour que, dans son enfance, il était tombé dans une rivière, et qu'au moment où la mort allait l'atteindre, sans un secours imprévu, il avait vu en un instant sa vie entière, jusqu'aux plus petits accidents, se présenter à ses yeux comme dans un miroir, et qu'il s'était senti en même temps la faculté singulière d'en saisir l'ensemble aussi bien que les parties. J'ajoute foi à ce récit, d'après les expériences que l'opium m'a fait faire... Je retrouve la même chose dans les ouvrages modernes, accompagnée d'une remarque que je crois également vraie, c'est que le livre redoutable des comptes dont parle l'Écriture est l'âme elle-même de chaque individu (1).

» Avec le pouvoir de s'agrandir et de se multiplier, l'architecture s'introduisit dans mes songes. Dans les derniers temps de ma maladie surtout, je voyais des cités, des palais que l'œil ne trouva jamais que dans les nuages. — A mon architecture succédèrent des rêves de lacs, d'étendues immenses d'eau.—Je souffris horriblement de la tête pendant deux mois. Les eaux changèrent de caractère ; ce furent maintenant des mers et des océans. Il se fit encore un changement plus terrible, qui me promettait de longs tourments, et qui ne me quitta, en effet, qu'à la fin de ma maladie. Jusqu'alors, le visage de l'homme s'était mêlé à mes songes, sans aucun pouvoir spécial de m'effrayer ; mais ce que j'appellerai la tyrannie de la face humaine vint à se découvrir. Ce fut sur les flots soulevés de l'océan qu'elle commença à se montrer ; la mer était comme pavée d'innombrables figures, tournées vers le ciel, pleurant,

(1) On trouve cette sensation exprimée dans toutes les langues, comme le démontre le proverbe arabe, cité par le général Daumas.

désolées, furieuses, se levant à la surface par milliers, par myriades, par générations, par siècles. Mon agitation devint infinie, et mon esprit bondit et roula comme les lames de l'océan; c'était la réminiscence de mes vagabondages perplexes, au sein de l'immense Londres.

» J'avais vu dans ma jeunesse un cadavre étendu sur une table de dissection; cette ancienne impression donna lieu à un rêve que j'avais assez fréquemment.

» Il me semblait que j'étais couché, et que je m'étais éveillé dans la nuit. En posant la main à terre pour relever mon oreiller, je sentais quelque chose qui cédait, lorsque j'appuyais dessus : c'était un cadavre étendu à côté de moi. Cependant je n'en étais ni effrayé ni même étonné. Je le prenais dans mes bras et je l'emportais dans la chambre voisine, en me disant : Il va être là couché par terre; il est impossible qu'il rentre si j'ôte la clef de ma chambre.

» Là-dessus, je me rendormais; quelques moments après, j'étais encore réveillé : c'était par le bruit de ma porte qu'on ouvrait; et cette idée qu'on ouvrait ma porte, quoique j'en eusse pris la clef sur moi, me faisait un mal affreux. Alors je voyais entrer le même cadavre que tout à l'heure j'avais trouvé par terre. Sa démarche était singulière, on aurait dit un homme à qui l'on aurait ôté ses os, sans lui ôter ses muscles, et qui, essayant de se soutenir sur ses membres pliants et lâches, tomberait à chaque pas. Pourtant il arrivait jusqu'à mon lit sans parler, et se couchait sur moi; c'était alors une sensation effroyable, un cauchemar dont rien ne saurait approcher; car, outre le poids de sa masse informe et dégoûtante, je sentais une odeur pestilentielle s'exhaler des baisers dont il me couvrait. D'autres fois le cadavre venait lire par-dessus mon épaule dans le livre que je tenais à la main, et ses poils dégoûtants m'effleuraient le cou et le visage.

» Qu'on juge de la terreur que doit inspirer une vision pareille : je restais immobile dans la position où je me trouvais, n'osant pas tourner la page, et les yeux fixés dans la glace sur la terrible apparition. Une sueur froide coulait sur tout mon corps; puis la porte s'ouvrait, et je voyais derrière moi (dans la glace encore) entrer une procession sinistre : c'étaient des squelettes horribles, portant d'une main leurs têtes, et de l'autre de longs cierges, qui, à la lueur d'un feu rouge et tremblant, jetaient une lumière terne et bleuâtre, comme celle des rayons de la lune. Ils se promenaient en rond dans ma chambre, qui, de très chaude qu'elle. était auparavant, devenait glacée, et quelques-uns venaient se baisser au foyer noir et triste, en réchauffant leurs mains longues et livides, et en se tournant vers moi pour me dire : Il fait froid. » Nous avons cité ailleurs une apparition de cette nature arrivée à un professeur célèbre (1).

Je me suis un peu étendu sur ce sujet, parce que la classe des mangeurs d'opium est considérable en Angleterre, et qu'il n'est personne qui ne sache combien les thériakis de l'Orient sont nombreux.

M. le docteur Poqueville a tracé, dans ses *Voyages en Morée*, un tableau effrayant des effets de l'opium sur les individus qui se livrent à l'usage journalier de cette préparation. Leur passion est telle, ajoute ce médecin que la certitude de la mort et des infirmités qui la précèdent ne peut les détourner de ce funeste poison ; le fait suivant qu'il rapporte en est la preuve incontestable.

OBS. 49. — Uu ambassadeur anglais, récemment envoyé dans l'Inde, fut conduit, à son arrivée, au palais du souverain, à travers un grand nombre d'appartements décorés et remplis d'officiers vêtus d'une manière splendide, dans une petite chambre, dont les ornements et les meubles

(1) *Confessions of an English opium eater*, being an extract from the life of a scholar, *and suspiria de profundis*, being a sequel to the confessions, by Thomas de Quincey. L'*Anglais, mangeur d'opium*, par A. D. M. (Alfred de Musset) 1 vol. in-12, p. 80 à 221. Paris, 1828.
Cette description, que nous avons lue avec le plus vif intérêt, et qui est de l'observation la plus exacte, a de nombreux points de contact avec les hallucinations des rêves et du cauchemar. On y remarque aussi plusieurs des symptômes dus à l'emploi du haschisch. Voir la thèse sur l'*Usage de l'opium*, Paris, 1834, de M. le docteur E. Botta, notre ancien condisciple, consul en Orient et auquel on doit la découverte de Ninive ; aussi le mémoire de M. Lee. On peut lire sur cet intéressant sujet les extraits et les réflexions de M. Charles Baudelaire, intitulés : *Enchantements et tortures d'un mangeur d'opium*, dans la *Revue contemporaine* des 15 et 31 janvier 1860.

dépassaient encore en richesses ceux qu'il avait déjà vus.

On le laissa seul. Peu de temps après, deux hommes d'un extérieur distingué arrivèrent; ils précédaient une litière portée par des esclaves, et recouverte de riches soieries et de cache-mires d'un grand prix. Sur cette couche était étendue une forme humaine que l'on aurait prise pour un cadavre, si l'on n'avait vu la tête se balancer à chaque mouvement des porteurs, deux officiers tenaient des plateaux en fil d'or, sur lesquels étaient une coupe et une fiole remplie d'un liquide bleuâtre.

L'ambassadeur, pensant qu'il était l'involontaire témoin de quelque cérémonie funèbre, voulait se retirer; mais il fut bientôt détrompé en voyant les officiers soulever la tête de ce qui semblait un être inanimé, rentrer la langue qui sortait de la bouche, et faire avaler ainsi une certaine quantité de liquide noir, en refermant les mâchoires, et frottant doucement la gorge pour le faire descendre. — Lorsque ce manége eut été répété cinq ou six fois, la figure ouvrit les yeux et ferma la bouche volontairement, puis avala d'elle-même une grande dose de liquide, et, en moins d'une heure, un être animé s'assit sur la couche, ayant recouvré la couleur et un peu de pouvoir dans les articulations. Il s'adressa alors en persan à l'envoyé, et lui demanda les motifs de son ambassade. — Deux heures après, ce personnage extraordinaire était complétement actif, et son esprit capable de se livrer aux affaires les plus difficiles. L'ambassadeur anglais prit la liberté de lui adresser quelques questions sur la scène étrange dont il avait été témoin.

« Monsieur, lui répondit-il, je suis mangeur d'opium de vieille date; je suis tombé par degrés dans ce déplorable excès. Je passe les trois quarts de la journée dans l'état de torpeur où vous m'avez vu. Incapable de me mouvoir ou de parler, j'ai pourtant encore ma connaissance, et ce temps s'écoule au milieu de visions agréables; mais je ne m'éveillerais jamais si je n'avais des serviteurs zélés et affectionnés qui veillent sur moi avec un soin religieux. Dès que, par l'état de mon pouls, ils reconnaissent que mon cœur se ralentit, et lorsque ma respiration devient presque insensible, alors ils me font avaler la solution d'opium, et me font revivre comme vous l'avez vu. Pendant ces quatre heures, j'en aurai avalé plusieurs onces et peu de temps s'écoulera encore avant que je retombe dans ma torpeur habituelle (1). »

Les effets de l'opium sur le cerveau ont été observés dans des cas particuliers, sans que les personnes en eussent fait un long usage, et quelquefois même dès la première dose.

Obs. 50. — « Je donnai des soins, dit Abercrombie, à un malade affecté d'une vive douleur locale qui exigeait l'emploi des opiacés à haute dose. Ce remède ne réussissait pas toujours à lui procurer le repos. Dans une nuit d'insomnie, il fut étonné de voir défiler devant lui une longue procession de personnages dont l'air, le costume, étaient en rapport avec un événement qui, quelque temps auparavant, avait été le sujet de toutes les conversations d'Édimbourg. Les figures se succédaient les unes aux autres avec la régularité et l'animation des scènes de théâtre ; il entendait leur conversation, et les longs discours qu'elles prononçaient suivant les circonstances ; quelques-uns étaient rimés. Il se rappela parfaitement et répéta, le lendemain, des passages considérables de ces compositions poétiques. Il était complétement éveillé et savait que ce qu'il voyait était une illusion. Il remarqua que, lorsqu'il ouvrait les yeux, la vision s'évanouissait, mais elle reparaissait dès qu'il les fermait (2). »

Hallucinations et illusions du haschisch. — L'attention a été appelée depuis quelques années sur une substance dont on fait également un grand usage en Orient, nous voulons parler du *Haschisch.* Cette composition, due à la distillation des pistils du chanvre, et sur laquelle M. Aubert Roche a publié une très bonne notice, paraît avoir joué, d'après les recherches de Lenglès, Michaud, de Sacy, un rôle fort important dans le moyen âge. Il est, en effet, presque certain que le Vieux de la Montagne, surnommé le Prince des Haschischins, d'où est probablement venu le mot assassins, se servait de cette préparation pour plonger ses séides dans une mer de délices (3).

(1) Poqueville, *Voyage en Morée* (*Biblioth. univ. de Genève*, 1841. — *Neuf années à Constantinople*, par Brayer, 1836, 2 vol. in-8.

(2) Abercrombie, *ouv. cit.*, p. 388.

(3) On consultera avec fruit l'article *Haschisch* du *Dictionnaire des dictionnaires de médecine*, p. 325. Paris, 1851, rédigé par M. le docteur Foy notre col-

Les faits observés en Égypte et en France viennent à l'appui de cette opinion. J'assistai, en 1840, avec plusieurs médecins, à une expérience dont les résultats ont été consignés dans la *Gazette médicale*. Il fut évident pour moi que le haschisch formait l'élément principal du liquide donné aux expérimentateurs, si ce n'était pas le haschisch lui-même, sans aucun mélange ; depuis longtemps je n'ai plus aucun doute sur ce sujet. Voici, au reste, la relation que j'ai donnée de cette séance.

Il y a environ deux ans, je publiai dans un numéro du *Journal des Débats* quelques détails sur la composition du haschisch, d'un usage si général en Orient, et qui avait produit, chez trois jeunes négociants de Marseille, des effets fort remarquables.

Ce fait, qui avait alors excité la curiosité, était oublié comme tant d'autres, lorsque je reçus, de M. Ajasson de Grandsagne, connu par sa traduction de Pline, dans la belle édition des classiques latins de Panckoucke, l'invitation d'assister à des expériences produites par l'ingestion d'une substance qui déterminait, disait-on, tous les phénomènes qu'on avait observés chez les adeptes du Vieux de la Montagne.

Lorsque j'arrivai, la réunion se composait d'environ trente personnes, parmi lesquelles je citerai MM. Esquirol, Ferrus, Cottereau, Bussy, professeur à l'école de pharmacie, le général Rémond, M. Destourbet. Les autres étaient des hommes de lettres, des savants, des artistes. Il y avait là, par conséquent, tous les éléments d'une bonne observation, et la certitude que l'expérience serait réelle.

OBS. 51. — Trois personnes avaient pris la liqueur à onze heures, MM. A. K..., romancier célèbre, d'une organisation très forte ; D..., avocat, un des meilleurs élèves de l'Université, et B..., peintre et musicien. Deux heures s'étaient écoulées, et aucun effet sensible ne s'était encore manifesté. Une nouvelle dose fut administrée. Une demi-heure après, voici les

lègue dans la mission du choléra-morbus en Pologne (1831) ; — *Mémoire sur le haschisch*, par M. Gastinel, pharmacien au Caire (*Répertoire de pharmacie*, t. VI, p. 129, 1849) ; et surtout le remarquable ouvrage de M. Moreau de Tours, intitulé : *Du haschisch et de l'aliénation mentale, études psychologiques*, p. 51 et suiv., Paris, 1845.

phénomènes que nous observâmes sur deux de ces messieurs : M. A. K... a résisté aux propriétés de la préparation, et n'a, de son aveu, éprouvé qu'un léger serrement de tête et d'épigastre; peut-être aussi le second repas qu'il a fait, car ces trois messieurs avaient déjà déjeuné, a-t-il entièrement neutralisé la substance.

On avait négligé de constater l'état du pouls au début de l'expérience; son accélération plus tard et l'état de la pupille ont suffisamment démontré l'action de la substance.

M. B..., le premier chez lequel ses effets se firent sentir, accusa de l'aridité à la gorge et des tiraillements dans les jambes; le pouls battait 96 pulsations par minute; la figure était injectée. Bientôt M. B... ferma les yeux pour mieux se recueillir; ses idées lui semblaient se développer avec une extrême rapidité. Un moment il offrit le singulier phénomène de *l'homme double*, qu'on avait déjà constaté chez d'autres expérimentés; il entendait, disait-il, la musique d'un côté et les conversations de l'autre; mais ce phénomène ne persista pas. La musique, qui était exécutée par M. C..., premier prix du Conservatoire, n'a point paru agir d'une manière appréciable sur les expérimentés. Les pupilles étaient alors très dilatées. Interrogé par les assistants sur ce qu'il éprouvait, M. B... disait qu'il avait des sensations voluptueuses. Il devenait très gai, par suite du bien-être et de l'activité qu'il ressentait. Il aurait voulu être seul dans un endroit sombre; il avait une répugnance invincible à parler, à faire quelque chose; toutes les figures lui paraissaient ridicules.

Jusqu'alors M. B... s'était entretenu avec les autres personnes; il allait, se promenait, riait quelquefois aux éclats; mais ses actions étaient, tout au plus, celles d'un homme fortement excité par une liqueur alcoolique; tout à coup il se précipite sur un canapé, ne veut plus répondre, supplie qu'on le laisse tranquille; il désire n'être point troublé dans ses sensations délicieuses; il a des mouvements spasmodiques des membres, du diaphragme; il soupire, gémit, pleure et rit tour à tour. Le pouls bat 120 fois par minute; la figure est fortement colorée. Un sentiment d'inquiétude se manifeste parmi les assistants; mais il est promptement dissipé, en entendant

M. B... répéter à différentes reprises, qu'il est très heureux, qu'il ne souffre pas. Le docteur Cottereau suit avec le plus grand soin le développement des symptômes; il paraît constant que M. B... n'a que des sensations agréables qu'il rapporte à l'épigastre. Tous les phénomènes qu'il présente sont ceux de l'extase; ses traits annoncent le plus grand bonheur; il ne peut trouver de termes pour exprimer ce qu'il sent; il ne voudrait pas sortir de cet état, il est si heureux! Que je remercie celui qui m'a fait prendre ce délicieux breuvage! — Confiez-moi ce que vous éprouvez, lui demande un des assistants. — Je ne puis le rendre. La nature du tempérament de M. B... se manifeste dans cette expérience; il est surtout porté à la sensibilité. Mais, en lui parlant des choses plaisantes, en lui montrant des images riantes et agréables, ses idées se mettent aussitôt en harmonie avec ces objets, il rit aux éclats et témoigne une grande gaieté. Il est évident que, dans ce cas, l'expérimenté subit l'influence de la personne qui lui parle, et que celle-ci pourrait lui imprimer la direction qu'elle voudrait. M. B... a acquis dans cette expérience une acuité d'oreille excessivement remarquable; il entend très distinctement ce qu'on dit loin de lui, et à voix basse. Au milieu de son extase, il n'a perdu ni le sentiment des personnes, ni celui des choses : il répond juste à toutes les questions qu'on lui adresse, connaît ceux qui l'environnent; mais on voit que c'est avec peine qu'il parle; il serait bien plus heureux qu'on l'abandonnât à son extase. A quatre heures et demie, le pouls est à 90 pulsations; les rêveries extatiques continuent; il n'a plus de corps, son esprit est tout à fait libre, et cependant il a des sensations délicieuses. M. A. de Grandsagne dit qu'il va lui faire prendre un antidote pour le ramener à son état naturel; suivant lui, ce sentiment de bien-être durera un jour ou deux. Toutes les personnes que j'ai interrogées, et qui ont été soumises à l'expérience, m'ont assuré qu'elles n'avaient eu, les jours suivants, aucun malaise, et que ce sentiment de bien-être s'était prolongé pendant deux à trois jours.

M. D..., le second expérimenté, est arrivé avec la conviction que la substance ne produira aucun effet sur lui, et avec la ferme volonté de résister à son action. Pendant deux heures

et demie, aucun symptôme n'a lieu. La physionomie de M. D...
est fort grave. Il est d'un caractère sérieux, rit rarement, et se
livre habituellement à des études métaphysiques.

Vers les deux heures, son pouls s'accélère (100 pulsations);
il a des battements de cœur fréquents. Plusieurs personnes ont
éprouvé des palpitations. M. D..., jusqu'alors fort calme, qui
causait de sujets très différents avec les personnes de la réunion, s'écrie qu'il est dans le délire; il se met à chanter, prend
son crayon et cherche à rendre les sensations qu'il éprouve.
Voici quelques fragments de ses notes : *C'est drôle; mes sensations sont très vives; ce qui m'a décidé à prendre cet excellent breuvage, c'est que je puis sans crainte être utile; je suis
singulier. Les voilà qui rient de moi, je renonce à écrire.* Il
jette son papier. Le délire éclate. Les traits de M. D... sont
devenus très mobiles; il a un rire sardonique; l'expression de
l'œil est animée, la figure est colorée, le pouls bat 120 fois,
la pupille est dilatée. Comme M. B..., il a l'air excessivement
content : il rit, chante, gesticule, parle avec une volubilité
extrême. Les idées se suivent avec rapidité : c'est le désordre
du maniaque gai. Mais au milieu de cette abondance, de cette
mobilité, de cette inconstance d'idées, on voit cependant dominer celles qui font la base de ses études. Ces sujets sérieux
sont entremêlés de plaisanteries, de bons mots, de calembours.
La langue est sèche; il crachote souvent; les extrémités inférieures sont agitées de mouvements convulsifs légers. L'expérimenté en fait lui-même la remarque, et dit : « Voilà une
folie bien singulière. » Comme M. B..., il a une finesse extrême
de l'ouïe et de la vue. Il n'a plus les notions du temps et de
l'espace, mais il reconnaît toutes les personnes présentes, et
répond très juste, par moments, aux questions qu'on lui
adresse. Il tire sa montre, et dit avec le plus grand calme :
« Il est telle heure. » Il a une multitude d'idées qui se pressent
dans sa tête; il ne trouve pas de mots pour les exprimer.
« Je voudrais, dit-il, que vous m'ôtassiez une oreille et un œil
pour me donner une langue de plus, afin de rendre ce que je
sens. »

Le pouls descend; il est plus mou et ne bat que 90 fois par
minute. Le délire continue; on lui donne de l'eau; il s'écrie :

« Cela fera venir des grenouilles qui avaleront la liqueur. »
Les phrases se succèdent incohérentes avec une mobilité et une
volubilité inconcevables.

La forme du délire de M. D... change ; il s'asseoit dans un
coin, ferme les yeux, et se parle à lui-même : il a l'air d'un
inspiré. Nous l'entourons ; il parle de sciences, donne des
définitions ; puis, comme un homme qui prélude et s'essaye,
il prononce quelques mots entrecoupés, et récite tout à coup
une vingtaine de vers fort harmonieux. La conviction où nous
sommes que ces vers sont connus nous empêche de les recueillir ; mais bientôt nous lui demandons si Victor Hugo n'en est
pas l'auteur, il répond que non. — Ils sont donc de vous ? il
fait un signe d'assentiment. Sa physionomie exprime la gaieté,
la satisfaction ; la peau a pris une teinte très pâle ; le pouls
donne 100 pulsations ; les yeux sont fermés : il les ouvre sur
la demande de son frère ; la pupille est moins dilatée.

Il abandonne l'improvisation pour parler des pays étrangers. On nous avait affirmé que les expérimentés voyaient
se développer le phénomène de seconde vue. M. D... décrit
parfaitement comme présentes les contrées et les villes qu'il
a visitées ; il se rappelle les particularités qu'il a observées
dans ses voyages ; ainsi il nous dit qu'il voit élever les pierres
du Panthéon de Naples, et nous peint d'une manière fort poétique les sites et les campagnes qui ont frappé son attention ;
mais, malgré toutes nos questions, il ne peut nous faire la
description des endroits qu'il ne connaît pas. Il aperçoit des
objets qui n'existent pas. Son frère lui demande s'il voit dans
son cerveau : « Non, il est vide ; » puis il ajoute : « Comment
veux-tu que je voie dans ton cerveau, il y a des voiles, des
objets entre lui et moi. » Il se lève ensuite en disant : « Tout
cela est un rêve ; cet état d'aberration a donné une impulsion
plus vive à mes idées, mais n'a rien ajouté aux connaissances
que j'avais. » Le délire, qui pendant quelque temps avait lieu
sur une série d'idées, redevient général. M. D... chante, rit,
parle avec une grande vivacité ; il n'a aucune souffrance ; il
se dit bien heureux. Cet état durait encore à quatre heures
et demie, lorsque je l'ai laissé ; le pouls était à 90 pulsations ;
la sputation continuait. M. D... avait souvent besoin de boire.

L'interlocuteur pouvait également le faire parler et agir, mais il opposait plus de résistance que M. B... (1).

L'expérimentation dont nous suivions et notions toutes les phases présenta une série de phénomènes sur lesquels nous devons appeler l'attention. Les individus soumis à l'emploi du hachisch éprouvaient un sentiment de bonheur, ils se félicitaient d'avoir pris cet excellent breuvage; ils avaient des sensations voluptueuses qu'ils rapportaient à l'épigastre et paraissaient plongés dans une véritable extase. Au commencement, ils recherchaient la solitude pour savourer leurs jouissances, puis à mesure que la substance produisait ses effets, ils devenaient plus excités, leurs idées se succédaient avec rapidité, acquéraient plus de développement, d'activité et de force. Le musicien affirma qu'il n'avait plus de corps, que son esprit était tout à fait libre; disposition que nous avons également retrouvée chez sir Humphry Davy, dont les idées semblaient se dégager de leur enveloppe terrestre et planer dans les airs, à tel point qu'il disait : il n'y a que des idées dans l'univers. Chez le mangeur d'opium le pouvoir de créer prenait des proportions colossales; ainsi le souvenir d'un malais qu'il n'avait vu que quelques heures, faisait apparaître devant lui le pays, le continent auquel il appartenait, avec toutes ses productions, ses sites, sa lumière, sa chaleur. Cette puissance de réalisme ressuscitait parfois des personnages disparus depuis deux cents ans, et quoique l'halluciné eût la conscience de leur mort, ils produisaient sur lui l'impression d'êtres vivants. A différentes reprises l'affection qu'il avait eue pour une femme, rencontrée le soir dans les rues de Londres, depuis longtemps perdue et passée à l'état de souvenir, reparut dans ses rêves avec l'attachement d'autrefois.

Une remarque que nous avons faite pendant les expériences sur le hachisch, c'est que l'organisation avait une part puissante dans les manifestations extérieures. L'homme nerveux impressionnable se mettait facilement en communication avec la personne qui l'interrogeait, jusqu'à même se laisser facilement influencer par elle, tandis que celui qui

(1) Brierre de Boismont, *Gazette médicale*, 2 mai 1840.

était froid, maître de lui, paraissait se tenir plus sur ses gardes.

L'un des expérimentés déclama des vers qu'on ne recueillit pas, parce qu'on les crut de Victor Hugo ; mais sur la demande de l'un des spectateurs, il fit signe qu'ils étaient de lui ; cependant, malgré cette excitation poétique, comme il conservait le sentiment de sa personnalité, il déclara que l'expérience n'avait rien ajouté à ses connaissances.

C'était un spectacle curieux que de voir ces hommes, en proie à une *exaltation maniaque,* dont les discours étaient *souvent incohérents* et les actes *parfois ridicules,* proclamer hautement l'un ou l'autre qu'ils donneraient une oreille et un œil pour avoir une langue de plus afin de rendre tout ce qu'ils sentaient, s'écrier : nous sommes dans le délire, quelle folie singulière, puis tirer leur montre de l'air le plus naturel, dire l'heure précise qu'elle marquait, répondre très sensément aux questions qu'on leur adressait, et reprendre ensuite leur monologue entremêlé d'observations raisonnables et de conceptions délirantes. Dans un cas, on a pu constater un fait qui avait quelque analogie avec le principe de la dualité de l'esprit qu'a voulu établir le docteur Wigan ; l'individu entendait d'une oreille la conversation, et de l'autre la musique.

Les notions du temps et de l'espace étaient confondues, méconnues, comme dans les songes. Les objets se présentaient à l'esprit et aux yeux avec tout leur coloris. Ainsi M. D... voyait élever les pierres du Panthéon de Naples, construit en face le palais du roi ; il peignait de la façon la plus pittoresque les sites et les campagnes qui avaient frappé son attention. Les sens de l'ouïe et de la vue avaient acquis une finesse extrême ; ses souvenirs pouvaient être évoqués et revivifiés, comme s'ils eussent été réels, mais il fallait qu'ils rappelassent des choses connues, autrement M. D... répondait qu'il ne pouvait parler de ce qu'il n'avait pas vu, ou bien la description était obscure. Cette acuité des sens, l'espèce de divination qu'on remarquait dans les paroles avaient suggéré à quelques personnes l'idée qu'on pouvait lire dans la pensée de l'expérimenté ; l'une d'elles lui demanda s'il voyait dans son cerveau ; celui-ci répondit : Comment cela est-il possible ? j'aperçois des voiles entre lui et moi. Parfois les meubles, les spectateurs, prenaient des aspects ridicules, des poses bizarres.

Malgré la dissociation des idées, les expérimentés conservaient la connaissance des personnes et des choses, ils avaient le sentiment de leur individualité, la conscience de leurs paroles et de leurs actes; néanmoins ils obéissaient à l'entraînement qui les poussait à rire aux éclats, à danser, à exprimer hautement ce qui leur passait par la tête et à proférer des paroles incohérentes, absurdes, etc.

Il est curieux de retrouver dans l'analyse psychologique des faits de sir Humphry Davy, de Thomas de Quincey et de nos deux expérimentés, les huit phénomènes principaux que M. Moreau (de Tours) a signalés cinq ans plus tard dans son ouvrage sur le hachisch. Il suffit pour s'en convaincre de les indiquer ici dans l'ordre qu'il leur a assigné : 1° sentiment de bonheur ; 2° dissociation des idées, ou affaiblissement du pouvoir de diriger les pensées; 3° erreur sur le temps et l'espace; 4° développement de la sensibilité de l'ouïe; 5° idées fixes et conceptions délirantes; 6° lésion des affections, comme la défiance ou le retour de sentiments passés à l'état de souvenir; 7° impulsions irrésistibles; 8° enfin les illusions et les hallucinations. M. Moreau ne connaissait pas notre travail, mais cette concordance est la preuve du soin qui a été apporté des deux côtés dans l'examen de ces faits.

M. Théophile Gauthier a publié, dans un feuilleton de la *Presse* du 10 juillet 1843, un article fort curieux sur les sensations que lui avait fait éprouver le hachisch. Après avoir lu la description de Thomas de Quincey et la narration si animée de M. Gauthier, il est impossible de ne pas être frappé de l'exactitude des phénomènes et de leur similitude parfaite avec les observations de notre livre. Pour compléter ce qui est relatif au hachisch, je vais rapporter une autre observation, empruntée à l'ouvrage de M. Moreau (de Tours), et qui a été immédiatement rédigée par la dame qui venait de se soumettre à l'expérience.

Obs. 52. — « Jeudi 5 décembre... J'avais pris du hachisch, j'en connaissais les effets, non par expérience, mais par ce qu'une personne qui avait visité l'Orient m'en avait dit, et

j'attendais, tranquille, l'heureux délire qui devait s'emparer
de moi. Je me mis à table, je ne dirai pas, comme quelques
personnes, après avoir *savouré cette pâtée délicieuse*, car elle
me parut détestable, mais après l'avoir avalée avec quelques
efforts. En mangeant des huîtres, il me prit un accès de fou
rire qui se calma bientôt, lorsque je reportai mon attention sur
deux autres personnes qui, comme moi, avaient voulu goûter
de la substance orientale, et qui voyaient déjà une tête de lion
dans leur assiette. Je fus assez calme jusqu'à la fin du dîner;
alors je pris une cuiller et me mis en garde contre un com-
potier de fruits confits avec lequel je me supposais un duel, et
je quittai la salle à manger en éclatant de rire. Bientôt j'éprouvai le besoin d'entendre, de faire de la musique; je me mis au
piano, et je commençai à jouer un air du *Domino noir*; je
m'interrompis au bout de quelques mesures, car un spectacle
vraiment diabolique s'offrit à mes yeux : je crus voir le portrait
de mon frère, qui était au-dessus du piano, s'animer et me
présenter une queue fourchue, toute noire, et terminée par
trois lanternes, une rouge, une verte et une blanche. Cette
apparition se présenta plusieurs fois à mon esprit dans le courant de la soirée. J'étais assise sur un canapé : « Pourquoi,
m'écriai-je tout-à-coup, me clouez-vous les membres? Je sens
que je deviens de plomb (comme dans le cauchemar). Ah!
comme je suis lourde! » On me prit les mains pour me faire
lever, et je tombai lourdement par terre; je me prosternai à
la manière des musulmans, en disant : Mon père, je m'accuse,
etc., comme si je commençais une confession. On me releva,
et il se fit en moi un changement subit. Je pris une chauffe-
rette pour danser la polka; j'invitai par le geste et la voix
quelques acteurs, et entre autres Ravel et Grassot, que j'avais
vus, peu de jours auparavant, dans l'*Etourneau*. Du théâtre,
ma pensée me transporta au bal de l'Opéra; le monde, le
bruit, les lumières, m'exaltèrent au plus haut point; après
mille discours incohérents, en gesticulant, criant comme tous
les masques que je croyais voir, je me dirigeai vers la porte
d'une chambre voisine qui n'était pas éclairée.

» Alors il se passa en moi quelque chose d'affreux : j'étouf-
fais, je suffoquais, je tombais dans un puits immense, sans fin,

le puits de Bicêtre (sensation pareille à celle du mangeur d'opium). Comme un noyé qui cherche son salut dans un faible roseau qu'il voit lui échapper, de même je voulais m'attacher aux pierres qui entouraient le puits; mais elles tombaient avec moi dans cette abîme sans fond. Cette sensation fut pénible; mais elle dura peu, car je criai : Je tombe dans un puits, et l'on me ramena dans la pièce que j'avais quittée. Ma première parole fut celle-ci : Suis-je sotte! je prends cela pour un puits, et je suis au bal de l'Opéra. Je me heurtai contre un tabouret; il me sembla que c'était un masque qui, couché par terre, dansait d'une façon inconvenante, et je priai un sergent de ville de l'arrêter. Je demandai à boire; on fit chercher un citron pour faire de la limonade, et je recommandai à la bonne de ne pas le prendre aussi jaune que sa figure, qui me paraissait couleur orange.

» Je passai subitement mes mains dans mes cheveux; je sentais des millions d'insectes me dévorer la tête; j'envoyai chercher mon accoucheur, qui était en ce moment près de madame B***, pour délivrer la femelle d'un de ces insectes qui était en mal d'enfant et avait choisi pour lit de douleur le troisième cheveu à gauche de mon front : après un travail pénible, l'animal mit au monde sept petites créatures. Je parlai de personnes que je n'avais pas vues depuis plusieurs années, je rappelai un dîner où j'assistais, il y a cinq ans, en Champagne; j'apercevais les personnages; le général H*** servait un poisson entouré de fleurs; il avait à sa gauche M. K***; ils étaient devant mes yeux, et, chose inouïe, je sentais que j'étais chez moi, que tout ce que je voyais s'était passé dans un temps éloigné; cependant ils me paraissaient là. Qu'éprouvais-je donc?

» Mais ce fut un bonheur enivrant, un délire que le cœur d'une mère peut seul comprendre, lorsque je découvris mon enfant, mon bien-aimé fils, dans un ciel bleu et argent. Il avait des ailes blanches bordées de rose; il me souriait et me montrait deux jolies dents blanches dont je guettais la naissance avec tant de sollicitude; il était environné de beaucoup d'enfants qui comme lui avaient des ailes et voltigeaient dans ce beau ciel bleu; mais mon fils était le plus beau; certes, il n'y eut jamais une plus pure ivresse; il me souriait et tendait ses petits bras comme pour m'appeler à lui. Cependant cette douce vision s'évanouit comme les autres, et je tombai du haut du ciel que le hachisch m'avait fait entrevoir dans le pays des lanternes. C'était un pays où les hommes, les maisons, les arbres, les rues étaient des lanternes exactement pareilles aux verres de couleur qui éclairaient les Champs-Elysées le 29 juillet dernier. Cela me rappelait aussi le ballet de Chao-Kang que j'avais vu au Théâtre nautique, étant enfant. Ces lanternes marchaient, dansaient, s'agitaient sans cesse, et au milieu apparaissaient plus brillantes que les autres les trois lanternes qui terminaient la prétendue queue de mon frère ; je voyais surtout une lumière qui dansait sans cesse devant mes yeux (elle était causée par la flamme du charbon de terre qui brûlait dans la cheminée). On couvrit le feu avec de la cendre. Oh ! dis-je, vous voulez éteindre ma lanterne, mais elle va revenir. En effet, la flamme vacilla de nouveau, et je vis danser ma lumière, qui devint verte, de blanche qu'elle était.

» Mes yeux étaient toujours fermés par une sorte de contraction nerveuse ; ils me cuisaient beaucoup ; j'en cherchai la cause, et je ne tardai pas à découvrir que mon domestique m'avait ciré les yeux avec de l'encaustique et qu'il me les frottait avec une brosse ; c'était un motif plus que suffisant pour expliquer le malaise que j'éprouvais à cet endroit.

» Je buvais un verre de limonade, puis tout à coup je ne saurais dire à propos de quoi l'imagination, ma gracieuse fée, me transporta en pleine Seine aux bains Ouarnier. Je voulus nager et j'éprouvais encore un moment de cruelle émotion en me sentant enfoncer sous l'eau ; plus je voulais crier, plus j'avalais de l'eau, lorsqu'une amie vint à mon secours et me ramena à la surface ; j'entrevis par les toiles du bain mon frère, qui se promenait sur le pont des Arts.

» Vingt fois je fus sur le point de commettre des indiscrétions ; je m'arrêtais en disant : — J'allais parler, mais il faut que je me taise. — Je ne puis décrire les mille idées fantastiques qui traversèrent mon cerveau pendant trois heures que je fus sous l'influence du hachisch ; — elles paraîtraient trop bizarres pour qu'on les croie sincères ; les personnes présentes doutaient parfois, et me demandaient si je me jouais d'elles; car j'avais ma raison au milieu de cette étrange folie. Mes cris, mes chants, réveillèrent mon enfant, qui dormait sur les genoux de ma mère. Sa petite voix, que j'entendis pleurer, me rappela à moi-même, et je m'approchai de lui ; je l'embrassai comme si j'eusse été dans mon état naturel. Craignant quelque crise, on m'éloigna de lui, et je dis alors qu'il ne m'appartenait pas, que c'était l'enfant d'une dame que je connais, qui n'en a pas et qui me l'envie toujours. Puis, j'allais faire des visites; je causais, je faisais les demandes et les réponses; j'allais au café, je demandais une glace, je trouvais que les garçons avaient l'air bête, etc. Après bien des promenades, dans lesquelles j'avais rencontré M. tel ou tel, dont le nez s'allongeait démesurément, quoiqu'il fût déjà raisonnablement grand, j'entrai chez moi en disant : Oh ! voyez donc ce gros rat qui court dans la tête de B***. Au même instant, le rat se gonfle et devient aussi énorme que le rat qui figure dans la féerie des *Sept Châteaux du Diable*. Je le voyais ; j'aurais juré que ce rat se promenait sur la tête où je l'avais si singulièrement placé, et je regardais le bonnet d'une dame présente; je savais qu'elle était là réellement, tandis que B*** n'était qu'un être imaginaire ; mais cependant je puis affirmer que je l'ai vu (1). »

On avait annoncé de merveilleux effets de l'emploi du hachisch : nous l'avons expérimenté sur des mélancoliques, en présence de plusieurs des médecins qui avaient le plus préconisé cette substance (2). L'état des malades n'en a été aucunement modifié, et nous ne croyons pas que les succès attribués à cette substance aient fait beaucoup de partisans. D'ailleurs, l'emploi du hachisch n'est pas sans dangers. Il faut que les gouvernements de l'Orient lui en aient reconnu de grands pour l'avoir proscrit. N'oublions pas que Madden et Desgenettes virent à l'hôpital du Caire plusieurs aliénés qui n'avaient perdu la raison que par l'usage du hachisch (3). Tout récemment,

(1) Moreau (de Tours), *Du hachisch et de l'aliénation mentale*, p. 14 à 20.
(2) *Annuaire de thérapeutique* de M. Bouchardat, pour 1845, p. 32.
(3) Brierre de Boismont, *Influence de la civilisation sur le développement de la folie* (*Annal. d'hyg. et de méd. légale*, 1839).

les journaux ont appelé l'attention sur les nombreux cas d'aliénation mentale observés à Constantine, et dus à l'abus du
hachisch (1). Il n'y a pas fort longtemps qu'on lisait dans un
journal le récit suivant :

« Une scène affreuse s'est passée le 30 mai à bord de l'*Impératrice*, paquebot du Lloyd autrichien, qui faisait la traversée de Trébizonde à Constantinople. Le nombre des passagers dépassait deux cents, et les deux tiers au moins étaient
Turcs et Persans. Parmi eux se trouvaient deux derviches
affghans de Candahar. A trois heures de l'après-midi, après
avoir fait leur prière, ces derviches furent pris d'un accès de
rage dont les suites furent terribles. En un clin d'œil, ils
eurent tué un jeune Grec d'un coup de pistolet, poignardé un
Arménien, et l'agent que le Lloyd entretient à Trébizonde; six
autres passagers furent plus ou moins grièvement blessés;
enfin, et sur l'ordre du capitaine, les matelots tuèrent les
derviches à coups de baïonnette. Ces fous furieux étaient âgés
de quarante à quarante-cinq ans, et appartenaient à la secte
des schittes. Ils avaient commencé le carnage sans provocation.
D'après la déclaration de quelques voyageurs, il paraît certain
qu'ils s'étaient enivrés de hachisch. Les Turcs et les Persans
qui étaient à bord parurent un moment vouloir prendre fait
et cause pour eux, et une mêlée générale, que l'énergie du
capitaine put heureusement prévenir, sembla sur le point
d'éclater entre eux et les matelots allemands. » (*Presse*, 22 juin
1845.) D'autres faits semblables ont eu lieu depuis cette
publication.

Résumé. — Les hallucinations du protoxide d'azote, de
l'opium et du hachisch, diffèrent de celles causées par les
boissons alcoolisées, en ce qu'elles ouvrent à l'imagination
des théâtres immenses où se jouent les scènes les plus variées
et que des heures entières s'écoulent à contempler ces tableaux.
Sous leur influence, l'esprit semble se débarrasser de son
enveloppe terrestre, avoir une vie nouvelle et ne plus connaître de bornes à son pouvoir de créer.

(1) *De l'abus du hachisch (Annales méd.-psych.*, janvier 1852, p. 155).

L'organisation, l'instruction agrandissent ou diminuent ces horizons.

La mémoire a une part énorme dans les phénomènes déterminés par ces substances. Les souvenirs déposés par milliards de couches dans le cerveau sont évoqués avec toute leur vivacité passée, ainsi que les événements qui s'y rattachent, les récents comme ceux de l'enfance, et cette évocation est souvent si puissante que des choses complétement oubliées ou qui n'avaient fait qu'une légère impression, sont rappelées avec une force et une ténacité extrêmes. Plus d'une fois le livre de la vie a passé entièrement sous les yeux, en un instant indivisible.

La puissance de l'association des idées réunie à cette résurrection des souvenirs donne lieu aux combinaisons les plus extraordinaires et les plus étranges.

Un fait noté par tous les observateurs, c'est que ces milliers d'épisodes qui s'accomplissent sous les yeux de l'individu et dont il a la conscience, ne lui laissent aucune notion réelle du temps et de l'espace.

A la longue, les hallucinations de l'opium et du hachisch qui avaient causé des sensations agréables, un sentiment de bonheur, produisent les impressions les plus pénibles et les plus douloureuses; celles de l'opium surtout engendrent de véritables tortures, et plus d'un fait atteste également que le hachisch a déterminé des résultats fâcheux.

—L'emploi prolongé de ces substances entraîne nécessairement des conséquences déplorables pour la santé; la perte momentanée de la raison, quoique librement consentie, est déjà par elle-même un spectacle affligeant.

A notre point de vue, l'étude des hallucinations dues au protoxide d'azote, à l'opium et au hachisch, permet de constater que certains stimulants, lorsqu'ils ne dépassent pas la mesure, donnent de la plasticité aux idées, ou, suivant nous, leur rendent les signes sensibles.

Les phénomènes énumérés, tels que le sentiment de bien-être, l'activité plus grande des idées, leur spiritualité, leur revivification, la rapidité du retour des souvenirs, la force de la mémoire, le pouvoir de créer, les horizons infinis de l'esprit, son détachement des choses terrestres, l'oubli du temps

et de l'espace, loin d'être des signes de folie, sont pour nous
les conditions, les ferments nécessaires pour les créations de
l'esprit.

3° *Hallucinations et illusions du datura stramonium, de la belladone*, etc.

L'action des substances que nous allons maintenant indiquer
était connue des anciens, ainsi que nous le verrons dans le
4e paragraphe de ce chapitre. La stramoine, entre autres
(*datura stramonium*), *pomme vinette*, produisait des hallucinations, et à raison même de cette propriété elle a été préco-
nisée de notre temps, comme leur antidote, à l'instar de cette
arme qui guérissait les blessures qu'elle avait faites.

Obs. 53. — Il y a quelques années, un compositeur de musique,
tourmenté par des chagrins domestiques, voulut mettre fin à
ses jours. Dans cette intention, il prit une forte dose de datura.
L'effet de ce poison lui causa des vertiges et détermina bientôt
des symptômes apparents d'ivresse. Il voyait des troupes
d'hommes tourbillonner devant lui, cherchant à l'entraîner
dans leurs mouvements désordonnés. Tous les personnages du
ballet de *Gustave*, auquel il avait assisté le soir, se présentaient à sa vue, lui faisaient des grimaces, le harcelaient de
toutes les manières. Tombé par terre, sans connaissance, il
fut transporté au corps de garde, où il se livra à des scènes de
violence, parce qu'il s'imaginait être entouré d'assassins, de
voleurs, de misérables qui cherchaient à lui faire du mal, à le
frapper. Ces figures étaient par milliers; elles atteignaient le
plancher; l'expression de leurs traits était hideuse.

Conduit à l'Hôtel-Dieu, dans le service de M. Husson, il
fut traité pour un délire furieux, qui obligea de l'attacher.
Lorsqu'on l'amena, le lendemain, dans mon établissement,
son excitation, quoique très prononcée, avait beaucoup diminué. Les pupilles conservaient un peu de dilatation. Il
croyait encore voir des figures extraordinaires. Ce phénomène
cessa bientôt, et, au bout de trois jours, il était complétement
rétabli.

Le 21 novembre 1843, trois jeunes enfants mangèrent une

certaine quantité de graines de datura. Bientôt se manifestèrent des symptômes déterminés par l'ingestion de cette substance. A ces phénomènes se joignirent des hallucinations nombreuses et continues de la vue chez les deux premiers malades. Le lendemain, il y avait chez ces trois individus une diminution notable dans les accidents ; le plus jeune conservait une grande faiblesse dans les jambes. Le surlendemain, tout avait disparu comme par enchantement (1).

Plusieurs des malades soumis à l'usage du datura, d'après la méthode du docteur Moreau, ont vu, principalement la nuit, des animaux au milieu de leur lit.

Les baies de belladone déterminent également des hallucinations ou des illusions. On trouve dans le *grand Dictionnaire des sciences médicales* l'observation d'une compagnie de soldats qui, ayant mangé par mégarde de ces fruits, pour se rafraîchir, éprouva des illusions nombreuses.

M. Baillarger, dans ses leçons cliniques à la Salpêtrière, a rapporté plusieurs faits de ce genre : une cuisinière, qui se trouvait à l'époque menstruelle, ayant pris une infusion de belladone, eut un accès de délire ; elle voyait par terre de petits animaux qui marchaient ; elle en était entourée. Il y en avait de diverses couleurs et de diverses grosseurs. Elle voulut mettre la main sur un d'eux ; mais au lieu d'un animal, elle ne saisit qu'une feuille, comme dans les contes des *Mille et une nuits*, et les légendes de trésors vendus par le diable.

Nous pourrions grossir cet article des observations d'hallucinations dues à la jusquiame et à l'aconit ; ces détails n'ajouteraient rien à ceux que nous venons de faire connaître ; nous terminerons par une note sur les substances en usage pour les initiations et les cérémonies du sabbat.

4° *Substances employées dans les initiations et les onctions des sorciers.*

L'usage des boissons narcotiques, des substances vénéneuses, pour opérer des transformations, préparer aux initia-

(1) *Examinat. med.*, 15 mai 1843.

tions, etc., remonte à la plus haute antiquité. M. Eusèbe Salverte en a rassemblé plusieurs exemples dans son livre des *Sciences occultes.*

Prosper Alpin rapporte que, de son temps, les Égyptiens usaient d'un grand nombre de boissons enivrantes qui les faisaient agir comme des aliénés. Lorsqu'ils voulaient s'excuser de quelque mauvaise action, ils disaient qu'ils avaient pris de l'herbe. Il désigne les principales par les noms d'affion, d'anis, de bora, de bernari, de bus, et entre dans quelques détails sur leur composition (1).

Kempfer parle d'un médicament de cette espèce, dont les effets lui paraissent presque semblables à ceux du népenthès, et qui est bien évidemment pour nous le chanvre indien. Ayant pris, ainsi que ses compagnons, un électuaire qui leur fut donné dans un repas aux Indes, ils se sentirent si heureux, qu'ils ne purent exprimer leur contentement que par des ris, des cris et des embrassements réciproques. Le soir, en montant sur leurs chevaux pour retourner chez eux, ils se crurent emportés par Pégase à travers les nuages, entourés d'arcs-en-ciel, et lorsqu'ils furent revenus à eux-mêmes, ils mangèrent avec vivacité tout ce qui leur fut présenté. Le lendemain, ils jouissaient d'une santé parfaite de corps et d'esprit (2).

Le *muchamore* est un champignon commun au Kamtschatka et en Sibérie. Bencowski raconte qu'un schaman sibérien, qu'il avait consulté, fit usage d'une infusion de muchamore; cette boisson le plongea d'abord dans le délire, puis dans un sommeil profond. Si on le mange sec ou si on le prend en infusion, il produit quelquefois la mort, et toujours un délire profond, tantôt gai, tantôt plein de tristesse et d'épouvante. — On se croit soumis à la puissance irrésistible de l'esprit qui réside dans le champignon vénéneux. — Dans un accès de cette ivresse, un Cosaque imagina que l'esprit lui ordonnait de confesser ses péchés; il fit, en effet, devant tous ses camarades, une confession générale (3).

(1) Prosper Alpin, *De medicina Ægyptiorum*, lib. IV, cap. I, p. 118-122.
(2) Sauvages, *Nosol., meth.*, class. VIII, Gen., XVII, lib. III, part. I, p. 371.
— Friedreich, *Algemein Diagnostik der psychischen Krankeiten.* Wurzburg, 1832.
(3) Krakenninikof, *Description du Kamtschatka*, part. I, ch. IV.

Porta et Cardan ont fait connaître deux recettes de la pommade des sorciers : le *Somniferum* fait la base de l'une ; le jusquiame et l'opium dominent dans l'autre. Le sage Gassendi, pour éclairer des misérables qui se croyaient sorciers, chercha à deviner leur secret et à l'imiter. Avec une pommade dans laquelle il entrait de l'opium (probablement de la *belladone*), il oignit des paysans à qui il persuada que cette cérémonie les ferait aller au sabbat. Après un long sommeil, ils se réveillèrent, bien convaincus que le procédé magique avait produit son effet ; ils firent un récit détaillé de ce qu'ils avaient vu au sabbat et des plaisirs qu'ils y avaient goûtés ; récit où l'action de l'opium était signalée par des sensations voluptueuses (1).

En 1545, on trouva chez un sorcier une pommade composée de drogues assoupissantes. Le médecin du pape Jules III, André Laguna, s'en servit pour oindre une femme attaquée de frénésie et d'insomnie. Elle dormit trente-six heures de suite ; et, lorsqu'on parvint à l'éveiller, elle se plaignit de ce qu'on l'arrachait aux embrassements d'un jeune homme aimable et vigoureux (2).

De cette hallucination orythonique nous rapprocherons celles qu'éprouvaient les femmes vouées au culte de la mère des dieux, lorsqu'elles entendaient continuellement le son des flûtes et des tambourins, qu'elles voyaient les danses joyeuses des faunes et des satyres, et qu'elles goûtaient des plaisirs inexprimables (3).

Les aspirants à l'initiation et les personnes qui venaient demander aux dieux des songes fatidiques, prenaient, après un jeûne plus ou moins prolongé, des aliments préparés exprès, et surtout des breuvages mystérieux, tels que l'eau de Léthé, et l'eau de Mnémosyne dans la grotte de Trophonius, ou le Cicéion aux mystères d'Eleusis.

Des substances destinées à produire, dans les cérémonies occultes, des effets plus importants, les soporifiques étaient les plus simples et les plus communs. — Plutarque nous a conservé la description des mystères de Trophonius, faite par un

(1) Eusèbe Salverte, *ouv. cit.*, p. 294.
(2) Llorente, *Hist. de l'inq.*, t. III, p. 428).
(3) Eusèbe Salverte, p. 295.

homme qui avait passé dans la grotte deux nuits et un jour; elle convient moins à un spectacle réel qu'aux songes d'un homme enivré par un narcotique puissant. Timarque, c'est le nom de l'initié, éprouva une violente douleur de tête lorsque commencèrent les apparitions, ou, ce qui est la même chose, lorsque le breuvage commença à troubler ses sens; et quand les apparitions s'évanouirent, c'est-à-dire quand il se réveilla de ce sommeil délirant, la même douleur se fit sentir aussi vivement.

Timarque mourut trois mois après être sorti de la grotte : les prêtres faisaient sans doute usage de drogues très énergiques (1).

Varron, cité par saint Augustin, dit que les magiciennes d'Italie attiraient près d'elles le voyageur trop confiant, lui faisaient prendre dans du fromage une drogue qui le changeait en bête de somme. Elles le chargeaient alors de leur bagage, puis, à la fin du voyage, lui rendaient sa première forme. Sous ces expressions figurées, copiées de Varron, qui, sûrement, faisait lui-même une citation, on aperçoit que le voyageur avait l'esprit assez troublé par la drogue qu'il avait prise pour se soumettre aveuglément à cet ascendant bizarre, jusqu'à ce que les magiciennes y missent un terme en lui administrant un antidote approprié (2).

Nous ne dirons rien des enchantements de Circé, leur authenticité ne pouvant être établie; mais ils mettent hors de doute la connaissance, dans ces temps reculés, des propriétés de certaines substances vénéneuses. A. Laguna, dans ses commentaires sur Dioscoride, cite une espèce de solanum, dont la racine, prise dans du vin, à la dose d'une drachme, remplit l'imagination des illusions les plus délicieuses (3). En résumant toutes les opinions émises sur le népenthès d'Homère, M. Virey le retrouve dans le *Hyosciamus datura* de Forskal, dont on fait encore en Egypte et dans tout l'Orient un usage analogue, et

(1) Plutarque, *De dæmonio Socratis.*
(2) Saint Augustin, *De civitate Dei*, lib. XVII, cap. XVII-XVIII. — Voir la traduction de M. Moreau, édition Charpentier, 1843.
(3) Dioscoride, lib. LXXVI, cap. IV, cité par Llorente, *Histoire de l'inquisition*, p. 457.

ce savant indique plusieurs substances capables de produire des effets non moins extraordinaires (1).

Le potamantes ou thalasséglé, dit Pline, naît sur les bords du fleuve Indus, et le *Gelatophyllis* près de Bactres. Les breuvages extraits de ces deux plantes jettent dans le délire ; l'un donne des visions merveilleuses, l'autre excite un rire continuel.

Résumé. — Les sorciers employaient un certain nombre de substances pour aller au sabbat. Le *Solanum somniferum,* la jusquiame, la belladone et l'opium paraissent avoir été les principaux ingrédients de leur pommade ; les hallucinations qui étaient le résultat de ces onctions déterminaient des sensations voluptueuses, des visions de toute espèce.

— Les initiations avaient lieu à l'aide de soporifiques, d'une nature très énergique, car les initiés étaient en proie à de grands désordres, à de véritables douleurs, et plusieurs succombaient.

— Les métamorphoses des hommes en animaux, guéries par les magiciennes, consistaient en un dérangement de l'esprit au moyen de drogues vénéneuses, parmi lesquelles A. Laguna cite une espèce de solanée qui remplissait l'imagination des illusions les plus délicieuses.

— Les effets prodigieux attribués aux népenthès d'Homère se rapportent à ceux déterminés par l'*Hyosciamus datura* de Forskal.

(1) Virey, *Bulletin de pharmacie,* t. V, fév. 1813, p. 49 et 50.

CHAPITRE VIII.

DES HALLUCINATIONS DANS LES MALADIES NERVEUSES
AUTRES QUE LA FOLIE.

Des hallucinations dans la catalepsie, l'épilepsie, l'hystérie, l'hypochondrie, la chorée, la rage, etc., avec ou sans folie. — *Résumé.*

Nous venons d'étudier les hallucinations dans les grandes divisions de la folie. Cette section, la plus considérable de toutes, et qui aurait pu fournir les matériaux d'un volume, a dû se trouver restreinte dans les limites que comportent notre sujet et l'étendue de ce livre. Mais les hallucinations ne se montrent pas seulement dans les maladies mentales, elles apparaissent encore de temps en temps et quelquefois même assez fréquemment dans une autre série d'affections nerveuses qui ont des points de contact avec la folie.

Les maladies nerveuses dont nous allons maintenant indiquer les rapports avec les hallucinations, sont la *catalepsie,* l'*épilepsie,* l'*hystérie,* l'*hypochondrie,* le *nervosisme,* la *chorée,* la *chlorose,* la *rage,* etc.

1° *De la catalepsie dans ses rapports avec les hallucinations.*

Les auteurs anciens qui ont étudié la catalepsie ont rapporté des observations qui sembleraient prouver qu'elle se complique d'hallucinations. On trouve dans Frédéric Hoffmann cette phrase : *Narrant mira gaudia, aut phantasma tragica, visiones divinas, consortium angelorum, quin et futura prænuntiari videntur, ac vatidicos se simulant.* Mais après avoir lu les deux observations de cet auteur, on reconnaît de suite qu'elles appartiennent à l'extase cataleptique.

La difficulté de l'existence des hallucinations dans la catalepsie repose sur les changements des facultés intellectuelles dans ce singulier état. Presque toujours, en effet, elles éprouvent une suspension plus ou moins complète; elles sont comme voilées suivant M. Bourdin (1). Dans mon article Catalepsie (*Encyclopédie catholique*), j'ai dit également que, pendant l'accès, les sens sont presque entièrement abolis et que les facultés de l'intelligence sont engourdies. Cependant l'observation de quelques malades et la lecture des observations publiées par les auteurs, montrent qu'il y a des cataleptiques qui ont des songes ou des visions en rapport avec les objets qui les ont vivement affectés. Dans l'observation consignée dans les mémoires de l'Académie royale des sciences, la catalepsie était causée par l'incertitude d'un procès considérable, et la malade rendait durant l'accès un compte exact de son affaire. M. le docteur Hamilton, dans ses fragments de mémoires (*Revue britannique*), a tracé l'histoire d'une jeune personne qui entendait tout ce qui se disait autour d'elle.

L'observation nous apprend d'ailleurs que cette maladie peut précéder ou suivre un accès d'hystérie, de monomanie, de somnambulisme, compliquer chacune de ces affections, à tel point qu'il devient presque impossible, dans quelques cas, de distinguer l'affection principale d'avec les phénomènes accessoires. Ainsi, quoique nous admettions que les hallucinations doivent être très rares dans la catalepsie, puisque l'exercice de la pensée y est anéanti, suspendu ou singulièrement diminué, nous n'en pensons pas moins qu'elles peuvent s'y montrer dans quelques cas. Le mémoire de M. Puel sur *la catalepsie*, couronné par l'Académie de médecine, ne contient aucune observation d'hallucination, ce médecin reconnaît cependant que l'état normal des sens persiste quelquefois. (P. 53. Paris, 1856.)

2° De l'épilepsie dans ses rapports avec les hallucinations.

La complication fréquente de l'épilepsie et de la folie fait déjà supposer que l'on rencontrera des hallucinations chez les épileptiques. Arétée est le premier qui ait parlé de ce fait (2). Dans ses relevés de la Salpêtrière, Esquirol

(1) Bourdin, *Traité de la catalepsie.* Paris, 1843.
(2) *De caus. et sign. de morb. diut.*, lib. I, cap. v.

trouva que, sur 300 malades épileptiques, plus de la moitié étaient aliénées. La majeure partie était à la vérité en démence, mais il y en avait un certain nombre maniaques et mono-maniaques; or, nous savons que la démence elle-même est loin d'être un obstacle à la production des hallucinations. Les mêmes faits ont été constatés à Bicêtre et à Charenton.

Plusieurs de ces malades, avant la suspension de toute sen-sibilité, ont les hallucinations les plus variées; ils croient voir des corps lumineux qui leur font craindre d'être embrasés. Ils s'imaginent distinguer des corps noirs qui s'étendent, devien-nent immenses et les menacent d'être enveloppés dans les ténèbres; ils entendent des bruits semblables aux éclats de la foudre, au roulement des tambours, au cliquetis des armes, au tumulte des combats; ils sentent les odeurs les plus fétides; il leur semble qu'on les frappe, qu'on les roue de coups. Toutes ces hallucinations leur inspirent la plus grande terreur. Peut-être est-ce ce sentiment, ajoute Esquirol, qui imprime sur la physionomie de la plupart des épileptiques ce caractère d'effroi ou d'indignation qui est propre à ces malades pendant l'accès.

Ces remarques n'avaient point échappé à Hibbert et à Paterson qui ont appelé l'attention d'une manière spéciale sur les hallu-cinations qu'on observe dans l'épilepsie.

Le docteur Grégory parle dans ses leçons d'un individu sujet à des attaques d'épilepsie chez lequel le paroxysme était, en général, précédé de l'apparition d'une vieille femme à manteau rouge, aux traits méchants, à la figure hideuse, qui s'avançait vers lui et le frappait sur la tête avec sa canne. A peine avait-il reçu le cou, qu'il tombait sans connaissance, agité de convul-sions (1).

Parmi les malades auxquels j'ai donné des soins, j'en ai vu plusieurs dont l'accès était précédé par une apparition, et d'autres chez lesquels l'hallucination succédait à l'attaque.

OBS. 54. — M. L... est atteint depuis dix ans d'une mono-manie triste qui lui fait croire qu'il est en butte aux persé-cutions d'ennemis acharnés. Souvent il les entend lui dire des

_____
(1) Paterson, *mémoire cité.*

sottises ; ils l'empêchent de dormir par les propos qu'ils tiennent à ses côtés. Depuis son enfance, ce malade est, en outre, sujet à des attaques irrégulières d'épilepsie, très souvent annoncées par une hallucination qui se montre comme un éclair. Dans l'instant qui précède la perte de connaissance, il voit passer une figure diabolique qui s'approche de lui comme les ombres de la fantasmagorie, il jette un grand cri en disant : Voici le diable ! puis il tombe par terre.

Quelquefois les figures fantastiques adressent la parole à l'épileptique, elles lui disent des injures ou lui commandent de faire telle chose. Il est certain que plusieurs des crimes commis par ces infortunés, et dont quelques-uns ont été très sévèrement punis, n'étaient que le résultat de ces hallucinations de l'ouïe et de la vue.

Obs. 55. — Jacques Mounin, dit Berne, était sujet à des attaques d'épilepsie, à la suite desquelles il donnait des signes d'une très grande exaltation. Après un de ces accès, il s'élança comme un furieux dans la campagne, et assassina successivement trois hommes. Poursuivi par les habitants, saisi, lié avec des cordes et conduit en prison, il fut interrogé par ceux qui allaient le visiter. Mounin raconta qu'il se rappelait fort bien avoir tué trois hommes, et surtout l'un de ses parents qu'il regrettait beaucoup. Il disait que, dans ses accès de frénésie, il voyait partout des flammes, et que la couleur du sang lui faisait plaisir (1).

Plusieurs de nos aliénés nous ont rapporté qu'ils étaient éblouis par une grande lueur rouge qui brillait comme un éclair avant l'accès. Dans le plus grand nombre des faits que nous avons recueillis, l'hallucination avait lieu avant la chute.

M. Billod, dans ses *Considérations sur la symptomatologie de l'épilepsie* (2), a cité l'observation d'un jeune homme qui, deux à trois jours à l'avance, voit et entend sa mère et sa sœur avec qui il s'entretient.

« Les paroxysmes de l'épilepsie, dit Conolly, sont souvent précédés de l'apparition de spectres, de fantômes. L'état du

(1) Brierre de Boismont, *Observations médico-légales sur la Monomanie homicide*, p. 24. Paris, 1827.

(2) *Annales médico-psychol.*, nov. 1843, p. 384.

cerveau, particulier à cette hallucination, pouvant se produire dans d'autres cas qui ne sont pas suivis de paroxysmes, on conçoit qu'il en puisse résulter la croyance à des visions surnaturelles. — J'ai parmi mes clients un monsieur qui, sur le point de perdre connaissance, voit devant lui les plus jolis paysages »

Il y a quelques années, je reçus dans mon établissement un homme de la campagne, aux formes athlétiques, qui vint pour se faire traiter d'accès épileptiques qui avaient lieu tous les mois. Il me raconta que, dans l'un des accès qui avaient précédé son entrée dans ma maison, se trouvant dans la campagne à travailler à la moisson, il avait saisi une faux, et que, se précipitant à travers les champs, il s'était mis à couper avec une extrême rapidité tout ce qui se trouvait devant lui, poussé par une voix qui lui disait d'agir ainsi. Après avoir traversé beaucoup de terres labourables, il s'arrêta épuisé de fatigue au pied d'un mur et s'endormit. Qui l'aurait empêché de commettre un crime?

Nos recherches sur les hallucinations nous ont fourni sur 28 cas de folie épileptique, 9 faits d'hallucinations et d'illusions, mais sans particularités à noter.

M. Delasiauve, dans son *Traité sur l'épilepsie*, signale l'existence des fausses perceptions sensorielles. En décrivant la manie consécutive au mal caduc, commune chez les enfants, il dit que ceux-ci paraissent en proie à une vision intérieure (p. 150). Il signale une variété stupide dans laquelle le malade se reconnaît à peine, tant les pseudo-perceptions illusionnent son jugement et font concurrence aux sensations vraies. Ces phénomènes fantastiques sont en majeure partie de sinistre nature, impression que nous retrouvons dans la plupart des hallucinations. L'individu croit le plus souvent apercevoir des spectres, des assassins, des voleurs, des spectacles obscènes et révoltants dont il s'effraye, s'irrite ou s'indigne; dans sa terreur, il pousse des cris, se débat, cherche à s'enfuir, et se livre même à de funestes tentatives contre les autres ou contre lui-même. L'agitation cesse avec les hallucinations (p. 155) (1).

M. Brachet, qui a donné une bonne description de l'*éclamp-*

(1) Delasiauve, *Traité de l'épilepsie*, ouvrage dont la partie thérapeutique a été couronnée par l'Institut. Paris, 1854.

sie chez les enfants, désigne comme avant-coureurs des accès les rêves effrayants qui les réveillent en sursaut, donnent à leur figure l'expression de la terreur, et leur font jeter des cris d'effroi.

Dans l'éclampsie qui a lieu vers la fin de la grossesse, pendant l'accouchement et après la délivrance, les hallucinations et les illusions sont fréquentes.

3° *Des hallucinations dans l'hystérie.*

« Quand les désordres moraux, dit Cabanis, sont provoqués par des affections nerveuses des organes générateurs, c'est-à-dire, par des affections hystériques, on les voit accompagnés de phénomènes dont la bizarrerie a paru, dans les temps d'ignorance, supposer l'intervention de quelque être surnaturel. Les catalepsies, les extases et tous les accès d'exaltation qui se caractérisent par des idées et par une éloquence au-dessus de l'éducation et des habitudes de l'individu, tiennent le plus souvent aux spasmes des organes de la génération (1). »

Il est curieux d'entendre Diderot s'écrier : « Rien qui se touche de plus près que l'extase, les visions, les prophéties, les révélations, la poésie fougueuse et l'hystéricisme (2) ; » dénomination qui, soit dit en passant, doit être rendue à son véritable maître.

C'est qu'en effet, il n'est point d'état nerveux qui présente de phénomènes plus nombreux, plus protéiformes que l'hystérie. Un praticien dont nous nous honorons d'avoir suivi longtemps la clinique, M. Honoré, nous disait, en nous montrant sa salle de femmes : Il y a de l'hystérie dans presque toutes ces malades.

Lorsqu'on écoute le monologue des hystériques, au milieu des phrases incohérentes que leur arrachent leurs spasmes, on les entend souvent parler ou répondre à des êtres qu'elles aperçoivent ou qui paraissent converser avec elles, ou bien elles se plaignent des émanations fétides qu'elles respirent, des goûts détestables qu'elles ont dans la bouche.

(1) Cabanis, *Influence des maladies sur les idées.*
(2) Diderot, *Mémoires*, t. I. Paris, 1844.

Les hallucinations qu'on observe dans l'hystérie peuvent se diviser en deux catégories, suivant qu'elles se manifestent dans l'état de raison ou qu'elles compliquent l'aliénation mentale.

OBS. 56. — Madame C... est depuis plusieurs années sujette à des attaques d'hystérie ; à leur approche, elle devient timide, craintive, effrayée, puis ses terreurs augmentent à un tel degré, qu'elle appelle partout du secours. Cette peur exagérée lui est causée par des figures atroces qui se montrent pendant l'accès, lui font force grimaces, et lui disent mille injures, en la menaçant de la frapper.

Les faits d'hystérie sont très nombreux dans nos établissements ; ils compliquent beaucoup de cas d'aliénation mentale ; nous avons seulement recueilli ceux où la folie hystérique était le caractère dominant, ils sont au nombre de 14 ; 9 étaient accompagnées d'hallucinations et d'illusions. Sur ce chiffre, 6 femmes jeunes et vieilles se croyaient entourées d'hommes qui voulaient cohabiter avec elles, et les provoquaient. Une de ces malades était persuadée qu'elle était suivie en tous lieux par un avocat qui ne lui avait jamais parlé. Il l'avait fait divorcer et voulait se marier avec elle. Quelques hallucinées accusaient des ardeurs extrêmes dans les organes sexuels. Les obsessions de ces malades sont souvent très fatigantes et on a toutes les peines du monde à s'en débarrasser. Dès qu'on les écoute, elles font les peintures les plus voluptueuses de leurs rêves et souvent même elles profèrent des paroles qui frappent d'étonnement.

M. le docteur Landouzy fait observer que les hallucinations, les illusions et la perversion des sens se remarquent chez les hystériques dans un assez grand nombre d'accès. Les unes aperçoivent sans cesse, pendant la crise, l'objet qui a causé leur première frayeur ; les autres accusent les sensations les plus extraordinaires, se plaignent de cordes qui leur compriment les membres, de bêtes qui leur rongent les os, etc. (p. 84) (1).

M. Briquet a constaté que le délire des hystériques roule toujours sur les choses qui les ont frappées ; ainsi les reli-

(1) Landouzy, *Traité complet de l'hystérie.* Paris, 1846.

gieuses de Loudun, préoccupées de l'idée qu'elles étaient en la possession du démon, croyaient le sentir dans leur corps, et se comportaient en paroles et en actes comme elles supposaient que le démon lui-même l'aurait fait (p. 429). Ce médecin cite des faits intéressants d'hyperesthésie de la vue, de l'ouïe. Dans une de ses crises, une hystérique annonça aux personnes qui l'entouraient, que son mari, absent depuis quelque temps, allait rentrer à la maison. En effet, peu après cette espèce de divination, le mari se présenta. Plus tard, elle avoua qu'elle l'avait reconnu à son pas, au moment où il entrait par une porte cochère, fort éloignée de son appartement (p. 247) (1).

Hibbert, dans son ouvrage sur les *Hallucinations*, fait observer que chez les femmes hystériques, lorsque l'excitation sera portée à un haut degré, il pourra se manifester des effets analogues à ceux du gaz protoxide d'azote, auquel on attribue une influence extraordinaire sur le sang. Cet auteur parle d'une femme, dont l'observation est citée par Portius, qui était toujours avertie de son accès d'hystérie par l'apparition de sa propre image dans un miroir. Sauvage assure que durant les paroxysmes, des malades ont vu des spectres affreux.

M. Michéa dit que les hallucinations se montrèrent très communes dans l'épidémie d'hystérie dont furent affectées les religieuses de Sainte-Elisabeth à Louviers (2).

L'hystérie peut exister avec la folie, et ces cas sont même communs; il faut alors rechercher si les hallucinations appartiennent à l'une ou à l'autre de ces deux maladies. Lorsqu'elles se montrent dans les prodromes de l'accès ou pendant sa durée, qu'elles cessent avec lui, on peut, sans erreur, les regarder comme une complication de l'hystérie.

Obs. 57. — Mademoiselle S..., âgée de quarante-six ans, croit que tous les malheurs qui arrivent dans le monde sont causés par elle. A l'entendre, elle a tous les défauts, Dieu s'est retiré d'elle, l'a abandonnée à Satan. Cette aliénation, qui s'est d'abord montrée sous la forme triste, est maintenant caracté-

(1) Briquet, *Traité clinique et thérapeutique de l'hystérie*. Paris, 1859.
(2) Michéa, *Délire des sensations*, p. 298. Paris, 1846.

risée par des chants, des récits, des monologues qui sont débités avec une volubilité extrême et de grands éclats de voix. Mademoiselle S... sent combien tout cela est absurde et peut à juste titre la faire passer pour folle, mais elle obéit à une force irrésistible qui l'entraîne; rien au monde ne pourrait l'empêcher de s'épancher au dehors. A ces grandes exaltations succèdent de fortes crises hystériques, elle se débat en proie à des convulsions très violentes et très longues. Le spasme a son point de départ dans l'utérus; lorsqu'on place la main sur cette région, les mouvements de la malade deviennent d'une autre nature, et elle dit elle-même que tout se passe dans son ventre. Pendant ces attaques, les figures des assistants se transforment ; elle voit des fantômes hideux, le diable lui apparaît; ses idées de possession sont bien plus vives; elle pousse des cris perçants, supplie qu'on la délivre de ces apparitions, rit aux éclats, fond en larmes; puis, au bout de quelques heures, elle revient à son état habituel.

Chez plusieurs des femmes aliénées hystériques que nous avons observées, les hallucinations étaient le reflet des idées amoureuses; chez d'autres, influencées par les pensées religieuses, elles prenaient la forme d'anges, de démons; dans ce cas, elles suivaient les lois auxquelles elles sont ordinairement soumises.

M. Macario, dans son Mémoire sur la *paralysie hystérique* (1), en signale plusieurs exemples intéressants.

L'hystérie, dans l'aliénation mentale, se montre assez souvent avec l'érotomanie et la nymphomanie. Il est probable que l'éducation n'avait fait que refouler des instincts et des penchants d'autant plus vifs qu'ils avaient été plus fortement et plus longuement comprimés.

L'époque à laquelle apparaissent le plus ordinairement les hallucinations dans l'hystérie, est celle des prodromes; on les observe également dans l'accès lorsque les facultés sont en partie conservées : elles peuvent se montrer à la fin. Les hallucinations de l'ouïe et de la vue sont les plus communes, mais toutes peuvent se produire; il en est de même des illusions.

(1) *Annal. médico-psych.*, janvier 1844, t. III, p. 68, 72, 77.

4° Des hallucinations dans l'hypochondrie.

L'hypochondriaque, par son état moral, véritable lentille convergente où tout vient aboutir, est nécessairement prédisposé aux hallucinations et aux illusions. Cette étude continuelle du moi malade, dont rien ne peut interrompre la fixité, est une cause favorable à leur production. Aussi est-il ordinaire d'entendre ces malades se plaindre des détonations, des sifflements, des bruits musicaux, des voix extraordinaires qui se font entendre dans leur cerveau. « Ce sont eux, dit M. Dubois (d'Amiens) (art. *Monomanie encéphalique*), qui prétendent que leur cerveau est en ébullition, qu'il est desséché, racorni, qui se disent sur le point de perdre la vue, ou l'ouïe, etc. (1). »

Plusieurs croient sentir le mouvement d'une couleuvre, d'un poisson, sur une ou plusieurs parties de leur corps. Une dame, dont M. Falret a rapporté l'observation dans son ouvrage, jugeait par la vue que sa peau était écailleuse comme celle d'une carpe, mais elle rectifiait son jugement par le toucher. Quelques-uns se plaignent d'éprouver des alternatives de froid et de chaud simultanément ou successivement, en différents endroits du corps.

Les hallucinations peuvent compliquer l'hypochondrie sans qu'il y ait réellement folie, mais lorsqu'on voit la réunion fréquente de la mélancolie et des aliénations mentales avec l'hypochondrie, on est facilement convaincu, dit Louyer-Villermay, qu'il existe une sorte d'affinité entre ces diverses vésanies.

Zimmermann tombe dans l'hypochondrie, et ce médecin célèbre, auteur de deux traités justement estimés, ne cesse de se plaindre de l'état de ses voies digestives. Son ouvrage sur la *solitude* le ramène continuellement à ses idées mélancoliques; la révolution française les augmente. Bientôt se déclarent des insomnies fréquentes, des illusions d'optique,

(1) Dubois (d'Amiens), *Histoire philosophique de l'hypochondrie et de l'hystérie.* Paris, 1837, 1 vol. in-8°. Voir aussi l'ouvrage de M. Brachet sur l'*hypochondrie*, 1 vol. in-8°, 1844; celui de M. Michéa sur le même sujet; le *Traité de l'hypochondrie et du suicide*, par M. Falret, et le *Traité pratique des maladies nerveuses*, par M. Sandras, 1851, t. I, p. 514, et la seconde édition par M. Bourguignon.

des apparitions de fantômes pendant la nuit. A ces symptômes se joignent la perversion des fonctions de l'estomac, des tremblements, des étourdissements, exaspérés surtout par l'usage du café, des syncopes après le moindre exercice, une versatilité morale et un défaut de confiance pour les conseils qu'il réclamait à chaque instant, une confusion légère et fugace dans les idées, des terreurs paniques et une pusillanimité qui constrastait avec son caractère arrêté.

Au milieu de ces phénomènes nombreux dus à l'hypochondrie, on retrouve de bonne heure une propension à la mélancolie dans cet amour extrême de la solitude, propension exaltée ensuite, et prenant le caractère d'un délire exclusif, *la crainte continuelle de voir l'ennemi entrer chez lui et dévaster sa maison* (1).

Georget, dont les travaux seront toujours consultés avec fruit, a dit que quelques-uns de ces malades finissent par perdre la raison, mais que cette terminaison est rare; une pratique plus longue que celle de ce célèbre médecin, ne nous permet point de partager son opinion; nous croyons que le passage de l'hypochondrie à la folie a lieu plus souvent qu'il ne le pensait.

OBS. 58. — M. de L... est tourmenté depuis plus de vingt ans de l'idée qu'il a une maladie grave de l'estomac et des intestins, ce qui ne l'empêche pas de manger avec beaucoup d'appétit tout ce qu'on lui présente. Il sent même dans la région hypochondriaque gauche une tumeur que M. Louis et d'autres médecins expérimentés n'ont pu découvrir. Il y a deux ans, il a commencé à croire qu'il était entouré d'ennemis, que tout le monde le regardait de travers, qu'on lui faisait des grimaces. Plusieurs fois, s'imaginant entendre des injures, des voix menaçantes, il a provoqué des personnes inoffensives et qui ne l'avaient même pas regardé.

M. A. de G..., auteur de plusieurs publications importantes, dont tous les journaux ont raconté la triste fin, avait commencé par croire qu'il avait une maladie des voies digestives,

---

(1) Louyer-Villermay, *Traité des maladies nerveuses et en particulier de l'hystérie et de l'hypochondrie*, t. I, p. 420.

puis il se persuada qu'on voulait l'empoisonner. Il voyait des individus qui le poursuivaient partout, le couchaient en joue, cherchaient à le poignarder, tentaient de pénétrer la nuit dans sa chambre.

Obs. 59. — Madame la comtesse de M..., arrivée à son temps critique, conçut la pensée qu'elle avait un engorgement de la matrice. Quelques rides et quelques cheveux blancs furent probablement les fondements de cette malheureuse supposition. Je dis malheureuse, car il se trouva un chirurgien qui la fortifia dans cette croyance. Aussi, à partir de ce moment, cette dame, dont l'imagination était naturellement exaltée, n'eut plus un moment de repos. Son prétendu mal lui imposait mille privations; elle ne cherchait que les remèdes, ne parlait que de remèdes. Après plusieurs mois passés dans ces transes continuelles, elle commença à se plaindre d'un bruit qu'elle entendait sans cesse au côté gauche de la tête; tantôt elle affirmait que c'était le souffle d'un cigare, tantôt le murmure d'une rivière. Ce bruit devenait quelquefois si importun qu'elle entrait dans des agitations extrêmes. Cette malheureuse dame a fini par se laisser mourir de faim. M. Itard a rapporté plusieurs faits semblables (1).

Obs. 60. — M. J..., âgé de trente-deux ans, professeur d'allemand, éprouvait depuis plusieurs années des douleurs d'entrailles qui l'occupaient beaucoup. Le symptôme le plus saillant était une sorte d'embarras, une gêne dont il avait vainement cherché à se débarrasser. Ce jeune homme, qui avait reçu une éducation supérieure à sa position, fut arrêté par tous les obstacles qui obstruent le chemin de la fortune. La souffrance physique, unie à la souffrance morale, détermina le dérangement de ses facultés intellectuelles; il fut conduit dans mon établissement.

A son arrivée, il me dit que sa maladie abdominale avait sans doute été la cause de l'hypochondrie dont il ressentait souvent les atteintes; qu'en s'aggravant, elle avait fini par lui porter au cerveau et donner lieu à des idées incohérentes et

---

(1) Itard. *Traité des maladies de l'oreille*, 2ᵉ édition, revue par M. Bousquet, 1842, 2 vol. in-8°.

à des démarches sans but. Son idée fixe était que ses amis lui faisaient du mal, qu'ils le soumettaient à des influences magnétiques, et qu'enfin ils avaient logé un magnétiseur dans son ventre. Il cherchait à m'expliquer les opérations auxquelles le magnétiseur se livrait dans l'intérieur de son corps. En l'écoutant, on suivait avec intérêt la filiation d'idées par laquelle il avait successivement passé pour imaginer, composer celle qui l'occupait alors. Il avait des conversations avec le magnétiseur qu'il ne pouvait obliger à partir.

Deux vésicatoires aux jambes, une bonne nourriture, l'emploi judicieux de son esprit à des analyses d'ouvrages importants, amenèrent une amélioration rapide qui nous permit de le renvoyer guéri à sa famille.

Depuis la publication de cette deuxième édition, nous avons attentivement recueilli les observations des monomanes hypochondriaques; elles s'élèvent dans notre tableau à 63 cas dont 33 présentaient des hallucinations et des illusions ainsi réparties : 6 hallucinations simples; 16 hallucinations associées aux illusions et 11 illusions seules. Sur ces 33 faits d'hallucinations, 14 étaient exclusivement relatives à la santé. Un monomane hypochondriaque se croyait en butte aux maléfices d'un pharmacien, son voisin, qui, à tous moments, soit par des gaz, des drogues, soit par des domestiques, lui administrait des poisons violents qui détérioraient sa santé, lui causaient d'affreuses souffrances intérieures, et lui faisaient tomber les cheveux et les dents. Plusieurs prétendaient qu'ils avaient une diarrhée continuelle; que leur corps se vidait; c'était chez quelques-uns le rappel d'une maladie passée, chez d'autres une imagination, car chez tous la fonction excrétoire était normale. Plusieurs affirmaient qu'ils sentaient un air leur monter le long des jambes, du corps; d'autres refusaient de manger, parce qu'ils allaient étouffer. Quelques-uns de ces malades étaient en proie à une agitation extrême, convaincus qu'on leur soufflait de l'air depuis longtemps sur les diverses parties du corps, pour échapper à cette influence malfaisante, au moment de se coucher, ils s'entouraient d'oreillers, de couvertures.

Tous les médecins qui ont vu de ces malades connaissent la variété et la multiplicité des expressions par lesquelles les

hypochondriaques désignent leurs souffrances. En matière
d'hyperboles, nul ne saurait les surpasser; ce qui n'est pas une
critique de leurs maux, qui pour nous sont réels, mais l'énoncé
d'un fait qui se rattache à leur hyperesthésie physique et
morale.

5° Des hallucinations dans le nervosisme.

Sans isoler le nervosisme aussi complétement que l'a fait
M. Bouchut dans son estimable ouvrage, nous sommes convaincu qu'il existe, et qu'à raison même de ses éléments et de
ses symptômes, il doit s'accompagner de fausses perceptions
sensoriales. M. Bouchut, dans sa description des phénomènes
morbides de cette maladie, dit que plusieurs des individus qui
en sont atteints à l'état aigu deviennent le jouet d'illusions sensoriales et d'hallucinations dont ils savent la fausseté (obs. 11
et 12). Quelques-uns entendent des bruits imaginaires, des sifflements aigus, le bourdonnement d'un insecte, le son des cloches,
le bruit des vents ou des grandes eaux; il signale aussi de fausses
perceptions du toucher, du goût, de l'odorat. Ces symptômes
ne sont pas moins tranchés dans le nervosisme chronique,
s'ils ne le sont pas plus: l'auteur en cite plusieurs faits ; un des
plus curieux est celui du docteur Gérard, qui est publié dans
le Traité des maladies nerveuses de Pomme (t. II, p. 200) (1).

6° Des hallucinations dans la chorée.

L'hallucination est assez rare dans la chorée, telle qu'on l'observe aujourd'hui. Bouteille n'en fait connaître qu'une seule
observation (2). M. le docteur Sée en a rapporté plusieurs
exemples dans son travail couronné par l'Académie de médecine. Mais il n'en était pas ainsi dans la chorée épidémique du
moyen âge. Pendant leur danse, dit M. Hecker, les malades
avaient des apparitions; ils ne voyaient ni n'entendaient, et leur
imagination leur montrait des esprits dont ils prononçaient
ou plutôt hurlaient les noms. Plus tard, quelques-uns parmi

---

(1) Bouchut, De l'état nerveux aigu et chronique, ou nervosisme. Paris, 1860.
(2) Traité de la danse de Saint-Guy, 1810, p. 145.

eux assurèrent qu'ils s'étaient crus plongés dans un ruisseau de sang, et que c'était pour cela qu'ils sautaient si haut. D'autres apercevaient, dans leur extase, le ciel ouvert, la Vierge et le Sauveur sur leur trône, selon la nuance que la croyance des temps imprimait à leur imagination (1).

Lorsque nous suivions la visite de M. Rayer, nous avons observé en avril 1858, dans son service, une jeune fille choréique qui voyait toutes les nuits un jeune homme dont l'approche était indiquée par des actes impudiques pratiqués sur elle ; cette même fille se livrait à la masturbation.

M. le docteur Marcé a noté des hallucinations de la vue. Il cite le cas d'une femme qui vit dans la nuit sa petite fille se tuer en tombant. Les 16 cas qu'il a constatés ont tous été rencontrés chez des jeunes filles ou des femmes jeunes encore. Les malades aperçoivent des figures effrayantes, des êtres fantastiques, des animaux de toute espèce qui grimpent sur le lit, courent çà et là. Dans plusieurs cas, l'état maniaque n'est survenu que consécutivement aux hallucinations (2).

On peut joindre à la liste des maladies nerveuses que nous venons d'énumérer, les affections suivantes :

M. Nivet a rapporté deux cas de fausses perceptions de la vue chez des individus atteints de la *colique de plomb* (3). Le *Traité des maladies de plomb* de M. Tanquerel-Desplanches en contient quelques exemples.

M. Valleix, dans son *Traité des névralgies* (4), cite des faits de bourdonnements, de sifflements, de sensation de froid.

Rage. — Le délire, donné comme un des symptômes de la rage, dit Trolliet, et qui appartient moins à cette maladie qu'à la frénésie, a produit plus d'une méprise. Il manque dans la rage, et lorsqu'il se montre, il apparaît à une époque

(1) Hecker, *Mémoire sur la chorée du moyen âge*, traduit de l'allemand par M. Ferdinand Dubois (*Annales d'hygiène et de médecine légale*, 1834, t. XII, p. 313). — A. Brierre de Boismont, *De l'influence de la civilisation sur le développement de la folie* (*Annales d'hygiène*, t. XXI, p. 241).
(2) Marcé, *Des hallucinations qui surviennent dans le cours de la chorée aiguë chez les adultes* (*Gaz. des hôpitaux*, 8 mai 1858).
(3) *Mémoire sur la colique saturnine* (*Gaz. méd.*, 1837, n° 2, p. 22).
(4) Paris, 1851, p. 58, 91, 532.

avancée de l'affection. Cet auteur cite cependant plusieurs exemples d'hallucinations parmi les malades auxquels il donna des soins dans l'hôpital de Lyon. Un d'eux expira en frappant avec force sur son lit, croyant lutter contre un loup enragé. Un autre se débattait avec un animal féroce, et mourut en le terrassant (1).

Résumé. — Les hallucinations sont très rares dans la catalepsie, à cause de la suspension des facultés intellectuelles. Quelques malades ont cependant des songes et des visions et peuvent rendre compte de leur état.

— La fréquence de l'épilepsie avec la folie explique pourquoi les hallucinations sont plus communes dans cette maladie que dans la précédente.

— La nature des hallucinations dans l'épilepsie étant généralement triste ou effrayante, on peut, jusqu'à un certain point, se rendre compte par cette influence du caractère de terreur ou d'indignation qui est propre à ces malades pendant l'accès, et probablement des actions répréhensibles qu'ils commettent fréquemment.

— L'hystérie se complique souvent d'hallucinations. Suivant Cabanis, les catalepsies, les extases et tous les accès d'exaltation qui se caractérisent par des idées et par une éloquence au-dessus de l'éducation et des habitudes tiennent le plus souvent aux spasmes des organes de la génération, et, d'après les travaux modernes, à l'état d'hyperesthésie du système nerveux.

— Les hallucinations des hystériques peuvent avoir lieu avec l'état de raison, ou se montrer avec la manie, la monomanie et la démence.

— Lorsque les hallucinations existent chez des aliénés hystériques, il faut rechercher si elles appartiennent à l'une ou à l'autre de ces deux maladies.

— Les hallucinations dans l'hystérie se produisent généralement au début; elles peuvent aussi se manifester dans l'accès, lorsque la connaissance n'est pas abolie ou à la fin des crises.

(1) Trolliet, *Nouveau traité de la rage.* Paris, 1820, p. 201, 205 et 206.

— La fixité des idées dans l'hypochondrie est favorable à la production des hallucinations.

— Les plus nombreuses, comme dans les autres affections nerveuses, sont celles de l'ouïe et de la vue.

— Les hallucinations peuvent se montrer chez les hypochondriaques sans que la raison paraisse altérée, mais le plus ordinairement il y a complication de folie.

— Le nervosisme s'accompagne fréquemment d'hallucinations et d'illusions.

— Les hallucinations s'observent dans la chorée surtout à l'état aigu ; elles étaient fréquentes dans la chorée épidémique.

— Les complications de la catalepsie, de l'épilepsie, de l'hystérie et de l'hypochondrie avec la monomanie et les différentes formes de la folie, leur passage de l'une à l'autre, leur réunion, en établissant de nombreux rapports entre ces diverses affections, font comprendre pourquoi les hallucinations s'y observent aussi fréquemment.

— Les hallucinations ont quelquefois lieu dans la rage, la colique de plomb et plusieurs affections des nerfs.

CHAPITRE IX.

DES HALLUCINATIONS DANS LES MALADIES FÉBRILES, INFLAMMATOIRES, AIGUES, CHRONIQUES ET AUTRES.

Des hallucinations et des illusions dans les maladies cérébrales. — Congestion, arachnitis, encéphalite, ramollissement, méningite cérébro-spinale, etc.— Des hallucinations dans la fièvre; effets de la fièvre sur l'imagination.—Hallucinations dans les fièvres typhoïdes, le typhus, la peste, les fièvres intermittentes. — Hallucinations dans les maladies des voies digestives et biliaires. — Les inflammations parenchymateuses peuvent se compliquer d'hallucinations, pneumonie: hallucinations après une suppression. — Des hallucinations dans la goutte, les maladies du cœur, la pellagre, la chlorose. — Des hallucinations dans la syncope, la convalescence. — Des hallucinations dues aux influences atmosphériques. — Les hallucinations peuvent précéder les maladies. — Des hallucinations dans la dernière période des maladies chroniques. — *Résumé.*

Des hallucinations dans les maladies inflammatoires et dans plusieurs autres affections.

Les ouvrages de pathologie interne renferment une multitude d'observations qui mettent hors de doute l'existence des hallucinations dans les fièvres éphémères, les fièvres graves, les inflammations des organes, les maladies les plus diverses, la convalescence, la diète prolongée, etc. Il n'est point de notre ressort de parcourir un pareil cadre : nous nous bornerons à citer plusieurs exemples d'hallucinations compliquant les maladies.

La *congestion* ou l'*hypérémie* s'annonce quelquefois par des hallucinations. Broussais rapporte l'observation d'une femme de dix-neuf ans, qui, arrivée au terme de sa grossesse, éprouva des étourdissements pendant le travail, et crut *voir* des *flambeaux,* un *cercueil,* un *gros chien noir* qui s'avançait pour la dévorer. Cette femme présentait tous les symptômes de la pléthore : une application de sangsues fut ordonnée; le moyen suffit pour dissiper les accidents et rendre promptement à la raison cette jeune femme qui était en proie à un délire loquace, singulièrement jovial (1).

Obs. 61. — Un homme, doué d'un esprit sain, était assis un soir dans sa chambre. A son grand étonnement, il vit la porte s'ouvrir et entrer un de ses amis, qui, après avoir fait plusieurs tours dans l'appartement, se plaça devant lui et le regarda fixement. Voulant recevoir avec politesse le visiteur, il se leva; mais à peine eut-il fait quelques pas que la figure s'évanouit; il reconnut qu'il avait eu une vision. Bientôt après l'ami se montra de nouveau; il était accompagné de plusieurs personnes de sa connaissance qui l'entourèrent en le regardant toutes de la même manière. Dans l'espace d'un quart d'heure, cette assemblée devint si nombreuse, que l'appartement semblait ne pouvoir la contenir. Ces fantômes le suivirent dans sa chambre à coucher, se rangèrent autour de son lit : aussi eut-il beaucoup de peine à obtenir quelques heures de sommeil. A son réveil, ils ne tardèrent pas à reparaître, et leur réunion fut bientôt aussi nombreuse que celle de la veille.

Cet état s'étant prolongé jusqu'au lendemain, cet homme consulta son médecin, qui se rappela l'avoir saigné un an auparavant pour une congestion cérébrale. Plusieurs fois aussi il avait été tourmenté par des tumeurs hémorrhoïdales. Des sangsues furent posées : le jour suivant, les fantômes avaient beaucoup diminué; ils étaient aussi moins fatigants et moins mobiles. Le soir, ils avaient entièrement disparu (2).

L'inflammation des membranes du cerveau donne aussi lieu à ce phénomène. MM. Martinet et Parent-Duchâtelet ont cité 5 faits sur les 102 contenus dans leur ouvrage (voy. les observations 14, 24, 25). Le traité de l'Encéphalite de M. Bouillaud (p. 8, 66 et 86,) renferme plusieurs observations d'hallucinations de l'odorat, d'illusions de la vue et du tact.

Morgagni parle d'un maître vidangeur qui, travaillant la nuit aux fosses d'aisances d'un hôpital, eut une hallucination dans laquelle il crut voir un spectre couvert de quelque chose

(1) Phlegm. chron., t. II, p. 421, 422.
(2) Hibbert, ouvr. cit.

de blanc. A sa mort, qui eut lieu rapidement, on trouva un engorgement des vaisseaux et un ramollissement cérébral (1).

Dans la méningite cérébro-spinale épidémique (2), les hallucinations sont très nombreuses. M. Tourdes, auteur d'une histoire de cette épidémie, en a consigné plusieurs exemples remarquables (3).

Le docteur Alderson, de Hall, a rapporté un fait intéressant d'hallucination, lié à une violente céphalalgie et à une inflammation des téguments.

Obs. 62. — « Il y a quelques mois, dit l'auteur, je donnai des soins à M. R..., qui avait été pris, dans sa traversée d'Amérique, d'une céphalalgie atroce. Il fut soulagé par la formation d'un abcès sous les téguments du crâne ; sa respiration était un peu gênée à cause d'autres tumeurs qui s'étaient développées dans la gorge. A ma visite, il se plaignit d'avoir les rêves pénibles, et de rêver même tout éveillé. Peu de temps après, il me dit que, pendant une heure ou deux, il avait cru voir sa femme et sa famille, quoique sa raison l'avertît qu'elles étaient en Amérique. L'impression produite sur son esprit fut si forte, et la conversation qu'il avait eue avec son fils si circonstanciée et si importante, qu'il ne put s'empêcher de raconter tous ces détails le lendemain à ses amis. Il voulut aussi savoir si sa femme et son fils n'étaient pas arrivés d'Amérique, et s'ils ne se trouvaient pas dans la maison.

» On m'envoya chercher une seconde fois ; il s'aperçut facilement que tout le monde le croyait fou. Aussitôt, se tournant vers moi, il me demanda si la maladie dont il était atteint pouvait porter l'imagination à croire aux spectres, aux apparitions, aux figures. Jusqu'alors, ajouta-t-il, je n'avais ajouté aucune foi aux esprits et à toutes les histoires de ce genre. Il sentait, et ses amis reconnurent également, qu'il avait sa raison, et que son intelligence était aussi forte qu'à aucune autre époque de sa vie.

» Après lui avoir expliqué la nature et les causes de ses

(1) Epist. 62, n° 5.
(2) Voy. l'article *Méningite cérébro-spinale*, de M. Boudin, dans le *Supplément au Dictionnaire des dictionnaires de médecine*, 1851, p. 427 à 444.
(3) *Hist. de l'épid. de méning. cérébro-spinale*. Strasbourg, 1843.

visions, je lui dis qu'elles cesseraient avec ses souffrances corporelles, ce qui le tranquillisa, ainsi que les assistants. Mais les
fantômes devinrent à la longue plus tourmentants, de sorte
qu'il ne pouvait se résoudre à s'aller coucher, parce qu'il était
aussitôt obsédé par les âmes des morts ou visité par des personnages désagréables. Ayant changé de chambre, les visions
le laissèrent tranquille pendant quelque temps; mais bientôt
il aperçut, dans un verrou de métal brillant, ses amis du
nouveau monde. Ouvrant à dessein un livre, je le surpris conversant mentalement avec eux, et s'imaginant par moments
que je les entendais et que je les voyais. Lorsque ses yeux se
détournaient du verrou, il causait parfaitement de la religion,
de la médecine et de la politique. Il changea encore de demeure;
puis la matière purulente ayant reparu, il y eut de l'amélioration dans son état. Il est maintenant en voie de convalescence,
et complétement débarrassé de ses visions (1). »

La fièvre, par l'afflux sanguin cérébral qu'elle détermine ou
dont elle est la conséquence, par les désordres nerveux qu'elle
produit, a une part importante dans la production des hallucinations. Le plus généralement elle est accompagnée d'insomnie. Lorsqu'elle a duré quelque temps, le malade, accablé
de fatigue, s'assoupit; mais bientôt il est réveillé en sursaut
par des rêves pénibles qui prennent tous les caractères de la
réalité. Les différents effets de la lumière, de l'ombre, l'agencement des draperies se réunissent pour faire naître, dans
l'imagination troublée, des formes apparentes, qu'au début on
distingue difficilement des objets, mais qui ne tardent pas à
devenir des réalités et sont les préludes d'un délire incohérent
et continuel.

OBS. 63. — Je fus consulté, dit Abercrombie, pour un
homme fort intelligent, malade depuis longtemps d'une fièvre
légère. Quoiqu'il eût conservé sa raison, il était sujet à une
hallucination fréquente, qui consistait dans l'apparition d'un
vieillard à cheveux gris, d'une figure très bienveillante. La
vision avait toujours lieu de la même manière. Le fantôme
entrait dans la chambre par une porte qui était à gauche du lit,

passait aux pieds, et venait s'asseoir sur une chaise qui était placée à droite. Il regardait le malade avec un air d'intérêt et de pitié, mais ne parlait jamais. Il restait pendant quelques minutes et disparaissait dans l'air.

Obs. 64. — Une dame, continue le même auteur, également affectée d'une fièvre légère, aperçut distinctement dans sa chambre une réunion d'hommes et de femmes, assis comme dans une soirée, et un domestique qui leur présentait des rafraîchissements sur un plateau. L'hallucination persista pendant plusieurs jours, et fut entremêlée de la vue de châteaux, d'églises d'une très belle apparence, et qui ressemblaient à du cristal taillé. Dès le commencement, cette dame fut persuadée que c'était une illusion de la vue, liée à la fièvre, et elle s'amusait à décrire à ses amis les différents objets qui lui passaient devant les yeux.

Conolly, qui a étudié avec beaucoup de soin les effets de la fièvre sur l'imagination, a fait trois degrés des impressions qui en résultent.

Dans le premier, les malades croient voir leur lit entouré de flammes, entendent des voix murmurer à leur oreille, sentent l'odeur d'un repas; la peau perçoit la sensation de corps mouvants et pesants. A chaque instant passent devant leurs yeux des figures fantastiques qui disparaissent aussi rapidement qu'elles sont venues.

Si l'on interroge ces malades, il en est qui avouent avec beaucoup de calme, et sans en être affectés, qu'ils éprouvent les symptômes énoncés; d'autres, au contraire, paraissent confus, font mille efforts d'yeux et d'oreilles avant de dire ce qu'ils sentent: on voit qu'ils cherchent à s'affranchir d'une idée importune. Quelques-uns enfin croient à la réalité de toutes ces sensations. De ces trois classes, la dernière est en proie au délire, la seconde y touche; la première seule a sa raison. A quoi tiennent ces légères différences?

Les premiers comparent les sensations reçues avec les objets environnants, en ayant recours aux sens qui ont conservé leur intégrité. Ils reconnaissent leur chambre, leur famille, leur médecin. Quant aux autres figures qui glissent devant eux, ils savent qu'elles ne peuvent se trouver dans la chambre.

Ils se rappellent qu'ils sont tombés malades quelques jours auparavant, et qu'ils ont la fièvre. Comparant les objets présents, les souvenirs conservés, avec la succession de figures qui se montrent devant eux, ou avec les sons qu'ils ont cru entendre, ils acquièrent la conviction que ces sensations ne sont que des créations de leur esprit malade.

Les seconds malades sont plus près du délire : en s'éveillant, pendant quelques moments, la vue de leurs rideaux en flammes les effraye ; ils les saisissent et regardent avec anxiété autour d'eux ; mais le sens du toucher, la tranquillité de ceux qui les entourent, les portent à croire que ce phénomène est un symptôme de la maladie. — Lorsque vous leur parlez au moment où ils s'éveillent, votre voix est d'abord confondue avec les images du rêve ; mais ils ouvrent les yeux, vous regardent, prennent votre main, et en comparant les sensations qui naissent des choses présentes avec ce qu'ils voyaient dans les rêvasseries, ils ne tardent pas à revenir à eux.

Cette espèce de désordre dure ordinairement quelques heures ou quelques jours. S'il augmente, les objets prennent une forme plus décidée, plus continue, et le délire peut en être la conséquence. Une pauvre femme dont la santé était fort altérée avait l'habitude de se plaindre, au dispensaire de Stratford, qu'elle voyait sans cesse des visages et des moitiés de figures. Quelquefois ces apparitions se montraient en grand nombre, ressemblant à autant de têtes empressées de regarder par la porte ou par les croisées.

Les malades de la troisième série sont subjugués par les images qui les obsèdent ; ils ne peuvent donner leur attention aux sensations qui proviennent des choses réelles, ou bien celles qu'ils en reçoivent ne sont pas justes ; ils continuent à parler aux personnes qu'ils supposent présentes, et ne reconnaissent pas la voix de leurs amis ; les yeux sont dirigés vers eux, mais ils voient d'autres formes et d'autres visages ; ils regardent autour de la chambre et croient qu'ils sont dans u appartement étranger. Dans cet état il leur est impossible d comparer les sensations véritables, auxquelles ils restent étrangers, avec les fausses sensations qui seules leur arrivent. Ils ne peuvent faire la distinction de ce qu'ils voient avec ce que, dans leur état fébrile, ils ont oublié, et la conséquence nécessaire de ce défaut est le délire ou une folie active.

Dans le cas de fièvre, j'ai vu, dit Conolly, plusieurs fois ces trois états se changer les uns dans les autres, à mesure que la maladie faisait des progrès et que la rectitude des sensations se perdait; par contre, dès que le mal diminuait, le patient reprenait son pouvoir sur ses sensations, et, dans ce cas, il suffisait souvent de légers efforts pour fixer son attention (1).

— Plusieurs fois, dans le cours de la fièvre typhoïde, nous avons constaté que les malades avaient des visions. Cette remarque n'avait point échappé à Hibbert.

Les hallucinations ont été vues au début, dans le cours et pendant la convalescence de cette fièvre.

L'auteur de l'*Observateur chrétien*, cité par Abercrombie, rapporte qu'un fermier, en revenant du marché, fut très affecté à la vue d'une lumière brillante fort extraordinaire qu'il aperçut sur la route, et au milieu de laquelle se trouvait Notre-Seigneur J.-C. Saisi de frayeur, il éperonna son cheval, galopa vers la maison, et fut agité toute la soirée. Les symptômes de la fièvre typhoïde qui régnait dans le voisinage se déclarèrent, et il mourut au bout de dix jours. On eut la certitude que, le matin du jour de la prétendue vision, ce fermier, avant de quitter la maison, s'était plaint d'un fort mal de tête et d'une grande lassitude; il n'est point douteux que l'hallucination ne fût liée à la fièvre.

On lit dans le même auteur le cas d'un de ses amis qui, convalescent d'une fièvre typhoïde, s'imagina que son corps avait dix pieds de haut. Son lit lui semblait à six ou sept pieds du sol, de sorte qu'il éprouvait une très vive frayeur pour en sortir. L'ouverture de la cheminée était aussi grande que l'arche d'un pont. Par une bizarrerie assez singulière, les personnes qui l'entouraient avaient leur grandeur naturelle. — Les faits les plus curieux sont ceux qui sont fournis par les illusions de la vue (2).

L'apparition des fantômes dans les fièvres graves, les pestes, certaines maladies contagieuses, avait été notée par les anciens.

(1) Conolly, *ouv. cité.*

(2) Abercrombie, *ouv. cit.*, p. 63.

Combien de délires, dit Hippocrate, dans les fièvres ataxiques et adynamiques, s'accompagnent de spectres hideux et effrayants qui dénoncent la ruine dans l'économie animale et une destruction prochaine !

Moreau (de la Sarthe) rapporte, dans l'*Encyclopédie méthodique* (art. *Méd. mentale*), avoir donné des soins à un enfant de douze à treize ans qui, connaissant à peine les premiers éléments de la langue latine, se trouva tout à coup, pendant les accès d'une fièvre ataxique, capable de parler cette langue avec une assez grande pureté. Le même enfant savait exprimer sa reconnaissance aux personnes qui l'entouraient, dans des termes au-dessus de son âge et de la portée habituelle de son intelligence. Il succomba quelques jours après.

M. Rayer nous a dit avoir été consulté pour le frère d'une de nos plus grandes illustrations littéraires, qui était atteint d'une fièvre typhoïde. Pendant sept ou huit jours, le malade vit, au pied de son lit, une figure d'homme qu'il s'efforçait de chasser. Elle n'avait rien de repoussant, et le gênait seulement p sa présence. Avec la convalescence, la vision disparut complèt ment. — Le docteur Marotte nous a raconté un fait analogue.

Nous avons constaté plusieurs fois la folie et les halluci nations à la suite de cette fièvre.

M. Szafkowski a observé, en 1845, une épidémie meurtrièr de fièvres typhoïdes avec prédominance de symptômes ataxiques dans l'arrondissement de Millau (Aveyron), dans laquelle il avait des hallucinations de la vue et de l'ouïe (1).

Les auteurs anglais qui ont écrit sur la fièvre de Cadix et d Malaga ont rapporté que les malades devenaient insensibl aux agents extérieurs, qui étaient remplacés par un nouvea monde d'idées, de l'espèce la plus terrible. D'affreux spectr apparaissaient aux patients, pour qui cette vision était l'avant coureur du coma et de la mort.

Les hallucinations ont été observées dans le typhus d armées, dans les fièvres pestilentielles, et dans plusieurs épi démies du moyen âge, qu'on peut appeler des typhus mélangés, parce qu'ils paraissent s'être développés sous l'influence d miasmes humains et paludéens.

(1) *Ouvr. cit.*, p. 134.

Thucydide, historien de la peste d'Athènes, rangée par les auteurs modernes parmi les grands typhus, parle des spectres qui effrayèrent les habitants. Procope fait mention d'hommes qui, dans un temps de peste, périrent victimes de ce fléau, pour avoir rêvé que des démons les touchaient ou leur avaient dit qu'ils mourraient bientôt. Dans l'épidémie qui dépeupla Néo-Césarée, les habitants voyaient entrer des fantômes dans leurs maisons. Lors d'une peste qui éclata en Egypte, du temps de l'empereur Justinien, on aperçut sur la mer des barques d'airain, conduites par des hommes noirs sans tête. Pendant une épidémie qui dépeupla Constantinople, on contempla avec terreur des démons qui, couverts de l'habit ecclésiastique, allaient d'une habitation à l'autre et donnaient la mort à tous les habitants.

Hildenbrand, qui a publié sur cette grave affection un bon traité dont le défaut est de n'avoir pas été écrit à une époque où l'anatomie pathologique était cultivée, a consacré des détails très importants au délire des fébricitants, qu'il appelle *typhomanie;* plusieurs observations ne permettent pas de douter que les hallucinations et les illusions ne se montrassent pendant son cours. — Un élève de ce médecin célèbre, attaqué d'un typhus contagieux, crut, pendant un délire de sept jours, être chargé du rôle de mangeur de vipères, rôle d'un opéra intitulé *Miroir d'Arcadie*, qu'il avait vu jouer peu de temps auparavant. Il se trouvait dans un état d'angoisse et de terreur difficile à décrire toutes les fois qu'il s'agissait de saisir et d'avaler le dangereux reptile (1).

Dans les descriptions plus récentes du typhus des armées, on signale aussi les hallucinations de la vue. — Le typhus de Mayence se compliqua plusieurs fois de ce symptôme.

Les fièvres intermittentes, que des observateurs modernes croient donner quelquefois naissance à la folie (2), ont été observées avec les hallucinations.

Nicolaï, le célèbre libraire de Berlin, dont il a déjà été

(1) Hildenbrand, *Du typhus contagieux*, trad. de l'allemand par Gasc, p. 70 et suiv., in-8. Paris, 1811.

(2) M. Baillarger, *De la folie dans les fièvres intermittentes* (*Annales médico-psych.*, novembre 1843, p. 372).

question dans ce travail, fut attaqué, en 1778, d'une fièvre
intermittente, pendant laquelle des figures colorées ou des
paysages lui apparaissaient. Fermait-il les yeux, les objets
imaginaires n'étaient plus sensibles ; dès qu'il les ouvrait, les
visions se montraient de nouveau (1).

— Une mauvaise disposition des organes digestifs, en réagissant sur le cerveau et ses membranes, a souvent donné lieu
à des hallucinations. Il en est de même des congestions, des
inflammations des organes. On comprend, au reste, que les
circonstances qui produisent le délire peuvent, dans un autre
cas, donner lieu aux fausses sensations.

Dans la gastrite, la gastro-entérite, la gastralgie et les gas-
tro-entéralgies, les illusions du goût et de l'odorat sont très
fréquentes, et plusieurs malades ont des hallucinations très
caractérisées.

Le docteur Hungerford Sealy a publié un mémoire sur une
maladie biliaire des pays chauds, qui est caractérisée par une
fréquente irritabilité, accompagnée d'une exaltation mentale et
musculeuse extraordinaire ; elle attaque spécialement ceux qui
habitent le pays depuis deux ou trois ans, et qui commencent
à éprouver des atteintes de la nostalgie. — L'esprit est troublé
par des visions ; l'imagination, qui est surexcitée, a beaucoup
de peine à obéir au jugement, qui conserve encore quelque
pouvoir sur elle.

Parmi les exemples qu'il rapporte, nous choisirons celui
du ministre anglican de Messine. Lorsque M. Hungerford
Sealy arriva près de lui, il lui trouva les traits égarés, les
yeux presque hors de l'orbite, ayant une teinte jaunâtre ; la
peau était sèche, parcheminée, ictérique ; la langue rude et
rouge sur les bords, recouverte d'un enduit brun au centre
et en arrière ; le pouls était petit et fréquent, l'esprit du
malade parfaitement sain : l'affection datait de trois semaines.
M. Hungerford Sealy le purgea, lui fit appliquer des sangsues
au cou, des sinapismes aux pieds ; une amélioration rapide
ne tarda pas à se manifester.

(1) Th. Sébastien, *Remarques sur la mélancolie et la manie suite de fièvres
intermittentes (Journal d'Hufeland*, 1821 ; — *Annales médico-psychologiques*,
septembre, 1844, p. 221).

Pendant les progrès de la maladie, les hallucinations avaient beaucoup d'analogie avec la clairvoyance des magnétisés; elles étaient de nature effrayante. Son idée principale était de déchirer tout ce qu'il avait près de lui, de crier, de chanter, de jurer. Il croyait voir ses membres abandonner son corps; il était persuadé de la fausseté de ses visions, et les attribuait au dérangement de son imagination. Cependant l'hallucination avait un tel caractère d'évidence, qu'il avait toutes les peines du monde à se préserver de l'erreur.

Le siége de la maladie paraît évidemment avoir été dans le système biliaire et la muqueuse intestinale; le succès du traitement est en faveur de cette opinion (1).

On lit un cas très curieux d'hallucinations pendant la durée d'une pneumonie, dans le quinzième volume du *Journal philosophique de Wilson.*

OBS. 65. — « Il y a environ douze ans, dit l'auteur, j'eus un accès de fièvre déterminé par une violente fluxion de poitrine du côté gauche, dont la cause se rattachait à la grande gelée de 1795. Le pouls battait 110 fois par minute, et la maladie, qui dura plusieurs semaines, fut accompagnée de perceptions désordonnées pendant tout son cours. La première nuit qui suivit l'accès de fièvre, j'eus un rêve fatigant : je me croyais au milieu d'un immense système de combinaisons mécaniques dont toutes les parties tournaient avec un grand bruit et une extrême rapidité; j'avais en même temps la conviction que le but de cette étourdissante opération était de guérir ma maladie.

» Lorsque l'agitation fut arrivée à un certain degré, je m'éveillai en sursaut, puis je retombai aussitôt dans l'assoupissement, et j'eus la répétition du même rêve. Ces alternatives s'étant reproduites à diverses reprises, je pensai que si je pouvais détruire l'impression existante, la forme du rêve changerait. La meilleure manière d'y parvenir me parut être de lier dans mon esprit quelque objet visible à l'idée de guérison. Le succès couronna ma tentative; car, dans l'accès suivant, le

(1) *Observations on a peculiar nervous affection incident to travellers in Sicily and southern Italy*, by J. Hungerford Sealy, M. D. (*Medico-chirurg. Review,* July 1844).

souvenir d'une bouteille, que j'avais d'avance fixé dans mon esprit, se présenta de lui-même ; la rotation cessa, et mes rêves, quoique troublés par des idées disparates, furent plus variés et moins pénibles.

» Le traitement médical consista en applications de sangsues au côté malade, en saignées et en une mixture saline.

» La seconde nuit fut très agitée, entremêlée d'assoupissement, de rêves étranges et sans consistance, dans lesquels il était difficile de distinguer le sommeil de la veille, mais qui ne laissaient point après eux cette inquiétude d'esprit qui avait augmenté les souffrances de la nuit précédente. Le matin, les sensations avaient subi un changement notable, les impressions réelles produites par les objets environnants l'emportaient sur les fantômes de la maladie. Complétement éveillé, fort calme, ayant toute ma mémoire et ma raison, conversant avec les assistants, distinguant parfaitement les objets extérieurs, je fus charmé par une succession de figures que ma volonté n'avait pas le pouvoir d'empêcher de paraître, de rester ou de s'en aller.

» Quelquefois elles se montraient tout à coup ; mais le plus ordinairement elles ne se distinguaient que dans un second temps, comme si elles eussent traversé un nuage avant de se faire voir dans tout leur éclat. Chaque figure restait visible cinq ou six secondes, puis disparaissait en s'affaiblissant par degré jusqu'à ce qu'il ne restât plus qu'une vapeur opaque, sombre, au milieu de laquelle se dessinait presque immédiatement une autre figure ; elles m'intéressaient toutes au plus haut degré pour la beauté des formes et la variété de leur expression pleine de charmes. Quoique leur attention fût invariablement fixée sur moi, sans néanmoins qu'aucune d'elles parlât, je croyais lire dans l'âme qui animait ces physionomies aimables et intelligentes. L'admiration, le sentiment de joie et d'affection que j'éprouvai en contemplant chacune d'elles, le regret que j'avais lorsqu'elles s'évanouissaient, tenaient mon esprit dans un grand degré de tension, et cet état n'était interrompu que lorsque je parlais aux personnes qui étaient dans la chambre.

» Ces visions cessèrent momentanément par l'effet d'une

médecine. J'ignore combien leur suspension dura ; elles revinrent et se montrèrent sous la forme de livres, de parchemins et de papiers imprimés. Je crois me rappeler que les caractères étaient illisibles ou que ces objets ne faisaient que paraître.

» Toutes ces illusions appartenaient à la vue ; une fois, cependant, j'entendis quelques notes musicales. M'étant endormi peu de temps après, un animal sauta sur mon dos en poussant des cris tellement aigus et perçants qu'il me fut impossible de continuer mon sommeil (1). »

On a vu les hallucinations coïncider avec la suppression du flux hémorrhoïdal. Voici ce qu'on lit dans les *Archives générales de médecine* :

OBS. 66. — Un gentilhomme de Carlsruhe, en Silésie, âgé de quarante ans, d'un esprit droit, d'un jugement sain et très éloigné de toute idée superstitieuse, jouissait habituellement d'une bonne santé : seulement il était sujet aux coliques et au flux hémorrhoïdal; en outre, il portait d'un côté une cataracte, et de l'autre la vue était très affaiblie et trouble. Il fut effrayé un jour par le feu, qui prit à une maison voisine. Dans la soirée de ce jour, sa femme remarqua qu'il paraissait inquiet et faisait des questions singulières. Vers six heures, lorsque les chandelles furent allumées, il assura très sérieusement à sa femme que sa mère était entrée dans sa chambre, qu'elle avait pris sa main et qu'elle s'était retirée au moment où il se levait pour la recevoir. Il dit encore qu'elle était accompagnée de son mari et de trois autres personnes qu'il ne connaissait point. Il se rendit, pour souper, dans une chambre située au-dessus de celle où il se trouvait, prit son repas et redescendit dans la chambre inférieure, toujours accompagné de cette vision ; il se couvrit la tête de sa couverture et s'endormit paisiblement. Le lendemain, une nouvelle illusion eut lieu : il voyait tous les murs disposés en carrés noir et blanc, comme un échiquier, et l'illusion était si forte, qu'il gâta plusieurs gravures qui tapissaient son appartement. Cet état dura deux jours, après quoi la vue revint à

(1) Paterson, *mémoire cité*.

son état naturel. Il se plaignit alors d'un peu de faiblesse et de vertige. Son sommeil, son pouls et son appétit étaient d'ailleurs très bons. Quelques laxatifs, des bains de pieds et plus tard la teinture de quinquina, ramenèrent les hémorrhoïdes et procurèrent une guérison parfaite (1).

Les affections les plus diverses peuvent, dans des circonstances qu'il nous est souvent impossible d'apprécier, déterminer des hallucinations. Le fait suivant, que nous empruntons au docteur Alderson, prouve que cette complication a été observée dans la goutte.

OBS. 67. — « Je fus appelé, dit ce médecin, auprès de mistress ***, âgée de quatre-vingts ans, que j'avais souvent soignée d'une affection goutteuse. Elle se plaignait d'une surdité inaccoutumée, d'une grande distension des organes de la digestion, et attendait l'attaque. Malgré son âge avancé, cette dame était très bien conservée. Elle me confia que depuis assez longtemps elle était tourmentée par des visions. La première fois qu'elle s'en aperçut, elle crut recevoir la visite de plusieurs de ses amis qu'elle n'avait point invités. Son étonnement passé, elle témoigna quelque chagrin de ne pouvoir causer avec eux, et voulut donner des ordres pour apporter la table à jeu. Dans cette intention, elle tira la sonnette. A l'entrée de la domestique, tous les prétendus amis disparurent. Cette dame ne put s'empêcher de témoigner sa surprise de ce brusque départ. La domestique eut toutes les peines du monde à la persuader qu'il n'y avait personne dans l'appartement.

» Elle fut si honteuse de cette illusion, qu'elle souffrit sans se plaindre, pendant plusieurs jours et plusieurs nuits, l'apparition d'un nombre considérable de fantômes, dont quelques-uns lui rappelaient des amis depuis longtemps perdus, et ravivaient des souvenirs presque entièrement effacés. Cette dame se contentait de sonner, et constamment l'entrée de la servante la débarrassait de leur présence.

» Elle était convaincue de l'intégrité de son bon sens, et ses amis en étaient également persuadés, parce qu'ils ne

(1) *Archives générales de médecine*, 1829, t. XIX, p. 262. — *Hufeland's journal*, sept. 1824, et *Edinb. med. and surg. Journ.*, avril 1828.

pouvaient trouver dans sa conversation ou dans sa conduite
aucune circonstance qui pût leur faire soupçonner le plus léger
dérangement de son esprit. Cette affection fut soulagée par des
cataplasmes aux pieds, des médecines douces, et complétement
guérie, peu de temps après, par une légère attaque de goutte
régulière. Depuis, sa santé et sa raison ne se sont point altérées (1). »

— Il n'est pas de médecin qui n'ait noté l'état de malaise,
d'inquiétude, de mélancolie, de terreur, déterminé par les
affections du cœur. Les malades se réveillent en sursaut, poursuivis par des spectres effrayants, des fantômes hideux. Très
souvent cette disposition d'esprit se retrouve pendant le jour.
Nous avons recueilli plusieurs cas d'hallucinations qui coïncidaient avec une lésion organique du cœur. M. Saucerotte a
publié quelques faits semblables; il rapporte entre autres l'observation d'un sous-officier atteint d'une hypertrophie du ven-
tricule gauche, qui croyait apercevoir des fantômes blancs, à
formes fantastiques et indéfinissables, qui se posaient devant
lui d'un air menaçant. — Honteux de ses terreurs, reconnaissant lui-même qu'il était le jouet d'une fantasmagorie, et
craignant surtout les plaisanteries de ses camarades, ce jeune
homme n'osa avouer, tant qu'il fut sous les drapeaux, de
quelle bizarre affection il était tourmenté (2).

— La *pellagre*, maladie qu'on observe dans la Lom-
bardie, les landes de Bordeaux et plusieurs parties du midi
de la France, se complique fréquemment d'hallucinations
et d'illusions. Il y a des malades qui se croient religieux,
prêtres; d'autres sont convaincus que Satan leur fait des
menaces, voient les flammes de l'enfer. En Italie, la forme du
délire est plus particulièrement religieuse; et comme les
souffrances portent le malade aux idées tristes, le désordre
est plus spécialement caractérisé par des apparitions
effrayantes, etc. (3).

(1) *Edinburgh medical and surgical Journal,* vol. VI, p. 291.

(2) Saucerotte. *De l'influence des maladies du cœur sur les facultés intellectuelles et morales de l'homme.* (*Annales méd.-psych.*, t. IV, septembre 1844,
p. 177.)

(3) Brierre de Boismont, *De la pellagre et de la folie pellagreuse,* observations

Il est probable que cette vue continuelle contribue à déterminer la tendance au suicide qu'on observe chez un grand nombre de pellagreux ; peut-être la monomanie homicide qu'on y a également constatée n'est-elle pas étrangère à ces hallucinations. Les idées, en prenant une autre direction, peuvent substituer aux formes démoniaques celles des anges, du paradis, etc.

— Les femmes atteintes de la *chlorose*, affection assez commune dans le dérangement des menstrues, sont souvent en proie à une mélancolie profonde. Elles recherchent la solitude, évitent le mouvement et se complaisent dans les idées mélancoliques : aussi plusieurs éprouvent-elles des symptômes de délire ; elles sont entourées de formes fantastiques, aperçoivent des figures repoussantes, contemplent des objets d'un aspect hideux. Si cet état se prolonge, prend de l'intensité, il peut déterminer un accès d'aliénation mentale en rendant permanentes les figures qu'un simple effort de la raison suffisait pour dissiper.

Muratori a rapporté un exemple curieux de l'état de bien-être et de visions qui arrivent dans la *syncope*, dans les demi-pertes de connaissance. Une jeune demoiselle tomba dans un délire furieux à la suite d'une fièvre ardente. Le délire fini, elle resta sans mouvement, sans pouls ; la chaleur naturelle parut s'éteindre, au point qu'on la crut morte. On se disposait à faire ses funérailles, lorsqu'elle jeta un soupir. Aussitôt on la frotta avec des liqueurs très spiritueuses ; on la réchauffa ; enfin, on lui rendit le mouvement, la connaissance et la parole. Elle revint parfaitement à elle.

Mais, bien loin de remercier ceux qui s'étaient donné tant de peines pour la rappeler à la vie, elle se plaignit amèrement à eux de ce qu'ils avaient retiré son âme d'un état inexprimable de tranquillité et de bonheur qu'il n'est pas permis de goûter en cette vie, et avec lequel les plaisirs connus les plus vifs et les plus sensibles ne pouvaient entrer en comparaison. Elle ajouta qu'elle avait entendu les

recueillies au grand hôpital de Milan, 2ᵉ édit. Paris, 1832. — Roussel, *De la pellagre*, 1845, 1 vol. in-8°. — Durand-Fardel, art. *Pellagre*, dans le *Supplément du Dictionnaire des dictionnaires de médecine*, 1851, p. 608.

gémissements et les regrets de son père, ce que l'on disait au sujet de ses funérailles, mais que tout cela n'avait causé aucune interruption à sa tranquillité; que son âme était si profondément plongée dans les délices dont elle jouissait, qu'elle avait perdu l'idée des choses du monde, et même celle de conserver son corps (1).

On ne saurait nier que, dans certaines maladies, il ne se développe une surexcitation de la sensibilité qui donne aux sens une finesse et une acuité prodigieuses. Ainsi des individus perçoivent des odeurs à des distances considérables; d'autres annoncent les personnes qui arrivent, quoique les assistants n'entendent aucun bruit.

Dans quelques maladies extatiques et convulsives, dit Cabanis, on voit les organes des sens devenir sensibles à des impressions qu'ils n'éprouvaient pas dans leur état ordinaire, ou même recevoir des impressions étrangères à la nature de l'homme. J'ai plusieurs fois observé, chez des femmes nerveuses, les effets les plus singuliers des changements dont je parle.

C'est probablement par la même raison qu'on voit quelquefois survenir des hallucinations dans la période de *convalescence*.

OBS. 68. — A la suite d'une maladie inflammatoire qui l'avait très affaibli, le lieutenant-général Thiébaut, également distingué par son esprit et ses talents militaires, fut assailli de visions d'autant plus étranges qu'il jouissait en même temps de la plénitude de sa raison; aucun de ses sens n'était altéré, et néanmoins les objets fantastiques qui l'obsédaient, et qu'il savait bien ne pas exister, frappaient sa vue aussi fortement, et lui étaient aussi faciles à énumérer et à décrire que les objets réels dont il était environné (2).

OBS. 69. — Miss N... était convalescente d'une fièvre qui s'était prolongée et l'avait réduite à un grand état de faiblesse. — Toute la famille était allée au temple; un orage violent ayant éclaté, miss N... se mit à la croisée pour en contempler les effets; tout à coup l'idée de son père se présenta à elle, ce

(1) Muratori, *Della forza della fantasia*, c. 9.
(2) Eusèbe Salverte, *Des sciences occultes*, p. 324. — D. Thiébault, *Souvenirs d'un séjour à Berlin*, t. V, 5e édit.

qui, dans les circonstances actuelles, lui occasionna une grande inquiétude. Bientôt son imagination lui fit croire que son père avait péri. Pour vaincre ses terreurs, elle se rendit dans une chambre de derrière, où il avait coutume de s'asseoir près du feu dans un grand fauteuil à bras. En entrant dans l'appartement, miss N... fut fort surprise de voir son père à sa place, dans son attitude ordinaire. Elle s'approcha aussitôt pour lui demander comment il était venu, et en prononçant les mots *mon père*, elle voulut appuyer sa main sur son épaule, mais elle ne rencontra que, le vide. Justement épouvantée, elle se retira; en sortant, elle tourna la tête, et vit son père dans la même position. Plus d'une demi-heure se passa depuis le moment de l'apparition jusqu'à l'instant où elle cessa complétement. Pendant cet espace de temps, miss N..., qui s'était convaincue qu'elle était abusée par une illusion, entra et sortit plusieurs fois, et examina avec attention la disposition des objets et celle de la chaise (1).

Les *influences atmosphériques* ont paru, en quelques circonstances, favorables aux hallucinations. Durant le fameux hiver de 1829 à 1830, j'eus occasion, dit Conolly, d'observer cette complication, dans le cours de plusieurs maladies différentes (2).

M. Prus, dans le compte rendu d'un mémoire de M. Baillarger, intitulé *Fragments pour servir à l'histoire des hallucinations*, fait remarquer que le froid extrême peut produire des hallucinations, et que lui-même, en 1814, en éprouva l'influence, lorsqu'il quitta le corps d'armée auquel il était attaché, pour aller à deux lieues de là voir sa famille. « A peine avais-je fait une lieue par le froid le plus rigoureux, que je m'aperçus que je n'étais pas dans ma position normale. Je marchais plus par habitude que par la force de ma volonté; tout mon corps me semblait d'une légèreté extrême. — Connaissant la cause et le danger de cet état, je voulus, mais en vain, hâter ma marche; ce qui me gênait davantage, c'est que mes yeux, à chaque instant, se fermaient malgré moi. Alors j'étais assiégé par une

(1) Paterson, *mémoire cité*.
(2) Conolly, *ouv. cité*.

foule d'images gracieuses; je me croyais transporté dans des jardins délicieux; je voyais par la pensée des arbres, des prairies, des ruisseaux. »

Dans la campagne de Russie, les militaires étaient également assaillis par des hallucinations tantôt gaies, tantôt tristes.

Nous avons observé, en 1845, une prédominance marquée des symptômes nerveux. Nous devons à la complaisance de MM. les docteurs Descuret et Salone la communication d'un bon nombre d'observations de maladies ordinaires qui se sont compliquées d'hallucinations. M. Descuret nous a surtout signalé sept faits de ce genre, chez des personnes atteintes de grippe; l'un d'eux est assez curieux pour que nous en disions quelques mots.

Le sujet de l'observation était un ecclésiastique qui s'imaginait être triple. Il se voyait trois fois dans toutes ses positions. Lorsqu'il était dans son lit et qu'il changeait de côté, les deux autres personnes se tournaient avec lui et se plaçaient au-dessus. Tous ces malades guérirent de leurs hallucinations avec la cessation de la grippe.

— Les hallucinations précèdent quelquefois les maladies. — Plutarque rapporte que Cornelius Sylla fut averti de l'accès fébrile qui le saisit à l'improviste, par la vue d'un fantôme qui l'interpella par son nom. Persuadé que sa mort était proche, il se prépara à cet événement, qui eut lieu la nuit suivante (1).

Il n'est pas besoin de recourir au merveilleux pour expliquer cette mort. Il est probable que Sylla était arrivé à la dernière période d'une maladie organique, et que l'apparition ne fit qu'aggraver sa situation. Peut-être avança-t-elle sa fin de quelques jours; mais évidemment, elle n'en fut point l'indice. C'est à de pareilles causes, au pouvoir de croyances religieuses, à l'ignorance des faits scientifiques, à l'influence de l'imagination, qu'il faut attribuer ces morts prédites d'avance, dont on trouve un assez grand nombre d'exemples parmi les auteurs. L'exaltation du système nerveux, son extrême impressionnabilité, peuvent en pareil cas occasionner l'événement fatal.

(1) Plutarque, *Vie des hommes illustres.*

Obs. 70. — Une dame, dit Abercrombie, que je soignai, il y a quelques années, pour une inflammation de poitrine, éveilla son mari une nuit au début de sa maladie, et le pria de se lever à l'instant. Elle assurait avoir vu distinctement un homme entrer dans l'appartement, passer au pied de son lit, et s'introduire dans le cabinet qui était vis-à-vis la chambre. Elle était très éveillée, et si convaincue de la vérité de l'apparition, que, lorsque le cabinet eut été examiné, il fut impossible de la désabuser de son erreur. On rapporte un grand nombre de faits de ce genre.

Obs. 71. — Un célèbre médecin de mes amis m'a communiqué un fait entièrement analogue à celui-ci, dont les particularités sont encore plus frappantes ; il s'agit d'une de ses proches parentes, âgée d'environ cinquante ans. — En revenant un soir d'une visite, elle entra dans une chambre non éclairée, pour y déposer quelques pièces de son habillement ; à peine y avait-elle mis le pied, qu'elle aperçut distinctement devant elle la figure de la mort, semblable à un squelette, le bras levé et un poignard à la main. Le spectre lui lança aussitôt l'arme, qui parut s'enfoncer dans son côté gauche. La même nuit elle fut prise de fièvre, avec des symptômes d'inflammation dans le côté gauche. La maladie fut fort grave. L'impression produite sur son esprit avait été si forte, que, quelque temps après son rétablissement, elle ne pouvait franchir le seuil de la chambre où la vision avait eu lieu sans éprouver de l'agitation, et sans ajouter que c'était là qu'elle avait contracté sa maladie (1).

Plusieurs auteurs, parmi lesquels il faut mentionner Hibbert, ont constaté que, dans la *dernière période des maladies hectiques* et de beaucoup d'*affections chroniques*, il n'est pas rare d'observer chez les patients des hallucinations d'une nature agréable. Ils expliquent par cette disposition de l'organisme les communications nombreuses que des personnes pieuses ont cru avoir à leur lit de mort avec les êtres spirituels. Peut-être faut-il attribuer ce phénomène à l'état de faiblesse et au sentiment de bien-être qu'éprouvent les malades, surtout

(1) Abercrombie, *ouv. cit.*, p. 392.

les phthisiques, au moment de mourir, ce qui leur fait former les projets les plus variés et les plus beaux. On ne doit pas perdre de vue qu'en parlant des hallucinations compatibles avec la raison, nous avons signalé les défaillances, les syncopes, les asphyxies comme favorables à la production de ce symptôme.

Parmi les faits d'hallucinations observés dans la dernière période des maladies, il en est un qui restera constamment gravé dans ma mémoire.

OBS. 72. — Le 1ᵉʳ juin 1842, je reçus du doyen de l'école de médecine de Rouen, mort récemment, la triste nouvelle que ma mère, atteinte depuis plusieurs années d'une maladie grave de l'utérus, qui l'obligeait à garder le lit, avait eu, deux jours auparavant, des attaques épileptiformes, avec perte de connaissance, d'une telle violence, qu'on avait désespéré de ses jours, et qu'il était à craindre, si elles reparaissaient, que la malade, affaiblie, ne pérît avant mon arrivée. Mon ami ajoutait que les grandes crises avaient momentanément cessé, et qu'elles avaient été remplacées par un délire tranquille dans lequelle ma mère croyait voir des ombres, des figures, des personnages étrangers, parlait d'objets fort divers, sans rapport avec sa position ; elle ne reconnaissait plus ceux qui l'entouraient, s'imaginait qu'ils la maltraitaient, voulait les renvoyer ; ma sœur elle-même, qui ne l'avait jamais quittée, lui était devenue complétement indifférente. Au milieu de ses paroles incohérentes, une idée ne cessait de se reproduire, c'était la pensée qu'elle ne me reverrait plus ; à chaque instant elle m'appelait.

Le soir, j'avais franchi la distance qui nous séparait. En pénétrant dans la chambre de ma bien-aimée mère, vers une heure du matin, en proie à une angoisse que tous comprendront, je la trouvai sur son séant, l'œil fixe, prononçant à voix basse ces paroles de délire qui, depuis si longtemps, résonnent douloureusement à mes oreilles ; elle demandait qu'on fît retirer les personnes et les marchands qui étaient entrés dans son appartement, surtout la méchante femme qui ne cessait de la tourmenter. Avec la main elle cherchait elle-même à les éloigner : *Mais faites-les donc retirer !* répétait-elle, *n'entendez-vous pas le bruit qu'ils font !* Le plus grand silence régnait alors. *Ils veulent m'empêcher de voir mon fils. Mon pauvre*

fils ! il ne viendra pas ; lorsqu'il arrivera, je ne serai plus.
Son délire durait depuis vingt-quatre heures.

A ce spectacle, je fondis en larmes, et lui prenant la main. *Calme-toi, ma bonne mère,* m'écriai-je, *je suis près de toi, je ne te quitterai plus.* En même temps, je la pressai contre mon cœur. A peine avais-je achevé ces paroles, que ma mère se tut, comme si elle se fût recueillie en elle-même, et reprenant ses esprits, elle me dit : *Réponds, est-ce bien toi, mon fils ? Ah ! je reconnais ta voix. Où es-tu ? je ne te vois pas !* Son attention, se concentrant de plus en plus, elle distingua les objets, m'aperçut ; son regard m'exprima la joie qu'elle éprouvait. *Te voilà,* ajouta-t-elle, *je puis mourir contente !* Le délire avait cessé ; le son de ma voix l'avait remuée jusqu'au fond des entrailles. Un changement miraculeux s'était opéré ; l'intelligence avait repris toute sa lucidité au foyer de l'amour maternel. Pendant les cinq jours qu'elle vécut encore, j'eus le bonheur extrême de l'entendre et de lui voir conserver sa raison. Le 5, jour de sa mort, un peintre faisait son portrait (la seule image qui nous reste d'elle) ; il était onze heures du matin, l'artiste, en la voyant pâlir, lui dit : Remettons la séance à tantôt. *Continuez,* lui répondit-elle, *tantôt, il serait trop tard.* Elle expirait à trois heures !

Il nous resterait, pour compléter ce chapitre, à parler des hallucinations dans les maladies nerveuses et dans quelques états morbides dont il a été question lorsque nous nous sommes occupé des hallucinations compatibles avec la raison, mais ce serait répéter ce qui a déjà été dit : il nous paraît suffisant d'avoir de nouveau fixé l'attention sur ce sujet.

Résumé. — Les hallucinations peuvent compliquer toutes les maladies.

— Les impressions produites par la fièvre sur l'imagination ont été partagées en trois degrés : dans l'un, la raison est intacte ; dans l'autre, elle est ébranlée ; dans la troisième, elle est perdue. — Ces trois états peuvent se changer les uns dans les autres.

— Les hallucinations précèdent quelquefois la maladie, dont elles sont alors le signal précurseur,

— Les principales maladies dans lesquelles on a constaté des hallucinations, sont les fièvres inflammatoires, les congestions, les inflammations et les maladies du cerveau et de ses membranes, les inflammations du poumon, les lésions des voies digestives, les fièvres typhoïdes, les pestes, les fièvres intermittentes, la goutte, certaines affections du cœur, la chlorose, la pellagre, les maladies hectiques, etc.

— Le caractère spécial des hallucinations dans la dernière période des maladies hectiques est probablement lié à l'état de faiblesse général et à la sensation de bien-être qui en est le résultat et fait former à cette classe de malades une multitude de projets.

— La complication des hallucinations avec les maladies nerveuses a été suffisamment établie.

La convalescence, la diète prolongée, les pertes de connaissance, donnent souvent lieu aux hallucinations. Les influences atmosphériques les ont aussi quelquefois déterminées.

La production des hallucinations dans les maladies est due à une action morbide des systèmes nerveux et circulatoire; mais le mode en est complétement inconnu.

CHAPITRE X.

HALLUCINATIONS DANS LES RÊVES, LE CAUCHEMAR, ET LES PRESSENTIMENTS.

1° *Hallucinations dans les rêves.* — Leurs analogies avec celles de la veille. — Opinion de l'identité du rêve et de la folie. — Différences qui séparent ces deux états. — Division des rêves en physiologiques et pathologiques. — Rêves et hallucinations physiologiques. — Utilité des rêves pour le repos de l'esprit. — Conservation, dans les rêves, des sentiments de l'identité, de la conscience et du juste. — Rêves hypnagogiques. — Les rêves peuvent se reproduire pendant plusieurs nuits ; conséquences de ces répétitions. — Preuves de la distinction des rêves en physiologiques et pathologiques. — Les illusions des rêves constituent des erreurs, elles ne sont pas la folie. — Rêves et hallucinations pathologiques. — Observations. — Importance du sommeil et des rêves chez les aliénés. — 2° *Hallucinations dans le cauchemar.* — Son analogie avec les vésanies. — Variétés du cauchemar. — Sensation de voler ; explication. — 3° *Hallucinations dans les pressentiments.* — Pressentiments durant le sommeil ; ils ont leur analogue dans l'état de veille. — Ce sont le plus ordinairement des états appréciables pour l'esprit. — Rêves prophétiques. — Pressentiments dans l'état de veille. — États divers de la surexcitabilité nerveuse. — Antipathie et sympathie. — Observations de pressentiments. — *Résumé.*

1° *Des hallucinations dans les rêves.*

L'étude des rêves a sa place marquée dans l'histoire des hallucinations ; médecins et philosophes, tous ont, en effet, constaté les nombreuses analogies qui existent entre les hallucinations des rêves et celles de l'état de veille. Ces analogies ont porté les partisans exclusifs de l'hallucination pathologique à considérer le rêve comme identique avec la folie et à ranger ces deux ordres de phénomènes dans la même catégorie. Telle est l'opinion soutenue par M. Moreau (de Tours) dans son mémoire sur le *Délire au point de vue anatomique et anatomo-*

pathologique (1). Il y a, cependant, cette différence que si, dans les deux cas, les chevaux sans guide emportent le char, le cocher est ivre dans la folie, tandis qu'il sommeille dans les rêves.

Accidentelles, passagères, durables, le plus souvent morbides dans les dernières catégories que nous venons d'examiner, les hallucinations sont permanentes dans les rêves dont elles constituent l'élément principal. Les anciens, et surtout les Grecs, observateurs sagaces et profonds, avaient imaginé un palais à deux portes, l'une d'ivoire par laquelle sortaient les songes vrais, l'autre de corne par laquelle s'échappaient les songes faux. Sous cette ingénieuse fiction, il nous semble retrouver la division naturelle des rêves en physiologiques et pathologiques, que nous avons toujours soutenue, comme celle des hallucinations.

Si l'identité du rêve et de la folie était admise, il en résulterait que personne n'échapperait à cette affligeante maladie, car ceux qu'elle aurait épargnés pendant le jour, en seraient plus ou moins attaqués pendant la nuit. L'absolutisme de cette proposition en est la meilleure réfutation. Le rêve, dans la grande majorité des cas, est un état naturel, il se présente comme la continuation du principe intelligent, et il suffit pour s'en convaincre de l'étudier dans le sommeil, et de rapporter les exemples nombreux d'ouvrages, de plans, d'actes conçus et exécutés pendant cette période.

Il n'est pas, à la vérité, de parallèle qui prête plus à l'illusion que celui du rêve et de la folie. Aussi n'est-il pas étonnant que des esprits distingués aient conclu à l'identité de ces deux états. Les expériences faites avec le haschisch et racontées d'une manière très pittoresque par M. Moreau, ont dû nécessairement l'entraîner dans cette direction d'idées. Pour moi, je trouve si délicat de chercher à pénétrer la nature psychologique de l'homme à l'aide de substances introduites dans son économie, ou d'expériences faites sur les animaux, et cette doctrine me

(1) Moreau de Tours, *Du délire au point de vue pathologique et anatomo-pathologique*, rapport lu à l'Académie de médecine, le 8 mai 1855, par M. Bousquet. — *De l'identité de l'état de rêve et de la folie* (*Annales méd.-psychol.*, 3ᵉ série, t. I, p. 361, 1855.)

paraît avoir de telles affinités avec l'hypothèse de la chimie organique, qui nous promettait une nouvelle édition de la création,
que je laisse entièrement ce sujet de côté. Certaines propositions, par l'espèce de répulsion qu'elles font naître, ne prou-
vent-elles pas qu'il y a au fond des âmes, d'après la remarque
de M. Bousquet « comme une prescience de la vérité? C'est
un témoignage intérieur, un cri de la raison qui dépose pour
elle-même contre les piéges que lui tend l'esprit de système.

Cet éloignement instinctif s'appuie d'ailleurs sur des faits
et des raisonnements. Le docteur Collineau a très bien remarqué que la mémoire s'exerce dans les songes sans le consen-
sus général des sens (du moins dans le plus grand nombre des
cas), et que dans la folie, au contraire, tous les sens sont en
action. Le fou, agit physiquement sur les faits réels, le rêveur
ne peut agir que mentalement sur les sujets de sa pensée.
L'état de repos du corps, constitué par la cessation plus ou
moins complète des fonctions des organes, des sens et du
mouvement, tandis que la vie végétative, dont les impulsions
ne sont plus contrôlées est, au contraire, prédominante,
place l'esprit dans des conditions différentes de l'état de veille,
cesse-t-il pour cela d'être lui-même, tombe-t-il dans les égarements de la folie? C'est ce qu'il importe d'examiner. Il est
de la dernière évidence que l'esprit ne peut se montrer toujours actif et s'exercer continuellement sur une même suite
d'idées; il a besoin, pour se reposer, d'errer sur des successions d'idées mobiles, fugaces, variées, procédé dont nous
avons à chaque instant l'application sous les yeux, et en
vertu duquel on se délasse d'une forte contention par un
travail différent. Le songe est, dans ce cas, le sommeil de la
pensée qui se repose en rêvant, comme le corps en dormant.
C'est là le but du rêve; l'esprit se détend alors, comme il le
fait dans les rêveries de la veille. Mais ici une distinction
importante existe entre la rêverie du repos et celle des penseurs, qui n'est que l'attention portée à son plus haut degré.
Si Newton a brûlé le doigt de sa maîtresse, c'est que la volonté
était nulle d'une part, tandis qu'elle était trop forte d'une
autre. La méditation et la réflexion ne sont pas de ces états
d'instinct auxquels on se laisse aller malgré soi.

Le rêve étant le repos de l'esprit, rêver, comme l'a très bien dit M. Albert Lemoine, est une manière de penser, et penser peu ou beaucoup, bien ou mal, c'est encore veiller (1). Le docteur Bertrand, dans son remarquable ouvrage *Du sommeil et du magnétisme*, admet, il est vrai, qu'il y a un sommeil complet dans lequel toutes les facultés de l'âme sont interrompues ; et d'autres auteurs ont aussi soutenu qu'une foule de personnes se réveillaient sans avoir rêvé. Cette objection n'est pas fondée. Une expérience décisive ne laisse aucun doute à cet égard ; lorsque vous êtes entouré de dormeurs, que le sommeil fuit vos paupières, vous êtes témoin de gestes, de paroles, d'actes qui sont autant d'indices révélateurs des rêves, et il suffit souvent de les rappeler à ceux qui prétendent n'avoir rien éprouvé, pour les mettre sur la voie. Cet oubli du rêve n'est pas plus extraordinaire que ce qui a lieu dans l'état de veille, où l'on se ressouvient à peine à la fin de la journée de la centième partie des pensées qui s'y sont produites. Il y a plus, vous perdez le fil des discours que vous teniez à l'instant même et tous vos efforts pour le retrouver sont inutiles. Pourquoi, d'ailleurs, la pensée serait-elle complétement supprimée, lorsque la suspension totale des fonctions n'existe pas dans le sommeil ?

Pendant le rêve, l'esprit ne saurait s'affranchir des liens qui l'unissent au corps, aussi a-t-il des impressions ; mais les organes, par le relâchement de leurs rouages, leur engourdissement, ne peuvent lui fournir que des matériaux incomplets, informes, mauvais ; il n'en continue pas moins cependant son travail de composition d'unité, de simplification, et avec ces matériaux qui, sans lui, seraient épars, il fait un tout moitié vrai, moitié faux, d'un aspect souvent très bizarre ou entièrement chimérique, auquel il croit, et c'est là son erreur, mais qui n'en est pas moins sa création ; d'ailleurs, de ce désordre

(1) Albert Lemoine, *Du sommeil au point de vue physiologique et psychologique*, ouvrage couronné par l'Institut (Académie des sciences morales et politiques), Paris 1855. — Charles Lévêque, *Du sommeil et du somnambulisme au point de vue psychologique*, à l'occasion du sommeil, etc., par Al. Lemoine, 1855. — *Derniers travaux sur le sommeil et le somnambulisme*, par MM. Lelut, Charma, Macario, et A. Maury (*Revue des deux mondes*, t. II, p. 926, 1858).

même, dans plus d'une occasion, il tire un tout parfait et coordonné !

M. Baillarger, en défendant dans la discussion de l'Académie de médecine (1) les analogies du rêve et de la folie, a surtout insisté sur la suppression des idées intermédiaires qui corrigent ou font repousser les conceptions erronées. Si je ne me suis pas trompé sur le sens à donner à ces idées, je crois que les exemples que je rapporterai tout à l'heure montreront un enchaînement parfait dans toute la série de ces songes. Il existe d'ailleurs un livre qui a pour titre : *Le Rêve et la Vie*, trouvé sur un écrivain d'un grand talent, d'une imagination prodigieuse, qui connaissait bien la folie pour en avoir été visité, et qui en parlait d'une manière très remarquable. Dans ce livre de l'infortuné Gérard de Nerval, il y a des rêves, et il les distingue avec beaucoup de soin de la rêverie, qui sont si bien suivis, où les raisonnements, quoique planant dans les espaces infinis, sont d'un tel intérêt, si bien liés, qu'il est impossible d'y constater l'absence des idées intermédiaires. Aussi, répétons-nous que si le rêve, comparé à la folie, peut fournir matière à d'intéressants parallèles, il ne saurait lui être assimilé.

Quelque obsédé que soit l'esprit par les créations fantastiques, qu'il accepte comme vraies, malgré la confusion qu'il fait du temps et de l'espace, on note un point capital, c'est le sentiment de la continuité de l'identité de la personne et celui de la conscience, caractères qui établissent une ligne de démarcation tranchée entre le rêve et la folie. L'homme qui est alors le jouet des événements les plus étranges, qui assiste à sa propre mort, subit les métamorphoses les plus incroyables, n'en a pas moins la conviction qu'il est toujours le même, et, ce qui n'est pas moins remarquable, il a un éloignement invincible pour le mal ; il ne veut participer à aucune action coupable ; et s'il est spectateur forcé d'un crime, il en éprouve une agitation extrême, et adresse les remontrances les plus vives à ceux qui

(1) Baillarger, *Discours dans la discussion sur l'aliénation mentale* (*Union médicale*, p. 236, 245, 296 et 299), 1855. — Brierre de Boismont, *même journal*, *De la discussion sur le délire au point de vue pathologique et anatomo-pathologique*, p. 285, 293, 301. 1855.

l'ont commis. On retrouve dans son esprit, suivant M. Lemoine, le même amour du vrai que dans l'état de veille, et dans son cœur le même sentiment du bien.

Il n'en est pas ainsi dans la manie, la monomanie et la démence, où ces sentiments sont méconnus, altérés ou faussés.

Nous devons cependant faire observer que M. Alfred Maury, qui a publié plusieurs études pratiques sur les rêves, professe une opinion toute contraire ; il soutient que, dans cet état, l'automatisme est entier, et que les actes que nous accomplissons s'opèrent d'après un effet de l'habitude imprimée par la veille. La meilleure preuve qu'il en est ainsi, dit-il, c'est que nous y commettons, en imagination, des actes répréhensibles, des crimes même dont nous ne nous rendrions jamais coupables pendant la veille. L'auteur, cependant, reconnaît plus loin que les effets de la conscience peuvent se continuer durant le sommeil ; il cite, en outre, des faits qui me paraissent contraires à la doctrine de l'automatisme. « En songe, ajoute-t-il vingt lignes plus bas, je poursuis des actes, des pensées, des projets dont l'exécution et la conduite dénotent presque autant d'intelligence que j'en puis apporter dans l'état de veille... Il y a plus, j'ai eu des idées, des inspirations que je n'avais jamais eues, éveillé ; j'ai même trouvé certaines choses que j'avais vainement cherchées dans le cabinet (1). »

Nous discuterons plus tard la doctrine de l'automatisme dans les rêves ; mais dès à présent nous ferons remarquer qu'elle est en opposition avec les faits nombreux qui démontrent que des leçons ont été apprises, que des problèmes ont été résolus pendant le sommeil. Walter Scott dit que maintes fois, il s'est couché, après avoir vainement cherché un passage, une idée, et que le lendemain le passage et l'idée se présentaient à son réveil. Enfin, il n'est personne qui n'ait formé le projet de partir à telle ou telle heure de la nuit, et qui ne se soit réveillé à l'heure dite.

L'esprit ne vit pas toujours dans un monde de chimères, il

_____

(1) Alfred Maury, *De certains faits observés dans les rêves et dans l'état inter-médiaire entre le sommeil et la veille* (*Annales méd.-psychol.*, 3e série, t. III, 1857, p. 171, 172).

peut donner au rêve une valeur qui l'assimile aux créations de l'état de veille.

On constate alors l'exercice de la volonté, de l'attention, du jugement, de l'association des idées, de la mémoire et des autres opérations intellectuelles. Sans doute, on note également la mécanique de l'habitude, mais la logique des rêves, toute particulière qu'elle est, remet l'esprit dans la voie où il marchait avant le sommeil, et lui imprime parfois une telle impulsion qu'il atteint tout à coup le but jusque-là vainement poursuivi.

Les faits de ce genre abondent, nous rappellerons plusieurs de ceux que nous avons notés dans nos éditions précédentes.

Obs. 73. — Un de mes amis, dit Abercrombie, employé dans une des principales banques de Glascow, en qualité de caissier, était à son bureau, lorsqu'un individu se présenta, réclamant le payement d'une somme de six livres sterling. Il y avait plusieurs personnes avant lui qui attendaient leur tour; mais il était si bruyant et surtout si insupportable par son bégayement, qu'un des assistants pria le caissier de le payer pour qu'on en fût débarrassé. Celui-ci fit droit à la demande, avec un geste d'impatience et sans prendre note de cette affaire. A la fin de l'année, qui eut lieu huit ou neuf mois après, la balance des livres ne put être établie; il s'y trouvait toujours une erreur de six livres. Mon ami passa inutilement plusieurs nuits et plusieurs jours à chercher ce déficit; vaincu par la fatigue il revint chez lui, se mit au lit, et rêva qu'il était à son bureau, que le bègue se présentait, et bientôt tous les détails de cette affaire se retracèrent fidèlement à son esprit. Il se réveille, la pensée pleine de son rêve, et avec l'espérance qu'il allait découvrir ce qu'il cherchait si inutilement. Après avoir examiné ses livres, il reconnut, en effet, que cette somme n'avait point été portée sur son journal et qu'elle répondait exactement à l'erreur (1).

Obs. 74. — M. R... de Bowland, propriétaire dans la vallée de Gala, était poursuivi en justice pour une somme considérable d'argent, provenant des arrérages accumulés de dîmes,

_____

(1) Abercrombie, *ouvr. cit.*, p. 280.

dues, prétendait-on, à une famille noble. M. R... était intimement convaincu que son père, d'après un usage particulier à la loi écossaise, avait racheté ces dîmes du titulaire, et qu'en conséquence la demande actuelle était sans fondement. Mais après des recherches minutieuses dans les papiers de la succession, dans les actes publics, et après une enquête fort longue parmi les personnes qui avaient été en rapport d'affaires avec son père, il ne put trouver aucune preuve en sa faveur. — Le terme fatal étant près d'expirer, il se disposa à partir le lendemain pour Edimbourg, afin d'arranger son procès aux conditions les moins onéreuses possibles. Il alla se coucher dans cette disposition d'esprit; à peine était-il endormi, qu'il eut le songe suivant. Son père, mort depuis plusieurs années, lui apparut et lui demanda ce qui lui troublait ainsi la pensée. En rêve, on n'est point surpris des apparitions. M. R... lui fit connaître la cause de son inquiétude, ajoutant que le payement d'une somme aussi considérable lui était d'autant plus désagréable qu'il avait la conviction qu'elle n'était pas due, quoiqu'il ne pût fournir aucune preuve à l'appui de son dire.—Vous avez raison, mon fils, répondit l'ombre; j'ai payé ces dîmes pour lesquelles vous êtes poursuivi. Les papiers relatifs à cette transaction sont dans les mains de M. ***, avoué, qui maintenant n'exerce plus, et demeure à Inveresk, près Edimbourg; j'eus recours à lui dans cette circonstance, quoiqu'il n'ait jamais été chargé de mes intérêts. Il est très possible que M. *** ait oublié cette particularité, qui remonte à une date très ancienne; mais vous pourrez la lui rappeler, en disant que lorsque je vins pour régler son compte, il s'éleva une difficulté sur le change d'une pièce d'or de Portugal, et que nous convînmes de boire la différence à la taverne.

M. R... s'éveilla le matin, l'esprit rempli de son rêve; il jugea convenable de se détourner de son chemin pour aller à Inveresk, au lieu de se rendre directement à Edimbourg. Arrivé dans cet endroit, il trouva la personne dont son père lui avait parlé : c'était un homme très avancé en âge. Sans dire un seul mot de son rêve, il lui demanda s'il avait connaissance de s'être chargé autrefois d'une affaire pour le compte de feu son père. Le vieux monsieur n'en avait point conservé le souvenir; mais la circonstance de la pièce d'or lui remit tout en mémoire; il fit la recherche des papiers, et les trouva : de sorte que M. R... put porter à Edimbourg les documents nécessaires au gain du procès qu'il était sur le point de perdre (1).

Le docteur Macnish, qui rapporte également cette observation consignée, dit-il, dans une des notes de Walter Scott pour une nouvelle édition de l'*Antiquaire*, fait observer que ce rêve eut de fâcheuses conséquences pour M. R...; car s'imaginant qu'il devait donner une attention soutenue à ses rêves de la nuit, sa santé et sa raison finirent par s'altérer (2).

Il est hors de doute que M. R... avait entendu raconter autrefois cette histoire à son père, mais que depuis longtemps elle était effacée de son esprit. Ce qu'il faut remarquer c'est que la mémoire revint après la fatigue des recherches.

Le rêve a été plus d'une fois favorable à la production d'œuvres d'un mérite incontestable. Voltaire s'imagina un jour avoir rêvé le premier chant de la *Henriade*, autrement qu'il ne l'avait composé. Frappé de cette singularité : «J'ai dit en rêvant, écrivait-il, des choses que j'aurais dites à peine dans la veille; j'ai donc eu des pensées réfléchies malgré moi et sans y avoir la moindre part. (L'esprit continuait le travail de la veille.) Je n'avais ni volonté ni liberté, et cependant je combinais des idées avec sagacité et même quelquefois avec génie.»

Obs. 75. — L'exemple de personnes qui ont composé dans les rêves n'est pas rare. Un des faits les plus cités de ce genre, est celui auquel on est redevable de la fameuse sonate connue sous le nom de *Sonate du diable*. Le célèbre compositeur Tartini s'était endormi, après avoir essayé en vain de terminer ce morceau de musique. Cette préoccupation le suivit dans son sommeil; au moment où il se croyait livré de nouveau à son travail, et désespéré de composer avec si peu de verve et de succès, il voit tout à coup le diable lui apparaître et lui proposer d'achever sa sonate, s'il veut lui abandonner son âme. Entièrement subjugué par cette hallucination, il accepte le marché proposé par le diable, et l'entend très dis-

---

(1) Abercrombie, *ouvr. cit.*, p. 288.
(2) Macnish, *The Philosophy of sleep*, p. 155, 3e édit. Glasgow, 1845.

tinctement exécuter sur le violon cette sonate tant désirée, avec un charme inexprimable ; il se réveille alors, dans le transport de son plaisir, court à son bureau, et écrit de mémoire le morceau qu'il avait terminé en croyant l'entendre (1).

Ce fut également dans un rêve que le poëte Coleridge composa son splendide fragment de *Kubla khan ;* il venait de s'endormir à la lecture de ces lignes du pèlerinage de Purchas : « Ici le khan ordonna de construire un palais et de faire un jardin magnifique ; dix milles de terre fertile furent environnés de murailles. » Pendant ce sommeil, qui dura environ trois heures, il ne composa pas moins de deux à trois cents lignes, si l'on peut donner le nom de compositions à une œuvre où les images revêtaient la forme des choses, avec la production parallèle d'expressions correspondantes, sans conscience d'aucun effort. A son réveil, Coleridge s'empressa d'écrire les lignes dont il avait conservé le souvenir. Malheureusement une personne étant venue lui parler d'affaires et l'ayant tenu une heure, lorsqu'il revint dans sa chambre, il ne put retrouver la suite de sa composition, comme lorsqu'une pierre jetée dans un cours d'eau brouille les images qui étaient à la surface (2).

Condorcet dit qu'il lui est souvent arrivé, après avoir passé plusieurs heures à des calculs difficiles, d'être obligé de les laisser inachevés pour s'aller reposer. A différentes reprises, dans ses rêves, le travail s'est terminé de lui-même, et les corollaires se sont présentés à son esprit. Franklin racontait à Cabanis que les combinaisons politiques qui l'avaient embarrassé pendant le jour se débrouillaient fréquemment durant ses rêves.

Hermas dormait lorsqu'une voix lui dicta, dit-on, le livre qu'il intitula le *Pasteur.* Quelques personnes prétendent que la *Divine Comédie* a été inspirée à son auteur par un songe.

Galien dut sa vocation de médecin à un songe dans lequel Apollon lui apparut à deux reprises différentes pour lui ordonner de se livrer désormais à l'étude de la médecine. Ce célèbre médecin

(1) Moreau (de la Sarthe), *Mélanges de littérature.*
(2) Macnish, p. 76.

s'est étendu avec complaisance sur cette circonstance de sa vie.

Il y a tout à présumer que les rêves suivis, où l'intégrité de la raison ne saurait être contestée, s'accomplissent dans la dernière période du sommeil, et assez souvent dans l'état intermédiaire à la veille et au sommeil. M. Alfred Maury donne aux hallucinations de cette catégorie le nom d'*hypna-gogiques* (αγωγος, qui amène; υπνος, le sommeil) (1). C'est avec raison que Purkinje et Gruthuisen les ont appelées *éléments du rêve*. La congestion cérébrale paraît favorable à leur pro-duction; mais la généralisation de ce fait serait contraire à l'expérience, car des milliers de personnes rêvent sans avoir d'hallucinations hypnagogiques, de maux de tête, de symp-tômes congestifs.

Il arrive assez souvent que l'on a dans ses rêves de véri-tables conversations. Quel est celui dont l'esprit n'a pas été occupé ou même fatigué, pendant le sommeil, par une dis-cussion dont l'avantage ne lui est pas toujours resté? On dirait que deux individualités distinctes soutenaient des opinions opposées, dont l'une est sortie victorieuse, et cependant c'était la même personne.

Saint Augustin rapporte le fait suivant :

Obs. 76.—« Un homme instruit, qui s'occupait beaucoup de la lecture de Platon, assurait qu'une nuit, dans sa maison, et avant de se livrer au sommeil, il avait vu venir à lui un phi-losophe qu'il connaissait intimement, et qui lui développa des propositions platoniques, chose qu'il avait jusqu'alors refusé de faire. Le lendemain, ayant demandé à ce philosophe com-ment il se faisait qu'il lui expliquât dans une maison étrangère ce qu'il avait refusé dans la sienne propre : Je n'ai rien fait de cela, répondit ce philosophe, mais j'ai songé que je l'avais fait.

» Ainsi, ajoute saint Augustin, l'un voit et entend, au moyen d'une image fantastique, étant parfaitement réveillé, ce que l'autre a vu en songe.

» Pour nous, dit-il encore, si la chose nous était racontée indifféremment par toutes sortes de gens, nous croirions indigne de nous d'y ajouter foi; mais nous pouvons assurer

_____

(1) *Annales méd.-psychol.*, t. II, p. 26.

que la personne de qui nous tenons le fait n'est pas capable de nous en avoir imposé (1). »

Parmi les phénomènes qui ont lieu dans le sommeil, il faut noter que l'objet du rêve peut être la représentation fidèle, ou à peu près, de l'objet de l'hallucination, comme l'objet de l'hallucination peut être la reproduction exacte de l'objet des rêves.

Abercrombie, dont l'ouvrage sur les facultés intellectuelles a obtenu un immense succès en Angleterre et mériterait, à juste titre, d'être traduit dans notre langue, est d'avis que les rêves et les hallucinations ont les plus grands rapports ; il les différencie cependant par les caractères suivants : dans la folie, l'impression erronée est permanente et agit sur la conduite ; dans le rêve, au contraire, elle s'efface avec le réveil et n'a pas d'influence sur les actions. A l'appui de cette opinion, il cite le fait suivant : Un médecin distingué, harassé de fatigue et dévoré de l'inquiétude que lui causait la maladie d'un de ses enfants, s'endormit sur sa chaise, et eut un rêve effrayant, dans lequel il ne cessa de voir la figure d'un babouin gigantesque. Il se réveilla en proie à une vive émotion, se leva et se dirigea vers la table qui se trouvait au milieu de l'appartement. Il était alors très éveillé et reconnaissait parfaitement les objets autour de lui. Près de la muraille, au bout de l'appartement, il aperçut distinctement le babouin faisant les mêmes grimaces que dans son rêve (2).

Les exemples précédents démontrent donc que le sommeil n'est pas constamment privé de liberté et de volonté, et que le rêve peut être raisonnable du commencement à la fin. Dans la vie ordinaire, ces exemples sont communs : ainsi il y a des rêves qui ont un tel enchaînement et une si grande ténacité, qu'on se réveille en sursaut, l'esprit plein de l'impression qu'ils ont faite, et il faut l'évidence pour prouver qu'ils ne sont qu'une création de l'imagination.

Une jeune dame qui a toujours beaucoup rêvé, lorsqu'elle était en pension avait fréquemment de ces songes suivis, et ses compagnes venaient la trouver pour qu'elle leur racontât ce qu'elles nommaient dans leur langage son grand jeu.

___

(1) Saint Augustin, *Cité de Dieu*, liv. XVIII, chap. xviii.
(2) Abercrombie, *ouvr. cit.*, p. 381.

Ces rêves si bien circonstanciés peuvent se reproduire plusieurs nuits de suite. « Je me rappelle, dit M. Maury, dans son mémoire (p. 31), avoir rêvé huit fois en un mois d'un certain personnage auquel je donnais la même figure, le même air, et que je ne connaissais nullement, qui n'avait même probablement aucune existence en dehors de mon imagination. Et ce qui est bizarre, c'est qu'il continuait fréquemment dans un rêve des actions qu'il avait commencées dans un autre. »

Cette répétition exacte des songes pendant un certain temps a eu nécessairement dans certaines circonstances des conséquences faciles à prévoir. A l'époque où ils étaient considérés comme des révélations divines, il n'est pas étonnant que des individus mystiques, enthousiastes, poursuivis par des rêves aussi précis, aient fini par les adopter comme une vérité, et fait partager cette conviction à leurs semblables. Il est probable que plusieurs des histoires qu'on lit dans la *Légende dorée* n'ont pas d'autre fondement. Il est impossible, en effet, d'attribuer une origine plus rationnelle aux singuliers récits que renferme ce livre. Il n'est pas même besoin de remonter si loin pour se rendre compte de cette influence des rêves; le livre de M. Jules Remy sur les Mormons, les deux intéressants articles de M. Taine sur cet ouvrage (1), les actes si étranges des revivalistes (2), démontrent, sans qu'il soit nécessaire de recourir à la fourberie, que le règne du merveilleux triomphera encore longtemps de la science et des révolutions. L'enthousiasme, comme l'a très bien dit l'habile rédacteur du *Journal des Débats* engendre l'enthousiasme. Aussi n'est-on pas surpris que les missionnaires des Mormons qui s'adressent aux pauvres, aux ignorants, vivent avec eux, reviennent à la charge, les exaltent par des histoires extraordinaires et par des promesses magnifiques, déterminent chez ces individus les phénomènes dont nous venons de parler. Les convertis ont, en effet, des songes prophétiques, entendent des bruits doux ou terribles, voient des spectres éblouissants, des bêtes de l'Apocalypse, assistent à des guérisons, et comme

(1) *Voyage au pays des Mormons*, par M. Jules Remy, analysé par M. Taine (*Débats* des 30 et 31 janvier 1861).

(2) Brierre de Boismont, *Les revivalistes* (*Union médicale*, 1860).

conséquence, partent bientôt pour l'Utah. Seulement M. Taine voit
la folie là où nous voyons l'erreur et la sottise que tous les siècles
d'Auguste ne sont pas encore prêts à déraciner. N'est-ce pas
l'éternelle histoire de ce savant médecin anglais qui, rencon-
trant sur un des ponts de Londres, dans un brillant équipage,
son ancien valet, devenu aussi médecin, s'arrête pour le
regarder. Celui-ci le saluant avec déférence, lui dit : «Vous êtes
étonné, la chose est pourtant bien simple. Comptez les gens
qui passent sur ce pont, je vous en accorde dix sensés par
mille ; ces dix sont pour vous, le reste, qui se compose d'imbéciles, est pour moi. »

La série des faits qui viennent d'être exposés est la preuve la
plus évidente que les opérations de l'esprit ne cessent pas avec
le sommeil, et qu'il peut même s'y montrer dans toute sa plénitude ; aussi croyons-nous devoir maintenir la séparation que
nous avons établie entre les rêves physiologiques et les rêves
pathologiques. Cette opinion a été également adoptée par
M. Lemoine dans son livre sur le *Sommeil*, couronné par
l'Institut de France. « M. Brierre de Boismont, dit-il, distingue
deux sortes d'hallucinations et d'extase ; nous mettrons à profit
plus tard cette importante distinction. Il n'y a pas de raison
pour qu'il n'en soit de même des rêves ; il y en a de deux
espèces. Les uns résultent d'un mouvement organique qui
suscite une idée, les autres d'une idée qui produit un ébranlement cérébral (1). » « Peut-être pourrait-on avancer, ajoute
M. Lemoine, que tout ce qu'il y a de raisonnable, de possible
dans les songes et la folie, vient de l'esprit ; tout ce qui est
absurde, contradictoire, des organes. » (P. 130.)

Il est certain que lorsqu'au milieu d'un songe, une sensation extérieure agit sur un organe mal endormi, qu'un dormeur perçoit, par exemple, un bruit, une lumière, une douleur,
une sensation de chaleur ou de froid, qui n'est pas suffisant
pour l'éveiller, il a une impression accidentelle que son esprit
interprète de la manière la plus ingénieuse. Ces impressions
font à l'instant même partie de ses rêves et s'adaptent à la

(1) A. Lemoine, *Du sommeil au point de vue physiologique et psychologique*,
p. 146. Paris, 1855.

teneur des idées qui l'occupent, quelles qu'elles puissent être.
Rien n'est plus remarquable que la promptitude avec laquelle
l'imagination fournit une explication complète de cette interruption du sommeil, suivant le cours des idées présentées par
le rêve, même sans avoir besoin d'un instant de répit pour
cette opération. Par exemple, si l'on rêve d'un duel, le bruit
que l'on entend réellement devient aussitôt la décharge des
pistolets des combattants. Si un orateur prononce son discours,
en dormant, le bruit devient celui des applaudissements de son
auditoire supposé. Si le dormeur est transporté par son rêve
au milieu des ruines, le bruit lui paraît celui de la chute de
quelque partie de cette masse.

En un mot, un système explicatif est adopté, pendant le
sommeil, avec une rapidité si grande, qu'en supposant que le
bruit entendu soit le premier effort de quelqu'un pour éveiller
le dormeur, l'explication, quoique exigeant une certaine suite
de déductions, est ordinairement finie et parfaite, avant qu'un
second effort ait complétement éveillé le rêveur et l'ait rappelé
à la réalité. Il existe, dans le cours des idées, pendant le sommeil, une intuition si vive, qu'elle nous fait songer à la
vision dans laquelle le prophète Mahomet vit toutes les merveilles du ciel et de l'enfer, quoique l'eau contenue dans la
jarre, renversée quand son extase commença, ne fût pas encore
entièrement écoulée quand il reprit l'usage de toutes ses
facultés (1).

On peut rapprocher de ce songe celui du comte de Lavalette,
lorsqu'il était en prison, sous le poids d'une condamnation à
mort.

OBS. 77. — « Une nuit, dit-il, pendant mon sommeil, l'horloge du palais de justice sonna minuit, et m'éveilla. J'entendis
ouvrir la porte, pour relever la sentinelle, mais je me ren-
dormis aussitôt. Je rêvai alors que j'étais dans la rue St-Honoré,
au coin de la rue de l'Échelle (aujourd'hui démolie). Une
obscurité inquiétante m'environnait; tout était tranquille;
néanmoins un bruit sourd et incertain s'éleva, et bientôt
je distinguai au bout de la rue, s'avançant vers moi, une

(1) Walter Scott, *Rêves, illusions*.

troupe de cavalerie, hommes et chevaux étaient tous écorchés à vif. Les cavaliers portaient des torches, dont les flammes rougeâtres éclairaient les visages sans peau et les muscles sanglants. Leurs yeux creux roulaient d'une manière effrayante dans de larges orbites ; leurs bouches s'ouvraient d'une oreille à l'autre, et des casques de chair pendante couvraient leurs têtes hideuses. Les chevaux traînaient derrière eux leurs peaux dans les ruisseaux, le sang ruisselait des deux côtés. Des femmes pâles et échevelées paraissaient aux croisées et disparaissaient dans un silence lugubre ; des gémissements étouffés remplissaient l'air. Je restais seul dans la rue, pétrifié d'horreur, et manquant de force suffisante pour chercher mon salut dans la fuite. L'horrible troupe passa rapidement au galop en me lançant des regards terribles. Le défilé, dans ma pensée, dura cinq heures ; il fut suivi d'un nombre immense de wagons d'artillerie, remplis de corps morts, dont les membres palpitaient encore ; un odeur fétide de sang et de bitume me donnait presque des nausées. A la fin, la porte de fer de la prison se refermant avec un grand bruit m'éveilla. Je fis sonner ma montre à répétition ; il était minuit ; de sorte que l'affreuse fantasmagorie n'avait pas duré plus de deux à trois minutes, c'est-à-dire juste le temps nécessaire pour relever la sentinelle et fermer la porte. Je ne me rappelle cependant aucun événement de ma vie dont j'aie été plus en état de calculer exactement la durée, dont les détails soient mieux gravés dans ma mémoire, et dont j'aie conservé un souvenir plus complet (1). »

Dans ces exemples, comme dans celui du docteur James Gregory qui, ayant mis une bouteille d'eau chaude à ses pieds, rêva qu'il marchait sur le cratère de l'Etna, il est hors de doute que si les organes ont leur part, l'esprit a aussi la sienne. Binns, qui rapporte l'observation du médecin écossais, fait observer qu'il n'était jamais monté sur l'Etna, mais que dans sa jeunesse il avait fait une excursion au Vésuve (2).

Nous savons très bien qu'on objectera que si l'esprit agit

(1) *Esquisse biographique sur Lavalette*, dans la *Revue de Paris*. — Macnish, *The Philosophy of sleep*, 3ᵉ édit., p. 71. Glasgow, 1845.

(2) Dʳ Edward Binns, *The Anatomy of sleep*, p. 147, 2ᵉ édit. London, 1845.

dans ce cas, il accepte sans étonnement les personnes et les événements les plus étranges, les combinaisons les plus dispa- rates, les incohérences les plus choquantes, il confond le temps et l'espace, etc.; nous ne faisons aucune difficulté d'avouer que dans la grande classe de rêves que nous venons d'étudier, il faut établir deux catégories, celle des songes et des hallucinations rationnels, celle des rêves et des halluci- nations chimériques, erronés, admis comme réels par l'esprit; mais, indépendamment des circonstances dans les- quelles l'esprit a l'entier exercice de ses facultés, les faits qu'on allègue, dont il est la dupe, résultent du défaut d'at- tention nécessaire à sa détente, à son repos, et même, dans ce cas, sa méthode logique est incontestable; d'ailleurs ces créations fantastiques ne sont pas suivies d'exécution, il en reconnaît plus d'une fois la fausseté, et nous ne voyons pas pourquoi on les rangerait dans la folie, lorsque les rêveries de la veille, les châteaux en Espagne qui sont aussi une distraction pour lui, ne sont pas considérés comme un désordre mental; enfin, si l'esprit croit aux illusions des rêves, il se trompe, mais l'erreur alors n'est pas folie, et cette dis- tinction est capitale.

M. Lemoine dit, il est vrai, que le rêve et l'hallucination ont une même origine, le sommeil et le délire une même nature; il reconnaît néanmoins que le rêve du dormeur et l'hallucination de l'insensé ne sont pas évidemment une seule et même chose. Ils ont une valeur et des conséquences bien diffé- rentes. « Les hallucinations nocturnes (celles des fous!), fait observer Esquirol, ne sauraient être confondues avec les rêves ordinaires, en ce qu'elles font sur l'esprit une impression pro- fonde, et restent clairement gravées dans la mémoire. Chez celui qui rêve, les idées de la veille se continuent pendant le som- meil, tandis que l'halluciné achève son rêve presque tout éveillé. » Quelque assimilation qu'on puisse faire du sommeil rempli de rêves et de la folie, il sera toujours impossible de les confondre: l'un est naturel, l'autre morbide; l'un est un état passager et salutaire, l'autre est au moins une crise et un état violent, sinon durable, et toujours dangereux.

Si nous contestons l'identité du rêve et de la folie, nous

ne balançons pas à dire qu'il y a de grandes analogies entre ces deux états, et que l'esprit est souvent trompé par les rêves, parce qu'il est privé du témoignage des sens et des facultés de l'attention, de la comparaison. Mais cette erreur de l'esprit est la conséquence de la loi physiologique du sommeil; elle le place incontestablement dans d'autres conditions que pendant la veille : on ne saurait donc, sans un étrange abus de mots, ranger parmi les phénomènes morbides un ordre de choses destiné à reposer l'esprit et le corps de leurs fatigues du jour, et à les mettre en état de recommencer les travaux du lendemain.

Il y a une question qui nous paraît jusqu'à présent insoluble, et qui doit néanmoins être posée: pourquoi les idées-images reprennent-elles constamment leurs formes sensibles dans le sommeil? La baguette magique qui les ressuscite serait-elle l'inactivité intellectuelle? S'il en était ainsi, on serait tenté de se rallier à l'opinion de notre savant collègue, M. Baillarger, surtout en les voyant se montrer de préférence dans l'état intermédiaire à la veille et au sommeil, et lorsque, dans les rêves, l'attention, la volonté ont perdu leur pouvoir sur l'esprit; mais si l'on n'oublie pas que les hallucinations peuvent survenir, durant la veille, par un effort de volonté et par d'autres causes déjà indiquées, il faut se tenir sur la réserve en fait de système, et se borner à constater ce qui est.

Cette argumentation, dans laquelle nous nous sommes aidé des travaux dus aux psychologues et en particulier à M. Lemoine, n'a fait que fortifier notre conviction à l'existence des rêves et des hallucinations physiologiques dans le sommeil; nous y avons également puisé de nouvelles preuves pour rétrécir le cercle de la folie, qu'il ne faut pas, encore une fois, confondre avec l'erreur.

Il est un point de l'étude des rêves que nous ne saurions passer sous silence, c'est celui de l'influence de certaines substances sur leur production. Déjà, en traitant des hallucinations par intoxication, nous avons abordé ce sujet; nous allons y ajouter quelques faits fournis par l'action de l'éther, et qui ont été publiés par nous dans une note qu'a insérée en 1847 la *Revue médicale* (1). Il résulte en effet de nos recherches, que l'on observe des rêves chez les individus soumis aux inhalations éthérées. Le plus souvent ces rêves sont en rapport avec les préoccupations des malades opérés, ou les idées dominantes des personnes qui se font éthériser. Loin d'être toujours gracieux et agréables, ces rêves sont souvent pénibles et ont les caractères d'un cauchemar ; ces sortes de rêves nous ont paru avoir pour effet de combattre avantageusement la douleur réelle des opérations chirurgicales, en la remplaçant par des sensations moins douloureuses, d'un ordre différent et d'une durée fort limitée (2). Les rêves de l'éther ne produisant pas toujours des sensations voluptueuses, comme on l'a prétendu, et pouvant même avoir des suites fâcheuses, on ne doit chercher dans les aspirations de cette substance qu'un but d'utilité. Enfin l'action de l'éther sur les rêves ne peut être comparée ni à celle du haschisch, car, dans ce cas, les individus rêvent tout éveillés, ni à celle de l'ivresse, qui, poussée jusqu'à un certain degré, est suivie d'un état comateux.

Les hallucinations des rêves peuvent avoir des conséquences désastreuses. Hoffbauer, dans son *Traité de médecine légale*, en cite un exemple qui confirme cette remarque.

Obs. 78. — Bernard Schidmaizig s'éveilla en sursaut à minuit (sans doute par suite d'un songe effrayant) ; au moment de son réveil, il aperçut près de lui un fantôme effrayant. La crainte, l'obscurité de la nuit, l'empêchaient de distinguer les objets. D'une voix tremblante, il s'écria à deux reprises différentes : *Qui va là ?* Il ne reçut pas de réponse et s'imagina que l'apparition s'approchait de lui. Égaré par la terreur, il s'élança de son lit, saisit une hache qu'il avait habituellement à ses côtés, et avec cette arme il attaqua le prétendu spectre. Voir l'apparition, s'écrier qui va là ? s'emparer de la hache et frapper le spectre, furent l'affaire d'un instant ; il n'eut pas un

(1) Brierre de Boismont, *Note sur l'influence de l'éther dans les rêves,* lue à la Société de médecine de Paris (*Revue médicale*, p. 218, juin 1847). Voir le mémoire de M. Longet et le travail du docteur Sauvet sur le même sujet. (*Annal. méd.-psychol.*, p. 467, 1847.)

(2) Id., *Observation d'une amputation de cuisse après l'éthérisation* (*Union médicale*, 1847, p. 155).

instant de réflexion. Schidmaizig entendit un profond soupir. Ce soupir et la chute du fantôme le rappelèrent à lui-même; son esprit fut aussitôt traversé par la pensée qu'il avait frappé sa femme, couchée dans le même lieu. Tombant aussitôt sur ses genoux, il leva la tête de la personne blessée, vit la plaie qu'il avait faite, le sang qui en jaillisait, et d'une voix pleine d'angoisses, il dit : *Suzanne, Suzanne, reviens à toi!* Il appela ensuite sa fille aînée, âgée de huit ans, lui recommanda de voir si sa mère revenait à elle, et d'informer sa grand'mère qu'il l'avait tuée. En fait, c'était sa malheureuse femme qui avait reçu le coup, et elle mourut le lendemain (1).

Rêves et hallucinations pathologiques. — De ce que nous défendons la doctrine si naturelle et si vraie des rêves physiologiques, auxiliaires indispensables du mode de repos de l'esprit, comme nous défendons la science contre toutes les exagérations de système, on aurait tort de conclure que nous rejetons les rêves et les hallucinations pathologiques. Il n'est personne qui n'ait observé l'influence fâcheuse des mauvaises dispositions physiques et morales sur la production des rêves. Les digestions difficiles engendrent des rêves pénibles et des visions repoussantes. Dans plusieurs circonstances, nous avons constaté des hallucinations de nature effrayante, qui se rattachaient à des maladies du cœur, aux diverses espèces de dyspnées.

On sait que les hallucinations des rêves s'effacent presque toujours au réveil, ou, si leur impression persiste avec une certaine force, elles n'ont point d'influence sensible sur la conduite; mais il n'en est pas ainsi lorsqu'elles sont les avant-coureurs d'une maladie, d'une aliénation mentale, ou qu'elles se manifestent pendant le sommeil des aliénés : elles offrent alors une intensité extrême, un caractère d'opiniâtreté très grand, et restent profondément gravées dans la mémoire.

Les rêves pathologiques ont été signalés par tous les observateurs, et nul doute qu'ils ne puissent fournir d'utiles indications.

Galien parle d'un malade qui se vit en rêve portant une jambe de pierre, et, quelque temps après, cette même jambe fut frappée de paralysie.

Le savant Conrad Gesner rêva une nuit qu'il était mordu au

(1) Macnish, p. 87.

côté gauche de la poitrine par un serpent, et une lésion grave et profonde ne tarda pas à se manifester dans cette même partie: c'était un anthrax qui se termina d'une manière funeste au bout de cinq jours.

Les névroses, et surtout l'aliénation mentale, sont souvent annoncées par des rêves bizarres et extraordinaires.

Odier (de Genève) fut consulté, en 1778, par une dame de Lyon, qui, dans la nuit qui précéda l'aliénation mentale dont elle fut atteinte, avait fait un rêve dans lequel elle avait cru voir sa belle-mère s'approcher d'elle avec un poignard, dans l'intention de la tuer. Cette impression vive et profonde se prolongeant pendant la veille, acquit une intensité, une fixité mélancolique et tous les caractères d'une véritable folie.

Suivant M. Calmeil, lorsque les songes exerçaient un empire universel sur les esprits, lorsque le monde était plongé dans l'ignorance, la plupart des infirmes qui allaient implorer dans les temples la clémence d'Isis, d'Esculape, de Sérapis, un grand nombre de sectaires, beaucoup d'individus dont la religion n'était pas éclairée, obéissaient à des hallucinations du sommeil.

Le sommeil, chez les monomaniaques, a toujours été un sujet d'indications précieuses. Esquirol, convaincu de cette vérité, a souvent passé des nuits à les écouter, et plus d'une fois sa patience a été récompensée, parce que la malade révélait, en dormant, le sujet de son délire.

OBS. 79. — Une dame étrangère, âgée de quarante ans, fut conduite dans notre établissement, il y a plusieurs années. Tous les renseignements obtenus se bornèrent à nous apprendre que depuis plus de vingt ans elle était sujette à des accès intermittents de folie; mais il nous fut impossible de rien savoir sur la cause qui avait produit cette triste affection. Un matin je vis entrer dans ma chambre une autre aliénée monomane hystérique qui me dit : «Vous ne savez pas une chose! ma voisine, c'est la fameuse Louise. Toute la nuit, elle a parlé avec un personnage auquel elle demandait pardon de l'avoir fait traduire devant les tribunaux, ou bien elle l'accablait d'injures; sa conversation était entremêlée des mots *poignard*, *assassin*, *enfant abandonné*, *hôpital*, etc. Je l'ai interrogée à son réveil, mais je n'ai pu .en tirer aucun éclaircissement.

Pour l'intelligence de cette histoire, nous dirons qu'un an auparavant, un négociant avait conduit sa femme chez moi pour la faire traiter d'une affection mentale. Cette dame, d'un caractère très orgueilleux, atteinte d'une folie raisonnante et méchante, avait contre son mari une haine si profonde, qu'elle avait fait plusieurs tentatives pour lui ôter la vie. Lorsqu'elle eut passé quelques temps dans la maison, elle confia aux autres pensionnaires que son mari était un misérable, qui l'avait affreusement maltraitée. Si je voulais, dit-elle, je pourrais le perdre ; je n'aurais qu'à raconter son infâme conduite à l'égard d'une jeune personne que, dans un accès de la jalousie, et peut-être aussi pour s'en défaire, il poignarda il y a vingt ans. Sauvé par le dévouement de la victime, qui, en présence des magistrats, déclara que c'était elle-même qui avait attenté à ses jours, il eut la lâcheté de l'abandonner, avec son enfant. Cette infortunée en a perdu la tête ; transférée dans un hôpital, elle y aura probablement succombé. — La Louise que nous avions sous les yeux était la jeune fille séduite et abandonnée, l'héroïne d'un de ces drames domestiques, bien autrement féconds en événements que ceux qu'on joue sur le théâtre.

Leuret, dans ses *Fragments psychologiques*, a fait la remarque qu'il y a un certain nombre d'aliénés qui raisonnent, le jour, en conformité de leurs idées et de leurs perceptions de la nuit. Ils sont très capables d'apprécier avec justesse ce qu'ils voient pendant la veille, et s'ils ne mêlent à leur conversation aucun souvenir appartenant à leurs rêves, on trouve qu'ils ont l'esprit parfaitement sain.

La coïncidence qui existe parfois entre les rêves et la folie a déjà été suffisamment indiquée. Voici un fait qui vient encore à l'appui de cette opinion. Un maniaque auquel le docteur Grégory avait donné ses soins, et qui était parfaitement guéri, eut, une semaine après son rétablissement, des rêves, dans lesquels il fut assailli par les mêmes pensées tumultueuses et par les même passions violentes qui l'avaient agité pendant sa folie (1).

Il n'est pas rare de voir des malades, avant de perdre complétement la raison, avoir des rêves effrayants, et la conscience

(1) Falret, *Leçons cliniques*, p. 120.

qu'ils vont devenir aliénés, ce qui est fréquent dans l'invasion de la folie. Quelques-uns ont peur de s'endormir, tant ils sont exposés dans leurs rêves à des apparitions terribles.

Les hallucinations nocturnes se sont quelquefois montrées d'une manière épidémique. Nous avons parlé des Hongrois qui voyaient venir à eux, dans leurs rêves, l'ombre de leurs parents récemment enterrés, et sentaient qu'on leur suçait le sang.

Il y a des hallucinations qui commencent dans le sommeil et qui, se reproduisant pendant plusieurs nuits consécutives, finissent par être acceptées comme des réalités pendant le jour. La veuve Schoul... entend pendant trois nuits une voix qui lui dit : *Tue ta fille.* Elle résiste d'abord et chasse ses pensées en s'éveillant ; mais l'idée ne tarde pas à devenir fixe ; elle ne disparaît plus avec la veille, et, quelques jours après, la malheureuse mère immole son enfant (1).

2° Des hallucinations dans le cauchemar.

L'influence de l'état maladif sur la production des rêves et des hallucinations se montre de la manière la plus évidente dans le cauchemar, qui est l'appendice du paragraphe précédent. Dans plus d'une circonstance, nous avons été témoin des rêves douloureux, des visions terrifiantes dont étaient assaillies les personnes chez lesquelles le travail digestif se faisait difficilement.

Le cauchemar, aussi nommé *incube*, est favorisé par les veilles tardives, l'étude opiniâtre, les soupers abondants et lourds, certains aliments comme le fromage, les concombres, les amandes. Hildesheim, dans son *Traité des maladies de la tête*, signale comme une cause fréquente de cette maladie, l'usage des noix, avant de se coucher, qu'on a arrosées d'un vin fort. Les affections des voies respiratoires et surtout les différentes espèces de dyspnées sont aussi des causes prédisposantes.

Pour quiconque a étudié avec soin les maladies nerveuses, il ne saurait y avoir d'incertitude sur l'analogie du cauchemar avec les vésanies : les faits curieux que nous avons recueillis, ne nous laissent aucun doute à cet égard ; là encore néanmoins, si les matériaux de l'esprit sont erronés, les conséquences

_____

(1) Voir le remarquable article de M. Charles Lévêque sur le *Sommeil et le somnambulisme. (Revue des Deux-Mondes,* t. II, p. 926, 1858.)

qu'il en tire ne sont pas toujours celles de la folie. Un écrivain distingué croyait alors voltiger dans les airs. Nous l'avons vu dans ses accès, poussant des cris inarticulés, les cheveux hérissés, la figure peignant l'effroi; lorsqu'il commençait à parler, il disait : Quelle chose étonnante ! je vole comme le vent ! je rase les précipices, les montagnes. Plusieurs secondes après son réveil, il s'imaginait encore planer dans l'espace.

Une espèce de cauchemar que nous avons assez souvent observée, consiste dans la sensation de voler à ras de terre ; on se sent emporté avec une rapidité extrême, mais l'ennemi ou le danger qu'on fuit à tire d'aile vous poursuit avec la même vitesse, toujours prêt à vous atteindre. L'inquiétude vous réveille, et vous vous trouvez alors fatigué, comme si vous veniez de faire une longue course.

Nous avons plusieurs fois signalé cette sensation ; elle paraît tenir à ce que dans le sommeil il n'y a pas d'effort, pas de résistance.

Les émotions pénibles chez les personnes nerveuses déterminent le cauchemar. Une dame jeune et délicate, fort impressionnable, évitait le récit de toutes les histoires effrayantes, surtout le soir, certaine, lorsqu'elle entendait quelque anecdote de ce genre, d'avoir un mauvais sommeil. En effet, vers le milieu de la nuit, elle changeait à chaque instant de place, gémissait, faisait entendre des paroles entrecoupées ; son corps se couvrait de sueur ; elle était dans une agitation extrême. Son mari s'empressait de l'éveiller ; ses premiers gestes étaient des cris d'effroi ; elle voyait les voleurs, les assassins qui allaient la faire périr.

Dans l'enfance et l'adolescence, le cauchemar se produit souvent sous la forme suivante : l'individu qui en est atteint s'imagine qu'il est sur le bord du lit ou d'un précipice, et qu'il va tomber. Rien ne peut l'arracher au péril ; il contemple d'un œil d'effroi l'ouverture du gouffre ; une force invincible l'y pousse, et il ne se réveille que par la secousse qu'il croit éprouver. Quelquefois les images qui affectent les enfants sont d'une nature gaie ; ils se mettent à rire aux éclats.

Dans d'autres circonstances se sont des voleurs qui s'introduisent dans l'appartement ; on les entend monter, on veut fuir, une puissance irrésistible vous cloue sur place. On s'épuise en efforts superflus, on dirait le corps changé en un bloc de pierre que rien ne peut soulever; ou si l'on est debout, les pieds semblent prendre racine au sol. L'individu en proie à cette hallucination est dans une agitation excessive; il veut crier, appeler à son secours, et il sent que sa voix est étranglée dans son gosier, qu'il ne peut former aucun son. L'imminence du danger, le coup mortel même, amènent la fin de la crise; il s'éveille, plein de terreur, baigné de sueur, le pouls accéléré, éprouvant un sentiment de constriction et de malaise qui cesse au bout de quelques instants.

Parmi les variétés nombreuses du cauchemar, nous ne devons point passer sous silence celle qui consiste à se croire condamné à mort; on voit faire tous les préparatifs du supplice, on monte sur l'échafaud, la tête tombe, et cependant l'on continue à percevoir comme si rien n'était arrivé.

Une particularité que nous ne trouvons mentionnée nulle part, c'est que la personne qui a eu le cauchemar peut en être tourmentée plusieurs jours de suite, à la même heure et sous la même forme. Une dame éprouve un malaise en s'endormant; bientôt apparaît devant elle un ennemi qui la poursuit pour la tuer. La frayeur la réveille en sursaut; le lendemain, la même vision se reproduit. Ces accès ont lieu pendant plusieurs jours. Une sorte de terreur vient l'assaillir lorsqu'approche le moment de se mettre au lit; le sommeil est troublé, et elle y cède malgré elle. Peu à peu cette sensation pénible diminue, et le calme se rétablit. — Un jeune homme nous a raconté que, pendant plusieurs nuits de suite, des individus venaient se placer au pied de son lit pour en tirer les draps; la lutte s'établissait entre eux et lui; ils finissaient par l'emporter, et, lorsqu'il était complétement découvert, il sortait de sa crise.

Dans d'autres cas, les hallucinations du cauchemar, quelque pénibles qu'elles soient, ne se révèlent par aucun mouvement extérieur. Un médecin, habitué à lire dans son lit, a entendu sa femme lui dire, en s'éveillant, qu'elle venait d'avoir un cauchemar affreux fort long; il n'avait pas remarqué la plus légère agitation.

Il peut arriver que les personnes sujettes à cette indisposition aient la conscience que ce qui se passe en elles n'est pas réel; elles se font des raisonnements, comme si elles étaient éveillées, pour se démontrer que ces sensations sont fausses. Une jeune dame voyait la muraille s'ouvrir, et de la fente sortir une tête de mort qui se plaçait sur un squelette en s'avançant vers elle. Convaincue que cette apparition était une illusion, elle se parlait pour se rassurer, mais l'inquiétude finissait toujours par la réveiller.

Les auteurs ont signalé une variété du cauchemar dans laquelle on s'imagine qu'un chat, un animal quelconque, un monstre vient se placer sur l'estomac. On ressent alors dans cette région une constriction violente, une oppression extrême; on fait tous ses efforts pour se débarrasser de cet être imaginaire dont le poids étouffe en même temps que sa vue glace d'effroi (1).

Dans les différentes remarques qu'on vient de lire, les hallucinations déterminées par le cauchemar ont cessé avec le réveil, mais il peut arriver qu'elles continuent dans l'état de veille et qu'elles soient alors prises pour des réalités. C'est ainsi que des personnes croient entendre frapper à la porte de l'appartement, s'imaginent que des voix connues leur parlent, aperçoivent des individus traverser leur chambre. Aucun argument, aucun effort de l'intelligence ne peut les convaincre que ce sont des chimères du sommeil. — Enfin le cauchemar peut compliquer l'aliénation mentale.

OBS. 80. — Dans un couvent d'Auvergne, un apothicaire qui était couché avec plusieurs personnes, ayant été attaqué du cauchemar, en accusa ses voisins ; il assura qu'ils s'étaient jetés sur lui et avaient cherché à l'étrangler en lui serrant le cou. Tous ses compagnons nièrent le fait, et affirmèrent qu'il avait passé la nuit sans dormir et dans un état de fureur. Pour se convaincre de la vérité, on le fit coucher seul dans une chambre exactement fermée, après lui avoir donné un bon souper et même fait prendre des aliments flatulents. L'attaque revint, mais cette fois il jura qu'elle était produite par un démon dont il décrivait parfaitement la forme et la tournure. On ne put le détourner de cette idée qu'en le faisant traiter régulièrement (2).

(1) *Encyclopédie catholique*, 41ᵉ livraison, p. 48.
(2) Schœnckius, obs. 253.

Obs. 81. — Un ancien militaire, âgé de cinquante-deux ans, hémorrhoïdaire, d'un caractère extrêmement faible, et par conséquent quelquefois très colère, vivement affecté de n'avoir pas d'enfants, sa femme ayant déjà fait quinze fausses couches, devient aliéné. Après un mois de traitement, pendant lequel il éprouve des accès souvent accompagnés de fureur, il est envoyé à Paris, où divers moyens sont employés pour rétablir le flux hémorrhoïdal, supprimé depuis longtemps. Pendant ce traitement, suivi du plus heureux succès, et au milieu d'une nuit d'été, le malade, profondément endormi, s'éveille tout à coup, pousse des hurlements, transporte un lit très lourd contre sa croisée, barricade sa porte et appelle à son secours... On arrive avec de la lumière ; on le trouve pâle, effrayé, haletant, l'œil fixe et la figure couverte de sueur ; on lui prodigue des soins, on le calme : peu à peu, il se rassure, se remet au lit et s'endort de nouveau. Le lendemain il explique les désordres de la nuit, en disant que quatre hommes s'étaient jetés sur lui pendant son sommeil et avaient voulu l'assassiner ; que, se sentant pressé, étouffé par eux, il était parvenu à s'en dégager ; et que, les ayant vus fuir par la croisée, il y avait transporté son lit, dans l'intention de les empêcher de repasser par cette ouverture.

Dans cette observation, on voit le cauchemar survenir chez un individu déjà atteint d'une autre maladie, mais offrant néanmoins les caractères qui lui sont propres : la complication précédente est d'ailleurs fréquente, et Esquirol, qui avait communiqué cette observation à l'auteur, lui a assuré l'avoir remarquée très souvent chez les aliénés confiés à ses soins (1).

Parmi les autres formes du cauchemar, il faut encore distinguer celle d'un cheval monstrueux, d'un homme difforme, d'une vieille femme, d'un génie malfaisant, de singes qui sauteraient sur la poitrine du malade et y resteraient couchés ou assis. La vision du chat est commune chez les enfants.

L'épilepsie, l'hypochondrie, la manie, l'hystérie et le somnambulisme ont quelquefois le cauchemar pour symptôme précurseur ou concomitant. Le songe vénérien peut aussi

(1) Dubosquet, *Dissertation sur le cauchemar*, p. 7 et 8, 1815.

compliquer le cauchemar; Sauvages en a publié un cas qu'il avait emprunté à Fortis.

Obs. 82. — « Un particulier, rapporte Jason, vint me trouver dernièrement : Monsieur, me dit-il, si vous ne me secourez, c'en est fait de moi, je tombe dans le marasme; voyez comme je suis maigre et pâle; je n'ai plus que la peau et les os, moi qui ai toujours eu une bonne figure et un embonpoint raisonnable.—Qu'avez-vous, lui demandai-je, et à quelle cause attribuez-vous cette maladie? — Je vais vous le dire, répondit-il, et vous en serez certainement étonné. Presque toutes les nuits, une femme, dont la figure ne m'est pas inconnue, vient près de moi, s'élance sur ma poitrine, et me presse si violemment, que je puis à peine respirer; si je veux crier, elle me suffoque, et plus je cherche à élever la voix, moins je le puis. Bien plus, je ne puis me servir ni de mes bras pour me défendre, ni de mes pieds pour m'enfuir; elle me tient lié et garrotté sur la place.

» Il n'y a rien d'étonnant, lui répondis-je (je reconnus sur-le-champ le cauchemar); tout ceci n'est qu'un fantôme, qu'un effet de l'imagination. — Un fantôme! s'écria-t-il, un effet de l'imagination ! Je ne vous raconte que ce que j'ai vu de mes yeux et touché de mes mains. Souvent même, éveillé et en pleine connaissance, je la vois venir à moi et s'élancer; je cherche en vain à la repousser; la crainte, l'anxiété et la supériorité de ses forces me jettent dans un état de langueur qui me rend incapable de me défendre. J'ai couru çà et là, cherchant continuellement du secours contre un état aussi misérable; j'ai consulté entre autres personnes, une vieille que le bruit populaire disait être fort habile et un peu sorcière : elle me recommanda d'uriner vers le crépuscule, et de boucher aussitôt mon pot de chambre avec ma bottine du pied droit; elle m'assura que, le même jour, la femme dont il s'agit ne manquerait pas de venir me trouver.

» Quoique cela me parût ridicule, et que la religion même me détournât de faire cette expérience, vaincu cependant par la longue durée de ce mal, je l'essayai. Effectivement, le même jour, cette méchante femme vint chez moi, en se plaignant d'une horrible douleur dans la vessie; mais quelque chose que je pusse faire, soit par prière, soit par menace, je ne pus obtenir d'elle qu'elle cessât de me tourmenter par ses visites nocturnes. — Je cherchai en vain à détourner cet homme de sa folle idée ; cependant, après deux ou trois conversations, il commença à être convaincu de la nature de sa maladie et à concevoir l'espérance de sa guérison (1). »

Les hallucinations du cauchemar se sont quelquefois montrées d'une manière épidémique.

Obs. 83. — « Le premier bataillon du régiment de Latour-d'Auvergne, dont j'étais chirurgien-major, dit le docteur Parent, se trouvant en garnison à Palmi, en Calabre, reçut l'ordre de partir à minuit de cette résidence, pour se rendre en toute diligence à Tropea, afin de s'opposer au débarquement d'une flottille ennemie qui menaçait ces parages. C'était au mois de juin ; la troupe avait à parcourir près de quarante milles du pays ; elle partit à minuit, et ne parvint à sa destination que vers sept heures du soir, ne s'étant reposée que peu de temps, et ayant souffert considérablement de l'ardeur du soleil. Le soldat trouva, en arrivant, la soupe faite et son logement préparé.

» Comme le bataillon était venu du point le plus éloigné et était arrivé le dernier, on lui assigna la plus mauvaise caserne, et huit cents hommes furent placés dans un local qui, dans les temps ordinaires, n'en aurait logé que la moitié. Ils furent entassés par terre, sur de la paille, sans couvertures, et par conséquent ne purent se déshabiller. C'était une vieille abbaye abandonnée. Les habitants nous prévinrent que le bataillon ne pourrait rester dans ce logement, parce que toutes les nuits il y revenait des esprits, et que déjà d'autres régiments en avaient fait le malheureux essai. Nous ne fîmes que rire de leur crédulité ; mais quelle fut notre surprise d'entendre à minuit des cris épouvantables retentir en même temps dans tous les coins de la caserne, et de voir tous les soldats se précipiter dehors et fuir épouvantés ! Je les interrogeai sur le sujet de leur terreur, et tous me répondirent que le diable habitait dans l'abbaye ; qu'ils l'avaient vu entrer par une ouverture de la porte de leur chambre, sous la forme d'un

_____

(1) Jason, *De morbis cerebri*, etc., cap. XXVI, et Schœnckius, obs. 253.

très gros chien à longs poils noirs qui s'était élancé sur eux, leur avait passé sur la poitrine avec la rapidité de l'éclair, et avait disparu par le côté opposé à celui par lequel il s'était introduit.

» Nous nous moquâmes de leur terreur panique, et nous cherchâmes à leur prouver que ce phénomène dépendait d'une cause toute simple et toute naturelle, et n'était qu'un effet de leur imagination trompée. Nous ne pûmes ni les persuader ni les faire rentrer dans leur caserne; ils passèrent le reste de la nuit dispersés sur le bord de la mer et dans tous les coins de la ville. Le lendemain, j'interrogeai de nouveau les sous-officiers et les plus vieux soldats. Ils m'assurèrent qu'ils étaient inaccessibles à toute espèce de crainte; qu'ils ne croyaient ni aux esprits ni aux revenants, et me parurent persuadés que la scène de la caserne n'était pas un effet de l'imagination, mais bien la réalité; suivant eux, ils n'étaient pas encore endormis lorsque le chien s'était introduit, ils l'avaient bien vu et avaient manqué en être étouffés au moment où il leur avait sauté sur la poitrine.

» Nous séjournâmes tout le jour à Tropea, et, la ville étant pleine de troupes, nous fûmes forcés de conserver le même logement; mais nous ne pûmes y faire coucher les soldats qu'en leur promettant de passer la nuit avec eux. Je m'y rendis en effet à onze heures et demie du soir avec le chef de bataillon; les officiers s'étaient, par curiosité, dispersés dans chaque chambrée. Nous ne pensions guère voir se renouveler la scène de la veille; les soldats, rassurés par la présence de leurs officiers, qui veillaient, s'étaient livrés au sommeil lorsque, vers une heure du matin et dans toutes les chambres à la fois, les mêmes cris de la veille se renouvelèrent, et les hommes qui avaient vu le même chien leur sauter sur la poitrine, craignant d'en être étouffés, sortirent de la caserne pour n'y plus rentrer. Nous étions debout, bien éveillés et aux aguets pour observer ce qui arriverait, et, comme il est facile de le supposer, nous ne vîmes rien paraître.

» La flottille ennemie ayant repris le large, nous retournâmes le lendemain à Palmi. Nous avons, depuis cet événement, parcouru le royaume de Naples dans tous les sens et dans toutes les saisons ; nos soldats ont souvent été entassés de la même manière, et jamais ce phénomène ne s'est reproduit (1).

Il est présumable que la marche forcée que ces soldats avaient été obligés de faire, pendant une journée très chaude, en fatiguant les organes de la respiration, les avait affaiblis et disposés à éprouver ce cauchemar, favorisé d'ailleurs, par la position gênée dans laquelle ils étaient forcés de se tenir couchés tout habillés, par la raréfaction de l'air et peut-être par son mélange avec quelque gaz nuisible.

3° *Des hallucinations dans les pressentiments*

Les paragraphes précédents nous ont montré les cas nombreux où les rêves étaient régis par les lois ordinaires de l'esprit, où quelquefois même ils l'emportaient sur l'état de veille; ils nous ont également initié à leurs singularités, à leurs incohérences, à leurs combinaisons absurdes qui sont des erreurs nécessaires qu'il ne faut pas confondre avec la folie; enfin nous les avons observés dans la maladie où ils deviennent pathologiques et peuvent offrir les caractères de l'aliénation mentale. Nous allons maintenant les étudier dans une disposition de l'esprit, en apparence extraordinaire, mais qui a, cependant, son analogue dans l'état de veille, puisqu'il est généralement admis que l'homme sagace, expérimenté, peut par la connaissance du passé et du présent arriver à prédire l'avenir; nous voulons parler des faits de pressentiments. L'observation établit qu'ils se manifestent dans le sommeil comme dans la veille. Nous commencerons par les pressentiments du sommeil et pour ne pas scinder le sujet, nous reproduirons plusieurs de ceux qu'on a constatés durant la veille.

Pressentiments dans l'état de sommeil. — Il y a des rêves authentiques, qui ont fait connaître un événement qui se passait au moment même, ou peu de temps après. — Un ministre protestant s'étant rendu à Édimbourg d'un endroit voisin, descendit dans une auberge. Il venait de s'endormir, lorsqu'il aperçut en songe sa maison brûler, et un de ses enfants au milieu des flammes. Il s'éveilla aussitôt, quitta

(1) *Grand Dictionnaire des sciences médicales*, t. XXXIV, art. Incube.

à l'instant la ville pour retourner chez lui. Arrivé en vue de sa maison, il la trouva en feu, et s'élança à temps pour sauver un de ses enfants, qui avait été abandonné au milieu de l'alarme et de la confusion d'un pareil événement (1).

On s'explique assez naturellement ce fait, sans qu'il soit nécessaire de recourir au merveilleux. Ainsi il est possible que le ministre eût un domestique qui ne prît point de précaution contre le feu; il n'en fallait pas davantage pour lui inspirer une peur extrême de voir sa maison brûler. Ajoutez à cela que la circonstance de l'éloignement devait augmenter l'imprévoyance du domestique. Pour peu qu'il y eût quelque fête dans les environs, son imagination devait lui faire redouter que son serviteur ne s'y enivrât. Ces circonstances étaient donc suffisantes pour lui faire voir en songe l'incendie de sa maison, qu'une simple coïncidence convertit en une triste réalité.

Obs. 84. — On lit dans l'ouvrage de Ferriar une anecdote empruntée à Ben Johnson, qui l'avait lui-même prise dans un ouvrage de Drummond (2). — Cet auteur raconte que, lorsque le roi Jacques vint en Angleterre, à l'époque de la peste de Londres, se trouvant à la campagne, chez sir Robert Cotton, avec le vieux Cambden, il vit en songe son fils aîné encore enfant, qui habitait alors Londres, avec une croix sanglante sur le front, come s'il eût été blessé par une épée. — Effrayé de cette apparition, il se mit en prières et se rendit le matin dans la chambre de sir Cambden, auquel il raconta l'événement de la nuit; celui-ci rassura le monarque, en lui disant qu'il avait été le jouet d'un songe et qu'il n'y avait pas à s'en tourmenter. Le même jour le roi reçut une lettre de sa femme qui lui annonçait la perte de son fils, mort de la peste. Lorsque l'enfant se montra à son père, il avait la taille et les proportions d'un homme fait (3).

Cicéron, Plutarque et beaucoup d'autres auteurs anciens nous ont conservé l'anecdote suivante : Simonide ayant rencontré sur son chemin le corps mort d'un homme qu'il ne

(1) Abercrombie, *même ouvr.*, p. 291.

(2) *Drummond's Works*, p. 224.

(3) Ferriar, *An essay on apparitions*, p. 58.

connaissait pas, l'enterra; et comme il allait pour s'embarquer, il lui sembla, en dormant, que l'homme auquel il avait donné la sépulture l'engageait à ne pas monter sur le bâtiment, ou qu'autrement il périrait. Cet avertissement le fit changer de résolution; et l'on sut depuis que le vaisseau sur lequel il devait s'embarquer avait fait naufrage (1).

« L'opinion, dit un illustre écrivain, que la vérité se présente quelquefois à nous pendant le sommeil, est répandue chez tous les peuples de la terre. Les plus grands hommes de l'antiquité y ont ajouté foi, entre autres Alexandre, César, les Scipion, les deux Caton et Brutus qui n'étaient pas des esprits faibles. L'Ancien et le Nouveau-Testament nous fournissent quantité d'exemples de songes qui se sont réalisés. Pour moi, je n'ai besoin à cet égard que de ma propre expérience, et j'ai éprouvé plus d'une fois que les songes semblent être des avertissements que nous donne quelque intelligence qui s'intéresse à nous; que si l'on veut combattre ou défendre avec des raisonnements des choses qui surpassent les raisons humaines, c'est ce qui n'est pas possible (2) ».

Enfin l'illustre Bossuet, dans l'oraison funèbre d'Anne de Gonzague, princesse palatine, tire tout son plan de conversion d'un songe mystérieux qu'elle eut.

« Ce fut, dit-il, un songe admirable, de ceux que Dieu même fait venir par le ministère des anges, où les images sont si nettes et si démêlées, où l'on voit je ne sais quoi de céleste... Elle crut que, marchant seule dans une forêt, elle y avait rencontré un aveugle dans une petite loge. Elle s'approche pour lui demander s'il est aveugle de naissance ou s'il l'était devenu par quelque accident. Il répondit qu'il était aveugle-né. — Vous ne savez donc pas, reprit-elle, ce que c'est que la lumière, qui est si belle et si agréable, et le soleil qui a tant d'éclat et de beauté? — Je n'ai jamais, dit-il, joui de ce bel objet, et je ne m'en puis former aucune idée; je ne laisse pas cependant de croire qu'il est d'une beauté ravissante. L'aveugle

---

(1) Cicero, *Voir* Valère Maxime, liv. I, chap. i. — Plutarque, *Des oracles de la Pythie*, p. 154. — Philostrate, *Vie d'Apollonius*, liv. VIII, chap. x, p. 562, et Gauthier, *Histoire du somnambulisme*, 2 vol. in-8, 1842.

(2) Bernardin de Saint-Pierre, *Paul et Virginie*.

parut alors changer de voix et de visage, et prenant un ton d'autorité : — Mon exemple, continua-t-il, vous doit apprendre qu'il y a des choses très admirables qui échappent à notre vue et qui n'en sont ni moins vraies, ni moins désirables, quoiqu'on ne les puisse ni comprendre ni imaginer (1) ».

Voici les réflexions de Le Maistre de Sacy sur les songes :

« Les païens et les hommes en général, dit-il, ont fait souvent sur les songes des observations chimériques pleines de superstition et de vanité. Il a plu à Dieu, néanmoins, comme il paraît dans l'Écriture, de donner quelquefois à des saints, pendant leur sommeil, des avis très importants et très véri-tables : c'est ce qu'il a même fait quelquefois à l'égard de quelques âmes saintes, comme saint Augustin le rapporte de sainte Monique sa mère, dont il est dit qu'elle discernait par une certaine douceur ce qu'il plaisait à Dieu de lui révéler pendant son sommeil, et ce que son imagination lui pouvait représenter dans les songes qui lui arrivaient pendant la nuit (2) ».

Le fait suivant est un de ceux qui nous ont le plus frappé, parce que la dame de qui nous le tenons, était un de ces esprits sensés et respectables dont les paroles méritent toute confiance.

Obs. 85. — Mademoiselle R..., douée d'un excellent jugement, religieuse sans bigoterie, habitait, avant d'être mariée, la maison de son oncle Désessarts, médecin célèbre, membre de l'Institut. Elle était alors séparée de sa mère, atteinte, en province, d'une maladie assez grave. Une nuit, cette jeune personne rêva qu'elle l'apercevait devant elle, pâle, défigurée, prête à rendre le dernier soupir, et témoignant surtout un vif chagrin de ne pas être entourée de ses enfants, dont l'un, curé d'une des paroisses de Paris, avait émigré en Espagne, et dont l'autre était à Paris. Bientôt elle l'entendit l'appeler plusieurs fois par son nom de baptême; elle vit, dans son rêve, les personnes qui entouraient sa mère, s'imaginant qu'elle demandait sa petite-fille, portant le même nom, aller la chercher dans la pièce voisine; un signe de la malade leur apprit que ce n'était

(1) *Chefs-d'œuvre de Bossuet*, édit. de Lefebvre. Paris, 1839, p. 449.
(2) Le Maistre de Sacy, obs. sur le 24e verset du *Lévitique*, t. III, p. 738.

point elle, mais sa fille qui habitait Paris, qu'elle désirait voir, Sa figure exprimait la douleur qu'elle éprouvait de son absence, tout à coup ses traits se décomposèrent, se couvrirent de la pâleur de la mort; elle retomba sans vie sur son lit.

Le lendemain mademoiselle R... parut fort triste devant Désessarts qui la pria de lui faire connaître la cause de son chagrin; elle lui raconta dans tous ses détails le songe qui l'avait si fortement tourmentée. Celui-ci, la trouvant dans cette disposition d'esprit, la pressa contre son cœur en lui avouant que la nouvelle n'était que trop vraie, que sa mère venait de mourir; il n'entra point dans d'autres explications.

Quelques mois après, mademoiselle R..., profitant de l'absence de son oncle pour mettre en ordre ses papiers auxquels, comme beaucoup d'autres savants, il n'aimait pas qu'on touchât, trouva une lettre qui avait été jetée dans un coin. Quelle ne fut pas sa surprise en y lisant toutes les particularités de son rêve que Désessarts avait passées sous silence, ne voulant pas produire une émotion trop forte sur un esprit déjà si vivement impressionné!

Il convient sans doute de se tenir ici dans une réserve prudente, et l'explication donnée pour le songe du ministre dont parle Abercrombie (p. 283) pourrait à la rigueur être invoquée dans ce cas; mais nous dirons franchement que ces explications sont loin de nous satisfaire, et que ce sujet, dont nous nous sommes beaucoup occupé, touche aux plus profonds mystères de notre être.

Dans les observations de ce genre, nous avons choisi de préférence celles des médecins; les faits du docteur Macnish qui a publié un ouvrage très intéressant sur la *philosophie du sommeil*, trouvent donc ici naturellement leur place. Peu de livres anglais ont produit sur nous une impression plus agréable à la lecture tant par le choix des exemples, que par la clarté et la bonne division de l'ouvrage (1).

Obs. 86. — J'étais dans le comté de Caithness, au mois d'août 1824, raconte lui-même Macnish, lorsque je rêvai qu'un de mes proches parents, demeurant à trois cents milles de dis-

___

(1) Docteur Macnish. *The philosophy of sleep.* La 3ᵉ édition est de 1836, et celle-ci porte la date de 1845 et a été imprimée à Glasgow.

lance, venait de mourir subitement. Je m'éveillai aussitôt dans un état de terreur inconcevable, semblable à celui déterminé par un accès de cauchemar. Le même jour en écrivant, je mentionnai la circonstance dans ma lettre, d'un ton demi-plaisant. A dire vrai, je craignais qu'on ne se moquât de ma confiance dans les rêves. Cependant dans l'intervalle qui s'écoula entre l'envoi de la lettre et la réponse, je me trouvai dans un véritable malaise. J'avais un pressentiment que quelque malheur était arrivé ou arriverait, et quoique je ne pusse m'empêcher de me reprocher ma faiblesse, j'étais incapable de me débarrasser de l'idée pénible qui s'était emparée de mon esprit. Trois jours après en envoyant une nouvelle lettre, quel fut mon étonnement d'en recevoir une écrite le lendemain de la première et annonçant que le parent dont j'avais rêvé la mort, avait été frappé d'apoplexie la veille, le matin même du jour où j'en avais eu la révélation dans mon rêve! Mes amis auxquels ma lettre parvint deux jours après la leur furent naturellement étonnés de son contenu. Il importe de dire que mon parent jouissait d'une excellente santé, avant le fatal événement. Il fondit sur lui, comme un coup de tonnerre, à une époque où personne n'avait le moindre soupçon du danger. L'auteur cependant attribue cette mort à un concours fortuit de circonstances. Il aurait pu ajouter, et je crois qu'il l'a fait ailleurs, que pour un pressentiment qui se vérifie, il en est mille qui ne s'accomplissent jamais.

Le cas suivant, dit Macnish, intéressera le lecteur non-seulement par le récit, mais encore par la remarquable coïncidence du rêve et de ses déplorables suites; du reste, fait-il observer, comme tous les faits de ce genre, il doit être attribué au hasard!

Obs. 87. — Il y a quelques jours, expose l'éditeur du *Blackwood's Magazine*, la conversation ayant roulé sur les rêves, j'en rapportai un dont je puis garantir l'authenticité. Vers l'an 1731, mon père, M. D... de K... vint à Édimbourg, suivre ses classes; il avait pour protecteurs son oncle et sa tante, le major Griffiths et sa femme. A l'époque du printemps, M. D... et trois ou quatre gentlemen de ses amis intimes, convinrent de visiter les environs d'Edimbourg. En revenant un soir d'une de ces excursions, M. D... dit à ses parents : Nous avons formé le projet d'aller pêcher demain matin à Inch-Kerth, si le temps est beau, et nous avons commandé le bateau. Nous partirons à six heures. Aucune objection n'ayant été faite, ils se séparèrent.

Madame Griffiths dormait depuis peu de temps, lorsqu'elle se mit à crier de toutes ses forces : Le bateau s'enfonce, *sauvez, sauvez-les tous*. Le major réveillé en sursaut lui demanda si elle était inquiète de la partie de pêche.—Oh! non, répondit-elle, je n'y ai pas pensé une seule fois. Elle se calma et s'endormit bientôt ; au bout d'une heure, elle s'écria d'un ton très effrayé : Je vois le bateau s'enfoncer. Son mari lui témoigna sa surprise de son état ; cette émotion, reprit-elle, est due à mon rêve, car je n'éprouve aucune inquiétude. Après quelques paroles, ils s'assoupirent tous les deux ; mais elle ne put avoir de repos ; elle se mit à gémir, en proie à une sorte d'agonie, elle ne cessait de répéter : Ils sont perdus, le bateau a disparu. Je ne puis plus dormir, dit cette dame à son mari, M. D... ne partira pas, car je sens que s'il allait à cette pêche, je serais dans un état misérable, et que mes pensées pourraient me tuer.

Elle se leva à l'instant, jeta sur elle une robe de chambre, se rendit auprès de son neveu dont la chambre était voisine de la sienne et en obtint à grand'peine la promesse de rester à la maison. Mais, murmura-t-il, que dirai-je à mes amis qui m'attendent à six heures à Leith ? Vous les avertirez que votre tante est malade, ce qui est vrai ; considérez que vous êtes mon seul fils, placé sous ma protection, et que je mourrais, s'il vous arrivait quelque chose. M. D... écrivit immédiatement à ses amis, en les prévenant qu'il ne pouvait se joindre à eux et envoya son domestique avec la lettre à Leith. La journée s'annonça par un temps magnifique qui dura jusqu'à trois heures ; à ce moment, il s'éleva un violent orage, et en un instant le bateau et tous ceux qui étaient dedans disparurent dans l'eau. Aucune trace ne put en être retrouvée (1).

L'antiquité nous a légué plusieurs rêves semblables. Nous

---

(1) *Blackwood's Edinburgh magazine*, vol. XIX, p. 73. — Macnish, *ouv. cit.*, p. 136 et suiv.

avons cité celui de Simonide; le songe des deux amis qui, en arrivant à Mégare, allèrent se loger séparément, a les plus grands rapports avec le fait rapporté par Macnish. Trois fois l'un d'eux, en effet, aperçoit son ami qui vient implorer son appui contre ses assassins; et deux fois il se rendort. Ce n'est qu'à la troisième que, complétement réveillé, il court à la porte de la ville que lui avait indiquée l'infortuné, et trouve le char dans l'intérieur duquel était caché le corps de la victime (1).

Pressentiments dans l'état de veille. — Plus on avance dans l'observation du système nerveux, plus on est forcé de reconnaître, comme l'a très bien dit M. Max Simon « que si la statistique est vraie, quand elle s'applique à tout ce qui est grandeur et quantité, il n'en est plus ainsi de ce qui est vie et force. Peut-on chiffrer la vérité, la vertu, la justice, la santé, la sensibilité, etc.? Non, mille fois non, à moins de les iden-tifier à la matière (2). »

La sensibilité, en effet, est un clavier dont il est impossible de saisir, d'exprimer tous les tons, et qui produit les effets les plus étonnants et les plus imprévus. Je lisais dans les *Souvenirs d'une aveugle-née*, qu'une jeune fille élevée à la campagne, au pied des montagnes, était parvenue au milieu du bruissement confus auquel contribuent les mouve-ments divers de tous les êtres, à y démêler les sons distincts hors de la portée de ceux qui l'entouraient. C'était un sourd grondement qu'elle entendait retentir entre les sommets des Pyrénées, et que venait vérifier dans la nuit un orage qui éclatait avec fureur dans la vallée; ou bien tout à coup lui arrivait le pas cadencé d'un cheval qui frappait au loin le sol; et l'on était fort surpris de voir, quelques heures après, un voyageur venir, en demandant l'hospitalité, rendre témoignage qu'elle n'avait pas été abusée par l'illusion d'un sens exalté jusqu'au prodige (3).

Le même phénomène se remarque pour d'autres sens: ainsi la finesse de l'odorat est quelquefois poussée si loin que des

---

(1) Cicero, *De divin.*, lib. 1, § XXVII, p. 77.
(2) *L'opinion, reine du monde* (Union médicale), 2 août 1851.
(3) *Souvenirs d'une aveugle-née*, recueillis et écrits par elle-même, publiés par M. Dufau, directeur de l'institution des Aveugles, p. 45. Paris, 1851.

personnes nomment des substances placées à des distances considérables, et dont les assistants n'avaient aucune idée.

On a voulu nier les influences atmosphériques sur certaines organisations; les faits se chargent de démontrer qu'il y a des natures si impressionnables qu'elles sentent, longtemps à l'avance, les changements qui vont avoir lieu dans l'air.

Dans le monde moral, le champ de l'observation n'est pas moins curieux. Tous ceux qui ont fortement aimé, savent qu'il y a dans la passion une vision magnétique qui fait que l'on reconnaît la femme qu'on adore ou celle qu'on hait, à des signes insaisissables; on ne la voit pas, mais on se dit : C'est elle.

Aux pressentiments se rattachent les *antipathies* et les *sympathies*. Des faits incontestables mettent hors de doute que des individus ont éprouvé une sorte de frémissement à l'approche d'un ennemi ou d'un danger inconnu. Nous avons eu l'occasion, depuis plusieurs années, d'observer très attentivement une dame chez laquelle existe ce sentiment instinctif qui se manifeste à l'instant même qu'elle est mise en rapport sérieux pour la première fois avec un personnage quelconque. L'impression qu'elle éprouve a toujours été justifiée par les événements. Nous avons désiré magnétiser cette dame pour étudier les conséquences de cette singulière disposition, mais elle a témoigné une telle inquiétude de cette opération, qu'il nous a été impossible de l'y soumettre.

Il y aurait encore beaucoup à dire sur les *pressentiments*; les esprits froids et sérieux les rejettent, mais les âmes sensibles y croient. Dans le plus grand nombre des cas, ils ne se réalisent pas; dans ceux où l'événement les justifie, ils ne sont qu'une réminiscence, une simple coïncidence : nous tombons d'accord sur tout cela. Il n'en est pas moins vrai qu'un événement imprévu, une préoccupation forte, une inquiétude vive, un changement subit dans les habitudes, une crainte quelconque, font naître à l'instant dans l'esprit, des pressentiments qu'il serait souvent fâcheux de repousser avec une incrédulité systématique.

Les pressentiments s'expliquent, dans un grand nombre de cas, par des causes naturelles; cela est incontestable. Sans être taxé d'un penchant au merveilleux, ne peut-on pas dire cependant qu'il y a des événements qui semblent sortir des lois communes ou qui du moins dépendent des rapports encore mal connus du moral et du physique, de la surexcitabilité nerveuse, ou se lient aux phénomènes constatés dans le magnétisme et le somnambulisme? Si nous voulions citer tous les noms des personnages connus, ayant une haute position dans les sciences et les affaires, un jugement excellent, des connaissances solides et très étendues, qui ont eu de ces avertissements, de ces pressentiments, le sujet prendrait de grandes proportions.

A l'appui de ces réflexions, nous citerons une anecdote, empruntée au docteur Sigmond, qui la tenait de la veuve de M. Colmache, secrétaire intime de M. de Talleyrand.

OBS. 88. — On parlait un jour devant l'ancien ministre de ces avertissements instantanés, qu'on prendrait pour les communications du monde invisible avec l'homme; quelqu'un faisait observer qu'on trouverait difficilement un personnage célèbre qui, dans ses mémoires ou son intimité, n'ait fait allusion à quelque événement surnaturel de sa vie. Prenant à son tour la parole, le prince s'exprima ainsi : Je n'oublierai jamais que je fus doué, pendant un moment, d'un pouvoir inconnu, extraordinaire, qui me sauva la vie. Sans cette inspiration soudaine et mystérieuse, je ne serais pas ici à vous raconter ces curieux détails. J'étais intimement lié avec un de nos compatriotes, M. B...; nous avions toujours vécu dans les meilleurs termes, et, dans ces temps orageux, il ne fallait pas seulement de l'amitié pour unir les hommes, mais montrer de l'amitié était déjà même un courage presque divin. Je n'avais pas le moindre sujet de douter de son attachement; il m'avait donné, au contraire dans plusieurs occasions, la preuve la plus positive de son dévouement à ma personne et à mes intérêts. Nous avions quitté ensemble la France pour nous réfugier à New-York, et nous y avions vécu dans une harmonie parfaite pendant notre séjour. Désirant augmenter notre petit capital, j'avais frété un navire, de moitié avec lui, pour aller tenter la fortune aux Indes. Tout était prêt pour notre départ; nous attendions un vent favorable avec la plus grande impatience.

Cet état d'incertitude parut aigrir le pauvre B... à un degré étrange. Incapable de rester en place, il parcourait la ville avec une activité fébrile qui, par moment, excitait ma surprise, car il s'était toujours fait remarquer par son grand calme et la placidité de son caractère. Un jour il entra dans notre appartement, évidemment en proie à une grande exaltation, quoiqu'il fît tous ses efforts pour rester maître de lui. J'écrivais des lettres pour l'Europe. Se penchant par-dessus mon épaule, il me dit, avec une gaieté forcée : « Pourquoi perdre le temps à écrire ces lettres? Elles n'iront jamais à leur destination. Venez avec moi et faisons un tour sur la batterie; le vent pourra devenir favorable; nous sommes peut-être plus près de notre départ que nous ne le pensons ! » Le jour était magnifique, quoique le vent fût violent; je me laissai persuader. B..., comme je me le rappelai après, montra une complaisance surprenante à fermer mon pupitre, ranger mes papiers, à m'offrir mon chapeau et ma canne, ce que j'attribuai à un besoin incessant d'activité dont il paraissait dévoré depuis notre départ forcé. Nous traversâmes des rues remplies de monde, jusqu'à la batterie. Il m'avait donné le bras et hâtait la marche, comme s'il eût été pressé d'arriver. Lorsque nous fûmes sur la large esplanade, B... précipita encore plus le pas, jusqu'à ce que nous touchassions presque le bord. Il parlait haut et vite, admirant en termes énergiques les beautés de la scène. Tout à coup il s'arrêta au milieu de son discours saccadé. Je m'étais débarrassé le bras de son étreinte, et je me tenais immobile devant lui. Je le regardai fixement; il se retourna de côté comme intimidé et abattu. « B..., lui criai-je, *vous avez le projet de me tuer ; vous voulez me jeter de cette hauteur à la mer ! Niez-le, monstre, si vous l'osez !* » L'insensé me regarda en face avec des yeux hagards pendant un moment; mais j'eus soin de ne pas le perdre de vue, et il baissa la tête. Il murmura quelques mots incohérents, chercha à me dépasser, je lui barrai le passage en étendant le bras. Après avoir lancé quelques regards vagues à droite et à gauche, il se jeta à mon cou et fondit en larmes. « *C'est vrai, c'est vrai, mon ami! La pensée m'a hanté jour et nuit, comme une flamme d'enfer. C'était dans ce but que je vous ai conduit ici ; voyez, vous n'êtes qu'à un pied du bord du parapet ; dans un instant la besogne eût été faite.* » Le démon l'avait abandonné ; ses yeux étaient sans expression ; une écume blanche couvrait ses lèvres desséchées ; l'exaltation était passée. Je le reconduisis à la maison. Quelques jours de repos, une saignée, la diète, le rétablirent complétement, et, ce qu'il y a de plus singulier, jamais nous ne parlâmes de cet événement. — Le prince était persuadé que ce jour-là sa destinée avait été décidée, et il ne parlait jamais de cette circonstance sans éprouver une vive émotion. Cette espèce d'exaltation momentanée, qui ne se reproduit point, mais laisse dans l'imagination un souvenir ineffaçable, est, dit M. Sigmond, ce qu'on désigne sous le nom de *fantasia*, et ce qu'en France nous nommons *pressentiment* (1).

Ces observations sont assez intéressantes, pour que nous en citions deux autres exemples :

Au naufrage du *Central America*, un des plus grands désastres maritimes de ces temps modernes, se rattache une anecdote qui n'a rien de surprenant pour ceux qui connaissent les traditions slaves, scandinaves. Le vendredi 18 septembre, la barque norvégienne *Ellen* arrivait à Norfolk avec quarante-neuf naufragés, recueillis sur les flots par le capitaine de ce navire, M. Johnson, dans des circonstances tout à fait providentielles. Un pauvre oiseau blessé avait été le messager choisi par Dieu pour aller porter au brave capitaine norvégien la nouvelle du sinistre.

OBS. 89. — Un peu avant six heures dans la soirée du 12 septembre, dit M. Johnson dans son rapport, j'étais sur la dunette avec l'homme à la roue du gouvernail ; deux autres matelots se trouvaient sur le pont, lorsque tout à coup un oiseau vint frôler mon épaule droite. Après avoir volé tout autour du navire, il revint tourner au-dessus de ma tête et s'approcha si près de ma figure, que je pus m'en emparer. Jamais je n'avais vu un pareil oiseau, et je ne pourrais même lui donner un nom. Ses plumes étaient d'un gris de fer foncé ; son corps avait environ un pied et demi de longueur et son envergure

(1) *Annales médico-psychologiques*, 2ᵉ série, t. II, p. 315-317, traduit par nous du *Psychological Journal* de M. Forbes-Winslow.

pouvait être de trois pieds et demi, son bec long de huit pouces était garni de petites dents semblables à celle d'une scie à main ; au moment où je le pris, il me donna un bon coup de bec sur le pouce droit et il frappa aussi deux matelots qui m'aidaient à lui lier les pattes. Comme il paraissait disposé à blesser tous ceux qui l'approchaient, je lui fit couper la tête, et son corps fut jeté à la mer.

Au moment de la rencontre de cet oiseau inconnu, la barque courait un peu au nord-nord-est. Je ne pus m'empêcher de voir dans cette apparition une espèce de présage, et une indication de changer ma direction. Je mis en conséquence le cap droit à l'est, et *si je n'avais pas vu cet oiseau, je n'eusse certainement pas changé ma route, ni recueilli sur les flots tant de passagers du* Central America. Les détails contenus dans un autre journal complètent ce récit. Lorsque l'oiseau parut, l'équipage norvégien se trouvait à 20 milles du sinistre ; l'oiseau frappa trois fois le capitaine à la face. Convaincu par les croyances de son pays que c'était la révélation d'un grand malheur qui s'accomplissait en ce moment, il se détourna de sa route de trois points, chiffre égal aux trois avertissements qu'il croyait avoir reçus, et arriva, grâce à cette déviation, au milieu des vivantes épaves. Quand les magistrats de Norfolk et la compagnie lui parlèrent de salaire et de rémunération, il demanda quelques vivres qui lui étaient devenus indispensables et reprit la mer.

Quelle que soit l'explication qu'on veuille donner de ce fait, il n'en est pas moins certain qu'il a eu pour résultat le salut de 49 personnes et que ses conséquences n'ont pas été moins heureuses que dans l'exemple suivant :

Obs. 90.—Il s'est passé ces jours-ci à Vienne un événement singulier, qui pouvait avoir les conséquences les plus affreuses. Un employé, qui travaillait à son bureau, se sentit pris subitement d'une inquiétude indicible, d'une terreur dont il ne se rendait pas compte, mais qui le détermina à rentrer chez lui. Il trouva en effet sa femme, qu'il avait laissée au lit, parce qu'elle était accouchée trois jours auparavant, tout habillée, les yeux hagards, la mine fiévreuse. « C'est bien à toi de venir, lui dit-elle, car je vais rôtir l'oie, et elle sera prête de suite. » En même temps, le malheureux employé entendit les cris d'un

enfant à la cuisine, il s'y précipita et trouva le nouveau-né
lié dans la poêle à frire. La mère atteinte subitement du délire
des femmes en couche et prenant son enfant pour une oie,
allait le faire périr d'une mort cruelle. Le père était heureusement arrivé à temps pour prévenir ce malheur (1).

C'est encore aux pressentiments qu'il faut rapporter ce récit
de Napoléon, consigné dans l'histoire de la captivité de Sainte-
Hélène par le général Montholon : « Paul Ier, dit l'empereur,
avait de l'âme, mais toutes ses facultés morales étaient compri-
mées par les préoccupations inquiètes de cet instinct de fata-
lité que j'ai souvent remarqué dans mes soldats. Lasalle, par
exemple, qui, au milieu de la nuit, m'écrivit du bivouac sur le
champ de bataille de Wagram, pour me demander de signer
sur l'heure le décret de transmission de son titre et de son
majorat de comte au fils de sa femme, parce qu'il sentait sa
mort dans la bataille du lendemain, et le malheureux avait raison ! — Cervoni qui me disait à Eckmühl, au moment où il se
retrouvait pour la première fois exposé aux coups de canon
près de moi, depuis l'Italie : « Sire, vous m'avez forcé de quitter
Marseille que j'aimais, en m'écrivant que, pour les militaires,
les grades de la Légion d'honneur ne s'acquéraient que devant
l'ennemi, me voilà. C'est mon dernier jour. » Et un quart
d'heure après, un boulet lui enlevait la tête. »

Il peut donc se manifester, dans certains cas, une disposition du système nerveux telle que les individus qui l'é-
prouvent aient le sentiment d'un événement inattendu, d'un
danger quelconque, d'une chose anormale. Tous les voyageurs
qui ont traversé les forêts du nouveau monde, observé les
peuplades sauvages, ont parlé des mouvements extraordinaires
des animaux, de la mimique de ces tribus, aux approches de
quelque grande catastrophe, lorsque les Européens en sont
encore à se demander la cause de ces agitations. Nous n'ignorons pas qu'on a dit, M. Morel entre autres, que les conditions
spéciales faites au système nerveux par la concentration exclusive de l'esprit sur un point, par les influences du milieu social,
par les préoccupations douloureuses, quelquefois même par des

1) Patrie, 22 février 1856.

névroses méconnues, telles que l'épilepsie, étaient une nouvelle preuve du point de départ pathologique de l'hallucination, sans que pourtant il soit permis de *conclure que ce symptôme est invariablement une preuve de folie* (1). Mais, indépendamment des objections que nous avons formulées contre ces arguments et sur lesquelles nous insisterons avec force dans le chapitre des hallucinations considérées au point vue de l'histoire, de la religion et de la morale, nous ferons observer que le système nerveux et les agents impondérables avec lesquels il entretient des rapports peu connus donnent lieu à des phénomènes en apparence surnaturels que les progrès des sciences pourront peut-être expliquer, mais qui ne sont pas plus surprenants que les merveilleuses opérations de l'esprit (2).

Résumé. — Les rêves ont pour élément principal les hallucinations qui se distinguent par leur caractère de permanence.

— Les partisans exclusifs de l'hallucination pathologique ont soutenu l'identité du rêve et de la folie ; cette opinion, si elle était admise, conduirait à une aliénation mentale universelle. L'absolutisme de cette proposition, à défaut de faits, en serait la meilleure réfutation.

· — Elle a, d'ailleurs, été victorieusement combattue dans le cours de ce chapitre, aussi nous contenterons-nous de remettre successivement sous les yeux les principaux arguments invoqués contre elle. La mémoire s'exerce dans les songes, sans le secours des sens, tandis que dans la folie, tous les sens sont en action : dans la folie, on agit physiquement sur les faits réels ; dans les rêves, on ne peut agir que mentalement ; dans le rêve, les organes sont en repos, le mouvement est pour ainsi dire paralysé ou du moins très circonscrit ; dans la folie, ils jouissent de leur plein exercice et permettent l'exécution du projet conçu. Le rêve disparaît avec le sommeil ; le plus

---

(1) Morel, *Traité des maladies mentales*, p. 385, Paris, 1860.

(2) Delasiauve, *Considérations diagnostiques sur les pressentiments, à propos d'un mémoire de M. Droste (Allgemiene Zeitshrift für Psychiatrie).* — *Gazette hebd.*, 11 juillet 1856. — Voir aussi l'*Étude médico-psychologique sur Jeanne d'Arc*, dans le chapitre xiii, et le travail *Sur les pressentiments* que nous avons publié dans l'*Union médicale*, p. 97, 1852.

ordinairement il est oublié ; les créations chimériques de la folie persistent avec la veille ; les accès de manie, de mono- manie, l'état de démence, ne sauraient être comparés avec exactitude aux divers états de l'esprit pendant le rêve.

Le simple bon sens suffit pour démontrer que l'esprit ne peut toujours être actif et qu'il a besoin de détente ; son mode de repos est le rêve ; mais rêver est une manière de penser, et penser, c'est aussi veiller. On a nié l'activité constante de l'esprit et proclamé le sommeil complet, l'observation détruit cette assertion. Si l'on reste éveillé au milieu de dormeurs, on voit en effet celui-ci parler, celui-là se plaindre ; l'un rire, l'autre pleurer, etc. Beaucoup ne se rappellent rien après le sommeil ; mais en fixant leur attention sur ces particularités, la mémoire revient et retrace les détails oubliés. Il se passe dans ce cas, ce qu'on observe souvent dans la journée où des milliers de pensées s'effacent entièrement de la mémoire.

— Les impressions du sommeil n'étant plus contrôlées par le pouvoir attentif et la volonté, il en résulte une création moitié vraie, moitié fausse, à laquelle l'esprit croit, et c'est là son erreur, mais dont il peut tirer un tout coordonné.

— Ces erreurs de l'esprit sont d'ailleurs les conséquences nécessaires de son mode de détente : obligé pour se reposer, d'errer sur des séries d'idées changeantes qui ont pour but de l'occuper, sans le fatiguer, son activité continue à s'exercer, mais privé du contrôle des sens et de l'exercice des facultés comparatives, il admet l'existence de chimères.

— Il faut toutefois remarquer que si le point de départ est erroné, il en tire des conséquences logiques, et que parfois même il en reconnaît la fausseté.

— Ce qui est caractéristique, c'est que l'esprit dans les rêves conserve le sentiment de l'identité de la personne, de la con- science, du juste et de l'injuste, du bien et du mal, tandis que dans la folie, ces notions sont méconnues, altérées ou faussées.

— Il arrive, de temps en temps, dans les rêves, que le même individu croit causer avec un autre personnage, il parle et répond comme s'il était double, et cependant il a le sentiment de l'identité.

— La part d'influence des organes et de l'esprit est appréciable dans les rêves, car si l'objet extérieur agit sur le corps
et y détermine une perception, l'esprit l'adapte avec une
rapidité et une adresse remarquables à la teneur de ses idées.

— Étudiés quant aux époques dans lesquelles ils se manifestent, les rêves s'accomplissent de préférence dans la dernière partie du sommeil et souvent dans l'état intermédiaire
au sommeil et à la veille.

— Il est des rêves très circonstanciés qui se reproduisent plusieurs nuits de suite. Lorsqu'ils ont lieu chez des individus
enthousiastes, mystiques, ignorants, ils peuvent facilement
s'imposer. On conçoit aisément que dans des circonstances
semblables, les croyances populaires, les opinions religieuses
aient puissamment concouru à donner une grande influence
à ces hallucinations du sommeil; aussi n'est-il pas surprenant
que plusieurs personnages, fortement impressionnés par leurs
rêves, aient réussi à faire partager leurs convictions aux
masses qu'ils entraînaient. Il est même probable que dans ces
cas, le souvenir des hallucinations nocturnes a été complètement perdu, et que l'esprit a accepté comme des réalités ce
qui lui avait été révélé en songe.

— Il est des auteurs qui pensent que les faits de seconde
vue dont tant d'auteurs étrangers ont parlé, ne sont que des
hallucinations du sommeil.

— De l'ensemble des faits précédents, il résulte que la
grande classe des rêves, quoique composée de deux catégories,
n'en est pas moins physiologique, parce que l'esprit y continue
son travail et qu'enfin cette distinction est capitale : l'erreur
n'est pas de la folie. D'autres différences séparent le rêve de la
folie : l'un est naturel, l'autre morbide ; l'un est passager et salutaire ; l'autre est nuisible, durable et presque toujours dangereux ; enfin si la folie n'est que la plus haute expression du rêve,
l'anatomie pathologique de l'aliénation mentale, suivant la
remarque de M. Lasègue, n'a plus sa raison d'être, puisque
d'après M. Moreau, le rêve ne relèverait à aucun degré d'une
semblable altération.

— Les hallucinations pathologiques des rêves sont déterminées par une foule d'états morbides.

— L'observation du sommeil chez les fous peut fournir des indications précieuses sur les causes du mal, sur ses symptômes.

— Certains aliénés raisonnent le jour en conformité de leurs idées et de leurs perceptions de la nuit.

— Le cauchemar étant le plus ordinairement un rêve pathologique, sans que cet état constitue toujours la folie, on comprend qu'il se complique d'hallucinations d'une nature effrayante.

— Les hallucinations du cauchemar s'observent fréquemment chez l'enfant ; elles ont également lieu aux différentes époques de la vie ; elles se sont montrées plusieurs fois sous la forme intermittente.

— Dans le cauchemar, comme dans la folie, plusieurs personnes ont la conscience que les phénomènes qui s'accomplissent n'ont rien de réel.

— Ces hallucinations cessent le plus ordinairement avec le réveil ; elles peuvent néanmoins se continuer pendant cette période.

— Les hallucinations du cauchemar servent de transition naturelle à celles du sommeil, qui ne diffèrent des hallucinations de la veille que par l'intensité et certaines conditions psychologiques. Il y a longtemps, au reste, qu'on avait fait la remarque qu'un halluciné n'était qu'un songeur éveillé.

— Les hallucinations dans les rêves peuvent annoncer un événement réel et remplir ainsi l'office de pressentiments.

— Ces pressentiments des rêves ont leur analogue dans l'état de veille où des hommes expérimentés, doués de pénétration, prédisent l'avenir par la connaissance du passé et du présent, celle de l'histoire et de la marche des événements. Ils peuvent aussi s'expliquer par des causes naturelles.

— Les mêmes explications naturelles conviennent aux pressentiments de la veille ; mais dans certains cas, ils semblent se rattacher à des rapports encore mal connus du moral et du physique, à la surexcitabilité de la force nerveuse, et peut-être aussi à l'influence réciproque des agents impondérables sur le système nerveux.

CHAPITRE XI.

DES HALLUCINATIONS DANS L'EXTASE, LE SOMNAMBULISME NATUREL, LE MAGNÉTISME, LE SOMNAMBULISME ARTIFICIEL ET LA PRÉVISION.

1° *Hallucinations dans l'extase.* — L'extase n'est pas toujours un état morbide. — Époques et circonstances favorables à l'extase. — Division de l'extase en physiologique et pathologique. — Extase observée chez les enfants. — Diverses formes de l'extase : extase cataleptique, hystérique, mystique, maniaque, monomaniaque, épidémique. — Sommeil extatique. — Les stigmatisées du Tyrol. — Les phénomènes d'extase s'observent dans tous les temps. — Mal de prédication de la Suède. — Influence du climat. — Hallucinations extatiques des peuples religieux.

2° *Hallucinations dans le somnambulisme naturel.* — Similitudes et différences du sommeil et du somnambulisme. — Rôle des sens dans le somnambulisme. — Cet état peut se produire pendant le jour. — Hallucinations du somnambulisme au point de vue médico-légal. — Phénomènes psychologiques des somnambules. — De l'état improprement nommé *double conscience.* — — Quelques faits dits de clairvoyance. — Objections contre le dédoublement de la personnalité.

3° *Hallucinations dans le magnétisme et le somnambulisme artificiel.* — Puissance de l'homme sur l'homme, admise par Humboldt, Cuvier, Arago. — Observations d'hallucinations dans le somnambulisme artificiel. — Danger des interrogations dans cet état. — Les faits constatés s'expliquent par la force nerveuse plus ou moins développée. — Existence d'un certain nombre de faits magnétiques et somnambuliques ; leur irrégularité ; circonstances dans lesquelles ils se manifestent. — Propriétés extraordinaires de la force nerveuse. — Influence de l'imagination. — Quelques mots sur l'historique du magnétisme. — Faits révélés par l'hypnotisme.

4° *Hallucinations dans la prévision.* — Faits de prévision. — Vision extatique des pays froids. — Difficultés d'expliquer certains faits de prévision. — Phénomènes qui se manifestent aux approches de la mort ; retour de la raison chez quelques délirants ; citation d'Arétée. — Développement de facultés inconnues sous l'influence de certaines maladies, rapporté par Cabanis. — *Résumé.*

1° *Des hallucinations dans l'extase.*

Un des penseurs et des écrivains éminents de notre époque, auquel il n'a manqué pour avoir sa part des honneurs et des dignités de ce monde, qu'une tendance d'esprit moins mélancolique, s'exprimait en ces termes dans une discussion sur l'extase et les hallucinations : « Une exaltation, même extrêmement vive des sentiments religieux, l'intensité, la fixité d'une contemplation, dans laquelle l'individu, perdant, en quelque sorte, conscience de sa personnalité, confond momentanément son existence avec celle de l'objet supra-sensible de sa pensée et de son amour, ne constitue pas un fait morbide. C'est un état exceptionnel, extraordinaire, de l'activité cérébro-psychique, analogue au surcroît d'énergie, par exemple, que peuvent acquérir, sous l'influence d'une passion, les forces musculaires, mais non un fait de l'ordre pathologique (1). »

C'est sous la forme d'un raisonnement nerveux et précis, la consécration de l'opinion que nous n'avons cessé de soutenir sur la division de l'extase en physiologique et en pathologique.

Tous les auteurs qui ont parlé de l'extase sont d'accord sur ce point, que cet état suppose dans les idées, dans les sentiments habituels de ceux qui l'éprouvent un degré d'élévation peu fréquent dans la vie intellectuelle, une surexcitabilité nerveuse, mais en même temps une concentration extrême de la pensée, et par conséquent un état de souffrance de l'esprit et du corps. Les plus célèbres extatiques sont épris de l'amour de la religion, de la morale, de la poésie, des beaux arts, des sciences, de la philosophie ; ils sont adonnés à la contemplation de la divinité, de la nature. Il faut cependant faire exception pour les habitudes religieuses et l'aliénation mentale ; l'influence qu'elles exercent sur l'organisation donne lieu à des crises extatiques chez des personnes d'une intelligence même ordinaire. Une pareille disposition du système nerveux est éminemment favorable aux hallucinations : aussi sont-elles très communes parmi les extatiques. Les croyances religieuses ayant été de tout temps une des principales causes de cette disposition mentale, nous commencerons cette étude par le récit de deux faits, dus à cette puissante influence.

(1) Annales médico-psychologiques (Discussion sur l'extase et les hallucinations), 3ᵉ série, t. I, p 532. Paris, 1855.

Obs. 91. — Le fameux illuminé, comte Emmanuel Sweden-borg, croyait avoir le privilége de jouir d'entrevues avec le monde des esprits. Il a donné dans ses écrits la description des lieux qu'il avait visités, des conversations qu'il avait entendues. Le Seigneur lui-même, dit-il dans une lettre jointe à ses dissertations théologiques, a eu la bonté de se manifester en personne à son serviteur indigne ; il m'a révélé le monde invisible, m'a permis de m'entretenir avec les puissances spirituelles, et ce bienfait m'a été continué jusqu'à ce jour (1).

(1) Voy. Arnold, *Obs. on the nature, kinds, causes, and prevention of insanity*, 2 vol. in-8, London, 1806. — *The monthly Review* for June 1770, vol. LXII, p. 455, and for november 1778, vol. LIX, p. 365 ; et surtout les *Merveilles du ciel et de l'enfer*, par Emmanuel de Swedenborg, d'après le témoignage de ses yeux et de ses oreilles, traduit du latin, par A. J. P., 2 vol. in-8°, préface, p. 8 ; Berlin, 1782. Nous donnons ici une note sur la doctrine de ce chef des *illuminés* :

« La transmission des mystères des anciennes religions, et surtout de la kabbale, mêlés aux dogmes de la religion révélée, constitue l'*illuminisme*.

» Jacob Bœhm, pauvre cordonnier allemand qui vivait au XVIIe siècle, fut un des plus ardents propagateurs de l'illuminisme des trois principes ; mais c'est surtout à Swedenborg qu'il doit ses développements. A Londres, en 1788, il y avait plus de 6000 personnes qui partageaient les opinions religieuses de ce théosophe.

» Dans son traité *De cœlo et inferno*, il déclare qu'il a vu le Seigneur, qu'il a parlé aux anges et aux esprits comme un homme parle à un homme, et cela pendant plus de vingt-huit ans. Sa première entrevue avec Dieu date, dans sa lettre à M. de Roboam, de l'année 1745.

» Dieu lui a révélé qu'il doit faire connaître aux hommes la nouvelle Église dont Jean parle dans l'*Apocalypse*, sous le nom de la *Nouvelle Jérusalem*. Il ajoute : « On est maître de ne pas me croire ; je ne puis mettre les autres dans l'état où Dieu m'a mis. »

En ne considérant Swedenborg que comme un extatique, on ne peut lui refuser un enthousiasme plein de bonne foi, et une grande élévation de pensée.

Il nous est impossible ici de donner une idée de son système ; on peut dire cependant qu'il se base dans ses principes les plus exaltés sur l'Écriture sainte et sur les paroles de l'Évangile. « C'est peut-être, dit M. F. Denis, l'élan le plus poétique et le plus religieux qui se soit manifesté dans une âme initiée aux mystères de la kabbale. La preuve de la liaison intime de son système avec l'ancienne kabbale, c'est le but qu'il se propose de nous ramener à la science des correspondances connues des anciens, qui n'est autre chose que le rapport des hommes avec les esprits. Suivant lui, le livre de Job est plein de correspondances des hiéroglyphes des Égyptiens. Les anciennes fables ne sont qu'une *expression déguisée de ces correspondances dont nous avons perdu la clef.* (Voir l'article *Illuminisme*, de

Obs. 92. — Les visions de l'illuminé Jean Engelbrecht ont beaucoup de rapport avec celles de Swedenborg. Après avoir passé un grand nombre d'années dans un état de souffrance et de mélancolie affreuse, qui l'avait fréquemment porté au suicide, ce docteur parut enfin mourir, puis revenir à la vie. Pendant le court espace de sa mort apparente, il s'imagina avoir visité l'enfer et le ciel. A partir de cette époque, il fut débarrassé de sa mélancolie, qui fut remplacée par une exaltation religieuse. — Voici la description succincte qu'il a donnée de ce qu'il éprouva durant ce singulier état :

« Le jeudi, à midi, je sentais que la mort était proche et qu'elle montait des extrémités inférieures aux supérieures. Mon corps devint roide, et je perdis le sentiment aux pieds, aux mains et dans les autres parties. Je ne pouvais ni parler ni voir : ma bouche était paralysée; mes yeux cessèrent de percevoir la lumière. J'entendis distinctement les assistants se dire : Tâtez-lui les jambes; comme elles sont froides et roides ! Il sera bientôt mort. Je n'avais point senti le toucher; l'ouïe s'éteignit à son tour. Alors, je fus emporté dans l'espace avec la vitesse d'une flèche lancée par un arc. Pendant ce voyage, je me trouvai devant l'entrée de l'enfer ; une obscurité effrayante, des nuages épais frappèrent mes regards ; mon odorat fut péniblement affecté par une fumée, une vapeur, une émanation d'une horrible amertume. J'entendis des hurlements et des lamentations horribles.

» De là je fus transporté, par l'Esprit-Saint, dans un chariot d'or au milieu des splendeurs du ciel, où je vis les chœurs des saints anges, des prophètes et des apôtres, chantant et jouant autour du trône du Tout-Puissant. Les anges avaient la forme de flammes de feu, et les âmes des fidèles se montraient sous la forme d'étincelles lumineuses. Le trône du Très-Haut était resplendissant. Je reçus alors un message de Dieu, par l'intermédiaire d'un ange. » — La joie qu'Engelbrecht éprouva de cette communication et de ce spectacle fut si grande, qu'à

Ferdinand Denis, *ouv. cité*, p. 186, et le livre des *Merveilles du ciel et de l'enfer*, par Swedenborg) Nous avons rapporté, dans l'*Union médicale* (septembre 1851), une hallucination des plus curieuses de ce personnage, relative au spiritualisme et au matérialisme.

dater de ce moment, ce fut un enthousiaste qui pouvait à peine trouver des mots pour exprimer ce qui se passait dans son cœur.

« En revenant à moi, continue-t-il, je sentis le corps se ranimer de la tête aux pieds, et je commençai à entendre les prières qu'on faisait dans l'appartement. A l'ouïe succéda la vue. Peu à peu les forces me revinrent. Je me levai et je ressentis une vigueur que je n'avais jamais éprouvée dans le cours de ma vie. La joie céleste m'avait tellement fortifié, que le peuple fut extrêmement surpris de me voir rétabli en si peu de temps. »

Depuis ce moment, Jean eut, pendant plusieurs années, des visions et des révélations fréquentes pendant le jour, les yeux ouverts et sans aucun des symptômes de la maladie qui avait précédé la première vision. Il passait quelquefois huit, douze, treize jours et même trois semaines, sans boire ni manger. Une fois il resta neuf mois sans fermer l'œil. Une autre fois, il entendit pendant quarante et une nuits des anges chanter et jouer de la musique céleste ; il ne put s'empêcher de se joindre à eux. Les personnes qui étaient auprès de lui furent si transportées de joie, qu'elles se mirent à chanter avec lui pendant toute une nuit (1).

L'état d'extase étant un phénomène de surexcitabilité nerveuse, il est certain qu'il a dû se manifester à toutes les époques où les esprits ont été agités par le fanatisme et par des croyances qui entraînaient à leur suite de grandes craintes ou de grandes espérances. Par cela même, il est évident qu'il a été plus répandu dans les temps d'enthousiasme et d'ignorance que dans ceux où une civilisation plus avancée a fait prédominer le raisonnement sur l'imagination. Cette remarque est incontestable, et il suffit de la plus simple érudition pour reconnaître l'extase chez les pythonisses de l'antiquité, les initiés

(1) Arnold, ouv. cité, t. Ier, p. 229. (Voir le singulier ouvrage de S. Alph. Cahagnet, Arcanes de la vie future dévoilés, 3 vol. Paris, 1849-1860. — Le compte rendu que M. le docteur E. Carrière a publié dans les Annales médico-psychologiques, 2e série, t. III, p. 337, du Sanctuaire du spiritualisme, du même auteur, est de nature à piquer la curiosité et à appeler l'attention des lecteurs sur les productions de M. Cahagnet, qui nous paraît avoir plus d'un rapport avec Swedenborg.

aux différents mystères, les sectes fameuses du moyen âge, les possédés, les convulsionnaires, les trembleurs, les crisiaques, les illuminés, etc.

Mais si l'histoire psychologique de l'homme prouve que toutes les fois qu'il se trouve, dans certaines conditions, exposé à une cause permanente d'excitation morale, son organisation devient susceptible d'éprouver les phénomènes de l'extase, il est nécessaire d'établir une distinction de la plus haute importance entre l'extase que j'appelle *physiologique* et l'extase *morbide*. — En d'autres termes, nous croyons que l'extase peut n'avoir aucune influence sur la raison, n'être que l'enthousiame de la foi, de la croyance, porté au plus haut degré, tandis qu'elle peut dans d'autres circonstances, déterminer des actes bizarres, répréhensibles, déraisonnables; nouvel argument à l'appui de la doctrine des *idées fixes* raisonnables, créatrices, sublimes ou insensées, ridicules, absurdes, et de la nécessité de se tenir toujours dans un juste milieu ; nous ajoutons qu'il est souvent très malaisé de saisir les nuances qui les séparent, ce que l'on constate d'ailleurs pour un nombre infini de modifications de notre être. C'est toujours la difficulté insurmontable qui existe, lorsqu'il s'agit de distinguer les dernières limites de la raison des premières atteintes de la folie.

Cette division permet de ranger dans une classe les prophètes, les saints, les philosophes, plusieurs personnages illustres, dont les extases n'ont été que le résultat de leurs profondes méditations, l'illumination soudaine de leurs pensées, une intuition extraordinaire, et de placer dans une autre classe, outre les individus déjà indiqués, les religieuses de Loudun, les trembleurs des Cévennes, les convulsionnaires de Saint-Médard, les malades qui se soumettaient aux exorcismes de Gassner, etc. Cette seconde catégorie comprend également les illuminés, les martinistes, les begards, les amonéens (1), les quiétistes du mont Athos, dont plusieurs se vantaient de voir Dieu face à face (2). On se souvient que madame Guyon, dont les opinions ont eu tant de retentissement, dit elle-même que, arrivée au plus haut degré de son état, elle voyait Dieu et

(1) Les amonéens, connus sous le nom de *troglodytes*, étaient de purs ariens.
(2) *Encyclopédie catholique*, art. *Aliénation mentale*.

les anges. Dans cette seconde catégorie même, nous sommes persuadé qu'il y a des distinctions à faire.

Il semblerait que l'extase dût être l'apanage des individus chez lesquels l'imagination a eu le temps de se développer. L'observation montre que ce phénomène a été constaté chez un grand nombre d'enfants, même en assez bas âge. On lit en effet, dans le *Théâtre sacré des Cévennes* (p. 20), que des enfants de huit, six ans et au-dessous, sont tombés en extase, et ont pu prêcher et prophétiser comme les autres.

En 1556, une grande partie des enfants nourris dans l'hôpital de la ville d'Amsterdam, tant filles que garçons, au nombre de soixante ou soixante et dix, furent attaqués d'une maladie bizarre ; ils grimpaient comme des chats sur les murs et sur les toits. Leur aspect était effrayant. Ils parlaient des langues étrangères, ils disaient des choses étonnantes, et rendaient compte de ce qui se passait au moment même dans le conseil municipal. Il arriva qu'un de ces enfants découvrit à une certaine Catherine Gerardi, l'une des mères de l'hôpital, que son fils, Jean Nicolaï, devait partir pour la Haye, où il ne ferait rien de bon. Cette femme allait du côté de la Basilique, où elle arriva au moment où le conseil venait de se lever. Elle trouva son fils encore sur les marches de la Basilique. Il paraît que ce Nicolaï était lui-même un des membres du conseil. Sa mère lui demanda s'il était vrai qu'il allait partir pour la Haye. Celui-ci, tout troublé, en convint ; mais quand il sut que c'était l'enfant qui l'avait déclaré, il rentra, en fit part aux consuls, qui, voyant le projet découvert, prirent le parti de l'abandonner.

Ces enfants s'échappaient par groupe de dix ou douze, et couraient par les places publiques. Ils allèrent chez le recteur, auquel ils reprochèrent tout ce qu'il y avait de plus secret dans sa conduite. On assure même qu'ils découvrirent plusieurs complots qui se tramaient contre les protestants [1].

Les facultés de prophétiser, de prédire l'avenir, de parler les langues étrangères qui paraissent avoir véritablement existé dans cette épidémie et dans celle des Cévennes, sont probable-

[1] Van Dale. *De idolatria*, præf., p. 18 et 19.

ment dues à l'état d'exaltation de l'esprit, favorisé par les persécutions, par l'esprit d'imitation ; cet état ne déterminait pas
d'autre développement de l'intelligence que celui observé dans
le mal des prédicants de la Suède, dont nous parlerons bientôt ;
et en examinant avec soin les individus atteints de cette maladie, on n'aurait probablement constaté que des réminiscences de choses sues ou entendues, rendues plus animées,
plus vives par l'excitation cérébrale.

L'extase peut se montrer sous divers aspects, qu'il est nécessaire de connaître, une de ces formes les plus remarquables
est la catalepsie, ce qui avait fait croire à ceux qui n'avaient
point étudié cet état avec soin qu'il n'était pas rare d'observer
des visions dans cette affection nerveuse.

La plupart des personnes qui ont éprouvé des extases cataleptiques, lorsque l'accès est passé, racontent les joies ineffa-
bles qu'elles ont goûtées, les fantômes effrayants qu'elles ont
contemplés, les visions divines, les unions angéliques
dont elles ont été les témoins. Plusieurs enfin semblent
prédire l'avenir et imiter les devins. On trouve plusieurs
observations remarquables de ce genre dans les écrits des
médecins (1).

OBS. 93. —Une femme âgée de vingt-quatre ans, d'une basse
condition et sans éducation, allait quelquefois au temple écoutant surtout avec plus d'attention la parole sacrée, lorsqu'elle
avait rapport à la vraie contrition, à l'horreur et à la haine du
péché. Son esprit absorbé dans ces méditations, éprouvait une
angoisse extrême, et son visage exprimait toute la tristesse
dont elle était pénétrée. Un jour qu'elle assistait au prêche,
elle resta tout à coup presque entièrement privée du mouvement et du sentiment. Les cérémonies terminées, on la trouva
immobile comme une statue, les yeux ouverts, fixés au ciel,
complétement insensible. Au bout d'une heure, elle reprit
d'elle-même l'usage de ses sens. Aux questions qu'on lui fit,
elle répondit qu'elle n'avait rien senti, ni rien entendu, qu'elle

(1) Conf. Paulinius, cent. IV, obs. 38. — Marcellus Donatus, cap. I, p. 91 et
seqq. — Augustinus, De civitate Dei, lib. XIV, cap. XXIII. — Act. medic., Berol.,
dec. I, vol. II, p. 62 ; A. N. C. dec. III, anno III, obs. 61, et vol. I, obs. 250,
p. 563.

se portait bien; pendant cet état, qu'elle comparait à un sommeil profond, elle avait contemplé son Sauveur et éprouvé des sensations délicieuses. Cet accès se renouvela plus de cent fois dans l'espace de quarante jours. Tantôt il était plus léger et plus court, tantôt plus long et plus fort; mais, dans tous les cas, la malade ne sentait pas l'action des esprits volatils les plus énergiques, appliqués aux yeux et aux narines; les frictions, les piqûres n'étaient pas même perçues.

Pendant l'accès, le pouls, la respiration, la chaleur et la coloration étaient à l'état normal; à peine était-il terminé qu'elle pouvait reprendre ses occupations habituelles; toutes les excrétions se faisaient bien; les menstrues étaient régulières. Durant près de quatorze jours, elle s'abstint de nourriture et de boisson. Ce qu'il y a de remarquable, c'est que les paroxysmes se déclaraient presque toujours après qu'elle avait entendu la psalmodie ou la parole divine, quand elle exprimait un ardent amour du Christ. Cette affection, qui avait résisté à tous les moyens, guérit par le changement d'air et les promenades (1).

Le fait rapporté par Hoffmann n'appartient point à la catalepsie, mais à l'extase, parce qu'il ne faut point oublier que, dans le premier état, l'intelligence reste presque constamment dans un repos absolu et complet.

L'extase complique assez souvent l'hystérie. Zimmermann, dans son *Traité de l'expérience*, parle d'une dame douée de beaucoup de sensibilité et de tendresse, qui éprouva dans sa jeunesse des accidents hystériques. Quelquefois cette dame cessait de parler; elle se sentait embrasée d'un amour divin, confondu avec un amour mystique, savourant le charme de baisers imaginaires.

Il y a longtemps d'ailleurs qu'on a fait la remarque que les femmes hystériques ont des visions, des hallucinations à la manière des extatiques.

La narration suivante, due au docteur Sanderet, professeur à l'école de médecine de Besançon, montre les rapports qui existent entre ces états nerveux.

---

(1) Frederici Hoffmanni, *Opera medica*, t. III, sec. I, cap. IV, p. 50.

Obs. 94. — Dans le village de Voray (Haute-Saône), à 12 ou 13 kilomètres de Besançon, vit une jeune fille, Alexandrine Lanois, âgée de dix-sept ans, d'un visage sans caractère saillant, l'air simple, doux et bon, et qui, jusqu'aux accidents que je vais indiquer dans leur ordre de succession, n'avait attiré l'attention par aucun côté. Elle appartient à des parents pauvres ; elle vivait du travail de ses mains et aidait sa mère dans les soins du ménage. En un mot, suivant l'expression du curé, c'était une jeune fille parfaitement *insignifiante*.

Au mois de février 1850, cette jeune fille fut affectée d'une pleurésie du côté gauche. Traitée et guérie, elle essuya, vers la fin du même mois, une rechute qui exigea de nouveaux soins, et fut suivie bientôt d'accès de fièvre, intermittente d'abord, quotidienne, puis tierce, accès qui cédèrent après une résistance de quinze jours au sulfate de quinine.

Il n'était plus question de cette maladie, lorsqu'au commencement de juin survinrent des *attaques de nerfs*, des accidents hystériformes, crises qui se répétaient vingt ou trente fois dans la journée, et ne duraient que quelques minutes. La malade perdait connaissance et se livrait en cet état, à des mouvements désordonnés, qu'à peine plusieurs personnes suffisaient à maîtriser. Ces nouveaux phénomènes ne durèrent que quelques jours et disparurent pendant l'emploi des antispasmodiques.

A la fin du mois de juillet commencèrent les extases. Je décrirai bientôt un de ces accès, dans lequel je l'observai. Je n'indique, en ce moment, que les faits essentiels ; chaque accès était régulièrement périodique ; elle *dormait* pendant douze heures ; la veille était de vingt-quatre heures. Toutes les précautions conseillées par le médecin, mouvements, danses, distractions, repos, efforts musculaires, étaient inutiles ; l'attaque arrivait et se terminait irrévocablement au moment fixé. Déjà elle disait elle-même quand venait l'accès : *Je vais partir*, et, revenue à elle, elle annonçait qu'elle avait vu le paradis. Déjà, alors, aussi elle récitait des prières, psalmodiait des chants pieux, rien au delà.

Au bout de douze jours, ses voyages étaient finis. On avait employé des bains froids.

Les détails qui précèdent m'ont été fournis par M. Jennin

jeune, médecin fort intelligent, qui habite le village de Voray, et qui a donné ses soins, dès le premier jour, à Alexandrine Lanois.

Six semaines après, au mois d'octobre, les attaques avaient reparu, mais l'ordre des phénomènes était interverti; l'accès était de vingt-quatre heures, la veille de douze heures seulement. C'est alors que, passant dans le village, je fus prié par une pieuse dame de visiter cette fille *miraculeuse*. Il était près de quatre heures du soir ; je devais me hâter, me dit-on, si je voulais voir la malade à l'état de veille, parce que ses accès revenaient à quatre heures. Je courus ; j'entrai dans une chambre étroite et sombre, encombrée de curieux, lorsqu'on me dit qu'elle venait de *partir*. Je regardai ma montre, il était quatre heures deux minutes.

Elle était étendue dans son lit, le visage parfaitement calme, l'œil fermé, la paupière animée d'un mouvement incessant, les membres souples et retombant doucement et sans effort, quand on les soulevait ; la respiration était égale, régulière ; le pouls fréquent.

Ses mains étaient rapprochées et presque jointes sur sa poitrine. Après quelques minutes, elle les mut dans un frottement doux et lent. Elle va chanter, me dit sa mère ; et en effet, elle commença un cantique d'une voix pleine, vibrante, sans effort, d'une voix qu'*on ne lui connaissait pas*, et quoique son chant conservât les traditions villageoises, il y avait incontestablement dans son faire un sentiment musical assez vif. Le cantique achevé, et il fut assez long, Alexandrine reprit son immobilité. La paupière que je soulevai me montrait l'œil qui fuyait rapidement la lumière ; ces tentatives répétées amenèrent des larmes au coin externe de l'œil gauche. A ce moment aussi je la pinçai avec force ; elle ne parut rien sentir ; je lui enfonçai dans la main une forte épingle : même résultat, l'insensibilité était complète.

Quelques instants s'écoulèrent. Puis la malade fit des mouvements qui avaient évidemment pour but et qui eurent pour résultat de refouler les couvertures au pied du lit. *Elle va se lever*, me dit sa mère. En effet, avec une force pleine de souplesse, et même de grâce, elle se souleva sans aide de ses mains, s'assit d'abord, puis sans déranger un pli de son jupon blanc, elle se dressa dans l'espèce de niche ou d'encadrement formé par les rideaux ; sa tête était légèrement inclinée à gauche et en avant ; les deux bras pendants, s'écartaient du corps à leur partie inférieure, et les mains étaient renversées, la paume tournée en avant ; la jambe gauche était un peu infléchie et le bassin légèrement incliné.

En cet état, elle offrait très exactement l'attitude d'une image ou d'une statue de l'immaculée Conception, très répandue dans notre pays et partout, je crois, car elle est classique. Je ne puis donner de son air une idée plus précise qu'en rappelant cette image, et vraiment elle *posait* avec un naturel parfait. Alexandrine récita alors plusieurs prières ; mais au contraire de son chant, sa parole était rapide, confuse, et je ne pus comprendre ce qu'elle disait.

Je soulevai plusieurs fois, et successivement, les deux bras, jusqu'à l'angle droit ; ils redescendaient doucement, et par un mouvement égal, continu, plus précis que si la volonté l'avait ménagé, les mains reprenaient leur position. Plusieurs fois j'essayai de rapprocher invariablement l'avant-bras du corps, d'incliner la main en dedans : la statue reparaissait toujours. Enfin, elle se replia sur elle-même, et avec une allure irréprochable, s'étendit dans son lit et reprit son immobilité, pour recommencer quelque temps après les mêmes mouvements.

La malade a paru fatiguée des diverses épreuves que je lui ai fait subir ; son front était en sueur, et sa mère s'étonnait, comme d'une circonstance nouvelle, de l'expression de souffrance que portait son visage. Je passai ainsi une heure auprès d'Alexandrine.

La mère, qui semblait se soucier peu du miracle, car elle avait besoin du travail de sa fille, l'aînée de sept enfants, me pria de m'en occuper et d'essayer sa guérison. Mais la malade avait annoncé, depuis plusieurs jours, que ces crises cesseraient le samedi (je la voyais le jeudi). Je refusai donc d'intervenir, promettant mon concours pour le cas où les attaques se continueraient au delà du terme fixé.

Le dimanche, je retournai à Voray, pressé par un sentiment de curiosité que chacun comprendra. Les extases étaient finies ; Alexandrine était éveillée. Elle me dit que ses attaques ne reviendraient point de quelque temps, sans me donner un terme. Je la questionnai sur ses voyages au ciel, lui demandant ce qu'elle y avait vu.... Elle avait vu le bon Dieu qui était tout blanc, disait-elle; les anges, etc., et le ciel était d'or et d'argent. Cela fait peu d'honneur à son imagination. Et, en effet, éveillée, cette fille ne me parut que simple, douce, timide, assez bornée, et par conséquent sans artifice.

Je lui promis d'apporter tous mes soins à la guérir si elle redevenait malade ; elle accepta ma proposition, comme une personne qui se réjouirait du succès et me dit qu'elle me ferait avertir.

Le jeudi 26 décembre, le médecin de Voray m'écrivit: « Notre jeune extatique me charge de vous dire que ses crises reparaîtront lundi; une voix vient de le lui annoncer. » Et le lundi 30, j'apprenais, par deux personnes sûres, que le jour même, à huit heures du matin, Alexandrine avait repris ses voyages.

Un fait plus prodigieux que tous les autres, et qu'en historien fidèle je place en son lieu, avait renouvelé et accru la foi au miracle. Il n'a pour nous que l'intérêt qui s'attache à l'annonce très précise du retour de l'accès.

Donc, un jour de la semaine, Alexandrine, triste, préoccupée, oppressée d'un sentiment vague et d'un besoin de larmes, allait chercher un peu de gaieté auprès d'une de ses compagnes qui habite le presbytère. Elle marchait la tête baissée, lorsqu'elle vit devant elle une dame vêtue de blanc, qu'elle prit d'abord pour une personne de ce monde ; mais, levant les yeux, elle reconnut la Vierge, à la couronne qu'elle portait au front. La Vierge lui parla longuement, lui annonça le retour de ses accès, qui se prolongeraient plus que les autres, puis s'évanouit peu à peu, en laissant tomber à ses pieds un chapelet.

Alexandrine entra, pleurant, au presbytère, raconta en se faisant arracher les mots, son inconcevable aventure; et, vérification faite, on trouva devant la porte un chapelet de deux sous.

Ainsi les phénomènes ont marché se compliquant dès le commencement, apportant graduellement des circonstances plus difficiles, jusqu'à la dernière, dont les lecteurs apprécieront facilement la signification et la portée, en se rappelant que la curiosité dont notre jeune fille est l'objet a grandi sans cesse, et qu'on s'est occupé d'elle, outre mesure, chaque jour davantage.

Le 5 janvier, mon honorable confrère et ami, M. le docteur Druhen, m'accompagna à Voray. Il trouva les faits tels que je les lui avais décrits. Afin de s'assurer, pour son compte, de la réalité de certains phénomènes, il reprit mes épreuves, les compléta, en y ajoutant, par exemple, l'action d'un flacon d'ammoniaque, qui, placé sous le nez sans précaution, ne produisit rien. Il magnétisa même la malade et l'interrogea vainement. Le pouls était à 112, la respiration à 22. Les accès, toujours parfaitement périodiques, duraient trente-six heures, comme l'avait dit la dame blanche, et la veille vingt-quatre heures. Pendant toute leur durée (et il en a été ainsi dès les premières attaques), point de selles, point d'urines ; la vessie est vide et nous sommes aux dernières heures. Dans l'intervalle, santé à peu près ordinaire, appétit, alimentation, etc.

La régularité des accès nous imposait, si je puis dire ainsi, la médication antipériodique ; nous la conseillâmes, à l'exclusion de toute autre.

Voilà le fait dans sa simplicité. Le point thérapeutique n'offre ici qu'un intérêt secondaire, et ce n'est pas comme exemple pratique qu'on s'occupe d'un cas aussi exceptionnel, mais il reste à l'observation. De nouvelles considérations peuvent surgir, et je compléterai mes renseignements.

P. S. Je reçois ce matin, de mon jeune confrère de Voray, la lettre suivante :

« J'ai administré moi-même le sulfate de quinine à la fille Lanois. Le 6 janvier au matin, 75 centigrammes de ce sel, divisés en deux doses, ont été ingérés ; le soir du même jour, à huit heures, la crise a reparu et a duré trente-six heures, comme par le passé. Le 8, au soir, avant le retour présumé d'un autre accès, j'ai donné, en deux fois, la même dose de sulfate. Le lendemain matin nouvel accès, et les règles paraissent. Enfin le 11, à sept heures et demie du soir, j'administre de nouveau 75 centigrammes, et le soir notre extatique partait pour des régions inconnues... » Résultat, O.(1),

L'extatique des Vosges, que nous avons vue avec d'autres médecins, MM. Duchenne (de Boulogne), Bouchut, Brown Séquard, et dont ces deux derniers ont constaté l'insensibilité au moyen d'une forte décharge électrique, nous a également présenté les particularités de la prévision relative aux accès et le phénomène des hallucinations. Nous l'avons entendue dans ses crises extatiques s'entretenir avec les anges, la Vierge, comme si elle était en leur présence. Le son harmonieux de sa voix, l'expression de ses traits, l'air de béatitude répandu sur son visage, avaient quelque chose de saisissant. Soit qu'elle s'exprimât en mots rimés ou en prose, les sujets de son discours étaient entièrement religieux. Sa notice rapporte qu'elle a été souvent ravie au ciel, et qu'elle a vu dans ses extases son père et son frère morts depuis plusieurs années. Cette jeune fille, âgée de vingt ans, d'une jolie figure, a quelque chose de sympathique qui prévient de suite en sa faveur; nous regrettons vivement qu'on n'ait pas accepté la proposition que nous avions faite de la recevoir avec sa mère dans notre établissement, la vérité et la science ne pouvaient que gagner à ce projet.

Le docteur Busquet a envoyé à l'*Union médicale* une observation d'extase très bien rédigée dans laquelle la jeune malade paraissait entendre ce qui avait rapport à son état. Elle fut guérie à la suite d'un pèlerinage. L'auteur fait remarquer qu'il n'est pas contraire à la raison de croire que cet heureux changement s'est accompli par la confiance qu'elle a eue en une puissance supérieure; nous adoptons complètement cette opinion. On pourra lire cette observation et les remarques dont nous l'avons fait suivre dans le tome VIII du journal, p. 22, 1854.

L'extase mystique s'observe principalement chez des personnes ferventes, adonnées au jeûne, à la prière, habituées aux privations du sommeil, à une vie ascétique contemplative. On peut jusqu'à un certain point, par une pratique outrée de ces choses, se donner des extases.

Un des faits les plus extraordinaires d'extase est celui qui a été raconté par des écrivains dignes de foi, MM. le professeur

(1) *Union médicale*, 18 janvier 1851. — *Annales méd.-psychol.*, p. 317, 1851.

Gœrres, Léon Boré, Edmond Cazalès, Cerise, etc., et qu'on connaît sous le nom des *stigmatisées du Tyrol* (1).

OBS. 95. — Marie de Mœrl est née le 16 octobre 1812, d'une famille noble, mais peu aisée. Elle fut, dans son enfance, sujette à plusieurs affections graves. A vingt ans, en 1832, son confesseur s'aperçut que quelquefois elle ne répondait pas à ses questions, et qu'elle paraissait hors d'elle. Les personnes qui assistaient la jeune fille lui apprirent qu'il en était ainsi chaque fois qu'elle recevait la communion. Il se promit de mieux l'observer. Le jour de la Fête-Dieu, il lui porta la sainte hostie de grand matin. Elle fut ravie en extase à l'instant même. Le lendemain, à trois heures de l'après-midi, il alla la voir et la trouva agenouillée dans la position où il l'avait laissée trente-six heures auparavant. Les personnes présentes, habituées d'ailleurs à ce spectacle, attestèrent qu'elle était restée dans cette position. Il entreprit de remédier à cet état, qui pouvait devenir habituel. Il fit intervenir, dans ce but, la vertu d'obéissance à laquelle la jeune malade s'était engagée en entrant dans le tiers-ordre de Saint-François. Les extases se répétèrent, accompagnées de phénomènes plus ou moins extraordinaires, jusque vers la moitié de l'année 1833. A cette époque, la foule de curieux, appelée par la renommée aux cent voix, vint visiter l'extatique. On porte à 40,000 le nombre des personnes qui se rendirent à Kaldern, depuis le mois de juillet jusqu'au mois de septembre. Marie resta pendant tout ce temps en extase. Les visites furent interdites par l'autorité. Le prince-évêque de Trente, voulant savoir la vérité pour en informer le gouvernement, vint sur les lieux. Il déclara que la maladie de Marie ne constituait point par elle-même un état de sainteté, mais aussi que sa piété, bien reconnue, n'était point une maladie. La police, après cette déclaration prudente, suspendit son intervention. Dès l'automne de la même année,

(1) Les *stigmatisées du Tyrol* ou *l'extatique de Kaldern*, et la *Patiente de Capriana*; relations traduites de l'italien, de l'allemand et de l'anglais, par M. Léon Boré. Paris, 1843 ; et reproduites par M. le docteur Cerise, dans son introduction de la nouvelle édition du *Système physique et moral de la femme*, par Roussel. Paris, 1845. Ce savant médecin a fait précéder et suivre ces faits si curieux de réflexions pleines d'intérêt sur l'influence de l'émotivité chez les femmes.

son confesseur s'aperçut que le milieu des mains, où devaient plus tard se montrer les stigmates de crucifiement, se creusait comme sous la pression d'un corps en demi-relief. En même temps, cette partie devenait douloureuse, et des crampes s'y manifestaient fréquemment. Le 2 février 1834, à la fête de la Purification, il la vit s'essuyer le milieu des mains avec un linge, effrayée comme un enfant du sang qu'elle y remarquait. Ces stigmates se montrèrent bientôt aux pieds et au cœur. Ils étaient à peu près ronds, s'étendant un peu en longueur, présentant 3 ou 4 lignes de diamètre, et fixés de part en part aux deux mains et aux deux pieds. Le jeudi soir et le vendredi, toutes ces plaies laissaient couler par goutte un sang ordinairement clair. Les autres soirs elles étaient recouvertes d'une croûte de sang desséché. Marie garda le plus profond silence sur ces faits merveilleux; mais en 1834, le jour de la Visitation, l'extase s'étant déclarée chez elle pendant une procession, la surprit en présence de plusieurs témoins : elle fut vue plongée deux fois dans la joie la plus vive, semblable à un ange glorieux, touchant à peine son lit de la pointe des pieds, éclatante comme une rose, les bras étendus en croix, et tous les assistants remarquèrent les stigmates des mains. Dès lors, cette particularité ne pouvait plus demeurer secrète.

« La première fois que j'allai la visiter, dit le célèbre professeur Gœrres, je la trouvai dans la position où elle est la plus grande partie du jour, à genoux à l'extrémité de son lit, et en extase, les mains croisées sur sa poitrine laissaient voir les stigmates ; son visage était tourné un peu en haut, du côté de l'église, et ses yeux, levés au ciel, exprimaient l'absorption la plus profonde, que rien du dehors ne pouvait troubler. Je ne remarquai en elle, pendant des heures entières, aucun mouvement, excepté celui produit par une respiration presque insensible ou par une légère oscillation, et je ne puis comparer son attitude qu'à celle dans laquelle on représente les anges devant le trône de Dieu, plongés dans la contemplation de sa splendeur. Aussi ne faut-il pas s'étonner que ce spectacle fasse l'impression la plus saisissante sur tous ceux qui en sont témoins. D'après le rapport du curé et de ceux qui dirigent sa conscience, elle est continuellement en extase depuis quatre ans... L'objet le plus habituel des méditations de l'extatique de Kaldern, c'est la passion de N.-S., qui produit en elle l'impression la plus profonde et s'exprime le plus vivement au dehors. La contemplation de ce mystère revient tous les vendredis de l'année, et offre ainsi une occasion fréquente d'en observer les merveilleux effets.... L'action commence dans la matinée du vendredi. Si l'on en suit la marche, on voit que, de même que certaines personnes pensent en parlant, ou plutôt parlent en pensant, sans avoir la conscience des paroles qu'elles prononcent, de même Marie de Mœrl médite la Passion en la reproduisant ou plutôt la reproduit en la méditant, sans savoir ce qu'elle fait. D'abord le mouvement qui la soulève est doux et régulier ; mais, à mesure que l'action devient plus douloureuse et plus saisissante, l'image dans laquelle elle se réfléchit prend un caractère à la fois plus profond et plus distinct. Enfin, lorsque l'heure de la mort approche, et que la douleur a pénétré jusqu'au fond de l'être, la mort même ressort de tous les traits de cette femme. Elle est là, à genoux sur son lit, les mains croisées contre sa poitrine. Autour d'elle règne un morne silence, qu'interrompt à peine la respiration des assistants. Quelque pâle qu'elle soit pendant tout ce lugubre drame, vous la voyez pâlir encore successivement ; le frisson de la mort parcourt plus fréquemment son corps, et la vie qui se retire, s'obscurcit à chaque instant davantage.

» Les soupirs s'échappant à peine, annoncent que l'oppression augmente. De ses yeux de plus en plus fixes et immuables, coulent de grosses larmes qui descendent lentement sur ses joues. Des contractions nerveuses entr'ouvrent insensiblement sa bouche, comme les éclairs qui préparent l'orage ; elles forment des cercles de plus en plus larges, jusqu'à ce qu'elles creusent son visage sur toute la surface ; enfin, elles deviennent si violentes que de temps à autre, elles ébranlent le corps entier. La respiration, déjà si difficile, se change en gémissements pénibles et plaintifs ; une rougeur sombre couvre les joues ; la langue, épaissie, semble être collée au palais desséché ; les convulsions redoublent sans cesse plus profondes et plus fortes. Les mains toujours croisées, qui d'abord s'affaissaient insensiblement, glissent plus vite ; les ongles prennent une teinte bleue et les doigts s'entrelacent convulsivement.

» Bientôt le râle se fait entendre dans le gosier. L'haleine, plus pressée, se détache avec des efforts infinis de la poitrine, qui semble liée par des cercles de fer ; les traits se déforment au point de devenir méconnaissables. La bouche est désormais ouverte dans toute sa largeur ; le nez s'amincit et s'effile, les yeux, constamment immobiles, sont près de briser leurs orbites. Il passe encore à de longs intervalles, à travers les organes roides, quelques soupirs et l'on dirait que le dernier de tous va s'échapper. Alors le visage s'incline, et la tête, portant tous les signes de la mort, s'affaisse dans un complet épuisement : c'est une autre figure, pendante, abattue sur la poitrine, et que l'on peut à peine reconnaître. Tout demeure ainsi l'espace d'une minute et demie à peu près. Puis la tête se relève, les mains remontent vers la poitrine, le visage reprend sa forme et son calme ; elle est à genoux, les yeux levés au ciel, tout occupée à offrir à Dieu son action de grâce. Et cette scène se renouvelle chaque semaine, toujours la même dans ses phases essentielles, mais plus caractérisée la semaine sainte, et offrant chaque fois des traits particuliers qui correspondent aux dispositions intérieures de la patiente. C'est ce dont je me suis convaincu plusieurs fois par un examen attentif, car il n'y a rien d'appris, rien de faux, rien d'exagéré dans toute cette représentation merveilleuse qui coule comme la source du rocher ; et si Marie de Mœrl mourait en réalité dans de pareilles circonstances, elle ne mourrait pas autrement.

» Quelque absorbée que soit l'extatique dans ses contemplations, un seul mot de son confesseur ou de toute autre personne en rapport spirituel avec elle, suffit pour la rappeler aussitôt à la vie réelle, sans qu'elle passe par un intermédiaire. Il ne lui faut qu'un instant pour se reconnaître et ouvrir les yeux, et alors elle est comme si elle n'avait jamais eu d'extase. L'expression de sa figure devient tout autre ; on dirait un enfant naïf qui a conservé sa candeur et sa simplicité. La première chose qu'elle fait en reprenant ses sens, lorsqu'elle aperçoit des témoins, c'est de cacher sous les couvertures ses mains stigmatisées, comme une petite fille qui a taché ses manchettes avec de l'encre et qui voit venir sa mère. Ensuite, accoutumée qu'elle est à ce concours d'étrangers, elle regarde autour d'elle et donne à chacun un salut amical. Elle n'est pas à l'aise quand l'émotion des scènes qui viennent de se passer est encore trop visible sur la figure des assistants, ou quand on s'approche d'elle avec une sorte de vénération et de solennité, et elle s'applique par un enjouement plein d'abandon, à effacer ces émotions profondes. Comme elle garde le silence longtemps, elle cherche à se faire comprendre par des signes; et quand cela ne suffit pas, semblable à un enfant qui ne saurait pas encore parler, elle regarde son confesseur et le prie, avec les yeux, de répondre pour elle.

» Ses yeux noirs expriment la joie et l'ingénuité du premier âge. Son regard est si limpide qu'on peut par lui, pénétrer jusqu'aux dernières profondeurs de son âme, et l'on est bientôt convaincu qu'il n'y a pas dans tout son être, un seul coin obscur où pût se cacher la moindre fraude. Il n'y a en elle aucune trace d'humeur sombre ou d'exaltation, point de molle ni fade sentimentalité, et encore moins d'hypocrisie ou d'orgueil. On ne voit dans toute sa personne que l'impression sereine et joyeuse d'une jeunesse conservée dans l'innocence, et qui s'abandonne même volontiers au badinage, parce que le tact sûr et délicat qu'elle possède sait écarter tout ce qui pourrait paraître inconvenant. Quand elle est avec des amis, elle peut, une fois revenue à elle-même, rester plus longtemps dans cet état; mais on sent qu'il lui faut faire de grands efforts de volonté, car l'extase est devenue sa seconde nature, et la vie des autres hommes est, pour elle, quelque chose d'artificiel et d'inaccoutumé.

» Au milieu d'un entretien, lors même qu'elle semble y prendre plaisir, on voit tout à coup ses yeux se voiler, et dans un instant, sans aucune transition, elle retourne à l'extase. Pendant mon séjour à Kaldern, on l'avait priée d'être la marraine d'un enfant nouveau-né que l'on baptisa dans sa chambre. Elle le prit dans ses bras et manifesta le plus vif intérêt à toute la cérémonie; mais dans cet espace de temps, elle retomba plusieurs fois en extase, et il fallut, à diverses reprises, la rappeler au sentiment de la réalité qui s'accomplissait devant elle.

» C'est un merveilleux spectacle, chez Marie de Mœrl, que celui du passage de la vie commune à la vie extatique. Couchée sur le dos, elle semble nager dans les flots d'une onde lumineuse et jette encore sur tout ce qui l'environne un regard joyeux. Tout à coup on la voit plonger doucement dans l'abîme; les vagues jouent un instant autour d'elle, puis elles lui couvrent le visage, et on la suit des yeux descendant dans les profondeurs de l'eau diaphane. Dès lors, l'enfant naïf a disparu, et lorsqu'on voit briller, au milieu de ses traits transfigurés, ses yeux noirs ouverts dans toute leur largeur et lançant tous leurs rayons dans l'infini, sans saisir un objet particulier, on dirait une sybille, mais pleine de noblesse et de dignité pathétique.

» Cependant il ne faut pas croire que ces contemplations et ses exercices de piété l'enlèvent à tous les soins de la famille. De son lit elle dirige le ménage dont elle partageait précédemment la conduite avec une sœur que la mort lui a enlevée. Comme elle jouit depuis plusieurs années, d'une pension qui lui a été obtenue par des personnes charitables, et qu'elle n'a aucun besoin pour elle-même, elle consacre cet argent à l'éducation de ses frères et sœurs. Tous les jours, vers deux heures de l'après-midi, son confesseur la rappelle à la vie ordinaire pour qu'elle s'occupe des affaires de la maison. Alors ils confèrent ensemble sur les difficultés qui se présentent ; elle pense à tout, prévient les besoins de ceux à qui elle s'intéresse, et le grand sens pratique qu'elle possède fait que toutes choses autour d'elles sont parfaitement ordonnées. »

Lord Shrewsbury, qui avait observé Marie de Mœrl et a publié une notice intéressante sur cette extatique et d'autres, tenait du prince Licknowski qui l'avait visitée en 1839, les détails suivants : Pendant qu'elle était à genoux en extase sur son lit, je la vis, à ma grande surprise, se diriger dans cette position vers la croisée ; ni moi, ni aucun des assistants ne pouvions nous rendre compte de ce mouvement, lorsqu'en regardant dans la rue, nous aperçûmes le viatique qu'on portait aux ma-

lades ; il n'y avait ni cloche, ni chant, ni son qui pussent indiquer sa présence (1).

Nous ne reproduirons pas le récit de M. Edmond Cazalès
sur Dominica Lazzari, la *Patiente de Capriana*, parce que son
observation, quoique fort extraordinaire, ne présente pas de
rapport direct avec notre sujet.

Une grande joie comme un grand chagrin sont également
favorables à l'extase, par le caractère d'exaltation qu'ils impriment à la pensée.

La forme extatique n'est point rare dans les établissements
d'aliénés ; mais, pour éviter l'erreur, il faut s'assurer si le malade n'obéit point à quelque ordre supérieur qui lui ordonne
de rester immobile, de prendre telle position. Elle peut se
montrer sous les formes maniaque et monomaniaque.

Leuret a rapporté l'observation d'une folle hallucinée qui
avait des extases dans lesquelles elle voyait Dieu ; elle s'age-
nouillait devant le soleil et sentait alors intérieurement une
élévation, un plaisir extrêmes. Dieu lui parlait ; le plaisir
qu'elle ressentait était surtout prononcé dans la poitrine et
dans l'estomac. Dieu, disait-elle, peut donner le *ravissement*
partout, dans tous les membres. Elle ne le voyait pas seulement
quand elle regardait le soleil, mais elle le voyait au dortoir,
à la promenade. Il suffisait, pour cela, qu'elle priât. Elle le
voyait aussi pendant son sommeil, et même la nuit avant de
s'endormir. Dieu était bon, aimable ; il souriait ; il avait des
cheveux blonds et était habillé. En parlant de la sensation
qu'elle éprouvait, elle disait que du pain, de l'eau et cette élévation, c'était le plus grand plaisir que l'on pût avoir, et que
si le monde le connaissait, il n'en voudrait pas d'autre (2).

M. Baillarger a publié un fait de délire extatique soudain dans
le cours d'une grossesse à la suite d'une émotion morale. La
jeune fille qui en fait le sujet avait vingt-deux ans. Séduite par un
homme qui la chassa, en apprenant qu'elle était enceinte, et la
menaça de la jeter par la fenêtre si elle lui apportait l'enfant,
elle en éprouva un tel saisissement qu'un délire violent éclata

---

(1) Edward Binns, *The anatomy of sleep*, p. 230. London, 1845.
(2) Leuret, *Fragments psychologiques sur la folie*, p. 344 et suiv.

subitement. Nous donnerons seulement l'extrait suivant de cette observation :

Par moments, elle prononce quelques mots entrecoupés : « Adolphe, Adolphe... il a dit qu'il viendrait... ne jette pas l'enfant par la fenêtre... il va venir tantôt... Adolphe... ne le jette pas... » Elle se lève et s'approche de la fenêtre, regarde en dehors, et à voir la terreur qui se peint sur ses traits, son attitude, ses gestes suppliants, on ne peut douter qu'elle n'assiste réellement à la scène du meurtre dont la seule pensée lui a fait perdre la raison. Elle semble même entendre la voix de la personne qu'elle attend, fait quelques pas pour aller à sa rencontre ; mais tout à coup elle retombe sur elle-même, se met à fondre en larmes, et redit encore en sanglotant : « Ne jette pas l'enfant par la fenêtre, Adolphe... Il m'a fait bien du mal..... » et de sa main elle montre le creux de l'estomac. La malade est complétement étrangère à ce qui se passe autour d'elle et est plongée dans une sorte d'extase (1).

Ce fait de folie instantanée, sous l'influence d'une cause morale, n'est pas le seul que nous ayons enregistré, notre pratique nous en a fourni plus d'un exemple ; il montre que dans la pathogénie de l'aliénation, on doit tenir compte de bien des éléments divers.

L'extase pouvant se produire toutes les fois qu'il existe un haut degré d'exaltation morale, on comprend qu'elle n'ait point cessé de se manifester avec les siècles d'ignorance, quoique ceux-ci lui fussent favorables. Nous la voyons se prolonger dans tout le cours du xviiie siècle et se reproduire journellement sous nos yeux. L'historique rapide de l'extase épidémique religieuse observée en Suède, et par laquelle nous terminerons cet aperçu, prouvera la vérité de ces propositions.

Dans le cours de l'année 1841 à 1842, on vit apparaître dans les campagnes de la partie centrale de la Suède une maladie qui se caractérisait par deux symptômes saillants et remarquables : l'un *physique* et consistant en une attaque spasmodique,

(1) Baillarger, *Délire extatique éclatant tout à coup dans le cours de la grossesse à la suite d'une émotion morale*, observation recueillie par M. J. Dabrier, interne (*Annales méd.-psychol.*, 3e série, 1858, t. IV, p. 428).

des contractions involontaires, des contorsions, etc.; l'autre *psychique*, annoncé par une extase plus ou moins involontaire, pendant laquelle le malade croyait voir ou entendre des choses divines, surnaturelles, était forcé de parler, ou, comme on le disait parmi le peuple, de prêcher. (Plusieurs médecins regardent cette maladie comme une des formes de la chorée du moyen âge.)

Durant leurs extases, les malades se faisaient remarquer par une loquacité irrésistible et par une manie constante à vouloir prêcher la parole de Dieu (ce qui a fait nommer cette singulière affection *mal de prédication*), par des visions et des prophéties. La plupart des médecins qui ont vu ces paroxysmes les ont assimilés au somnambulisme, ou sommeil magnétique, sans qu'aucun d'eux ait cru pouvoir déclarer positivement que ces paroxysmes appartenaient à cet état.

Bien des fois, les malades parlaient des visions qu'ils avaient dans le ciel et aux enfers, des anges, etc. Ils prédisaient aussi la fin du monde, le jugement dernier, et le jour de leur propre mort, toujours avec la prétention de faire passer leurs prédictions pour de saintes prophéties. On se rappelle que la plupart des convulsionnaires de Saint-Médard prédisaient aussi la fin du monde pour une époque qu'ils fixaient, et, comme chez les Suédois et les millénaires, les prédictions ne s'accomplissaient pas.

Ces extatiques, leur accès terminé, semblaient sortir d'un rêve, et racontaient qu'ils avaient eu des visions surnaturelles et débitaient des prophéties ; ils voyaient le lieu de supplice des condamnés et le repas des élus à la table de Dieu.

Cet état pouvait se compliquer de manie, de mélancolie et de démence. La maladie attaquait communément des jeunes gens de seize à trente ans, souvent aussi des enfants de six à seize, et même quelques personnes âgées. C'est un nouveau point de contact avec les trembleurs des Cévennes ; on lit, en effet, dans le *Théâtre sacré des Cévennes*, p. 30, déposition de Guillaume Bruguier : « J'ai vu à Aubersaque trois ou quatre enfants, entre l'âge de trois et de six ans, saisis de l'esprit. Comme j'étais chez un nommé Jacques Boussige, un de ses enfants, âgé de trois ans, fut saisi de l'esprit et tomba à terre ; il . fut fort agité et se donna de grands coups de main sur la poitrine, disant en même temps que c'étaient les péchés de sa mère qui le faisaient souffrir. » Un autre témoin assure même avoir vu un enfant de quinze mois dans le même état.

La plupart des malades appartenaient à la classe du peuple. La maladie se gagnait par contagion psychique ou par imitation. En une année, plusieurs milliers de personnes ont été atteintes de cette épidémie.

On n'a point remarqué dans ce cas le développement des facultés intellectuelles ; ou, s'il a existé, il a été l'exception ; la plupart des discours, des sermons étaient niais, pauvres d'idées, souvent remplis de galimatias tout pur, plus souvent encore d'exclamations répétées jusqu'à satiété, et de rabâchages continuels des mêmes sottises débitées d'un ton sentencieux.

Nous insistons sur cette remarque, parce que l'état extatique est souvent accompagné d'un sentiment d'exaltation qui donne de l'éloquence aux esprits ordinaires. Nous pourrions, à ce sujet, raconter l'histoire fort curieuse d'un malade qui, dans ses moments d'inspiration, exerçait une telle influence que dans une prison où il se trouvait, les malfaiteurs obéissaient à tous ses commandements.

Le fanatisme, l'ignorance des classes populaires, les milliers de pamphlets religieux jetés dans les masses, avaient, d'après l'opinion des médecins suédois, préparé cette épidémie. Les causes en sont parfaitement indiquées par l'auteur, et il dit, avec beaucoup de raison, qu'il est rare que l'origine d'une maladie mentale se soit montrée à l'œil d'une manière plus distincte (1).

Les causes morales ont sans doute eu une grande part dans la production de cette épidémie, mais nous croyons qu'il faut aussi y joindre celle du climat. C'est dans le Nord, en effet, qu'on observe une foule d'états nerveux singuliers, de croyances extraordinaires, de légendes étranges qui, semblent avoir les

(1) *Gazette médicale*, n° 33, t. XI, 1842. *Mémoire sur l'extase religieuse épidémique* qui régnait en Suède en 1841 et 1842, par M. le docteur C.-N. Souden, médecin de l'hôpital des aliénés à Stockholm.

rapports les plus étroits avec les phénomènes météorologiques de ces contrées.

L'état d'extase se rencontre fréquemment chez les peuples primitifs, où le sentiment religieux est très développé. M. Ferdinand Denis rapporte qu'un de ses amis, qui a résidé durant quatorze ans aux Indes orientales, a vu très fréquemment des Hindous tomber à volonté en extase. Les Américains du Nord et du Sud ont des souvenirs traditionnels qui les livrent à l'extase, et durant lesquels ils se croient en commerce avec les esprits.

Les phénomènes de l'extase se retrouvent de la manière la plus remarquable chez les Kamtchadales, les Yakoules, et beaucoup d'autres peuples du Nord, où les devins se font quelquefois d'horribles blessures, sans paraître en souffrir et sans en souffrir réellement.

L'état d'extase existe également à Otaïti, aux îles Sandwich, dans la Polynésie. Mariner, dans son voyage à Tonga-Tabou, raconte que le fils du roi Finow lui répétait souvent qu'il était inspiré par l'esprit de *Toogoo-Ahoo*, dernier roi des îles de Tonga; qu'il ne sentait plus son existence personnelle, et que son corps lui semblait animé par une âme qui n'était pas la sienne. Ayant été interrogé sur la nature de l'esprit qui l'agitait, et comment cet esprit descendait en lui, le jeune prince se contenta de répondre : « Quelle sotte demande ! Puis-je vous dire comment je le sais? Je le sais parce que j'en éprouve la conviction, et qu'une voix m'en avertit. »

Nous pourrions accumuler les faits de cette nature : nous nous contenterons de rappeler qu'ils sont contenus en grand nombre dans les récits des voyageurs anciens et modernes (1).

Résumé. — L'extase, considérée comme le résultat de l'exaltation de l'esprit au plus haut degré et de la surexcitabilité du système nerveux, est éminemment favorable à la production des hallucinations.

— La concentration extrême de la pensée sur un seul point,

(1) Ferd. Denis, *Tableau historique, analytique et critique des sciences occultes*, p. 203 et suiv. Paris, 1842.

qui est le caractère spécial de l'extase, doit parfois produire un
état douloureux du corps.

— L'extase est souvent l'apanage des esprits contemplatifs;
mais elle s'observe aussi chez les personnes religieuses d'un
esprit ordinaire.

— Toutes les époques de croyances profondes, de fanatisme,
de grandes craintes ou d'espérances sont favorables au développement de l'extase.

— Les possédés des siècles précédents étaient fréquemment
des extatiques.

— Le phénomène de l'extase a existé chez les convulsionnaires.

Les inspirés des différentes sectes religieuses ont présenté
à un haut degré l'état d'extase.

— L'extase peut se manifester sans trouble de la raison,
c'est celle que nous nommons *physiologique;* si elle se complique de désordre de l'esprit, c'est l'extase *morbide.* — Il est
souvent très difficile de tracer des limites à ces deux espèces.

— Cette distinction permet de faire deux classes séparées
des extatiques hallucinés.

— L'extase n'est pas seulement propre à l'âge mûr, elle
s'observe aussi chez les enfants.

— L'extase peut se montrer sous les formes cataleptique,
hystérique, mystique, maniaque et monomaniaque.

— Il n'est point de siècle qui n'ait présenté des observations
d'extase, et suivant la force et la prédominance des idées, on
l'a vue se manifester d'une manière épidémique.

— Les hallucinations extatiques des pays froids, qu'on a
voulu rattacher aux phénomènes de seconde vue, paraissent
évidemment favorisées par l'influence de la température. La
forme observée en Laponie dépend des effets combinés de
l'extase, de l'aliénation et du climat.

2° *Hallucinations dans le somnambulisme naturel.*

L'étude des hallucinations dans les rêves et l'extase nous
conduit naturellement à parler de celles qu'on observe dans le
somnambulisme naturel.

On doit attribuer, dit Richard, tout ce que le somnambulisme offre d'inexplicable à la force de l'imagination, qui présente les images aux somnambules avec autant de clarté qu'on les perçoit dans les songes. Il est incontestable qu'en rêve nous voyons les objets comme s'il était plein jour, parce que la lumière qui a porté au cerveau les objets éclairés y imprime la configuration, l'image des corps et son propre effet sans lequel l'œil ne saurait saisir les objets qui y sont passés par son moyen (1).

Il y a longtemps que nous écrivions que le somnambulisme ne différait du sommeil que par le degré d'intensité et quelques phénomènes particuliers. L'esprit, comme dans les rêves, est fixé sur ses propres impressions, qu'il prend pour autant de sensations externes, réelles et actuelles; mais les organes obéissent plus à la volonté, de sorte que l'individu agit et parle sous l'influence de ses conceptions. Les rapports avec l'extase ne sont pas moins évidents. C'est aussi l'opinion de M. Lévêque qui considère le sommeil comme une moindre veille, et pense que la science arrivera, sans doute, à prouver que le somnambulisme et l'extase ne sont, en quelque sorte, qu'une surexcitation du sommeil (2). Si cette surexcitation nerveuse, ou tout autre état analogue, produit le plus souvent l'illumination mentale qui ravive les idées-images du cerveau, si cet organe est ensuite conduit par l'habitude, il n'en est pas moins certain que dans plus d'une circonstance, tel ou tel sens, momentanément éveillé, lui fournit des matériaux dont l'esprit tire parti pour l'objet de ses préoccupations. Il arrive, alors, ce que nous avons constaté dans les rêves, où les sens sont aussi d'utiles auxiliaires pour l'esprit qui s'assimile leurs impressions de la manière la plus rapide et la plus ingénieuse. Des expériences de M. Girou de Buzareingues sembleraient même établir qu'avec leur aide on pourrait déterminer à volonté la nature de ses rêves. En laissant ses genoux découverts, il rêva qu'il voyageait la nuit en diligence; les voyageurs savent, dit-il, qu'en voiture les genoux sont les

____

(1) Richard, *Théorie des songes*, 1 vol. in-12, p. 204. Paris, 1766.

(2) Ch. Lévêque, *Du sommeil et du somnambulisme* (*Revue des Deux-Mondes*, 1858, p. 926).

premières parties qui se refroidissent pendant la nuit. Dans une autre occasion, ayant oublié de se couvrir le derrière de la tête, il rêva qu'il assistait à une fête religieuse accomplie en plein air, l'usage étant, dans son pays, d'avoir toujours la tête couverte, excepté dans les cérémonies religieuses. A son réveil, il sentit qu'il avait la partie postérieure du cou froide, ce qu'il avait souvent éprouvé dans ces fêtes et qu'il devait à cette sensation la scène que lui avait donnée son imagination. Ayant répété cette expérience quelques jours après pour s'assurer que ce qu'il avait ressenti n'était pas le résultat du hasard, il eut une seconde vision semblable à la première (1).

Les exemples que nous allons reproduire sont de nouvelles preuves du rôle des sens dans le somnambulisme.

Le pouvoir de l'ouïe se trouve fréquemment conservé dans cet état ; on entend les demandes et l'on y répond comme si l'on était éveillé. Le toucher est aussi très souvent en exercice ; il peut même, dans quelques cas, acquérir une finesse extraordinaire. C'est le sens qui préside pour ainsi dire à tous les actes des somnambules. Sauvages, de Montpellier, a constaté chez deux malades de l'hôpital, un somnambulisme naturel accompagné de clairvoyance ; sa relation se trouve dans les *Mémoires de l'Académie des sciences* (2).

Nous noterons encore l'existence de la vision, de sorte qu'on peut avancer qu'en multipliant les observations, on retrouverait dans le somnambulisme l'exercice de tous les sens. Nous commencerons par un fait relatif à l'ouïe.

Obs. 96. — Une domestique vint à quatre heures du matin, après avoir descendu un escalier, frapper à la porte de la chambre de sa maîtresse. Celle-ci lui demanda ce qu'elle voulait ; elle répondit de sa voix habituelle, qu'elle avait besoin de coton pour raccommoder la robe de madame, qu'elle avait déchirée ; et lui demandant pardon, elle se mit à fondre en larmes. Sa camarade de chambre avec laquelle elle avait causé quelque temps, en la voyant sortir du lit, la suivit de très près, mais ne put l'empêcher de raconter son histoire. Elle

_____

(1) Macnish, *ouv. cité*, p. 64.
(2) Szafkowski, *Recherches sur les hallucinations*, p. 155. Paris, 1849.

retourna ensuite à sa chambre ; une lumière ayant été apportée, on la trouva tâtonnant pour chercher son coton. Une autre personne s'approcha d'elle et lui adressa la parole ; remarquant une différence dans l'intonation, elle s'écria : Cette voix n'est pas la même, c'est celle de ma maîtresse, ce qui était inexact, montrant ainsi clairement qu'elle entendait, mais qu'elle ne voyait pas l'objet devant elle, quoique ses yeux fussent largement ouverts (1).

Le noble Italien, cité par Muratori, entendait, car le bruit l'effrayait et le faisait fuir. Il bridait son cheval et jouait des airs sur la harpe (2).

Le sens de la vue chez les somnambules peut aussi entrer en action, seul, ou joint à ceux de l'ouïe et du toucher. Les exemples que nous allons rapporter sont peu connus, fort curieux et peuvent éclairer la physiologie et la psychologie beaucoup mieux que les explications qui ne s'appuient pas sur les faits. Les phénomènes auxquels ils ont donné lieu ne sauraient être rattachés à la folie, et rentrent, selon nous, dans la puissance de spontanéité de l'esprit dont nous sommes loin de connaître encore toutes les manifestations.

OBS. 97. — Un jeune cordier, âgé de vingt-deux ans, dit M. A. Maury, était déjà, depuis trois ans, sujet à des attaques de somnambulisme qui le prenaient à toute heure du jour, au milieu de son travail, soit qu'il fût assis, soit qu'il marchât ou qu'il se tînt debout ; son sommeil était subit et profond, il perdait alors l'usage des sens, ce qui, cependant, ne l'empêchait pas de continuer son ouvrage. Au moment du paroxysme de la crise, il fronçait le sourcil, les yeux s'abaissaient, les paupières se fermaient et tous les sens devenaient obtus. On pouvait alors impunément le pousser, le pincer, le piquer ; il ne sentait, n'entendait rien, même si on l'appelait par son nom et si l'on déchargeait un pistolet à ses oreilles. Sa respiration ne faisait aucun bruit ; il ne voyait pas, on ne pouvait lui ouvrir les paupières. Tombait-il dans cet état en filant sa corde, il continuait son travail comme s'il eût été éveillé ; marchait-il, il poursuivait son chemin, parfois un peu plus vite qu'aupara-

(1) Macnish, *ouv. cit.*, p. 192.
(2) Muratori, *Della forza della fantazia*. Venizia, 1766.

vant et toujours sans dévier. Il alla ainsi plusieurs fois en dormant de Naumbourg à Weimar. Un jour, passant par une rue où se trouvait du bois coupé, il sauta par-dessus, preuve qu'il apercevait les objets. Il se garait également bien des voitures et des passants. Une fois, étant à cheval, à environ deux lieues de Weimar, il fut pris par son accès; il continua néanmoins à faire trotter sa monture, traversa un petit bois où il y avait de l'eau et y abreuva son cheval. Arrivé à Weimar, il se rendit au marché, se conduisant au travers des passants et des étalages comme s'il eût été éveillé; puis il descendit de son cheval et l'attacha à un anneau qui tenait à une boutique, monta chez un confrère où il avait affaire, lui dit quelques mots et ajouta qu'il se rendait à la chancellerie; après quoi il s'éveilla tout à coup, et, saisi d'étonnement et d'effroi, il se confondit en excuses.

Ce fait étrange et peu connu prouve que le somnambulisme est une sorte de catalepsie extatique. On voit de même des personnes endormies répondre pertinemment aux questions, dire alors des choses qu'elles ne diraient pas éveillées, et, le sommeil passé, manifester leur étonnement de ce qu'on leur rapporte. — On a parlé aussi d'un somnambule anglais, le docteur Haycock qui, au temps de Jacques Ier, prêchait en dormant, et dans son sommeil, parlait assez couramment le grec et l'hébreu, dont il n'avait pourtant qu'une faible teinture. Il y a dans l'ouvrage de Macnish un autre exemple fort curieux de prédication pendant le sommeil (p. 212).

M. Maury dit aussi quelques mots d'une jeune fille, dont Müller a donné l'observation dans les *Archives* de Nasse, et qui, pendant ses accès de somnambulisme, lisait les yeux fermés, dans un livre de poésies; mais parfois, pour mieux distinguer, elle approchait le livre de sa figure et de ses paupières (1).

L'observation de cette jeune fille a beaucoup de rapport avec celle que l'on va lire.

Obs. 98. — François Soave rapporte le cas d'un nommé Castelli qu'on trouva une nuit endormi et traduisant de l'italien en français, et cherchant les mots dans un dictionnaire.

(1) A. Maury, *Annales médico-psychologiques*, janvier 1861, p. 95 et 96.

Les assistants éteignirent sa chandelle ; se voyant dans l'obscurité, il se dirigea vers la cuisine, pour la rallumer, quoique
d'autres bougies éclairassent l'appartement. Il entendait les
conversations qui étaient en rapport avec ses pensées, mais il
restait étranger aux discours tenus par les personnes présentes,
quand ils roulaient sur d'autres sujets (1).

L'action des sens est encore plus intéressante dans les deux
faits qui suivent. La vue et le toucher doivent y avoir eu certainement une part très importante, mais il n'est pas moins
certain que l'esprit leur a apporté son puissant concours.

Le docteur Franklin raconte dans ses mémoires publiés par
son petit-fils une particularité étrange : Je sortis, dit le docteur,
pour me baigner dans l'eau chaude salée de Martin à Sou-
thampton. Je m'endormis en faisant la planche ; mon sommeil,
à ma montre, dura près d'une heure, sans que pendant cet
intervalle de temps, je m'enfonçasse ni me retournasse, chose
que je n'avais jamais faite auparavant, et que j'aurais à peine
crue possible (2).

Un cas encore plus extraordinaire arriva il y a quelque temps
dans l'une des villes de la côte d'Irlande. Sur les deux heures
du matin, les veilleurs du quai du Revenu furent très surpris
d'apercevoir un homme s'amusant dans l'eau, à environ cent
yards du bord. Ordre ayant été donné à l'équipage du bateau
de cette station, ils se dirigèrent vers l'individu, le saisirent,
mais, chose surprenante, il n'avait aucune idée de sa périlleuse
situation. Les mariniers eurent beaucoup de peine à lui
persuader qu'il n'était pas couché. Le plus singulier de l'aventure, ce qui fut ensuite vérifié, c'est que cet homme avait
quitté, dans cet état, sa maison à minuit, parcouru deux milles
d'une route difficile et dangereuse, et nagé un mille et demi,
quand il fut découvert et recueilli (3).

On a constaté plusieurs fois que les somnambules répondaient à ceux qui les interrogeaient. Ce phénomène a été aussi
observé dans les rêves. On trouve consignée dans tous les
ouvrages sur le sommeil, l'observation de cet officier de marine

(1) Francesco Soave, *Reflessioni sopra in somnambolismo.*
(2) Macnish, *ouv. cité,* p. 195.
(3) *Id.*

auquel ses camarades faisaient exécuter les diverses scènes dont ils lui suggéraient les idées. Une nuit, ceux-ci lui ayant crié : *Un homme à la mer*, il s'élança de son lit pour le sauver et tomba sur le plancher. On a en outre affirmé que les somnambules ne conservaient pas le souvenir de ce qui se passait dans leurs rêves; cette remarque, généralement vraie, n'est pas cependant sans exception, car le domestique de Gassendi se ressouvenait au réveil de ses songes de la nuit, et le fait suivant ne laisse aucun doute à cet égard.

Obs. 99.—Un gentleman très respectable, qui avait longtemps commandé un grand navire marchand, raconta à Walter-Scott l'accident suivant, qui eut lieu lorsqu'il était à l'ancre dans le Tage. Un homme de son équipage fut assassiné par un Portugais, et le bruit se répandit que l'esprit du défunt revenait sur le bâtiment. Les marins sont en général superstitieux; les gens du navire montrèrent de la répugnance à rester à bord, et il devint probable qu'ils déserteraient plutôt que de retourner en Angleterre avec un esprit pour passager. Afin de prévenir ce malheur, le capitaine S... résolut d'approfondir cette affaire; il découvrit bientôt que, quoique tous prétendissent avoir vu des lumières, avoir entendu des bruits, toute cette histoire n'était fondée que sur la déclaration d'un de ses lieutenants, Irlandais et catholique, homme froid, honnête et sensé, et que le capitaine n'avait aucune raison de regarder comme voulant le tromper de propos délibéré.

Le lieutenant affirma au capitaine S..., de la manière la plus solennelle, que le spectre du défunt lui apparaissait presque toutes les nuits, et, suivant ses propres expressions, le faisait mourir à petit feu; il ajouta que cette apparition le forcerait à quitter l'emploi qu'il occupait sur le bâtiment. Il fit cette révélation avec une horreur qui prouvait la réalité de sa détresse et de ses craintes. Le capitaine, sans entrer pour le moment dans aucune discussion sur ce sujet, résolut de surveiller, pendant la nuit, la conduite de cet homme qui voyait un esprit.

Lorsque l'horloge du navire sonna minuit, le dormeur se leva tout à coup d'un air troublé et effaré, alluma une chandelle, et se rendit dans la cuisine du bâtiment; il s'y assit,

ayant les yeux ouverts et fixes, il paraissait avoir devant lui
un objet terrible dont il ne pouvait détourner ses regards...
Au bout de quelques instants, il se leva, prit un pot, l'emplit
d'eau, en se parlant à lui-même à voix basse, y mêla du sel,
et en aspergea toute la cuisine. Enfin il poussa un profond
soupir, comme un homme déchargé d'un grand fardeau, et,
retournant à son hamac, il dormit paisiblement. Le lendemain matin, le visionnaire raconta au capitaine l'histoire
exacte de l'apparition, en y ajoutant la circonstance que
l'esprit l'avait conduit dans la cuisine ; mais que s'étant heureusement procuré, il ne savait comment, de l'eau bénite, il
avait réussi à se débarrasser de cette visite importune.

Le capitaine l'informa de ce qui s'était réellement passé
pendant la nuit, et y ajouta des détails qui lui prouvèrent qu'il
avait été dupe de son imagination. Il reconnut la justesse de
ce raisonnement ; et, comme il arrive souvent en pareil cas,
le rêve ne revint plus quand l'illusion eut été démontrée (1).

Ce fait prouve que le somnambule peut se ressouvenir, sans
avoir la conscience de son état, puisqu'il prenait pour une
réalité ce qui lui était arrivé en songe ; il vient aussi à l'appui
de l'opinion des physiologistes qui ont remarqué que, tandis
que les rêves naissent plus particulièrement dans le dernier
sommeil, les rêves somnambuliques, au contraire, se présentent
presque aussitôt après l'assoupissement, ce qui pourrait expliquer leur oubli qui a lieu dans le plus grand nombre des cas.

Relativement à la clairvoyance des somnambules, à l'adresse
avec laquelle ils se dirigent dans leurs excursions, nous l'avons
attribuée à une illumination du cerveau, à un véritable état
hallucinatoire qui éclaire tous les objets qu'ils connaissent, de
là leur confiance et leur sûreté de mouvements ; il faut y
joindre l'impossibilité de comparer et de réfléchir. Mais il n'en
est plus ainsi lorsqu'ils s'aventurent dans des lieux inconnus,
qu'ils se croient dans les ténèbres, qu'une émotion subite,
un objet nouveau viennent troubler leurs idées, il n'est pas
rare alors de les voir se tromper de chemin, prendre une chose
pour une autre, témoin ce somnambule dont parle M. Lemoine

(1) Walter-Scott, ouv. cité, p. 215.

qui chevauchait sur l'appui d'une croisée, croyant avoir enfourché un cheval; il peut même résulter les accidents les plus graves de cet état de leur esprit.

Macnish parle d'une jeune dame qui, ayant été réveillée par un de ses parents qui l'avait suivie, en éprouva une commotion si violente qu'elle expira aussitôt. Une autre dame de Dresde, d'après le même auteur, surprise par l'éclat d'une lumière, placée sur le rebord d'une croisée par laquelle elle était sortie pour monter sur le toit, tomba et se tua sur le coup.

Lorry a rapporté deux faits fort intéressants dont il a été témoin oculaire, nous en donnons seulement les extraits : Une femme, dans un état ressemblant au somnambulisme, avait coutume de s'entretenir à haute voix avec des personnages absents qu'elle croyait voir. Elle était si insensible aux impressions externes, qu'on pouvait la pincer et la piquer, sans qu'elle manifestât la moindre douleur. Dans cet état, elle apercevait distinctement les objets avec lesquels son esprit était en rapport. Ses bras et ses doigts conservaient la position où ils se trouvaient, jusqu'à ce qu'un mouvement involontaire des membres leur imprimât une autre direction. Après le paroxysme, elle n'avait aucun souvenir de ce qui s'était passé.

L'autre observation est celle d'une femme non réglée. Pendant ses accès, elle avait l'habitude d'adresser la parole à une personne qu'elle apercevait bien évidemment ; ses discours roulaient toujours sur la pensée qui la préoccupait. Dans cet état, elle n'avait plus le sentiment de la présence de ceux qui l'entouraient, elle ne les voyait ni ne les entendait. La mère de cette femme étant morte subitement, la fille, dans ses paroxysmes, continua de lui parler comme si elle était vivante.

La circonstance remarquable de ces observations est l'insensibilité profonde des individus pour toutes les sensations physiques ou morales, à l'exception de celles qui étaient en rapport avec leurs idées et leurs sentiments ; c'est un trait frappant d'analogie avec le somnambulisme artificiel. Un autre caractère de cette affection est le changement instantané qu'elle occasionnait dans les pensées et l'état de conscience, dans la disposition extatique de l'esprit, dans la suspension totale des idées actuelles, dans l'oubli d'événements graves, et dans le retour soudain du premier état de l'esprit après la terminaison du paroxysme (1).

Dans les cas ordinaires, l'affection a lieu pendant le sommeil; il n'est pas très rare cependant d'observer durant le jour un état qui offre une grande analogie avec le somnambulisme, et dans lequel on remarque particulièrement une insensibilité pour les objets extérieurs. Tantôt les attaques ont lieu tout à coup; tantôt elles sont précédées par un bruit ou un sentiment d'embarras dans la tête. Les individus deviennent alors plus ou moins distraits; ils ne sont plus en rapport avec les choses extérieures, ou n'en ont qu'une idée très confuse. Ils peuvent fréquemment parler d'une manière intelligible et suivie, mais toujours l'impression actuelle de leur esprit se reflète dans leurs discours. — Dans quelques cas, ils récitent souvent, plus correctement qu'ils ne le feraient étant éveillés, de longues pièces de poésie ou d'autres morceaux qu'ils n'auraient pu dire en santé, ou sur lesquels on les croyait totalement ignorants. Parfois ils tiennent des conversations avec des êtres imaginaires, rapportent des particularités ou des discours qui se sont passés ou ont été tenus à des époques éloignées, et qu'on aurait pu penser qu'ils avaient oubliés : on en a vu chanter beaucoup mieux que dans leur état naturel, et l'on cite des exemples authentiques de personnes qui se sont alors exprimées correctement dans des langues qu'elles ne connaissaient qu'imparfaitement.

Obs. 100. — Il y a quelques années, raconte Abercrombie, je donnai des soins à une jeune dame sujette à une affection de ce genre, qui avait constamment lieu dans le jour, et dont la durée variait de dix minutes à une heure. Sans symptômes précurseurs, son corps devenait immobile, ses yeux ouverts, fixes et complétement insensibles; elle n'avait aucune conscience de ce qui se passait autour d'elle. L'accès la prenait fréquemment en jouant du piano; elle continuait cet exercice avec une justesse parfaite sans dépasser un certain point. Une fois,

(1) Lorry, *De melancholia et morbis melancholicis*, t. I, p. 73 et suiv. Lutetiæ Parisiorum, MDCCLXV.

elle fut saisie par l'accès au moment où elle avait commencé à jouer un morceau qui était nouveau pour elle. Pendant le paroxysme, elle continua le morceau et le répéta parfaitement cinq ou six fois ; en revenant à elle, il lui fut impossible de l'exécuter sans l'avoir sous les yeux (1).

Les hallucinations du somnambulisme donnent lieu à des actes singuliers, à des déterminations de la plus grande responsabilité, et qui pourraient avoir les conséquences les plus fâcheuses pour leurs auteurs, si ces faits n'étaient parfaitement connus. Bien que le premier de ceux que nous allons raconter soit tiré d'un ouvrage d'imagination, il a pour garant un magistrat de la cour de cassation, et a, d'ailleurs, par lui-même ce cachet de vérité qui dissipe toute incertitude.

Obs. 101.— Dom Duhaguet était d'une très bonne famille de Gascogne, et avait servi avec distinction ; il avait été vingt ans capitaine d'infanterie ; il était chevalier de Saint-Louis. Je n'ai connu personne d'une piété plus douce et d'une conversation plus aimable.

« Nous avions, me disait-il, à..... où j'ai été prieur avant que de venir à Pierre-Châtel, un religieux d'une humeur mélancolique, d'un caractère sombre, et qui était connu pour être somnambule.

» Quelquefois, dans ses accès, il sortait de sa cellule et y rentrait seul ; d'autres fois il s'égarait, et l'on était obligé de l'y reconduire. On avait consulté et fait quelques remèdes ; ensuite les rechutes étant devenues plus rares, on avait cessé de s'en occuper.

» Un soir que je ne m'étais point couché à l'heure ordinaire, occupé à mon bureau à examiner quelques papiers, j'entendis ouvrir la porte de mon appartement, dont je ne retirais presque jamais la clef, et bientôt je vis entrer ce religieux dans un état absolu de somnambulisme.

» Il avait les yeux ouverts, mais fixes ; n'était vêtu que de la tunique avec laquelle il avait dû se coucher, et tenait un grand couteau à la main.

» Il alla droit à mon lit, dont il connaissait la position, eut

_____
(1) Abercrombie, *ouv. cité*, p. 308 et 313.

l'air de vérifier, en tâtant avec la main, si je m'y trouvais effectivement ; après quoi, il frappa trois grands coups tellement fournis, qu'après avoir percé les couvertures, la lame entra profondément dans le matelas ou plutôt dans la natte qui m'en tenait lieu.

» Lorsqu'il avait passé devant moi, il avait la figure contractée et les sourcils froncés. Quand il eut frappé, il se retourna, et j'observai que son visage était détendu et qu'il y régnait quelque air de satisfaction.

» L'éclat de deux lampes qui étaient sur mon bureau ne fit aucune impression sur ses yeux, et il s'en retourna comme il était venu, ouvrant et fermant avec discrétion deux portes qui conduisaient à ma cellule ; et bientôt je m'assurai qu'il se retirait directement et paisiblement dans la sienne.

» Vous pouvez juger, continua le prieur, de l'état où je me trouvai pendant cette terrible apparition. Je frémis d'horreur à la vue du danger auquel je venais d'échapper, et je remerciai la Providence ; mais mon émotion était telle, qu'il me fut impossible de fermer les yeux le reste de la nuit.

» Le lendemain, je fis appeler le somnambule, et lui demandai, sans affectation, à quoi il avait rêvé la nuit précédente.

» A cette question, il se troubla. — Mon père, me répondit-il, j'ai fait un rêve si étrange, que j'ai véritablement quelque peine à vous le découvrir ; c'est peut-être l'œuvre du démon, et..... — Je vous l'ordonne, lui répliquai-je ; un rêve est toujours involontaire, ce n'est qu'une illusion. Parlez avec sincérité. — Mon père, dit-il alors, à peine étais-je couché, que j'ai rêvé que vous aviez tué ma mère, que son ombre sanglante m'était apparue pour demander vengeance ; à cette vue, j'ai été transporté d'une telle fureur, que j'ai couru comme un forcené à votre appartement ; et, vous y ayant trouvé, je vous ai poignardé. Puis après, je me suis réveillé tout en sueur, en détestant mon attentat ; et bientôt j'ai béni Dieu qu'un si grand crime n'ait pas été commis..... — Il a été plus commis que vous ne pensez, lui dis-je avec un air sérieux et tranquille.

» Alors je lui racontai ce qui s'était passé, et lui montrai la trace des coups qu'il avait cru m'adresser.

» A cette vue, il se jeta à mes pieds, tout en larmes, gémissant du malheur qui avait pensé arriver, et implorant telle pénitence que je croyais devoir lui infliger.

» Non, non, m'écriai-je, je ne vous punirai point d'un fait indépendant de votre volonté; mais désormais je vous dispense d'assister aux offices de la nuit, et je vous préviens que votre cellule sera fermée en dehors, après le repas du soir, et ne s'ouvrira que pour vous donner la facilité de venir à la messe de famille, qui se dit à la pointe du jour.

» Si, dans cette circonstance, à laquelle il n'échappa que par miracle, le prieur eût été tué, le moine somnambule n'eût pas été puni, parce que c'eût été de sa part un meurtre involontaire (1). »

Les journaux napolitains ont cité le fait d'un homme qui, rêvant, dans un accès de somnambulisme, que sa femme, couchée dans le même lit, lui était infidèle, l'a blessée dangereusement avec un poignard qui ne le quittait jamais. M. Maglietta, avocat, a publié une consultation où il soutient que les coups et blessures portés par un homme endormi et dans un état complet de somnambulisme, ne saurait l'exposer à aucune peine (2).

Au chapitre des rêves, nous avons rapporté l'observation de Schidmaizig qui, dans un songe, tua sa femme qu'il prenait pour un fantôme.

A ces trois exemples, nous joindrons le suivant :

On lit dans les *Portraits historiques de Lodge*, par sir Peter Lely, que le père de lord Culpepper, si fameux comme rêveur, comparut en 1686 devant les assises d'Old Bayley pour avoir tué un garde et son cheval. Il plaida le somnambulisme, et fut acquitté en produisant environ cinquante témoins qui attestèrent les choses extraordinaires faites par lui dans son sommeil (3).

Nous ne voulons pas terminer ce qui est relatif au somnambulisme naturel, sans parler de quelques phénomènes qui, bien que ne se rattachant pas aussi directement aux hallucinations, n'en sont pas moins utiles à étudier pour les physiologistes et les psychologues.

(1) Brillat-Savarin, *Physiologie du goût*, 2ª édit., t. II, p. 6. Paris, 1828.
(2) *Union médicale*, 16 décembre, 1851.
(3) Macnish, *ouv. cité*, p. 195.

Les visions du somnambulisme naturel, de l'extase, dit M. Lemoine, tirent du passé et du présent véritables, des mœurs, de l'état des sentiments et des pensées habituelles, en un mot de la personnalité même de l'individu, leur caractère, leur aliment. Le valet de Gassendi est toujours valet, éveillé ou somnambule; le séminariste de Bordeaux est toujours un homme de l'église. Les hallucinés eux-mêmes, les fous de toute espèce cherchent la plupart du temps dans la réalité l'explication de leurs hallucinations.

Ce sentiment de l'identité personnelle hors de doute pour le rêve, on le constate également pour le somnambulisme : il est caractérisé, comme l'a très bien dit ce philosophe, par la continuité de l'existence de notre âme qu'offrent le sommeil et tous les états analogues et surtout par la continuité du souvenir qui est le fondement de la mémoire; s'appuyant sur ces arguments, il rejette l'hypothèse du dédoublement de la personnalité dans le sommeil et le somnambulisme.

L'état nerveux que nous allons décrire et auquel on a donné la dénomination peu fondée de *double conscience*, quoique ne détruisant pas l'identité personnelle, est néanmoins important à connaître, au point de vue des changements considérables qu'il fait éprouver au caractère, aux penchants. Aussi croyons-nous qu'on lira avec intérêt les observations suivantes publiées par plusieurs médecins distingués.

Je dois à l'obligeance de notre ami le docteur Wilson, médecin de l'hôpital de Middlesex, raconte le docteur Binns, d'avoir pu observer un cas très remarquable de double conscience chez un enfant.

Obs. 102. — Le sujet de cette observation était défiant, timide et modeste; il mangeait modérément; dans son état naturel, ses actes dénotaient un caractère honnête et scrupuleux; mais, lorsque le changement morbide arrivait, il perdait toutes ces qualités. Il dormait beaucoup, ne pouvait qu'être difficilement réveillé, et dès qu'il était levé, il chantait, récitait et improvisait avec beaucoup de feu et d'aplomb. Quand il ne dormait pas, il dévorait. Sortait-il de son lit pour se diriger vers celui d'un autre malade, il s'emparait sans scrupule et ouvertement de tous les aliments qu'il trouvait sous sa main. Malgré cette singulière affection, il était intelligent et habile.

Un cas présentant quelque analogie avec le précédent, a été inséré dans le *Medical Repository*, par le docteur Mitchell.

Obs. 103.—Une jeune dame d'une bonne constitution, très capable et bien élevée, avait une mémoire excellente et très ornée. Tout à coup et sans avertissement, elle fut prise d'un sommeil profond qui se prolongea plusieurs heures au delà du terme ordinaire. A son réveil, on s'aperçut qu'elle avait perdu toutes ses connaissances antérieures. Il fallut les lui inculquer de nouveau. Peu à peu, à l'aide d'une seconde éducation, elle put épeler, lire, écrire, calculer et connaître les personnes et les objets environnants. Quelques mois après, elle eut un nouvel accès de somnolence. Lorsque cette demoiselle en fut sortie, elle se retrouva dans l'état où elle était avant le premier accès, mais ayant complétement oublié ce qui lui était arrivé postérieurement. Peu à peu cette jeune dame s'est familiarisée avec ces changements qu'elle apprécie et différencie, ainsi elle appelle son premier accident *l'ancien état* et son second le *nouvel état*. Elle n'a pas plus conscience de cette double forme que deux personnes différentes ne l'ont chacune de ce qui constitue la nature de l'autre. Par exemple, dans l'ancien état, elle possède toutes ses connaissances primitives; dans son nouvel état, elle n'a que celles qu'elle a acquises depuis son accident; si une dame ou un gentleman est introduit près d'elle lorsqu'elle se trouve dans l'ancien état, et *vice versâ* (de même pour toutes les autres choses), il lui faut pour les bien connaître, qu'elle les voie successivement dans l'une et l'autre de ces formes. Quand l'ancien état existe, son écriture est très belle, tandis qu'avec le nouveau, ses caractères sont défectueux, mal tracés. Pendant plus de quatre ans, elle a passé périodiquement d'une forme à l'autre. Ces phénomènes succèdent toujours à un sommeil long et profond. Maintenant, cette dame et ses parents s'entendent parfaitement; il leur suffit de savoir si elle est dans l'ancien ou dans le nouvel état pour agir en conséquence (1).

(1) Macnish, *The anatomy of sleep*, p. 215.

Il faut rapporter au même ordre de faits l'observation du docteur Dyce d'Aberdeen.

Obs. 104. — La malade était une fille servante sujette à des accès de somnolence, qui se manifestaient tout à coup pendant le jour, et dont on pouvait d'abord la tirer en la secouant ou la conduisant en plein air. Elle commença bientôt à parler beaucoup pendant les accès, regardant comme un rêve les choses qui semblaient passer devant elle, elle n'entendait alors aucune des paroles qui lui étaient adressées. Une fois, elle répéta distinctement le service du baptême de l'église d'Angleterre et termina par une prière improvisée. Dans ses accès postérieurs, elle commença à entendre ce qu'on lui disait, et à répondre avec beaucoup de bon sens, quoiqu'on sentît l'influence de ses hallucinations; elle devint aussi capable de s'acquitter de ses devoirs habituels pendant l'accès; une autre fois elle mit très bien la table, et plusieurs fois elle s'habilla et habilla les enfants, *les yeux fermés*. On constata plus tard cette particularité remarquable que, pendant le paroxysme, elle se rappelait parfaitement ce qui était arrivé dans les premiers accès, quoiqu'elle n'en eût aucun souvenir dans les intervalles lucides. Un jour, pendant son attaque, elle fut conduite à l'église, elle s'y comporta convenablement, prêtant évidemment l'oreille au prédicateur, et une fois elle fut si vivement impressionnée qu'elle versa des larmes. Dans l'espace qui s'écoula entre ce paroxysme et le suivant, elle fit un récit exact du sermon et nota particulièrement l'endroit qui l'avait si fortement émue. Dans une de ses attaques, elle lut distinctement un passage d'un livre qui lui fut présenté, et chanta souvent des morceaux sacrés et profanes. Le docteur affirma qu'elle pouvait le faire pendant la veille. L'affection dura six mois et cessa après un changement particulier dans sa constitution (menstruation) (1).

Plusieurs points de ce remarquable fait sont, suivant Abercrombie, parfaitement mis en lumière par l'observation suivante qui est encore plus extraordinaire et pourrait être rattachée aux histoires de clairvoyance.

(1) Abercrombie, *ouv. cité*, p. 316.

OBS. 105. — Une jeune fille de sept ans, de la plus basse extraction, occupée dans une ferme à conduire un troupeau, avait l'habitude de coucher dans une pièce qui n'était séparée que par une mince cloison de celle habitée par un joueur de violon. Ce dernier, musicien ambulant d'une très grande force, passait souvent une partie de la nuit à jouer des morceaux choisis qui n'étaient pour l'enfant qu'un bruit désagréable. Après une résidence de six mois, cette fille tomba malade et fut conduite chez une dame charitable qui, après sa convalescence, l'employa comme domestique. Il y avait déjà quelques années qu'elle avait été admise chez cette dame, lorsqu'on commença à entendre pendant la nuit une très belle musique qui excita beaucoup d'intérêt et de surprise dans la famille. Ce ne fut qu'au bout d'un certain nombre de veilles qu'on reconnut que le son venait de la chambre de la domestique; on s'y rendit et on la trouva endormie, mais modulant des sons absolument semblables à ceux d'un petit violon. Deux heures s'étant écoulées dans cet exercice, elle commença à s'agiter, préluda par des accords qui semblaient sortir d'un violon, puis elle attaqua des morceaux de musique savants, qu'elle exécuta avec beaucoup de soin et de précision; les sons qu'elle émettait ressemblaient aux plus délicates modulations de cet instrument. Pendant l'exécution de ces morceaux, elle s'arrêta plusieurs fois, comme pour accorder son instrument, et recommença de la manière la plus correcte le morceau au passage précis où elle l'avait laissé. Ces paroxysmes avaient lieu à des intervalles inégaux qui variaient d'une à quatorze et même vingt nuits. Ils étaient généralement suivis de fièvre et de douleurs dans diverses parties de son corps.

Deux ans s'étaient à peine passés que le sens musical nocturne ne se borna plus au violon, il reproduisit les accompagnements du piano que la jeune fille entendait dans la maison; elle se mit alors également à chanter, imitant les voix de plusieurs personnes de la famille. La troisième année, elle commença à parler dans son sommeil, s'imaginant qu'elle donnait des leçons à une compagne plus jeune. Elle discourait souvent avec beaucoup d'abondance et de netteté sur différents sujets, politiques et religieux, sur les nouvelles du jour, les caractères de personnages publics, mais plus particulièrement sur ceux des membres de la famille et de leurs visiteurs. Dans ces discours elle montrait fréquemment le discernement le plus étonnant, uni à l'esprit de sarcasme, et à une puissance mnémonique prodigieuse. La justesse et la vérité de ses remarques sur tous les sujets, excitaient la surprise la plus grande parmi ceux qui connaissaient les moyens limités de ses acquisitions intellectuelles. Plusieurs fois, elle conjugua des verbes latins et répéta correctement des phrases françaises qu'elle avait entendues dans la salle d'étude de la famille.

Pendant ses accès, il était très difficile de l'éveiller, la pupille paraissait insensible à l'action de la lumière ; mais vers seize ans, elle commença à s'occuper des personnes qui étaient dans l'appartement, ce qu'elle n'avait pas fait jusqu'alors, et put dire exactement leur nombre, quoiqu'on eût soin de tenir la pièce dans l'obscurité. Elle devint capable de répondre aux questions qui lui étaient adressées, et de prendre note des remarques faites en sa présence ; elle faisait preuve dans ces circonstances d'une finesse surprenante. Ses observations étaient souvent d'une telle nature et s'accordaient si bien avec les caractères et les événements, que les gens du pays la croyaient douée de pouvoirs surnaturels.

Durant cet état maladif qui se prolongea dix à onze ans, elle se montrait, à son réveil, bornée, maladroite, très lente à recevoir toute espèce d'instruction, quoiqu'on prît beaucoup de soin dans ce but ; son intelligence était évidemment très inférieure à celle des autres domestiques ; elle n'avait plus alors aucune aptitude pour la musique ; elle ne paraissait pas avoir souvenance de ce qui se passait dans son sommeil. Pendant ses entretiens nocturnes, on l'entendit se plaindre plus d'une fois de son infirmité à parler, ajoutant qu'elle était très heureuse de ne pas coucher avec les autres domestiques qui la tourmentaient assez à ce sujet. A l'âge de vingt et un ans, sa conduite peu convenable obligea de la renvoyer ; elle continua encore à parler dans son sommeil, après son expulsion, mais sa conversation perdit peu à peu sa finesse et son brillant, elle ne consista plus que dans les babillages d'un esprit vulgaire, entremêlés souvent de remarques insolentes sur ses maîtres et de moqueries les plus profanes sur la morale et la religion. On croit qu'elle devint ensuite aliénée (1).

Abercrombie rapporte ensuite l'observation d'une domestique qui n'était pas plutôt couchée qu'elle reproduisait, dans un intervalle de deux heures, tous les événements de la journée, avec les pauses, les intonations, les gestes des gens. Elle parlait rarement de ce qu'elle avait lu, mais lorsque cela arrivait, elle le faisait plus correctement que pendant l'état de veille. Fréquemment alors, elle se livrait aux occupations ordinaires de sa cuisine et même du dehors. Cet état, après avoir duré longtemps, fut suivi d'une perte complète de conscience pour les objets extérieurs qui se prolongea trois jours. Elle fut alors renvoyée chez ses parents, où elle se rétablit au bout de quelques semaines.

Von Hoven cite, d'après Treviranus, l'observation d'un jeune étudiant qui, dès qu'il était endormi, continuait un rêve suivi, qu'il reprenait au point où il l'avait laissé la nuit précédente. Il n'avait aucun rapport avec ce qui lui était arrivé pendant la veille : dans ce dernier état, il ne conservait pas le moindre souvenir de son rêve. Cette affection persista environ trois semaines.

Enfin l'auteur auquel nous avons emprunté tant de faits intéressants, dit qu'une jeune femme de naissance commune, âgée de dix-neuf ans, fut atteinte d'aliénation mentale. Avant sa maladie, on lui avait seulement appris à lire et à former quelques lettres ; mais pendant sa folie, elle se perfectionna elle-même dans l'écriture où elle se montra très habile. Elle avait des intervalles lucides qui se prolongeaient fréquemment, trois semaines, quelquefois plus longtemps. Pendant leur durée, elle ne pouvait ni lire ni écrire ; mais, dès que le délire avait recommencé, elle lisait et écrivait parfaitement bien (2).

Dans les diverses observations que nous venons de passer en revue, nous n'avons pas trouvé de preuves décisives du dédoublement de la personnalité. Le dormeur, le sorcier, le fou, comme l'ont fait observer avec raison MM. Lemoine et Lefèvre, sont dupes de leur illusion, mais celle-ci n'est jamais qu'une altéra-

(1) Abercrombie, *Inquiries concerning the intellectual powers and the investigation of truth. Somnambulism*, p. 318 and follow. II th edition. London, 1841.

(2) *Ouv. cité. Somnambulisme*, p. 327.

tion incomplète dé la réalité ; leur erreur n'est pas complète, et le moi véritable subsiste toujours sous la personnalité d'emprunt.

Si le passé de l'extatique était tout entier et réellement aboli par son délire, ne devrait-il pas, avec le souvenir de son état et de ses actes, perdre aussi et la mémoire de la langue qu'il parle et toutes les connaissances et toutes les erreurs qu'il doit à l'éducation, et toutes les habitudes contractées dans ce passé anéanti ? Ne devrait-il pas recommencer entièrement à vivre comme celui qui n'a pas vécu ?... Or, il n'en est pas ainsi. Comme la veille la plus lucide et l'extase la plus anormale sont séparées ou plutôt unies par une suite non interrompue de gradations ou de dégradations insensibles, sans qu'il existe jamais entre ces deux états extrêmes, soit pour l'esprit, soit pour le corps, une contrariété absolue ou même une différence essentielle ; ainsi, de la direction réfléchie de l'esprit qui s'observe à l'abandon déréglé de la pensée, de la veille au sommeil, de la possession du bon sens au délire de l'intelligence, du rêve au somnambulisme, du somnambulisme à l'extase, il y a pour le même homme continuation et identité dé la personne. La conscience de cette identité personnelle, claire et distincte dans la veille réfléchie, s'obscurcit et se voile dans le délire extatique. Il y a décroissance et obscurcissement, mais non abolition ou métamorphose (1).

Si l'identité n'est que plus ou moins voilée, sans cesser d'exister, les faits que nous avons exposés n'en restent pas moins inexplicables. On peut les rapprocher de certains autres plus connus, mais la comparaison cesse bientôt d'être possible, et force nous est de confesser que les lois de la physiologie et de la psychologie, les seules qui puissent en rendre compte d'une manière satisfaisante pour la raison, ne jettent encore qu'une très faible clarté sur ces problèmes ardus.

Dans l'état actuel de nos connaissances, vouloir soumettre l'interprétation de ces faits extraordinaires à des lois rigoureuses, c'est oublier, comme l'a très bien dit M. de Quatrefages pour l'histoire naturelle, qu'il nous reste à découvrir bien des

(1) A. Lemoine, *Du sommeil au point de vue physiologique et psychologique*, p. 359. Paris, 1855.

agents capables d'agir sur le corps et sur l'esprit; le mode
d'action de ceux mêmes que nous connaissons nous échappe le
plus souvent, de telle sorte que pour nous guider dans la
recherche de la vérité, il ne demeure que des faits épars et certaines coïncidences trop frappantes pour être fortuites. Grou-
per ces faits et ces coïncidences, en déduire quelques données
générales, propres à nous guider dans la recherche des faits
particuliers et à faciliter l'appréciation de leurs rapports, c'est
à peu près tout ce que peut faire la science actuelle; mais
jusqu'où est-il possible d'aller dans cette voie?

Résumé. — Le somnambulisme n'est qu'un sommeil plus
intense, dont il diffère par certains phénomènes particuliers.

— Les sens conservent, comme dans les rêves, un mode
d'action, qui, plus marqué dans quelques-uns, peut cependant
être constaté dans tous.

— Les réponses de quelques somnambules à leurs interro-
gateurs, ont leurs analogues dans les rêves.

— Si les somnambules perdent le souvenir au réveil, il en
est plusieurs qui le conservent.

— Le plus ordinairement les somnambules agissent sous
l'influence d'une illumination mentale, d'un véritable état
hallucinatoire qui leur rappelle les impressions reçues; mais
si cette disposition vient à leur manquer, s'ils ne connaissent
pas les lieux, s'ils ont une émotion, ils se trompent et courent
des dangers.

— Les somnambules montrent en général une insensibilité
profonde pour toutes les sensations physiques ou morales qui
ne sont pas en rapport avec leurs idées et leurs sentiments,
ce qu'on observe aussi dans le somnambulisme artificiel.

— Le somnambulisme a lieu presque toujours dans la nuit;
on peut cependant l'observer pendant le jour.

— Les hallucinations du somnambulisme, comme celles du
sommeil, peuvent donner lieu à des actes qui entraînent une
grave responsabilité, et ne permettent pas de douter que
l'homme ne soit plus alors maître de son libre arbitre.

— Il peut arriver que le somnambule se rappelle dans l'accès
suivant ce qui s'est passé dans le premier. On en a vu conti-

nuer ainsi d'un accès à l'autre des conversations dont ils n'avaient aucun souvenir pendant la veille.

— Les visions des somnambules sont les reflets de la personnalité même de l'individu.

— Les faits, improprement nommés *double conscience*, sans détruire l'identité personnelle, n'en sont pas moins intéressants à connaître par les changements qu'ils font subir au caractère, aux penchants, etc.

— L'interprétation des faits extraordinaires de somnambulisme, de double vue, de clairvoyance, par les lois rigoureuses de l'observation est souvent impossible, parce qu'il n'y a que des observations isolées, et pas de doctrine.

3° *Des Hallucinations dans le magnétisme et le somnambulisme artificiel.*

On s'est étonné qu'un médecin observateur ait osé, dans un ouvrage scientifique, parler du magnétisme et du somnambulisme. Il me semble, au contraire, que c'est au médecin qu'appartient l'examen de ces faits. Devais-je reculer s'il y avait du vrai dans ces phénomènes nerveux, parce que l'exagération, la mauvaise foi, le ridicule, la crédulité, le fanatisme, les avaient dénaturés?

On ne peut se dissimuler que ce ne soit un état fort singulier que celui qu'on obtient en faisant cesser l'action des sens et de la volonté chez l'homme, en l'isolant complétement du monde extérieur, et en le concentrant en lui-même, tandis qu'il reste soumis à l'influence de l'expérimentateur. Mais si des faits constatés par d'honorables médecins, si les expériences dues à l'hypnotisme mettent hors de doute l'existence du magnétisme et du somnambulisme, il faut aussi reconnaître qu'un nombre considérable de personnes sont réfractaires à l'expérimentation qui n'a d'ailleurs rien de régulier, réussissant un jour, manquant le lendemain. Nous devons, en outre, déclarer que nous n'avons jamais été témoin de la lucidité parfaite, de la transposition des sens, de la vision à travers les corps opaques et à distance, malgré notre bonne volonté à assister aux séances où nous avons été invité.

Ces réserves faites, nous n'hésitons pas à dire qu'il y a dans l'organisme un agent d'une force inconnue, à l'aide duquel on arrive à des résultats remarquables, c'est l'influence ou plutôt la puissance de la volonté de l'homme sur l'homme, de sa force nerveuse. Elle ne s'exerce pas seulement par la parole, le geste, le regard, mais encore par le toucher. Une pression, un contact des mains, produisent souvent dans les maladies nerveuses une amélioration marquée, un changement instantané. Il est évident que ce genre de remède est en rapport avec le mode de sensibilité du médecin, l'impressionnabilité ou plutôt le mode de réceptivité du client. Il n'y a pas ici de préceptes à formuler, tout dépend de l'idiosyncrasie, et un homme très savant qui ne saura ou ne pourra s'imposer, échouera complétement dans ce genre d'expérimentation, et probablement même ne le comprendra pas. L'imagination, sans doute, a une grande part dans ces effets; je ne crains pas d'affirmer qu'elle est loin de les expliquer tous.

Cette influence toute-puissante de l'homme sur l'homme a été reconnue par des savants illustres. D'après M. de Humboldt, le fluide nerveux peut étendre autour de l'homme son activité à la manière des corps électrisés. Cuvier admettait une communication certaine entre le système nerveux de deux individus. En cherchant la cause imaginaire du magnétisme animal, dit Arago, on a constaté le pouvoir réel que l'homme peut exercer sur l'homme, sans l'intermédiaire immédiat et démontré d'aucun agent physique. On a établi, continue-t-il, que les gestes et les signes les plus simples produisent quelquefois de très puissants effets; que l'action de l'homme sur l'imagination peut être réduite en art, du moins à l'égard des personnes ayant la foi (1).

Ces préliminaires posés, nous allons passer en revue quelques-unes des observations que nous avons recueillies.

Obs. 106. — Mademoiselle Caroline a dix-sept ans, elle est d'un tempérament lymphatique sanguin avec prédominance du système nerveux. Son intelligence est développée et cultivée; elle a de la finesse et une instruction variée; sa tante a

(1) *Annuaire du bureau des longitudes (Biographie de Bailly par Arago,* Paris, 1853).

eu pendant vingt-cinq ans des accidents nerveux présentant de l'analogie avec ceux de cette jeune demoiselle ; sa sœur a été atteinte du même mal pendant deux ans ; elle a une cousine qui offre des phénomènes semblables. Cette demoiselle ne connaît pas de cause à laquelle elle puisse rattacher les souffrances qu'elle éprouve. Il y a trois ans elle fut prise d'une douleur dans le trajet du muscle sterno-cléido-mastoïdien gauche, cette douleur d'un caractère intermittent s'est reproduite trois fois aux mêmes époques. A la souffrance de la région mastoïdienne a succédé une toux convulsive qui, après avoir persisté quelque temps, a été remplacée par une aphonie subite. C'est à la suite de ce dernier accident que se sont montrées les crises dont elle souffre maintenant. Elle en a eu vingt-sept qui ont été suivies d'une amélioration marquée. Au mois de mai de cette année, elles sont revenues et ne l'ont plus quittée. Ces crises, au dire des parents et de la malade, sont de deux espèces par rapport à l'intensité. Cette malade a offert une particularité que nous avons constatée plusieurs fois chez les femmes hystériques à phénomènes extatiques, cataleptiques, etc., je veux parler de l'abstinence plus ou moins prolongée. A diverses reprises, elle a refusé les aliments, et quelque temps avant son entrée, elle a été trois semaines sans manger, prenant à peine quelques cuillerées de potage, et dans les dix derniers jours se contentant de cuillerées d'eau. Malgré la prolongation de ce jeûne, sa figure et sa constitution ne nous ont pas paru sensiblement altérées.

Dès son entrée dans la maison, mademoiselle C... a présenté les symptômes suivants : à six heures et demie du matin, elle a cessé de parler, s'est couchée sur le côté gauche, en raison de la douleur du cou, en poussant un petit gémissement qui consistait en *hou hou* répétés. Dans cet état, elle était pelotonnée sur elle-même ; ses yeux fixes ou renversés en haut n'étaient impressionnés par l'approche rapide d'aucun corps ; la pupille, de grandeur naturelle, ne se dilatait ni se contractait. Par moments, la malade avait des mouvements convulsifs et bondissait sur son lit. Elle ne répondait pas quand on lui adressait la parole, et ne faisait aucun mouvement lorsqu'on entrait dans sa chambre et qu'elle n'était pas agitée ; mais,

quelque légèrement qu'on la touchât, à l'instant même elle
sautait comme si elle avait reçu une décharge électrique
et jetait des cris rauques, inarticulés. Si l'on continuait à la
toucher, elle était prise de convulsions violentes, pendant lesquelles elle exécutait les mouvements les plus rapides et les
plus variés. Quand elle sortait de cet état, ce qui arrivait brusquement, elle souriait, prenait son ouvrage, un livre, faisait
son repas, ne se plaignait d'aucune douleur et ne se rappelait
rien de ce qui lui était arrivé. Cette crise qu'on aurait pu appeler le petit mal, se prolongeait environ trois à quatre heures
avec des alternatives de rechute et de retour à l'état normal.
Dans l'intervalle de ces crises, elle restait souvent immobile, les
yeux fixes, tournés vers le ciel, le sourire sur les lèvres, mur-
murant des mots inintelligibles ou paraissant plongée dans une
sorte de béatitude.

Les crises de l'après-midi, qui commençaient en général
vers deux ou trois heures et duraient jusqu'à cinq ou six
heures, quelquefois plus, quelquefois moins, étaient beaucoup
plus intenses et avaient une grande analogie avec celle des
convulsionnaires de Saint-Médard. Après plusieurs bonds très
élevés sur son lit, elle jetait ses jambes en avant sur le bord du
lit, comme si elle eût voulu tâter le terrain, et se précipitait
avec la vivacité du singe sur le tapis de son appartement; là,
comme ces joujoux à ressort que la plus légère pression fait
sauter dans tous les sens, elle exécutait des bonds prodigieux
sur les coudes, sur les genoux, en haut, en arrière, en avant,
si prestes, si brusques, qu'on aurait pu être blessé si l'on s'était
trouvé en contact avec elle. Dans une de ces évolutions, elle
se frappa avec une telle violence contre une barre de bois,
qu'elle en fut contusionnée; en reprenant sa connaissance, elle
n'avait aucun souvenir de l'accident, et se plaignait à peine
de la contusion. Pendant ces agitations convulsives multipliées, elle ne se découvrait jamais, quoiqu'elle n'eût pour
tout vêtement qu'une chemise de toile longue, dont même elle
déchirait souvent les extrémités. Si pendant ces accès, la porte
de sa chambre venait à s'ouvrir, elle cherchait à s'enfuir, en
rampant comme une couleuvre. Lorsque ces bonds avaient persisté quelque temps, elle s'accroupissait à la manière des tail-

leurs, en renversant avec force la tête en arrière pour respirer plus largement. L'inspiration était longue, sifflante et répétée. Par moments, elle s'écriait : *Que je souffre;* tantôt elle pleurait, tantôt elle poussait des cris, des gémissements, de véritables hurlements. Quand les mouvements convulsifs s'arrêtaient, elle se parlait à elle-même; le plus ordinairement, elle commençait ses discours par des mots grossiers, puis elle se répandait en injures contre les médecins qui l'avaient soignée, leur attribuant tous ses maux, et elle terminait ses imprécations par les mêmes paroles grossières. Parfois ses monologues roulaient sur sa famille, ses souvenirs d'enfance, ou bien elle se moquait de tout, ne semblait croire à rien.

Les crises avaient lieu soit en présence de sa domestique ou d'autres personnes de la maison, soit pendant qu'elle était seule, ce qui avait souvent lieu d'après nos ordres; maintes fois, nous l'avons alors observée à travers une ouverture de sa porte, c'était la même répétition de mouvements convulsifs, de poses extatiques : des mesures de précaution et une surveillance continuelle ont empêché les accidents. Les crises étaient plus ou moins répétées. Un jour, nous en avons compté treize; le plus souvent, la connaissance revenait aussitôt l'accès terminé. La jeune malade n'accusait ni douleur, ni fatigue; sa figure, très changée dans l'accès, reprenait instantanément son air doux et souriant, et fréquemment elle continuait la conversation au point où elle l'avait laissée. Plus les crises étaient fortes, plus l'appétit était vif; la menstruation se faisait bien.

L'intérêt qui s'attachait à l'observation de cette malade m'engagea à en faire part au comité de l'*Union médicale*, et plusieurs de ses membres, MM. Sandras, Cerise, Foissac, Fauconneau Dufresne, voulurent bien se rendre à mon invitation.

Lorsque notre regrettable confrère, Sandras, vint voir mademoiselle C... qui ne fut prévenue de la visite de ces messieurs qu'au moment même, elle était dans son état naturel; elle lui donna des renseignements fort étendus sur ses antécédents; en parlant, elle continuait son travail à l'aiguille; tout à coup sa tête s'inclina sur sa poitrine; elle resta quelques secondes dans cette position, puis elle se releva brusquement, se renversa en arrière, en ouvrant grandement la bouche.

Elle était alors évidemment dans un état extatique; n'entendait rien, ne voyait rien, ce dont M. Sandras s'assura avec sa prudence bien connue, à l'aide d'aiguilles, de plumes, d'ammoniaque, etc., mais sans la toucher avec la main. Deux minutes après, mademoiselle C... revint à elle très rapidement et recommença à parler comme si elle eût été complétement étrangère à ce qui venait de se passer. Ces crises extatiques se renouvelèrent un grand nombre de fois. Sandras lui ayant fait, dans des moments de calme, quelques questions sur ses facultés, elle répondit que sa mémoire n'avait souffert aucune atteinte et que son esprit était aussi développé qu'avant sa maladie. Cette jeune demoiselle élevée par des parents respectables qu'affligent les souffrances de leur fille, est d'un caractère modeste; il suffit de la voir pour être persuadé qu'elle ne cherche pas à se rendre intéressante. Son état la tourmente et elle nous demandait si elle serait bientôt guérie, et quand, surtout, elle pourrait marcher, car à son entrée dans la maison, il y avait plus de cinq mois que la station debout était impossible, obligée qu'elle était de rester couchée ou de bondir sur son tapis.

Nous avons dit que la sensibilité cutanée s'exagérait au contact de la main. Sandras désirant s'en assurer, la toucha au front, au cou; presque aussitôt les convulsions commencèrent, accompagnées des gémissements et des mots grossiers habituels. La simple interposition de l'extrémité du doigt produisait le même résultat, dans quelque lieu qu'il fût appliqué. L'expérience fut poussée beaucoup plus loin; pendant que je causais avec la malade, Sandras approcha à diverses reprises le bout du doigt de la partie postérieure du cou, à une distance de cinq à six pouces; chaque fois il y eut des soubresauts et des bonds convulsifs, lors même que la malade était tranquille. Cette jeune demoiselle nous déclara qu'en ce moment elle croyait sentir une commotion électrique; elle était avertie de l'approche de ses crises par une sensation indéfinissable qui n'était ni une douleur ni un malaise; elle pouvait même annoncer quand elles commenceraient; mais le mal terminé, elle ne conservait aucun souvenir de ce qui s'était passé pendant sa durée. Sandras fut d'opinion qu'il y avait là un élément morbide qui devait être rapporté à cet état hystérique protéiforme d'où surgissent les phénomènes extatiques, cataleptiques, somnambuliques.

A la visite de M. Cerise, mademoiselle C... se trouvait également dans son état normal. Bientôt après, elle eut ses petites extases; M. Cerise ayant profité de cette disposition pour faire des passes magnétiques, il se produisit sur-le-champ des secousses électriques et une insensibilité complète pour le monde extérieur. Les crises, sous cette influence, devinrent très violentes, la malade bondit de son lit sur le tapis, se roula en tous sens et se souleva en l'air plusieurs fois, en faisant entendre un sifflement prolongé; tour à tour elle éclatait en sanglots ou pouffait de rire. Ces symptômes étaient remplacés par la toux convulsive fatigante des hystériques. Après avoir duré une demi-heure, ces accidents cessèrent, et mademoiselle C... tomba dans une extase qui était une imitation remarquable de la figure séraphique de sainte Thérèse. M. Cerise et moi nous nous regardâmes au même moment, notre pensée avait été la même : quelle impression cette forme plastique ne devait-elle pas produire sur la multitude qui entourait le tombeau du diacre Pâris! Pendant qu'elle était dans cette immobilité, M. Cerise recommença les passes magnétiques, les convulsions se réveillèrent avec la même énergie; voulant donner plus de force à cette expérience, il attendit que les spasmes fussent calmés, et, se plaçant derrière la malade dans un lieu peu éclairé et sans glace, il imposa de nouveau les mains, à l'improviste, sans bruit, répéta plusieurs fois cette manœuvre à des intervalles inégaux. Quelquefois il se bornait à étendre les doigts; chaque expérience était invariablement suivie de mouvements convulsifs, de soubresauts, de bonds. Abandonnant l'imposition des mains, notre confrère regarda la malade mentalement, dans la même position en arrière, les secousses recommencèrent à trois reprises différentes, à l'instant même où sa volonté commandait à celle de la malade. Ce ne fut qu'après l'accomplissement de ces faits que M. Cerise m'en fit part. Tout s'était passé dans le plus grand silence. Pendant que mademoiselle C... était dans cet état d'insensibilité apparent, nous lui adressâmes plusieurs fois la parole;

elle ne répondit pas : ce fait avait été constaté dans toutes les autres expériences.

Vers la fin de cet examen, au milieu du plus grand silence, elle prononça un *non* dont l'intonation et l'expression indiquaient de la manière la plus certaine une réponse à quelque chose qui se passait dans le cerveau, selon toutes les probabilités, un de ces rêves profonds dont l'homme paraît saisir parfois des parties pleines d'intérêt, mais qui ne laissent aucun souvenir au réveil. Bientôt mademoiselle C... parla plus distinctement des princes de la science, de l'inutilité d'une consultation qu'on voulait faire ; elle annonça que sa maladie cesserait d'elle-même.

M. Cerise, à l'aide des passes et même par la seule action mentale, avait déterminé chez cette jeune personne des phénomènes extatiques, des convulsions ; il voulut se servir de ce moyen pour la faire parler, lui donner des ordres ; mais elle se montra rebelle à sa volonté, et il fut impossible d'en rien tirer. Il importe toutefois de faire remarquer qu'il n'y a eu qu'une séance. Nous quittâmes la chambre, mademoiselle C... recouvra sa connaissance ; notre retour la rendit de nouveau immobile. Nous prîmes congé d'elle, elle se mit presque immédiatement au travail. La fatigue de ces deux séances, un sentiment de discrétion, empêchèrent MM. Foissac et Fauconneau-Dufresne, qui arrivèrent après le départ de leurs confrères, d'examiner de nouveau cette intéressante malade.

Cette jeune demoiselle nous a quitté au bout d'un mois, sans qu'une amélioration se fût manifestée dans sa position ; elle était toujours, ou couchée, ou sur son tapis et ne pouvait marcher ; elle est allée à la campagne avec sa famille.

— L'observation suivante, qui a été suivie par nous pendant plusieurs années, rentre également dans la catégorie des faits que nous étudions.

Obs. 107. — Mademoiselle Marie, âgée de vingt-huit ans, lymphatico-nerveuse , très romanesque, fut placée, il y a quelques années, dans mon établissement par un médecin de mes amis qui s'était intéressé à sa position malheureuse. Lorsqu'il me l'amena, il y avait un grand état d'amaigrissement et de faiblesse, dû sans doute à l'abstinence ou plutôt à l'impossibilité de manger qui existait depuis plus d'un mois ; à peine pouvait-elle avaler quelques cuillerées de bouillon et un peu d'eau pure ou sucrée. Cette impossibilité de prendre des aliments se prolongea dans l'établissement près d'une quinzaine.

Nous ne dirons rien de la variété d'états nerveux par lesquels la malade avait passé avant son entrée, pour nous borner aux phénomènes qu'elle a présentés pendant les quelques années qu'elle est restée dans la maison. Cette dame était sujette à des espèces de crises épileptiformes dans lesquelles elle perdait connaissance, tombait, mais rarement ; ses paupières, ses lèvres étaient agitées de mouvements convulsifs très rapides, que les personnes de la maison avaient appelés des *dig-dig*. Les yeux se tournaient en haut et devenaient fixes ; la langue était de temps à autre mordue et il y avait salivation ; le corps participait à cette vive agitation, mais on n'observait ni gonflement, ni coloration bleuâtre, ni contraction des extrémités. La peau était insensible, la respiration normale, le pouls tantôt petit, tantôt fréquent. La malade restait le plus ordinairement dans la position où elle se trouvait. Quand l'accès la prenait en route, elle continuait sa marche droit devant elle, le regard fixe, et se serait heurtée contre les obstacles, mais elle se laissait conduire, et n'était d'ailleurs jamais seule.

Pendant les accès, dont la durée variait de deux à dix minutes, un peu plus, un peu moins, et pouvait se prolonger quelquefois une heure, elle se parlait à elle-même et répétait d'un ton enfantin, mais avec des expressions plus colorées, plus animées que celles dont elle se servait dans la conversation ordinaire, tout ce qu'elle avait entendu, ce qu'elle savait, ce qu'elle avait remarqué, et ces révélations soudaines auraient fait plus d'une blessure, si elles n'avaient pas eu lieu dans un cercle d'amis. Lorsqu'on lui adressait la parole, elle ne répondait pas ; si l'on insistait et si on lui tenait des propos en rapport avec ses habitudes et les idées du moment, elle entrait en communication avec ses interlocuteurs en mettant tous les mots au féminin, à la troisième personne, ses paroles avaient alors souvent une désinvolture qui n'était ni dans son tempérament, ni du moins dans ses mœurs. C'était la reproduction d'un fait hystérique que nous avons noté chez les religieuses et les jeunes personnes aliénées, dont les antécédents étaient sans reproche. Lorsqu'elle se trouvait dans cette période, sa figure avait toute l'expression des extatiques.

Ces communications qui s'établissent entre les spectateurs et les hystériques extatiques ont été notées à diverses reprises; nous avons mentionné précédemment l'observation du docteur Busquet.

Notre jeune malade a décrit à diverses reprises ce que faisaient les habitants de la maison à des distances très grandes dans Paris. Un jour, entre autres, elle s'écria : Voici M. Charles... qui entre dans un café, il parle avec une personne, et s'asseoit pour prendre un rafraîchissement. Ces faits furent vérifiés. Ce phénomène, qui n'est jamais sorti du cercle des choses ordinaires et qu'on pouvait expliquer par des réminiscences, s'est produit dans les grandes exaltations et n'a eu lieu qu'un très petit nombre de fois. Quand la crise était pour finir, elle poussait un petit cri aigu, semblait s'éveiller d'un songe, et éprouvait une sensation comme si elle venait de tomber dans un précipice.

Revenue à elle-même, elle oubliait ce qui s'était passé, ainsi que les plaisanteries de ses compagnes; souvent elle reprenait la conversation au point où elle l'avait laissée. Dans ces crises, nous l'avons entendue plusieurs fois continuer le monologue de la crise précédente. Cette dame ne paraissait conserver aucune impression pénible de son état, surtout quand les crises étaient courtes et peu rapprochées.

Plusieurs fois, elle a eu des hallucinations de figures étranges; elle conversait avec ces personnages invisibles, comme s'ils eussent été réellement présents, leur manifestait ses inquiétudes, ses terreurs, ses préoccupations : cet état qui date de plusieurs années et remonte même jusqu'à sa première jeunesse, n'a produit aucun trouble des facultés intellectuelles, qui sont, au contraire, très remarquablement développées.

L'état de susceptibilité nerveuse de cette jeune dame paraissant favorable aux expériences magnétiques, elle fut soumise aux passes usitées en pareille occasion. L'immobilité, l'insensibilité, furent facilement obtenues, mais presque aussitôt des crises se déclarèrent et leurs suites furent très pénibles. On pouvait provoquer la conversation, causer avec la malade ; ses réponses, ses discours, ne différaient pas de ce qui avait lieu dans les crises ordinaires ; mais, comme il y avait aggravation des symptômes, on renonça au magnétisme qui n'avait d'ailleurs jeté aucune lumière sur la maladie et fait connaître aucun traitement rationnel. Au reste, il suffisait de regarder cette dame avec une certaine fixité pour qu'elle éprouvât des accès (fait analogue à ce qui a été observé dans l'hypnotisme). Au bout de quelques années, un mieux sensible s'est manifesté dans son état, elle a pu rentrer dans le monde, quoiqu'elle retombe de temps à autre sous l'empire de son mal.

Les entretiens qui avaient lieu pendant la crise extatique amenaient des remarques piquantes sur le caractère, les actes, la vie des personnes présentes ou absentes, mettaient en relief leurs travers, leurs défauts, certaines particularités intimes ; mais, lorsque la malignité voulait aller plus loin, la malade se débattait, disait que c'était mal, qu'elle ne le ferait pas, et jamais on n'a pu obtenir le récit de ces événements plus ou moins compromettants qui arrivent si souvent dans la société.

Quelques magnétisés n'ont pas ce pouvoir, et l'indiscrétion en pareil cas peut alors être dangereuse. Nous tenons du professeur Blandin le récit d'une séance où il avait été sur le point de jouer un rôle désagréable. Se trouvant dans une réunion de ses clientes, l'une d'elles le pria d'endormir une de ses amies, très propre aux expériences du magnétisme. Après une insistance assez longue, il se prêta à ce qu'on lui demandait, persuadé qu'il n'obtiendrait aucun résultat ; sa tentative eut un plein succès ; la jeune dame tomba très rapidement dans le sommeil magnétique. Les premières demandes que lui adressa Blandin obtinrent de promptes réponses. La curiosité s'animant, les questions devinrent plus délicates, et à diverses reprises les spectateurs de cette scène cachèrent leur surprise sous un sourire. Enfin, un argument personnel fut mis en avant ; après une certaine hésitation, beaucoup de rougeur et d'embarras, la jeune dame dit : Mon Dieu! j'ai aimé M. Le médecin ne lui permit pas d'achever, et il la réveilla au moment où arrivait un proche parent, qui demanda si l'expérience avait réussi. J'ai été tellement ému, nous dit notre confrère, que j'ai bien juré de ne plus me prêter à une manœuvre que j'avais regardée comme un badinage.

Nous ne dirons rien des nombreuses séances de magnétisme et de somnambulisme auxquelles nous avons assisté, parce que ces scènes, quoique présentant des phénomènes insolites, étaient toujours à peu près semblables et n'avaient pas constamment les caractères propres à porter la conviction dans notre esprit. Au reste, même dans ces conditions, la lecture instantanée, sans hésitation, les yeux couverts d'un bandeau, la transposition des sens, la vue à distance, etc., ne sont jamais sorties triomphantes devant nous de leurs épreuves.

Les diverses observations dont nous venons de donner communication nous paraissent de nature à faire accueillir favorablement l'opinion que les faits d'insensibilité, de sommeil magnétique, de communication mentale, lorsqu'ils sont authentiques, rentrent dans le domaine de cette force nerveuse provoquée ou spontanément développée, dont les observateurs consciencieux ont constaté les effets.

Comment, d'ailleurs, vouloir limiter dans le cercle actuel de la physiologie cette force inconnue, lorsque la science physiologique elle-même est encore entourée de si grandes obscurités?

Il y a toutefois une remarque capitale à présenter sur les faits de magnétisme et de somnambulisme vus par nous. Ils n'ont eu rien de régulier, pouvaient manquer tout à coup chez les individus qui les avaient offerts, ne s'observaient qu'à des intervalles inégaux, et le plus ordinairement chez un petit nombre de personnes délicates, nerveuses, très impressionnables, souvent maladives; c'est, du moins, ce que nous avons noté dans les cas soumis à notre examen. Aussi croyons-nous être dans le vrai, en disant : il y a des faits curieux sur ces deux états nerveux; il n'y a pas de doctrine et il faut continuer à recueillir des observations prises avec soin pour fixer dans un avenir plus ou moins éloigné la place que cette étude doit occuper parmi les connaissances humaines.

Ne voulant pas circonscrire l'examen de cette question à nos propres recherches, nous rapporterons deux observations recueillies par M. Chardel, conseiller à la cour de cassation, qui les tenait des témoins oculaires, personnages graves et sérieux.

Obs. 108. — Un magistrat, conseiller à une cour royale, m'a raconté l'anecdote suivante : Son épouse avait une femme de chambre d'une santé fort languissante. Elle la magnétisa et la fit entrer en somnambulisme. Le traitement se faisait secrètement, car ses intentions charitables ne l'eussent pas mise à l'abri des plaisanteries. Cette dame se faisait aider par son mari. Un jour où la séance magnétique avait été accompagnée de fortes douleurs, la somnambule demanda du vin vieux : le mari prit un flambleau et sortit pour en aller chercher. Il descendit le premier étage sans accident; mais la cave était située assez profondément au-dessous du sol; les marches étaient humides; il glissa à moitié de l'escalier, et tomba en arrière sans se blesser et même sans éteindre la lumière qu'il tenait à la main. Cela ne l'empêcha pas ensuite de continuer sa route et de remonter avec le vin demandé. Il trouva sa femme instruite de sa chute et de tous les détails de son voyage souterrain : la somnambule les lui avait racontés à mesure qu'ils étaient arrivés (1).

Obs. 109. — J'ai connu, dit encore M. Chardel, l'épouse d'un colonel de cavalerie, que son mari magnétisait, et qui devint somnambule; dans le cours du traitement, une indisposition le contraignit à se faire aider par un officier de son régiment. Cela ne dura que huit à dix jours. Quelque temps après, dans une séance magnétique, le mari, ayant mis sa femme en somnambulisme, l'engagea à s'occuper de cet officier : « Ah ! le malheureux ! s'écria-t-elle, je le vois; il est à ***; il veut se tuer; il prend un pistolet; courez vite... » Le lieu indiqué était à une lieue; on monta sur-le-champ à cheval; quand on arriva, le suicide était consommé. Tout le monde a lu l'observation de madame Plantain opérée par M. B. Cloquet (2).

(1) Chardel, *Psychologie physiologique*, p. 290 et 292. Paris, 1844.

(2) On pourra consulter sur cet intéressant sujet la longue discussion qui a eu

Nous nous sommes borné à ces faits ; ils suffisent pour établir que les personnes, les objets qui sont en rapport avec le magnétisé, peuvent se montrer à lui sous leurs véritables formes ; il se produit alors un phénomène semblable à celui que nous avons observé dans la rêverie, les rêves, l'extase, les faits de prévision, de pressentiment, en un mot, dans tous les cas d'hallucination compatible avec la raison. Il y a sans doute d'autres particularités qui paraissent sortir des bornes du naturel ; tout en nous tenant ici dans la plus grande réserve, et en admettant ce que beaucoup de nos confrères ont écrit sur le pouvoir de l'imagination, Demangeon entre autres (1), nous n'hésitons pas à dire qu'il y a autre chose encore, et qu'il est impossible que l'esprit n'exerce pas une influence considérable sur le corps, par la raison fort simple que celui-ci peut également développer des propriétés extraordinaires. Huygens parle d'un prisonnier détenu à Anvers qui lisait des caractères à des distances où ils n'étaient visibles pour personne. Dans une des séances de l'Académie des sciences, un membre de l'Académie des inscriptions et belles-lettres, M. Vincent, a communiqué une note pleine d'intérêt sur le fils du docteur Paladilhe (de Montpellier), jeune enfant de sept ans, chez lequel le développement du sens musical est arrivé à des effets si prodigieux, que non-seulement on peut le considérer comme un sonomètre vivant, mais qu'il possède en outre la singulière et rare faculté de distinguer le caractère mélodique du discours parlé : 1° suivant la nature plus ou moins musicale de la voix des individus ; 2° suivant la nature plus ou moins passionnée, plus ou moins incisive du discours lui-même (2). Cette année on a exécuté à l'Opéra la cantate du Conservatoire pour le grand prix de Rome remporté par M. Paladilhe et dont la musique a été composée par lui.

On peut donc établir que les faits de clairvoyance, de seconde

lieu à la Société médico-psychologique sur *les névroses extraordinaires dans les* années 1857 et 1858 et qui a été publié en entier dans les *Annales médico-psychologiques*, 3e série, t. III et IV.

(1) J. B. Demangeon, *De l'imagination*, 2e édit., p. 39, chap. 2, 1 vol. in-8°. Paris, 1829.

(2) *Débats*, 10 août 1851.

vue, d'insensibilité et de sommeil magnétiques, de communication somnambulique, lorsqu'ils sont authentiques, rentrent dans le domaine de cette force nerveuse dont tous les bons observateurs ont constaté les effets. Nous avons une ferme confiance dans la puissance réelle de la volonté de l'homme sur l'homme et dans l'influence qu'exercent les hallucinations; mais nous croyons aussi qu'il est contraire aux lois de la physiologie de supposer que, pendant la vie, le phénomène de la clairvoyance soit répandu sur la surface du corps et qu'il ait surtout son siége à l'épigastre, au bout des doigts, etc. — Les sens ont des fonctions distinctes qui leur ont été attribuées par Dieu depuis la création de l'homme ; ils ne peuvent pas plus se remplacer les uns les autres, qu'être supplés par des parties qui n'ont pas avec eux les moindres rapports de forme, de structure, de fonctions, tandis qu'on comprend que, dans des circonstances particulières, ils acquièrent des qualités qui frappent d'étonnement. — Les phénomènes que nous venons d'énumérer se rattachent aussi à l'extase et dépendent le plus ordinairement d'une illumination mentale ou plutôt d'un état hallucinatoire qui éclaire les sensations restées dans l'obscurité, et leur donne une vivacité plus grande. Il se passe ici ce qu'on observe dans le somnambulisme naturel, où la représentation mentale arrivant aussi à son plus haut degré, l'individu voit distinctement dans son cerveau les escaliers, les appartements, les lieux qu'il parcourt ; il lit le caractère des livres qu'il a devant lui, de la lettre qu'il écrit. C'est un miroir interne où viennent se réfléchir toutes ses impressions, et qui lui sert de guide pour le conduire ; mais, dans ce cas, l'action a lieu sur des réminiscences, des souvenirs, car l'individu vient-il à s'engager dans un endroit qui ne lui est pas connu, ou la lumière mentale s'obscurcit-elle, il chancelle, trébuche et peut même se blesser.

Le magnétisme animal est connu depuis longtemps ; il est pratiqué dans les Amériques du Nord et du Sud par les indigènes ; ses traces se retrouvent chez les anciens. Dès le XVIIIe siècle, Van Helmont, Maxwel en montrent, dans leurs écrits, les principes les plus importants.

La forme moderne a été révélée par l'illuminisme, car

Swedenborg a dit, en 1763 : « L'homme peut être élevé à la lumière céleste, même en ce monde, si les sens corporels se trouvent ensevelis dans un sommeil léthargique (1). »

Nous croyons qu'on lira avec intérêt sur ce sujet les différents travaux qui ont été publiés sur l'hypnotisme en 1860 par M. Azam et d'autres, surtout pour ce qui concerne les questions psychologiques.

Les faits intéressants rapportés par MM. Demarquay et Giraud-Teulon ont établi que les personnes hypnotisées, lorsqu'on les interrogeait, entraient dans de grands détails sur leurs sensations morales ou physiques de bonheur, et que quelques-unes pouvaient aussi livrer les secrets de leur cœur (2).

Nous ne ferons plus qu'une remarque ; c'est à tort qu'on a prétendu que nous expliquions le somnambulisme artificiel par l'hallucination ; autre chose est de dire qu'il se produit dans le sommeil magnétique des hallucinations, ou d'affirmer que le somnambulisme n'est qu'une hallucination. Il ne faut pas d'ailleurs perdre de vue que l'hallucination peut être physiologique et se manifester dans la rêverie, les songes et autres dispositions de l'âme qu'on n'a jamais sérieusement rangés dans la folie.

Résumé. — L'influence de la force nerveuse de l'homme sur l'homme explique les phénomènes réels du magnétisme et du somnambulisme.

— Le simple regard produit les mêmes effets chez quelques individus.

— L'imagination doit aussi être prise en considération, mais elle ne rend pas compte de tous les résultats.

— Les exemples de communication entre les rêveurs, les extatiques, les somnambules naturels, les magnétisés et les personnes présentes ont été souvent constatés.

— Plus fréquemment cependant les communications s'établissent entre les magnétiseurs et les magnétisés.

— Les somnambules artificiels paraissent quelquefois voir

(1) Ferdinand Denis, *ouvr. cité*, p. 191.
(2) *Recherches sur l'hypnotisme*, 1860.

à distance ce qui se passe au dehors; les réminiscences ont une part importante dans les faits de ce genre.

— Les questions adressées aux somnambules peuvent avoir des conséquences graves.

— Les exemples de magnétisme et de somnambulisme dont nous avons été témoin, sont variables, peuvent manquer et s'observent le plus souvent chez des personnes nerveuses, impressionnables, délicates. Ce sont des faits épars qui ne se lient à aucune doctrine.

— Les observations de propriétés extraordinaires qui se développent dans l'ordre physique, font très bien comprendre que les mêmes phénomènes peuvent être accomplis par l'ordre moral.

— On peut établir que les faits de clairvoyance, d'insensibilité et de sommeil magnétiques, de communication somnambulique, dépendent de la force nerveuse et ont de nombreux points de contact avec les hallucinations.

— Cette force nerveuse produit dans le cerveau une illumination mentale, un véritable état hallucinatoire qui, comme dans les rêves et le somnambulisme naturel, projette une vive lumière sur les impressions obscurcies, éteintes et les ravive. Les réminiscences jouent encore dans ce cas un rôle considérable.

— L'hypnotisme a de nombreux rapports avec le magnétisme; il détermine des sensations morales ou physiques de bonheur, mais il peut, comme le somnambulisme artificiel, conduire à des révélations indiscrètes et fâcheuses.

4° Des hallucinations dans la prévision.

Le plan de ce livre nous obligeant à n'examiner le magnétisme et le somnambulisme que dans leurs rapports avec l'hallucination, nous présenterons quelques réflexions sur la prévision qui se rattache à ces deux états, par le lien commun de l'extase.

La prévision, objet d'attaques et de défenses passionnées, a été observée dans des circonstances si curieuses et appuyées sur des témoignages si respectables, que l'impartialité fait un devoir d'en rapporter quelques-unes avant d'adopter une opinion quelconque.

Un des faits de prévision les plus authentiques est celui raconté par Josèphe.

OBS. 110.—Quatre ans avant le commencement de la guerre, lorsque Jérusalem était encore dans une profonde paix et dans l'abondance, Jésus, fils d'Ananus, qui n'était qu'un simple paysan, étant venu à la fête des Tabernacles qui se célèbre tous les ans dans le temple en l'honneur de Dieu, cria : « *Voix du côté de l'Orient, voix du côté de l'Occident, voix du côté des quatre vents, voix contre Jérusalem et contre le temple, voix contre les nouveaux mariés et les nouvelles mariées, voix contre tout le peuple.* » Et il ne cessait point jour et nuit de courir par toute la ville en répétant la même chose. Quelques personnes de qualité ne pouvant souffrir des paroles d'un si mauvais présage, le firent prendre et battre de verges, sans qu'il dît un seul mot pour se défendre ni pour se plaindre d'un si cruel traitement, et il répétait toujours le même discours.

Alors les magistrats, croyant, *comme il était vrai*, qu'il y avait en cela quelque chose de divin, le menèrent vers Albinus, gouverneur de Judée. Il le fit fouetter jusqu'au sang, et cela même ne put tirer de lui une seule prière ni une seule larme ; mais à chaque coup qu'on lui donnait il répétait d'une voix plaintive et lamentable : « *Malheur, malheur sur Jérusalem !* » Et quand Albinus lui demanda qui il était, d'où il était et ce qui le faisait parler de la sorte, il ne lui répondit rien. Alors le gouverneur le renvoya comme un fou, et on ne le vit parler à personne jusqu'à ce que la guerre commençât.

Il répétait seulement sans cesse ces mêmes mots : « Malheur, malheur sur Jérusalem ! » sans injurier ceux qui le battaient, ni remercier ceux qui lui donnaient à manger. Toutes ses paroles se réduisaient à ce triste présage, et il les proférait d'une voix plus forte dans les jours de fête. Il continua d'en user ainsi durant sept ans cinq mois, sans aucune intermission et sans que sa voix en fût ni affaiblie ni enrouée.

Quand Jérusalem fut assiégée, on vit l'effet de ses prédictions, et faisant alors le tour des murailles de la ville, il se mit encore à crier : « *Malheur, malheur sur la ville, malheur sur le peuple, malheur sur le temple !* » à quoi ayant ajouté

Malheur sur moi, » une pierre lancée par une machine des Romains le renversa par terre, et il rendit l'esprit en proférant ces mêmes paroles (1).

Saint Grégoire de Tours, le meilleur annaliste du vᵉ siècle, a consigné dans ses écrits un fait qui eut également beaucoup de témoins.

Obs. 111. — Le jour de la mort de saint Martin à Tours (an 400), saint Ambroise en fut averti dans l'église de Milan, au moment où il disait la messe.

Il était d'usage que le lecteur se présentât au célébrant avec le livre, et ne lût la leçon que lorsque celui-ci lui en avait donné l'ordre. Or il arriva que le dimanche dont il s'agit, pendant que celui qui devait lire l'épître de saint Paul était debout devant l'autel, saint Ambroise, qui était à célébrer la messe, s'endormit lui-même sur l'autel.

Deux ou trois heures se passèrent sans qu'on osât le réveiller. Enfin on l'avertit du long temps que le peuple attendait : « Ne soyez pas troublés, répondit-il, ç'a été pour moi un grand bonheur de m'endormir, puisque Dieu a voulu me montrer un si grand miracle, car sachez que l'évêque Martin, mon frère, vient de mourir. J'ai assisté à ses funérailles, et après le service ordinaire, il ne restait plus à dire que le capitule, lorsque vous m'avez réveillé. »

Les assistants furent dans une grande surprise. On nota le jour et l'heure, et il fut reconnu que l'instant du trépas du bienheureux confesseur avait été précisément celui où l'évêque Ambroise disait avoir assisté à ses funérailles (2).

La raison et la science expliquent ces faits par une surexcitation plus grande du cerveau et par une simple coïncidence ; mais n'est-ce pas seulement reculer la difficulté ? D'ailleurs, dans le fait rapporté par saint Grégoire, la mort de saint Martin de Tours fut connue de saint Ambroise au moment même où elle arrivait, quoiqu'une distance de plus de deux cents lieues le séparât du lieu où se passait l'événement. En parlant des pressentiments dans les rêves, nous avons cité

(1) Fl. Josèphe, *Guerre des Juifs contre les Romains,* liv. VI, chap. xxxi, p. 779, édition *Panthéon littéraire.*
(2) Grégoire de Tours, *De miraculis sancti Martini,* lib. I, chap. v.

l'anecdote de mademoiselle R..., dont le caractère et l'esprit étaient autant de garanties de l'exactitude des détails qu'elle me donnait ; chez elle également, l'époque de la mort de sa mère concorda exactement avec son rêve. Nos recherches sont muettes devant le mécanisme de l'intelligence pendant ses opérations habituelles ; pourquoi voudrions-nous être plus savants, lorsqu'il s'agit de faits extraordinaires, dus à son état de surexcitation ?

Il ne faut pas perdre de vue que des hommes d'un immense savoir ont reconnu la vérité des faits de prévision, tout en confessant leur ignorance sur la cause de ces faits. Bacon a dit qu'on voyait des exemples frappants de prévision de l'avenir dans les songes, dans les extases, aux approches de la mort (1). « Je ne saurais en donner la raison, remarque Machiavel, mais c'est un fait attesté par toute l'histoire ancienne et moderne, que jamais il n'est arrivé de grand malheur dans une ville ou dans une province qui n'ait été prédit par quelque devin, ou annoncé par des révélations, des prodiges ou autres signes célestes. Il serait fort à désirer que la cause en fût discutée par des hommes instruits dans les choses naturelles et surnaturelles, avantage que je n'ai point. Quoi qu'il en soit, la chose est certaine (2). »

M. de Maistre fait observer que l'esprit prophétique est naturel à notre espèce, et ne cessera de l'agiter dans le monde. L'homme, en essayant, à toutes les époques et dans tous les lieux, de pénétrer l'avenir, déclare qu'il n'est pas fait pour le temps, car le temps est *quelque chose de forcé qui ne demande qu'à finir*. De là vient que dans nos songes, jamais nous n'avons l'idée du temps, et que l'état du sommeil fut toujours jugé favorable aux communications divines (3).

A l'appui de l'opinion de Machiavel, je pourrais citer un grand nombre d'anecdotes ; je me contenterai d'en rapporter quelques-unes.

C'était dans l'année 1483 que Savonarole avait cru sentir en lui-même cette impulsion secrète et prophétique qui le dési-

(1) Bacon, *De la dignité de l'accroissement des sciences*, t. II, liv. IV.
(2) Machiavel, *Discours sur Tite-Live*, liv. I, 56.
(3) M. de Maistre, *Soirées de Saint-Pétersbourg*, 11e entretien, p. 355.

gnait comme le réformateur de l'Église, et qui l'appelait à prêcher aux chrétiens la repentance, en leur dénonçant par avance les calamités dont l'État et l'Église étaient également menacés. Il commença, en 1484, à Brescia, sa prédication sur l'*Apocalypse*, et il annonça à ses auditeurs que leurs murs seraient un jour baignés par des torrents de sang. Cette menace parut recevoir son accomplissement deux mois après la mort de Savonarole, lorsqu'en 1500, les Français, sous les ordres du duc de Nemours, s'emparèrent de Brescia et en livrèrent les habitants à un affreux massacre (1).

« Savonarole, dit Philippe de Commines, avait toujours asseuré la venue du roy, disant qu'il estait envoyé de Dieu pour chastier les tyrans d'Italie et que rien ne pourroit résister ni se deffendre contre luy; avoit dist aussi qu'il viendroit à Pise, et qu'il y entreroit, et qu'en ce jour mourroit l'estat de Florence; et ainsi advint, car Pierre de Médicis fut chassé ce jour; et maintes choses avoit preschées avant qu'elles advinssent : comme la mort de Laurent de Médicis; et aussi disoit publiquement l'avoir par révélation, et preschoit que l'estat de l'Eglise seroit reformé à l'espée. *Cela n'est point encore advenu*, mais il en fut bien près (2). »

L'auteur d'un sommaire de la vie de Cattho, archevêque de Vienne, imprimé avec ses Mémoires, raconte que celui-ci annonça le premier à Louis XI la mort de Charles le Téméraire. « A l'instant, dit l'auteur du sommaire, que ledict duc fut tué, le roy Louis oyoit la messe, en l'église Saint-Martin, à Tours, distant de Nancy de dix grandes journées pour le moins, et à la dicte messe lui servoit d'aumônier l'archevêque de Vienne, lequel, en baillant le baiser au dict seigneur, lui dyct ces paroles : Sire, Dieu vous donne la paix et le repos; vous les avez si vous voulez, *quia consummatum est*; vostre ennemi, le duc de Bourgogne, est mort; il vient d'estre tué et son armée desconfitte. Laquelle heure coltée fust trouvée estre celle en laquelle véritablement avoit été tué le dict duc (3) ».

(1) Simonde Sismondi, *Hist. ital.*, t. XII, p. 67, *Vita di Savonarola*, liv. I, IX, XV, p. 19.

(2) *Mém. de Philippe de Commines*, lib. VIII, chap. III, p. 270, et ch. XXVI, p. 443.

(3) *Biographie universelle*, t. VIII, p. 420; signé W. S.

Treize ans avant la révolution de 1789, le père Beauregard (savant prédicateur) fit retentir les voûtes de Notre-Dame de ces singulières paroles : « Oui, vos temples, Seigneur, seront dépouillés et détruits, vos fêtes abolies, votre nom blasphémé, votre culte proscrit. Mais, qu'entends-je? grand Dieu! que vois-je?... Aux saints cantiques qui faisaient retentir les voûtes sacrées en votre honneur, succèdent des chants lugubres et profanes! Et toi, divinité infâme du paganisme, impudique Vénus! tu viens ici même prendre audacieusement la place du Dieu vivant, t'asseoir sur le trône du Saint des saints, et recevoir l'encens coupable de tes nouveaux adorateurs (1). »

L'authenticité de la prédiction de Cazotte ayant été énergiquement attaquée par le savant bibliophile Beuchot, nous avons dû la supprimer dans cette édition. Les curieux qui voudraient prendre connaissance de cette anecdote pourront consulter Deleuze (2).

La croyance aux phénomènes de *la seconde vue*, que nous rangeons parmi les hallucinations de l'extase, du somnambulisme, est très répandue en Écosse et dans d'autres contrées; ce phénomène doit être rattaché aux faits de prévision. Certes, la philosophie et la physiologie sont d'accord pour rejeter une semblable opinion; mais les témoignages d'un grand nombre d'hommes méritent qu'on l'examine avec quelque attention.

Nous sommes loin d'admettre toutes les histoires qu'on a rapportées à ce sujet; nous citerons seulement la suivante, que Ferriar, Hibbert et Abercrombie ont envisagée sous des rapports différents.

Obs. 112. — Un officier de l'armée anglaise, lié avec ma famille, dit Ferriar, fut envoyé en garnison, vers le milieu du siècle dernier, dans le voisinage d'un gentilhomme écossais, qu'on disait doué de la seconde vue. Un jour que l'officier, qui avait fait sa connaissance, lisait une comédie aux dames, le maître de la maison, qui se promenait dans l'appartement, s'arrêta tout court et prit le regard d'un inspiré. Il tira là son-

---

(1) *Biographie universelle*, t. III, p. 421, nouv. édit., article *Beauregard*, signé T. D.

(2) *Mémoire sur la faculté de prévision*, p. 65 et suivantes. Paris. 1836. — La Harpe, *Œuvres choisies et posthumes*, 4 vol. in-8°, t. I, p. LXII. Paris, 1806.

nette, et ordonna à un valet de seller un cheval pour aller immédiatement à une habitation voisine savoir des nouvelles de la santé de la chatelaine, et si la réponse était favorable de se rendre à un autre château pour s'informer d'une seconde lady qu'il nomma.

L'officier ferma le livre et pria son hôte de vouloir bien lui donner l'explication de ces ordres instantanés, qu'il attribuait à l'influence de la seconde vue. Celui-ci hésita, mais finit par avouer que la porte lui avait paru s'ouvrir et qu'il avait vu entrer une petite femme sans tête, ayant de la ressemblance avec les deux dames désignées; cette apparition, ajouta-t-il, était l'indice de la mort subite de quelque personne de sa connaissance.

Plusieurs heures après, le domestique revint avec la nouvelle qu'une de ces dames était morte d'apoplexie au moment où l'apparition avait eu lieu.

Dans une autre circonstance, il arriva que, ce seigneur ayant été obligé de garder le lit, l'officier lui fit la lecture par une nuit d'orage; le bateau de pêche du château se trouvait alors à la mer. Le vieux gentleman, après avoir témoigné à diverses reprises beaucoup d'inquiétude sur ses gens, s'écria tout à coup : « Le bateau est perdu! — Comment le savez-vous? lui demanda le colonel. — Je vois, répondit le malade, deux bateliers qui emportent un troisième noyé; ils ruissellent d'eau et le placent près de votre chaise. » Dans la nuit, les pêcheurs revinrent avec le corps d'un des mariniers (1).

Ferriar attribue avec raison cette vision aux hallucinations; suivant Abercrombie, elle serait la réminiscence d'un rêve oublié. Nous pensons qu'elle devrait plutôt être rapportée aux hallucinations qui se manifestent pendant l'extase; nous reviendrons sur ce sujet, lorsque nous étudierons les voix et les révélations de Jeanne d'Arc.

C'est également dans les hallucinations qu'il faut placer les visions extatiques des pays froids, ainsi que les observations de seconde vue observés chez les Lapons, les Samoïdes, les Ostiaks

(1) Ferriar, *ouv. cité*, p. 64.

et les Kamtschatdales. Hibbert en a noté plusieurs exemples curieux (1).

Tous les faits qui s'écartent des lois communes doivent être soumis à un examen sévère et rejetés lorsqu'ils n'offrent pas les caractères de la vérité ; mais, quand ils ont pour garants des hommes instruits, dignes de foi, dont la moralité est incontestable et qui ont pris toutes leurs précautions pour n'être pas trompés, le scepticisme n'est plus possible, la divergence est dans l'explication. Il est hors de doute qu'un grand nombre d'exemples de prévision s'expliquent par les hallucinations des rêves, de l'extase et du somnambulisme, plusieurs cependant paraissent appartenir à un autre ordre de choses ; telle est l'histoire rapportée par Josèphe. Il se développe alors, dans des circonstances qui nous sont inconnues, une activité plus grande dans la faculté de perception, de la même manière qu'on voit dans certaines maladies, aux approches de la mort, les sens acquérir une finesse extraordinaire, les individus surprendre les assistants par l'élévation de leurs pensées, l'intelligence obscurcie, éteinte pendant de longues années, reprendre toute sa lucidité.

Nous avons publié trois cas vraiment remarquables de ce retour de la raison aux approches de la mort : le premier est relatif à un malade qui, après avoir vécu cinquante-deux ans dans notre établissement de la rue Neuve-Sainte-Geneviève, présentant tous les symptômes de l'imbécillité, imitant les mouvements d'un ours et ne faisant entendre que des grognements inarticulés, revint à la raison dans sa dernière maladie et put répondre aux diverses questions qui lui étaient adressées. Comme ce mutisme prolongé lui avait fait perdre l'usage des mots, il ne se servait que des deux syllabes *oui* et *non*, mais il les appliquait en parfaite connaissance de cause (2). Le second

_____

(1) *History of Lapland*, written by John Scheffer, professor of Law at Upsal in Sweden. — *English translation*, published. A. D. 1704.

(2) A. Brierre de Boismont, *Annales méd.-psycholog.*, p. 531 et suiv. Paris, 1850. — *Du retour de la raison chez les aliénés mourants*, id. (*Gazette des hôpitaux*, 1844). — Legrand du Saulle, *Des approches de la mort, de leur influence sur les facultés de l'intelligence et sur les actes de dernière volonté* (*Gazette des hôpitaux*, 19 et 21 février 1861).

se rapporte à un paralytique qui parut se réveiller d'une longue léthargie. Pendant les deux jours qu'il vécut ainsi, il exprima dans les termes les plus touchants les regrets amers que lui faisait éprouver l'abandon indigne dans lequel il avait laissé sa pauvre mère ». Enfin, une dame âgée de soixante-deux ans et en proie depuis plusieurs mois à une profonde mélancolie, se ranima, revint complétement à elle, s'entretint de ses affaires, et expira avec toute sa connaissance.

Ce retour de la raison, cette phosphorescence plus grande de l'esprit qui semble déjà s'éclairer des feux de l'immortalité, étaient bien connus des anciens, qui recueillaient dans un religieux silence les paroles des mourants. On peut jusqu'à un certain point chercher l'explication de ce fait dans la concentration de la vie sur un seul organe qui meurt le dernier.

« Rien n'est plus étonnant, avait déjà dit Arétée, que les réflexions faites quelquefois par les malades dans les accès de souffrance, que les propos qu'ils tiennent, que les objets qu'ils voient. Leur sens est pur et plein de rectitude, leur pénétration subtile, leur esprit propre à prédire l'avenir. Et d'abord les malades commencent par pressentir qu'ils quitteront la vie. Ils annoncent ensuite les choses futures aux personnes présentes. Leur esprit est déjà dégagé du limon grossier de la matière, et l'événement remplit d'admiration ceux qui les ont entendus (1). »

« On ne peut, sans surprise, rapporte le même auteur, entendre ce que disent ou méditent quelquefois les malades aux approches d'une attaque d'apoplexie. Tous leurs sens sont sains et entiers, et leur esprit semble avoir acquis un caractère prophétique. Le premier objet de leurs pensées est qu'ils vont sortir de ce monde; ensuite ils annoncent l'avenir par le présent, et l'événement justifiant leur prédiction, on les admire et on les regarde comme de vrais prophètes. J'en ai vu un qui prédit sa mort pendant six jours (2). »

Nous rapporterons seulement un passage fort curieux de

---

(1) Arétée, de Cappadoce, *De signis et causis acutorum morborum*, lib. II, cap. I.

(2) Bordeu, *Recherches sur les maladies chroniques*, t. I, p. 325 et suiv., édit. de l'an IX.

Cabanis : « Je crois nécessaire, dit ce médecin, de rappeler ici particulièrement ces maladies aiguës singulières, dans lesquelles on voit naître et se développer tout à coup des facultés intellectuelles qui n'avaient point existé jusqu'alors. On voit aussi, dans quelques maladies extatiques et convulsives, les organes des sens devenir sensibles à des impressions qu'ils n'apercevaient pas dans leur état ordinaire, ou même recevoir des impressions étrangères à la nature de l'homme. J'ai plusieurs fois observé, chez des femmes qui eussent été d'excellentes pythonisses, les effets les plus singuliers des changements dont je parle. Il est de ces malades qui distinguent facilement à l'œil nu des objets microscopiques ; d'autres qui voient assez nettement dans la plus profonde obscurité pour s'y conduire avec assurance. Il en est qui suivent les personnes à la trace, comme un chien, et reconnaissent à l'odorat les objets dont ces personnes se sont servis ou qu'elles ont seulement touchés.

» J'en ai vu dont le goût avait acquis une finesse particulière, et qui désiraient ou savaient choisir les aliments et même les remèdes qui paraissaient leur être véritablement utiles, avec une sagacité qu'on n'observe pour l'ordinaire que chez les animaux. On en voit qui sont en état d'apercevoir en elles-mêmes, dans le temps de leurs paroxysmes, ou dans certaines crises qui se préparent et dont la terminaison prouve bientôt après la justesse de leurs sensations, ou dans d'autres modifications organiques attestées par celles du pouls et par des signes encore plus certains (1). »

Y a-t-il d'ailleurs de la faiblesse à avouer qu'il se passe, dans le mystérieux empire de la pensée, une multitude de phénomènes qui resteront probablement longtemps pour nous des problèmes difficiles à résoudre ?

Résumé. — Un grand nombre d'exemples de prévision s'expliquent par les hallucinations des rêves, de l'extase et du somnambulisme.

_____

(1) Cabanis, 7ᵉ mémoire, *De l'influence des maladies sur la formation des idées et des affections morales.*

— Les observations de clairvoyance, de seconde vue se rattachent aux mêmes origines.

— Il y a, cependant, plusieurs de ces faits qui paraissent susceptibles d'une autre interprétation.

— L'observation prouve, en effet, qu'il y a des états nerveux où les facultés acquièrent un développement extraordinaire; c'est ainsi qu'aux approches de la mort, on voit les sens offrir une finesse extrême, l'intelligence s'élever à de grandes hauteurs, et la raison, depuis longtemps éteinte, reprendre toute sa lucidité.

— Il faut d'ailleurs reconnaître que le domaine de la pensée présente bien des parties à explorer et que ses merveilles nous étonneront encore longtemps.

CHAPITRE XII.

CAUSES DES HALLUCINATIONS (1).

Étiologie des hallucinations et des illusions. — Période d'incubation; aperçu sur la sensation. — Ses modifications. — Hyperesthésie. — Genèse, morbide et physiologique de l'illusion et de l'hallucination. — Deux éléments, le somatique et le psychique. — 1° *Causes morales* : Hallucinations épidémiques, influence des idées dominantes, éducatrices, sociales, mystiques, etc. — Apparitions de morts ; changements de conduite par suite d'hallucinations. — Influence des croyances du temps sur la production des hallucinations. — Influence des différentes civilisations. — De quelques influences particulières, telles que la peur, le remords, les occupations de l'esprit et du corps, la répétition prolongée d'une même chose, les conversations et les lectures tristes le soir. — 2° *Causes physiques* : 1° Maladies mentales ; 2° substances toxiques; 3° maladies nerveuses autres que la folie ; 4° maladies inflammatoires aiguës, chroniques; 5° causes prédisposantes, hérédité, âge, etc.; 6° causes mécaniques, pression sur les organes des sens, etc. ; 7° causes diverses, abstinence, froid, chaud. — Classification de M. Morel. — *Résumé.*

Déjà les divers chapitres que nous avons consacrés à l'hallucination, nous ont fait connaître plusieurs influences favorables à sa production. C'est ainsi que nous avons vu l'enthousiasme, la foi, les croyances, la concentration de la pensée, sa méditation prolongée sur un même sujet, la tension de l'esprit vers l'idéal, déterminer ce phénomène chez une foule de personnages célèbres, ce qui ne veut aucunement dire que nous le bornions à cette catégorie d'hommes.

D'un autre côté, si nous avons critiqué la théorie de l'attention de notre savant collègue M. Baillarger, au point de vue de la généralisation, nous ne faisons aucune difficulté d'avouer que cette théorie nous paraît très bien rendre compte des hallucinations qu'on observe dans certaines rêveries, l'état intermédiaire au sommeil et à la veille, le sommeil et les rêves.

(1) L'étude des causes des hallucinations a de si nombreux points de contact avec celle des illusions, ou plutôt les liens qui les unissent sont si intimes, que nous n'avons pas cru devoir les séparer.

Enfin nous avons également constaté que les troubles dus à quelques substances, aux fièvres, à beaucoup de maladies, et surtout à la folie, étaient une source fréquente d'hallucinations ; tant il est vrai qu'il n'y a pas d'explication unique qui puisse convenir à toute une collection de faits, en apparence identiques.

Dans ces recherches sur l'étiologie, nos efforts se sont dirigés vers les causes secondaires, les seules accessibles ; il ne pouvait, en effet, nous venir à l'esprit de vouloir pénétrer le mode intime de production du phénomène hallucinatoire, pas plus que celui de la formation de la pensée ; cette conviction, nous l'exprimions en ces termes dans une édition précédente : « La cause première de l'hallucination nous échappera sans cesse, comme celle de toutes les choses de ce monde. C'est la limite qui sépare le fini de l'infini, vers lequel nous tendons tous, souvent malgré nous, et que notre ardent désir de connaître ne franchira jamais ici-bas.

Avant de continuer cette étude des causes secondaires, nous rappellerons que l'idée se compose de deux éléments distincts, le signe sensible et la conception pure. Mystérieusement unis comme le corps et l'âme, ils sont l'emblème parfait de la nature de l'homme. L'hallucination, ce vêtement extérieur, cette photographie de l'idée, n'étant que sa partie somatique, tandis que la conception pure en est la partie psychique, c'est en définitive dans ces deux éléments qu'il faut aller chercher la cause de cet étonnant phénomène.

Pour bien nous initier à ce qu'il est possible de connaître sur la formation des éléments de l'illusion et de l'hallucination, nous les examinerons rapidement dans leur période d'élaboration, qu'au point de vue morbide, on a appelée pathogénie, et que nous désignerons plus spécialement, sous le nom de genèse, lorsque nous l'étudierons dans ses rapports avec l'état physiologique.

Un premier fait à signaler c'est que la sensation, origine de l'hallucination, est physique par l'impression et intellectuelle par sa transformation en conception ; s'écarter de ce dualisme, pour ne s'appuyer exclusivement que sur l'un ou l'autre de ces éléments, c'est se jeter dans le spiritualisme pur qui n'est pas plus apte que le matérialisme à nous mettre sur la voie de la vérité.

Mais la sensation est elle-même puissament modifiée par l'aptitude de l'organe, l'impressionnabilité du sujet, et l'on voit déjà poindre dans ces degrés de la sensibilité les premiers linéaments des illusions et des hallucinations. On comprend, en effet, que ceux qui trouveront étourdissant un son qui sera ordinaire pour d'autres ; qui se sentiront incommodés d'une odeur à peine perçue pour leurs voisins se trouveront dans des conditions toutes différentes pour supporter et apprécier les sensations.

Cette hyperesthésie de la sensibilité s'observe chez un grand nombre d'hommes, et sans nier les exceptions, nous la regardons comme éminemment propre à la production des chefs-d'œuvre des arts et des lettres, dans tout ce qui appartient au sentiment. Balzac cite un exemple remarquable de cette émotivité. « Sens-tu comme moi, demande un jour Louis Lambert (Balzac lui-même !) au célèbre auteur de la comédie humaine, son condisciple, sens-tu comme moi, s'accomplir en toi, malgré toi, de fantastiques souffrances ? Par exemple, si je pense à l'effet que produirait la lame de mon canif en entrant dans ma chair, j'y ressens tout à coup une douleur aiguë, comme si je m'étais réellement coupé ; il n'y a de moins que le sang. » Louis Lambert ajoute : « En lisant le récit de la bataille d'Austerlitz, j'en ai vu tous les incidents ; les volées de coups de canon et les cris des combattants retentissaient à mes oreilles, m'agitaient les entrailles ; je sentais la poudre, j'entendais le bruit des chevaux et la voix des hommes ; j'admirais la plaine où se heurtaient les nations armées, comme si j'eusse été sur la hauteur du Santon. » Ce passage est de la plus exacte vérité, et nous avons eu dans l'observation de Marie de Mœrl une preuve sans réplique de ce pouvoir de l'hyperesthésie de la sensibilité. Dans le chapitre 13, nous reviendrons sur ce curieux sujet, mais dès à présent nous pouvons dire qu'après cinquante-cinq ans révolus, nous sentons encore l'arrachement de nos cheveux par le traitement de la calotte.

Lorsque cette exagération de la sensibilité se porte sur un organe malade, elle y produit le premier germe de l'illusion.

C'est ainsi que dans certaines conditions pathologiques de la rétine, on croit voir des objets, des figures. De même, sous l'influence des altérations de l'organe de l'ouïe, on s'imagine entendre des bruits de cloches, des sonoréités de toute nature. Ces sensations appréciées ce qu'elles sont ne sauraient rentrer dans le cercle de la folie, mais elles peuvent devenir, suivant l'expression de M. Falret, *les illusions de l'intelligence.*

L'analyse des sensations de l'hypochondriaque nous aide à pénétrer plus avant dans le phénomène de l'illusion et de l'hallucination. Ses douleurs qui, dans son langage, prennent des nuances si colorées, sont le plus proche degré de l'illusion. Quand il se plaint de la chaleur qui le brûle, du resserrement qui l'empêche de manger, de la souffrance qu'il éprouve dans le ventre, il n'a plus qu'un pas à faire pour dire qu'il a un poison dans le corps, que son estomac est bouché, qu'il sent des animaux lui ronger les intestins. Cette interprétation de ses sensations morbides est l'analogue de celle que nous observons chez la plupart des hallucinés aliénés.

Malgré ces interprétations maladives des troubles de la sensibilité interne, ces infortunés peuvent encore raisonnner juste sur les sujets étrangers à leur mal, et même accomplir des travaux importants. « C'est, dit Cabanis, au milieu de la plus terrible hypochondriasie, que Swammerdam faisait ses plus brillantes recherches. Mais, s'étant mis dans la tête que Dieu pouvait s'offenser d'un examen si curieux de ses œuvres, il commença par renoncer à poursuivre de très belles expériences sur les injections, dont il avait eu longtemps l'idée avant Ruysch, et dans un paroxysme violent, il finit par livrer aux flammes une grande partie de ses manuscrits. » Cet exemple n'est pas le seul, et l'histoire de la folie nous fournirait plus d'un cas de ces sacrifices insensés !

À cette période, l'illusionné transforme ses sensations réelles en fausses sensations, le plus ordinairement en rapport avec ses conceptions délirantes : un inconnu devient un ami ou un ennemi ; les boissons exhalent une odeur fétide ; des douleurs rhumatismales se changent en contusions, en coups, etc. S'il se sent piqué par des brins de paille, comme le malade d'Esquirol, il les prend pour autant de pointes acérées qui le

blessent ; il cherche à les arracher et pousse des cris pour éloigner ses horribles persécuteurs. L'interprétation maladive annonce ici que l'illusion domine l'intelligence, et que la
perception, la mémoire et l'imagination apportent leur con-
tingent aux conceptions délirantes. Tous les sens sont soumis,
dans des cas analogues aux mêmes conditions pathogéniques ;
mais c'est surtout dans la lypémanie et la monomanie qu'on
peut observer la filiation des phénomènes, qu'ils aient précédé
ou suivi l'invasion de la maladie. On peut facilement s'en assurer en constatant l'extension à d'autres sens de l'hallucination, qui, au début, n'en affectait le plus ordinairement
qu'un seul.

Parvenu à cette phase, l'individu est non-seulement en
proie aux illusions, mais il est également assailli par des
hallucinations. Il n'est pas de médecin qui n'ait constaté que
dans la période d'activité du mal, les aliénés peuvent éprouver,
à la fois, des illusions internes, sensoriales, intellectuelles et
des phénomènes hallucinatoires.

En reprenant l'analyse de cette période initiale des illusions
et des hallucinations dans la lypémanie, par exemple, on constate d'abord l'exagération de la sensibilité, l'acuité plus grande
des sens, la nature douloureuse des impressions ; placé dans de
semblables conditions, le malade est entraîné dans un nouvel
ordre d'idées et comme celles-ci ont subi l'influence de cet état
morbide, elles ne reflètent plus que des images tristes ; tout est
changé autour de lui, parce que ses sensations ne sont plus les
mêmes. C'est ce qu'on observe à chaque instant dans la vie,
où, suivant la disposition d'esprit, on voit tout en rose ou en
noir. Cette impressionnabilité du centre émotif peut amener des
modifications profondes, d'après le caractère, l'humeur de
l'individu, dans ses idées, ses habitudes, ses convictions. Que
d'hommes, fait observer M. Renaudin, dont les déterminations dans une circonstance grave, ont été le résultat
d'une inspiration approchant de l'état hallucinatoire de
l'hallucination même ! Que d'individus ont rompu, comme
le colonel Gardiner, avec une existence de désordres et
d'erreurs, à la suite d'une maladie dans laquelle ce phénomène s'est montré d'une matière intercurrente ! Combien

d'autres, au contraire, se sont abîmés dans le délire et le suicide!

Ces transformations ont lieu dans le plus grand nombre de cas d'une manière successive ; mais il peut arriver que l'illusion et l'hallucination se manifestent tout à coup, comme nous l'avons observé plusieurs fois chez des individus très sains d'esprit jusqu'alors, dont une forte émotion avait troublé la raison du jour au lendemain. La même remarque a lieu à la suite d'une mauvaise digestion, de la fièvre, d'un simple changement de position, etc.

Nous venons de retracer le plus brièvement possible la genèse pathologique de l'illusion et de l'hallucination, il est maintenant nécessaire que nous jetions un aperçu rapide sur leur genèse physiologique.

La sensation, limitée à son élément somatique, se bornerait à déposer dans le cerveau le signe sensible qui resterait une lettre morte, si l'élément psychique ne le transformait en conception et ne complétait nos rapports avec le milieu ambiant. Plus l'action de ces deux éléments a été forte, l'impression durable, plus aussi persiste le souvenir qui peut alors être reproduit à volonté, ce qui constitue la mémoire.

Le rôle de la réaction psychique est évident dans la reproduction des souvenirs, cette réaction est même souvent si puissante, comme le fait très bien remarquer M. Renaudin dans son excellent article sur les hallucinations, qu'elle supplée par une perception réelle à l'exercice de l'organe, lorsque l'agent extérieur n'existe plus. Si l'on nous parle d'un air connu, nous dirions presque qu'il vibre à notre oreille. Il est des types de physionomie dont nous conservons si bien le souvenir, que nous les voyons presque dès que nous y pensons. Chez certains hommes doués d'une imagination très vive, l'énergie ne s'applique pas seulement aux inspirations intellectuelles, elle est aussi créatrice d'images fantastiques qui sont souvent bien loin de correspondre à des objets qui frappent immédiatement les sens. Le sculpteur et le peintre copient évidemment des types qu'ils ont créés, et qu'ils voient à peu de chose près, comme un tableau que nous avons sous les yeux. Pendant que nous écrivons sous l'empire d'une inspiration vive, ne nous semble-t-il pas souvent que notre esprit nous dicte certaines phrases, et nous indique en quelque sorte l'euphonie de telle ou telle expression (1) ? Ce passage en même temps qu'il fait connaître les circonstances favorables à la production de l'hallucination, et sa période prodomique, n'est-il pas la confirmation la plus complète de ce que nous avons écrit sur l'hallucination physiologique ; nous verrons plus tard que M. Parchappe a soutenu la même opinion ou du moins reconnu que l'hallucination n'était pas toujours un symptôme de folie. — Dans cet exposé sommaire de l'évolution de l'hallucination, il faut aussi tenir compte de l'état général de la sensibilité, des conditions particulières dans lesquelles se trouvent la constitution, de certaines dispositions de tempérament, de caractère et d'humeur, qui influent non-seulement sur l'aptitude d'observation, mais encore sur l'action propre des sens et sur leur vitalité (2).

(1) Renaudin, *ouv. cité*, p. 392.

(2) On peut consulter sur ce sujet les ouvrages suivants : — 1° Renaudin, *Études médico-psychologiques sur l'aliénation mentale*, chap. VIII, *Hallucinations*, p. 388 à 501. Paris, 1854. — Le raisonnement philosophique de ce médecin distingué n'a peut-être pas, au premier abord, toute la clarté et la précision désirables; il est même possible qu'il se soit peu soucié de vulgariser ses idées; mais, lorsqu'on l'a lu avec attention et à différentes reprises, on reconnaît, sous son vêtement légèrement germanique, le penseur original, l'observateur profond avec lequel il y a toujours quelque chose à gagner. — 2° Morel, *Traité des maladies mentales, hallucinations et illusions*, p. 328 à 388. Paris, 1860. — L'auteur a voulu écrire ce livre pour les médecins non aliénistes; je crois qu'il a dépassé son but et que l'œuvre, au contraire, est faite pour les spécialistes. On y trouve tout ce qui a été écrit sur la matière, avec le résultat de son expérience personnelle. C'est sans doute ce qu'il y a de plus complet sur le sujet; mais ce qu'il dit des classifications est loin d'avoir ébranlé celle d'Esquirol, et, tout en louant l'érudition, le choix des matériaux, je n'ai pas rencontré dans ce traité la distribution, l'enchaînement, la logique que j'y aurais souhaités. Malgré ces critiques, je n'hésite pas à dire que ces deux ouvrages seront consultés avec fruit. — 3° J. Guislain, *Leçons orales sur les phrénopathies, ou Traité théorique et pratique des maladies mentales*, t. I. *Du délire ou trouble des idées*, p. 276 à 308. Gand, 1852. — Le traité de ce médecin, auquel m'unissait une vieille amitié, est rempli d'observations pratiques, il est peu de détails qui lui échappent, peut-être même s'y complaît-il trop. La nature de cet ouvrage, composé par leçons, a obligé cet éminent médecin, le premier aliéniste de la Belgique, à éparpiller ses remarques dans beaucoup de chapitres différents. Il a, d'ailleurs, plutôt étudié la partie somatique que la partie psychique ; mais dans ce qu'il dit des *illusions* et des *hallucinations*, on sent le véritable observateur. — 4° J. Bucknill and D. Tuke, *A Manual of psychological medicine*, containing *the history, nosology, description, statistics, dia-*

Ces préliminaires établis, indiquons maintenant les diverses séries de causes qui influent sur le développement des hallucinations.

La forme pathologique est celle sous laquelle ce phénomène est le plus généralement étudié de nos jours. La fièvre et un grand nombre d'autres affections montrent, en effet, que ces états contribuent au développement des fausses sensations. Il y a cependant des faits constatés d'hallucinations chez des personnes bien portantes, douées d'une raison remarquable, n'ayant été soumises à aucune influence morbide, et qui ne peuvent s'expliquer que par certaines dispositions morales ou physiques ; tel est celui que je vais rapporter.

Obs. 113. — Madame la vicomtesse d'A..., femme de l'auteur de ce nom, dont j'étais le médecin depuis plusieurs années, s'entretenait un jour avec moi des apparitions de l'Ecriture sainte, que sa piété ne lui aurait jamais permis de mettre en doute. Voici, me dit-elle, un événement qui m'est arrivé il y a douze ans, et qui est, à mes yeux, une nouvelle preuve de la réalité de ces visions auxquelles votre science donne le nom d'hallucinations. Je venais de recevoir de mon second gendre, le comte d'O..., une lettre qui m'apprenait que ma fille, dont j'étais séparée par plusieurs centaines de lieues, était fort malade ; cette lettre ne renfermait cependant aucune expression qui pût me

gnosis, pathology, and treatment of insanity, section III of Delusional insanity, hallucinations, p. 123 à 147. London, 1858. — J'ai vivement regretté de n'avoir pas analysé ce livre comme je l'aurais voulu, parce qu'il se distingue par un sens éminemment pratique, des faits bien observés, de bonnes critiques et de saines appréciations. La partie anatomo-pathologique y a été consciencieusement étudiée ; et le traitement a été l'objet de considérations étendues, surtout en ce qui concerne la partie pharmaceutique ; cependant le titre et le plan du livre ont dû nécessairement obliger les auteurs à se restreindre dans certaines limites : aussi n'y trouve-t-on pas les études médico-psychologiques qui donnent un vif attrait aux livres de MM. Renaudin, Morel et Forbes Winslow et qui existent dans The psychology of Shakespeare, publié par le docteur J. Bucknill, en 1859. L'appendice psychiatrica du docteur Verga, imprimé à Milan, contient aussi des vues ingénieuses sur les hallucinations. Enfin le docteur Postel a fait paraître à Caen en 1859 des études et des recherches philosophiques et historiques sur les hallucinations et la folie qui renferment des documents utiles ; mais il n'admet qu'une seule explication, la folie.

faire soupçonner une terminaison fatale prochaine. En rentrant dans ma chambre, il était alors neuf heures du matin, préoccupée de l'état de souffrance de ma fille, j'entendis une voix partant du cœur qui prononça directement ces paroles : *M'aimes-tu?* Je ne fus aucunement surprise, et répondis immédiatement à haute voix : *Seigneur, vous savez que j'ai mis toute ma confiance en vous et que je vous aime de toutes les forces de mon âme.* La voix ajouta : *Me la donnes-tu?* J'éprouvai un tressaillement d'effroi dans tout mon être ; puis, reprenant aussitôt mes esprits, je m'écriai : *Quelque douloureux que soit ce sacrifice, que votre sainte volonté s'accomplisse !* et je me laissai tomber sur mon fauteuil dans un extrême accablement. Le lendemain, une seconde lettre de mon gendre vint m'apprendre la mort de ma chère fille.

Tous ceux qui ont connu la vicomtesse savent combien elle était calme, instruite et d'un bon jugement. Eprouvée par ces fortes douleurs morales qui n'épargnent pas plus les grands que les petits, les principes religieux l'avaient soutenue. Plus le malheur la frappait, plus elle demandait des consolations à Dieu. C'était, en un mot, une catholique fervente, sans bigoterie ni fanatisme, une de ces natures privilégiées qui font sur la terre le bonheur des leurs, et qui, au moment de quitter le monde, donnent l'exemple de ces belles morts sans ostentation que le comte de la Mark opposait, avec tant de raison, aux morts dramatiques que lui vantait Mirabeau (1).

Nous ne ferons que quelques courtes remarques sur l'hallucination de madame d'A... ; elle eut lieu en plein jour, à une époque où sa santé était excellente, au moment où son attention était concentrée sur la maladie de sa fille. Elevée dans la

(1) *Correspondance entre le comte de Mirabeau et le comte de la Marck,* recueillie et publiée par M. de Bacourt, t. I, p. 258-259. — *Mirabeau et la cour de Louis XVI,* par M. Saint-Marc-Girardin (*Revue des Deux-Mondes,* 1er octobre 1851). Quelque temps après cette conversation, le comte de la Mark vint voir Mirabeau qui était au lit gravement malade ; celui-ci, voulant lui donner une preuve de l'impression que ses paroles avaient produite sur son esprit, l'appelle près de lui, lui tend la main, et serrant la sienne, il lui dit : « Mon cher connaisseur en belles morts, êtes-vous content? »

foi chrétienne, ne s'en étant jamais écartée, ayant constamment recours à la prière dans ses chagrins, elle n'éprouva aucun étonnement des paroles qu'elle avait cru entendre. Lorsque madame d'A... me raconta cette anecdote, douze années s'étaient écoulées, mais sa croyance dans la réalité de l'événement était aussi vive qu'au jour où il avait eu lieu. Cet exemple est la preuve la plus convaincante pour moi de la manière dont s'expliquent beaucoup d'apparitions et de la fausseté du système qui a voulu toujours faire de l'hallucination un symptôme de folie.

Il est hors de doute, au point de vue médical, que les éléments nerveux et sanguin jouent un rôle important dans les hallucinations; mais comment agissent-ils? C'est là que se trouve la difficulté. Nous ignorons complétement leur mode d'action dans les combinaisons normales de la pensée. L'anatomie pathologique pourrait tout au plus nous révéler que certaines altérations cérébrales sont plus propres à leur manifestation, ce qui est loin d'être prouvé. Nous savons seulement que plusieurs excitants contribuent à donner plus d'éclat, de vivacité, d'animation aux idées, ce qui, en définitive, signifie qu'une plus grande affluence de sang arrive au cerveau. On peut donc dire, en thèse générale, qu'une excitation plus grande du système nerveux, un afflux plus considérable de sang, contribuent au développement des hallucinations, comme des modifications entièrement opposées concourent aux mêmes résultats. Mais quel est le mobile qui agit dans ces deux états si différents? comment modifie-t-il le sang et les nerfs? où se fait-il sentir? Autant de questions dont la solution n'est guère plus facile que mille autres de même nature restées sans réponse. Ne faut-il pas encore admettre une prédisposition, cette inconnue que nous retrouvons partout? Comment expliquer, sans elle, l'apoplexie chez les uns, les inflammations cérébrales chez les autres; ici le ramollissement, là la manie; tantôt des étourdissements, tantôt nul phénomène morbide?

Ainsi, en résumé, sous l'influence d'une cause morale ou physique, stimulation plus forte des systèmes nerveux et sanguin, puis production d'une hallucination, sans qu'il soit possible d'établir une relation intime entre ces deux ordres de choses.

La part faite à l'élément organique, nous rentrons dans le monde des idées où il faut aussi aller chercher, en grande partie, les causes du singulier phénomène de l'hallucination. Une pareille étude, par son immensité, offrirait des obstacles presque insurmontables, si nous n'établissions quelques points de repère qui nous serviront de guides dans ce travail. Ainsi, dans un premier chapitre, nous apprécierons l'action des influences sociales et individuelles, des causes morales et physiques sur la production des hallucinations; dans un second chapitre, nous essayerons de pénétrer plus profondément leur mode de formation, en les examinant au point de vue de la psychologie, de l'histoire, et de la religion.

L'étude des causes des hallucinations offre de grandes difficultés. Ce désordre des sensations n'ayant jamais été considéré que comme un épiphénomène de la folie, les auteurs se sont généralement accordés à ne point lui consacrer de chapitre particulier ou à renvoyer son étiologie à celle des maladies mentales. Ferriar, Hibbert, qui ont publié des ouvrages spéciaux sur les hallucinations, antérieurs à ceux d'Esquirol, ont suivi ces errements.

C'est un fait d'observation que la plupart des aliénés ont des hallucinations; il n'en est pas moins constant qu'elles peuvent se montrer isolées. Dans leur état même de complication, il n'est pas toujours difficile d'en reconnaître l'origine. Enfin, on peut puiser des renseignements utiles dans celles qui sont compatibles avec la raison ou qui accompagnent les maladies.

PREMIÈRE DIVISION. — *Causes morales.*

Les hallucinations apparaissant avec les maladies mentales dont elles sont l'indice, la complication, le développement, la terminaison, l'épiphénomène, etc., *à priori* la division en causes morales et physiques doit leur être également applicable.

Un fait, noté par nous dans notre *Mémoire sur l'influence de la civilisation,* nous paraît décider la question en faveur des causes morales. En effet, les hallucinations épidémiques, telles que le vampirisme, les extases, les visions observées dans les pestes, ne sont point susceptibles d'une autre explication. Les hallucinations se transmettaient, dans ce cas, par l'influence des idées éducatrices, sociales, par la force de l'exemple, par une véritable contagion morale, absolument de la même manière que des milliers d'hommes volent au combat à la voix d'un général célèbre, que les masses massacrent un malheureux sans défense, entraînées par les cris de quelques forcenés.

La double action du moral et du physique montre que les hallucinations ne peuvent échapper à la loi commune; mais le lieu où elles s'exercent, leur nature, font présager la prédominance de l'une de ces influences : aussi, dès nos premières recherches, avons-nous constaté que les préoccupations profondes, les concentrations prolongées de la pensée sur un seul objet, étaient éminemment favorables à la production des hallucinations. Les exemples pris parmi les philosophes, les poëtes, les fondateurs de religions, ont été décisifs : seulement, nous avons insisté sur la différence de ces hallucinations avec celles qu'on observe dans la folie.

Les hommes qui, par une éducation mal dirigée, sont sans cesse surexcités, dont l'organisation est devenue très impressionnable, chez lesquels l'imagination a été abandonnée à toute sa fougue, sont également sujets aux hallucinations. Certaines imaginations, dit un auteur moderne, sont nécessairement superstitieuses; ce sont d'ordinaire les plus riches et les plus exaltées; elles admettent moins volontiers la réalité que la fable; elles trouvent la nature trop vulgaire, entraînées qu'elles sont par leurs instincts vers l'impossible, ou tout au moins vers l'idéalité. C'est pour cela qu'elles raffolent d'un beau bois sombre, parce que ses voûtes ténébreuses doivent être peuplées de fantômes ou de génies. Les anciens, qui furent de si grands poëtes, rêvaient de ces choses-là, en plein jour. Seulement, comme leur soleil à eux, foyer de lumière ardente, dont nous n'avons pour ainsi dire qu'un reflet, lançait des rayons éblouissants, ils avaient imaginé les riantes dryades, etc.

Ce besoin général de se repaître de chimères, qui a fait dire avec tant de justesse : l'homme est de glace pour la sagesse, il est de feu pour le mensonge, nous paraît une source féconde d'hallucinations. Quand on a passé dix, quinze, vingt ans de la vie à rêver, il ne faut qu'un léger tour de cheville pour que la teinte devienne plus foncée et que le panorama s'arrête au sujet favori, à celui qui impressionne le plus. On n'a point assez donné d'attention à cette fantasmagorie vaporeuse au milieu de laquelle nous vivons. Ces formes indécises qui s'approchent, s'éloignent sans cesse, en nous faisant mille sourires agaçants, après lesquelles nous courons avec tant d'ardeur, à force de traverser notre cerveau, sortent de leurs nuages, se dessinent de plus en plus; et vienne l'aiguillon moral ou physique, la pensée ravivée, colorée, imagée, apparaît tout à coup : elle s'est transformée en hallucination ; mais encore une fois, il faut autre chose pour affirmer qu'il y a folie dans ces exemples.

Les histoires merveilleuses, les récits effrayants, les menaces, qui furent si longtemps l'apanage de l'enfance, devaient disposer des esprits naturellement impressionnables à accueillir toutes les créations fantastiques du siècle. Aujourd'hui, dira-t-on, le système est complétement changé et on élève les enfants à tourner en ridicule ces antiques croyances. Cet argument serait sans réplique si l'on parlait des colléges, des pensions ; mais on oublie les mercenaires auxquels sont confiées les premières années des enfants : voilà la pépinière toujours renaissante de sottises, de terreurs, de contes effrayants au milieu de laquelle ils grandiront. Je me contenterai d'un exemple, celui d'un des poëtes célèbres de l'Angleterre, Robert Burns. « Je dus beaucoup, dans mon enfance, dit cet écrivain, » à une vieille femme qui demeurait avec nous, et qui était d'une » ignorance, d'une crédulité et d'une superstition remarquables. » Nul, dans le pays, n'avait une plus vaste collection de contes » et de chansons sur les diables, les fées, les esprits, les sor- » cières, les magiciens, les feux follets, les lutins, les fantômes, » les apparitions, les charmes, les géants, les dragons, etc. » Non-seulement ces récits cultivèrent en moi les germes de » la poésie, mais ils eurent un tel effet sur mon imagination » que, même à présent, dans mes courses nocturnes, j'ai sou- » vent, malgré moi, l'œil sur certains endroits suspects ; et,

» bien que personne ne soit plus sceptique en de telles ma-
» tières, il me faut parfois un effort de philosophie pour chasser
» ces vaines terreurs... (1). »

Les ténèbres, l'obscurité, le silence des nuits, l'isolement,
contribuent fortement à développer le sentiment de terreur si
maladroitement jeté dans l'esprit des enfants. Leur œil ne
tarde pas à entrevoir des figures affreuses qui les regardent
d'une manière menaçante ; leur chambre se remplit d'assassins,
de voleurs, de diables, de monstres de toute espèce.

Cette action des ténèbres se manifeste d'une manière bien
sensible chez les délirants. Au début, les divagations, les incohérences n'ont lieu que lorsque la chambre est obscure ou
qu'ils ferment les yeux : alors ils voient aussitôt une multitude
de figures horribles qui leur font des grimaces ou des menaces
en s'avançant vers eux. Dès qu'ils ouvrent les yeux ou que
l'appartement est un peu éclairé, ces fantômes s'évanouissent.

Le séjour prolongé dans les prisons et l'isolement complet
sont autant de circonstances propres aux hallucinations. La
femme d'un condamné politique, qui avait son mari fou à Bicêtre,
nous a raconté que les prisonniers qui furent condamnés avec
lui, après plusieurs années d'emprisonnement, étaient tourmentés par des visions. M. Léon Faucher rapporte qu'un détenu
disait à MM. de Beaumont et Tocqueville que, pendant les
premiers mois de solitude, il était souvent visité par d'étranges
visions ; durant plusieurs nuits de suite, il lui semblait voir un
aigle perché sur le pied de son lit. — En 1840, dans le péniten-
cier de Philadelphie, on compta 10 à 12 cas d'hallucinations, et
de 1837 à 1841, 86 détenus devinrent fous. Quel commentaire
ne pâlirait pas devant la simple énumération de ces faits (2) !

M. Gosse dit également que plusieurs personnes d'un péni-
tencier de la Suisse, qui n'avaient aucune prédisposition à
la folie, avant d'être soumises à la réclusion solitaire, sont
devenues presque toutes hallucinées sous l'influence de cette
réclusion (3).

(1) *Poésies complètes de Robert Burns*, traduites de l'anglais par Léon de
Wailly ; *Notice sur Burns*. Paris, 1843, édit. Charpentier.
(2) *De la réforme des prisons* (*Revue des Deux-Mondes*, février 1841).
(3) Bibliothèque de Genève, n° 86, février, 1843, p. 255.

Voici ce que raconte Silvio Pellico, renfermé au Spielberg, de cet effet sur lui-même.

« Pendant ces nuits horribles, mon imagination s'exaltait à tel point qu'il me semblait, quoique éveillé, entendre dans ma prison tantôt des gémissements, tantôt des rires étouffés. Dans mon enfance, je n'avais jamais cru aux sorciers et aux esprits, et voici que maintenant ces rires et ces gémissements m'épouvantent. Je ne savais comment m'expliquer cela, et je me voyais forcé de me demander si je n'étais pas le jouet de quelques puissances mystérieuses et malfaisantes.

» Plusieurs fois je pris la lumière d'une main tremblante, et je regardai si personne ne s'était caché sous mon lit pour se jouer de moi... Assis à ma table, tantôt il me semblait qu'on me tirait par mon habit, tantôt qu'une main cachée avait poussé mon livre que je voyais tomber à terre, tantôt que quelqu'un venait par derrière souffler ma lumière pour l'éteindre. Alors je me levais précipitamment, je regardais autour de moi, je me promenais avec défiance et me demandais à moi-même si j'étais fou ou dans mon bon sens.

» Chaque matin ces fantômes s'évanouissaient, et tant que durait la lumière du jour, je me sentais le cœur si bien raffermi contre ces terreurs, qu'il me semblait impossible que je dusse encore en être poursuivi. Mais au coucher du soleil, je recommençais à frissonner, et chaque nuit ramenait les extravagantes visions de celles qui avaient précédé.

» Ces apparitions nocturnes, que le jour je nommais de sottes illusions, le soir redevenaient pour moi d'effrayantes réalités (1). »

Quelques-uns des compagnons d'infortune de Silvio Pellico éprouvèrent les mêmes sensations. La plus grande anxiété de Gonfalonieri, au Spielberg, était la crainte de perdre la raison, qui paraissait, selon son expression, *toujours prête à s'échapper*.

L'abbé Langlet Dufresnoy a fait la remarque qu'on voit rarement arriver les apparitions en d'autres lieux que dans

(1) Silvio Pellico, *Mes prisons*, traduction de M. Antoine Latour, p. 127 et suiv., 1840. — Alex. Andryane, *Mémoires d'un prisonnier d'État*, 2 vol. in-8. Paris, 1840.

les déserts, les solitudes, les monastères ou les endroits de retraite (1).

Lorsque l'esprit est ainsi préparé à éprouver ces illusions, une circonstance accidentelle, telle qu'un son inaccoutumé, une disposition particulière de la lumière, de l'ombre, un agencement quelconque des draperies de l'appartement suffisent pour leur donner toutes les apparences de la réalité; l'origine d'un grand nombre de faits curieux n'a pas d'autre cause. Sir Walter Scott, dont l'esprit était fortement excité par le récit de la mort de l'illustre Byron, vit, en se rendant dans sa salle à manger, devant lui l'image de son ami. Frappé du soin minutieux avec lequel l'imagination avait reproduit les particularités de l'habillement, la pose du grand poëte, il s'arrêta quelques instants; puis, s'avançant plus près, il reconnut que cette vision était due à l'arrangement d'une tapisserie placée sur un écran.

OBS. 114. — Ferriar rapporte qu'un gentilhomme qui voyageait seul, s'étant égaré en Écosse, vint demander un soir l'hospitalité dans une petite chaumière isolée. L'hôtesse en le conduisant à sa chambre, lui fit observer, avec un embarras mal dissimulé, qu'il ne trouverait pas la croisée sûre. En l'examinant, il reconnut qu'une partie de la muraille avait été brisée pour en agrandir l'ouverture. Sur sa demande, elle lui répondit qu'un colporteur, qui avait logé quelques temps auparavant dans cette chambre, s'était suicidé, et qu'on l'avait trouvé le matin pendu derrière la porte. D'après les usages du pays, le corps ne pouvant passer par la porte, on avait été obligé, pour le sortir par la croisée, d'élargir celle-ci en faisant tomber une partie du mur. L'hôtesse murmura que, depuis, la chambre avait été hantée par l'esprit du pauvre homme.

Mon ami prépara ses armes, les plaça à son côté et alla se coucher, un peu tourmenté. Dans son sommeil il eut une vision effrayante et, en se réveillant, à demi-mort de peur, il se trouva assis sur son lit, un pistolet armé dans la main droite. En jetant un regard autour de lui, il aperçut, au clair de la lune, un corps revêtu d'un linceul, droit contre la muraille, près la croisée. Il se détermina, après beaucoup d'hésitation, à s'approcher de ce hideux objet, dont il distinguait parfaitement tous les traits et toutes les parties de l'habillement funéraire. Il passa la main dessus, ne sentit rien et s'élança vers son lit. Après un long combat, il recommença son investigation, et reconnut que l'objet de sa terreur était produit par les rayons de la lune, formant une longue image éclairée, que son imagination, effrayée par le rêve, avait métamorphosée en un corps prêt à être enseveli (1).

Nous ne sommes point de l'école de ceux qui croient qu'on pourrait écrire l'histoire des peuples avec leurs folies ; la vérité, voilà la règle ; l'erreur est l'exception. Le libre exercice de la raison est l'état normal des nations ; son trouble est un effet passager qui cède aux remèdes moraux et physiques. Il peut arriver, il est vrai, que l'intelligence humaine soit faussée par les influences éducatrices et sociales ; et alors s'élèvent ces ouragans furieux qui entraînent des masses d'hommes dans leurs tourbillons. L'erreur et la folie semblent gouverner le monde, mais ces usurpations n'ont qu'un temps, et même, en face d'elles, se font entendre d'énergiques protestations ; de sorte qu'il est beaucoup plus juste de dire que ces grands désordres sont des époques critiques, et si on les fait entrer dans l'histoire, c'est seulement comme complément et pour n'omettre aucune des parties du tableau.

Depuis que ce passage a été publié, de graves événements se sont accomplis. Nous ne voulons examiner ici que leur influence sur la nature des hallucinations. Les deux établissements dont nous avons été le directeur, et dont nous sommes le médecin, ont présenté à notre observation deux formes spéciales de délire. Dans l'une, les individus appartenant en grande partie à l'ancienne société, effrayés par les souvenirs sanglants de la révolution de 93, tremblant pour leur famille, pour leur fortune, étaient généralement en proie à des monomanies tristes avec tendance au suicide ; ils se voyaient en-

_____

(1) Ferriar, *ouv. cité*, p. 24. — Nous avons insisté ailleurs sur les caractères qui séparent l'illusion de l'hallucination ; cette distinction ne doit point être perdue de vue.

tourés d'assassins, de bourreaux; entendaient la détonation des fusils, des canons; poussaient des cris de terreur. Dans la seconde forme, dont faisaient plus particulièrement partie ceux auxquels le nouvel ordre de choses avait fait concevoir d'immenses espérances, la folie avait des caractères tout opposés. Les malades se croyaient représentants, présidents de la république, réformateurs appelés à faire le bonheur de l'humanité, à lui procurer fortune, santé et longue vie; quelques-uns même rêvaient une existence indéfinie. Les hallucinations de cette classe d'hommes étaient gaies; ils entendaient des voix qui leur disaient des choses agréables ou leur faisaient des promesses. Parmi ces derniers, il y en avait cependant dont la folie consistait en une exaspération furieuse contre leurs ennemis; ils demandaient leur mort à grands cris; voyaient la guillotine et les instruments d'extermination; les voix les plus menaçantes ne cessaient de retentir à leurs oreilles.

Il est bien entendu que nous ne parlons que de ceux qui sont entrés dans nos établissements; mais il ne faut pas croire que ce soit le plus grand nombre. La maladie régnante de l'époque ayant envahi des milliers de cerveaux, on n'a plus attaché d'importance à des exagérations qui, dans tout autre temps, eussent fixé l'attention (1). D'ailleurs un grand nombre de ces malheureux sont tombés dans les combats des rues, ou ont disparu dans les prisons, les hôpitaux et l'exil. Une remarque que nous croyons devoir reproduire, c'est que la folie, pour n'avoir peut-être pas élevé le chiffre des aliénés dans les établissements spéciaux, n'en a pas moins laissé la trace de son passage, et c'est une preuve que se chargeront de fournir, dans quelques années, ceux qui ont été conçus sous l'impression de ces temps déplorables.

L'éducation, dont nous avons signalé l'action toute-puissante dans la production des idées oppressives, source si féconde de maladies morales et physiques, peut, dit M. Cerise, donner des idées isolées, mais fausses; il y aura dans ce cas, erreur, ignorance, préjugé, mais point d'état morbide. Ainsi

(1) Groddeck, *De la maladie démocratique*, nouvelle espèce de folie, 1850; in-8°.

l'idée d'une tête de femme, associée à l'impression sensoriale produite par la lune, celle d'un tombeau de géant associée à l'impression sensoriale occasionnée par une montagne, constituent des croyances plus ou moins poétiques qui sont sans danger pour ceux qui les admettent. Il n'en est plus de même lorsque l'association de l'idée avec la sensation s'étend aux émotions sensuelles et sentimentales, lorsque, par exemple, l'idée d'un accouplement monstrueux est associée, dès l'adolescence, aux premiers appétits sexuels, ainsi que cela a lieu dans certaines contrées de l'Orient, ou lorsque l'idée d'un spectre épouvantable est associée, dès l'enfance, à l'idée d'une pierre ou d'un bouleau, comme cela a lieu quelquefois dans nos campagnes (1). Ces idées fausses sont, pour ceux qui les admettent, la cause d'inquiétudes, de frayeurs et de tourments.

Les idées fausses, associées aux émotions sensuelles et sentimentales, continue le même auteur, sont celles qui ont eu la plus déplorable influence sur les hallucinations de tous les temps. Mentionnons d'abord les croyances superstitieuses, débris d'anciens cultes qui ont creusé de profonds sillons dans les traditions populaires. Quand on songe à la longue suite de siècles qui ont vu tour à tour dominer la magie, l'astrologie la sorcellerie, la divination, les présages, les évocations, les augures, les aruspices, la nécromancie, la cabale, les oracles, l'interprétation des songes, les pythonisses, les sybilles, les mânes, les lares, les talismans, la présence des démons en chair et en os, les incubes, les succubes, les lémures familiers, le vampirisme, la possession, la lycanthropie, les revenants, les ombres, les spectres, les fantômes, les lutins, les sylphides, les fées, les farfadets, les follets, le mauvais regard, les enchantements, etc., on ne peut s'empêcher de gémir sur la facilité avec laquelle l'homme reçoit l'erreur, et l'on serait presque tenté de croire qu'il est destiné à vivre au milieu d'un monde d'illusions, si l'on n'y voyait de tristes conséquences de son éducation et de l'oubli des principes religieux et moraux.

(1) Cerise, *Des fonctions et des maladies nerveuses.* Paris, 1842, 1 vol. in-8°, p. 463.

Vouloir retracer toutes ces causes dépasserait les limites de ce travail ; nous nous bornerons à présenter quelques considérations sur celles qui ont eu le plus de retentissement dans les sociétés européennes. Telles sont les croyances à la puissance et à la corporéité des démons, à la sorcellerie, à la possession, à la magie, à la lycanthropie, aux revenants, aux vampires, aux esprits, etc.

La religion des anciens, qui peuplait toutes les parties de la nature de divinités, de génies (compris sous la dénomination générale de *démons*), etc., devait naturellement conduire à la croyance du pouvoir et de la corporéité des esprits. L'influence que les doctrines de Platon, probablement empruntées à celles de Zoroastre, exercèrent à ce point de vue, fut immense. Lorsqu'on étudie la société grecque, ses idées, ses mœurs, on voit que la philosophie de Platon était la grande loi de l'école d'Alexandrie. Avant tout on était platonicien, et on ne cessait pas de l'être parce qu'on devenait chrétien. On s'efforçait, au contraire, de concilier le génie de Platon avec la philosophie sévère et rigoureuse du christianisme. De là tant de discussions métaphysiques et abstraites ; de là les erreurs et les hérésies de tant d'hommes célèbres. Saint Justin, saint Clément d'Alexandrie, Origène, Didyme l'aveugle et tant d'autres, appartenaient à l'école platonicienne. Mais tout cela se passait dans la société élégante et polie. Les hommes instruits discutaient pour et contre, se faisaient une réputation dans les écoles ou dans l'épiscopat ; les ignorants, les hommes du peuple, les hommes des campagnes suivaient une autre direction ; et comme ils ne savaient ni lire ni écrire, leur intelligence n'était frappée que par le côté matériel du christianisme. Ils s'arrêtaient à la frontière pour ainsi dire. Ne pouvant ni se distinguer dans les discussions, ni répondre aux païens, ni instruire les néophytes, ils ne prenaient du christianisme que ce qui s'appliquait à la matière, mais ils le prenaient rigoureusement à la lettre, dans son sens le plus absolu : aussi le mauvais principe ne tarda-t-il pas à revêtir des formes plus ou moins affreuses, presque toujours empruntées à la littérature et à l'architecture du temps. Les hallucinés étaient alors poursuivis par les diables noirs, armés de cornes, aux pieds fourchus et avec une longue queue, comme, dans un autre temps, Oreste était tourmenté par les Euménides et effrayé par les sifflements des serpents.

Les histoires de diables, propagées par l'ignorance, l'amour du merveilleux, la peur, cette reine du monde, accueillis par la crédulité, placèrent les esprits sous le joug d'une terreur que tout concourait à augmenter : chacun crut voir, entendre, toucher le diable. Comment d'ailleurs les affreuses calamités qui décimèrent le monde romain, et dont on lit l'éloquente description dans la correspondance de saint Jérôme (1), n'auraient-elles pas donné un ascendant immense au diable? L'opinion n'était-elle pas généralement établie que les Huns étaient des créatures infernales?

Telle fut l'origine de ces hallucinations qui ont régné universellement pendant plusieurs siècles, qui règnent encore de nos jours dans plusieurs pays, notamment dans la Laponie, et dont les exemples sont encore assez fréquents en France, comme Esquirol, M. Macario et nous-même pourrions l'attester. — Les hommes les plus célèbres payèrent le tribut aux doctrines de l'époque, mais leurs hallucinations n'eurent aucune influence sur leur raison, leur conduite, leurs actes; ce qu'ils firent fut le résultat de leur éducation, et ne porta point la marque de la folie.

Croire aux démons, à leurs formes corporelles, c'était admettre les pactes, les rapports avec eux, leur pouvoir sur l'homme, en d'autres termes la sorcellerie, la possession, la lycanthropie. — La croyance à l'intervention des démons dans les actes de la vie humaine fut la source d'immenses désordres que les bûchers et les échafauds ne firent qu'augmenter. Des hommes, des femmes, des enfants se persuadaient qu'ils avaient assisté au sabbat, qu'ils s'étaient entretenus avec le diable, qu'ils avaient vu des personnes signer avec lui un pacte épouvantable. Des juges et des ecclésiastiques, ajoutant foi à de pareilles déclarations, condamnaient au supplice des milliers de victimes !

---

(1) *Saint Jérôme et son siècle*, introduction au *Panthéon littéraire*, p. 277, 286, 517, 607, 612, 620, 621, 655

Pour bien comprendre une époque, dit l'auteur d'un article remarquable inséré dans la *Revue britannique*, il faut avoir le tableau exact des opinions et des mœurs de ce temps (1). Certes nos cerveaux ne sont plus, comme le remarquait Hutchinson en parlant de Bodin, des salles de bal où dansent les diables ; mais la crainte a pris d'autres formes ; elle se manifeste par la peur de la police, celle des ennemis, etc. Ces croyances superstitieuses de nos aïeux, tout absurdes, tout sanguinaires qu'elles furent, avaient cependant pris naissance dans un principe élevé et louable. Le désir de dépasser les limites du monde visible et de communiquer avec des êtres auxquels on attribuait un plus haut rang dans la création, semblait d'abord ne devoir exercer qu'une influence salutaire. Les hommes considéraient ces êtres privilégiés comme une espèce d'échelle de Jacob par laquelle ils pourraient établir une communication entre le ciel et la terre, et recevoir directement les influences divines. Par malheur, la supposition de ces rapports directs avec des natures angéliques conduisait à croire à la possibilité de communiquer également avec les esprits des ténèbres.

Cette intervention directe du diable dans les affaires humaines, une fois reconnue et généralement admise, dut mener, par une conséquence inévitable, à toutes sortes de folies et d'extravagances. Chacun spécula sur ce sujet suivant son tour d'esprit particulier ; et bientôt les fantaisies insensées des cerveaux affaiblis par la maladie ou le malheur, répétées de tous côtés, formèrent une espèce de code ou de système de croyances qui, étant infiltré dans toutes les têtes, avec les premiers rudiments de l'instruction, soumit à son influence les intelligences les plus puissantes ; celles même de Luther, de Calvin, de Zwingle, d'Œcolampade, de Mélanchthon, de Knox, si promptes à découvrir l'erreur, si intrépides à la signaler, partagèrent

---

(1) *De la magie au* xixe *siècle et dans les temps antérieurs* (*Revue britannique*, juillet 1830). — l'archappe, *Du maillet des sorcières.* — *Host Zauberbibliothek, oder von Zauberei, Theurgei und Mantik, Zauberhexen, und Hexenprocessen, Dämonen, Gespenstern und Geistererscheinungen*, Mayence, 1828. — Friedreich, *systematische Litteratur der ärztlichen und gerichtlichen Psychologie*, p. 260 et suiv. Berlin, 1833.

ces croyances de leur temps. Plus récemment, l'équitable sir Mathieu Hale prononça une sentence de mort contre de pauvres femmes accusées de sorcellerie ; sir Th. Brown lui-même, qui avait déchiré le voile des erreurs vulgaires, et qui fut entendu dans ce procès, déclara que les spasmes des accusées, quoique le principe en fût naturel, avaient dû cependant être augmentés par la coopération du diable, intervenu à la sollicitation des sorcières.

Spinello, précurseur de Milton, fut le premier de ces temps barbares qui prêta à Lucifer quelques traits d'une beauté terrible ; cette innovation d'un homme de génie ne l'empêcha pas de rester fidèle aux idées de son âge, sa raison s'égarant après qu'il eut fini son tableau de la chute des anges, il se crut poursuivi par les démons qu'il avait représentés, et finit par mourir au milieu de ses terreurs.

La magie ne commença à jouer un rôle important dans l'histoire qu'après 1484. La bulle d'Innocent VIII excita des feux qui sommeillaient.

Avec quel effroi, dans le XVIᵉ siècle, ou au commencement du XVIIᵉ, n'aurait-on pas écouté le récit des visions qui tourmentaient le malheureux Bachzko de Kœnisberg pendant ses travaux politiques en 1806 : ce nègre à figure hideuse qui s'asseyait en face de lui ; ce monstre à tête de chouette qui le considérait chaque nuit entre ses rideaux ; ces serpents qui s'enlaçaient à ses genoux, tandis qu'il tournait ses périodes, étaient bien capables de glacer d'épouvante (1) !

En 1651, nous voyons l'Anglais Pordage donner pour des faits réels des visions absolument semblables, produites par la surexcitation de son cerveau. Lui et ses disciples Jane Leade, Thomas Bromley, Hooker, Sabberton et d'autres, en eurent une, à la première réunion, d'une magnificence incomparable.

Les puissances de l'enfer passèrent en revue devant eux, traînées dans des chars au milieu de sombres nuages et conduits par des lions, des ours, des dragons, des tigres. Venaient ensuite les esprits inférieurs, avec des oreilles de chat, des

_____

(1) *Revue britannique*, juillet 1830, p. 35.

griffes, des membres tordus et contrefaits. Soit que les disciples de Pordage fermassent les yeux ou les tinssent ouverts, ces visions étaient toujours parfaitement distinctes ; « car nous voyons, dit leur maître, avec les yeux de l'esprit et non avec ceux du corps. » Cette observation est un nouvel exemple d'hallucinations collectives.

A la fin du XVIe siècle, le docteur Dee assure, avec une conviction qui paraît sincère, qu'il était sur le pied de l'intimité avec la plupart des anges ; son confrère, le docteur Richard Napier, parent de l'illustre inventeur des logarithmes, croyait tenir de l'ange Raphaël la plupart de ses prescriptions médicales.

Il existait, à cette époque, bien peu de praticiens qui pensassent pouvoir compléter une cure sans l'aide de quelque moyen surnaturel.

Certaines causes spéciales à l'Angleterre durent contribuer à augmenter la disposition mélancolique des esprits et à produire une horreur inconnue dans les autres périodes de son histoire. Les auteurs de cette nation signalent le caractère sombre des puritains rigides de cette époque, les changements survenus dans les habitations des familles nobles, qu'ils avaient confisquées à leur profit, et les histoires propagées par les anciens propriétaires, laïques ou religieux.

Parmi les faits généraux ou particuliers qui nous paraissent propres à donner une idée des croyances du temps, nous en choisirons quelques-uns qui offrent plus d'un genre d'intérêt.

« En l'an 1459, en la ville d'Arras, au pays d'Artois, advint un terrible et pitoyable cas, que l'on nommait *vaudoisie*, ne scay pourquoy : mais l'on disait que ce estoient aucunes gens, hommes et femmes, qui, de nuict se transportoient par vertu du diable, des places où ils estoient, et soudainement se trouvoient en aucuns lieux arrière de gens, ès-bois ou ès-déserts, là où ils se trouvoient en très grand nombre d'hommes et femmes : et trouvoient illec un diable en forme d'homme, duquel ils ne veoient jamais le visage, et ce diable leur lisoit ou disoit ses commandements et ordonnances, et comment et par quelle manière ils le devoient aorer et servir ; puis fesoit par chacun d'eux baiser son derrière, et puis il bailloit à chacun un peu d'argent. Et finalement leur administroit vins et viandes en grande largesse, dont ils se repaissoient; et puis, tout à coup, chacun prenoit sa chacune, et en ce point estaindoient la lumière et cognoissoient l'un l'autre charnellement, et, ce fait, tout soudainement se retrouvoit chacun en la place dont ils estoient partis premièrement.

» Pour ceste folie furent prins et emprisonnez plusieurs notables gens de la dite ville d'Arras, et autres moindres gens, femmes folieuses et autres : et furent tellement gehenez et si terriblement tormentez, que les uns confessèrent le cas leur estre tout ainsi advenu, comme dit est ; et outre plus confessèrent avoir veu et cogneu en leur assemblée plusieurs gens notables, prélats, seigneurs et autres gouverneurs de bailliages et de villes, voire tels selon commune renommée, que les examinateurs et les juges leur nommoient et mettoient en bouche; si que par force de peines et de torments ils les accusoient et disoient que voirement ils les y avoient veuz. Et les aucuns ainsi nommez estoient tantost après prins et emprisonnez et mis à la torture, tant et si très longuement, et par tant de fois, que confesser le leur convenoit : et furent ceux-cy qui estoient des moindres gens exécutez et brulez inhumainement.

— Aucuns autres plus riches et plus puissants se rachetèrent par force d'argent, pour éviter les peines et les hontes que l'on leur faisoit, et de tels y eut des plus grans, qui furent preschez et séduits par les examinateurs, qui leur donnoient à entendre et leur promettoient, s'ils confessoient le cas, qu'ils ne perdroient ni corps ni biens. Tels y eut qui souffrirent en merveille patience et constance les peines et les torments; mais ne voulurent rien confesser à leur préjudice. Trop bien donnèrent argent largement aux juges et à ceux qui pouvoient les relever de leurs peines. Autres y eut qui se absentèrent et vuidèrent le pays, et prouvèrent leur innocence, si qu'ils en demourèrent paisibles. Et ne fait icy à taire ce que plusieurs gens de bien cogneurent assez, que ceste manière de accusation fut une chose controuvée par aucunes mauvaises personnes, pour grever et destruire ou deshonorer, ou par ardeur de convoitise, aucunes notables personnes qui ceux huyoient de vieille haine; et que malicieusement ils feirent prendre meschantes gens tout premièrement, auxquels ils faisoient par force de peines et de tormens nommer aucunes gens tels que l'on leur mettoit à bouche; lesquels ainsi accusez estoient prins et tourmentez comme dit est — qui fust pour veoir au jugement de toutes gens de bien, une chose moult perverse et inhumaine au grand deshonneur de ceux qui en furent notez, et en très grand péril des âmes de ceux qui, par tels moyens, voulurent deshonorer gens de bien (1) »

Les motifs que signale ici Monstrelet sont de ceux qui doi-vent inspirer aux gens tranquilles le plus d'éloignement contre les révolutions. Ces époques sont fécondes en dénonciations, en vengeances, en lâchetés de toute espèce et en ruine générale. M. Legoyt dans son essai statistique sur l'assistance publique, montre à deux reprises différentes les revenus du pauvre, taris par les événements de 1792 et de 1848.

Le fait de la possession des religieuses de Loudun est trop connu pour que nous entrions dans des détails; mais dans la description de l'une des apparitions, on reconnaît tous les caractères des hallucinations. Une des sœurs vit pendant la nuit un fantôme entouré d'une lumière rougeâtre. Il s'appro-cha, et elle reconnut l'ombre de leur défunt confesseur. Il lui parla; elle répondit, puis il disparut, promettant de revenir le lendemain. La nuit suivante, le spectre ne manqua pas de se montrer. Ils causèrent longtemps de sujets pieux. Tout à coup, le fantôme mua de figure; il ressemblait alors, a-t-elle dit, à Grandier, et changeant de propos comme de figure, il lui parla d'amourette. « Il la caresse, elle le repousse; elle se débat, personne ne l'assiste; elle se tourmente, rien ne la console; elle appelle, nul ne répond; elle crie, personne ne vient; elle tremble, elle sue, elle se pâme; elle invoque le saint nom de Jésus, et le spectre s'évanouit. Voilà le vrai commencement de la possession (2). » On conçoit que sur l'imagination impres-sionnable des femmes, l'imitation dut exercer son influence, et que les visions ne tardèrent pas à gagner les autres religieuses.

(1) *Chronique de Monstrelet*, t. III, fol. 24, édit. de Paris, 1572, in-folio.
(2) Ch. Sauzé, *Essai médico-historique sur les possédées de Loudun*, p. 12 et 13. Paris, 1839. — *Histoire des diables de Loudun*. Amsterdam, 1740.

Le résultat de cette possession, à laquelle la passion et la mauvaise foi donnèrent encore plus de gravité, fut la condamnation de l'infortuné Urbain Grandier, qui fut brûlé vif, le vendredi 18 août 1634, pour crime de magie, maléfice et sortilége.

Dans l'histoire que l'on va lire, on trouvera réunies les influences de croyance, d'époque et de sexe.

OBS. 115. — Marie de Saïns, faite religieuse contre son gré, et qui avait des extases, se crut possédée et sorcière. Elle composa donc des maléfices pour empêcher les religieuses de son couvent de prier Dieu, et enterra des idoles fabriquées à la synagogue, pour exciter les religieuses à la luxure. Voici ce qu'on lit dans le procès-verbal de la possession, du 17 au 19 mai 1614 :

« Elle déclara les barbares façons comment elle avait tué de ses mains plusieurs enfants, disant : J'ai arraché les cheveux aux uns, percé le cœur et les tempes d'une aiguille aux autres ; autres ai-je jeté aux latrines ; autres ai-je jeté en des fours échauffés ; autres ai-je jeté aux loups, lions, serpents et autres animaux pour les dévorer. J'en ai pendu par les bras, par les pieds, autres par les parties honteuses, etc ! »

Cette hystérique « confessa est cum diabolis via solita impudicitiæ peccatum, et cum hominibus et belluis crimen commisisse, » ajoutant qu'elle avait adoré pour son Dieu rédempteur et glorificateur le prince de la magie, Louis Gonfredi, « cum eo', Turcis paganisque coivisse. » Elle déclara qu'elle avait pris la mitre dans la chambre de l'évêque de Tournay, pour en coiffer Béelzébub ; que tous les magiciens s'étaient confessés au prince du sabbat, et qu'ils ne disaient que gausseries.

En parlant du sabbat tenu le 6 juin, elle dit : « Nous avons tous communié à la manière des huguenots, et le prince du sabbat faisait la personne du ministre. On fit la procession, et « sodomiæ scelus perpetratum fuit ; ter cum principe hoc horrendum peccatum commisi. Etiam confessa est majori gaudio affectam fuisse quando cum diabolo modo insolito cohabitasset, quam quando humano vel alio modo stuprum fecisset.» Ensuite elle distribua pour chaque jour de la semaine les occupations du sabbat.

Le lundi et le mardi, « via solita coitus; » le jeudi, « sodomiæ conventus. In illo die, omnes homines vel mulieres impudicitiæ peccatum extra vas naturale admittunt, et inter se variis horridisque modis promiscent, mulier cum muliere, vir cum viro. »

Le samedi, « belluarum conventus. In illo die, cum variis belluis, sicut canibus, felibus, porcis, hircis, pennatisque serpentibus, cohabitant. »

Pour les mercredis et les vendredis, on joue au sabbat les mystères de la Passion, et on y chante les litanies de cette manière : Lucifer, miserere nobis; Beelzebub, miserere nobis, etc., etc.

Marie de Sains entendit le prédicateur Asmodée, le 30 mai 1613. Elle rendit son discours aux exorcistes : « Mes amis, » hodie conventum sodomiæ celebramus; Lucifero opus est gratissimum. » « prenez exemple de moi qui suis le prince de la concupiscence; et si vous accomplissez souvent cette œuvre, vous aurez la récompense en ce monde, et en l'autre la vie éternelle. »

Cette fille et deux autres qui débitaient les mêmes rêveries furent condamnées à une prison perpétuelle (1).

Nous n'avons pas besoin de faire observer que ces déclarations ne sont que de pures visions, car, ainsi que l'a très bien dit Eusèbe Salverte, on n'a jamais pu trouver une seule réunion de sorciers assistant au sabbat. Les descriptions à peu près identiques tenaient à l'action des pommades narcotiques (2), aux questions posées d'avance par les juges, à l'uni-

(1) Jules Garinet, *Histoire de la magie en France*, p. 193. Paris, 1816. — Éliphas Lévi, *Histoire de la magie*. Paris, 1860.

(2) Pour se transporter au sabbat, ou plutôt pour rêver qu'ils s'y transportaient, les sorciers se frottaient le corps d'une certaine pommade (dont l'ingrédient principal est maintenant connu). Le secret de la composer, secret qui leur a été si souvent funeste, a été le dernier, le seul peut-être qu'ils eussent conservé. Un sommeil subit, profond, durable, comateux, des visions tristes et lugubres, mêlées de mouvements voluptueux, voilà en général ce que produisait l'action magique, dont l'effet combinait ainsi les deux mobiles les plus puissants sur l'âme, le plaisir et la terreur. Le choix des substances était connu dès les temps anciens; en effet, Lucien et Apulée (Lucian, *Lucius, sive asinus*; Apul., *Metamorph.*, lib. IV) décrivent les onctions mystérieuses que pratiquaient Pam-

versalité des croyances, par suite, à leur influence sur les esprits, et sur ceux qui étaient plus spécialement destinés à être atteints. — Nous ne retrouvons pas chez nos aliénés démonomanes, au moins d'une manière si générale, les obscénités dont tous les auteurs du temps sont remplis, cela tiendrait-il à ce que les idées érotiques étaient alors beaucoup plus répandues, par suite de la prédominance des instincts sur les facultés intellectuelles?

L'origine de la lycanthropie remonte aux plus anciennes époques du paganisme. Dans cette illusion, des malheureux en démence se croyaient changés en loups-garous. Quelquefois la prétendue transformation se faisait à l'aide de boissons, d'onctions vénéneuses. Les compagnons d'Ulysse, métamorphosés en pourceaux, en sont un des plus anciens exemples. Hérodote, dans son ouvrage, signale ces transformations comme assez fréquentes. Saint Augustin assure que certaines femmes, en Italie, se convertissaient en chevaux par une sorte de poison. Mais ce fut surtout au XIV° et au XV° siècle que cette singulière illusion se répandit en Europe. Les cynanthropes et les lycanthropes abandonnaient leurs demeures pour s'enfoncer dans les forêts, laissant croître leurs ongles, leurs cheveux, leur barbe, et poussant la férocité jusqu'à mutiler, parfois tuer et dévorer de malheureux enfants (1).

Wierius a rapporté le singulier procès qui eut lieu à Besançon en 1521. C'est une observation de lycanthropie qui ne laisse aucun doute sur la folie des uns, et l'ignorance des autres.

phila et l'épouse d'Hipparque, et ces deux écrivains n'ont fait que copier les fables milésiennes, déjà célèbres par leur antiquité autant que par leur agrément.

Le fond commun de tous les aveux arrachés aux sorciers peignait probablement, avec les altérations que le temps et l'ignorance n'avaient pu manquer d'y apporter, quelques cérémonies pratiquées jadis dans des initiations subalternes. Ainsi, l'apparition et l'adoration du bouc, qui faisaient une partie essentielle des cérémonies du sabbat, le chat, qui y joue aussi un grand rôle, se retrouvent parmi les divinités dont le culte était fort ancien en Égypte. La clef, qui a également une si grande importance dans la sorcellerie, est fréquemment reproduite sur les monuments égyptiens. (*Encycl. méth.*, *Antiquités*, art. *Clef.*) — Eusèbe Salverte, *Des sciences occultes.* Paris, 1843 — Éliphas Lévi, *Dogme et rituel de la haute magie.* Paris, 1861.

(1) J. Garinet, *ouv. cité*, p. 118.

L'inquisiteur instruisit l'affaire, et ordonna d'amener devant lui les trois accusés, qui s'appelaient Pierre Burgot, Michel Verdun et le gros Pierre. — Tous trois confessèrent s'être donnés au diable. Après s'être frottés de graisses, ils s'accouplaient aux louves avec le même plaisir qu'ils éprouvaient avec les femmes quand ils étaient hommes. Burgot avoua qu'il avait tué un jeune garçon avec ses pattes et ses dents de loup, et il l'eût mangé, si les paysans ne lui eussent donné la chasse. Michel Verdun confessa qu'il avait tué une jeune fille occupée à cueillir des pois dans un jardin, et que lui et Burgot avaient tué et mangé quatre autres filles. — Il désignait le temps, le lieu et l'âge des enfants qu'il avait dévorés. Il ajouta que lui et ses compagnons se servaient d'une poudre qui faisait mourir les personnes. Ces meurtres étaient souvent des rêves de l'imagination.

Ces trois loups-garous furent condamnés à être brûlés vifs(1).

Obs. 116. — Un maçon, dans l'automne de l'an XII, tomba dans une sombre mélancolie, sans cause connue. Il éprouvait la nuit des visions fantastiques, et dès le matin il s'échappait furtivement dans les lieux écartés. Il refusa toute nourriture le deuxième jour de la maladie; mais deux jours après, il se précipita, avec une extrême voracité, sur les aliments qui lui étaient offerts; il poussa des hurlements à la manière des loups, et entra plusieurs fois dans une sorte de fureur, avec désir de mordre. Le quatorzième jour, à l'approche de la nuit, il s'échappa de nouveau dans les champs, où il poussa encore des hurlements affreux, qu'on fit cesser par des affusions répétées d'eau froide. Cette maladie singulière parut se terminer le dix-huitième jour par un accès violent de fièvre qui dura près de vingt-quatre heures. Le rétablissement complet semble avoir ensuite été produit par les seules ressources de la nature (2).

Plusieurs auteurs pensent que l'insensibilité peut occasionner des hallucinations qui se présentent surtout sous la forme

(1) Bötliger atteste Spuren der Wolfswuth in der griechischen Mythologie, nebst Zusätzen von Sprengel, in dessen Beiträgen zur Gesch. der Med. — Friedreich, Litteraturgesch., p. 27-23.

(2) Matthey, Nouvelles recherches sur les maladies de l'esprit, 1816, p. 96.

d'erreurs de la personnalité dans l'ordre physique. Il est probable que cette disposition morbide existait chez un certain nombre de ces lycanthropes, dont la perversion des idées s'associait à ce symptôme, et donnait lieu à leurs singulières illusions. Il est curieux de retrouver de nos jours, chez les Abyssiniens, une superstition qui se rapproche beaucoup de celle des peuples de l'Europe au moyen âge. Comme eux, ils croient à un zoomorphisme, qui est une image vivante de la lycanthropie. Ainsi la classe des potiers et des forgerons est généralement regardée comme ayant le pouvoir de se métamorphoser en hyènes et autres animaux féroces, et de pouvoir causer des maladies par leurs regards. Mais, au lieu d'être traînés sur les bûchers comme les loups-garous du moyen âge, ils vivent tranquilles et redoutés (1).

Les idées mystiques, d'où dérivaient la plupart des croyances que nous venons de signaler, étaient excessivement favorables à la production des hallucinations. Comme les convictions étaient générales et le doute inconnu, leur puissance était illimitée. Tous les esprits étaient tournés vers le ciel; mais d'après la nature même de leurs sentiments, de leurs impressions, les uns se livraient aux rigueurs de l'ascétisme pénitent; les jeûnes, les macérations, la solitude, la crainte des tourments de l'enfer, engendraient chez eux les visions les plus effrayantes. Les autres, au contraire, s'abandonnant à toutes les émotions de l'ascétisme contemplatif, avaient des ravissements, des extases, des communications avec les esprits célestes. Par la même raison, chez les païens, les individus à idées oppressives (tempérament bilieux) étaient poursuivis par les furies, les divinités infernales, tandis que les hommes à idées expansives (tempérament sanguin) voyaient les sylphes, les faunes, les divinités de l'Olympe.

Les croyances aux esprits, si généralement et si anciennement établies, la certitude des communications avec les faunes, les sylvains, les naïades, les démons chez les Grecs, avec les nymphes chez les Romains, les génies, les gnomes chez les

_____

(1) Pearce, *Séjour en Abyssinie*, publié par lord Valentia (*Revue britannique*, juillet 1831, p. 78 et 102). — Brierre de Boismont, *De l'influence de la civilisation.*

Orientaux, les fées, les sylphes, les anges, les diables chez les chrétiens, sont les causes de ces nombreuses hallucinations qu'on trouve consignées dans une foule de livres. C'est à ces croyances qu'il faut rattacher les histoires d'âmes en peine qui réclament des prières, d'esprits qui font des révélations, annoncent une mort prochaine, reviennent en vertu d'un pacte, de morts qui sucent le sang des victimes.

Il est très certain qu'un grand nombre d'apparitions ont eu lieu sans coïncider avec aucune époque importante, et sans même être suivies d'aucun événement remarquable : aussi celles-là sont-elles tombées dans l'oubli ; mais on n'a eu garde de passer sous silence celles qui par hasard se sont réalisées.

Telle est l'histoire rapportée dans *le Monde des esprits*, de Beaumont. C'est une des plus intéressantes de ce genre. L'héroïne de l'anecdote, qui se passait en 1662, était une fille de sir Charles Lee. Aucun doute raisonnable ne peut être élevé sur l'authenticité du récit, car il a été écrit par l'évêque de Glocester, d'après la narration du père de la jeune demoiselle.

Obs. 117. — La première femme de Charles Lee était morte en couches, en donnant le jour à une jeune fille. Lady Everard, sœur de la défunte, désira se charger de l'éducation de l'enfant, qu'elle éleva très bien. Parvenue en âge d'être mariée, cette jeune demoiselle fut promise à sir Williams Perkins, mais la réalisation de cette promesse fut empêchée par la circonstance la plus extraordinaire. — Une nuit, cette demoiselle aperçut dans sa chambre une lumière ; elle appela aussitôt sa domestique pour lui demander pourquoi elle laissait ainsi brûler une lampe. Celle-ci lui répondit qu'il n'y avait point d'autre lumière dans la chambre que celle qu'elle venait d'apporter ; que le feu était d'ailleurs entièrement éteint, et qu'il était probable que sa jeune maîtresse avait eu un rêve. Persuadée qu'il en était ainsi, elle se rendormit. Vers deux heures du matin, elle s'éveilla et vit une petite femme qui lui dit qu'elle était sa mère ; que sa destinée était heureuse, et qu'elle reviendrait la visiter le même jour à midi.

Miss Lee appela de nouveau sa domestique, demanda ses

vêtements, s'habilla et passa ensuite dans son cabinet; elle n'en sortit qu'à neuf heures, avec une lettre cachetée pour son père. Elle la remit à sa tante, lady Everard, lui raconta ce qui était arrivé, et la pria, aussitôt qu'elle serait morte, de faire porter cette lettre à son adresse. La tante s'imaginant que sa nièce était devenue subitement folle, envoya aussitôt chercher à Chelmsford, un médecin et un chirurgien, qui s'empressèrent de venir; ils ne purent découvrir aucun symptôme d'aliénation mentale; néanmoins lady Everard exigea que sa nièce fût saignée, ce qui fut fait.

La jeune demoiselle, après les avoir laissés faire, pria qu'on fît venir le chapelain pour réciter les prières; et lorsqu'elles furent terminées, elle prit sa guitare et son livre de psaumes, s'assit sur une chaise, joua et chanta d'une manière si mélodieuse et si parfaite, que son maître de musique, qui était présent, en fut frappé d'admiration.

Vers midi, elle se leva, fut s'asseoir dans un grand fauteuil, et, poussant un ou deux soupirs, elle expira aussitôt. Le refroidissement eut lieu si rapidement, que le médecin et le chirurgien en furent étonnés. Elle mourut à Waltham, dans le comté d'Essex, à trois milles de Chelmsford. La lettre fut envoyée à sir Charles, dans le comté de Warwick; il fut si affligé de ce cruel événement, qu'il ne vint qu'après l'enterrement. A son arrivée, d'après la demande de sa fille, il fit exhumer et porter son corps près de celui de sa femme à Edmonton (1).

Les réflexions que suggère ce fait nous paraissent s'expliquer naturellement: l'imagination, chez une jeune fille impressionnable, dut être singulièrement surexcitée aux approches de l'heure fatale. L'exaltation du système nerveux, dans une organisation probablement délicate, parvint à un si haut degré que la force vitale se trouva épuisée. Quant à la révélation, les esprits sensés n'y verront qu'une concordance favorable à ce genre de croyance, car, sans elle, l'histoire n'aurait jamais probablement trouvé d'écrivain.

On lit dans le curieux ouvrage du docteur Forbes Winslow,

_____
(1) Hibbert, _ouv. cité._

une observation analogue empruntée à l'*American Journal of Insanity* du mois d'octobre 1859. — La jeune personne qui en fait le sujet avait dix-neuf ans ; elle était bien portante, mélancolique, mais sans tristesse ; un de ses oncles avait perdu la raison. Son père, mort à quarante-quatre ans, avait eu des pressentiments mélancoliques. Elle raconta à son médecin, praticien versé dans les maladies mentales, qu'elle avait eu sept fois des apparitions qui avaient coïncidé avec la mort d'autant de ses parents ou amis, et que, dans trois de ces cas, la terminaison fatale avait eu lieu au moment de la vision. La première fois qu'elle eut une de ces hallucinations, elle préparait sa toilette pour une soirée, lorsqu'elle aperçut en face d'elle dans la glace une figure à cheveux gris, au-dessus de son épaule. Un mois après, elle reçut la nouvelle de la mort de son oncle, arrivée au moment même où elle avait vu la figure dans la glace. La seconde fois, elle reconnut en s'éveillant, penché sur elle, un jeune homme qui était alors aux Indes ; je me mis, dit-elle sur mon séant, il se releva aussi jusqu'à ce qu'il se tînt droit, fit quelques pas en arrière, sans cesser de me fixer, puis il disparut. Peu de temps après on apprit qu'une fièvre l'avait enlevé à la date de l'apparition. La troisième fois, cette demoiselle fut dérangée dans son sommeil par un violent coup donné à la tête de son lit, qui fut suivi d'un second. Elle dit à sa mère qu'on apprendrait très certainement la mort d'un de leurs proches. On sut, en effet, quelques semaines après, que le père d'une de leurs tantes avait été trouvé mort dans sa chambre, presque à l'heure où elle avait entendu le coup.

Les mêmes apparitions se reproduisirent pour son père, sa sœur, son grand-père sa grand'mère. Dans une de ces visions, elle aperçut son père ; et dans les autres, elle ne distingua que des figures étranges couvertes de vêtements blancs ou noirs ; une d'elles ressemblait à un cadavre.

Pendant une de ces hallucinations, cette demoiselle se trouvait avec un ami ; elle affirma qu'ils entendirent une voix prononçant d'un ton plaintif le mot *Fanny, Fanny, Fanny*. L'ami qui la vit très émue lui dit qu'en effet il avait entendu la voix, mais qu'elle avait proféré un autre nom, celui d'*Henri*.

Il est très présumable que cette jeune personne, indépendamment de l'influence des antécédents, fut vivement impressionnée par les sept morts qui se succédèrent assez rapidement ; sa pensée, concentrée sur ce triste sujet, surexcita sa sensibilité, les éléments psychique et somatique se prêtèrent un mutuel secours, et les idées prirent la forme des méditations habituelles. Il est à remarquer que sur les sept morts, il n'y en eut que trois qui coïncidèrent avec les apparitions (1).

Dans les montagnes de l'Écosse et dans quelques contrées de l'Allemagne, on croit encore à la réalité d'une apparition merveilleuse qui est, dit-on, le présage d'une mort prochaine. On voit, hors de soi, un autre soi-même, une figure en tout semblable à la sienne, pour la taille, les traits, les gestes et l'habillement. Nous avons déjà fait connaître ce phénomène que les Allemands appellent *deutéroscopie* (2).

On trouve dans une publication récente d'un grand mérite, une anecdote relative au fameux Buckingham. Sir Georges Williers, père du duc, apparut à trois diverses reprises à un officier de la garde-robe pour l'avertir du sort qui menaçait son fils. Cet officier, dont le rang était trop peu élevé pour qu'il pût s'acquitter convenablement de sa mission, négligea l'avertissement jusqu'à la troisième apparition ; alors il se rendit auprès d'un gentilhomme dont il était très ami, sir Ralph Freeman, maître des requêtes, et le détermina à s'adresser à Sa Grâce pour lui obtenir une audience particulière, dans laquelle il promettait de lui révéler des choses de la plus haute importance. L'officier entra dans des détails précis, qui lui avaient été communiqués par l'esprit, pour prouver au duc qu'il n'était pas un imposteur, et on observa que celui-ci fut très mélancolique après l'entrevue. Quel fut le but de cet avertissement ? De créer un inquiétude vague à l'égard d'un danger qu'il était impossible de prévoir, puisque l'avertissement était conçu en termes trop mystérieux pour mettre le duc convenablement sur ses gardes (3).

Une apparition qui fit quelque bruit au commencement du

(1) Forbes-Winslow, *On obscure diseases of the brain and disorders of the mind.* London, 1860, p. 239.

(2) Walter-Scott, *A legend of Montrose*, chap. 17, note Wraiths.

(3) George Brodie, esq., *Histoire de l'empire britannique*, vol. XI.

xvii° siècle, celle de Desfontaines, paraît avoir été déterminée par une syncope liée au souvenir d'un ami.

Obs. 118. — Bezuel, jeune étudiant de quinze ans, avait contracté une amitié intime avec un autre jeune homme nommé Desfontaines. Après avoir parlé des pactes entre personnes qui stipulent que le mort visitera le vivant, ils imaginèrent de faire un pareil traité, et le signèrent de leur sang (1696). — Quelque temps après, ils se séparèrent, et Desfontaines se rendit à Caen.

En juillet 1697, Bezuel s'amusait à couper du foin près la maison d'un ami, lorsqu'il éprouva une faiblesse qui fut suivie d'une mauvaise nuit. Malgré cette indisposition, il retourna aux champs le lendemain ; l'accident se reproduisit. Le troisième jour, il eut un accès plus grave : « Je perdis, dit-il, connaissance. On vint à mon secours, mais mon esprit était beaucoup plus troublé qu'il ne l'avait été jusqu'alors. Les personnes qui me relevèrent m'ont assuré que, m'ayant demandé où je sentais du mal, je leur répondis : *J'ai vu ce que je ne croyais jamais voir.* Je ne me rappelle ni la demande ni la réponse : cependant ceci s'accorde avec le souvenir de l'apparition d'un homme ayant la moitié de la taille ordinaire, mais que je ne connaissais pas.

» Quelques instants après, en montant à une échelle, j'aperçus, au pied, mon camarade de classe, Desfontaines. A cette vue, j'eus un éblouissement ; ma tête glissa entre deux échelons, et je tombai en syncope. On me descendit, et je fus placé sur une pièce de bois qui servait de siége dans la grande place des Capucins. Dès que je fus assis, je ne vis plus le maître de la maison, M. de Sorteville, ni ses gens, bien qu'ils fussent devant moi ; mais je reconnus Desfontaines, qui me faisait signe de venir à lui. Je me reculai, comme pour lui faire de la place. Ceux qui étaient présents et que je ne voyais pas, quoique mes yeux fussent ouverts, remarquèrent ce mouvement.

» Comme il restait immobile, je me levai pour aller à sa rencontre ; il me prit le bras gauche de sa main droite, et me conduisit à trente pas plus loin dans une ruelle, en me tenant fortement.

» Les domestiques, croyant que j'étais complétement rétabli, allèrent à leurs affaires, excepté un petit jockey, qui dit à M. de Sorteville que je me parlais à moi-même. Celui-ci pensa que j'étais gris ; il s'approcha, m'entendit faire quelques questions, y répondre, et il me le rapporta depuis.

» Ma conversation avec Desfontaines dura trois quarts d'heure. « J'étais convenu avec vous, dit-il, que si je mourais le premier, je viendrais vous le dire : je me suis noyé dans la rivière de Caen hier à cette heure, en compagnie de tels et tels. Il faisait très chaud ; la fantaisie me prit de me baigner ; en entrant dans l'eau, je m'évanouis. L'abbé Meniljean, mon camarade, plongea pour me retirer. Je lui saisis le pied ; soit qu'il fût effrayé, soit qu'il voulût remonter à la surface de l'eau, il me donna un violent coup dans la poitrine, et me rejeta au fond de l'eau, qui est très profonde en cet endroit. »

» Desfontaines, continue Bezuel, était plus grand que de son vivant. Je ne distinguais toujours que la moitié de son corps ; il était nu, sans chapeau, avec ses beaux cheveux blonds, un papier blanc sur le front, roulé dans ses cheveux, sur lequel il y avait une écriture que je ne pus lire. »

Cette apparition et la conversation se reproduisirent plusieurs fois. Il est incontestable que la mort du jeune homme fut promptement connue. Le célèbre abbé de Saint-Pierre, qui a publié cette anecdote, dont il garantit l'authenticité, l'explique par des causes naturelles. Il est très probable que l'évanouissement de Bezuel fut la cause des apparitions. Je sais, dit Ferriar, d'après mon expérience et celle des autres, que la syncope est quelquefois précédée d'illusions, de visions qui ne sont jamais que des réminiscences d'images connues. Un fait à noter, c'est que, très souvent, l'impression morbide persiste longtemps après le retour à la santé. Un homme s'était imaginé, pendant un accès de folie, qu'on lui avait légué un bien considérable ; cette idée ne le quitta que longtemps après sa guérison, et on eut beaucoup de peine et de difficulté à le détromper (1).

Le souvenir de la figure, de la voix d'un ami intime, peut être une cause d'hallucination. Telle paraît avoir été la célèbre apparition de Ficinus à Michel Mercatus, rapportée par Baronius.

Ces illustres amis, après un long discours sur la nature de l'âme, convinrent que celui des deux qui mourrait le premier apparaîtrait au survivant, si cela était possible, et l'informerait des conditions de l'autre vie.

Quelque temps après, dit Baronius, il arriva que, tandis que Michel Mercatus l'aîné étudiait la philosophie de bon matin, il entendit tout à coup le bruit du galop d'un cheval qui s'arrêta à sa porte, et il reconnut la voix de son ami Ficinus, qui criait : *O Michel! Michel! toutes ces choses sont vraies!* Surpris de ces paroles, Mercatus se leva et courut à la croisée. Il aperçut son ami, qui lui tournait le dos; il était vêtu de blanc et monté sur un cheval de même couleur.

Mercatus l'appela et le suivit des yeux, jusqu'à ce qu'il disparût. Bientôt il reçut la nouvelle que Ficinus était mort à Florence à l'heure de l'apparition. La distance qui les séparait était considérable.

On peut se rendre compte de cette apparition, qui fit tant de bruit à cause de la position élevée des deux personnages, par les circonstances suivantes : l'étude de Platon, l'idée de son ami, déterminèrent chez Mercatus une hallucination qui fut aussi favorisée par le silence du matin. Baronius ajoute que Mercatus abandonna tous ses travaux profanes pour se livrer entièrement à la théologie (1).

Doit-on toujours rattacher à l'influence du mysticisme et considérer comme des hallucinations de l'ouïe et de la vue les circonstances qui paraissent avoir été la cause de conversions soudaines chez des individus qui n'étaient point croyants? Au point de vue religieux, nous ne saurions partager cette opinion : nous avons la conviction que Dieu a pu se servir de moyens surnaturels pour appeler à lui des hommes égarés;

(1) *De apparitionibus mortuorum, vivis et pacto factis*, Lips., 1709. — Baronii. *Annales*, Baronius tenait cette histoire du petit-fils de Mercatus, protonotaire de l'Église, homme de la plus grande probité et extrêmement instruit.

penser autrement, ce serait réjeter l'autorité des livres saints (1); mais, d'un autre côté, nous croyons que pour obtenir de pareils résultats, il lui suffit des lois naturelles qu'il a lui-même établies.

Obs. 119. — Le colonel Gardiner avait passé la soirée en compagnie d'amis fort gais. Il devait se trouver à minuit précis à un rendez-vous avec une femme mariée. La société s'étant séparée à onze heures, il ne jugea point à propos d'avancer le temps. Pour écouler l'heure qui restait à attendre, il monta chez lui, dans l'intention de lire ou de s'amuser d'une autre manière. Il prit par hasard un livre de religion, que sa grand'mère ou sa tante avait glissé, à son insu, dans son porte-manteau: c'était *le Soldat chrétien, ou le Ciel pris d'assaut.* Devinant au titre qu'il s'y trouverait des phrases de sa profession, dont le sens spirituel pourrait le divertir, il résolut de le lire avec soin. Malgré ce projet, il ne lui prêta que fort peu d'attention. Pendant qu'il tenait ce livre entre ses mains, Dieu lui envoya une vision, qui eut pour lui les conséquences les plus importantes et les plus heureuses.

Il crut voir un rayon extraordinaire de clarté tomber sur son livre, ce qu'il attribua d'abord à une disposition de lumière; mais, en levant les yeux, il aperçut, à son grand étonnement, Notre-Seigneur Jésus-Christ sur la croix, entouré d'une gloire. En même temps, il lui sembla entendre une voix s'exprimer en ces termes: *O pécheur! vois dans quel état m'ont mis tes crimes!* Cette apparition produisit une si profonde impression sur l'esprit du colonel, qu'il renonça à son genre de vie et devint un homme très religieux (2).

On a opposé à cet exemple, que l'on a cité comme favorable à l'intervention divine, mais auquel convient aussi l'explication donnée par M. Renaudin, une autre vision qui survint, dans

(1) Il y a d'ailleurs une distinction importante à faire relativement au mysticisme. Pris en général, il n'est pas une maladie de l'âme; il repose sur des faits véritables et répond à un besoin réel. Le mysticisme est beau et grand; mais il veut être réglé. Sans ce frein, on tombe dans les exagérations et les erreurs du sentiment.

(2) Hibbert, *Sketches of the philosophy of apparitions,* 2e édition. Edinburgh, 1825, p. 224.

le xviiᵉ siècle, à un des plus puissants ennemis du christianisme, et dont le résultat fut de l'encourager à publier l'ouvrage qui contenait ses dangereuses opinions.

Obs. 120. — « Mon livre *De veritate prout distinguitur a revelatione verisimili, possibili et a falso*, commencé en Angleterre, raconte lord Herbert, était sur le point d'être terminé; toutes les heures que je pouvais dérober aux visites et aux négociations, étaient employées à le perfectionner; dès qu'il fut achevé, je m'empressai de le communiquer à Tilenus et à Hugo Grotius, savant illustre, qui, après son évasion de la Hollande, s'était réfugié en France. Lecture faite, ils louèrent beaucoup l'ouvrage et m'exhortèrent à le faire imprimer et à le publier.

» Le suffrage de deux hommes aussi instruits m'encourageait, mais, d'un autre côté, les oppositions que je prévoyais me tenaient en suspens. Un jour qu'il faisait beau, mes croisées étant ouvertes au midi, je pris mon livre, je m'agenouillai et prononçai distinctement ces paroles :

« O Dieu éternel, créateur de la lumière qui m'éclaire, vous qui illuminez nos âmes quand vous le voulez, faites-moi connaître, par un signe céleste, si je dois publier mon livre ou le supprimer. » Je n'eus pas plus tôt prononcé ces mots, qu'un bruit fort, mais agréable, se fit entendre dans le ciel; il me causa une si grande joie, que j'eus la conviction que ma demande était exaucée.

» Quelque étrange que cela paraisse, je proteste devant Dieu que non-seulement j'ai entendu le bruit, mais que j'ai vu, dans le ciel le plus serein que j'aie jamais contemplé, l'endroit d'où il venait. C'est d'après ce signe que j'ai fait imprimer mon livre et que je l'ai envoyé dans toutes les parties de la chrétienté, aux savants capables de le lire et de l'apprécier. »

Le docteur Leland, dans son *Essai sur les écrivains déistes*, ne met point en doute le récit du noble lord (1). On ne peut qu'être frappé des inconséquences de l'esprit humain en lisant un pareil fait : voici un homme qui se prépare à lancer un

---

(1) Autobiographie de lord Herbert de Cherbury. — V. Hibbert, p. 227.

livre contre la révélation, et qui supplie la divinité de le favoriser d'une révélation spéciale.

Lorsque l'homme est subjugué par la superstition et la terreur, il n'est point d'idées bizarres qui ne puissent devenir
des réalités. Une des plus singulières folies de ce genre est
celle qui est connue sous le nom de *vampirisme*, dont on
retrouve des traces dans les stryges du Talmud. Cette espèce
d'épidémie régna au commencement du XVIIIe siècle, dans
plusieurs parties de la Hongrie, de la Moravie, de la Silésie et
de la Lorraine. Les paysans qui en étaient atteints croyaient
qu'après la mort, l'âme de leur ennemi pouvait leur apparaître sous différentes formes. Quelques-uns rêvaient que ces
spectres malfaisants les prenaient à la gorge, les étranglaient,
les suçaient. D'autres croyaient réellement voir ces monstres
cruels.

Les idées mystiques à forme expansive, en exaltant l'imagination, produisaient ces nombreuses extases dont nous avons
déjà parlé, et qui eurent pour caractère les visions célestes de
toute nature. C'est à cette influence qu'il faut rapporter les
apparitions et les auditions de la chorée imaginative de Para-
celse, des convulsionnaires et des secouristes, des extatiques
des Cévennes, des possédées de Loudun, des convulsionnaires
de Cornouailles et des îles Shetland, etc.

En signalant les idées qui contribuèrent davantage à la production des hallucinations, nous avons appelé l'attention sur
quelques-unes des croyances du moyen âge; mais pour bien
apprécier l'influence de cette époque d'étranges déceptions,
de nombreuses erreurs, de beaux rêves, de fantaisies magnifiques et de fictions immortelles, il nous paraît indispensable
de jeter un coup d'œil sur les êtres bizarres, terribles ou gracieux dont on l'avait peuplée (1).

Les barbares n'apportèrent pas seulement avec eux les
dévastations et la mort. Ils inculquèrent encore leurs croyances
religieuses dans les esprits. — Pour la première fois, le peuple

_____

(1) Ferdinand Denis, *Le monde enchanté*, cosmographie, ou histoire naturelle
et fantastique du moyen âge. Paris, 1842. — Bekker, *Le monde enchanté*, 4 vol.
in-18. Amsterdam, 1694. — Morin, *Du magnétisme et des sciences occultes*.
Paris, 1860.

romain entendit parler de l'Himenberg, cette cité céleste à laquelle on ne parvient que par le pont de l'arc-en-ciel; du Nifleim, monde souterrain que traversent des fleuves empoisonnés; du loup Fenris, assez fort pour ébranler l'univers; du serpent Yormongodour, qui entoure l'orbe de la terre de ses replis; du Grasvitnir, qui doit l'effrayer de ses sifflements, et du colossal Eskthirnir, daim à la corne gigantesque, où tombe la fontaine primitive d'où s'échappent les fleuves. Le Hun, né d'un commerce diabolique, qu'on croyait envoyé pour dévorer les hommes, donna naissance à la fable de l'Ogre.

En écoutant de pareils récits, des hommes à qui l'antiquité avait légué les centaures, le minotaure, les satyres, les faunes, les pans, les ægypans, les faunisques, et qui croyaient encore les rencontrer dans leurs solitudes, ne pouvaient s'arrêter en si beau chemin; aussi les créations merveilleuses surgissaient-elles de toutes parts. Le coffre oblong de Cosmao, divisé en deux compartiments, n'en est pas une des moins curieuses (1).

Tout à coup il se fit un grand silence, les superstitions des barbares avaient disparu dans l'enfer et le paradis des chrétiens, et la voix de Mahomet soufflait le merveilleux sur une autre partie du monde.

Mais les dogmes des livres saints, mal interprétés, jetèrent une terrible perturbation dans les dernières années du IX⁵ siècle; les hommes consternés étaient dans l'attente de la fin du monde. Il faut contempler les formidables images du XI⁵ et du XII⁵ siècle, pour se faire une idée juste de la terreur qui avait pesé sur l'Europe.

Les croyances chrétiennes, développées au milieu de ces sentiments oppressifs, l'angoisse qu'avait inspirée la peur de la destruction du monde, furent extrêmement favorables aux idées démoniaques, dont la propagation rapide s'explique d'ailleurs par des causes que nous avons déjà fait connaître.

L'histoire naturelle contribua, pour sa part, à grossir les erreurs de l'imagination, en élargissant le champ des fictions. L'existence du phénix, celle du rock, du serpent volant, étaient

---

(1) Letronne, *Revue des Deux-Mondes.* — Daunou, *Histoire littéraire de la France.*

autant de vérités. On regardait les os du mastodonte comme des os de géants. Il y avait dans les airs d'horribles dragons, des basilics, des serpents ailés. Les cavernes étaient habitées par des monstres aux yeux flamboyants. Les mers étaient le séjour du grand kraken, du moine et de l'évêque marins. Le Talmud renchérissait sur ces conceptions bizarres, en affirmant l'existence des liliths, espèces de chérubins, des lamies, spectres serpentiformes, et des stryges, sortes de vampires qui allaient teter avidement le sein des enfants.

La découverte de l'Amérique vint donner une nouvelle direction aux esprits. Les aventuriers coururent, à travers mille périls, à la recherche de l'Eldorado, du paradis terrestre, de la fontaine de Jouvence. Les grandes forêts du Malabar se peuplèrent de créatures singulières, réunissant, dans leur composition fantasque, les rêveries religieuses de l'Inde à celles des Européens. — Les mensonges sont comme les serpents, dit Feijoo, le Voltaire des Espagnols; ils se multiplient sans fin. Forcées de se retirer devant la science qui naissait (XVIe siècle), les traditions du moyen âge allèrent chercher un dernier asile dans le Nouveau-Monde, où peu s'en fallut qu'on ne retrouvât toutes les divinités terrestres.

Cette esquisse, que les uns trouveront trop courte, les autres trop longue, nous a paru nécessaire pour faire comprendre comment ce mélange de merveilleux, de terrible, de foi, d'ignorance, qui fut pendant la longue période du moyen âge, le code du genre humain, donna cours à une multitude d'idées fausses, causes réelles de ces hallucinations dont on retrouve la trace à chaque page de l'histoire. Mais on comprend aussi pourquoi elles ne sauraient être considérées comme un symptôme de la folie. Ceux qui les éprouvaient subissaient l'influence des opinions du temps; ils n'en étaient pas moins propres à remplir les devoirs de la vie sociale. Leur imagination, fortement excitée par les récits, les croyances; l'absence de tout doute, voyait ce que d'autres avaient cru voir. L'impulsion, une fois donnée, elle se communiquait à tous; mais il n'y avait dans les paroles, dans les actions, aucun trait qui parût disparate. L'erreur provenait de la société, et non de l'individu.

Ce sujet offre trop d'intérêt pour que nous ne lui consacrions pas quelques pages. L'influence des croyances et des idées dominantes sur l'esprit des contemporains ayant été contestée ou considérablement restreinte dans la discussion sur les hallucinations, nous ferons d'abord quelques observations à ce sujet, et nous reproduirons ensuite des fragments d'un très bon article de M. Milsand, sur le médecin Thomas Browne ou Brown, né en 1606, dans lequel cette influence est analysée d'une manière fort rationnelle. Disons d'abord un mot des objections. On a prétendu que si les croyances superstitieuses des temps où ont vécu les hallucinés sont une circonstance atténuante, il ne faut pas exagérer la valeur de cette considération, parce qu'entre ces croyances vagues, peu réfléchies, sans faits certains, et la croyance précise des hallucinés, la différence est considérable. A l'appui de cet argument, on a cité l'exemple d'hommes de notre temps, doués d'une très honnête dose de raison, qui croyaient aux esprits frappants, tournants et même écrivants, sans être fous pour cela, mais qui l'auraient été indubitablement s'ils eussent déclaré avoir vu positivement un de ces esprits. On a ajouté que, si certains hallucinés ont pu mener à bonne fin de grandes entreprises, il n'y a dans ce fait rien qui soit incompatible avec l'existence d'une aliénation mentale partielle, puisque le monde est plein de monomaniaques et même de polymaniaques qui gouvernent avec beaucoup de succès leurs affaires, petites et grandes, et que ce n'est donc pas là qu'il faut chercher la preuve irrécusable de l'intégrité de la raison. Enfin on a conclu que la croyance à la compatibilité des hallucinations avec l'intégrité de la raison n'avait plus guère qu'un intérêt historique, parce que personne ne songeait à appliquer aux hallucinés contemporains le bénéfice des circonstances atténuantes qu'on réclame en faveur de leurs confrères des temps passés (1).

M. de Castelnau, qui a soutenu cette doctrine avec son talent habituel, nous avait peut-être en vue dans son discours, lu à

(1) De Castelnau, *Du véritable caractère des hallucinations et de leurs rapports avec l'aliénation mentale* (*Annales médico-psychol.*, p. 133, 3ᵉ série, t. II, 1856).

la Société médico-psychologique (1); mais, comme nous ne
partageons pas plus ses opinions sur ce point que sur le libre
arbitre, nous lui demanderons la permission de lui faire une
courte réponse.

Les croyances à l'existence des démons, à la réalité des
songes, aux apparitions dans les airs, etc., étaient tout aussi
précises parmi les peuples que les créations de l'esprit l'étaient
pour les hallucinés ; et il n'eût pas été difficile de trouver
parmi eux des martyrs pour confesser ces convictions. Au
reste, quand on entend de nos jours une foule d'hommes défendre leurs opinions, on ne saisit pas la différence qui les
sépare des hallucinés ; on peut être étonné, affecté de leur
opiniâtreté, de leur aveuglement, mais il ne vient pas à la
pensée de les considérer comme des insensés.

Je ne conçois pas plus comment les croyants aux esprits
frappeurs et aux tables tournantes peuvent être détachés des
hallucinés, car plusieurs de ceux que j'ai connus et des plus
éminents, m'ont assuré de la meilleure foi du monde qu'ils
étaient convaincus que c'était l'esprit de Napoléon ou celui de
tel autre personnage qui avait paru devant eux ; ils en avaient
senti le souffle, le contact ; et certes je puis affirmer que ces
hommes étaient doués d'une très honnête dose de raison.
Quant à l'argument tiré des hallucinés qui ont mené à bonne
fin de grandes entreprises et qui étaient aliénés partiellement,
il faudrait prouver que l'idée fixe est toujours déraisonnable,
ce qui est loin d'être établi. Il y a d'ailleurs dans l'analyse ainsi
bornée à tel ou tel côté, une insuffisance d'appréciation qui
frappe tous les esprits ; aussi allons-nous y revenir. Cette
doctrine a, en outre, le grave inconvénient d'agrandir indéfiniment le cercle de la folie, et nous sommes encore de ceux
qui regardent cette maladie comme l'exception et la raison
comme la règle. Enfin nous n'admettons pas la conclusion
qui relègue la croyance à la compatibilité des hallucinations
avec l'intégrité de la raison parmi les annales légendaires,
parce que le fait de la vicomtesse d'A... que nous avons cité
p. 381, est une réponse péremptoire à un pareil argument.

_____

(1) Dans la séance du 26 novembre 1855.

Cet exemple n'est pas le seul, et nous avons eu le bonheur d'être en rapport avec assez de personnes religieuses pour pouvoir facilement en grossir le nombre; il ne faut pas non plus oublier celui de l'extatique de Kaldern. Nous persistons donc à croire à l'existence de la raison avec les hallucinations, comme nous croyons à la liberté morale, caractère distinctif de l'individualité physique et spirituelle.

L'analyse, avons-nous dit, qui s'empare d'un élément pour en faire la force dominante qui tient les fils, en apparence, les plus divers et de laquelle se déduisent, suivant M. Taine, toutes les qualités importantes de l'homme, n'est pas l'analyse vraie. Il faudrait d'abord prouver que cette force d'esprit dépend uniquement du temps, du pays, de l'origine; mais avec cette méthode, ainsi que le fait observer avec raison M. Ratisbonne, « vous avez la description et l'analyse ; mais sans l'idéal, type immatériel et invariable, vous ne pouvez admirer, dédaigner, haïr et aimer. C'est le panthéisme appliqué à la critique. Or, si tout est nécessaire, rien n'est libre. »

Il est sans doute utile d'affirmer que le pays, la race, le siècle ont une influence marquée sur la conduite d'un homme ; mais autre chose est de prétendre que c'est par ces influences et par la faculté dominante, née de ces circonstances, que s'expliquent ses actions et ses œuvres les plus diverses, ses contradictions mêmes ; car il reste toujours à savoir comment dans tel homme, plutôt que dans tel autre, à côté de lui, dans les mêmes conditions de temps, de lieu, de sang, la force dominante fait explosion d'une manière sublime et devient, ici plutôt que là, le génie.

L'analyse, la vraie, celle de l'autre siècle, consiste à démêler les nombreuses et diverses influences qui ont eu sur un fait complexe une part d'action, et parmi ces influences celle qui a donné le branle à toutes les autres, et dont on suit le mouvement jusque dans les derniers détails où il se transmet et se marque. Cette méthode ne retranche aucun des faisceaux qui composent un fait principal, mais elle les ordonne. Elle rattache le nombre infini de faits particuliers à des faits plus généraux, qui se rangent eux-mêmes sous un fait dominant, sous une formule ; c'est la méthode d'analyse de tous les penseurs du grand siècle (1).

Or si elle vient à rencontrer dans son examen un phénomène extraordinaire, tel que l'hallucination, l'extase, etc., elle ne commence pas par le rejeter comme symptôme de maladie et à plus forte raison de folie, elle s'enquiert s'il n'a pas son point de départ dans l'organisme normal, si son développement n'est pas favorisé par un concours de circonstances qui a son analogue dans la physiologie de l'esprit, s'il n'est pas le produit de cette surexcitabilité nerveuse qui est le foyer de tant de découvertes admirables, de chefs-d'œuvre sublimes!

Si l'analyse incline à penser que l'intelligence, qu'elle scrute dans ses replis les plus secrets, présente quelque chose de singulier, elle pèse, avec le plus grand soin, les différentes influences du temps, et, tout en reconnaissant que certaines croyances étaient erronées, que certains faits miraculeux ne reposaient que sur l'ignorance, elle ne s'étonne pas que les physiciens qui avaient été élevés au milieu des singulières croyances du xvie siècle aient eu peur de leurs joujoux et de leurs automates, et qu'en regardant à travers leurs lunettes, ils se soient imaginés voir dans l'avenir.

Nous irons plus loin, même en admettant les anomalies de l'intelligence, l'analyse doit s'embarrasser fort peu d'une petite tache dans une grande existence ; il faut qu'elle regarde le passé comme on regarde la peinture à la distance voulue par l'œil de chacun, pour embrasser l'ensemble, afin de ne pas détruire dans la réalité, par des détails sans importance, l'harmonie et même la logique de la nature.

En se plaçant ainsi au point de vue de l'influence des idées dominantes d'une époque sur les esprits, on pourra facilement comprendre pourquoi les fantômes du célèbre médecin Thomas Browne ne sont pas les hallucinations des aliénés.

On a été trop habitué à se représenter l'imagination comme la folie qui est le contraire même du bon sens scientifique, et ce préjugé suffirait pour transformer tout le passé en un chaos d'inconcevables contradictions ; mais en réalité la folle du

(1) M. Ratisbonne, *Débats*, 1859.

logis a rendu de bons services. Ainsi Thomas Browne, avec ce
qu'il a d'insolite nous donne une image assez fidèle de l'esprit
qui animait tous les premiers pères de nos sciences.

— Les nombreuses connaissances dont le savant de nos
jours a hérité limitent étroitement son droit à l'illusion. Au
temps de Browne, il en était tout autrement. Les hommes
qu'un besoin nouveau entraînait vers l'observation des réalités
étaient des esprits qui avaient grandi sous l'influence de la
thaumaturgie, de la nécromancie, de toutes les ivresses mystiques du xvɪe siècle. C'était un beau temps, s'écrie J. Disraeli,
un temps de prodiges indéfinissables et de merveilles impossibles à démontrer, de caprices occultes qui commençaient sans
cesse et ne finissaient jamais, une succession d'enchantements
aussi délicieux que ceux de l'Arioste. A cette heure de demi-
jour, ce que l'on apercevait était encore plus merveilleux que
l'inconnu.

— Les savants modernes donnent à leur exposé un haut
degré de précision, mais ils sont aussi bien arides. Leur logique, suivant un mot de Carlyle, est une logique d'hommes
d'affaires, et dans leurs écrits, il n'y a plus littéralement que
la matière dont ils dissertent. Nous avons d'admirables traités
scolaires, mais il nous manque une autre littérature scientifique, celle où l'homme, en exprimant ses connaissances,
exprime aussi les sentiments qu'elles éveillent en lui.

La théorie du xvɪɪɪe siècle expliquait toutes les erreurs par
les mensonges intéressés d'un imposteur, et de la sorte trouvait
moyen d'accuser tout le passé de superstition, sans admettre
pour cela que les hommes fussent sujets à *se tromper*. C'est
la raison humaine elle-même qui est sujette à l'inattention, à
l'incurie, à l'illusion, aux égarements de la logique.

— L'alchimie, comme le rappelle M. Figüier, ne consistait
pas exclusivement dans la croyance à la pierre philosophale,
c'était aussi une théorie qui tendait à expliquer non-seulement
la génération des métaux, mais encore celle des autres corps
par des semences et un embryon, par la conjonction de deux
principes contraires. Pour en donner une idée, il faut citer
J. Disraeli qui aimait et sentait vivement ces rêveries et ces
magies de la science au berceau : « Il n'y eut jamais, dit-il,

plus belle vision scientifique que cette exquise *palingénésie*, cette régénération des plantes et des animaux, ou plutôt cette évocation de leurs ombres. Schott, Kircher, Gaffarel, Borelli, Digby et toute leur admirable école, découvraient dans les cendres des plantes leur forme primitive, ressuscitée par la force de la chaleur. De-même les corps, pourvu qu'ils ne fussent pas ensevelis trop profondément dans la terre, peuvent laisser échapper leur ombre. Les sels des cadavres, exhalés en vapeur par suite de leur fermentation, se sont coordonnés derechef à la surface de la terre, et ils ont formé les fantômes. Ainsi pendant les premières nuits qui suivent une bataille, il est étonnant combien on peut voir de spectres debout sur leur enveloppe mortelle. »

Chez Browne, les fantômes dus à la vivacité des conceptions qui n'existent que dans sa tête, et qu'il est disposé à prendre pour des faits extérieurs qu'il perçoit dans les objets, nous initient aux cauchemars de l'intelligence humaine mal éveillée, à toutes les curieuses erreurs qui sont les ancêtres de nos opinions, enfin au fantôme du monde moral où vivaient nos pères.

Pour Browne, les faits de la fable, de l'histoire, de la Bible, ne sont pas seulement devant lui comme des événements qu'il aurait vus la veille dans sa maison, ce sont des événements qui ne cessent pas de se passer en sa présence. Il connaît Moïse, Aaron ou César mieux que ses amis intimes, et il cite Sisyphe ou Tantale à l'appui de ses leçons d'anatomie : il les a disséqués en esprit, et il voit les muscles qui sont violentés par leur supplice (1).

Thomas Browne n'est pour nous qu'un exemple, pris dans des centaines d'autres. Comment, en effet, les hommes des temps passés auraient-ils pu se soustraire à l'influence de ce monde invisible qui sortait à chaque instant de ses tombeaux, de ses mystérieuses demeures? Récits, chaire, livres, enseignaient et propageaient cette croyance; et encore même aujourd'hui nous concevons très bien qu'elle soit répandue parmi les

---

(1) *The Works of sir Thomas Browne*, 3 vol. Londres 1852. — *Religioso-medici et pseudodoxia*. — Milsand, *Revue des Deux-Mondes*, *Une époque de transition scientifique*, 1er avril 1858.

peuples septentrionaux dont les traditions et le climat lui prêtent un si puissant concours ; qu'elle soit également acceptée par tous ceux qui croient à une autre vie et aux esprits invisibles ; et qu'enfin elle compte, parmi ses disciples, cette classe immense et toujours renaissante d'amants du merveilleux.

Pour compléter cette partie de notre travail, il faudrait rechercher les causes des hallucinations dans les différentes civilisations. Ce qui vient d'être dit établit déjà qu'elles seront le reflet des croyances, des passions, des préjugés, des mœurs. Aussi, en lisant les histoires d'apparitions rapportées par les Grecs et les Romains, on trouvera qu'elles varient suivant les différentes doctrines professées par les savants sur ce sujet, et qui, par suite du temps, commençaient à prévaloir parmi le vulgaire. Chez presque toutes les nations anciennes, elles auront un caractère religieux. L'importance accordée aux songes, en Égypte, en Grèce et chez les Romains, rendra compte de cette multitude d'apparitions, d'avis, de communications dont l'histoire de ces peuples est remplie. Cette forme d'hallucinations se montrera également très fréquente dans le Bas-Empire. Un des monarques les plus vantés par ses connaissances philosophiques, Julien verra le génie de l'empire lui apparaître avec toutes les marques du deuil, peu de jours avant son combat contre les Perses.

Au IXe siècle, un père, inconsolable de la perte de son fils, l'empereur Basile le Macédonien, aura recours aux prières d'un pontife célèbre (1), et il verra ce fils chéri, vêtu magnifiquement et monté sur un cheval superbe, accourir vers lui, se jeter dans ses bras et disparaître (2).

Dans l'Orient, presque toutes les apparitions auront pour représentants des génies bons ou malveillants, gardant des trésors ou des talismans, des anges envoyés par Mahomet pour consoler les croyants ou avertir les méchants des punitions qui leur sont réservées. Dans l'Inde, comme la vie n'est qu'une longue observation du culte, dont la moindre infraction est

---

(1) Théodore Santabaren, abbé, archevêque des Zachaïtes.
(2) Eusèbe Salverte, ouvrage cité. — V. Glycas, Annales, partie IV, p. 296. Leo Grammat, in vita Basil. imp. 20.

punie des peines les plus sévères, on retrouvera chez ce peuple les hallucinations religieuses, modifiées par le climat et les dogmes.

Pour terminer ce qui est relatif à l'action des causes morales sur la production des hallucinations, il nous reste à parler de quelques influences particulières, dont l'étude offre plus d'un genre d'intérêt.

La *peur*, toujours la même au fond, mais dont les formes varient suivant les époques, a créé, surtout depuis la révolution de 1789, une variété nombreuse d'hallucinés qui se croient poursuivis par des ennemis, par les gardiens de la force publique et même par les exécuteurs de la loi. Cette forme se complique fréquemment, sans doute, de la monomanie triste, mais l'observation montre que l'hallucination peut exister seule.

Obs. 121. — Un employé d'une administration constate un vol dans ses magasins, un sombre désespoir s'empare de lui, puis il s'écrie qu'on le vient chercher; il voit les gendarmes qui entourent la maison; l'échafaud est dressé, le bourreau l'attend pour le faire périr. En vain le fait-on sortir pour lui prouver que cette scène n'existe que dans son imagination, il aperçoit toujours l'échafaud et les gendarmes. Pour échapper à cette mort imaginaire, il se suicide. Ce fait, que nous avons observé au début de notre carrière, nous mit en garde contre ce genre de malades; bien nous en prit, car beaucoup de ceux qui ont présenté cette hallucination ont cherché à attenter à leurs jours.

La folie est, plus souvent qu'on ne le croit, le résultat des remords. Cette remarque est également applicable à l'hallucination. Sémiramis voyait partout la pâle figure de Ninus. L'histoire de la mort du chirurgien Manoury en est une preuve certaine; elle explique d'ailleurs celle de plusieurs criminels.

Obs. 122. — Manoury, qui était l'ennemi d'Urbain Grandier, fut choisi, le 26 avril 1634, pour examiner si, d'après la déclaration de la prieure, l'accusé avait quelque point du corps qui fût insensible. Il s'acquitta de cette tâche avec la plus insigne barbarie, et l'on ne peut penser aux douleurs du malheureux patient sans frémir d'horreur (1). Il se repentit de sa cruauté, car « un soir, sur les dix heures, revenant de l'un des bouts de la ville visiter un malade, et marchant de compagnie avec un autre homme et son frater, il s'écria tout à coup, comme en sursaut : Ah ! voilà Grandier ! que me veux-tu ? » et il entra dans un tremblement et une frénésie dont les deux hommes qui l'accompagnaient ne purent le faire revenir. Ils le ramenèrent à sa maison, toujours parlant à Grandier, qu'il croyait avoir devant les yeux, et on le mit au lit saisi de la même frayeur et avec le même tremblement. Pendant le peu de jours qu'il vécut encore, son état ne changea point. Il mourut en croyant toujours voir Grandier, et en tâchant de le repousser pour en éviter l'approche, et en proférant des discours terribles (2).

Sully rapporte que les heures solitaires de Charles IX étaient devenues affreuses par la répétition des cris et des hurlements qui l'assaillirent durant le massacre de la Saint-Barthélemy (3).

« Le roy Charles, dit cet illustre ministre, oyant le soir du » même jour et tout le lendemain, conter les meurtres et » tueries qui s'y étaient faits de vieillards, femmes et enfants, » tira à part maître Ambroise Paré, son premier chirurgien, » qu'il aimoit infiniment, quoiqu'il fust de la religion, et lui » dit, Ambroise, je ne scay ce qui m'est survenu depuis deux » ou trois jours, mais je me trouve l'esprit et le corps gran- » dement esmeus, voire tout ainsi que si j'avais la fièvre, me » semblant à tout moment, aussi bien veillant que dormant, » que ces corps massacrés se présentent à moy les faces hy- » deuses et couvertes de sang ; je voudrois que l'on n'y eust » pas compris les imbéciles et innocents (4). »

Lorsque l'esprit est sous le poids d'un grand crime ou d'une grande frayeur, la monomanie est proche, et fréquemment des voix accusatrices épouvantent et rendent fou le coupable. C'est

(1) Voyez l'admirable épisode de la torture d'Urbain Grandier dans le *Cinq-Mars* de M. de Vigny.
(2) Sauzé, *Essai médico-historique sur les possédées de Loudun*, p. 44. Paris, 1839.
(3) Sully, *Mémoires*, liv. I.
(4) *Collection des mémoires relatifs à l'histoire de France*, 2ᵉ série, t. I, p. 245.

aussi de cette manière qu'on s'explique les frayeurs du peuple dans le voisinage des endroits où de grands massacres ont été commis (1).

Le trépas de Beaufort, assassin du duc de Glocester, eut lieu au milieu des circonstances les plus terribles. En proie à toutes les angoisses du désespoir, il offrait à la mort ses immenses richesses pour qu'elle lui accordât quelques jours de répit. Peu d'instants avant d'expirer, il parut souffrir les tourments des damnés. Il mettait ses deux mains devant lui, et s'écriait : *Va-t'en ! va-t'en ! pourquoi me regardes-tu ainsi?* preuve évidente qu'il voyait quelque spectre horrible, sans doute celui de Glocester (2).

M. l'abbé Guillon, dans ses *Entretiens sur le suicide*, a rapporté l'exemple remarquable de ce duelliste qui avait tué dix-sept personnes en combat singulier, et que les fantômes de ses victimes suivaient en tous lieux. On a voulu contester cette influence du remords. Nous l'avons confirmée à la Société médico-psychologique par de nouveaux faits.

Les médecins d'aliénés ont remarqué que les hallucinations se manifestent souvent chez les sujets fortement préoccupés par une idée, par une passion. — Le célèbre Esquirol dit dans son ouvrage qu'elles sont ordinairement relatives aux occupations de l'esprit et du corps, ou bien qu'elles se lient à la nature même de la cause qui a produit l'ébranlement du cerveau. Les hallucinations, ajoute-t-il, peuvent encore être des effets de la répétition volontaire ou forcée des mêmes mouvements du cerveau (3).

Obs. 123. — Au mois d'octobre 1833, une femme de vingt-huit ans, née en Piémont, alla au bal, à la fête de son village ; elle y dansa pendant trois jours avec une sorte de frénésie, et depuis elle continua d'entendre sans cesse la musique qui l'avait charmée. C'étaient des montferrines, et chacune se succédait dans sa tête, en faisant place à la suivante. Cette hallucination troubla les fonctions vitales, et finit par amener une consomption nerveuve. Le docteur Brosserio observa que

(1) Ferriar, *ouvrage cité.*

(2) Forbes Winslow, *ouv. cité.*

(3) Esquirol, *Des maladies mentales*, 2e vol. 1838.

les sons musicaux croissaient avec la maladie, et la mort arriva sans qu'ils cessassent de se faire entendre.

Lorsque les souvenirs, les réminiscences acquièrent la vivacité des impressions premières, ou lorsque les mêmes sensations se prolongent, il devient impossible de faire la distinction. C'est ce qui arrive quand on surexcite l'impressionnabilité du cerveau, en l'occupant sans cesse du même objet. On voit, on entend alors ses propres pensées, aussi clairement que si les images et les sons venaient du dehors, et la raison peut s'égarer, trompée par des sensations fallacieuses.

Obs. 124. — Le Tasse, dont la passion pour la princesse d'Est fut l'origine de tous ses maux, avait fini par croire qu'il avait un génie familier qui se plaisait à causer avec lui; il prétendait en avoir appris des choses qu'il n'avait jamais lues ni entendues, et qu'aucun n'avait sues avant lui. J.-B. Manso, son ami, dit que, voulant un jour, à Bisaccio, près de Naples, le convaincre de l'illusion où il était, le poëte lui répondit : Puisque mes raisons ne peuvent vous persuader, je vous détromperai par l'expérience, et je veux que vous voyiez de vos yeux cet esprit dont je vous parle, et auquel vous ne voulez pas croire sur ma parole. — J'accepte l'offre, dit Manso; et le lendemain, étant tous deux assis devant le feu, il tourna ses regards vers une fenêtre où il fixa ses yeux avec tant d'attention, qu'il cessa de répondre à ce que je lui disais, et il est même probable qu'il ne m'entendait plus.

« Enfin, dit-il, voilà mon esprit familier qui a la politesse de venir m'entretenir; admirez-le, et voyez la vérité de tout ce que je vous ai dit. » Je tournai tout de suite les yeux du côté qu'il m'indiquait, mais j'eus beau regarder, je ne vis que les rayons du soleil qui pénétraient par les verres de la fenêtre dans la chambre. Pendant que je portais mon regard de tous les côtés, et que je ne découvrais rien d'extraordinaire, je m'aperçus que le Tasse était occupé à une conversation très sérieuse; car, quoique je ne visse et n'entendisse que lui, l'arrangement de son discours était distribué comme il doit l'être entre deux personnes qui s'entretiennent; il interrogeait et répondait alternativement. Les matières dont il s'entretenait étaient si relevées, le style en était si sublime et si extraordi-

naire, que la surprise m'avait en quelque façon mis hors de
moi-même ; je n'osais ni lui parler, ni lui demander où était
l'esprit qu'il m'avait indiqué, et avec lequel il conversait.

Emerveillé de ce qui se passait sous mes yeux, je restai assez
longtemps dans le ravissement, sans doute jusqu'au départ de
l'esprit. Le Tasse m'en tira, en se tournant de mon côté, et en
me disant : « Etes-vous enfin dégagé de vos doutes? — Bien
loin de là, lui dis-je, ils ne sont que plus forts ; j'ai entendu
des choses merveilleuses, mais je n'ai rien vu de ce que vous
m'aviez annoncé (1). »

On retrouve dans cette intéressante observation le fait, que
nous avons signalé dans les rêves, de conversations qu'on dirait
soutenues par deux individualités distinctes, quoiqu'elles
émanent de la même personne. On peut rapprocher de ce
phénomène, le sentiment de dualisme que nous avons constaté
dans une foule de cas de folie. Ainsi un aliéné entend une voix
qui lui dit de se tuer, il est poussé à mettre un terme à ses
jours, lorsqu'en même temps une autre voix lui crie qu'il ne
doit pas se tuer, que le suicide est l'acte d'un lâche. Cet anta-
gonisme existe également dans la vie ordinaire. On se sent
entraîné par une pensée mauvaise, à laquelle s'oppose un bon
sentiment ; le choix à faire n'est-il pas un argument capital en
faveur du libre arbitre? C'est l'éternelle lutte du bien et du mal
que l'éducation peut sans doute développer, mais qui n'en est
pas moins en germe chez l'immense majorité des hommes. Au
point de vue de la médecine légale, ce dualisme est important
à connaître.

Des causes, en apparence légères, peuvent favoriser le développement des illusions et des hallucinations ; celle dont nous
allons parler ne nous paraît pas avoir été signalée par les auteurs.

La lecture et la conversation, à l'heure du soir, sur des
sujets tristes ou simplement très attachants, prolongées outre
mesure, ont plusieurs fois déterminé une sorte de vertige chez
des personnes nerveuses, impressionnables, et donné lieu à
des inquiétudes, des terreurs et même des visions. Conolly

---

(1) *Vie du Tasse*, par Manso. — *La Théorie des songes*, par l'abbé Richard.
Paris, 1766, p. 235. — *Hoole's Life of Tasso*, p. 48. — *Friend*, by S.-T. Coleridge, vol. XI, p. 236. — *Reil's Fieberlehre*. Halle, 1802.

parle d'enfants qui, placés dans ces conditions, se sont réveillés au milieu de rêves effrayants, et ont été poursuivis pendant quelque temps par de fausses sensations sur les objets environnants (1). Nous avons donné des soins à un homme très instruit et fort éclairé qui, plusieurs années après une fièvre grave, était pris tous les soirs d'un sentiment indicible de terreur, d'angoisses inexprimables, et qui s'attendait à chaque instant à voir des apparitions. Il reconnaissait que cet état était une suite de sa maladie, mais dès que l'obscurité arrivait, toute sa fermeté s'évanouissait.

Cette revue des causes morales des illusions et des hallucinations est fort insuffisante, car celles-ci sont aussi nombreuses et aussi diversifiées que les idées raisonnables et les conceptions délirantes, mais l'exposé que nous venons de faire suffit pour se rendre compte de leur production et des influences qui les favorisent.

DEUXIÈME DIVISION. — *Causes physiques.*

L'énumération des causes morales qui provoquent les hallucinations a suffisamment montré que les idées fixes, dominantes, les passions fortes, les grandes préoccupations, pouvaient amener ce résultat chez les individus prédisposés. Raconter de nouveaux faits, serait inutilement grossir ceux que nous possédons. L'examen des causes physiques dont l'influence est aujourd'hui beaucoup plus considérable donnerait lieu à des développements très étendus, si ce sujet n'avait été traité dans des chapitres antérieurs.

Déjà, en effet, plusieurs classes d'hallucinations de cette seconde division ont été passées en revue dans les maladies mentales, les substances toxiques, les maladies nerveuses autres que la folie et les maladies inflammatoires aiguës et chroniques. Il ne nous reste plus qu'à les étudier dans un petit nombre de faits où l'influence de la cause peut fournir d'utiles renseignements sur leur production; mais, avant d'entrer en matière, il nous paraît nécessaire de compléter ce que nous avons dit sur ces diverses classes d'hallucinations par quelques considérations.

(1) Conolly, *ouv. cité,* p. 322.

Ainsi pour les hallucinations de la folie il importe de faire observer que dans plusieurs circonstances, elles précèdent le développement de la maladie, de sorte qu'on peut les considérer comme causes ; mais dans un grand nombre de cas, elles apparaissent en même temps qu'elle, ou se manifestent pendant son cours ; elles n'en sont alors qu'un effet, un symptôme, une complication. Ici plusieurs questions se présentent : L'hallucination dépend-elle des troubles organiques ? est-elle liée à l'excitation psychique ? en un mot est-elle physique ou morale ? La distinction est souvent très difficile ; cependant la nature de l'hallucination, son rapport direct avec la cause de la folie, autorisent à penser qu'elle est souvent due aux excitants moraux, mais que le plus ordinairement elle est déterminée par les causes physiques.

Les hallucinations par intoxication, surtout celles qui sont dues à l'influence des liqueurs alcooliques, peuvent être entretenues ou provoquées par la privation de l'excitant habituel ; il suffit de son usage modéré pour les faire cesser.

A la classe des maladies nerveuses autres que la folie, se rattachent certains états nerveux qui, sans être toujours morbides, ont des racines dans la pathologie : tels sont le cauchemar et l'extase. Nous consignerons ici la même remarque que nous avons faite dans le chapitre précédent : la séparation des deux influences (morale et physique) n'est pas toujours facile ; l'extase, par exemple, est très souvent due à la première de ces causes, et l'hypochondrie, comme l'a fort bien prouvé M. Dubois (d'Amiens), dans son ouvrage, subit également son action. Il ne faut pas, d'ailleurs, attacher aux classifications plus d'importance qu'elles n'en ont : ce sont des moyens artificiels, destinés à aider l'esprit, et qui présentent sans cesse l'exception à côté de la règle.

Les faits sur lesquels nous allons maintenant appeler l'attention, sans avoir l'étendue et l'intérêt des précédents, peuvent encore aider à la connaissance des hallucinations.

En première ligne se place l'influence qu'exercent sur la production des hallucinations l'hérédité, les sexes, les âges, les tempéraments, les professions, les causes physiologiques, les saisons, les climats et les lieux ; mais, de ces causes, il en est qui n'ont pu nous donner aucun renseignement, d'autres qui ne nous en ont fourni que de très bornés. Il ne faut pas, en effet, perdre de vue que l'hallucination n'est très souvent qu'une complication, qu'un symptôme, et que, dès lors, son étude isolée offre d'extrêmes difficultés.

On ne peut établir par la statistique le pouvoir de l'*hérédité* sur les hallucinations, parce que, dans le plus grand nombre de cas, elles existent avec la folie. L'hérédité n'avait qu'une faible part dans les hallucinations et les illusions épidémiques du moyen âge. M. Soudan n'a point signalé l'action de cette cause dans l'extase épidémique qu'il vient d'observer en Suède.

Pour bien apprécier cette influence, il faudrait l'étudier chez les individus qui n'ont que des hallucinations simples et chez les monomanes hallucinés qui ont une forme de folie bien arrêtée. Il est incontestable qu'on les observe assez souvent chez les fils de ceux qui ont présenté cette double condition ; mais comme, dans ce cas, elles ne sont, le plus ordinairement, qu'un symptôme de la maladie principale, cette connaissance n'est que d'une médiocre importance.

Nous avons eu, au reste, l'occasion d'observer deux faits d'hallucinations héréditaires, et l'on conçoit que cette maladie nerveuse puisse se transmettre comme les autres.

Le père de Jérôme Cardan était sujet à des apparitions, le fils en eut également (1). — Catherine de Médicis eut une hallucination au rapport de Pierre de l'Estoile, et Charles IX, son fils, en eut une le soir même de la Saint-Barthélemy.

Les hallucinations ne nous ont rien présenté de spécial, sous le rapport des *sexes* : sur 136 individus admis dans notre établissement, lors de la première édition de ce livre, 63 appartenaient au sexe masculin, 73 au sexe féminin.

Il n'en est plus ainsi quand on examine les sexes, relativement à la nature des hallucinations. Parcourez l'histoire et vous reconnaissez à chaque page la prédominance des idées érotiques chez les femmes. Les êtres infernaux, tantôt visibles, tantôt invisibles, dont les Bodin, les Boguet, les Delrio ont si naïvement décrit les débats amoureux, sont partout établis. Chez les

(1) *De la subtilité*, traduction de Leblanc, 1441, liv. XIX, p. 462 et suiv

Juifs, ils s'appellent Asmodée, Haza, Lilith ; chez les Grecs, sirènes, nymphes, orcades, dryades, néréides, satyres, sylvains.

On lit, suivant Bodin, au livre I, ch. 27 des *Histoires des Indes occidentales* que les peuples tenaient pour certain que leur dieu Concoto qui était un diable, couchait avec les femmes. Il dit que François Pic, prince de la Mirande, a vu un prêtre sorcier, nommé Benoist Berne, âgé de quatre-vingts ans, qui confessa avoir eu des rapports charnels, pendant plus de quarante ans, avec un démon déguisé en femme qui l'accompagnait, sans que personne l'aperçût, et qu'il appelait Hermione (1).

Dans les provinces et les campagnes religieuses, M. Macario a fait voir que l'hallucination des démons impurs n'était pas très rare, et que l'oubli des auteurs modernes tenait à ce qu'ils avaient observé dans les grandes villes. Les hallucinations déterminées par les idées érotiques se rencontrent encore actuellement ; mais elles sont en rapport avec le genre d'éducation, les idées et les lieux. Leur fréquence, moins grande chez les hommes, s'explique par la satisfaction plus facile de leurs désirs.

Age. — Les hallucinations étant souvent produites par les causes morales, et compliquant très fréquemment l'aliénation, elles suivront pour leur apparition, le mode de développement de cette névrose ; aussi les verra-t-on se montrer aux différentes époques de la vie que celle-ci affecte de préférence. Cette règle reçoit, dans ce cas, d'assez nombreuses exceptions, car la science possède plusieurs exemples d'enfants qui ont eu fort jeunes des hallucinations.

Obs. 125. —Il y a environ dix-huit ans, nous vîmes dans une maison de santé de la capitale, une jeune demoiselle de sept ans dont la grand'mère et la mère étaient aliénées et avaient des hallucinations. Cette enfant avait une expression de figure qui annonçait une intelligence remarquable ; son front était haut, et ses yeux pleins de vivacité. Lorsqu'elle parlait, sa conversation, bien supérieure à celle des enfants de son âge, surprenait tous ceux qui l'entouraient. Il y avait dans ses

_____

(1) Bodin, Angevin, *De la démonomanie des sorciers*, 1 vol. gr. in-8°. Paris, 1857, liv. II, chap. 7, p. 118 et 119.

observations, ses demandes, ses réponses, une sorte d'intuition de l'avenir ; on aurait dit qu'elle devinait les choses : aussi était-elle un sujet d'étonnement pour tout le monde.

La vivacité et la mobilité de cette enfant étaient très grandes : elle ne pouvait rester en place ; elle avait continuellement besoin d'aller d'un endroit à un autre. Voulait-on la retenir, elle s'impatientait, s'irritait, frappait et brisait les objets. De temps en temps elle était sujette à des accès qui s'annonçaient de la manière suivante : on remarquait que sa vivacité et sa mobilité augmentaient ; sa parole était plus brève, plus saccadée ; puis elle tombait dans une sorte d'extase ; ses yeux se tournaient vers le ciel et devenaient fixes, un sourire de bonheur animait tous ses traits ; elle parlait alors avec un accent pénétré : Voyez-vous, disait-elle, ces anges qui sont dans le ciel, ils ont des couronnes de fleurs, ils s'avancent à ma rencontre, ils viennent me chercher. Souvent elle gardait le silence, comme plongée dans une espèce d'anéantissement ; puis elle montrait de nouveau le ciel avec le doigt, en appelant les anges. Après avoir duré deux ou trois heures, la vision s'évanouissait ; pendant cet accès, cette jeune fille était blanche comme la cire, elle avait la peau froide et le pouls à peine sensible ; lorsqu'il était passé, elle s'endormait. A son réveil, l'agitation reparaissait et se prolongeait plusieurs jours. Ses discours offraient un peu d'incohérence ; elle ne comprenait pas bien ce qu'on lui disait, répondait d'une manière singulière. Tout rentrait ensuite dans l'ordre jusqu'au nouvel accès, qui ne tardait pas à se reproduire.

Ces hallucinations, chez les enfants, peuvent être le résultat de frayeurs, de châtiments ; on les observe dans l'état de veille ; elles se produisent aussi alors dans le sommeil, et subsistent quelque temps encore après le réveil.

Obs. 126. — Une jeune fille de neuf à dix ans avait passé le jour de sa fête, en compagnie de plusieurs autres enfants, à se livrer à tous les divertissements de son âge. Ses parents, d'une religion peu éclairée, n'avaient cessé de lui raconter des histoires du diable, de l'enfer et de la damnation éternelle. Le soir, en allant à sa chambre pour se coucher, Satan lui apparut et la menaça de la dévorer. Elle poussa un grand cri, s'enfuit dans les appartements de ses parents, et tomba comme morte à leurs pieds. — Un médecin ayant été appelé, parvint à la ranimer au bout de quelques heures. Cette enfant dit alors ce qui lui était arrivé, ajoutant qu'elle était certaine d'être damnée. Cet accident fut immédiatement suivi d'une maladie nerveuse longue et grave (1).

OBS. 127. — Un jeune enfant de neuf ans et demi, délicat, lymphatique, sanguin, très impressionnable, ayant été fortement réprimandé pour une faute de son âge, se coucha le cœur gros de soupirs. Vers le milieu de la nuit, ses parents furent réveillés en sursaut par des gémissements. Ils coururent à son lit et le trouvèrent pleurant, se débattant, faisant des efforts pour fuir. On lui demanda ce qu'il avait. Ses premières paroles furent confuses ; il avait les yeux ouverts ; il répondit qu'il était très tourmenté ; qu'il avait devant lui des figures de marchands qui l'effrayaient beaucoup, et qu'il suppliait de l'ôter de là. Mais, cher enfant, lui dirent ses parents, ne vois-tu pas que ton père et ta mère sont à côté de toi ? — Oui, je le vois bien ; mais les marchands sont là, faites-les partir ! — Regarde, tu es dans ton lit, dans notre appartement, qui est éclairé. — Je le sais, mais les marchands ne s'en vont pas. — Eh bien ! il faut te lever, faire du thé avec nous. — Vous avez raison, j'aime mieux me lever. Sa terreur et ses pleurs continuèrent encore quelques instants, puis tout cessa.

Les hallucinations ont été observées, un assez grand nombre de fois, chez les enfants, dans les extases épidémiques. Les auteurs qui ont tracé l'histoire des trembleurs des Cévennes et celle des prédicants de la Suède, s'accordent à dire que des enfants très jeunes, puisqu'ils en citent de cinq, six et sept ans, avaient des visions, voyaient des anges, entendaient des voix célestes. Cette disposition morbide ne serait-elle pas une conséquence de l'excitabilité propre à cet âge, augmentée par l'éducation religieuse protestante, et favorisée par les impressions extérieures ?

Depuis la publication de ces remarques sur les halluci-

____

(1) *Psychological magazine*, vol. IV, part. I, p. 70. — V. Chricton.

nations de l'enfance, M. le docteur Thore fils a publié des observations d'hallucinations chez des enfants de dix-huit mois (1).

Les renseignements nous manquent pour apprécier le rôle du *tempérament* dans les hallucinations actuelles; mais en consultant les biographies des hommes célèbres qui ont présenté ce singulier phénomène, nous avons reconnu que, dans la plupart des cas, le tempérament bilieux était le type dominant. Les anciens considéraient le tempérament mélancolique comme un des attributs du génie. C'est ainsi qu'Aristote (2) range parmi les mélancoliques Hercule, Bellérophon, Ajax, Empédocle, Socrate et Platon lui-même (3), ce qui, pour nous, signifie seulement que les grands hommes de ce tempérament, par la tension de leur esprit, la fixité et la ténacité de leurs idées, sont disposés à voir leurs pensées se colorer et à les prendre pour des réalités; elles sont pour eux la nuée lumineuse qui guidait le peuple juif dans le désert. Chez le mélancolique, dit M. Lélut, tout, dans les actes intellectuels, se dessine et prend une forme arrêtée. Les sentiments, les idées se transforment en véritables sensations externes, aussi distinctes que les objets eux-mêmes; c'est la pensée qui semble se matérialiser, qui s'image, devient un signe représentatif, un son, une odeur, une saveur, une sensation tactile.

Les *professions* ne présentent rien de bien précis. *A priori*, celles qui donnent plus de développement à l'imagination paraissent devoir être favorables aux hallucinations. A l'appui de cette opinion, nous pourrions nommer plusieurs poëtes qui sont hallucinés, et dont le délire est évidemment dû à leurs travaux. L'action de l'*état civil*, des *habitudes hygiéniques* et des *saisons* n'ayant pas été suffisamment étudiée, nous nous bornons à l'indiquer.

(1) Thore, *Un mot sur les hallucinations de la première enfance* (*Annales médico-psycholog.*, *journal de l'aliénation mentale et de la médecine légale des aliénés*, par MM. Baillarger, Brierre de Boismont, Cerise, t. XIII, p. 72, 1849).

(2) *Probl.*, sect. xxx.

(3) Voir la traduction des *Œuvres complètes de Platon*, par M. Cousin. C'est le plus beau monument élevé à la gloire de ce philosophe.

L'influence des climats sur les hallucinations n'est point douteuse. Le caractère de l'Européen n'est pas celui de l'Asiatique et de l'Africain. Leur expression de figure, leurs gestes, leurs tempéraments sont différents; leur manière de voir et de penser n'est pas moins tranchée. Nul doute que les constitutions ne contribuent à imprimer aux nations un cachet spécial; mais nous n'en avons pas moins la conviction que les idées doivent varier par la nature même des milieux. Comme preuve de cette action du climat, il nous suffira de rappeler ces créations théologiques et cosmogoniques du Nord, dont la physionomie est si gigantesque, si sauvage et si terrible; cette impressionnabilité des Lapons, des Ostyaks et des Samoïèdes; ce monde d'êtres invisibles dont ils peuplent encore leurs solitudes (1). En comparant ces conceptions avec celles du monde enchanté de la Grèce et de l'Amérique, il n'est personne qui ne reconnaisse une harmonie parfaite entre elles et la nature de ces contrées. L'influence du climat sur l'imagination n'avait point échappé à saint Cyprien; il dit que les chrétiens qui subissaient le martyre en Afrique étaient plus sujets aux visions célestes que ceux qui l'enduraient dans les autres contrées de l'empire romain (2).

Cette question, sur laquelle nous ne possédons point d'ailleurs de matériaux suffisants, devra être étudiée d'une manière plus complète.

Considérées *dans leurs rapports avec les lieux*, les hallucinations présentent des différences très remarquables : les hallucinations des villes se distingueront souvent de celles des campagnes par des nuances très sensibles. Ainsi, tandis que la personnalité des passions, l'absence de croyances, le doute, se refléteron dans les premières, les secondes seront empreintes d'un caractère d'ignorance et de superstition. Il s'en faut de beaucoup, en effet, que les traditions fantastiques du moyen âge soien effacées en Europe. Les pays les plus civilisés, la France, l'Angleterre, l'Allemagne, en pourraient rassembler des volumes.

_____

(1) Les pays du Nord sont depuis longtemps regardés comme le séjour d démons, des magiciens. — Broc, *Essai sur les races humaines, considérées so les rapports anatomique et philosophique*, 1836. 1 vol. in-8°, fig.

(2) In *Actis martyrum*, p. 87.

Consultez sur ce sujet les voyageurs qui se sont plu à recueillir les traditions populaires; voici ce que l'un d'eux nous raconte d'une des croyances de la Franche-Comté : « Sur le plateau de Haute-Pierre, on a vu quelquefois passer une autre Mélusine, un être moitié femme et moitié serpent : c'est la *Vouivre*. Elle n'a point d'yeux; mais elle porte au front une escarboucle qui la guide comme un rayon lumineux le jour et la nuit. Lorsqu'elle va se baigner dans les rivières, elle est obligée de déposer cette escarboucle à terre, et si l'on pouvait s'en emparer, on commanderait à tous les génies, on pourrait se faire apporter tous les trésors enfouis dans les flancs des montagnes; mais il n'est pas prudent de tenter l'aventure, car, au moindre bruit, la Vouivre s'élance au dehors de la rivière, et malheur à celui qu'elle rencontre (1)! » Le matelot anglais, inaccessible à toute autre crainte, avoue l'effroi dont Old-Nick (le diable) le pénètre; il le regarde comme l'auteur de presque toutes les calamités diverses auxquelles sa vie précaire est si continuellement exposée.

Le Bar-Guest, ou Bhar-Geist, nom sous lequel cet esprit est généralement connu dans divers districts d'Angleterre, et particulièrement dans le comté d'York, est aussi appelé Dobie : c'est un spectre local qui hante un endroit particulier, sous différentes formes, et, comme son nom l'indique, une divinité d'origine teutonique (2).

Une influence qui se rattache aux lieux est celle de la *solitude*. Il est rare, en effet, qu'elle ne produise pas une sorte d'hallucination ou d'extase, surtout chez ceux qui ont beaucoup d'imagination. Les récits sur les déserts de l'Orient, les croyances des individus qui les parcourent révèlent la toute-puissance de cette cause; mais l'observation prouve qu'elle varie suivant les lieux, et que les hallucinations des

(1) Xavier Marmier, *Souvenirs de voyages et traditions populaires*, p. 73.
(2) On pourra consulter, sur cet intéressant sujet, *Les récits de la muse populaire*, par M. Émile Souvestre (*Revue des Deux-Mondes*, t. III, 1850, p. 243, etc.). — *Les visions de la nuit dans les campagnes*, par Georges Sand, qui a bien voulu mentionner honorablement notre ouvrage (*Illustration*, 13 décembre 1851). — *Erreurs et préjugés des paysans*, par M. J. Laprade (*Illustration*, nᵒˢ 453, 454, 455 et 460. 1851).

steppes du Nord ne sont pas celles des plaines brûlantes du Midi.

En signalant les hallucinations dues à des causes physiques, nous devons rappeler celles qu'on peut produire à volonté en fixant le soleil ou son image dans une glace, et en dirigeant ensuite ses regards vers la partie la plus obscure de l'appartement.

Parmi les faits relatifs à ce genre d'expériences, Darwin a rapporté le suivant : « Je couvris de jaune un papier de quatre pouces carrés, et, avec une plume remplie de couleur bleue, j'écrivis au milieu le mot BANKS, en lettres capitales; et m'asseyant, le dos tourné au soleil, je fixai pendant une minute le centre de la lettre N. Après avoir fermé les yeux, que je couvrais avec ma main, j'aperçus distinctement le mot de couleur jaune sur un fond bleu, et alors, ouvrant les yeux et les dirigeant sur une muraille, à vingt pas de distance, je lus le mot BANKS, considérablement grossi, écrit sur la muraille en lettres d'or.

» Un de mes amis avait un jour regardé fort attentivement, la tête inclinée, une petite gravure de la Vierge et de l'enfant Jésus. En se relevant, il fut surpris d'apercevoir, à l'extrémité de l'appartement, une figure de femme, de grandeur naturelle, avec un enfant dans ses bras. Le premier sentiment de surprise passé, il remonta à la source de l'illusion, et remarqua que la figure correspondait exactement à celle qu'il avait vue dans la gravure. L'illusion persista deux minutes (1). »

L'état de l'atmosphère peut donner lieu à de singulières visions; tous les voyageurs qui ont traversé les déserts, parcouru les mers, connaissent les phénomènes du mirage. M. le général Daumas, dans sa traduction du voyage de l'Arabe Sid-el-Adg-Mohammed, en a cité de curieux exemples. Les militaires qui ont fait les campagnes d'Égypte et d'Afrique, ont vu pour la plupart, des sources, des rivières, des arbres, des villes, des armées, créations fantastiques qui, à leur approche, se changeaient en sable aride et brûlant. Nous avons

_____

(1) Abercrombie, ouv. cité. p. 63.

cité dans le chapitre des hallucinations compatibles avec la raison, l'hallucination du désert à laquelle M. d'Escayrac de Lauture a donné le nom de *Ragle*.

Le même phénomène peut se reproduire lorsqu'on s'élève dans les airs.

La *Gazette de Mons* a publié, à propos d'une ascension faite en ballon par M. Green, quelques extraits d'un rapport que le docteur B... vient d'adresser à la Société des sciences naturelles de Londres :

« ..... Un curieux effet de lumière, dit ce médecin, se présenta alors à nos regards : l'air fut subitement illuminé d'une clarté éclatante, et nos yeux gagnèrent une si singulière aberration de vision, que tous les objets naguère microscopiques acquirent des proportions colossales et des formes si capricieuses, que nous nous serions crus sous l'influence d'un rêve si ce phénomène n'avait été décrit par les médecins sous le nom de diochromatopsie.

» Aussi toute cette fourmilière de Borains, qui ont habituellement le teint basané par suite de la poussière de charbon qu'ils absorbent continuellement, nous parut d'une blancheur éblouissante ; toutes ces dames en deuil semblaient de blanches vierges de Vesta. Au milieu de ces transformations de couleur se glissaient des formes monstrueuses, des boucs, des mastodontes et des rhinocéros, qui regardaient d'un œil d'étonnement toutes ces jolies dames, et jusqu'à des dindons qui circulaient fièrement au milieu d'elles. Mon ami M... se croyait toujours sous l'empire d'une hallucination. Mais M. Green nous dit qu'il avait déjà joui antérieurement d'un pareil spectacle, qui alors lui paraissait si extraordinaire qu'il n'avait osé en parler à personne dans la crainte de passer pour un illuminé. Je lui expliquai que ce phénomène, tout extraordinaire qu'il est, avait été constaté par des hommes très véridiques.

» Après dix à douze minutes, la clarté diminua, le tableau s'assombrit, puis s'effaça... (1). »

L'onanisme, par son action sur le système nerveux, par les

(1) *Débats* du 4 novembre 1850.

regrets qu'il inspire à celui qui ne s'y est pas abandonné de bonne heure, a plusieurs fois occasionné des hallucinations. Marc a rapporté l'observation d'un jeune homme, victime d'habitudes meurtrières, tombé dans le marasme, qui était assiégé de fantômes, et se plaignait d'entendre sans relâche retentir à ses oreilles l'arrêt de sa condamnation.

Nous avons noté chez des jeunes gens élevés dans des principes religieux qui s'étaient livrés à cette dangereuse habitude, des tristesses très grandes, le dégoût de la vie, des velléités de suicide, un sentiment de terreur. Leur constitution n'était point altérée, et leurs sensations étaient déterminées par leurs regrets.

Certaines causes mécaniques peuvent favoriser le développement des hallucinations, tel sont la *pression* exercée sur les organes des sens, leur *irritation* à l'aide de corps étrangers, l'*ébranlement du cerveau*, la *suspension*, etc. Les docteurs Hibbert et Ferriar en ont cité quelques exemples dans leurs ouvrages.

L'abstinence, l'alimentation insuffisante, l'insomnie prolongée, la fatigue, l'extrême chaleur, l'extrême froid peuvent aussi donner naissance aux illusions et aux hallucinations.

Un mineur resta enseveli pendant douze jours dans une galerie, n'ayant pour tout aliment que de l'eau qu'il recevait goutte à goutte dans sa main. Or, pendant tout ce temps, son esprit ne fut pas abattu, et quand ce malheureux pensait à la détresse de sa femme et de ses enfants, il entendait des voix célestes qui calmaient toutes ses angoisses (1).

M. Savigny, naufragé sur le radeau de la *Méduse*, en proie aux horreurs de la faim, voyait autour de lui une terre couverte de belles plantations, et il se trouvait avec des êtres dont la présence flattait ses sens. Il raisonnait cependant sur son état, et il sentait que le courage seul pouvait l'arracher à cette espèce d'anéantissement. Plusieurs de ses compagnons se croyaient encore à bord de la *Méduse*, entourés des mêmes objets qu'ils y voyaient tous les jours; ils apercevaient des navires

(1) *Medical and physical journal*, by William Hutchison, février 1820, vol. XLIII, n° 252.

et les appelaient à leur secours, ou bien une rade au fond de laquelle était une superbe ville. M. Correard croyait parcourir les belles campagnes de l'Italie (1). M. Savigny fait remarquer que ce fut pendant la nuit qu'éclata la démence qui le frappa lui et les autres. Dès que le jour venait les éclairer, ils étaient beaucoup plus calmes; mais l'obscurité ramenait le désordre dans leurs cerveaux affaiblis. J'ai eu lieu de remarquer, dit-il, sur moi-même que mon imagination était beaucoup plus exaltée dans le silence des nuits : alors tout me paraissait extraordinaire et fantastique (2).

Becker raconte que trente-deux naufragés, après une longue insomnie, crurent tous voir des chaloupes, des pêcheurs qui faisaient sécher leurs filets, des Maures et des Hollandais de leur connaissance; ils distinguaient parfaitement leurs habillements (3). On a aussi noté les hallucinations dans quelques constitutions atmosphériques.

L'abstinence a dû jouer un rôle important dans les hallucinations des moines et des anachorètes de la Thébaïde.

La *continence* paraît avoir une certaine action sur les fausses sensations. Le prêtre cité par Pinel avait les hallucinations les plus effrayantes, et guérit par une évacuation naturelle (4).

L'influence du *froid rigoureux* provoque presque toujours un sommeil de plomb, lorsqu'on y cède; elle détermine aussi des hallucinations qui retracent parfois comme dans le mirage les objets qui sont en rapport avec les préoccupations. Dans la retraite de Russie, les malheureux soldats étaient souvent assaillis de visions qui faisaient apparaître à leurs yeux d'immenses foyers incandescents.

L'extrême chaleur produit des effets analogues. Moffat raconte que dans un voyage à travers les déserts de l'Afrique, sa langue et celle de ses compagnons collées au palais par la soif rendaient la conversation presque impossible. A la fin, dit-il,

(1) *Relation du naufrage de la Méduse*, 4e édition, 1821, p. 121-122.
(2) Thèse soutenue en 1818, à la Faculté de Paris, par M. Savigny, chirurgien de la frégate *la Méduse*.
(3) Becker, *Le monde enchanté*, t. IV, p. 55-56.
(4) Pinel, *Nos. phil.*, 5e édit., t. II, p. 280. Paris, 1813.

nous atteignîmes la cascade si longtemps désirée, il était trop tard pour gravir la colline. Nous nous couchâmes la tête sur nos selles. Le dernier bruit que nous entendîmes fut le rugissement éloigné du lion, mais nous étions trop épuisés pour sentir quelque chose comme la peur. Le sommeil vint à notre secours et évoqua les songes les plus agréables. Je parcourais des berceaux embaumés, j'entendais les sons d'une musique céleste, je me baignais de rivière en rivière et j'étanchais ma soif à autant de fontaines de cristal coulant de montagnes couvertes de gazons verdoyants. Ces plaisirs continuèrent jusqu'au matin où nous nous éveillâmes incapables de parler, les yeux enflammés, et le corps brûlant comme un charbon (1).

Il nous reste, pour terminer ce qui est relatif aux causes des illusions et des hallucinations, à dire quelques mots de la classification des hallucinations proposée par M. Morel. Cabanis et l'un de ses interprètes les plus distingués, M. Peisse, ont fait observer qu'il est inexact de dire que tous les actes de la vie dite *organique* s'exercent à l'insu du sujet. Le cerveau, ajoute M. Peisse, n'est ni l'organe ni le siége exclusif de la vie intellectuelle et morale, comme semblent aujourd'hui l'admettre la plupart des physiologistes. Une observation plus exacte montre que le système ganglionnaire est la source originelle et le siége immédiat de tout un ordre de phénomènes de la plus grande importance (les manifestations morales). C'est aussi l'opinion développée par M. Cerise dans son ouvrage sur les fonctions du système nerveux. S'appuyant sur cette théorie, M. Morel établit une catégorie d'hallucinations et d'illusions provenant des névroses du système nerveux ganglionnaire, et ayant leur point de départ dans la perversion des fonctions des organes de la vie de nutrition. A cette catégorie se rattachent les illusions internes des hypochondriaques.

Adoptant l'opinion professée par MM. Buchez, Michéa et d'autres auteurs, le médecin que nous citons établit un deuxième ordre composé des illusions et des hallucinations

_____

(1) Dr Blanchard Fosgate, *Sleep psychologically considered with reference to sensation and memory*, p. 76. New-York, 1850.

qui ont leur point de départ dans les nerfs sensoriels. Nous reviendrons sur cet ordre de faits dans le chapitre XIV.

De même qu'il existe des illusions et des hallucinations sensuelles, de même aussi il doit y avoir et il y a des hallucinations intellectuelles directes, cérébrales, idiopathiques. Pourquoi, en effet, dit M. le D\u02b3 Buchez, n'y aurait-il pas primitivement des sensations dans l'organe encéphalique qui centralise chaque appareil sensitif? Puisque l'on admet qu'une impression sensuelle va du sens à l'appareil de transmission, de l'appareil de transmission à la moelle allongée, puis de celle-ci au cerveau, pourquoi n'admettrait-on pas (ce qui l'a été par Malebranche) qu'une idée sensitive pût faire le trajet inverse, influer sur la moelle allongée, par celle-ci s'attaquer à l'appareil de transmission, et par ce dernier au sens lui-même, c'est-à-dire prendre en définitive, la vigueur et le siége d'une sensation extérieure? C'est ce que nous avions déjà dit dans notre *Traité des hallucinations*.

A ce point de vue, l'observation des phénomènes pathologiques justifie la théorie. Ainsi dans certains états de congestion cérébrale, dans des affections idiopathiques du cerveau, il se produit des hallucinations en dehors de la lésion pathologique primitive des sens. Nous avons antérieurement fait voir dans le chapitre des maladies inflammatoires aiguës, chroniques et autres, que la pléthore et la congestion, l'anémie, la chlorose, auxquelles on peut ajouter la chloro-anémie, les hémorrhagies passives, les palpitations, les dispepsies coïncidaient fréquemment avec les hallucinations. Cette opinion sur le rôle de l'augmentation des globules du sang, de la diminution de leur chiffre physiologique, a été également soutenue par M. le docteur Boureau, qui l'a développée et formulée. M. Morel fait remarquer que les hallucinations cérébrales idiopathiques, fréquentes dans les périodes d'excitation de la paralysie générale progressive, coïncident ordinairement dans ce cas avec un état congestionnaire du cerveau ou de ses membranes, ou avec le travail de désorganisation qui a lieu dans la substance corticale. Les hallucinations ne sont pas rares non plus chez les individus menacés d'apoplexie cérébrale. Peut-être faut-il aussi rapporter à la congestion du cerveau les hallucinations des épileptiques et autres maladies à type convulsif (1).

Les hallucinations sympathiques occupent le quatrième rang dans la classification. Nous en avons rapporté un grand nombre d'observations dans notre *Traité des hallucinations*. M. le docteur Thore en a signalé des exemples fort remarquables dans quelques maladies aiguës, et en particulier dans la variole.

Nous nous sommes longuement arrêté sur les hallucinations résultant de l'introduction de substances toxiques dans le sang, aussi nous bornerons-nous à rapporter un cas d'hallucination déterminé par le datura stramonium chez un enfant de quatorze mois, et que nous empruntons aussi à M. le docteur Thore, nous en avons dit un mot ailleurs, mais sans entrer dans aucun détail. Ce petit être, qui avait avalé des grains de datura, était en proie à un état singulier. Il paraissait être à la poursuite d'objets imaginaires, placés à une certaine distance et qu'il cherchait à attendre en allongeant à chaque instant ses bras et en faisant le mouvement de saisir un corps avec les mains. Après de vives secousses, l'enfant tomba dans un état de stupeur pendant lequel ses hallucinations ne parurent pas cesser (2).

Le sixième ordre comprend les phénomènes sensoriaux de l'état de rêve, auquel M. Maury a donné le nom d'hallucinations *hypnagogiques*, et qui paraissent provenir de l'état intermédiaire entre le sommeil et la veille. Les images sont des plus variées. Elles représentent le plus souvent des figures d'hommes, des bustes ou portraits en pied, des formes d'animaux, des démons, des maisons, des fleurs, parfois aussi des paysages fort beaux; les couleurs en sont généralement assez vives. Parfois ces figures sont immobiles, parfois elles se meuvent. On peut aussi dans cet état avoir des hallucinations de l'ouïe, du toucher.

Le septième et dernier ordre embrasse les hallucinations intellectuelles et morales, dues à une influence de la mémoire, de l'imagination, etc.

_____

(1) Morel, *ouv. cité*, p. 372.

(2) Thore, *Un mot sur les hallucinations dans la première enfance* (*Annales médico-psycholog.*, t. XIII, p. 72).

Nous avons cherché, autant qu'il a été en notre pouvoir, à apprécier les causes des hallucinations. Nous ne nous flattons pas de les avoir fait connaître toutes, mais nous avons la conviction que ce travail fournira des matériaux à l'étiologie de cette affection, qu'il pourra même servir à compléter la théorie; car sur ce point, nous pensons comme M. Falret qu'il est possible de rattacher le fait complexe de l'hallucination à des faits plus généraux, qui peuvent éclairer le mystère de sa génération, et rendre compte d'une manière satisfaisante de sa naissance et des diverses phases de son évolution (1). Il nous reste maintenant à présenter le résumé succinct de ce chapitre.

Résumé. — L'étude des causes des illusions et des hallucinations est intimement liée à la connaissance des deux éléments psychique et somatique, base fondamentale de l'idée.

— La période d'élaboration du phénomène hallucinatoire en faisant connaître les modifications de la sensibilité, laisse poindre les premiers linéaments des hallucinations.

— L'hyperesthésie de la sensibilité est éminemment propre à la création des chefs-d'œuvre.

— Lorsque cette exagération de la sensibilité se porte sur un organe morbide, elle est le germe de l'illusion et de l'hallucination.

— L'analyse des sensations de l'hypochondriaque aide à pénétrer plus avant dans le phénomène de l'illusion et de l'hallucination. A mesure que le désordre fait des progrès, on voit les illusions internes se compliquer d'illusions sensoriales, intellectuelles, d'hallucinations, et éclore un système d'interprétations maladives en rapport avec les préoccupations de l'aliéné.

— L'état hallucinatoire peut être le point de départ d'un changement dans la conduite.

— Ces transformations ont le plus ordinairement lieu successivement, mais il peut arriver que les illusions ou les hallucinations se manifestent tout à coup.

— Dans la genèse physiologique de l'hallucination, la réaction psychique peut être assez forte pour donner à la perception rétrospective la vivacité de la perception réelle, il en résulte des créations idéales qui prennent les proportions et les couleurs de la forme plastique.

— Si l'état morbide est celui sous lequel se montre le plus ordinairement l'hallucination, il est des faits nombreux qui établissent qu'elle peut avoir lieu dans l'état sain.

— Les hallucinations apparaissant le plus ordinairement avec les maladies mentales, la division en causes morales et physiques doit leur être également applicable. Le mode de développement des hallucinations et des illusions épidémiques se rattache évidemment à l'influence du moral.

— L'éducation, les croyances, les idées dominantes de l'époque, les différentes civilisations, doivent être l'objet d'une étude spéciale dans la recherche des causes.

— Parmi les causes morales qui ont exercé une grande influence sur les hallucinations, il faut ranger les croyances à la coopération et à la puissance des esprits, des démons, la sorcellerie, la magie, la lycanthropie, les apparitions d'âmes en peine qui réclament des prières, d'esprits qui font des révélations, annoncent une mort prochaine, reviennent en vertu d'un pacte, le vampirisme, les extases, etc.

— L'analyse complète d'une époque permet de concevoir comment tant d'hommes célèbres, très instruits, ont pu avoir des hallucinations, sans être aliénés ; aussi avons-nous plus particulièrement insisté sur l'influence des idées dominantes.

— Les civilisations exercent une action sur la folie comme sur les hallucinations ; on peut affirmer qu'en général celles-ci seront le reflet des croyances, des préjugés, des mœurs, etc.

— Toutes les passions, les idées fixes, les grandes préoccupations, peuvent être une source d'hallucinations. Il faut en particulier noter la peur, le remords.

— Des causes, en apparence légères, telles que la cessation de la lumière, la tranquillité du soir, les lectures tristes aux heures avancées de la nuit, l'affaiblissement causé par une maladie grave, peuvent donner lieu aux phénomènes hallucinatoires.

— Un très grand nombre d'hallucinations sont occasionnées par les causes physiques.

— Parmi les causes de cet ordre qui donnent lieu aux illusions et aux hallucinations, il faut ranger les maladies mentales dont la proportion est énorme.

— Une seconde section comprend les substances toxiques qui déterminent des hallucinations d'une nature spéciale.

— Viennent ensuite les hallucinations qui se montrent avec les maladies nerveuses, autres que la folie, telles que la catalepsie, l'hystérie, etc.; celles qui se développent dans le cours des maladies inflammatoires aiguës, chroniques et autres.

— Une troisième section embrasse l'hérédité, les sexes, les âges, les tempéraments, les professions, les causes physiologiques, les saisons, les climats et les lieux.

— Aux causes mécaniques, il faut rapporter la pression sur les organes des sens, leur irritation à l'aide de corps étrangers, l'ébranlement du cerveau, la suspension.

— L'alimentation insuffisante, l'abstinence, la continence, l'influence d'un froid rigoureux, l'extrême chaleur, sont aussi favorables à la production des hallucinations.

— Enfin, il faut encore rechercher les causes de ce phénomène dans le système nerveux ganglionnaire, les lésions des nerfs sensoriaux, certains états pathologiques cérébro-idiopathiques, les sympathies et l'état hypnagogique.

Il est très probable qu'on constatera les hallucinations dans d'autres conditions morbides, mais il nous suffisait d'indiquer celles où elles s'étaient le plus souvent montrées pour qu'on pût apprécier le mode d'action.

CHAPITRE XIII.

DES HALLUCINATIONS CONSIDÉRÉES AU POINT DE VUE DE LA PSYCHOLOGIE, DE L'HISTOIRE ET DE LA RELIGION.

Universalité de la représentation mentale; elle est la base de l'hallucination.— Goethe. — Expériences de M. Boisbaudrant. — Théorie de l'hallucination, elle doit être cherchée dans les éléments de la sensation. — Vision et audition internes. — Hallucinations à volonté. — L'idéal prend une forme sensible chez les grands artistes. — Balzac. — Raphaël. — Michel-Ange. — Léonard de Vinci. — De l'hallucination physiologique. — Variétés de la sensibilité suivant les individus et les races. — Considérations sur la physiologie de l'esprit. — Excitation intellectuelle; fièvre de composition; stimulants divers. — Haydn. — Gluck. — Onslow. — Grandville. — Orateurs chrétiens. — Grétry. — Opinions de MM. Renaudin, Parchappe. — Rôle de la physiologie dans l'histoire; son appréciation. — Nature des idées. — Abus de l'abstraction. — Théorie de l'attention. — Influence des idées habituelles et des réminiscences sur la production des hallucinations. — Apparitions de Cassius, de Brutus, de Pelleport. — Faits cités établissant que l'hallucination est souvent un phénomène physiologique.—Hallucinations historiques : 1° collectives: croisades; 2° isolées : Jeanne d'Arc. — Considérations sur les hallucinations des hommes célèbres qui ont foi en leur mission; leurs différences avec celles des aliénés. — Dans chaque homme célèbre, il y a un côté spirituel (histoire), et un côté mortel (la biographie). — Beaucoup d'hallucinations sont celles du siècle et non de l'individu. — Les hallucinations compatibles avec la raison, n'ont pas cessé d'exister, et les temps actuels paraissent également favorables aux hommes providentiels. — Une ligne de démarcation tranchée doit être établie entre les apparitions de l'Écriture sainte et les hallucinations de l'histoire profane et même de beaucoup de personnages chrétiens. — *Résumé.*

Le moment est venu de réunir (synthétiser) les observations de ce livre, les réflexions dont elles sont suivies, l'exposé bref mais complet que nous avons tracé (p. 405, 1re édition, 1845) du retour de la sensation ancienne à l'état de conception, et de la conception à l'hallucination (sensation réflexe). Les lecteurs sérieux doivent maintenant connaître notre opinion scientifique, et savoir qu'elle est basée sur l'induction baconienne d'un fait, inhérent à notre nature, la représentation mentale des objets. Pour démontrer le caractère physiologique attribué par nous à une catégorie d'hallucinations, il est important d'établir la théorie, avec les développements qu'elle comporte et de répondre aux objections qu'elle a soulevées.

Il n'est personne qui n'ait répété maintes et maintes fois l'expérience d'évoquer dans son esprit le souvenir d'un ami, d'un paysage, d'un monument, et, selon la force de sa volonté, la puissance de son imagination, l'image se présente ou indécise, obscure, à travers un brouillard, ou nette, colorée, arrêtée dans ses contours, mais cependant inférieure à l'original. L'exercice et l'habitude lui donnent une forme plus prononcée, une nuance de plus en plus sensible qui, dans quelques circonstances, peuvent atteindre à la réalité de la sensation première. Depuis longtemps nous nous livrons à ce genre de recherches et fréquemment nous apercevons la figure d'un ecclésiastique de nos amis que nous avons choisi pour sujet d'expérience, à cause de son caractère très prononcé. Or, voici ce que nous avons constaté : dans les commencements, cette image se présentait dès que nous l'appelions, aujourd'hui elle se montre de temps en temps à notre insu. Elle a la grandeur et les attributs du modèle ; nous distinguons ses traits, la coupe de ses cheveux, l'expression de son regard, son costume et tous les détails de sa personne. Nous le voyons sourire, parler, prêcher, nous notons même jusqu'à ses gestes habituels. Cette représentation mentale est visible pour nous, que nos yeux soient ouverts ou fermés. L'image nous paraît extérieure et antérieure, dans la direction du rayon visuel, elle est vaporeuse, d'une autre nature que la sensation objective, mais nous la voyons délimitée, colorée et ayant dans son mode spécial tous les caractères qui existent dans la réalité. Il est donc impossible de nous servir dans ce cas d'une autre expression que celle du mot *voir*. En vain affirmera-t-on que voir un objet ou se le représenter sont deux choses dissemblables, qu'il y a un abîme entre ces impressions, nous répondrons que nous avons la sensation d'une idée-image si bien dessinée, que si nous étions peintre, ce ne serait pas seulement la ressemblance, mais encore un rayon de la lumière intérieure que nous reproduirions sur la toile. A ce fait nous pourrions joindre celui des feux pyriques qui se présentent souvent à nos regards avec leurs changements de grandeur, leurs transformations de couleur, et qui nous paraissent réellement extérieurs ; eh bien ! nous n'hésitons pas à dire que ces idées-images sont aussi vives pour nous que les sensations véritables. Ce phénomène est au reste commun, et il a été noté par une des plus grandes illustrations de l'Allemagne.

« Lorsque je ferme les yeux, raconte Gœthe, et que *je baisse la tête*, je fais apparaître une fleur au milieu du champ de la vision ; cette fleur ne conserve pas sa première forme, elle s'ouvre, et de son intérieur sortent de nouvelles fleurs, formées de feuilles colorées et quelquefois vertes. Ces fleurs ne sont pas naturelles, mais fantastiques, quoique symétriques comme les rosettes des sculpteurs. Je ne puis fixer une forme, mais le développement de nouvelles fleurs continue aussi longtemps que je le désire, sans variation dans la rapidité des changements. La même chose m'arrive, lorsque je me représente un disque nuancé. Ses différentes couleurs subissent des changements constants, qui s'étendent progressivement du centre vers la circonférence, exactement comme les changements du kaléidoscope moderne (1). »

Un professeur de l'École impériale de dessin de Paris, M. Boisbaudran a cherché à tirer parti au profit de ses élèves de cette représentation mentale des objets, qu'on a appelée la faculté mnémonique des peintres. Il met devant eux un modèle et leur dit de bien l'examiner, puis au bout de quelques minutes, il le leur enlève et les fait dessiner de mémoire. Nous transcrivons les réponses des élèves aux questions qu'il leur a adressées sur ce procédé : — D. Lorsque, après avoir étudié votre modèle, il vous est retiré, et que vous cherchez à le dessiner de mémoire, quel moyen employez-vous, quel est votre guide ? — R. Je cherche à me figurer mon modèle, je ne le vois que confusément. — Autre : Je le vois mieux en fermant les yeux. — D. Comment faites-vous quand le modèle est trop confus ou disparaît ? — R. Je fais effort et il devient plus visible ; quelquefois il m'échappe tout à fait, mais avec

_____

(1) Dr Blanchard Fosgate, *Sleep psychologically considered with reference to sensation and memory*, p. 30. New-York, 1850.

de la peine, je parviens à le faire revenir. — D. Voici quatre mois que vous vous exercez, éprouvez-vous toujours autant de peine? — R. Non, l'image est beaucoup plus distincte que dans les premiers temps, et, si elle s'en va, je la fais revenir presque à volonté. Cette réponse a été confirmée par tous les autres élèves. M. le docteur Judée qui a rapporté ces expériences, dit que son frère, professeur de dessin dans un séminaire, a obtenu les mêmes résultats de ses élèves (1).

Ainsi se trouve vérifiée la proposition que nous avions avancée qu'avec de l'exercice on pouvait donner à la représentation mentale assez d'intensité pour qu'elle pût lutter avec la sensation. Dans un sujet aussi délicat, les faits éclairent les théories; l'observation suivante montre que si la faculté mnémonique n'est pas la sensation première, et par conséquent l'hallucination, elle s'en approche de si près qu'il n'y a plus qu'une différence de degré.

Un sculpteur célèbre, D..., vit un jour entrer dans son atelier un jeune homme dont les traits portaient l'empreinte d'une profonde tristesse. — Monsieur, lui dit l'inconnu, j'ai une sœur au lit de la mort, et je viens vous demander de faire son buste. Vous amener auprès d'elle et la prier de poser en pareil moment, ce serait lui révéler son état, il faut donc trouver un moyen d'introduction qui n'éveille aucun soupçon. Le lendemain, le malheureux frère présentait le commis d'une des premières maisons de Paris, qui apportait plusieurs parures de bal. L'artiste, car c'était lui qui jouait le rôle de commis joaillier, s'approcha et une demi-douzaine d'écrins furent étalés sur le lit.

Pendant que la jeune malade se ranimait passagèrement à la vue des parures, le statuaire la contemplait de ce coup d'œil profond et saisissant qui daguerréotype le modèle dans la mémoire. Le frère et le commis supposé prolongèrent l'embarras du choix, jusqu'à ce qu'un signe de l'artiste eût fait comprendre que la séance pouvait être levée.

L'arrêt porté par la science ne tarda pas à se réaliser, mais il resta de la jeune malade une image accomplie, un marbre vivant.

(1) Judée, *De la dualité des sens* (*Gazette des hôpitaux*, p. 317), 1855.

Un an s'était écoulé depuis cet événement, lorsqu'un matin on annonça le père du jeune homme. Monsieur, dit-il au sculpteur, mon fils est mourant à son tour, atteint de l'affreuse maladie qui a tué ma fille, et je viens vous demander son image, comme il vous a demandé celle de sa sœur. Il faut une séance pour vous remettre en mémoire ses traits; c'est le plus difficile, car il vous connaît.

On imagina de renouveler l'ameublement de la chambre du moribond. Déguisé en garçon tapissier, D... entre dans l'appartement, s'approche du lit pour regarder le jeune homme et prendre ses ordres. Le malade ne le reconnut pas, et le docteur Marjolin qui la veille avait joué toute la soirée avec lui, ne le reconnut pas davantage.

Déplaçant adroitement une glace, il la posa de manière à ce que le visage du jeune homme s'y réfléchît, et que sans être vu de lui, il pût le considérer longtemps et avec attention. Le frère mourut aussi et son buste fut placé à côté de celui de sa sœur.

Cette faculté peut ne plus se limiter à une ressemblance individuelle et embrasser une composition entière.

Abercrombie raconte qu'un peintre reproduisit de mémoire et sans l'aide d'aucune gravure, un tableau de Rubens représentant le martyre de saint Pierre dans l'église du même nom à Cologne, enlevé, lors de l'occupation des provinces rhénanes en 1805, par les Français. L'imitation en est si parfaite qu'il faut quelque attention pour distinguer la copie qui est placée près de l'original (1).

De graves objections ont été faites dans le sein de la Société médico-psychologique à la doctrine de la représentation mentale (2). M. Baillarger qui ne voit dans l'hallucination qu'une maladie, rappelle que, comme Burdach et Müller, il a éprouvé le phénomène des images fantastiques, et il n'hésite pas à déclarer qu'il lui est impossible de le rapprocher des idées-

(1) Abercrombie, *Inquiries concerning the intellectual powers*, p. 130, 2ᵉ édit. London, 1841.

(2) Société médico-psychologique, *Discussion sur les hallucinations* (*Annales médico-psycholog.*, 3ᵉ série, t. I, p. 526 et suiv., 1855. — Id., t. II, p. 126 et suiv., 1856.

images les plus vives; tout au plus, peut-on prétendre qu'entre ces phénomènes, il existe des rapports comme ceux qui unissent le corps et l'ombre (il aurait fallu dire l'ombre avec des reflets et des lignes visibles). Un grand peintre, M. Horace Vernet, interrogé par M. Maury sur la faculté mnémonique, lui a répondu que les images nettes des objets que reproduit la mémoire ne sauraient être rapprochées des sensations véritables. M. Baillarger conclut de ces observations que la faculté mnémonique, poussée à ses extrêmes limites, ne sera jamais l'hallucination qui constitue la déviation la plus complète aux lois de la physiologie. Il voit un intervalle infranchissable entre la sensation normale et le souvenir de cette sensation, entre l'hallucination qui est *spontanée* et *involontaire* et cette même réminiscence qui est provoquée et volontaire. Pour lui enfin, il y a là un phénomène nouveau d'un ordre spécial et tout à fait pathologique.

M. de Castelnau s'est aussi élevé contre l'hallucination physiologique, et de plus il a affirmé qu'elle ne pouvait être compatible avec la raison. Il commence par nier l'identité de l'hallucination et de la sensation, parce que celle-ci présente trois ordres de faits : l'impression, la transmission, la perception, et que dans l'hallucination, il y a de toute évidence, absence de l'impression. Il ajoute que rien ne prouve que le cerveau soit le siège exclusif de l'hallucination, puisque l'argument tiré de la lésion des nerfs chez les aveugles, les sourds et muets, les amputés, n'aurait de valeur, qu'autant qu'on démontrerait que la racine cérébrale est elle-même altérée. La fréquence de l'association des hallucinations à l'aliénation mentale n'est qu'une coïncidence. Il n'est pas moins difficile de démontrer l'identité ou la non-identité des hallucinations ou des sensations véritables avec les conceptions ou les souvenirs sensoriels, parce que le souvenir est essentiellement soumis à la volonté, tandis que la sensation et l'hallucination sont complétement involontaires.

M. de Castelnau recherche en second lieu dans quelles limites les hallucinations sont compatibles avec l'intégrité de la raison. Après avoir posé le principe que l'intelligence trébuche chez tout homme qui prend des fantômes pour des réalités, il admet cependant qu'il a pu y avoir des circonstances atténuantes pour certains visionnaires aux époques de croyances superstitieuses, mais il a soin d'ajouter qu'il ne faut pas exagérer la valeur de cette circonstance. Quant au motif tiré de ce que quelques hallucinés ont pu mener à bonne fin de grandes entreprises, il n'y a dans ce fait rien qui soit incompatible avec l'existence d'une aliénation mentale partielle. Au reste, dit-il en terminant, la compatibilité de la croyance aux hallucinations avec l'intégrité de la raison n'a plus guère qu'un intérêt historique. Nous avons répondu dans le chapitre précédent à ces deux dernières objections, nous n'insisterons pas davantage sur ce point.

Nous pourrions joindre à ces adversaires de l'hallucination physiologique, MM. Maury, Garnier (1) et d'autres encore, mais comme nous ne ferions que répéter les principaux arguments que nous venons d'exposer, nous ne nous étendrons pas davantage sur ce sujet, nous réservant de répondre à celles des objections qui nous paraîtraient nouvelles, à mesure que l'occasion s'en présentera, et de laisser de côté celles qui sont plus ou moins controversables.

Si nous avons reproduit avec toute la fidélité possible la réfutation dirigée par MM. Baillarger et de Castelnau contre la théorie de la représentation mentale, comme phénomène de la sensation, nous ferons néanmoins observer que ce dernier regarde comme une objection grave qu'il n'y ait pas d'impression dans l'hallucination, tandis que M. Renaudin affirme que l'agent extérieur n'est pas toujours nécessaire pour avoir une sensation, qu'il suffit d'une modification dans la vitalité de l'organe pour le rendre plus sensible, plus impressionnable ; nous devons maintenant reprendre l'étude des faits et des arguments qui donnent suivant nous l'évidence de la vérité à cette théorie.

M. Buchez a fait remarquer avec raison que le même organisme étant le siége des manifestations de l'état de santé et des symptômes morbides, il est naturel qu'il y ait souvent de l'analogie entre ces deux états, bien que cette origine commune ne suffise pas cependant pour les assimiler, les confondre et sur-

(1) *Annales médico-psycholog.*, 3ᵉ série, t. I, p. 535, 536, 539, etc. 1855.

tout pour les désigner par un même nom. Une volonté énergique et persévérante, une concentration prolongée produisent quelquefois une certaine forme d'absorption intellectuelle et d'isolement extérieur, tel était le cas tant de fois cité d'Archimède. Donnera-t-on à un pareil état la qualification de névrose? Peut-on admettre que la méditation profonde à laquelle on doit les plus belles découvertes dont s'honore l'esprit humain, puisse être un état de maladie, parce qu'elle offre de l'analogie avec l'extase, et l'extase elle-même est-elle toujours un symptôme pathologique? Il est certain que ces deux états ne sauraient être confondus, et que l'un se rangera dans l'ordre physiologique et l'autre dans l'ordre pathologique.

Appliquons ce raisonnement à l'hallucination, en nous appuyant sur l'argumentation si claire et si ferme de M. Peisse.

On s'est étonné, dit ce philosophe, que j'aie avancé que l'hallucination n'était que l'exagération d'un phénomène normal, le rappel mental des perceptions des sens par la mémoire et l'imagination, tandis que pour M. Garnier, la représentation mentale consiste uniquement dans la conception. C'est au propre et sans figure que j'ai cru et je crois pouvoir dire que la représentation dans la conscience d'une qualité sensible déterminée, quelle que soit la cause qui l'a produite, est une perception, un acte sensorial, identique en essence avec la sensation dite externe. Lorsque, fermant les yeux, j'évoque mentalement un objet visible quelconque, ce que je perçois est-il autre chose qu'un ensemble de lignes, de couleurs, disposées dans un ordre déterminé, en un mot une image? M. Garnier voudrait qu'on se servît du mot conception pour la représentation mentale (1). Ce mot est mal choisi; dans toutes les langues, il s'applique uniquement aux idées, il est synonyme du mot scolastique *intellection*. On conçoit les choses abstraites, les idées générales, les choses purement intellectuelles, la vertu, la loi, le genre, l'espèce, l'homme en général; on ne conçoit pas les choses sensibles, un bruit, une saveur, une couleur déterminés, on les *perçoit*, on les *sent*. Appliquer le mot conception aux choses sensibles, c'est le détourner de

(1) Adolphe Garnier, *Traité des facultés de l'âme*, t. II, p. 65; *Distinction de la perception, du rêve et de la folie.* — 4 vol. Paris, 1852.

son acception naturelle et usitée, sans nécessité, sans utilité.

Ayant établi d'une manière logique que toute représentation mentale d'une couleur et par conséquent d'un son, d'une saveur, d'une odeur est, *ipso facto*, un acte de vision, d'audition, de gustation, d'olfaction, je me crois autorisé à conclure que les phénomènes, en apparence si disparates, de la *perception* sensorielle ou *sensation*, de la *représentation mentale* volontaire et normale (*mémoire, imagination, conception*) et de la représentation mentale involontaire et anormale (*illusion, hallucination*), sont des produits d'une seule et même faculté psycho-organique, s'exerçant dans des conditions diverses et à des degrés différents d'intensité.

Pour répondre aux objections que cette interprétation a soulevées de la part de MM. Garnier et Baillarger, j'aurai recours à la simple exposition et comparaison des faits, tels qu'ils s'offrent à l'observation de tous.

Lorsqu'un objet matériel se trouve devant moi, j'ai la conscience d'une représentation dans laquelle l'objet, je suppose un homme, un tableau, m'apparaît comme actuellement, réellement et substantiellement existant hors de moi. L'acte par lequel se réalise, en général, cette révélation d'un *dehors* est ce qu'on appelle la *perception* externe ou la *sensation*. Dans ce cas particulier, c'est une perception de la vue. Percevoir par la vue, c'est voir.

Maintenant, si je ferme les yeux, l'image de cet homme, c'est-à-dire l'homme (car pour le sens de la vue, l'homme ou son image c'est la même chose) disparaît d'ordinaire; mais je peux cependant par un acte de la volonté reproduire la représentation et me procurer la continuation de ce spectacle. Seulement, dans ce cas, l'image est moins nette, moins précise; elle tend sans cesse à se déformer, à s'obscurcir, à s'effacer; en outre, la représentation visuelle n'est pas cette fois accompagnée de la croyance à l'existence réelle et extérieure de l'objet vu. Mais ce dont j'ai la conscience les yeux fermés est virtuellement la même chose dont j'avais conscience, un instant auparavant, les yeux ouverts. Il m'est impossible d'apercevoir entre les deux apparitions une différence intrinsèque et de nature. La seconde n'est évidemment que la continuation ou la répétition de la première. Je les désigne donc toutes deux par ce même mot *voir*.

Cette vision peut encore s'effectuer sous d'autres modes. Ainsi le matin ou le soir, après ou avant le sommeil, il n'est pas rare d'avoir la sensation d'images fantastiques qui flottent entre l'œil fermé ou ouvert qui les aperçoit et les objets réels devant lesquels elles passent ou s'arrêtent. Elles ont aussi un caractère d'extériorité plus marquée que les représentations de l'imagination, moins marquée que les perceptions sensorielles. Plus subjectives que la sensation, plus objectives que la simple conception, ces sortes de représentations forment comme un intermédiaire entre ces deux modes ou degrés extrêmes de vision. Elles participent à la fois de la sensation par la clarté, la constance des images, par la position déterminée de ces images dans l'espace réel, par leur apparition spontanée et involontaire, et de la simple conception par leur instabilité, leur mutabilité incessante; d'où il résulte que le sujet qui les éprouve résiste à l'illusion de ses yeux et n'en est pas dupe. C'est une forme, mais incomplète, de l'hallucination.

Enfin dans l'hallucination et dans le rêve, on croit à la réalité de l'objet imaginaire. Le sujet *voit* et *croit*.

Dans tous ces cas, il y a évidemment production d'une image visible qui est l'élément essentiel et invariable de chacun de ces actes; aussi dans toutes ces opérations, le sujet exprime par le terme univoque *voir* ce dont il a conscience. Sans doute dans ces états psychiques, il y a de grandes différences, mais ces différences ne portent que sur des circonstances accessoires, secondaires ou même étrangères à l'essence des phénomènes.

Parmi ces différences, il en est deux principalement qui paraissent à MM. Baillarger et Garnier former une barrière infranchissable, d'une part, entre la sensation et la conception, et d'autre part, entre la conception et l'hallucination. Dans la sensation, disent-ils, la représentation est involontaire et forcée, tandis que dans les actes de vision ou d'audition dites mentales, la représentation est volontaire et provoquée; mais cette différence n'altère en rien la nature essentielle de la chose représentée et de l'acte représentatif. Volontaires ou involontaires, stables ou fugaces, les images sont toujours des images,

les sons des sons. Nous verrons d'ailleurs que le signe établi
par MM. Baillarger et Garnier est loin d'être absolu.

Une autre différence non moins importante suivant eux, c'est
le caractère d'*extériorité* qu'offre l'objet perçu par les sens et
qui manque complétement à l'objet représenté par l'imagination. Ceci mérite examen. En fait, l'objet imaginé ou conçu
est toujours, comme l'objet perçu sensoriellement, présenté
comme une chose extérieure placée *quelque part* hors de moi
et à distance de moi. L'objet n'est pas *dans moi*, il est *devant*
moi; il a toujours une situation idéale dans l'espace. Le cercle
lumineux qu'on aperçoit, en comprimant le globe de l'œil,
apparaît non-seulement comme extérieur, mais encore comme
placé à droite, à gauche, en bas, en haut. Cette image, quoique
purement subjective, est projetée objectivement à distance et
orientée dans l'espace. De même, les sons qu'on se fait entendre, en répétant mentalement un chant, paraissent aussi
venir du dehors et de plus ou moins loin, suivant leur degré
de force. Ainsi, loin d'être, comme on le prétend, rigoureusement intérieure, la représentation mentale des objets sensibles (du moins pour la vue et l'ouïe) enveloppe toujours une
notion d'*extériorité*, de distance et même de *situation* locale
par rapport au sujet, et reproduit ainsi les principaux traits de
la perception sensorielle.

L'étude des conditions anatomo-physiologiques fournit les
mêmes résultats, car le côté psychique et le côté organique
des phénomènes se correspondent exactement et ne sont que
les deux faces parallèles du même fait. Ainsi dans l'effort que
nous faisons instinctivement pour nous rappeler les images ou
les sons, nous sentons l'influx de la volonté agir localement
dans les régions de l'encéphale correspondant aux organes
sensoriels. Pour les choses de la vue, par exemple, l'action
organique est rapportée vers la région orbitaire, pour l'ouïe à
la région temporale. Or c'est là une preuve de plus de l'identité fonctionnelle de la perception externe et de la représentation mentale ou conception.

Maintenant pour conclure sur cette question du rapport de
la sensation et de la conception, de la conception et de l'hallucination, faut-il admettre que ces phénomènes ne peuvent

être ramenés sans violence à une loi générale, et faire intervenir pour chacun d'eux un organe spécial; ou bien, nous fondant sur la loi d'unité, et reconnaissant l'étroite analogie de ces divers faits, admettre qu'ils ne sont que les résultats fonctionnels de la même activité psychique et organique s'exerçant sous différents modes, par suite d'influences variées? C'est cette conséquence que je tire de la comparaison des faits, et en les résumant, je crois être fondé à avancer que l'*imagination*, la *mémoire*, la *conception*, l'*illusion*, l'*hallucination* et les diverses formes de ces états et actes psychiques, ont, en les dégageant de toutes les circonstances accidentelles, pour fond commun et identique, pour élément essentiel, le phénomène normal de la *perception* sensorielle, de la *sensation*, c'est donc dans une théorie exacte de la sensation que doit se trouver et se trouve en effet l'explication de l'hallucination.

Nous nous sommes étendu sur l'opinion de M. Peisse, parce que cette métaphysique est du nombre de celles qui, par leur clarté, leur logique, leur évidence, trouvent accès auprès des esprits droits, ennemis seulement des subtilités et des obscurités philosophiques. Si les raisonnements psychologiques étaient aussi serrés et aussi précis, la barrière qui sépare les médecins des philosophes serait bien vite rompue. La doctrine de M. Peisse vient donc confirmer, avec toute l'autorité d'un grand talent, celle que nous professions, il y a dix-sept ans, dans notre première édition des *Hallucinations*.

Les arguments qu'on a fait valoir jusqu'à présent ont surtout concerné la vision interne; mais la représentation mentale peut aussi reproduire les impressions pour les autres sens. L'audition interne est souvent d'une grande netteté chez les compositeurs et les artistes exceptionnels. M. Buchez en a connu plusieurs qui pouvaient entendre un morceau tout entier sous forme d'exécution orchestrale et traduire sur le piano ce qu'ils avaient entendu et médité. Beethoven devait jouir à un haut degré de cette faculté d'audition, car dans les dernières années de sa vie, quoique sourd, il produisit quelques-unes de ses œuvres les plus belles et les plus neuves. Un chef d'orchestre très apprécié du monde musical de Paris, habitué à diriger de grandes symphonies, interrogé par M. Buchez sur cette audition interne, lui répondit qu'il entendait comme dans son oreille, non-seulement les accords et les successions d'accords, mais les sonoréités orchestrales de manière à en apprécier la valeur symphonique et la signification instrumentale. Lorsqu'on lui soumettait une partition nouvelle, ouverture ou symphonie, à la première lecture il entendait le quatuor dans son oreille; à la seconde et dans les suivantes, il ajoutait successivement l'audition des autres effets. Quelquefois il était obligé de recommencer pour bien saisir l'effet de ces sonoréités secondaires, combinées avec la sonoréité principale du quatuor, mais il y arrivait toujours en s'y reprenant à plusieurs fois. Ce compositeur ajouta qu'avec de l'attention et de l'étude, tout musicien pouvait arriver à cette audition interne, sans laquelle il n'existe ni bon compositeur, ni bon chef d'orchestre.

Quel exemple plus concluant pourrions-nous rapporter que celui d'un savant musicien de notre temps, M. J. d'Ortigue, qui a lui-même décrit en ces termes ses impressions : « Après une promenade dans la campagne, où j'avais entendu les chants de la fauvette, je vins m'asseoir dans un vaste fauteuil, auprès de la cheminée, écoutant encore en esprit les chants de l'oiseau, qui, quelques instants auparavant, avaient frappé mon oreille; ce chant réveilla dans mon âme les mélodies de la *Pastorale*, et me voilà assistant à une merveilleuse exécution de cette symphonie. Rien n'y manqua. Quelle justesse d'intonation! quelle précision! Seulement les voix du grand orchestre de la nature venaient de temps en temps s'adjoindre à l'orchestre de Beethoven. C'est ainsi que la bête (pour parler comme Xavier de Maistre) me donne des concerts, et je lui sais gré de s'emparer à l'insu de sa compagne absente, tantôt d'un lambeau de mélodie, tantôt d'un rhythme qu'elle saisit je ne sais où, et de me construire sur ce rhythme ou sur ce lambeau de mélodie tout un édifice *sonore*, la symphonie en *la* ou bien l'*héroïque*. Mais cette bête a parfois d'irritantes fantaisies, des caprices impatientants. Que de fois elle me fait entrevoir une perspective des plus chères délices, en commençant un morceau sublime, pour s'arrêter tout à coup! et ce qui est pis encore, combien de fois me répète-t-elle à satiété, et pendant des journées entières, quelque ignoble refrain des orgues de Barbarie, sans qu'il y ait moyen de se soustraire à cette obsession! La machine est montée, il faut qu'elle aille son train impitoyablement. Il y a plus ; le sommeil n'y peut rien. Le lendemain, la fatale mélodie me prend à mon réveil, et plus je m'agite pour la secouer, et plus elle se cramponne (1). »

Cette vivacité de l'audition interne, qui, pour un musicien consommé, va jusqu'à reproduire un véritable concert, nous allons la retrouver dans la vision interne. On lit dans la *Vie* du célèbre voyageur Danois Niebuhr (1774 à 1778), écrite par son fils, auteur d'une *Histoire romaine* justement estimée, que, son père, vieux, aveugle, tellement infirme qu'on était obligé de le transporter de son lit à son fauteuil, avait l'habitude de décrire à ses amis, avec une exactitude et une vivacité merveilleuses, les sites qu'il avait visités dans sa jeunesse. Exprimaient-ils leur étonnement de ces descriptions si animées, il leur disait que lorsqu'il était *couché* dans son lit, isolé des impressions extérieures, les tableaux qu'il avait vus en Orient passaient et repassaient sans cesse devant l'œil de son esprit, de sorte qu'il n'était pas étonnant qu'il en parlât, comme s'il les avait contemplés la veille. La teinte foncée des nuits de l'Asie avec leurs phalanges d'étoiles brillantes et étincelantes, la magnifique voûte azurée des jours se réfléchissaient dans tout l'éclat de leurs couleurs, sur la partie la plus intime de son âme, aux heures de calme et d'obscurité. Abercrombie qui a publié ce fait plein d'intérêt, le regarde comme le plus haut degré de la conception normale ; un pas de plus, ajoute-t-il, et l'on entre dans le domaine de l'hallucination.

Ce pas de plus a été fait, et la meilleure preuve que nous en puissions donner est l'histoire de ce peintre dont parle Wigan et dont nous avons rapporté l'observation si curieuse (p. 39). Par la force de sa volonté, il prenait dans son cerveau l'image du modèle, la plaçait devant lui sur un siége et la voyait pendant son travail, comme si elle eût été réelle, quoiqu'il sût très bien cependant qu'elle n'existait que dans son imagination.

M. le docteur M. M... dont personne ne contestera l'intelli-

(1) J. D'Ortigue, *Une symphonie sans orchestre,* revue musicale (*Débats* du 7 mars 1855).

gence et l'instruction, à propos d'une communication sur les hallucinations, a fait connaître à la Société de médecine de l'ancien XIIᵉ arrondissement, aujourd'hui Société médicale du Panthéon (séance du 6 février 1847), qu'il pouvait évoquer les hallucinations à volonté. L'objet se présente d'abord confusément, comme une sorte de nuage, puis il se dessine d'une manière plus sensible et finit par se montrer distinctement. Dans ses leçons à ses élèves, il ne décrit jamais mieux les parties que lorsque, par la concentration de sa pensée, il a pu leur donner les formes de la réalité, les rendre objectives, et sa description a beaucoup moins de clarté lorsqu'elles ne se manifestent pas aussi naturellement devant lui. Il peut faire facilement disparaître les impressions visuelles. Ce fait physiologique est conforme à ce que nous avons constaté chez le célèbre médecin Thomas Browne (1).

Plus on lit la vie des hommes célèbres, plus on étudie les procédés de leur esprit, plus on acquiert la conviction que ceux chez lesquels l'imagination est puissante, la volonté forte, les facultés énergiques, ont vu leurs idées se colorer, prendre une forme sensible et se refléchir comme dans un miroir véritable. Quel exemple plus concluant et qui prouve mieux, comme nous le faisions observer dans notre préface, que l'hallucination physiologique existe encore de nos jours que celui de l'homme de génie dont nous admirons les créations ?

Cousons ici quelques lignes curieuses, dit M. Théophile Gautier dans son étude consacrée à Honoré de Balzac, sur la faculté de lecture attribuée à Louis Lambert, c'est-à-dire à Balzac.

« En trois ans, Louis Lambert s'était assimilé la substance des livres qui, dans la bibliothèque de son père, méritaient d'être lus. Sa mémoire était prodigieuse. Il se souvenait avec la même fidélité des pensées acquises par la lecture et de celles que la réflexion ou la conversation lui avaient suggérées. Enfin, il possédait toutes les mémoires : celles des lieux, des noms, des mots, des choses, des figures ; *non-seulement il se rappelait les objets à volonté, mais encore il les revoyait*

_____

(1) Voir, outre ses livres déjà cités, p. 422, *La religion du médecin*, imprimée en l'an 1668.

en lui-même éclairés et colorés comme ils l'étaient au moment
où il les avait aperçus.

» Ce merveilleux don de sa jeunesse, ajoute M. Théophile
Gautier, Balzac le conserva toute sa vie, accru encore, et c'est
par lui que peuvent s'expliquer ses immenses travaux, —véritables travaux d'Hercule. Sans doute une pareille tension de
l'esprit n'est pas sans dangers et les détails suivants en sont
la preuve, mais il faut être bien systématique pour retrouver
la folie dans ce cas.

»Cette lecture continuelle ne fut pas interrompue par le col-
lége et avec elle se développa la méditation extatique de la
pensée; aussi en résulta-t-il pour Balzac une maladie bizarre,
une fièvre nerveuse, une sorte de *coma:* pâle, amaigri, sous
le coup d'une congestion d'idées, il paraissait imbécile. Son
attitude était celle d'un extatique, d'un somnambule qui dort
les yeux ouverts ; perdu dans une rêverie profonde, il n'entendait pas ce qu'on lui disait, ou son esprit, revenu de loin,
arrivait trop tard à la réponse. Le grand air, le repos, le
milieu caressant de la famille, la distraction qu'on le forçait de
prendre et l'énergique séve de l'adolescence eurent bientôt
triomphé de cet état maladif (1). »

L'épigénésie des névroses rend très bien compte de ces
divers états, mais le fait dominant est l'hallucination physiologique chez un homme qui la reproduisait à volonté et lui a
dû la fidélité photographique avec laquelle il a retracé les
objets qui ont posé devant lui, écrit ses admirables descriptions
d'intérieur et gravé ses nombreux types qui jouent un rôle
plus ou moins important dans la *comédie humaine.*

Pour bien juger de cette faculté, il faut écouter Balzac lui-
même : « Chez moi, l'observation était devenue intuitive, elle
pénétrait l'âme sans négliger le corps; ou plutôt elle saisissait si bien les détails extérieurs qu'elle allait sur-le-champ
au delà; elle me donnait la faculté de vivre de la vie de l'individu sur laquelle elle s'exerçait, en me permettant de me substituer à lui, comme le derviche des *Mille et une Nuits* qui prenait le corps et l'âme des personnes sur lesquelles il prononçait

(1) Honoré de Balzac, par M. Théophile Gautier, Voy. *l'Artiste* et le *Moniteur
universel* du 23 mars 1858.

certaines paroles. (*Moniteur universel*, 31 mars 1858.) En
entendant les gens dans la rue, je pouvais épouser leur vie, je
me sentais leurs guenilles sur le dos, je marchais les pieds dans
leurs souliers percés ; leurs désirs, leurs besoins, tout passait
dans mon âme et mon âme passait dans la leur : c'était le rêve
d'un homme éveillé. Quitter ses habitudes, devenir un autre
que soi par l'ivresse des facultés morales et jouer ce jeu à
volonté, telle était ma distraction. A quoi dois-je ce don? Est-ce
une seconde vue? Est-ce une de ces qualités dont l'abus mè-
nerait à la folie? Je n'ai jamais recherché les causes de cette
puissance ; je la possède et je m'en sers, voilà tout ».

Nous avons transcrit ces lignes, doublement intéressantes,
parce qu'elles éclairent un côté peu connu de la vie de Balzac,
et qu'elles montrent chez lui la conscience de cette puissante
faculté d'intuition qu'il possédait à un si haut degré et sans
laquelle la réalisation de son œuvre eût été impossible.

Parcourons encore une autre analyse sur Balzac, écrite par
un des critiques les plus remarquables du *Journal des Débats*.
« Il s'enivre, dit M. Taine, de son œuvre, il en comble son imagination, il est hanté de ses personnages, il en est obsédé, *il en
a la vision*, ils agissent et souffrent en lui, si présents, si puissants, que désormais ils se développent d'eux-mêmes avec l'indépendance et la nécessité des êtres réels. Réveillé, il reste à
demi plongé dans son rêve. » Il faut avoir cette puissance
d'illusion pour créer des âmes. Les êtres imaginaires ne naissent, n'existent et n'agissent qu'aux mêmes conditions que
les êtres réels. Ils naissent de l'agglomération systématique
d'une infinité d'idées, comme les autres de l'agglomération
systématique d'une infinité de causes. Ils existent par la présence simultanée et la concentration naturelle des causes.
Ils agissent par l'impulsion indépendante et irréfléchie des
idées composantes, comme les autres par l'effort spontané et personnel des causes génératrices. Le personnage
se détache de l'artiste, s'impose à lui, le mène, et l'*intensité
de l'hallucination* est la source unique de la vérité. Je crois que
cette espèce d'esprit est le premier de tous. Il n'y en a pas qui
rassemble plus de choses en moins d'espace. Telle action, tel
mot de Vautrin, de Bixiou, de Grandet, de Hulot, de madame

Marneffe, vous laisse apercevoir en un éclair, les vérités les plus inattendues et les plus vastes, la psychologie des tempéraments, des sexes, des passions, l'homme entier et l'humanité avec l'homme; ce sont des raccourcis d'abîmes.

Dans un autre article sur Balzac, M. Taine s'exprime en ces termes : « Il faut le souffle poétique de George Sand, de Michelet ou la vision violente de Victor Hugo ou de Dickens pour *susciter en nous la figure des objets corporels;* nous sommes alors jetés hors de nous-mêmes et l'émotion nous conduit à la lucidité. »

N'est-ce pas une nouvelle preuve en faveur du besoin impérieux qu'a l'esprit de concevoir son idéal sous des formes visibles et de ne lui donner la vie immortelle qu'à cette condition ?

Dans la discussion qui a eu lieu à la Société médico-psychologique, les adversaires de la théorie de la représentation mentale ont établi comme caractère différentiel entre la réminiscence et l'hallucination, la faculté de provoquer à volonté les images, dans le premier cas, tandis qu'elles sont involontaires et spontanées dans le second. On voit que ce signe est loin d'avoir toute la valeur qu'on lui attribue, et à moins de nier les faits cités et observés par des médecins, il faut bien se résoudre à admettre que la représentation mentale et l'hallucination se ressemblent. Nous constaterons de nouveau cette identité *pour le fond* commun, suivant l'expression de M. Peisse, lorsque nous examinerons la part de l'attention dans la production du phénomène hallucinatoire.

En consultant la biographie de plusieurs hommes illustres, on acquiert la preuve que la conception est devenue hallucinatoire, ou plutôt que la pensée s'est revêtue d'une forme sensible. Raphaël voyait devant lui, suivant un passage d'Abercrombie, le tableau de la transfiguration au moment de le peindre. Dans une de ses lettres à son ami Castiglione, il dit que l'impossibilité de trouver des modèles qui pussent poser pour ses madones, le forçait à prendre dans son esprit les types de ses créations. Nous avons lu quelque part que Michel-Ange restait des journées entières à regarder dans les airs, où il voyait se refléter l'image de sa gigantesque coupole. —

Léonard de Vinci, chargé par le prieur de Santa-Maria della Grazia de faire le tableau de la Cène, après avoir travaillé avec une grande ardeur, s'arrête tout à coup. Le prieur mécontent s'en plaint tant au duc Louis le Maure, que celui-ci enjoint à Léonard de terminer son œuvre. L'illustre peintre ne répond pas directement au duc, mais se met à causer d'art avec cette verve qui faisait dire qu'il peignait en parlant; puis quand il voit le prince conquis, il lui démontre que les pensées se forment dans le laboratoire du cerveau, et non pas seulement sur la toile, et que souvent un artiste peint bien plus immobile que le pinceau à la main (Ferriet, *Les hommes illustres de l'Italie*) (1).

Ces résultats de l'observation, la lecture d'un grand nombre d'ouvrages psychologiques, nous ont convaincu que les poëtes, les peintres, les sculpteurs que le génie a effleurés de son aile, ont aperçu devant eux, après des méditations prolongées, la forme de l'idéal qu'ils avaient rêvé. Leur histoire atteste que cette forme était visible *aux yeux de leur esprit*, pour nous servir de l'expression si pittoresque de Shakespeare, et souvent même aux yeux de leur corps (l'ombre de Banquo à Macbeth) (2), ou du moins s'offrait à eux avec les caractères d'extériorité de l'hallucination. Il y a plus, c'est que nous ne croyons pas qu'il y ait de créations immortelles, sans cette matérialisation de l'idéal. Si les grands artistes de l'antiquité et du moyen

(1) En descendant dans le souterrain du donjon de Loches où le malheureux duc fut enfermé plusieurs années, nous ne pûmes nous défendre d'une impression profonde lorsque nous entrâmes dans sa chambre faiblement éclairée par une espèce de meurtrière, et que nous nous remîmes en mémoire la cour brillante de ce souverain et ses entretiens avec Léonard de Vinci. Si l'on avait besoin d'une preuve de la nécessité du travail dans les prisons, il suffirait de jeter un coup d'œil sur les peintures et les inscriptions dont il put orner son cachot. En face de la fenêtre, on voit un cadran solaire gravé dans le mur. Ici se montre un chevalier la tête découverte; là apparaît un autre chevalier la visière baissée, entre deux canons. Dans la voûte, on lit *Celvi. qvi. net. pas. Contan*, et sous le linteau de la porte : *A. qvi. ne vient. fort-une het. pas bien-saige* (ceci remonte à 1510).

(2) Lire la magnifique description que le poëte a faite de l'hallucination dans Macbeth : *The dramatik works of William Shakespeare*, vol. III, p. 363. Edinburgh, MDCCXII. Consulter aussi les savants commentaires du docteur J.-C. Bucknill, dans son remarquable livre *The psychology of Shakespeare*, London, 1859.

âge n'ont jamais été surpassés, si leurs œuvres font l'admiration de tous les siècles, c'est qu'ils étaient pleins d'enthousiasme, suivant l'expression de M. de Sainte-Beuve, ou plutôt, comme le dit M. Th. de Banville, dans une magnifique strophe, qu'ils attendaient l'extase ; croyant à la pérennité de leurs œuvres, ils travaillaient pour la postérité, tandis que la plupart des auteurs de nos jours, mordus au cœur par le doute, l'esprit desséché par l'analyse, qui est mortelle aux conceptions de l'imagination, peignent et sculptent pour le temps, sans songer à l'immortalité.

L'hallucination est donc pour nous physiologique dans les cas que nous venons d'indiquer, et dans beaucoup d'autres, tels que les rêves, l'état intermédiaire à la veille et au sommeil, l'extase, etc., etc. Elle est la revivification de ces milliards d'images, de sonoréités, d'impressions tactiles, qui ne peuvent exister dans notre cerveau, qu'à la condition de perdre leurs signes sensibles, et qu'on serait tenté de comparer au mystère de la résurrection des corps, lorsqu'elles reparaissent avec les attributs de la sensation. L'hallucination physiologique, sans être fréquente comme aux temps passés, ce qu'explique la différence des idées, s'observe encore chez des personnes intelligentes, raisonnables, qui y croient par la nature de leurs convictions religieuses, le tour de leur esprit, leur humeur ; mais dont les actes et les paroles ne permettent pas d'élever le plus léger doute sur l'intégrité de leur jugement ; elle est, d'ailleurs, en germe chez tous les hommes par la représentation mentale, et existe, enfin, chez des hommes illustres pour lesquels elle a été l'auxiliaire le plus puissant de leurs chefs-d'œuvre.

Dans les objections faites à la théorie de la représentation mentale, on a beaucoup parlé de la sensibilité et de la physiologie pour démontrer que la réminiscence ne pouvait être aucunement comparée à la sensation ; qu'il nous soit permis de présenter quelques observations sur ces deux sujets. Nier les impressions des autres par celles que l'on éprouve, c'est oublier les différences individuelles qui présentent, sous ce rapport, les phénomènes les plus singuliers. Pour rester dans le vrai, il ne faut jamais perdre de vue que la sensibilité varie de la manière la plus étonnante suivant les personnes et les races. Quiconque a vécu avec les peuples d'origine slave possède de curieuses observations sur leur mode d'impressionnabilité, leurs croyances aux choses mystérieuses, aux apparitions, aux visions, leur tendance à l'extase, à l'illuminisme. En présence de la mort, dit M. Paul de Molènes, ils éprouvent un sentiment plein de secrète tendresse, qui fait trouver aux guerriers toutes les délices de l'extase, aux moments les plus âpres du combat.

C'est surtout dans l'idiosyncrasie individuelle qu'on doit chercher les éléments de la question en litige. On peut affirmer, sans doute, en thèse générale, que le souvenir d'une sensation n'approchera jamais de la sensation réelle; à cette règle, cependant, il y a de nombreuses exceptions. Ainsi on voit des personnes pâlir, se couvrir d'une sueur froide, n'avoir plus que des battements de pouls filiformes, paraître presque insensibles et perdre connaissance, lorsque leur attention est trop fortement concentrée sur une de ces émotions qui ont laissé un souvenir ineffaçable. Nous avons lu dans un ouvrage sur l'Abyssinie, qu'un voyageur, témoin forcé de la mort d'un des hommes de son escorte, qui avait été saisi par un lion, fut très vivement impressionné de la lenteur que mit la bête féroce à dévorer sa proie et des cris d'agonie de la victime; il déclarait plusieurs années après la catastrophe, que toutes les fois qu'il y pensait, il revoyait dans son esprit l'affreuse scène qui s'était passée sous ses yeux, et éprouvait la sensation d'un fer aigu qui lui entrait dans l'oreille. Quelques personnes ont à un tel degré ce mode de sentir, qu'une parole, un geste, une simple modification de la température, leur rappellent le souvenir de la sensation passée avec une angoisse et une ténacité dont elles ont une peine extrême à se débarrasser.

Certaines organisations comme celle de Balzac ont la faculté de s'assimiler les situations, de s'identifier avec les sensations d'autrui; elles deviennent ainsi le théâtre où se répètent les événements, les passions, les émotions agréables et douloureuses du dehors. Parle-t-on devant elles d'une catastrophe, d'un drame saisissant, elles en sont aussitôt la victime ou le héros, s'enthousiasment ou se désespèrent, triomphent de leurs ennemis ou succombent sous leurs coups, et telle est la force de l'imagination qu'elles croient être les acteurs réels de ces scènes imaginaires. Il y a des communautés dont la règle est l'adoration perpétuelle des cinq plaies du fondateur de la religion chrétienne, l'impression qu'éprouvent les religieuses, prosternées aux pieds des autels, est quelquefois si grande que dans leurs extases, elles sentent les rayonnements de la douleur dans ces mêmes parties de leur corps. Ce pouvoir du souvenir et de l'imagination peut aller encore plus loin, comme l'attestent les faits si connus des stigmatisées du Tyrol.

A chaque instant, on constate cette puissance du souvenir. M. le docteur Berigny écrivait en 1856 dans un journal médical : « Ne savons-nous pas que des femmes qui ont éprouvé les douleurs de l'enfantement, ressentent, sans être enceintes, ces mêmes douleurs, lorsque, redoutant de devenir mères de nouveau, elles entendent les cris d'une femme qui accouche, et lors même qu'on leur parle d'accouchement (1) ? »

Un jour, en parlant de Jean-Jacques Rousseau, le célèbre historien David Hume dit avec beaucoup de finesse et de sensibilité :

« Il a très peu lu, et maintenant il a tout à fait renoncé à la lecture. Il a très peu vu et n'a aucune sorte de curiosité pour voir et pour observer. A proprement parler, il a réfléchi et étudié fort peu. Il n'a, en vérité, qu'un fond peu étendu de connaissances. Il a seulement beaucoup *senti* durant toute sa vie; et à cet égard, la sensibilité est montée à un degré d'intelligence qui passe tout ce que j'ai vu. »

La vivacité des souvenirs peut donc, chez les personnes nerveuses, impressionnables, véritables sensitives, égaler presque les sensations anciennes, et les objections contre ce fait moral ne sont que des différences de degré.

L'expression de physiologique que nous avons employée pour désigner une classe d'hallucinations a excité de vifs débats, nous croyons que quelques réflexions sur la valeur de ce mot auront ici leur juste application.

Le procédé matérialiste qui, à l'aide du scalpel, du réactif,

(1) *Moniteur des hôpitaux*, 12 janvier 1856, p. 39.

de l'expérimentation et de l'anatomie pathologique, étudie les organes, décrit leurs fonctions, leur assigne des caractères fixes, et constitue une science appelée *physiologie de l'homme*, ce procédé est-il aussi applicable à l'esprit dont les modes d'exercice nous sont complétement inconnus ?

Lorsqu'on analyse l'intelligence, on ne tarde pas à y reconnaître un grand nombre de manifestations diverses, telles que la rêverie, la méditation profonde sur une idée, avec détachement complet des objets extérieurs, l'excitation nécessaire pour produire une œuvre (feu sacré, enthousiasme, etc.), l'extase, la recherche de l'idéal, etc., etc., dans lesquelles l'observation la plus superficielle aperçoit des singularités, des bizarreries, des excentricités, qui, aux yeux de ceux dont la vie est tirée au cordeau, doivent passer pour des actes voisins de la folie. C'est cependant de ces états, en apparence si exceptionnels, véritables foyers incandescents de l'idée, que naissent les projets les plus sublimes, les créations les plus admirables, les pensées les plus belles.

Parmi ces manifestations intellectuelles, nous en choisirons une seule, l'état d'excitation, la fièvre indispensable à l'esprit, pour enfanter ses créations, et nous nous bornerons à quelques exemples, empruntés aux musiciens, aux peintres, aux écrivains religieux.

Presque tous les compositeurs célèbres ont eu recours à des moyens originaux pour exciter leur verve et faire naître l'inspiration.

Haydn éprouvait comme Newton le besoin de la solitude, pour lui le monde était circonscrit dans l'horizon de sa chambre. Assis dans son fauteuil, il n'avait que son piano pour confident de ses inspirations, et lorsqu'il les trouvait paresseuses, il jetait les yeux sur la bague que le grand Frédéric lui avait donnée et qu'il ne quittait jamais. Alors son imagination se transportait au milieu des chœurs célestes dont il a révélé à la terre les divines harmonies, et le chef-d'œuvre sortait de cette singulière contemplation.

Contrairement à Haydn, Gluck avait besoin d'espace; son génie demeurait inactif entre les quatre murs d'une chambre. A lui le grand air et l'ardeur du soleil frappant sur sa tête, Ce fut en plein soleil, au milieu d'une prairie où il faisait trans-porter son piano, qu'il composa les deux Iphigénies.

Onslow, le créateur de la musique de chambre, d'une famille célèbre d'Angleterre, s'aperçut un jour qu'on avait exécuté devant lui plusieurs morceaux tirés des plus beaux opéras de Mozart, qu'il était resté froid et impassible au milieu de l'en-thousiasme général. Frappé d'une sorte de terreur, de voir ainsi son âme fermée aux émotions d'un art qu'il cultivait depuis si longtemps, il quitte le piano auquel il avait consacré tous ses instants, voyage, se soumet aux épreuves les plus variées. Les grandeurs du style ne le frappent pas, les accents vrais et passionnés de la voix humaine ne charment pas son oreille ne pénètrent pas son cœur, l'expression dramatique n'existe pas pour lui.

Enfin la lumière se fit. L'ouverture de Stratonice de Méhul fut l'étincelle d'où jaillit la flamme allumée au fond de son cœur. Onslow se plaisait à raconter le ravissement qu'il éprouva en remportant ce triomphe sur lui-même, et la joie qui vint le frapper dès qu'il sentit la musique l'envelopper et le péné-trer. « Lorsque j'entendis ce morceau, disait-il, j'éprouvai une commotion si vive au fond de l'âme, que je me sentis tout à coup pénétré de sentiments qui jusqu'alors m'avaient été inconnus. Aujourd'hui même encore ce moment est présent à ma pensée. Je vis la musique avec d'autres yeux; le voile qui m'en cachait les beautés se déchira; elle devint la source de mes jouissances les plus intimes, et la compagne fidèle de ma vie (1). »

Un artiste dont les œuvres vives et légères révèlent un obser-vateur profond des ridicules et des travers de la société, Grandville, heurté dans une idée, embarrassé dans la compo-sition ou l'exécution d'un dessin, se levait, bondissait dans sa chambre, jetait son bonnet de velours contre les murs ou le plancher, apostrophait ou agitait du doigt une grenouille qu'il conservait dans un bocal sur sa cheminée, et, après quelques cris, quelques gambades, se mettait au travail, rasséréné, sérieux, promptement absorbé.

(1) Onslow, *Biographie des musiciens*, par Fétis.

Mêmes singularités chez les grands penseurs, les orateurs illustres. Un des plus célèbres prédicateurs du siècle de Louis XIV avait l'habitude de s'enfermer au fond de ses appartements. Personne ne pouvait alors pénétrer jusqu'à lui; ses gens avaient reçu à cet égard les ordres les plus précis. La curiosité ou l'attachement l'emporta sur la défense. Profitant d'une porte laissée ouverte, le valet de chambre se glissa dans le lieu prohibé. Tout surpris d'entendre des airs de violon, il s'arrête, cherche à savoir d'où ils viennent, acquiert la certitude qu'ils partent de la chambre de son maître, et, appliquant son œil au trou de la serrure, il le voit en chemise, jouant du violon, dansant, jusqu'au moment où, épuisé, couvert de sueurs, il s'asseoit devant son bureau, et se met à écrire. C'est ainsi que fut découverte, après un secret de plusieurs années, la manière dont l'orateur chrétien composait ses admirables sermons.

La presse a publié des mandements d'un prélat dont les opinions ont été fortement critiquées, mais auquel il est impossible de refuser une grande élévation de pensées, un style nerveux et coloré, une logique pressante. Parvenu à un âge très avancé, il écrit encore avec la vigueur de l'âge mûr. Quand il prépare son sujet, il se coiffe d'un turban, se drape dans une robe de chambre à ramages éclatants, parcourt toutes les parties de son palais avec la vivacité d'un jeune homme, distribuant des poignées de main à ses hôtes jeunes et vieux, et, lorsqu'enfin la lumière s'est faite dans son esprit, il s'écrie : Je tiens l'idée, et rentre dans son appartement mettre la dernière main à sa composition.

Nous croyons être dans le vrai, en disant que ces épisodes de la vie d'hommes célèbres qu'il nous eût été facile de multiplier tendent à établir que si l'on voulait ramener constamment à l'état pathologique tout ce qui chez eux a un air singulier, extraordinaire, tout ce qui s'éloigne de la routine ordinaire de la vie, il faudrait faire passer sous les fourches caudines de la folie, un grand nombre de personnages qui sont l'orgueil et la gloire des nations.

Un mot d'un des plus grands écrivains du XVIIIe siècle, Rousseau, nous paraît très bien résumer le caractère de l'excitation intellectuelle. Questionné un jour sur ses travaux et s'il

était occupé à quelque ouvrage : « Je deviens vieux, répondit-il, et je n'ai pas le courage de me donner la fièvre. »

Le fait suivant n'est-il pas, en effet, la meilleure preuve du
besoin de l'esprit de se surexciter au plus haut degré, de se
donner la fièvre pour arriver à produire quelque chose de
durable ?

Il faut que vous me disiez comment vous faites votre musique, demandait un jour Tronchin à Grétry. — Mais comme
on fait des vers, un tableau ; je lis, relis vingt fois les paroles
que je veux peindre avec des sons ; il me faut plusieurs jours
pour échauffer ma tête ; enfin je perds l'appétit, mes yeux
s'enflamment, l'imagination se monte. Alors, je fais un opéra
en trois semaines.

— O ciel! dit Tronchin, laissez là votre musique, ou vous
ne guérirez jamais. — Je le sens, *jamais*, répondit Grétry ;
mais aimez-vous mieux que je meurs d'ennui ou de chagrin?
N'est-ce pas, toujours au fond, la même pensée des hommes
illustres ? Lorsque le célèbre Dupuytren fut atteint de l'hé-
miplégie faciale, signe précurseur de sa fin, frappé de
l'altération de ses traits, nous crûmes devoir, à l'issue d'une
de ses leçons qu'il avait bien voulu nous autoriser à reproduire (1), lui conseiller de prendre un peu de repos, en faisant
diversion à ses travaux par un voyage : Le repos, nous répondit-il, c'est la mort! Et quelques mois après il avait cessé de
vivre!

La question de la théorie de l'hallucination est donc pour
nous suffisamment résolue. Peut-être objectera-t-on que ce
n'est pas une démonstration dans le sens réaliste, nous l'accor-
dons. Mais les choses de fait ne se démontrent pas, on ne peut
que les montrer en faisant appel au témoignage du sens intime
et à l'observation immédiate et personnelle de chacun. Cette
expérimentation psychologique nous paraît tout aussi bonne
que la méthode physiologique, et, dans l'espèce, nous la considérons comme concluante.

Au reste, si notre opinion sur l'hallucination compatible

_____

(1) *Leçons orales de clinique chirurgicale faites à l'Hôtel-Dieu de Paris*, par
le baron Dupuytren, recueillies et publiées par MM. Brierre de Boismont et
Marx, 6 vol., 2ᵉ édit. Paris, 1839.

avec la raison a rencontré, au début, d'énergiques contradicteurs, elle a aussi eu ses défenseurs, et, parmi eux, des hommes
très autorisés, comme MM. Renaudin et Parchappe. Le premier
de ces médecins a écrit, dans ses excellentes *Études médico-
psychologiques sur l'aliénation mentale*, plusieurs passages
tels que ceux-ci : « L'histoire nous montre des faits nombreux
d'apparitions qui venaient en pleine veille ou dans l'intégrité
des facultés intellectuelles se présenter à des hommes qui les
appréciaient à leur juste valeur, ou tout au plus y rattachaient
un pressentiment variable, suivant les idées de l'époque sur
cet inconnu vers lequel l'homme aspire sans cesse.... Quand
le phénomène de l'hallucination est passager, il ouvre à l'esprit une voie nouvelle, et plus d'un grand génie lui a dû ses
plus belles inspirations.... Si plus d'une fois l'hallucination a
été un fait isolé, plus d'une fois aussi elle a dominé une vie
entière, sans porter un instant atteinte à la raison et surtout à
l'intelligence (1). »

M. Morel, après avoir posé en fait que l'hallucination est
toujours un symptôme pathologique, reconnaît cependant
qu'elle peut être compatible avec l'intégrité de la raison (p. 387).
Or, c'est ce que j'établissais en 1845, il y a seize ans, dans la
première édition de mes *Hallucinations*.

C'est aussi l'opinion de M. Parchappe, qui s'est exprimé en
ces termes dans la *discussion sur les hallucinations* à la Société
médico-psychologique, séance du 28 avril 1856 :

« Oui, l'hallucination est compatible avec la raison, d'abord
et sans aucune contestation possible, dans les cas authentiques
et assez nombreux où elle n'entraîne pas l'erreur du jugement,
et lorsqu'elle est reconnue comme une illusion par la raison
parfaitement intacte.

» Oui encore, et quoi qu'on ait pu dire, dans un grand
nombre de cas non moins authentiques où elle a entraîné l'erreur de jugement sur la réalité d'un objet extérieur qu'il est
dans sa nature de motiver.

» Lorsque l'hallucination n'entraîne l'erreur de jugement
sur la réalité d'une intervention extérieure, que parce que cette

(1) Renaudin, *ouv. cité.* — *Hallucinations*, chap. 8, p. 497 et suiv.

intervention peut être expliquée d'une manière surnaturelle et conformément à une croyance qui fait partie de la raison commune, l'hallucination, bien qu'entraînant une conviction erronée, n'est pas un symptôme de délire.

» C'est ainsi que peut s'expliquer l'intégrité de la raison conservée par les prophètes, les anachorètes et les saints, au milieu des illusions auxquelles leur imagination était si fréquemment en proie. C'est ainsi que peuvent être absous de l'imputation de folie, tant de grands et d'illustres personnages qui ont cru fermement, dans leurs hallucinations, n'être pas le jouet des illusions de leur imagination. »

» Pour que l'hallucination, avec conviction de la réalité d'un objet, soit un symptôme absolu de folie, il faut que les idées sur lesquelles l'hallucination repose soient, ou par leur incohérence ou par leur incompatibilité avec la raison commune, elles-mêmes des symptômes de délire. »

Resterait à chercher le sens qu'on doit attacher au mot *physiologique*, par lequel nous avons désigné une catégorie d'hallucinations ; mais cette recherche n'a pour nous qu'une utilité secondaire, il nous suffit de savoir que M. Renaudin pense qu'une hallucination peut dominer une vie entière, sans porter un instant atteinte à la raison et surtout à l'intelligence ; et que M. Parchappe admet qu'elle n'est pas un symptôme de folie, lorsqu'elle s'explique d'une manière surnaturelle et conformément à une croyance qui fait partie de la raison commune. C'est le cas de répéter, comme le disait M. le professeur Garnier, dans la même discussion, nous sommes plus près de nous entendre qu'on serait tenté de le croire.

Nous venons d'exposer, à notre point de vue, les rapports de l'hallucination avec la psychologie ; avant d'examiner ce phénomène sous ses deux autres faces, l'histoire et la religion, nous croyons nécessaire de présenter quelques observations sur une influence exagérée attribuée à l'élément somatique, de dire un mot de la nature des idées, et de faire nos réserves quant à la théorie de l'attention.

L'honorable M. Lélut, qu'on doit à juste titre considérer comme le chef de l'école qui a proclamé l'avénement de la physiologie dans l'histoire, a formulé sa doctrine dans les termes suivants : « Voilà Socrate qui, non-seulement s'imagine recevoir des influences, des inspirations divines, mais qui, à raison de ce privilége, croit posséder, à distance, une influence semblable sur ses amis, sur ses disciples et presque sur les étrangers, influence indépendante même de la parole et du regard, et qui s'exerce à travers les murailles et dans un rayon plus ou moins étendu. On ne peut, en vérité, rien voir, rien entendre de plus extravagant, de plus caractéristique de la folie ; et les hallucinés qui, sous mes yeux, prétendent envoyer ou recevoir à distance des influences physiques, magnétiques, franc-maçonniques, ne s'expriment pas autrement que Socrate, et ne sont, sous ce rapport, pas plus fous qu'il ne l'était. Chez les modernes, la folie du Tasse, de Pascal, de Rousseau, celle de Swammerdam, de Vanhelmont, de Swedenborg, sont à peu près avouées maintenant par tous les hommes qui ont joint l'étude de la psychologie morbide à celle de l'histoire et de la philosophie (1). » Dans sa seconde édition, il n'a modifié en aucune manière son opinion.

Leuret, dans ses *Fragments psychologiques*, et M. Calmeil, dans son ouvrage (2), ont défendu la même doctrine : c'est aussi celle de M. Baillarger.

M. Al. Maury, qui a soutenu de sa vaste érudition et de ses recherches spéciales les opinions de M. Lélut, fait également observer qu'il faut tenir compte du tempérament, de l'état maladif des individus sur la constitution des sociétés. Suivant ce savant, les événements sont presque toujours accomplis par des volontés isolées et des actes individuels, et par conséquent, les faits historiques peuvent souvent, par ce côté, retomber sous l'empire des lois physiologiques (3).

(1) Lélut, *Du démon de Socrate*, spécimen d'une application de la science psychologique à celle de l'histoire, augmenté de *Mémoires sur les hallucinations et la folie*, 1836, p. 121; 2e édit. p. 173. Paris, 1856.

(2) Calmeil, *De la folie considérée sous le point de vue pathologique, philosophique, historique et judiciaire*. Paris, 2 vol. 1845.

(3) Al. Maury, *De l'hallucination envisagée au point de vue philosophique et historique*, ou *Examen critique de l'opinion émise par M. Brierre de Boismont touchant les caractères auxquels on doit reconnaître l'hallucination chez certains*

La philosophie de l'histoire est tout à fait contraire à cette proposition ; elle montre, en effet, que les individus n'entraînent jamais leur époque, et la preuve c'est que, si les idées qu'ils défendent ne sont pas parvenues à leur maturité, s'ils devancent leur siècle, ils périssent presque tous dans les cachots, les tourments, la misère ou l'obscurité, heureux encore quand on ne les stigmatise pas du sceau de la folie. Quant à ces privilégiés de la fortune et de la renommée, qui ont le bonheur de venir à temps, le succès les accompagne tant qu'ils répondent aux besoins généraux, mais si, éblouis par leurs triomphes, ils veulent substituer leur volonté à celle des autres, détourner le cours des idées à leur profit, presque toujours ils sont précipités du haut poste où les circonstances et leur génie les avaient placés. L'homme, malgré son orgueil, n'est qu'un instrument dans les mains de la Providence, et Fénelon a eu raison de dire : Il s'agite, mais Dieu le mène (1).

Il n'est pas surprenant, prétend-on, que les aliénés, les monomanes fassent de grandes choses ; ils ne connaissent pas d'obstacles ; ils n'ont ni doutes, ni incertitudes ; ils poursuivent irrésistiblement la réalisation de leur pensée, tandis que les hommes raisonnables pèsent toutes les difficultés et ne donnent rien au hasard. A ce compte, Alexandre, Christophe Colomb et mille autres seraient des fous. Tous ces traits d'héroïsme dont fourmille l'histoire, toutes ces actions sublimes qui nous électrisent, tous ces dévouements qui font pleurer d'admiration, seraient des actes de folie, car le froid calcul n'y est pour rien ; l'enthousiasme, l'honneur, l'entraînement, une idée fixe, les ont seuls produits. Oui, certes, la prudence doit souvent décider des actions humaines ; mais les plus admirables ne doivent-elles pas leur plus beau fleuron à l'exaltation de l'esprit, à l'élan irrésistible et irréfléchi du cœur ?

personnages célèbres de l'histoire (Annales méd.-psycholog., t. V, p. 317, 1845). —Calmeil, De la folie considérée sous le point de vue pathologique, philosophique, historique et judiciaire, analyse par Al. Maury (Annales méd.-psycholog., t. VII, p. 110, 1846).

(1) Cette citation n'est pas de Bossuet, elle appartient à Fénelon. Elle se trouve dans le beau sermon qu'il fit pour l'Épiphanie. (L'esprit des autres, par Édouard Fournier, Paris, 1855, p. 54.)

La thèse, soutenue avec talent par les deux écrivains que nous avons nommés, n'est, en définitive, que la reproduction, sous une autre forme, de la vieille doctrine médicale de la toute-puissance des organes (*prepotenza*), doctrine qu'on a cherché à rajeunir dans ces derniers temps par d'ingénieuses recherches sur l'hérédité.

Avant nous, d'éminents esprits avaient fait voir combien cette idée systématique était en opposition avec les faits, avec l'histoire ; et pour n'en citer qu'un exemple, plusieurs des illustres solitaires de Port-Royal jouissaient de la meilleure santé et n'en professaient pas moins des doctrines absolument semblables à celles de l'immortel auteur des *Pensées*. La prééminence des idées sur les organes s'observe dans une foule de cas. Un conquérant asiatique fameux, moribond, apprend que son armée est sur le point d'être vaincue ; il ordonne à ses officiers de le placer dans son palanquin, d'en fermer hermétiquement les rideaux, de le porter aux endroits les plus exposés, et de ne révéler sa mort qu'après la victoire. A la vue du palanquin impérial, les soldats reprennent courage ; l'ennemi est défait, mis en fuite ; mais ; lorsqu'on ouvrit les rideaux, l'empereur avait cessé de vivre depuis plusieurs heures. Thomas Morus, affaibli par la maladie, en butte à des persécutions morales de toute espèce, porte courageusement la tête sur l'échafaud pour rendre témoignage de sa foi religieuse. Molière, ce grand esprit, ce profond observateur, était maladif, mélancolique, et cependant jamais aucune œuvre dramatique ne portera mieux gravé le cachet de cette verve comique si riche, si franche et si vraie qui distingue ses immortelles productions. Scarron, ce malade de la Reine, courbé en Z par le rhumatisme, comme il le dit lui-même, a-t-il laissé voir dans ses œuvres la moindre trace de son état physique ? S'il l'a fait, c'est, comme on ne l'ignore pas, pour en rire et pour s'en amuser. Qu'on ne courbe donc pas l'esprit, cette activité qui gouverne notre organisation plutôt que de s'en laisser gouverner, sous le joug humiliant des organes et de leurs états morbides. Enfin, l'illustre Pascal lui-même, dont les souffrances ont été considérées comme les mobiles de ses actes, n'a-t-il pas donné la preuve la plus convaincante de la prédominance de l'esprit sur les organes dans l'anecdote suivante, racontée par M. Lélut : « Ce grand homme avait un terrible mal de dents qui commença la seconde période des infirmités qui devaient bientôt le conduire au tombeau. Un soir, le duc de Roannez, son ami et son admirateur, l'avait laissé très souffrant de cette névralgie ; il le trouva le lendemain guéri de son mal, et lui demanda le secret de sa guérison. Pascal lui apprit, sans paraître y attacher d'importance, et comme il eût pu faire d'un remède ordinaire, qu'il avait résolu les problèmes de la courbe cycloïde ou roulette, et que pendant ce travail la douleur avait disparu. » Enfin deux exemples récents et qui appartiennent maintenant à l'histoire, ceux de l'historien Augustin Thierry et du maréchal Saint-Arnaud attestent également la prééminence de l'idée sur l'organisme en ruines : Ajoutons à tous ces faits celui de l'éminent aliéniste Ferrus. Déjà, dit M. le *secrétaire perpétuel de l'Académie de médecine*, l'organe que l'on regarde comme l'instrument exclusif de l'âme était frappé, une moitié du corps n'obéissait plus à cette ferme intelligence, M. Ferrus, toujours maître de ses idées, insistait pour qu'on ne se méprît pas sur la nature de la lésion de son cerveau ! Ne vous y trompez pas, faisait-il observer, ce n'est pas mon intelligence qui a été atteinte, c'est la mécanique de mon cerveau qui seule a été lésée ! Spectacle douloureux et sublime, que celui de l'âme humaine, qui, assise pour ainsi dire sur des débris, contemple et mesure elle-même l'étendue de ses pertes (1) ! Sans recourir à des exemples aussi élevés, il n'est personne qui n'ait vu des malaises, de véritables états de souffrance cesser complétement par l'étude, les distractions, la conversation. Chaque jour, dans le silence du foyer, loin des yeux du monde, des âmes vertueuses donnent le beau spectacle de la souffrance aux prises avec l'idée, sans que celle-ci en reçoive la moindre atteinte. Ceux qui ont assisté aux derniers moments des vrais chrétiens ne peuvent oublier l'élévation de leurs pensées et la sérénité de leur âme. Souvent même, les corps les plus faibles sont ceux dont l'esprit est le plus inébranlable.

(1) Voir notre appréciation de ce médecin, *Gazette des hôpitaux*, 26 mars 1861.

Nous n'avons jamais prétendu nier l'action de l'état maladif des organes sur les déterminations, et nous pensons sur ce point, comme M. Cerise, qu'un accès de spleen ou un désordre de l'estomac a pu les influencer. S'ensuit-il que ces deux accidents doivent intervenir, comme éléments supérieurs, dans la philosophie de l'histoire? Je concevrais, ajoute l'auteur cité, que l'on prît soin de signaler l'influence du caractère, ou, si l'on veut, du tempérament de certains hommes sur l'ensemble de leurs actes; mais cela a été fait par la plupart des historiens et des biographes, et je ne pense pas qu'il y ait la moindre révolution scientifique à opérer à cet égard au profit de la philosophie de l'histoire. C'est à la science des rapports du physique et du moral à fournir les éléments d'une appréciation plus approfondie, et c'est cette science qu'on devrait agrandir et perfectionner. Vouloir entrer dans le détail des infirmités de chacun pour éclairer le cours des choses humaines, la grandeur et la décadence des nations, et saluer dans cette prétention l'*avénement de la physiologie* (dites de la *pathologie dans l'histoire*), c'est mutiler cette grande et noble étude, et la faire descendre des hauteurs où elle a toujours été placée au rang le plus infime (1).

Le rôle attribué à la maladie sur les déterminations de la volonté a été, de la part de M. Carrière, le sujet des réflexions suivantes : « Pour peu qu'un homme sorte de la ligne commune, il sera malade; pour peu que son imagination soit riche et sache composer sous les yeux de l'âme les scènes d'un monde inconnu, il sera visionnaire et deviendra fou. Il n'y aura de parfait que la vulgarité, de bien portants que les hommes vulgaires. C'est cette conclusion que le bon sens médical soupçonnera bientôt, et qu'il ne tardera sans doute pas à rejeter (2). »

En résumé, prétendre subordonner les doctrines, les croyances, les convictions à l'état maladif du corps, c'est avancer une proposition qui peut être vraie du caractère,

(1) Analyse par M. S. Cerise, de la première édition de cet ouvrage (*Annales médico-psycholog.*, t. VI, 1845, p. 300).

(2) Lélut, *De l'amulette de Pascal*, analyse par M. E. Carrière (*Gazette médicale*, 1847, p. 269).

de l'humeur, mais n'est point applicable aux phénomènes de conscience et autres qui se passent dans l'âme. Les faits psychologiques ne se comportent pas comme les faits physiologiques; ils ont, comme ceux-ci, leurs lois. Si leur union mystérieuse établit entre eux des points de contact, ils diffèrent complétement par leur nature, l'une impalpable, l'autre tangible.

Influence décisive de l'état morbide organique sur la production des hallucinations, telle est donc, en substance, la doctrine des partisans de l'avénement de la physiologie dans l'histoire; intégrité de la raison dans les hallucinations d'un grand nombre de personnages célèbres et ordinaires; influence souvent secondaire des organes, tel est, au contraire, notre point de vue philosophique.

Dans le chapitre des hallucinations compatibles avec la raison, nous avons rassemblé les observations propres à servir de base à ce travail; il nous reste maintenant à le compléter par le raisonnement, par des faits nouveaux, et à en déduire les conséquences.

Si le fait capital, la production de l'image, du signe sensible, est partout le même, son mode doit nécessairement varier suivant les individus et selon les circonstances. On ne peut considérer comme semblables, les hallucinations de la folie et celles de l'enfant, du rêveur, du poëte, du penseur, de l'homme fortement préoccupé, de l'individu qui en reconnaît la fausseté, qui ne leur subordonne point sa conduite, de celui qui les subit par l'influence de son siècle, par l'action de certaines substances, etc., etc. — Il n'est point d'homme croyant à cette religion qui a fait de si grandes choses, rendu tant de services (1), enfanté tant de prodiges, et qui, chaque jour encore, est mille fois plus utile que tous les philanthropes réunis, qui ne rejette loin de soi l'opinion que les prophètes, les apôtres, les saints ont été des fous hallucinés. Il n'est point de philosophe, de partisan de ces belles doctrines qui, souvent marquées, il est vrai, au coin de l'erreur, n'en ont pas moins montré ce que pouvait l'intelligence humaine dans la défense

(1) *Revue des Deux-Mondes Du mouvement catholique*, par M. Louandre, novembre et décembre 1843.

des instincts généreux, qui consente à ranger parmi les fous hallucinés les plus beaux génies de l'antiquité et des temps modernes.

La partie matérielle de l'idée, son image, se manifeste de très bonne heure chez l'homme. C'est un fait d'observation que beaucoup d'enfants, peut-être même tous, aperçoivent des fantômes dans l'obscurité. Chez les uns, ce pouvoir est simplement passif, chez les autres, il y a volonté ou demi-volonté d'appeler ou d'exciter ces effets singuliers. « Un enfant que je questionnais là-dessus, raconte un auteur, me répondit un jour : Je puis leur dire de venir, et ils viennent; mais ils viennent quelquefois sans que je leur dise de venir. »

Lorsque l'imagination, brillante de la jeunesse, prodigue ses trésors, les visions, sous formes de chimères, de rêves dorés, s'emparent de nous. Des heures entières sont données à des projets fantastiques; quel que soit leur charme, un simple effort de la raison suffit pour balayer toute cette fantasmagorie vaporeuse, semblable à ces nuages ou à ces colonnes de fumée qu'emporte le vent. Après avoir été riches, puissants, auteurs, rois, nous redevenons Gros-Jean comme devant. Sans doute une forte émotion morale ou physique peut transformer ces formes indécises en hallucinations; mais il n'est pas moins certain que nous sommes maîtres de nous en débarrasser, quand nous le voulons.

L'observation des phénomènes psychologiques met aussi hors de doute un fait affligeant pour l'homme, qui n'en est pas moins une vérité incontestable : c'est que les idées chimériques voltigent sans cesse autour de lui, semblables à ces insectes qu'on voit tourbillonner par milliers dans une belle soirée d'été. Obscures, confuses et sans importance tant que la raison veille, elles sont les éléments constitutifs des châteaux en Espagne auxquels nous payons tous un tribut. Dans les rêves, leur pouvoir grandit, leur caractère est plus accentué; c'est alors, dit Conolly, qu'elles se présentent à nous sous la forme de paysages, de mers, de rivières, de contrées. Tantôt ce sont de vastes cités, des feuillages sans fin, des objets variés à l'infini, des costumes fantastiques, des dessins d'une architecture bizarre; tantôt ce sont des gens de classes différentes, diversement occupés ; des figures grotesques, difformes, menaçantes ; des commencements, des moitiés, des fins de pensées ; des voix qui chuchotent, crient, révèlent ce qui était caché au fond du cœur ; en un mot, la forme imagée de ces milliers de combinaisons que peut former la pensée.

Ainsi, pour nous, l'hallucination existe dans une foule de cas différents. Si elle constitue un phénomène de surexcitation cérébrale, elle est loin d'être un symptôme constant de folie. Chez un grand nombre d'hommes, elle est une disposition presque normale.

En parlant des causes secondaires des hallucinations, nous avons signalé, sous le rapport médical, la part d'influence des éléments nerveux et sanguin dans la production des hallucinations, sans toutefois pouvoir faire connaître leur mode d'action, c'est la limite matérielle que nous ne pouvons franchir.

Pour bien concevoir l'hallucination au point de vue psychologique, il importe de nous arrêter quelques instants sur la nature des idées dont nous avons étudié, dans le chapitre des causes, les influences civilisatrices, sociales et individuelles. On peut les rapporter à deux sources : celles qui puisent leurs matériaux dans les sens (idées sensuelles, secondaires), et celles qui ont leur origine dans l'âme et dans Dieu (idées spirituelles, primitives).

Le rôle des sens doit être exactement fixé ; leur fonction est de transmettre au cerveau l'image des objets extérieurs, de l'avertir de leur présence par un mouvement particulier ; mais ils ne lui en donnent pas l'idée. Ainsi, un homme qui ne sait pas lire voit des caractères d'écriture ; son œil les distingue, mais son esprit ne les conçoit pas. — L'idée, dit M. l'abbé Forrichon, c'est la notion qui passe d'un individu à un autre, de génération à génération ; l'image ne se communique que par l'objet. On conçoit l'idée, on se figure l'image. L'idée reste dans la pensée, c'est l'impression qui reste dans les sens. Ainsi, en prenant même pour point de comparaison les sensations, on ne peut dire d'une manière rigoureuse : *Nihil est in intellectu, quod non priùs fuerit in sensu.*

Il y a donc deux sources d'idées dans l'homme, celles qui proviennent des objets qui tombent sous les sens, et celles qu'on appelle générales : telles sont les idées d'existence, de qualité, de causalité, de rapport ou d'analogie, de temps, d'ordre, de lois, de juste, de bien, etc. Celles-ci sont les attributs de l'intelligence, comme les qualités sensibles sont ceux du corps, etc.

Cette division des idées, empruntée aux spiritualistes, dont nous sommes fiers d'être le disciple, ce qui ne nous empêche pas de tenir grand compte des organes, est importante pour le sujet qui nous occupe ; car, persuadé que les idées primitives ne peuvent s'altérer, que leur essence, leur type n'éprouve aucune atteinte de la folie, nous pensons au contraire que les idées sensuelles (les plus nombreuses, il est vrai) sont les matériaux exclusifs de l'aliénation ; et si l'observation superficielle des faits semble montrer que les premières sont quelquefois amenées dans le cercle fatal, un examen plus attentif prouve qu'il n'y a d'intéressé que la forme sensible, que l'imperfection de notre nature nous oblige à donner aux choses immatérielles.

Nous ne pouvons concevoir les choses spirituelles, sans les représenter avec une figure, un corps. Nous comprenons, il est vrai, que ce mode est défectueux, faux même ; que ces choses ont une manière d'être qui ne tombe pas sous les sens : c'est une de ces vérités premières qu'il suffit d'énoncer pour qu'on les croie ; mais notre nature finie, coulée dans la matière, y tenant par des liens sans nombre, retombe sans cesse dans les mêmes errements. Comme elle reçoit son premier apprentissage des sens, que ses idées primitives ne se développent que par le langage, l'éducation et la tradition ; obligée continuellement d'abstraire, n'étant frappée dans le plus grand nombre de cas que de l'origine matérielle de cette opération, elle ne voit, par conséquent, dans ses abstractions, que les qualités du corps auxquelles elle les rapporte naturellement. Ainsi, lorsqu'on dit qu'un bâton est blanc, long, pointu, chacune de ces qualités se trouve liée avec l'image du bâton ; de même, lorsqu'on affirme qu'un homme est bon, aimable, juste, ces divers attributs s'associent dans l'esprit avec la figure humaine. Les mêmes faits se passent, à notre insu, pour le monde spirituel : nous donnons une forme quelconque aux idées qui en émanent, et leurs attributs se matérialisent à leur tour dans notre cerveau. — Une observation plus rigoureuse montre que ce procédé de l'esprit est purement artificiel, et que les signes sensibles attachés aux idées spirituelles ne les font pas tomber davantage sous nos sens. — D'ailleurs, l'indépendance de l'intelligence est aussi distincte et aussi entière derrière les sensations illusoires que dans les sensations régulières et conformes au monde extérieur.

Il serait bien étonnant qu'avec des sensations différentes de celles qu'éprouvent les hommes en santé qui l'environnent, le malade continuât à raisonner comme eux; c'est alors véritablement que la raison serait pervertie et bizarre. — Parce que le cerveau peut être la cause du délire, gardons-nous de conclure que c'est le cerveau qui pense et qui raisonne; ce serait dire que l'œil disserte sur les couleurs, parce qu'il nous les fait distinguer avec plus ou moins de vérité.

Ceci posé, il faut maintenant rechercher comment les impressions dues aux sens peuvent être reproduites, sans leur concours, avec tous les caractères de la réalité. — Dans la cécité, dans le sommeil, elles se forment, sans aucun doute, d'images déposées dans le cerveau, apportées autrefois par les sens, et qui semblent se manifester à l'extérieur sous des influences qu'il faut apprécier. On dirait que le mouvement qui s'est fait de dehors en dedans s'exécute en sens inverse. Les filets nerveux, dit Malebranche, peuvent être remués de deux manières, ou bien par le bout qui est hors du cerveau, ou bien par le bout qui est dans le cerveau.... Si ces petits filets sont remués dans le cerveau par une cause quelconque, l'âme aperçoit quelque chose au dehors. Ch. Bonnet et tous les logiciens, après avoir posé en principe que le dernier temps de chaque sensation se rapporte à un état moléculaire spécial et actuel du cerveau, répètent que la même combinaison matérielle se reproduira dans la masse encéphalique. Telle est aussi l'explication qu'en a donnée Meyer, professeur à l'université de Halle, dans son *Essai sur les apparitions* (1).

____

(1) *Essay on apparitions*, attributed to M. Meyer, professor of the University of Halle. A D. 1748.

Lorsque les sensations extérieures et intérieures parviennent au cerveau à l'état normal, nous n'avons point la conscience de leur arrivée; mais si notre attention est vivement excitée, la forme matérielle, le signe sensible peut se montrer presque aussitôt, ce qui ne laisse aucun doute sur leur présence dans l'organe. Ainsi, quand nous désirons fortement nous représenter un objet, nous fermons les yeux, et il peut arriver qu'il ne tarde pas à s'offrir à nous, confusément il est vrai, mais cependant assez dessiné pour que nous en ayons une idée. Une concentration plus forte peut même nous le faire voir en plein jour et les yeux ouverts. L'image, d'abord indécise, d'une teinte faible, sans contours arrêtés, semble devoir disparaître à chaque instant; mais peu à peu les lignes se prononcent, les couleurs deviennent plus vives, les formes s'accentuent, et la perception de l'objet est entière. Enfin, avec un degré de méditation plus profond, un isolement plus complet du monde extérieur, l'image qui avait parcouru ces différentes évolutions dans le cerveau, procède du dedans au dehors, et vient se placer devant les yeux. Tous ces faits ont été amplement développés dans les considérations sur la *genèse des hallucinations* (ch. 12) et dans leur théorie physiologique (ch. 13).

En pareille circonstance, l'esprit a besoin d'une excitation plus ou moins vive pour que ces illusions se produisent; mais il est des états où elles ont lieu à chaque instant d'une manière beaucoup plus sensible : nous voulons parler de la rêverie, de l'époque intermédiaire à la veille et au sommeil, des rêves. Très souvent alors, dans les rêves par exemple, lorsqu'un objet a fortement fixé notre attention pendant la veille, nous le voyons reparaître d'une manière nette et précise pendant le sommeil.

Ce que la méditation continue détermine, une grande préoccupation, une émotion puissante, une émotion violente, peuvent également le faire naître. L'observation nous apprend, en effet, qu'au moment de périr, des personnes ont vu se dérouler devant elles le tableau de leur vie entière dont elles embrassaient tous les détails en un instant, vérifiant ainsi ce passage de l'Écriture : « A l'heure du jugement, toutes vos actions vous seront retracées en un clin d'œil. » La dernière minute de l'homme au combat, dit le proverbe arabe, est le tableau de son existence ; tout ce qui lui est cher se montre à ses pensées. Ce fait, qu'on pourrait appeler la présentation du miroir de la vie à l'instant de la mort et sur lequel nous avons déjà plusieurs fois appelé l'attention, nous a offert une autre particularité fort singulière, c'est que ceux qui ont échappé à un péril extrême, à un naufrage par exemple, s'accordent à dire que la première angoisse passée, ils ont eu des visions délicieuses, respiré les parfums les plus suaves, éprouvé les sensations les plus agréables, etc.

Après un travail opiniâtre, où toutes les facultés ont été dirigées vers un seul but, les formes matérielles peuvent rester quelque temps visibles, quoiqu'on ait cessé de s'occuper du sujet. Le célèbre artiste sir Josué Reynolds, en sortant de son atelier, où il avait employé un grand nombre d'heures à peindre, prenait les réverbères pour des arbres, les hommes et les femmes pour des buissons agités (1).

Théorie de l'attention. — Dans l'analyse psychologique des facultés qui exercent une influence plus ou moins marquée sur la production des hallucinations, nous avons mis en première ligne *l'attention.* Il importe, avant de passer outre, de bien nous entendre sur la valeur de la théorie à laquelle cette faculté a servi de base. Au point de vue des facultés intellectuelles et morales, nous ne croyons pas à l'omnipotence des systèmes qui ramènent tout à une seule loi. L'histoire de la philosophie a mille fois prouvé que si un certain nombre de faits concordaient parfaitement avec le nouveau système, un certain nombre d'autres y étaient complètement réfractaires. C'est encore là, suivant nous, une des conséquences de notre nature finie.

Nous ne sommes donc pas surpris que M. Baillarger, dans un mémoire intéressant intitulé : *Des hallucinations, des causes qui les produisent et des maladies qu'elles caractérisent* (2),

(1) Conolly, p. 119, *ouv. cité.*

(2) *Mémoires de l'Académie royale de médecine,* t. XII, p. 273, 426 et suiv.

ait annoncé que la production des hallucinations était surtout favorisée par l'exercice involontaire de la mémoire et de l'imagination, la suspension des impressions externes et l'excitation interne des appareils sensoriaux ou, en d'autres termes, par l'affaiblissement, le relâchement, une véritable détente de l'attention.

Il est évident que les faits cités par ce médecin observateur viennent à l'appui de son opinion. Nous avons nous-même fait la remarque que les hallucinations produites par la rêverie, les songes, l'état intermédiaire à la veille et au sommeil, paraissent avoir une autre origine que celles attribuées par nous à la contention de l'esprit. Nous croyons également que les visions du fameux peintre anglais, sir Josué Reynolds, étaient dues à une fatigue du cerveau.

Ceci posé, nous allons maintenant démontrer, par des observations concluantes, que l'attention, dans d'autres cas, a une véritable influence sur l'état hallucinatoire, et qu'elle concourt à expliquer les visions, les apparitions de beaucoup de personnages célèbres.

La faculté de reproduire les hallucinations par un effort de la volonté a été constatée par de nombreux observateurs. Voici comment s'exprime à ce sujet Jérôme Cardan : *Video quæ volo, oculis, non vi mentis* (1). Un des faits les plus curieux de ce genre est celui du peintre, cité par Wigan.

M. Michéa rapporte, dans son livre, l'observation suivante : Un monomaniaque, d'un esprit ardent et cultivé, traduisait instantanément, en fausses perceptions visuelles, toutes les idées qui lui passaient par la tête. Il n'avait qu'à se rappeler ou à concevoir une chose ou une personne, pour qu'aussitôt cette chose ou cette personne fût douée par lui d'une apparence de réalité extérieure. Un jour, dit M. Michéa, nous le trouvâmes le regard fixe, la bouche souriante et frappant ses deux mains en signe d'applaudissement. Il ne nous avait point entendu ouvrir la porte de sa chambre. A notre question : Que signifie

---

(1) *De rerum varietate*, Lugd., t. VIII, p. 410. Voir aussi Maisonneuve, *Recherches et observations sur l'épilepsie*, p. 295. Cet auteur parle d'un jeune épileptique qui s'amusait quelquefois à souhaiter la vue d'un objet bizarre, et, à peine formé dans son imagination, cet objet se traduisait fidèlement à ses yeux.

ce que vous faites-là ? — Je suis, nous répondit-il, comme le fou dont parle Horace, j'assiste à un spectacle imaginaire. Je m'ennuyais au coin de mon feu; j'aime beaucoup les merveilles de l'Opéra, je me suis représenté à moi-même le ballet de *la Sylphide*, et quand vous êtes venu me frapper sur l'épaule, j'applaudissais Taglioni, dont la danse souple et pleine de noblesse ne m'avait jamais tant charmé (1).

Un jeune homme, dit M. Baudry, s'occupait beaucoup de projets de canalisation. Un jour, après avoir concentré profondément son attention sur ce sujet, il marquait sur une carte géographique le trajet d'un canal qui devait passer dans son pays. Tout à coup, il vit une brochure couverte en jaune, avec cette inscription : *Projet d'ouverture d'un canal dans les plaines de la Sologne* (quand on corrige des épreuves, on voit souvent sur le papier ce qui est dans l'esprit) : il y lut, pendant quelques minutes, des idées qui confirmaient les siennes; puis la brochure fantastique disparut, et il continua son travail (2).

M. Moreau (de Tours) a consigné dans la *Gazette des hôpitaux* le fait d'un de ses malades qui se procurait à l'instant des hallucinations de la vue; pour y parvenir, il lui suffisait *d'incliner un peu la tête en avant*; la même disposition existait chez Goethe et se retrouve chez beaucoup d'autres personnes. Un médecin fort instruit, nous a raconté que, en proie à une affection nerveuse qui lui avait laissé le libre exercice de ses facultés, il devint sujet à des hallucinations passagères de la vue; mais il s'aperçut qu'elles reparaissaient lorsque son esprit se reportait sur elles. Curieux d'étudier ce singulier phénomène, il daguerréotypa, pour ainsi dire, plusieurs fois les éléments de sa pensée. Ceux-ci se présentaient alors devant lui avec toutes les couleurs de la réalité, et persistaient un temps plus ou moins long. Ayant remarqué que cet appel répété lui occasionnait un véritable malaise, il se débarrassa de ses hallucinations par une résolution énergique.

A ces différents faits, on peut joindre ceux de Balzac, de

(1) Michéa, *Du délire des sensations*, p. 74. Paris, 1846.
(2) Baudry, *Essai sur les hallucinations*. (Thèse, Paris, 1833, p. 11.)

Thomas Brown, du docteur M. M. déjà mentionnés, p. 462, les hallucinations des extatiques, des hommes qui ont concentré avec une grande intensité leur pensée sur un objet; elles sont évidemment alors le couronnement de la méditation; et affirmer qu'elles succèdent dans ce cas à la perte de l'attention, c'est bien certainement se laisser induire en erreur par l'idée systématique. L'opinion de Meister, sur l'état intermédiaire à la veille et au sommeil, établit d'ailleurs une distinction capitale, c'est que cet état peut être l'occasion des plus grandes choses. Ajoutons que beaucoup d'hallucinations ont lieu le jour comme la nuit. En résumé, si l'affaiblissement de l'attention est favorable aux hallucinations, cette explication ne peut s'appliquer à tous les cas, et en particulier aux hallucinations compatibles avec la raison.

Une remarque importante doit être faite sur cette période de détente de l'attention, qu'on a comparée à l'automatisme. Il est évident que dans plus d'un cas, le sujet cherché échappe à la contention de la pensée. On est dans une circonstance décisive d'où dépend la destinée d'une nation, le sort d'un individu; l'esprit fouille le cerveau dans tous ses replis, sans pouvoir y trouver la lumière, et au moment où il pense le moins, la solution se présente tout à coup à ses yeux. On raconte qu'un amiral faisait ses dispositions de manière à avoir toujours un quart d'heure libre avant l'action. Plusieurs fois, il lui est arrivé dans cet instant de repos solennel, de voir apparaître l'idée qui apportait avec elle la victoire et la gloire. Il est incontestable pour nous que le travail de l'intelligence continuait alors, malgré son état de calme apparent, et que ce serait une grave erreur que d'attribuer l'idée mère au relâchement de l'attention.

La tension de l'esprit peut, dans une sphère moins élevée, et lorsqu'elle s'exerce dans certaines conditions, telles que les ténèbres, le silence des nuits, l'isolement complet, créer des figures fantastiques, donner à des riens un aspect effrayant. Nous avons déjà appelé l'attention sur ce fait (p. 362). Chez les personnes nerveuses, impressionnables, que l'éducation n'a pas préservées d'idées craintives, superstitieuses, le cerveau est alors assailli de conceptions pénibles qui leur causent un sentiment d'inquiétude, quelquefois même de terreur. Si, dans cet état, leur œil se fixe sur des objets de formes indécises, à l'instant même les fantômes de leur imagination prennent un corps, se transforment en apparitions réelles qui les frappent d'épouvante. Que de fois, en regardant la lueur vacillante d'un feu prêt à s'éteindre, n'avons-nous pas trouvé dans le mélange de la lumière et de l'ombre qui se jouaient devant nous, des analogies avec des formes bien connues, et dont la ressemblance devenait d'autant plus frappante que notre attention se concentrait davantage sur elles ! Il est hors de doute que beaucoup d'apparitions de personnes mortes depuis longtemps ont été dues à cette disposition de l'esprit. Les grands docteurs de l'Église ont rejeté la réalité de ces visions, qui s'expliquent par les hallucinations et les illusions.

Il est facile de concevoir que, lorsque le cerveau se trouve dans de semblables conditions, l'imagination fasse sentir son influence. Chez la plupart des individus, l'hallucination porte l'empreinte de leurs idées habituelles : aussi a-t-elle rarement pour objet des sensations entièrement inconnues de celui qui les éprouve. L'imagination, dit Renaudin, leur donne ordinairement des formes dont le malade avait acquis une idée première, soit par ses lectures, soit par des traditions, soit par toute autre voie. Dans quelques cas, les hallucinations sont l'exagération de cette faculté qu'ont certains hommes de se représenter par la pensée des images perçues à une époque antérieure, ou de revêtir ces images de nouveaux attributs. Combien de fois, en effet, ne croit-on pas entendre un air qui a produit une impression agréable sur nous (1) ?

Cette opinion est aussi celle de M. Eusèbe Salverte. L'imagination, dit-il, combine les impressions reçues, elle ne crée rien. Dans les fantômes du sommeil, dans les délires de la veille, elle ne présente rien que l'on n'ait vu ou senti, ou dont on n'ait entendu parler. La terreur, la tristesse, l'inquiétude, la préoccupation, produisent facilement cet état intermédiaire

(1) Renaudin, *Considérations sur les formes de l'aliénation mentale observées à Stephansfeld*, 1841.

entre le sommeil et la veille, où les songes deviennent de véritables visions. Proscrit par les triumvirs, Cassius Parmensis s'endort en proie à des soucis trop bien justifiés par sa position. Un homme d'une figure effrayante lui apparaît, lui dit qu'il est son mauvais génie. Habitué à croire à l'existence de ces êtres surhumains, Cassius ne doute pas de la réalité de l'apparition; et pour les esprits superstitieux, elle devient le présage certain d'une mort violente qu'un proscrit ne pouvait guère éviter. Cette proposition nous paraît trop absolue. Si l'esprit ne faisait que combiner les impressions reçues, comment serait-il créateur? Le physiologiste Bostock, parlant de ses hallucinations, dit que les objets les mieux formés ne s'étaient jamais auparavant offerts à sa vue. Les visions de l'opium et du hachisch donnent lieu aux plus incroyables apparitions. Il peut y avoir des hallucinations qui n'aient pas d'analogues dans le monde connu; le plus ordinairement cependant elles ont leur point de départ dans la réalité (1).

L'explication tirée des préoccupations convient à la vision de Brutus, la veille de la bataille de Philippes.

Voici comment Plutarque raconte cette célèbre apparition :

Obs. 128. — « Brutus se disposait à partir avec toute son armée; une nuit qu'il faisait très obscur, sa tente n'étant éclairée que par une petite lampe qui ne rendait qu'une lumière très faible, et toute son armée étant ensevelie dans le silence et dans le sommeil, il était plongé dans une méditation profonde, roulant dans sa tête mille pensées différentes; tout d'un coup, il lui sembla entendre quelqu'un entrer dans sa tente. Il jeta les yeux sur l'ouverture, et vit une figure horrible, un corps étrange et monstrueux qui s'approcha de lui et se tint debout, près de son lit, sans dire une parole.

» Il lui demanda d'une voix ferme : Qui es-tu donc? es-tu un homme? es-tu quelque dieu? que viens-tu faire dans ma tente, et que veux-tu? Le fantôme lui répondit : *Brutus, je suis ton mauvais génie, et tu me verras bientôt dans les plaines de Philippes.* — Eh bien ! répartit Brutus sans se troubler,

(1) Eusèbe Salverte, ouv. cité.

nous t'y verrons. Après quoi, le fantôme ayant disparu, Brutus appela ses domestiques, qui lui dirent qu'ils n'avaient rien entendu ni rien vu.

» Dès que le jour fut venu, il alla trouver Cassius et lui raconta la vision qu'il avait eue. Alors Cassius, qui était partisan des doctrines d'Epicure, lui répondit, d'après la version de Plutarque, que les sens étaient trompeurs et que l'imagination créait mille fantômes étranges et hideux. De plus, ajouta-t-il, votre corps, exténué et échauffé par le travail, échauffe aussi votre imagination, la subtilise et la pervertit. Il n'est point croyable qu'il y ait des démons ou des génies, et quand il y en aurait, il serait ridicule de croire qu'ils prendraient la figure et la voix des hommes (1).»

Cette hallucination, quelle que soit l'explication qu'on en donne, n'eut aucune influence sur la conduite de Brutus; ses actes furent ceux d'un homme supérieur, et personne ne l'accusera jamais de folie.

A Eylau, il arriva au général Pelleport un événement fort extraordinaire dont on pensera ce qu'on voudra et qui serait de nature à corroborer l'apparition de Brutus :

« On va rire de moi, écrit le général, n'importe... La veille de la bataille d'Eylau, je dormais profondément, lorsque je fus réveillé par un bruit léger; une femme belle et richement habillée était devant moi : « Tu seras blessé, me dit-elle, et grièvement. Ne crains rien, *tu t'en sortiras encore !* » Vivement impressionné par cette étrange apparition, j'allais répondre, lorsque je m'aperçus que ma fée avait disparu... Le lendemain, je recevais trente coups de sabre, et j'étais sauvé par un miracle. Cette histoire est étrange, mais elle est vraie (2). »

On trouve aussi dans les *Souvenirs militaires* de ce même

(1) Dacier, *Vie des hommes illustres de Plutarque*, p. 610 à 612, t. VII, Paris, 1731. — Dans une note, Dacier dit : Ce discours de Cassius est mêlé de vrai et de faux, car il est indubitable qu'il y a des esprits; mais il en est des apparitions des esprits comme des songes : il y en a de faux, et il y en a de vrais; il y en a que notre imagination forge, et d'autres que Dieu envoie. A plus d'un siècle de distance, M. Lélut écrivait dans son *Amulette de Pascal*, p. 15 : Il serait bon de distinguer, comme le recommande un grand mystique (Gerson), les inspirations du ciel et celles de l'imagination.

(2) *Souvenirs militaires et intimes du général vicomte de Pelleport*. Paris, 1857.

général un trait admirable. C'était à la retraite de Moscou. Au moment où l'armée était forcée d'abandonner ses fourgons et voitures, le général, alors colonel du 18ᵉ, arrivé au bivouac, fait ouvrir les caissons du régiment et compter la caisse militaire. « Elle renfermait, dit-il, 120,000 fr. en or. J'en fis plusieurs parts.

» Chacun des officiers, sous-officiers et soldats, reçut une petite somme, en promettant de ne pas abandonner ce dépôt confié à son honneur, et de le remettre à un camarade s'il venait à succomber.

» Grâce aux soins du capitaine Berchet, payeur du 18ᵉ, grâce à l'honnêteté de mes braves camarades, les 120,000 fr. furent remis en caisse après la campagne. Chaque mourant (et ils furent nombreux, le régiment fut presque détruit et réduit à une cinquantaine d'hommes) avait confié le dépôt au camarade qui survivait. »

Les hallucinations ne consistent pas seulement dans la reproduction des idées habituelles aux individus; elles sont souvent aussi des réminiscences, des souvenirs de sensations depuis longtemps en dépôt dans le cerveau, et rappelées par la loi bien connue de l'association, auxquelles une cause physique ou morale communique toute la vivacité des sensations actuelles. Nul doute que les formes sensibles données par les peintres, les sculpteurs, aux esprits des livres sacrés, formes si généralement répandues dans les ouvrages, les édifices religieux, les tableaux, les portraits, n'aient été l'origine des figures de saints, d'anges, de démons, vues dans une foule d'apparitions. Il n'est donc point étonnant que, lorsque, par une disposition quelconque de l'organisation, les personnes superstitieuses ou peu éclairées sont exposées aux hallucinations, ces formes n'en soient encore le sujet.

On a voulu rattacher exclusivement à l'action du cerveau, dans les hallucinations nocturnes, les songes et le somnambulisme. Il n'y a plus, a-t-on dit, d'impressions externes ou internes qui l'excitent, le provoquent. Comment agit-il alors? Évidemment par une sorte de spontanéité. Il nous paraît impossible d'admettre que ces opérations intellectuelles s'exécutent par le fait seul du cerveau. Son concours est indispensable, personne ne le nie, nous moins que tout autre ; mais il lui faut aussi l'assistance de l'esprit, nous avons d'ailleurs prouvé qu'il y avait dans ces états des impressions du dehors et du dedans, et que l'élément psychologique avait une influence évidente.

Nous venons de chercher, autant qu'il a été en notre pouvoir, à apprécier les phénomènes intellectuels qui concourent à la production de l'hallucination. Si cette étude a produit sur l'esprit du lecteur la même impression que sur le nôtre, il en aura tiré cette conclusion : que, dans une série de cas, l'hallucination n'a rien d'extraordinaire, qu'on peut la considérer comme un phénomène presque normal, qu'elle est compatible avec la raison, et qu'il est dès lors facile de concevoir comment tant d'hommes célèbres ont pu être hallucinés, sous des influences données, sans avoir été, pour cela, frappés d'aliénation.

Pour bien faire comprendre la coexistence des hallucinations avec la raison, nous allons passer en revue deux ordres de faits, les uns concernant des collections d'individus, les autres propres à une seule individualité, tous deux empruntés à l'histoire. Les matériaux sont nombreux, nous n'aurons que l'embarras du choix. Pour ne pas trop multiplier les citations, nous nous bornerons pour la première catégorie à une époque, celle des croisades. Peu d'épisodes offrent autant d'intérêt dans leurs rapports avec le sujet qui nous occupe ; on dirait un mirage continuel. Rois, généraux, soldats, peuples, voilà les témoins des apparitions quotidiennes de ce temps.

PREMIER ORDRE. — *Hallucinations historiques concernant des collections d'individus.*

Pierre l'Ermite, à qui appartient la gloire de délivrer Jérusalem, dégoûté du monde et des hommes, se retire parmi les cénobites les plus austères. Le jeûne, la prière, la méditation, le silence de la solitude, exaltent son imagination. Il a la ferveur d'un apôtre, le courage d'un martyr ; son zèle ne connaît point d'obstacles, et tout ce qu'il désire lui semble

facile. Rien ne résiste à la force de son éloquence, ni à l'entraînement de son exemple. Tel est l'homme extraordinaire
qui donne le signal des croisades, et qui, sans fortune et sans
renommée, par le seul ascendant des larmes et des prières,
parvient à ébranler l'Occident pour le précipiter tout entier
sur l'Orient. — Dans une pareille disposition d'esprit, plein
du projet qu'il a conçu, au milieu de l'atmosphère religieuse
où il vit, est-il surprenant que ses pensées s'imagent, qu'il
entretienne un commerce habituel avec le ciel, et se croie
l'instrument de ses desseins, le dépositaire de ses volontés?

Le christianisme, en effet, comme le remarque Michaud,
se mêlait, au moyen âge, à toutes les lois civiles, rappelait à
l'homme tous ses devoirs envers la patrie, s'unissait à tous
les principes de l'ordre social. — Au milieu de la civilisation
naissante de l'Europe, la religion chrétienne se trouvait confondue avec tous les intérêts des peuples; elle était en quelque
sorte le fondement de toute société; elle était la société elle-
même. On ne doit donc pas s'étonner que les hommes fussent
disposés à se passionner pour sa défense. Le lien de l'Église
universelle contribua aussi puissamment à entretenir et à favoriser longtemps l'enthousiasme et les progrès des guerres
saintes. Quelle que soit l'origine des croisades, il est certain
qu'elles n'auraient jamais pu être entreprises sans cette unité
de sentiments religieux qui doublait la force de la religion
chrétienne. Les peuples, par l'accord de leurs sentiments et
de leurs passions, montrèrent au monde tout ce que peuvent
le zèle, l'enthousiasme qui s'accroît en se communiquant,
tout ce que peut une croyance qui entraîne vers le même but
cent nations diverses, et dont les inspirations, selon l'expression de l'Evangile, transportent les montagnes.

Tout concourait donc alors à favoriser la production des
hallucinations, le sentiment religieux, l'amour du merveilleux,
l'ignorance, l'anarchie, la crainte encore si récente de la fin
du monde. Les hommes étaient dans l'attente de quelque grand
événement, prêts à l'accueillir avec d'autant plus d'ardeur
qu'il serait plus en rapport avec l'état de leurs âmes. La voix
de Pierre l'Ermite dut produire une commotion électrique; la
délivrance des saints lieux devint l'objet de tous les désirs. Ce

mot Orient avait quelque chose de magique qui enflammait toutes les imaginations : c'était la terre où s'étaient accomplis les prodiges de l'Ancien Testament, les miracles de l'Évangile, d'où venaient encore des milliers de récits fabuleux.

A peine le signal de la première croisade est-il donné, que les apparitions commencent ; chacun raconte ses visions, les paroles qu'il a entendues, les ordres qu'il a reçus. Les peuples, les gens armés aperçoivent dans les airs des signes de toute espèce. Mais c'est surtout lorsque les croisés ont pénétré en Asie que les prodiges se multiplient.

A la bataille de Dorylée, ils voient saint George et saint Démétrius combattre dans leurs rangs (1). — Au milieu de la mêlée d'Antioche, une troupe céleste, couverte d'armures, descend du ciel, conduite par les martyrs saint George, saint Démétrius et saint Théodore (2).

Au moment de la plus sanglante mêlée du siége de Jérusalem, Godefroy et Raymond aperçoivent sur le mont des Oliviers un cavalier agitant un bouclier, et donnant à l'armée chrétienne le signal pour entrer dans la ville. — Ils s'écrient que saint George arrive au secours des chrétiens. En même temps, le bruit se répand dans l'armée que le saint pontife Adhémar et plusieurs autres croisés, morts pendant le siége, viennent de paraître à la tête des assaillants et d'arborer le drapeau de la croix sur les tours de Jérusalem. Tancrède et les deux Robert, animés par ce récit, font de nouveaux efforts et se jettent dans la place (3).

Le jour que Saladin entra dans la ville sainte, dit Rigord, les moines d'Argenteuil avaient vu la lune descendre du ciel sur la terre, et remonter ensuite vers le ciel. Dans plusieurs églises, le crucifix et les images des saints avaient versé des larmes de sang en présence de tous les fidèles. Un chevalier chrétien avait vu en songe un aigle tenant dans ses serres sept javelots, et volant au-dessus d'une armée en proférant ces paroles avec un accent terrible : *Malheur à Jérusalem* (4).

(1) Michaud, *Histoire des croisades*, 6e édit., vol. I, p. 178, année 1841.
(2) *Id.*, vol. I, p. 276.
(3) *Id.*, vol. I, p. 339-340.
(4) *Id.* vol. II, p. 296.

Pendant le siége de Damiette, les captifs égyptiens demandèrent à voir les hommes vêtus de blanc et couverts d'armes blanches qu'ils avaient eus à combattre, lors de la prise de la tour ; mais ils ne reconnurent point dans les guerriers qu'on leur présenta, ceux dont le souvenir les remplissait encore de terreur. Alors, dit un témoin oculaire, les pèlerins comprirent que Notre-Seigneur Jésus-Christ avait envoyé ses anges pour attaquer la tour (1).

Ces citations prouvent, de la manière la plus évidente, que les hallucinations peuvent atteindre un grand nombre de personnes, sans que celles-ci puissent être soupçonnées de folie. L'explication de ce phénomène est dans une réunion de circonstances sur lesquelles nous avons déjà maintes fois insisté, et dont le chapitre suivant va nous offrir un exemple décisif.

DEUXIÈME ORDRE. — *Des hallucinations historiques relatives à un seul individu.*

Dans les éditions antérieures, nous avions tiré nos exemples de la vie de trois personnages illustres (2) ; mais, limité par les bornes de notre livre, nous avions dû nous restreindre à quelques faits principaux. Prenant, cette fois, pour modèle, le plan tracé par M. Lélut, nous avons pensé que l'examen d'une seule individualité serait plus utile à la cause que nous défendons, que nos premières esquisses. Il est très possible que le parallèle ne soit pas à notre avantage ; nous répéterons alors ce que nous écrivions, il y a seize ans, à M. Buloz, directeur de la *Revue des Deux-Mondes*, à l'occasion de l'article de M. Esquiros : « Nous préférons être rangé parmi les ignorants qui croient à l'intégrité de la raison chez Socrate, Jeanne d'Arc, Pascal et tant d'autres, que de nous trouver parmi les savants qui les déclarent atteints et convaincus de folie. » C'est dans cette direction d'esprit qu'a été conçu et exécuté le travail qu'on va lire.

(1) Michaud, *ouv. cité*, vol. III, p. 318.
(2) A. Brierre de Boismont, 1re édition, Loyola, Luther et Jeanne d'Arc, p. 419 et suiv. ; 2e édition, Jeanne d'Arc, p. 505 ; George Fox, p. 509. Résumé de ces quatre personnages, p. 510.

DE L'HALLUCINATION HISTORIQUE

OU

ÉTUDE MÉDICO-PSYCHOLOGIQUE

SUR LES VOIX ET LES RÉVÉLATIONS DE JEANNE D'ARC.

> On doit s'embarrasser fort peu d'une petite tache dans une grande existence, ou d'une petite lueur de raison dans une époque de délire. Il faut regarder le passé comme on regarde la peinture, à la distance voulue par l'œil de chacun; pour embrasser l'ensemble, et savoir faire le sacrifice des détails, sans importance, qui détruisent parfois dans la réalité l'harmonie et même la logique de la nature.
>
> GEORGE SAND.

De tous les personnages qui peuvent faire comprendre le phénomène si controversé et pourtant si réel de l'hallucination physiologique, il n'en est pas de comparable à l'illustre Jeanne d'Arc. Ce n'est plus à la lueur incertaine de l'antiquité, avec de rares documents, en l'absence de ces mémoires contemporains, qui font si bien connaître la vie intime, que nous apparaît la vierge de Domrémy. Nous touchons au xvi⁰ siècle, à l'époque de la renaissance, et déjà l'on sent le souffle puissant de l'esprit d'examen qui va reprendre son droit de cité dans le monde, et soumettre à son tribunal tout ce qui, jusqu'alors, a été accepté sans contrôle.

Le merveilleux religieux lui-même devant lequel s'est incliné le moyen âge, commence à être relégué par les grands dans la légende populaire ; aussi est-ce du peuple que sortira la libératrice de la France, celle qui affranchira son sol de l'étranger et relèvera la première l'étendard des nationalités et de la régénération des races.

Rien ne manquera à sa sublime mission ; d'un côté, la conviction, le dévouement, l'enthousiasme, la victoire et la mort des héros; de l'autre, l'incrédulité, le dédain, la haine et le bûcher. Le paradoxe ne lui fera pas plus défaut qu'à tant de renommées illustres, car il se trouvera des auteurs pour écrire qu'elle n'a pas été brûlée, malgré les chroniques, les journaux, les deux procès et les nombreux témoins de son supplice.

Le roi Charles VII, auquel elle s'imposera par des révélations et des services extraordinaires, ne sera jamais entièrement subjugué par elle. Ses favoris, dont elle dérangera les petites combinaisons politiques ou les misérables intrigues, irrités de voir s'accomplir par une simple fille des champs, des actions qu'ils n'entrevoyaient que dans un avenir lointain ou qu'ils eussent peut-être même repoussés, lui susciteront mille embarras, lui dresseront des embûches de toute espèce, jusqu'à ce qu'enfin ils parviennent à l'empêcher d'exécuter la deuxième partie de sa mission, et l'abandonnent à ses plus cruels ennemis.

La partie du clergé qui, dans l'enquête de Poitiers, l'avait proclamée une fille pure et digne de confiance, intimidée par la procédure canonique légale du perfide Cauchon, n'osera élever la voix en sa faveur, et l'auréole religieuse dont elle avait été entourée pendant ses succès, ne lui sera pas rendue.

Enfin, lorsque le roi, éclairé par l'expérience, obtiendra du pape Calixte III la révision du procès et fera prononcer sa réhabilitation, les rationalistes du temps la considéreront comme un instrument politique, une illuminée, une extatique, etc. Contre ce déni de justice, Jeanne n'aura pour elle que l'admiration instinctive et clairvoyante du peuple, et quatre siècles s'écouleront avant que sa réhabilitation philosophique et historique ne soit franchement acceptée par les hommes instruits et éclairés.

Pour bien juger la nature de l'œuvre de Jeanne, il faut jeter un coup d'œil rapide sur la France au temps de Charles VII. Le royaume dont le maître était appelé par dérision le roi de Bourges, se trouvait presque effacé de la carte. Ses plus belles provinces appartenaient à un ennemi que des guerres séculaires ont longtemps rendu antipathique à la nation française. Des factions terribles, sans pitié l'une pour l'autre, réduisaient à la dernière misère les citoyens qui, sauf quelques rares exceptions, n'étaient que de vils serfs pour leurs possesseurs;

les champs dévastés, les propriétés détruites, la mort sous toutes les formes, le désert dans une foule de lieux cultivés, tel était le lamentable spectacle qu'on avait sous les yeux. L'esprit guerrier, qui est l'apanage de notre race, semblait prêt à disparaître. La bataille de Verneuil avait causé un découragement général, aussi les soldats anglais ne rencontraient-ils plus leurs adversaires, qui se tenaient renfermés dans les quelques places fortes qui étaient encore en leur pouvoir. A ce moment, dit M. Henri Martin, deux cents ennemis chassaient aux escarmouches huit cents ou mille de l'armée du roi. Encore quelques succès, et Charles VII, qui avait déjà mis en délibération la pensée de se réfugier en Espagne, l'exécutait, et la France était momentanément conquise, momentanément, dis-je, car jamais les peuples modernes chez lesquels le christianisme a réveillé les sentiments de la liberté et de la patrie, ne resteront irrévocablement sous le joug étranger.

C'est à cet instant décisif dans la destinée d'un peuple que va paraître une jeune fille dont la vie est un des épisodes les plus émouvants de nos annales; une légende au milieu de l'histoire; un miracle, placé au seuil des temps modernes, comme un défi à ceux qui veulent nier le merveilleux. (Wallon.)

Qu'est-ce donc que ce personnage extraordinaire qui entraînera après lui les populations et portera à l'étranger des coups dont il ne se relèvera plus? Une simple paysanne, occupée près de sa mère aux travaux de l'aiguille, ne quittant sa chaumière que pour aller à l'église où elle est toujours seule, ou aux champs qui lui montrent sans cesse le spectacle de la nature et du ciel. Son caractère est celui d'une enfant sérieuse, réservée, un peu sauvage, rarement mêlée aux jeux de ses compagnes, fort aimée d'elles toutefois par sa grande bonté et ardemment secourable à toute infortune. (Quicherat.)

A ces signes, on pressent déjà le mélange de méditations et de puissante activité qui caractérise les êtres promis aux nobles missions; mais quel mobile la sortira de son humble demeure pour la produire sur la scène éclatante du monde, et lui assigner dans nos fastes militaires et notre histoire un rôle unique, qui, du jour au lendemain, la fera passer de l'obscurité la plus profonde à la renommée la plus grande et la plus digne d'envie ; ce mobile sera un phénomène étrange dont l'influence dirigera toute sa conduite et qui se manifestera par des voix que Jeanne seule entendra ; ce sera, pour tout dire, l'hallucination !

Les écrivains de cœur qui, de nos jours, ont si bien réhabilité la raison de la vierge française, ont interprété sa mission par les plus nobles aspirations de l'humanité. Elle a confessé par sa mort, dit M. Quicherat, bien des sentiments pour lesquels il convient qu'il y ait encore des martyrs. Sortie des derniers rangs du peuple, elle vint faire valoir, non pas sa personne, mais le dessein qu'elle n'osait s'avouer à elle-même, de relever un grand peuple abattu. Forcée de s'arrêter dans l'accomplissement de son ouvrage, elle légua ses victoires à ses persécuteurs, et, du dernier regard qu'elle jeta sur la terre, elle vit la France reconquise et consolée. C'est aussi à l'amour de la patrie, porté au dernier degré de l'enthousiasme, mais avec l'inspiration religieuse de plus, que M. Michelet attribue la mission de Jeanne, en ajoutant cette remarque capitale, que ce qui fait la singulière originalité de cette fille, *c'est le bon sens dans l'exaltation.* Le rôle de la femme est parfaitement indiqué par M. Henri Martin : « La France, arrachée du tombeau par une femme, est un mystère, dit-il, mais le mot de ce mystère est dans l'essence même de la France : c'est à la femme à sauver le peuple du sentiment. »

La religion et l'amour du roi devaient également avoir une part considérable dans l'œuvre de Jeanne. C'est le rôle prépondérant que lui ont donné MM. de Carné et Wallon, et nous nous associons sincèrement à leurs sentiments généreux et aux paroles par lesquelles M. Wallon termine son ouvrage, couronné par l'Académie française : « Jeanne a été, par toute sa vie, une sainte, et par sa mort, une martyre des plus nobles causes ; martyre du roi qui représentait à cette époque l'autorité ; martyre de la patrie qu'elle venait sauver ; martyre enfin de sa foi religieuse, sans laquelle il n'y a rien de véritable, de noble, de généreux au monde. »

Quelque belles et respectables que soient ces influences,

il en est une qui a été signalée, mais non traitée par les auteurs célèbres que nous venons de citer, je veux parler de celle
des voix, « que la science, dit M. Quicherat, y trouve ou non
son compte, il n'en faudra pas moins admettre les visions. »

La science admet très bien ces faits parce qu'elle les a observés, seulement elle varie sur leur interprétation, tantôt les
considérant comme des symptômes pathologiques, tantôt
comme des phénomènes compatibles avec la plénitude de la
raison.

C'est sur ce terrain, en effet, que je vais me placer, car le
médecin qui vit constamment avec des individus qui entendent, voient, sentent, odorent, touchent des objets qui sont
invisibles pour les autres, est plus à même de comprendre cet
état et de l'expliquer que ceux qui ne l'ont jamais étudié, et
qui ne le connaissent que par ouï-dire.

Des deux opinions qui divisent les savants, la première dont
nous devions nous occuper est celle de M. Lélut qui prétend que
tous ceux qui ont de fausses perceptions, fussent-ils Socrate,
Jeanne d'Arc, Pascal, etc., sont des visionnaires, des hallucinés,
des aliénés, des fous, « et c'est, en effet, affirme ce médecin,
ce que j'ai dit *nettement, naïvement, brutalement*, comme la
chose du monde la plus simple et la plus admissible. La folie,
comme les hallucinations, poursuit-il, sont aussi vulgaires et
aussi *bêtes* dans le haut comme dans le bas de l'échelle sociale
et intellectuelle, chez l'halluciné riche, éclairé et libre, que
chez l'halluciné pauvre, ignorant et reclus.

» Envisagées en masse et dans ce qu'elles ont de relatif à
leurs causes imaginaires, à l'idée que se font de ces causes les
hallucinés, les hallucinations *offrent deux caractères généraux*
qu'on retrouve chez l'halluciné des classes éclairées, comme
chez celui des classes ignorantes, chez le diplomate et l'académicien, comme chez le paysan et le portefaix.

» Pour le fond de cette idée, *la plupart des hallucinés
croient* (parce qu'ils le sentent, disent-ils) *qu'ils ont des ennemis, qu'on leur en veut, qu'on les persécute, qu'on les empêche*, etc.

» C'est pourtant ce sentiment à la fois si grossier et si faux
de notre importance personnelle, c'est ce sot et trivial orgueil

qui, chez les hallucinés d'en haut comme chez les hallucinés d'en bas, donne lieu à cette croyance inepte à des persécutions impossibles, pivot presque unique autour duquel tournent leurs fausses perceptions; et, chose non moins remarquable chez les uns et les autres, cette croyance revêt les mêmes caractères, se traduit de la même façon. Elle est relative à de *prétendues vexations, de la nature la plus commune, quand elle n'est pas la moins supportable.* C'est le second caractère de l'hallucination, étudié dans ses rapports avec ses causes imaginaires.

» Ainsi l'halluciné des classes élevées et instruites, *au lieu de donner à ses fausses perceptions quelques-uns des caractères qui pourraient être tirés de ses idées,* de ses opinions antérieures, idées et opinions nées de sa position et de ses lumières, *aura recours aux causes les plus vulgaires ;* il attribuera ses prétendues persécutions à la physique, à la franc-maçonnerie, aux jésuites, à la police. Veut-il passer de la physique à la métaphysique, il se croira en relation avec les bons et les mauvais esprits (1). »

Nous avons cité textuellement tous ces passages, parce qu'ils nous serviront de critérium pour juger les hallucinations de Jeanne d'Arc.

Dans son remarquable traité de la folie, M. Calmeil a fait également de Jeanne d'Arc une théomane hallucinée, une véritable aliénée ; heureusement, ajoute-t-il, pour sa réputation et pour sa gloire, cet état singulier de l'appareil nerveux, qui a fait croire à l'existence d'un sixième sens, *agissait en enflammant son ardeur guerrière,* en communiquant à son commandement un air de puissance presque inouïe, en entretenant une sorte d'illumination de tout l'entendement *plutôt qu'en faussant les combinaisons de son esprit et la rectitude de son jugement* (2). Nous nous bornerons à faire remarquer, en premier lieu, que si l'état nerveux eût agi en

---

(1) Lélut, *Du démon de Socrate.* Préface de la 2e édition, p. 7, 39, 40, 41 et 42. Paris, 1856.

(2) Calmeil, *De la folie considérée sous le point de vue pathologique, philosophique, historique et judiciaire,* t. I, p. 128.

enflammant l'imagination poétique, il en fût résulté un chef-d'œuvre, ordre de faits qui pourrait mener loin; en second lieu, que les deux caractères principaux de l'hallucination, établis par M. Lélut, nous paraissent ici d'une application difficile.

Avant de passer en revue les visions, les auditions, etc., de Jeanne, nous devons nettement exprimer notre opinion. En fait, les hallucinations des individus raisonnables, comme celles des aliénés, sont identiques dans leur essence; les uns et les autres croient entendre, voir, flairer, goûter, palper des choses qui ne sont sensibles que pour eux. Mais, disent les partisans exclusifs des hallucinations pathologiques, tout individu qui est dans ces conditions, ne jouit plus de l'intégrité de ses facultés intellectuelles, et l'observation rigoureuse le classe parmi les aliénés; nous n'avons pas cherché à atténuer l'objection, nous allons maintenant l'examiner à notre point de vue.

La pensée philosophique de ce siècle, qui n'admet que les sciences exactes, explique les phénomènes de la vie par l'intervention des agents physiques et chimiques, rejette ce qui n'est pas fait positif, doit naturellement proscrire tout ce qui ne tombe pas sous les sens. Mais, quelques arguments que l'on entasse pour faire triompher la doctrine du positivisme, quelque ironie hautaine que l'on affecte en prédisant la ruine honteuse des idées spéculatives, il y aura toujours des milliers d'esprits chez lesquels prédomine le sentiment, qui iront à la recherche de l'idéal et se consoleront des misères de ce monde, qu'aucun système n'a pu encore affaiblir, par la contemplation des immensités de l'infini. Je ne puis mieux faire comprendre ma pensée qu'en citant quelques lignes de l'introduction de M. Baudelaire dans ses *Paradis artificiels*. « Ceux, dit-il, qui savent s'observer eux-mêmes et qui gardent la mémoire de leurs impressions; ceux-là qui ont su, comme Hoffmann, construire leur baromètre spirituel, ont eu parfois à noter, dans l'observatoire de leur pensée, de belles saisons, d'heureuses journées, de délicieuses minutes. L'homme s'éveille alors avec un génie jeune et vigoureux. Le monde extérieur s'offre à lui avec un relief puissant, une netteté de contours;

une richesse de couleurs admirables. Le monde moral ouvre aussi ses vastes perspectives, pleines de clartés nouvelles. L'homme gratifié de cette béatitude, malheureusement rare et passagère, se sent à la fois plus artiste et plus juste, plus noble, pour tout dire en un mot. »

Cette acuité de la pensée, cet enthousiasme des sens et de l'esprit, ont dû, en tout temps, apparaître à l'homme comme le premier des biens; c'est pourquoi, ne considérant que la volupté immédiate, il a, sans s'inquiéter de violer les lois de sa constitution, cherché dans la science physique, dans la pharmaceutique, dans les plus grossières liqueurs, dans les parfums les plus subtils, sous tous les climats et dans tous les temps, les moyens de fuir, ne fût-ce que pour quelques heures, son habitacle de fange, et, comme le dit l'auteur de Lazare, « d'emporter le paradis d'un seul coup. »

Lorsque l'esprit est ainsi transporté sur la montagne, s'il croit, comme tant d'autres, à l'existence d'un monde moral composé d'êtres immatériels, la vision qui sera conforme à sa croyance ne l'étonnera en rien, et ceux qui partageront ses convictions, la regarderont comme le résultat de l'état de son âme.

Dans ce champ si riche et si peu connu, nous n'avons entrevu qu'un sentier; nous verrons, à mesure que nous avancerons, ces sentiers ou plutôt ces états de l'esprit se multiplier et présenter des phénomènes extraordinaires sans que la raison en soit amoindrie. Quoi! ce serait dans ces agrandissements, ces illuminations de la pensée qui l'élèvent à de si grandes hauteurs, qu'on prétendrait chercher ses faiblesses, ses humiliations, ses éclipses! Cette doctrine du nivellement peut, à la rigueur, ne pas nous surprendre, mais elle n'a nullement nos sympathies.

Il existe donc des états intellectuels où la conception se fait image, c'est au développement de cette proposition que nous consacrons ce travail, en prenant pour exemple Jeanne d'Arc.

Le caractère de la noble fille dont nous allons étudier les hallucinations, a été très bien tracé par les éminents historiens de notre époque, aussi les croyons-nous dans le vrai lorsqu'ils la représentent comme douée au plus haut degré de cette intelligence à part qui ne se rencontre que chez les hommes supérieurs des sociétés primitives, chez les héros qui, comme le dit Carlyle, sont des messagers envoyés du fond du mystérieux infini avec des nouvelles pour nous. Cette appréciation nous paraît bien préférable à celle des savants qui en font une mélancolique, une extatique, une théomane ! En vain prétendront-ils que le succès de ses armes ne prouvera jamais qu'elle fit preuve d'une bonne logique en ajoutant foi à ses propres visions; nous répondrons que cette logique ne se montre pas seulement dans les choses de la guerre, mais encore dans tous les actes de sa vie, et que son interrogatoire dans le procès de Rouen est un chef-d'œuvre de simplicité, de dialectique et de bon sens, qui dut faire pâlir plus d'une fois ses bourreaux. C'est un fait acquis à l'histoire que plusieurs assesseurs déclarèrent qu'ils eussent été dans l'impossibilité de résoudre certaines questions qui lui furent adressées.

Non content d'avoir indiqué les éléments pathologiques de son moral, on s'est autorisé de l'absence de la fonction mensuelle, pour expliquer ses visions. Nous avons dû consulter les contemporains et surtout les serviteurs attachés à sa personne, pour être renseigné sur cette allégation. Le seul témoignage qu'il y ait, est celui de son maître d'hôtel, qui ne le présente que sous la forme de doute ! Mais ce fait fût-il certain, l'observation est là pour attester que l'aménorrhée primitive peut se montrer sans que la santé en soit altérée. Nous avons rapporté, dans notre *Traité de la menstruation*, p. 183 et 291, l'observation si curieuse de la jeune fille de Dupuytren, non réglée et qui n'avait jamais été malade.

On pourra lire d'autres observations d'aménorrhée primitive au chapitre 3, p. 281 et suivantes. Enfin, dans le tableau des menstruations tardives (p. 34), on trouve 30 femmes qui n'ont été réglées qu'à vingt ans, 2 à vingt et un, 1 à quarante-deux ans (1). Rien donc ne s'oppose à ce que Jeanne, morte à vingt ans, ait été menstruée à vingt et un ans.

(1) A. Brierre de Boismont, *De la menstruation considérée dans ses rapports physiologiques et pathologiques*, ouvrage couronné par l'Académie de médecine. Paris, 1842.

Quoi qu'il en soit de cette particularité, il est incontestable que Jeanne était bien constituée, forte, vigoureuse et apte à tous les exercices du corps.

L'influence du milieu dans lequel vivait cette jeune fille, les traditions répandues, le genre de son esprit, son amour pour le roi et la France, son horreur pour l'étranger, ses convictions religieuses, sa vie contemplative, la grandeur du but et la petitesse des moyens durent surexciter au plus haut degré sa force nerveuse.

Une organisation semblable la porta à méditer de bonne heure sur les moyens d'affranchir la France de ses oppresseurs ; peu à peu cette pensée s'empara de toutes ses facultés, et lorsque ses voix se firent entendre, elles ne furent que les échos de sa pensée.

Jeanne appartient à ces âmes d'élite qui s'éprennent de toutes les idées généreuses, volent au secours de toutes les infortunes, ne reculent devant aucun danger, franchissent les obstacles les plus insurmontables et marchent en avant quand des milliers d'autres s'arrêtent ; témoin cet orphelin, obscur artisan de Lyon, qui, après quinze ans de lutte, triomphait dernièrement des hospices, des autorités administratives et d'une foule d'oppositions plus puissantes les unes que les autres.

Ces êtres privilégiés qui apportent à la réussite de leurs projets des forces incalculables de volonté, de persistance et d'enthousiasme, sont de véritables inspirés ; ils croient à leur étoile, à une mission providentielle, à un idéal qui est sans cesse présent à leur esprit ; aussi n'est-il pas surprenant que la représentation mentale, qui existe chez tous les hommes, acquière chez eux, sous l'empire de pareilles circonstances, une vivacité telle, que de conception, déjà perceptive, elle ne devienne hallucination. Mais, encore une fois, celle-ci n'est que l'auxiliaire de l'idée, l'écho de l'âme.

Il y aurait un curieux rapprochement à faire entre les idées fixes raisonnables, les idées fixes morbides, les hallucinations physiologiques et les hallucinations pathologiques ; les limites qui les séparent, pour être souvent à peine sensibles, n'en sont pas moins réelles. Nous ne pouvons entrer ici dans aucun développement sur ce sujet, mais on entrevoit de suite leurs points de contact, leurs analogies et leurs différences. C'est une question à traiter ailleurs.

Ainsi préparée, Jeanne n'avait besoin que d'une cause déterminante, de quelque chose d'extraordinaire survenu dans sa province, pour que se produisît le phénomène des *voix* qui tient une si grande place dans son existence. L'irruption des hordes bourguignonnes à peu de distance de son village, les ravages auxquels ils se livrèrent, furent l'étincelle qui enflamma son imagination. C'est alors que la jeune fille entendit pour la première fois *des voix*.

L'*ouïe* n'était pas le seul sens affecté, la *vue* avait aussi ses visions.

Dans ses visions, l'ange Gabriel lui apparut avec des millions d'autres anges; les objets de ses apparitions étaient le plus souvent de très petites dimensions et en quantité infinie. Elle les voyait distinctement.

Les sens du *toucher* et de l'*odorat* étaient également en jeu, lorsqu'elle jouissait de cette céleste compagnie.

Tantôt elle invoquait les voix, tantôt interpellée par elles, elle recevait leur direction plusieurs fois par jour, surtout aux heures où sonnaient les offices; elles se manifestaient *de mane*, *in vesperis*, et lorsque sonnait l'*Angelus du soir*. Une fois, la voix vint pendant qu'elle dormait et l'éveilla.

Dans ses conversations avec ses voix, elle distinguait des intonations diverses, à chacune desquelles elle attribuait ses auteurs.

Sa perception était favorisée par les bruits mesurés et lointains, comme celui des cloches, celui du vent dans les arbres (sensations qui portent à la rêverie, à la mélancolie). Au contraire, un tumulte désordonné confondait les sons dans son ouïe, et lui faisait perdre beaucoup des paroles qui lui étaient adressées; c'est ce qui eut souvent lieu dans son cachot.

Tous ces phénomènes que nous avons groupés sommairement pour qu'on ait une idée précise du sujet à traiter, se retrouvent exactement décrits dans le remarquable mémoire de M. Baillarger sur la *Physiologie des hallucinations*; et si M. Quicherat eût connu ce travail et le chapitre que nous lui avons consacré dans notre *Histoire des hallucinations*, il se fût assuré qu'ils se sont produits identiques chez un grand nombre de personnages, avec la différence que ce *fait* auquel on ne peut donner d'autre nom que celui d'*hallucination*, est considéré par notre savant confrère comme étant toujours pathologique, tandis que nous soutenons qu'il est des circonstances où il est physiologique, ce que nous allons bientôt essayer de démontrer.

Pour mieux faire comprendre cette similitude, nous rapporterons l'observation suivante : Bayle a publié dans la *Revue médicale* l'histoire fort remarquable d'une demoiselle hallucinée qui se croyait entourée de démons ; elle les voyait, les entendait et les touchait. Voici ce qu'elle répondait, quand on essayait de lui démontrer son erreur : « Comment connaît-on les objets ? En les voyant, en les entendant et les touchant. Or, je vois, j'entends, je touche les démons qui sont hors de moi, et je sens de la manière la plus distincte ceux qui sont dans mon intérieur. Pourquoi voulez-vous que je répudie le témoignage de mes sens, lorsque tous les hommes les invoquent comme l'unique source de leurs connaissances ? » Remplacez les démons par des anges, et le raisonnement sera tout à fait semblable.

Ce fait, auquel on pourrait en adjoindre beaucoup d'autres analogues, prouve suffisamment que les hallucinations compatibles avec la raison, et celles qu'on observe chez les aliénés ne diffèrent pas dans leur essence ; mais de ce qu'elles ont les mêmes manifestations extérieures, est-on en droit de conclure qu'elles forment une même espèce pathologique ? C'est ce qu'il importe d'examiner. Il en est de même de l'idée fixe. La logique de celle qui veut démontrer la quadrature du cercle ne diffère pas de celle qui établit le principe de gravité ; seulement, dans l'une, le point de départ est faux ; dans l'autre, il est vrai ; les conséquences de la première sont absurdes ; celles de la seconde, incontestables.

Il ne faut pas d'ailleurs perdre de vue que c'est le même organisme qui est le siége des phénomènes dans l'état de santé et des symptômes dans l'état de maladie ; il est donc naturel qu'il y ait de l'analogie entre ces deux ordres de faits, ce qui n'est pas une raison pour les assimiler et les confondre.

Nous avons un exemple frappant de cette distinction dans un état nerveux qui a d'étroits points de contact avec l'hallucination. Les extases et les ravissements dont il est question dans les livres des mystères, et dont tant d'individus voués à la vie religieuse ont offert et offrent des exemples ne peuvent pas être appelés des phénomènes pathologiques. C'est au reste ce qu'a très bien établi M. Peisse dans la *Discussion sur l'extase et les hallucinations* (1).

Il est évident, en effet, que les ravissements des personnes pieuses ne sauraient être comparés, sans un abus forcé des mots, avec les extases des aliénés.

Ces préliminaires posés, étudions avec soin les impressions sensorielles de la libératrice de la France.

Une remarque importante c'est que les hallucinations qui se sont produites chez elle à partir de la treizième année révolue, ont continué pendant plus de six ans, sans changer de caractère, sans cesser d'être en rapport avec sa mission.

Reprenons-les successivement, en commençant par la première. C'était en 1425 que Jeanne raconte qu'une voix l'appela ; comme elle était née le 6 janvier 1412, elle avait alors treize ans accomplis. La voix se fit entendre à la droite du côté de l'église, un jour d'été, à l'heure de midi, dans le jardin de son père, le lendemain d'un jeûne ; une grande clarté lui apparut au même lieu ; et rarement depuis elle entendit la voix, sans qu'elle vît en même temps cette lumière. Elle eut d'abord grand'peur ; mais elle se rassura, trouva que la voix était *digne* et apprit qu'elle lui venait de Dieu.

C'était, comme elle le sut plus tard, l'archange saint Michel. Il se fit voir à elle entouré de la troupe des anges : « Lorsqu'ils s'en allaient de moi, ajoute-t-elle, je pleurais, et j'aurais bien voulu qu'ils me prissent avec eux.

L'ange, dans ces premières apparitions, ne faisait que la préparer à son œuvre ; il lui disait de bien se conduire, d'être bonne fille, et que Dieu lui aiderait.

Déjà pourtant il lui faisait entrevoir le but de sa mission. Il lui apprenait qu'un jour, il lui faudrait venir en France au

(1) *Annales médico-psychologiques*, 3ᵉ série, t. I, p. 532.

secours du roi ; et il lui racontait la *pitié* qui était au royaume de France.

Mais que faire pour y porter remède? L'ange ne lui en indiquait pas encore le moyen; seulement il lui promettait d'autres apparitions plus familières en quelque sorte et plus intimes. Sainte Catherine et sainte Marguerite devaient venir à elle pour la guider; il lui ordonnait de croire à leurs paroles ; c'était le commandement de Dieu. Et, dès ces temps, les saintes lui apparurent et commencèrent à gouverner sa vie.

Aux premières marques de cette vocation, Jeanne se donna tout entière à Dieu, en lui vouant sa virginité. Elle vivait dans le commerce de ses saintes, ne changeant rien d'ailleurs à sa manière de se conduire. On la voyait bien quelquefois quitter ses compagnes, se retirer à l'écart, parler à Dieu, comme s'il était devant elle, ce qui excitait la moquerie ; mais nul ne sut ce qui se passait en elle, pas même son confesseur. Elle garda la chose secrète, non qu'elle se crût obligée à la taire, mais pour se mieux assurer du succès quand le temps viendrait de l'accomplir, car elle craignait les piéges des Bourguignons et les résistances de son père.

Les périls augmentant, les apparitions de Jeanne lui vinrent plus fréquentes. Deux et trois fois par semaine la voix lui répétait qu'il fallait partir et venir en France; et, un jour enfin, il lui fut ordonné d'aller à Vaucouleurs auprès de Robert de Baudricourt, capitaine du lieu, qui lui donnerait des gens pour partir avec elle.

Tant que les voix lui dirent qu'il fallait aller au secours de la France, elle se sentit pleine d'ardeur et d'impatience : « Elle ne pouvait durer où elle était. » Mais quand il fallut partir, elle s'effraya et répondit qu'elle n'était qu'une pauvre fille qui ne saurait monter ni à cheval ni faire la guerre. La voix triompha de ses répugnances et elle fut trouver son oncle pour lui dire qu'elle voulait aller en France vers le Dauphin afin de le faire couronner. Comme il s'étonnait de son dessein : « N'est-il pas dit, ajouta-t-elle, qu'une femme perdrait la France et qu'une jeune fille la relèverait ? »

Il se rendit à sa prière et la mena à Vaucouleurs (13 mai 1428, elle avait seize ans), où elle se présenta devant le sire de Baudricourt, qu'elle distingua parmi les siens, sans l'avoir jamais vu : « Mes voix, dit-elle, me le firent connaître. » Ce seigneur crut la ménager fort, en disant à son oncle qu'il ferait sagement de la ramener à son père bien soufffletée.

Elle revint à la maison paternelle (car ses voix lui avaient prédit cet affront); elle dit, dans son procès, que, pendant qu'elle était encore chez ses parents, son père avait rêvé qu'elle s'en irait avec les gents d'armes. Sa mère lui en parla plusieurs fois, et se montrait, comme son père, fort préoccupée de ce songe; aussi la tenait-on dans une grande surveillance, et le père allait jusqu'à dire à ses autres enfants : « Si je pensais que la chose advînt, je vous dirais : Noyez-la, et si vous ne le faisiez, je la noierais moi-même. »

Cependant le temps qu'elle avait marqué approchant, Jeanne voulut faire la démarche décisive. Elle partit avec son oncle, sans prendre autrement congé de ses parents. Dieu avait parlé : « Et quand j'aurais eu cent pères et cent mères, et que j'eusse été fille de roi, je serais partie. » Néanmoins, elle leur écrivit plus tard pour leur demander pardon.

Les adhésions publiques qui eurent lieu à Vaucouleurs, obligèrent le sire de Baudricourt à sortir de son indifférence, il n'essaya plus de faire obstacle à son entreprise, et le 13 février 1429, elle put prendre congé de lui avec six hommes armés, nombre suffisant pour la signaler à l'ennemi, trop petit pour la défendre. Il lui donna une épée, et, doutant jusqu'à la fin, il la congédia en disant : « Allez donc, allez et advienne qui pourra. »

Ainsi, depuis six ans, les voix n'avaient cessé de lui parler de sa mission; l'ouïe, comme nous l'avons déjà fait remarquer, n'était pas le seul sens qui fût affecté. Une vive lumière se manifestait à sa vue du côté où partaient les voix, et souvent dans cette lumière se dessinait pour elle la figure de ses interlocuteurs. Elle avait vu sainte Catherine et sainte Marguerite avec des couronnes, saint Michel sous l'apparence d'un véritable prudhomme et l'ange Gabriel avec des millions d'autres anges.

Enfin, il n'est pas jusqu'aux sens du toucher et de l'odorat qui ne fussent atteints. Elle était convaincue d'avoir embrassé

les saintes (et non les saints, par conséquent pas d'hystérie,
phénomène si commun chez les femmes aliénées) et d'avoir
senti, en les embrasssant, une odeur exquise. Elle regardait
presque constamment une bague passée à son doigt et dont
elle pensait avoir sanctifié la matière par le contact de sainte
Catherine.

Il est donc incontestable que Jeanne avait des hallucinations
de presque tous les sens, qui ne différaient en rien de celles
que nous observons chaque jour chez les aliénés. Comme eux,
elle avait la conviction d'entendre des voix, de distinguer des
figures, de percevoir des odeurs et de toucher des corps extérieurs. Ainsi, dans la nature des sensations, l'analogie est
complète, mais là s'arrête la ressemblance, et c'est ce qui
sera bientôt démontré.

Pour que l'examen comparatif de ces deux espèces d'hallucinations ne laisse aucun doute sur les différences qui les
séparent, il faut suivre les voix de Jeanne d'Arc jusqu'au jour
de sa mort.

Dans sa marche sur Orléans, elle voulait aller droit aux
Anglais, on la trompa. Apercevant Dunois, elle lui dit : « Est-
ce vous qui avez donné le conseil de me faire venir par ce
côté de la rivière ? Le bâtard d'Orléans répondit que lui et de
plus sages que lui avaient donné ce conseil, croyant mieux
faire et plus sûrement. « Eh ! mon Dieu, s'écria Jeanne, le
conseil de Messire (Dieu) est plus sûr et plus sage que le
vôtre. »

Avant l'attaque de la bastille de Saint-Loup, elle s'était jetée
sur son lit pour se reposer des fatigues de la journée, quand
tout à coup elle se leva, et réveillant d'Aulon, son écuyer :
« Mon conseil m'a dit que j'aille contre les Anglais, » et, ren-
contrant son page : « Ha, sanglant garçon, s'écrie-t-elle, vous
ne me disiez pas que le sang de France fût répandu ! »

La délivrance d'Orléans fit dans tous les esprits une impression profonde. La Pucelle avait donné son signe. Ce grand
siége, qui durait depuis sept mois, elle y avait mis fin en une
semaine. Immédiatement elle se rendit auprès du roi pour le
conduire jusqu'à Reims, mais elle voulait qu'on se pressât.
Elle disait « qu'elle ne durerait guère plus an, et qu'on son-

geât à bien besogner, car elle avait beaucoup à faire. » Après
le sacre, elle avait encore à chasser les Anglais, à délivrer le
duc d'Orléans. Si l'on croyait à sa mission, c'était bien le cas
d'imposer silence à toutes les objections et de la suivre. Mais
ceux qui ne le voulaient, affectaient de croire que ce n'était
pas aussi clairement l'ordre de Dieu, travaillant ainsi à la
réalisation de cet avertissement prophétique du célèbre Gerson : « que le parti qui a juste cause, prenne garde de rendre
inutile par incrédulité, ingratitude ou autres injustices, le
secours divin qui s'est manifesté si miraculeusement,
comme nous lisons qu'il arriva à Moïse et aux enfants d'Israël :
car Dieu, sans changer de conseil, change l'arrêt selon les
mérites. »

Impatientée des lenteurs qu'on lui suscitait, la Pucelle vint
se jeter aux pieds du roi, afin de hâter son départ pour Reims.
Christophe d'Harcourt lui demanda si ces voix lui avaient dit
cela. — Oui, répondit-elle, je suis fort aiguillonnée touchant
cette chose. — Ne voudriez-vous pas, ajouta d'Harcourt, nous
dire ici, devant le roi, comment font vos voix quand elles vous
parlent? Elle répondit qu'elle le voulait bien, et raconta
comment, lorsqu'elle s'affligeait des doutes que l'on opposait
à sa mission, elle se retirait à part et priait Dieu, se plaignant
de ce qu'on ne voulait pas la croire; et sa prière faite, elle
entendait une voix qui lui disait : « Fille Dé (de Dieu), va, va,
va, je serai à ton aide, va! » Et quand cette voix lui venait,
elle était bien réjouie et eût voulu être toujours en cet état.
En rapportant les paroles de ses voix, elle rayonnait d'une joie
divine et levait les yeux au ciel.

Orléans délivré ; les Anglais, en moins d'une semaine,
chassés de leurs principales positions sur la Loire et battus
en rase campagne dans leur retraite; le roi mené à Reims
avec une armée dépourvue de tout, à travers un pays occupé
par l'ennemi, entrant dans les villes et atteignant le but de son
voyage sans coup férir, voilà ce qu'elle avait fait et ce qui
était bien capable de remplir le peuple d'espérance, de joie
et d'admiration.

Ce qui commandait surtout la foi en sa mission, c'est qu'elle
l'affirmait, répétant qu'elle ne faisait, humble servante, que

ce qui lui était commandé, et quand on lui disait que jamais en aucun livre on n'avait lu choses semblables, elle répondait : « Messire a un livre où jamais nul clerc n'a lu, si parfait qu'il soit en cléricature. »

Cette jeune fille, au milieu de ses triomphes enivrants et de l'exaltation des hommages populaires, n'en restait pas moins un exemple de modestie ; à ceux qui lui reprochaient de pouvoir entraîner le peuple à l'idolâtrie, elle disait : « En vérité, je ne saurais m'en garder, si Dieu ne m'en gardait lui-même. »

La première partie de la mission avait été accomplie d'une manière merveilleuse, l'épreuve douloureuse allait commencer.

Depuis le retour de Reims, les voix continuaient de l'entretenir, mais leurs conseils se ressentaient des obstacles qu'elle rencontrait dans tous ses desseins.

Comme elle traversait Melun dans la semaine de Pâques (vers le 15 avril), ses voix lui dirent qu'elle serait prise avant la Saint-Jean, et depuis elles le lui répétaient tous les jours. Elles ne la détournaient pas cependant d'aller en avant ; elles lui annonçaient sa captivité comme une chose qu'elle devait souffrir ; et Jeanne, quoiqu'elle eût mieux aimé la mort, marchait sans peur à l'accomplissement de son œuvre.

Le funeste avertissement s'était réalisé. Jeanne, prisonnière des Bourguignons, enfermée dans la tour de Beaurevoir, près de Cambrai, voulant échapper aux Anglais et venir au secours des gens de Compiègne, résolut de sauter du haut de cet édifice. On a beaucoup disserté sur cet événement ; mais ce qui est établi, c'est que ses voix l'avaient dissuadée de ce dessein périlleux. Après sa chute, sainte Catherine la réconforta, la reprit doucement de son imprudence et lui dit de se confesser et de demander pardon à Dieu.

Le dernier acte de cette prodigieuse histoire se préparait : Jeanne était enfin devant ses juges. L'interrogatoire qu'ils lui firent subir devait surtout porter sur les voix qu'elle appelait ses conseils. Elle n'hésita pas à entrer dans cet ordre de faits et exposa avec une grande précision la série de ses visions. Elle ajouta qu'il ne se passait pas de jour qu'elle n'entendît cette voix, qu'elle en avait bien besoin ; que d'ailleurs elle ne lui avait jamais demandé d'autre récompense que le salut de son âme.

Dans une des séances suivantes, Jean Beaupère s'enquit de l'heure à laquelle elle avait entendu la voix qui venait à elle. Jeanne répondit : « Je l'ai entendue hier et aujourd'hui. — A quelle heure, hier? — Le matin, à vêpres et à l'*Ave Maria*, et il m'est plusieurs fois arrivé de l'entendre bien plus souvent. — Que faisiez-vous hier matin quand la voix est venue à vous? — Je dormais et elle m'a éveillée. — Est-ce en vous touchant le bras? — Elle m'a éveillée sans me toucher. — Était-elle dans votre chambre? — Je ne sais; mais elle était dans le château. — Que vous a dit la voix? — Je n'ai pas tout compris; mais quand je fus éveillée, elle m'a dit de répondre hardiment, et que Dieu m'aiderait. — *La voix a-t-elle varié dans ses conseils?* — *Non, elle ne s'est jamais contredite.*

Quand on lui faisait quelque question délicate ou captieuse, elle répondait invariablement : « Donnez-moi un délai et je vous répondrai, ou laissez-moi consulter mes voix. »

Dans l'un de ses interrogatoires, l'évêque voulut savoir si elle était dans la grâce. Elle fit cette belle réponse qui le confondit : « Si je n'y suis, Dieu veuille m'y mettre; et si j'y suis, Dieu veuille m'y garder!... »

Jean Beaupère étant revenu sur les visions, lui demanda si, depuis tel jour, elle avait entendu la voix dans le lieu où on l'interrogeait. — Je ne l'ai pas bien entendue dans cet endroit, mais, de retour dans ma chambre, elle m'a dit de vous répondre hardiment.

La description physique des apparitions fut, de la part du juge, le sujet de nombreuses questions. Il s'informa d'abord si c'était la voix d'un ange, d'un saint, d'une sainte ou de Dieu sans intermédiaire. — C'est, dit-elle, la voix de sainte Catherine et de sainte Marguerite; elle ajouta qu'elles étaient couronnées de belles et riches couronnes. — Comment les distinguez-vous? — Par la manière dont elles me saluent. — Interrogé sur leur vêtement et leur âge, elle répondit qu'elle n'avait pas congé de le dire.

Interpellée sur la première voix qui vint à elle, elle répondit que c'était saint Michel, qu'il n'était pas seul, mais bien accompagné des anges du ciel. — Avez-vous vu saint Michel et les anges réellement et corporellement? — *Je les ai vus des yeux de mon corps aussi bien que je vous vois.* — Comment savez-vous distinguer les points sur lesquels vous devez répondre ou non? — Sur quelques-uns j'ai demandé congé, et je l'ai sur plusieurs. Insistant sur les caractères physiques des apparitions, le juge lui dit : — Comment savez-vous que ce qui vous apparaît est un homme ou une femme? — A la voix et par ce qu'ils m'ont révélé. — Quelle figure voyez-vous? — Sa face. Il n'obtint que des réponses négatives sur les cheveux, les membres, le reste du corps et une réprimande digne relativement à l'état de nudité des saints !

Le juge lui demanda si elle avait embrassé sainte Catherine et sainte Marguerite. — Je les ai embrassées toutes deux. — Flairaient-elles bon? — Il est bon de savoir qu'elles sentaient bon. — En les embrassant, ne sentiez-vous pas de chaleur ou autre chose? — Je ne pouvais pas les embrasser sans les sentir et les toucher.

Un point sur lequel on la questionna à diverses reprises, fut celui du signe du roi ou de l'ange, et de la couronne : après avoir refusé de répondre, elle finit par dire que l'ange, c'était elle-même, envoyée de Dieu au roi pour lui donner la couronne, et que celle-ci n'était qu'un emblème.

Les prédictions non réalisées et les échecs qu'elle avait éprouvés furent l'occasion de nouvelles interprétations sur ses voix. Elle avait échoué à Paris, à la Charité, à Pont-l'Évêque; elle avait déclaré qu'un des objets de sa mission était de délivrer le duc d'Orléans, et elle avait été prise elle-même à Compiègne. Pour tous ces lieux, elle répondit qu'elle n'y était pas allée par le conseil de ses voix, mais à la requête des gens d'armes, comme elle l'avait déclaré, ajoutant que depuis qu'elle avait eu révélation à Melun qu'elle serait prise, elle se rapportait du fait de la guerre aux capitaines, sans leur avouer toutefois qu'elle sût par révélation qu'elle dût être prise.

Dans toutes ces affaires, pas plus que dans celle du saut de Beaurevoir, elle n'avait rien dit qui allât contre le but de ses voix; celles-ci ne lui avaient rien commandé que de bon, rien

révélé que de vrai; sa captivité même, elles la lui avaient
prédite. Sur aucun point, on n'avait donc pu la prendre en
défaut; sur aucun point, on n'avait pu l'incriminer elle-
même.

Jeanne avait eu ses visions dans les conditions les plus diverses; dans le calme de la maison paternelle, dans le tumulte
des camps, dans la prison et abandonnée de tous. Elle avait
confessé la vérité et la haute origine de ses voix depuis six
ans, sans s'être jamais démentie. Pendant ce long procès, tous
les témoins s'accordent à vanter sa simplicité, son bon sens,
sa présence d'esprit, sa mémoire, cette prudence dans ses réponses, et cette hardiesse de langage qui témoignaient tout à
la fois de la sûreté de son jugement et de la droiture de son
cœur. Ce qui rendait plus vive encore l'impression du débat,
c'est que Jeanne, aux prises avec tant de docteurs, était seule
à soutenir leur attaque. Pas une main dont elle pût s'appuyer,
pas un seul de tous ces maîtres en droit civil ou en droit
canon qui fût près d'elle pour mettre en garde sa simplicité
contre le péril ou éclairer son ignorance.

Ce grand courage allait néanmoins avoir aussi son jour de
défaillance. Conduite (22 mai) dans le cimetière de Saint-
Ouen, harcelée, menacée, ayant devant elle les tourments et
la mort, elle céda et dit : « Je reconnais que mes voix m'ont
trompée, je me soumets à l'Église! » Cette faiblesse ne dura
qu'un instant. Bientôt le bruit se répandit qu'elle désa-
vouait ce que lui avaient arraché les menaces, la perspective de la torture, la crainte de ne pas communier. On vint
l'interroger sur ce fait, elle répondit : « Mes voix m'ont dit
que j'avais fait une grande mauvaiseté de confesser n'avoir pas
bien fait ce que j'ai fait; si j'ai révoqué quelque chose, c'est
par peur du feu et contre la vérité. » Cette fois, sa perte était
certaine. Le mardi 30 mai 1431, Jeanne fut conduite à la place
du Vieux-Marché. Sur le bûcher, les saintes qu'elle invoquait
encore, quoiqu'elles semblassent l'avoir abandonnée, ne prolongèrent pas plus longtemps cette dure épreuve, elles se
montrèrent de nouveau à elle dans ce terrible moment. Ainsi,
au milieu des flammes comme dans la prison, devant la mort
comme devant ses juges, «elle maintint et affirma jusqu'à la

fin que tout ce qu'elle avait fait, elle l'avait fait de Dieu; qu'elle ne croyait pas avoir été déçue par ses voix, et que les révélations qu'elle avait eues étaient de Dieu. Une dernière fois, on l'entendit prononcer le nom de Jésus, puis elle baissa la tête, elle achevait sa prière au ciel.

Dans la méditation qui suivit l'accomplissement de ses devoirs religieux, fait observer M. Quicherat, un trait de lumière traversa son esprit et lui permit enfin de concilier ce qui avait fait la foi de sa vie avec ce qui faisait le scrupule des hommes.

Son confesseur, qui atteste le retour des voix et la joie avec laquelle elle les reçut, est précisément de ceux qui avaient témoigné de la parole contraire prononcée le matin. M. Michelet, le premier qui ait admis la possibilité de cette contradiction, l'a merveilleusement expliquée : « Elle accepta la mort pour la délivrance promise, elle n'entendit plus le salut au sens judaïque et matériel, comme elle l'avait fait jusque-là, elle vit clair enfin, et sortant des ombres, elle obtint ce qui lui manquait encore de lumière et de sainteté (1). »

Tous les faits que nous venons de citer, relatifs aux hallucinations, sont empruntés textuellement aux ouvrages de MM. Quicherat, Wallon, H. Martin, Michelet, Buchon, qui les ont puisés dans les originaux des deux procès (2). Leur analyse va nous permettre de résoudre la question si débattue et pourtant si vraie de l'hallucination physiologique.

Les communications que Jeanne recevait de ses voix, étaient, dit M. Quicherat, ou des *encouragements et des conseils* conformes aux mouvements intérieurs qui accompagnent

---

(1) *Hist. de France*, t. IV, p. 174.

(2) Friedreich, *Algemeine diagnostik der psichischen krankeiten*, p. 291. Wurtzburg, 1832. — Buchon, *Analyse raisonnée des documents sur la Pucelle*, p. 196. Paris, 1843. — J. Quicherat, *Procès de condamnation et de réhabilitation de Jeanne d'Arc, dite la Pucelle, publiés pour la première fois d'après les manuscrits de la bibliothèque nationale, suivis de tous les documents historiques qu'on a pu réunir, et accompagnés de notes et d'éclaircissements*, 5 vol. in-8°, 1841-1849. Paris. — *Aperçus nouveaux sur l'histoire de Jeanne d'Arc*, par le même. Paris, 1850. — J. Michelet, *Jeanne d'Arc*, 1412-1432. Paris, 1853. — Henri Martin, *Jeanne Darc*, p. 11. — *Nouvelles recherches sur la famille et le nom de Jeanne Darc*, A. Vallet de Viriville. Paris, 1857. Voy. le tome VI de son *Histoire de France*. — H. Wallon, *Jeanne d'Arc*, 2 vol. Paris, 1860.

l'exercice de la volonté, ou des *révélations* par lesquelles il lui arrivait tantôt de percevoir des objets hors de la portée de ses sens, tantôt de connaître les plus secrètes pensées, tantôt de discerner et d'annoncer l'avenir (1). L'auteur dit, ainsi que nous l'avons déjà fait remarquer p. 503 : « On ne s'est jamais beaucoup arrêté aux faits du premier ordre, mais que la science y trouve ou non son compte, il n'en faudra pas moins admettre les visions, et d'étranges perceptions d'esprit issues des visions. »

C'est précisément le premier ordre sur lequel nous avons déjà commencé à appeler l'attention, que nous allons maintenant examiner, parce qu'il est mieux connu et que nous avons, pour asseoir notre opinion, de nombreux objets de comparaison.

L'étude du second ordre viendra en son temps.

Chacun a pu saisir les points de similitude existant entre les hallucinations des aliénés et celles des personnes raisonnables; il nous reste maintenant à préciser les différences qui les séparent.

Le meilleur de tous les critérium est le résumé général de ces deux catégories d'impressions sensoriales. Lorsque nous publiâmes la première édition du *Traité des hallucinations*, en 1845, de nombreuses objections furent faites à notre distinction entre les hallucinations physiologiques et pathologiques. Pour bien éclairer la question en litige, nous n'avons cessé de recueillir nous-même nos observations; elles s'élèvent à 1146, sur lesquelles nous avons constaté 725 exemples d'hallucinations et d'illusions.

De ce dernier chiffre, il faut retrancher 448 cas appartenant à des variétés de folie auxquelles les états d'excitation, de dépression, de faiblesse d'esprit, la nature de la cause, la manifestation des désordres impriment un cachet de déraison si marqué aux paroles et aux actes des individus, que toute méprise est impossible.

Tels sont le délire aigu, la manie, la monomanie avec stupeur, la démence, la paralysie générale, l'imbécillité, les folies alcoolique, hystérique, épileptique, puerpérale, à double forme et à type indéterminé.

Restent 277 cas comprenant les lypémanies ou monomanies tristes (248), les monomanies (29) qui, par l'intégrité des facultés sur le plus grand nombre de points, la fixité et la ténacité de beaucoup d'hallucinations et d'illusions, sont celles qui doivent être comparées aux exemples que nous avons cités d'hallucinations compatibles avec la raison.

C'est dans l'examen analytique des symptômes de ces deux sections que nous allons trouver les différences qui nous paraissent nettement *séparer* les hallucinations pathologiques des hallucinations physiologiques ou compatibles avec la raison.

Caractères des hallucinations et des illusions dans les lypémanies ou monomanies tristes.

Le caractère pathognomonique des hallucinations et des illusions chez les monomanes tristes, est de présenter une exagération morbide de la douleur. Dans les 248 observations que nous avons recueillies, 212 fois, en effet, nous y avons constaté les nuances les plus variées de cette expression sentimentale, portées fréquemment jusqu'au désespoir.

L'hérédité, l'humeur, la cause sont souvent dans l'origine les motifs déterminants de la lypémanie; mais si les chagrins sont ses agents les plus puissants, ce qui a fait dire à Guislain qu'on retrouvait presque toujours l'élément douleur dans la production de l'aliénation mentale, il est de la dernière évidence que, le plus ordinairement, la violence du délire mélancolique n'est pas en rapport avec les influences auxquelles on l'attribue, que celles-ci peuvent être faibles, nulles et même complétement opposées à la manifestation pathologique.

Cette fixité et cette exagération de la douleur sont les conséquences naturelles des impressions sensorielles qui assiègent les malades. Les ennemis, les persécuteurs qui les harcèlent, les fantômes, les démons qui les épouvantent, les personnages invisibles qui les accablent de menaces, doivent déterminer au plus haut degré, dans leur esprit, la terreur, le désir de se soustraire à ces tourments intolérables, la colère, la fureur, le sentiment de la vengeance contre les auteurs supposés de leurs maux, et enfin la confusion dans leurs idées; ce dernier symptôme s'observe dans une forte proportion chez les monomanes tristes.

Ces états psychologiques sont peu favorables aux grandes entreprises, aussi n'est-ce pas à ces malades qu'il faut rapporter l'opinion de l'antiquité sur la capacité intellectuelle de certains mélancoliques.

Pour ne conserver aucun doute à cet égard, il suffit de passer en revue quelques-unes des principales et des plus communes hallucinations, observées dans cette forme de l'aliénation mentale. Les hallucinés entendent des voix menaçantes qui proviennent d'interlocuteurs invisibles, d'ennemis qu'ils retrouvent dans des personnages inoffensifs, avec lesquels ils ont eu des rapports éloignés, qui leur étaient peu connus, qu'ils n'avaient même jamais vus. Les motifs de ces prétendues inimitiés sont déraisonnables ou attribués à des individus qui y sont complétement étrangers. Les voix présentent une foule de particularités bizarres qui ne décèlent que trop leur source : elles sont intérieures ou externes. Les hallucinés les entendent dans leur tête, leur estomac, leur ventre; elles sortent par le côté comme un souffle; elles viennent du dehors de la chambre, d'un coin de l'appartement, des étages supérieurs, de la cave, de la campagne, du ciel; elles sont placées derrière la tête, elles planent au-dessus. Tantôt elles sont distinctes, résonnent fortement comme dans un porte-voix, ou bien elles consistent en un simple murmure, un souffle; elles sont muettes comme la pensée. Les personnages qui apparaissent aux hallucinés et leur parlent, ont des proportions naturelles, grandissent outre mesure, se rapetissent à vue d'œil, disparaissent ou se convertissent en animaux, en arbres, en d'autres objets.

Ces pensées d'ennemis, de persécutions, peuvent se rattacher à deux phénomènes très communs dans la folie, et qu'on constate à chaque instant dans la monomanie triste, la transformation des personnes et des choses, la croyance à une comédie continuelle ou à un monde fantastique. Les illusions de figures sont surtout excessivement fréquentes.

La plupart des hallucinés qui se croient en butte à des persécuteurs, à des ennemis, sont des esprits ordinaires, souvent même faibles, qui vivent dans un cercle très restreint, dont plusieurs sont d'un caractère doux, craintif, et qui, par leur position, n'excitent les susceptibilités de personne. Rien de plus ordinaire que de voir ces malades dont la vie était si réglée et si close, se désespérer du sort cruel qui les attend; on va venir les saisir, les juger, les condamner, les torturer, leur faire subir d'affreux supplices.

En vain leur représente-t-on qu'une pareille destinée n'est réservée qu'aux puissants ou aux criminels; ils sont sourds à toutes les remontrances, et n'en persistent pas moins à se croire l'objet de l'animadversion générale. Si l'on examine les causes auxquelles ils rapportent ces prétendues persécutions, on reconnaît qu'elles doivent être attribuées à la peur de l'autorité, de la police, d'ennemis mal définis, à des influences extérieures, telles que la physique, l'électricité, le magnétisme, etc., en un mot, à des idées fausses, exagérées, ridicules, et dont les conséquences ont les suites les plus fâcheuses sur leur conduite et leurs actes.

Les hallucinations des monomanes tristes ont, en outre, un caractère de puérilité, d'absurdité qui dénote leur origine maladive; il nous suffira d'en citer quelques exemples. Les uns affirment que les invisibles passent à travers les fentes, souillent les aliments. Les autres combattent ces mêmes invisibles par des gestes, des prières, des exorcismes, des arguments, des sottises, des coups dans le vide! Ceux-ci prétendent qu'on leur lance des odeurs détestables, des substances malfaisantes; ceux-là qu'on les fait chauffer, qu'on les brûle sans douleur, qu'ils sont morts depuis plus ou moins de temps, etc. Les hallucinés qui croient qu'on joue une comédie autour d'eux, donnent les explications les plus bizarres des attitudes qu'affectent leurs ennemis envers eux; il en est qui soutiennent que les passants, les chevaux, les voitures prennent des poses étranges pour se moquer d'eux! Si quelques hallucinés cherchent à justifier leurs fausses sensations par des raisonnements spécieux, le point vulnérable ne tarde pas à se découvrir.

Ces infortunés deviennent incapables de conduire leurs

affaires, ils sont surtout indécis, ils ont de l'éloignement et même de l'aversion pour leurs proches, ils prennent la vie en dégoût et font de nombreuses tentatives de suicide, ils veulent se laisser mourir de faim par crainte d'empoisonnement; ils conçoivent des haines et des vengeances qui n'ont aucun motif sérieux, et presque toujours on est dans la nécessité de les enfermer. Ceux qui conservent le plus d'empire sur eux-mêmes et peuvent continuer avec succès leur carrière, sont en proie à des luttes continuelles qui les affligent; ils sentent leurs idées devenir confuses; ils se fatiguent à chercher l'explication de leurs conceptions délirantes, et, à la longue, leur intelligence perd sa netteté, sa force, et l'on voit poindre les signes de la démence.

Un des exemples les plus concluants en ce genre qui se soient présentés à notre observation, est celui d'un étranger qui depuis vingt-sept ans avait si bien dissimulé l'idée de faire du mal aux autres par suite d'une hallucination qui lui montrait du cuivre sur ses mains, que ses meilleurs amis n'en eurent aucun soupçon jusqu'au jour où il s'avoua vaincu. Lorsqu'il nous raconta les tourments qui avaient assailli son esprit pendant ce long laps d'années, nous ne pûmes que nous étonner qu'il n'eût pas succombé beaucoup plus tôt; sept ans se sont écoulés depuis sa guérison apparente; il a pu parvenir à de hauts grades; mais la lutte intérieure n'a pas cessé, et l'aveu de ses perplexités, de ses indécisions, de ses craintes, de ses fréquents désespoirs, qui paralysent la plupart de ses déterminations; symptômes que nous avons retrouvés dans d'autres cas analogues, nous paraît mettre hors de doute la différence qui existe entre les hallucinations pathologiques et les hallucinations physiologiques.

Parmi ces 248 hallucinés monomanes tristes formant la base de nos observations, beaucoup pouvaient parler raisonnablement et s'exprimer même en termes choisis, lorsque leur conception délirante n'était pas mise en jeu; mais la plupart étaient hors d'état de se livrer à une occupation suivie : les uns marchaient sans cesse, les autres restaient immobiles, indifférents à tout, portant dans leurs yeux, sur leur front, l'empreinte de la fixité de leur préoccupation, dont aucun raisonnement, aucune émotion ne pouvaient triompher.

De l'examen attentif de tous les monomanes tristes hallucinés qui ont été soumis à notre observation, il reste démontré pour nous qu'aucun d'eux n'eût été capable de diriger ses affaires, et, à plus forte raison, de se mettre à la tête d'une entreprise qui exigeât des qualités supérieures pour la mener à bien.

Cette opinion est celle de M. Lélut. Nous n'oserions dire avec lui que les hallucinations de ces aliénés sont aussi vulgaires et aussi *bêtes* dans le haut comme dans le bas de l'échelle sociale et intellectuelle; mais nous reconnaissons volontiers que leur croyance à des persécutions impossibles repose sur des idées exagérées ou chimériques, et que les prétendues vexations sur lesquelles ils les fondent sont de la nature la plus commune, quand elle n'est pas la moins supposable.

On est donc autorisé à conclure que dans la monomanie triste dont les hallucinations sont fortement accentuées et très tenaces, leur trait distinctif est de réfléter un sentiment douloureux qui présente toujours les caractères de la folie.

Les monomanies ont-elles plus de chances que les lypémanies de produire des hallucinations psychologiques? C'est ce que nous allons rechercher dans les vingt-neuf observations que nous avons recueillies, en nous aidant en même temps de la comparaison de celles qui ont été publiées par le docteur Leuret, adversaire énergique de notre opinion. Ce médecin éminent range, dans cette catégorie, les orgueilleux, les simples particuliers qui veulent épouser des princesses, les civilisateurs et les régénérateurs du monde, les inspirés, les porteurs de titre et de dignités imaginaires, etc. Mais tous les exemples qu'il rapporte, soit dans ses *Fragments psychologiques sur la folie*, soit dans le *Traitement moral*, offrent la même inconsistance, la même puérilité, la même extravagance que nous venons de constater chez nos monomanes tristes hallucinés. Le curé qui se croit appelé à devenir un grand personnage, se figure successivement être Alexandre, Achille, Henri IV; pendant qu'il exprime le caractère d'Alexandre, il voit mettre en croix les Tyriens. Alors, saisi d'horreur, il ne veut plus entendre parler du héros macédonien et s'éprend de l'amour le plus tendre pour les victimes ; puis, sans transition, il se trouve prisonnier, chargé de chaînes, et enfin reconnaît ses erreurs (*Fragm. psychol.*, p. 284 et 285). Le civilisateur du monde qui, semblable à l'astronome de la fable, se laisse choir dans la misère en s'occupant d'améliorer le sort du genre humain, finit par croire qu'il réalisera son projet en cherchant un désert en France pour y placer ses régénérés. Ne trouvant pas dans sa patrie ce qu'il voulait, il parcourt l'Espagne, le Portugal, l'Amérique. Revenu en France, ruiné, il publie avec son dernier argent une brochure incompréhensible, ayant pour titre l'*Humanisation*, par *Humanus humanisationus*, W. A., et est conduit à Bicêtre, d'où il sort pour retourner dans son pays non guéri de sa folie (*Traitement moral*, p. 347). *A duobus disce omnes.*

Les autres faits racontés par Leuret sont analogues, et la folie ne saurait être contestée dans aucun de ces cas.

Les **29** observations de monomanies que nous avons recueillies, ne nous ont pas présenté dans leurs hallucinations ce caractère de systématisation logique, provenant des idées, des opinions, de la position, des lumières des malades, caractère qui peut seul, suivant M. Lélut, assurer le résultat ou le succès d'une entreprise et que nous n'avons pas également constaté dans les hallucinations de la lypémanie. Les fausses sensations de ces 29 monomanes, le plus souvent expansives, n'avaient aucune physionomie spéciale ; elles étaient semblables à celles que l'on observe dans l'aliénation mentale. Ainsi, les uns entendaient des voix qui leur donnaient des ordres, leur commandaient des choses extravagantes, leur disaient de régénérer le monde, leur parlaient d'une manière singulière ou comme des ventriloques ; les autres voyaient des personnages fantastiques qu'ils regardaient comme leurs protecteurs et auxquels ils devaient obéir. Quelques monomanes s'imaginaient lire à distance dans des boîtes fermées. Les transformations des figures et des objets étaient fréquentes, et chez quelques hallucinés, il y avait des idées tristes, des visions d'ennemis, etc. Indépendamment de ces hallucinations folles par elles-mêmes, les motifs allégués par ces monomanes, leurs conceptions délirantes ne laissáient aucune incertitude sur le dérangement de leurs facultés intellectuelles.

En résumé, dans les 277 cas d'hallucinations d'individus dont la plupart raisonnaient très bien sur les points étrangers à leur maladie, nous n'avons pas trouvé un seul fait qui pût soutenir le parallèle avec les hallucinations que nous avons appelées physiologiques. Cette remarque est encore plus applicable aux 448 observations d'hallucinations, fournies par les sections où le désordre de la raison est évident pour les moins clairvoyants. Enfin, si l'on ajoute aux 1146 observations de notre établissement actuel les 900 autres de la maison de la rue Neuve-Sainte-Geneviève, absolument semblables aux précédentes, on a un total de 2046 faits, qui établit de la manière la plus positive les caractères des hallucinations chez les aliénés; nous pouvons donc maintenant examiner les auditions et les visions de Jeanne d'Arc, et nous prononcer, avec connaissance de cause, sur leur état de sanité ou d'insanité. L'exposé aussi complet que possible que nous en avons fait, nous dispense de revenir sur ce sujet; aussi nous bornerons-nous au résumé analytique qui permettra de saisir de suite les différences qui séparent ces deux ordres d'hallucinations, dont l'existence n'est pas plus surprenante que celle des idées fixes chez les aliénés et les personnes raisonnables.

Dès leur manifestation première, les hallucinations de Jeanne d'Arc sont tirées de sa grande mission, qui a pour objet de sauver le roi et de délivrer la France du joug des Anglais. Jamais elles ne dévient de cette voie, pendant leur durée qui est de près de sept ans; ce sont ces mêmes accents qu'elles font entendre sur le bûcher, au moment où la libératrice de la France va expirer dans les flammes. Rien de ce sot et trivial orgueil, de ces ridicules persécutions et vexations, données par M. Lélut, comme le critérium des visions et des conditions chez les hallucinés d'en haut comme chez les hallucinés d'en bas. Les hallucinations de Jeanne sont l'expression des plus nobles sentiments de l'humanité, de ceux pour lesquels tant de martyrs n'ont cessé de verser leur sang. Aucune idée superstitieuse n'exerce d'influence sur leur production, et lorsqu'on veut mêler l'action des fées à ses hallucinations, elle répond que ses voix sont venues là comme en beaucoup d'autres lieux, qu'elle ignore si les fées sont de mauvais esprits ; mais ce qu'elle sait, c'est que ses voix sont de Dieu. Les conseils qu'elles ne cessent de lui donner soit dans la guerre, soit à la cour, soit dans son procès, annoncent une haute et puissante raison, un bon sens remarquable, un esprit plein de sagacité, de modestie, et ne démentent jamais l'idée religieuse avec laquelle elle fit ses miracles comme d'autres les ont faits avec l'idée patriotique. Quand les revers commencent, qu'elle s'abandonne au désespoir, qu'elle a son heure de défaillance, elle répond qu'en tous lieux où elle a été repoussée, elle n'y est pas allée par le conseil de ses voix, mais à la requête des gens d'armes ; que ses voix l'ont dissuadée du saut de Beaurevoir, et que la peur du feu les lui a fait renier, mais qu'elle en a grand regret et qu'elle préfère la mort.

Les hallucinations de Jeanne n'ont aucun de ces caractères d'opiniâtreté, de mobilité, d'étrangeté, de transformation, etc., que nous avons observés dans celles des insensés ; elles ne pouvaient revêtir d'autres signes sensibles que ceux propres aux sens par lesquels nous arrivent toutes les impressions, mais les sensations qu'elles déterminent sont naturelles. La vierge française n'en est pas assaillie jour et nuit ; les figures viennent à certains moments et surtout quand elle les appelle ; elles ne se rapetissent ni ne grandissent énormément, ne se montrent point par parties ; les voix ne se font pas entendre dans l'épigastre, par le côté, etc. Ses hallucinations ne sont ni puériles ni absurdes comme elles se montrent chez les aliénés ; elles ne se contredisent pas ; elles sont, au contraire, en concordance parfaite avec la grandeur de la mission. Elles n'offrent ni ces changements de personnes et de choses qu'on note à chaque instant dans la folie, ni cette indécision, ni cette confusion dans les idées que produisent à la longue les fausses sensations. Jamais les visions et les auditions de l'héroïque jeune fille ne sont entachées des croyances erronées du temps, telles que celles du diable, de la sorcellerie, de la magie, de la féerie, etc. Son esprit, malgré la persévérance, la fréquence et la durée des hallucinations, ne perd aucune de ses qualités, et il est aussi apte à la fin de son existence qu'au début de sa carrière militaire, à con-

duire une entreprise importante, fait complétement en opposition avec ce que l'on constate chez les fous. Enfin, l'on ne
découvre chez Jeanne nulle trace de ces conceptions délirantes
qui sont l'apanage des monomanes.

La conclusion qui ressort de l'examen comparatif de ces
deux ordres de faits, c'est que les hallucinations de Jeanne
d'Arc ne sauraient être comparées à celles des aliénés. En les
appelant physiologiques, à défaut d'une meilleure expression,
nous entendons dire qu'elles se sont toujours produites avec
l'intégrité de la raison, et qu'elles doivent être considérées
comme le plus haut degré de la représentation mentale, sous
l'influence de stimulants puissants mais normaux.

Nous venons d'exprimer notre opinion et notre conviction
sur les visions de Jeanne, il nous reste maintenant, avant de
passer aux faits du deuxième ordre, c'est-à-dire aux révélations des objets hors portée, des secrètes pensées de certaines
personnes, de l'avenir, à résumer les principales objections
invoquées contre la Pucelle pour la déclarer aliénée.

Les partisans de cette opinion ont prétendu qu'elle avait des
extases secrètes que favorisait sans doute l'absence fréquente
de tout écoulement menstruel. De bonne heure, à un penchant
pour la mélancolie, elle joignait les inclinations d'un autre
sexe. On a avancé qu'elle parlait aux fées auprès des fontaines.
Ses apparitions, dont elle était convaincue, l'engagèrent dans
ses audacieuses entreprises. Son confesseur, le P. Richard,
lui procurait des visions, lui donnait des extases. Dans sa course
pour se rendre au camp du roi, elle fait par ses détours plus de
cent cinquante lieues en onze jours, et plusieurs fois ses conducteurs la crurent folle. Tous ses actes, quelque grands qu'ils
fussent, s'accomplirent, dit M. Calmeil, sous l'influence d'une
folie sensoriale, mais pour ce coup, il arriva qu'en prenant des
erreurs de l'imagination et du jugement pour des faveurs
célestes, on sauva un royaume en fondant un beau nom (1).
Au point de vue où ce médecin distingué s'est placé, relativement à la Pucelle, proclamée par lui une théomane, il devait
signaler l'imitation contagieuse de sa maladie parmi les per-

(1) Calmeil, *De la folie*, etc., t. I, p. 130. — Postel, *mém. cité.*

sonnes de son sexe. Il en cite trois exemples. Nous nous contenterons de faire observer que l'histoire a démontré que nulle comparaison n'est possible entre Jeanne et ces trois aventurières. Quant aux allégations que nous venons d'énoncer, elles ont été suffisamment réfutées dans une foule de paragraphes de ce travail, nous ne nous y arrêterons pas davantage.

Discutons maintenant les révélations par lesquelles il arrivait à la vierge de Domrémy tantôt de percevoir des objets hors de la portée de ses sens, tantôt de connaître les plus secrètes pensées de certaines personnes, tantôt de discerner et d'annoncer l'avenir. Dans mon opinion, dit M. Quicherat, les documents fournissent, pour chacune des trois révélations qui viennent d'être énoncées, au moins un exemple, assis sur des bases si solides, qu'on ne peut les rejeter, sans rejeter même le fondement de l'histoire (1).

Il est certain que les faits que nous allons maintenant examiner, qui ont, il est vrai, leur garantie dans l'autorité, l'instruction des personnages contemporains, et sont également admis par M. Quicherat, critique consciencieux, éclairé et nourri des doctrines philosophiques de notre temps, ne présentent plus les éléments de certitude des hallucinations; mais si l'interprétation de ces faits est plus difficile, si même, pour beaucoup de gens, elle ne repose sur aucune donnée scientifique, est-ce une raison pour les considérer comme des symptômes de folie et déclarer insensée l'héroïne chez laquelle on les a observés?

Cette opinion ne saurait être la nôtre, car on peut expliquer cet ordre de faits, par l'action de la force nerveuse de l'homme sur l'homme et les divers états qui sont les suites de sa surexcitation, parmi lesquels l'extase des personnes religieuses ne saurait figurer comme une affection mentale, lorsqu'elle ne dépasse pas certaines limites.

Les phénomènes de l'extase ainsi circonscrits méritent une attention sérieuse. « L'histoire, dit M. H. Martin, et nous ajoutons l'observation, constatent qu'ils sont de tous les temps

(1) J. Quicherat, *Aperçus nouveaux sur l'Histoire de Jeanne d'Arc*, p. 61, 62. Paris, 1850.

et de tous les lieux; les hommes y ont toujours cru; ils ont exercé une action considérable sur les destinées du genre humain; ils se sont manifestés non pas seulement chez les contemplatifs, mais chez les génies les plus puissants et les plus actifs, chez la plupart des grands initiateurs. Si déraisonnables que soient beaucoup d'extatiques, il n'y a rien de commun entre les divagations de la folie et leurs visions; ces visions peuvent se ramener à certaines lois; les extatiques de tous les pays et de tous les siècles ont ce qu'on peut nommer une langue commune, la langue du symbole, dont la langue de la poésie n'est qu'un dérivé, langue qui exprime à peu près constamment les mêmes idées et les mêmes sentiments par les mêmes images; c'est une similitude que nous retrouvons dans les hallucinations compatibles avec la raison chez les personnages providentiels. L'extase, dans ces cas, est une exaltation prodigieuse des puissances morales et intellectuelles, d'où jaillissent les révélations intérieures de cette personnalité infinie qui est en nous et qui, parfois, chez les meilleurs et les plus grands, manifeste par éclairs des forces latentes, dépassant presque sans mesure les facultés de notre condition actuelle. » Cette opinion est, quant au fond, celle qui a été émise précédemment par le judicieux auteur de *La médecine et les médecins*, le savant M. Peisse.

On ne saurait contester que pour ceux qui croient à l'immortalité de l'âme, à une religion révélée, il doit y avoir des aspirations de toute nature vers le monde invisible, et que ces aspirations ont mille formes et mille expressions différentes. Dans les moments de méditations religieuses où l'âme, abîmée dans le recueillement, ne tient plus à la terre et semble s'élancer vers le ciel, il s'établit comme une sorte de courant entre les deux mondes; une joie immense enivre le contemplatif; les consolations qu'il reçoit l'élèvent au-dessus de toutes les misères de la vie; nul revers ne peut l'abattre, nul coup ne peut le frapper; et, dans cet élan vers l'infini, la mort, au lieu d'inspirer aucune frayeur, est regardée comme le dégagement des liens de ce monde. Dans de pareilles situations d'esprit, les harmonies intellectuelles doivent faire entendre des sons inénarrables; mais jamais les hommes religieux, et même les philosophes éclairés, ne considéreront ces états comme des dérangements de l'esprit.

Citons quelques-uns des principaux exemples des diverses révélations de Jeanne d'Arc.

La jeune fille des champs, disent les chroniques, reconnut Charles VII au milieu de sa cour ; ce qui eut lieu, suivant elle, par le conseil de ses voix. La reconnaissance d'une personne inconnue, d'une position élevée, à laquelle on pense sans cesse, peut d'abord se faire à l'aide de portraits, de pièces de monnaie, de descriptions ; mais elle se lie aussi à une disposition particulière de l'esprit, à une sorte d'impressionnabilité sensitive, peut-être à un rayonnement de la force nerveuse qui tout à coup vous fait dire : Le voilà, c'est lui ! Ce pressentiment de la réalité des personnes a été tant de fois constaté, qu'il faut bien l'admettre. C'est une des manifestations de la sensibilité générale (émotivité du docteur Cerise), mais qui n'a rien de surnaturel.

La communication intime par laquelle Jeanne gagna la confiance de Charles VII est d'une nature plus délicate, quoiqu'elle puisse être, jusqu'à un certain point, justifiée. Les récits contemporains, qui ne diffèrent que par la tournure, apprennent que Jeanne, en abordant le roi, lui répéta une prière mentale qu'il avait faite peu de temps auparavant, demandant à Dieu que, s'il était le légitime héritier du royaume, cela lui fût manifesté par un secours inespéré, ou qu'autrement son parti était pris de se retirer en Espagne ou en Écosse. Il est indubitable que le secret de Jeanne d'Arc se rapportait à la prière mentale du roi ; mais a-t-elle répété les propres paroles de Charles VII ? Il suffit qu'un intime rapport de sens entre la communication de Jeanne et l'objet de la prière ait existé, pour que le roi se soit trouvé convaincu.

Charles VII n'était pas le seul qui s'inquiétât de sa douteuse légitimité. Le bruit des déportements d'Isabeau de Bavière avait pénétré jusque dans le dernier hameau du royaume.

La France perdue par une femme sera sauvée par une femme, prouve quelle proportion le rôle d'Isabeau avait pris dans la pensée populaire et combien Jeanne en était *préoccupée.* Il devient alors très naturel qu'elle se soit demandé si

Charles VII était bien l'héritier de saint Louis ; s'il était le vrai roi au nom duquel on devait chasser l'étranger, et que ses voix aient répondu affirmativement à cette question décisive (1).

On lit dans la *Chronique des Frères-Mineurs* (liv. VIII, chap. 17) : « Frère Gilles estant à la porte, le roi saint Louis et lui s'agenouillèrent en terre et s'embrassèrent très estroitement l'un et l'autre. Après avoir ainsi demeuré quelque temps, ils se séparèrent en silence, sans s'entredire une seule parole. Les religieux s'en troublèrent fort. A cela frère Gilles leur répondit : Mes frères, ne vous mettez point en peine et ne vous estonnez point, si vous ne m'avez vu parler à ce roi ni luy à moy ; car, quand nous nous sommes embrassés, la divine lumière nous a manifesté l'intérieur de nos cœurs, me *révélant le secret du sien et à luy celuy du mien* ; nous avons parlé ensemble tant que nous avons voulu, avec une extrême consolation d'esprit, sans aucun bruit de paroles, lesquelles nous eussent plus empesché qu'aidé, à cause de la douceur que sentaient nos âmes. » On pourrait citer de nombreux faits de ces intuitions respectives chez les personnes qui vivent dans une étroite communauté de sentiments et d'idées.

Il y a d'ailleurs, dans notre histoire, des faits analogues. A deux reprises différentes, des personnes très simples, très désintéressées, ont cru voir leur apparaître des êtres célestes dont elles recevaient l'ordre d'aller faire une certaine confidence au roi régnant. Après avoir accompli leur mission, malgré sa difficulté, elles furent congédiées avec toutes les marques de la considération. Le premier de ces hallucinés est un maréchal ferrant de Salon, en Provence, qui fut reçu par Louis XIV, à Versailles, en 1699 ; son histoire est racontée par Saint-Simon, qui convient de l'impossibilité d'y trouver une explication rationnelle (2). Le second est un laboureur des environs de Chartres, nommé Martin, que Louis XVIII ne permit d'introduire auprès de lui qu'après l'avoir soumis pendant six semaines à l'observation de Pinel et Royer-Collard, qui

---

(1) Henri Martin, *Jeanne Darc*, p. 322. Paris, 1857.
(2) *Mémoires de Saint-Simon*, chap. 68.

constatèrent la parfaite santé de corps et la sincérité d'esprit de cet homme (1).

La révélation de l'épée de Fierbois appartient à un autre ordre de perceptions, mais elle ne se présente pas, selon M. Quicherat, avec une moindre apparence de certitude que la précédente. Cet auteur, s'appuyant sur l'accent de la vérité qui est le propre des grandes âmes, déclare que, lorsqu'on a le procès tout entier sous les yeux et qu'on y voit de quelle façon l'accusée met sa conscience à découvert, alors c'est son témoignage qui est fort, et l'interprétation des raisonnements qui est faible.

Sans chercher à établir une identité forcée, entre ce fait et d'autres que possède la science, on ne saurait contester qu'il y a des états nerveux où l'œil de l'esprit, pour me servir de l'expression de Shakespeare, découvre des choses qui paraissaient complétement cachées. Un jeune homme que nous avons connu, sujet à des accès de somnambulisme naturel, remit à sa sœur une lettre qu'il avait écrite dans une de ses crises, en la priant de l'envoyer à la poste. Celle-ci se contenta de la placer sur une table de sa chambre qui formait la troisième pièce après l'appartement de son frère. Lorsqu'elle fut de retour, il lui manifesta son mécontentement de sa conduite, en lui désignant la chambre et le meuble où elle avait déposé la lettre. A son réveil, il ne se rappela aucune de ces circonstances.

Une autre fois, un de ses amis, maire de la commune, avait un procès très important avec un de ses voisins, pour une propriété. Le jeune somnambule dit une nuit : Un tel vient de perdre son procès à Paris, parce qu'il lui manquait un renseignement; s'il avait pour expert M..., il gagnerait en appel. Le lendemain, le maire, auquel on avait communiqué la révélation du somnambule, reçut une lettre qui l'informait du mauvais résultat de son affaire. Il se rendit immédiatement à Paris, interjeta appel, prit pour expert la personne nommée et gagna définitivement son procès.

Nous ne tirons aucune conclusion de ces deux faits, nous

(1) Quicherat, *Aperçus nouveaux*, p. 67 et 68.

les avons rapportés comme spécimen de la force nerveuse et de la variété de phénomènes auxquels elle peut donner lieu. Nous renvoyons, d'ailleurs, aux nombreuses observations de ce genre publiées par les docteurs Abercrombie, Macnish, etc., et dont plusieurs ont été traduites dans ce livre.

Passons maintenant aux faits de prescience, de pressentiment, d'exercice de la volonté à distance, etc., et examinons-les d'après nos connaissances actuelles.

Dans l'une de ses premières conversations avec Charles VII, Jeanne annonça qu'en opérant la délivrance d'Orléans elle serait blessée, mais sans être mise hors d'état d'agir; ses saintes le lui avaient dit, et l'événement lui prouva qu'elles ne l'avaient pas trompée. Nul doute ne saurait être élevé contre l'authenticité de ce fait; il est établi par la lettre de l'ambassadeur flamand, écrite le 12 avril et consignée dans les archives du pays, qui rapporte non-seulement la prophétie, mais la manière dont elle s'accomplira. La blessure eut lieu le 7 mai 1420.

À moins de nier les témoignages d'un grand nombre d'hommes honorables, il faut bien reconnaître qu'il existe plus d'un exemple de ces pressentiments. Montluc rapporte, dans ses mémoires, que la veille de la mort de Henri II, dans ce malheureux tournoi, et la nuit même qui précéda le coup fatal, étant chez lui, en sa Gascogne, dans son château qu'on voit encore aujourd'hui entre Nérac et Agen, il eut un songe qui lui représentait, avec toutes sortes de circonstances frappantes, son roi mort et tout saignant; il s'éveilla éperdu, la face tout en larmes, disant aussitôt son pronostic à sa femme, et le matin à plusieurs amis (1).

Comme ces observations ont un véritable intérêt dans la question qui nous occupe, nous en citerons quelques autres.

Le maréchal de Soubise raconta devant Louis XIV que, causant un jour dans son cabinet avec une dame anglaise, il vit tout à coup, sans aucune provocation extérieure, cette dame pousser un grand cri, se lever pour partir et venir tomber sans connaissance à ses pieds. Plein de surprise et de trouble, le duc de Soubise agite les sonnettes. Les domestiques accourent, on s'empresse autour de la personne évanouie qui recouvre

(1) Messire Blaise de Montluc, *Moniteur universel*, 30 octobre 1854.

bientôt le sentiment, mais non la tranquillité. « N'entravez pas mon départ, dit-elle avec exaltation au maréchal qui s'efforce en vain de la rassurer, c'est à peine si j'aurai le temps de mettre ordre à mes affaires avant de mourir. »

Elle rappelle alors à M. de Soubise, le don de divination dévolu à sa famille : homme ou femme, chacun de ses membres a pu, heure pour heure, annoncer un mois à l'avance le jour de sa fin. Elle ajoute qu'au milieu de la conversation qu'elle vient d'avoir avec M. de Soubise, son propre spectre lui est apparu dans la glace placée devant elle. Elle s'est vue enveloppée d'un suaire et recouverte d'un drap noir parsemé de larmes blanches ; à ses pieds s'ouvrait un cercueil.

Un mois après cet accident, M. de Soubise apprit, par une lettre de faire part, que cette destination mystique avait reçu du sort sa consécration.

M. le docteur Michéa a relaté, dans son ouvrage, l'épisode suivant :

Un gentilhomme breton, nommé de la Courtinière, en se promenant dans un jardin, est saisi de la pensée de son frère qui, depuis plusieurs années, a mystérieusement disparu. Son ombre sanglante lui apparaît tout à coup, lui fait signe de le suivre et s'arrête au cellier de l'habitation où elle s'évapore. Voyant dans le lieu même où le fantôme l'a conduit, le théâtre de l'assassinat, la Courtinière y fait faire des fouilles. Le cadavre est découvert, le crime puni et le pressentiment réalisé.

M. le docteur Ferrus a cité à M. Delasiauve l'observation d'une dame extatique qui s'écria dans un accès : « Oh ! le pharmacien d'à côté, comme il est étrange sous cet accoutrement ! Où va-t-il donc avec sa robe de chambre chamarrée ? » A ce moment même, la personne désignée venait, sous le costume décrit, et, après avoir traversé la rue, d'entrer dans une maison voisine, sans que, du lieu où elle était alors placée, la malade eût aucune possibilité de l'apercevoir.

M. Delasiauve remarque qu'en admettant l'exactitude des détails de l'anecdote du duc de Soubise, l'hérédité joue un rôle important dans les affections nerveuses. La dame anglaise était évidemment en proie à une crise hystérique pendant laquelle la préoccupation de sa fatale prédestination de famille

prit en quelque sorte un corps, et se convertit en scène lugubre. Ne doutant pas du sort qui l'attendait inévitablement,
subjuguée par cette croyance irrésistible, elle hâta ainsi elle-
même l'instant de la catastrophe.

M. Michéa fait observer à son tour, relativement à la Courtinière, que la préoccupation a enfanté le soupçon, le soupçon
l'ombre et l'ombre la révélation.

Les explications scientifiques, rationnelles, ont une grande
valeur, mais nous croyons fermement aussi que la nature
montre par des rapprochements incontestables qu'on ne saurait assigner d'immuables bornes aux manifestations de la
sensibilité. Quel inégal partage, par exemple, dans le pouvoir
d'action et de finesse de nos sens ! L'oreille du sauvage, l'œil
du paysan des Indes occidentales, perçoivent les sons ou distinguent les formes à d'énormes distances. Et le flair des animaux
si supérieur à l'odorat de l'homme, et leur discernement incomparable dans le choix des aliments ! A l'approche d'un orage
ou d'un ennemi, ne les voit-on pas s'inquiéter, frémir, chercher instinctivement une retraite, s'y réfugier et s'y blottir ?
Jusqu'aux oiseaux qui, devinant la tempête, plient par avance
dans leurs nids, suivant la poétique expression de l'Écriture :
« leurs ailes agitées d'angoisses. » Qui dira la raison de ces
attractions ou de ces répugnances nées d'un seul regard, de
ces flammes sympathiques qu'une imperceptible étincelle
allume, de ces visions, pour ainsi dire surnaturelles, de ces
signes indécomposables qui, dans une femme inconnue, vous
obligent à reconnaître l'idole secrète de vos pensées ?

M. Delasiauve, quoique pénétré de l'utilité de l'observation,
pense que l'hypothèse du sens intime, que nous appellerions
l'intuition, rend compte de ces révélations spontanées, de
même que l'instinct éclaire l'animal, sans le concours de la
réflexion. Plus loin, il ajoute : Entre certains individus, liés par
d'étroites affinités, telles que la consanguinité, l'amour, l'habitude, il peut se développer respectivement des effluves mystérieux, équivalant à des communications magnétiques (1).

_____

(1) Delasiauve, *Considérations diagnostiques sur les pressentiments* à propos
d'un mémoire de M. Droste (*Allgemeine Zeitschrift fur Psychiatrie*, u. w.
juillet 1855.) *Gazette hebdamadaire*, p. 489 et 505. 1856.

C'est la doctrine de l'influence de l'homme sur l'homme à laquelle nous rapportons tous ces faits extraordinaires.

Nous sommes du nombre de ceux qui croient à la réalité des faits extraordinaires bien constatés, que des auteurs dignes de foi et des savants de notre époque attribuent à Jeanne d'Arc; au lieu d'en chercher l'explication en dehors de nous-même, nous la rapportons à cette force nerveuse dont les lois ne nous sont pas encore connues, mais qui se manifeste à chaque instant par ses phénomènes admirables. Or, si, comme nous l'admettons, Dieu suscite, dans certaines occasions solennelles des envoyés qui sont l'incarnation des idées et des besoins de l'époque, il ne faut pas oublier que ces envoyés sont des hommes, et qu'ils doivent accomplir leur mission avec les moyens qui sont en eux; sous l'influence du souffle qui les agite, leurs facultés acquièrent le plus haut degré de développement, des propriétés rudimentaires prennent des proportions considérables, il se passe alors dans cet autre ordre de choses, ce qu'on observe quand un homme crée un chef-d'œuvre ou fait une grande découverte. En adoptant cette explication pour les pressentiments de Jeanne, nous réservons les droits de la raison, sans atténuer la grandeur de l'œuvre.

Il ne nous reste plus qu'à présenter quelques considérations sur les prédictions de Jeanne, qu'on a aussi nommées ses prophéties. Ces prédictions, dit M. Quicherat, étaient toutes au service de son pays et portaient sur des faits précis et d'une réalisation prochaine. En observant leur nature, la raison pourra n'y voir que les événements annoncés par un génie qui, sans se l'avouer, portait en soi la force de les produire. Dégagées de leur expression mystique, elles reviennent effectivement à des pronostics de politique ou de stratégie, comme en ont fait, dans tous les temps, les hommes d'État supérieurs et les grands capitaines. Si elles se présentent dans l'histoire avec un caractère d'infaillibilité qui dépasse la mesure humaine, c'est parce qu'on n'a enregistré que celles qui se sont accomplies; mais, comme dans le récit des événements propres à Jeanne, on a pu s'assurer que maintes choses qu'elle a prédites ne sont pas arrivées, il s'ensuit que le merveilleux de son instinct prophétique est corrigé par la diversité de ses effets

(Quicherat.) — Il ne faut pas non plus oublier que ces envoyés de Dieu ne cessent pas d'être des hommes, et, selon la remarque de M. Henri Martin, les hommes d'un certain temps et d'un certain lieu. Les éclairs sublimes qui leur traversent l'âme n'y déposent pas la science universelle et la perfection absolue. Dans les inspirations le plus évidemment providentielles, les erreurs qui viennent de l'homme se mêlent à la vérité qui vient de Dieu. L'être infaillible ne communique son infaillibilité à personne.

Nous voici arrivés au terme de ce travail, nous n'avons plus qu'à formuler notre opinion, en l'appuyant de considérations plus détaillées sur certains points.

Quelles que fussent nos croyances relativement à la haute origine de l'œuvre de Jeanne d'Arc, nos études et notre raison devaient nous porter à rechercher dans les lois qui régissent la nature humaine ou dans les phénomènes du système nerveux constatés, mais non encore expliqués, l'interprétation des faits extraordinaires observés chez la libératrice de la France.

C'est la marche que nous avons suivie.

Il est, en effet, incontestable pour nous que si le surnaturel doit être admis par l'homme religieux, on ne saurait le faire intervenir, sans de graves inconvénients, dans les événements de ce monde. Tout annonce que Dieu a soumis les faits de l'ordre physique comme ceux de l'ordre moral à des lois invariables, et qu'il ne permet pas qu'on s'en écarte, même dans l'accomplissement des grandes missions dont il charge ses privilégiés.

C'est avec cette conviction que nous avons essayé de nous rendre compte des voix et des révélations de Jeanne d'Arc, au moyen de la représentation mentale, en essence dans l'humanité, et de la force nerveuse, qui est la génératrice de tous les états physiques nécessaires aux manifestations multiples de la pensée.

Il en résulte que les voix et les révélations de la Pucelle d'Orléans sont devenues pour nous des hallucinations physiologiques et des phénomènes de la force nerveuse, sans qu'aucun de ces deux états fût entaché de folie. Cette distinction ne nous paraît pas plus arbitraire que celle qui est faite entre les idées fixes des personnes raisonnables et celles des aliénés.

Les caractères que nous avons regardés comme établissant la normalité de ces états, ont été longuement décrits, il suffira d'insister sur quelques points.

La concentration de l'esprit sur un sujet d'où va sortir une grande idée, une découverte admirable, une création sublime, amène l'isolement complet du monde extérieur, l'insensibilité à la douleur, la perte de la mémoire, les actes les plus bizarres. Celui-ci ne s'aperçoit pas qu'il vient de se blesser; celui-là reste immobile, les yeux fixes, n'entendant rien; enfin, un des plus grands génies de l'antiquité ne voit pas l'épée levée qui va le tuer. Il y a donc, sous l'influence d'une méditation profonde, des états nerveux qui vous donnent l'aspect d'êtres singuliers, étranges, extatiques, quoique l'imputation de folie ne puisse être adressée à ceux qui les éprouvent. On peut dicter six lettres à la fois, sans que l'attention soit distraite; il n'en est plus ainsi lorsqu'on est à la recherche de l'idéal, c'est-à-dire d'une conception qui réalise, autant que possible, le type qu'on a dans l'imagination.

Cette contention prolongée de l'esprit est éminemment favorable à la production de l'hallucination, aussi est-ce dans ces moments que les personnages historiques ont leurs révélations. M. Amédée Thierry, dans ses curieux *Récits de l'histoire romaine au Ve siècle*, raconte que saint Séverin, l'apôtre du Norique, retiré dans sa cellule, vit entrer des soldats ruges qui allaient chercher du service en Italie. L'un d'eux était de si haute taille qu'il ne put franchir le seuil qu'en baissant la tête. C'était, continue l'historien, un homme assez jeune, d'un air martial, et dont la physionomie intelligente et hardie contrastait avec son misérable accoutrement de peaux de moutons sales et déchirées. « Tu es grand et pourtant tu grandiras encore, lui dit Séverin, en fixant sur lui un de ces regards qui semblaient percer l'avenir. » Le barbare recueillait avec avidité les paroles du saint, comme si elles eussent répondu à une consultation intérieure, et il tressaillit quand celui-ci ajouta en le congédiant : « Poursuis ta route, va en Italie sous les peaux grossières qui te couvrent; le temps n'est pas loin où le moindre des cadeaux que tu distribueras à tes amis vaudra mieux que tout le bagage qui fait maintenant ta richesse. » Ce soldat s'appelait Odoacre, fils d'Edecon. Il rejoignit ses compagnons de voyage et se dirigea plein de joie vers l'Italie, conservant dans le secret de son cœur, comme un gage assuré de sa fortune, les paroles d'un prophète que l'événement n'avait jamais démenti (1).

Dans ce cas, c'est la pensée qui pénètre dans l'avenir; dans un autre, c'est l'œil qui aperçoit le signe de la croix au milieu des airs. Mais, chez saint Séverin comme chez le grand Constantin, la raison est intacte; comme elle l'est dans mille exemples semblables et en particulier dans le suivant :

« Madame de Chantal, après avoir perdu son mari dans un accident de chasse, luttait depuis longtemps contre l'opposition de sa famille pour entrer en religion, lorsqu'une circonstance singulière vint mettre fin à ses perplexités. Un jour qu'elle parcourait à cheval son domaine, elle eut une vision étrange : Un ecclésiastique lui apparut, et en même temps une voix lui disait : « Voilà le guide bien-aimé de Dieu et des hommes, en qui tu dois reposer ta conscience. » Or, ce prêtre inconnu que sa pensée lui représentait sans cesse, madame de Chantal le retrouva trois années plus tard, trait pour trait, dans saint François de Sales ; ni l'hallucination de la jeune veuve, miracle qu'explique le cours habituel de ses pensées, ni plus tard la complaisance de sa mémoire, n'ont rien qui nous surprenne : l'intimité sainte qui s'établit bientôt entre le confesseur et la pénitente, fut la suite naturelle d'un incident où l'un et l'autre virent la main de Dieu (2).

Les adversaires de l'hallucination physiologique soutiennent qu'il y a une différence énorme entre la sensation visible pour tous et celle dont l'halluciné a seul la perception; l'objective est réelle, affirment-ils, la subjective est un jeu de l'imagination, un symptôme de maladie. Sans revenir sur la théorie de

_____

(1) *Revue des Deux-Mondes*, 15 novembre 1860, p. 362.
(2) Madame de Chantal, *Lettres inédites ou déjà publiées de la sainte mère Jeanne-Françoise Fremiot, baronne Rabutin Chantal, dame de Bourbilly, fondatrice de l'ordre de la Visitation Sainte-Marie*, publiées d'après les textes originaux, annotées et précédées d'une introduction par Ed. de Barthélemy, auditeur au conseil d'État. (*Moniteur universel* du 11 août 1860.)

la représentation mentale et de l'identité de la sensation, de la conception et de l'hallucination, il y a les faits de Talma, de Gœthe, de Balzac et de beaucoup d'autres personnages qui avaient des hallucinations à volonté et parmi lesquels plusieurs composaient d'autant mieux que leurs pensées avaient pris des formes plastiques. Il y a aussi les hallucinations de madame de Chantal, de la vicomtesse d'A..., etc., et les observations pleines d'intérêt de M. Renaudin. On peut donc répondre à l'objection précédente que la perception subjective peut exister avec l'intégrité de la raison, soit parce que l'individu a la conscience du phénomène, soit parce qu'elle est conforme à une croyance qui fait partie de la raison commune, soit par suite d'une modification dans la vitalité de l'organe, qui supplée à l'absence de l'agent extérieur; ce second ordre d'idées est d'une telle importance que nous devons nous y arrêter quelques instants.

Il est évident que si l'on nie tout ce qui ne tombe pas sous les sens, la vision n'a pas sa raison d'être et doit être envisagée comme une erreur de l'esprit; mais si l'on admet l'existence d'un monde moral composé d'êtres immatériels ou d'esprits, si la conviction à ce monde invisible est complète, si l'on croit, avec notre savant confrère et ami Pidoux, qu'il est plus immuable et plus certain que l'ordre des faits matériels, la vision ne sera plus alors rangée parmi les symptômes de la folie, et rien ne s'opposera à ce que celui qui l'aura contemplée croie à sa réalité.

Ces visions parmi les personnes religieuses ne sont pas rares de nos jours, et il en est plus d'une qui abandonne le monde, parce que le Seigneur l'a appelée à lui d'une manière sensible. Ce fut à la suite d'une apparition de la Vierge qu'un grand prédicateur, mort récemment, et qui avait fait ses preuves de capacité dans des fonctions élevées, quitta la vie laïque pour se faire prêtre, donnant dans sa nouvelle profession l'exemple de toutes les vertus. J'ai soutenu depuis longtemps que les hommes qu'enthousiasmait une grande idée, qui sacrifiaient tout à sa réalisation, avaient souvent l'hallucination pour auxiliaire de leur idéal, croyaient à une étoile qui les dirigeait, entendaient une voix intérieure qui leur criait sans cesse : Marche, marche... Cette opinion ne doit pas seulement s'entendre du passé, comme on l'a prétendu, mais encore du présent et de l'avenir. Aussi n'hésité-je pas à dire que toutes les fois que le monde sera en travail de quelque grand événement, d'une transformation considérable, on verra apparaître, suivant l'expression de Carlyle, des messagers du mystérieux infini.

Aux époques où les croyances religieuses étaient généralement répandues, l'hallucination physiologique se retrouvait partout, dans l'église, le cimetière, la maison, la rue; c'est à tort qu'on m'a fait dire que je l'avais réservée pour les personnages célèbres, tandis que je laissais aux gens de bas étage l'hallucination pathologique. Voici comme je me suis exprimé à ce sujet dans la deuxième édition de mon ouvrage, p. 489 : « Rois, généraux, soldats, peuples, tels sont les témoins des apparitions quotidiennes du moyen âge. » Une observation, prise au hasard, celle du paysan Jésus, rapportée par Flavius Josèphe (p. 364), montre que je n'ai fait d'exception pour personne.

Une dernière critique est celle relative aux erreurs scientifiques. Aussi, pour n'en citer qu'un exemple, on n'a pas seulement attaqué Socrate au point de vue de la raison à cause de ses voix, mais on lui a également reproché comme un signe de folie la pensée d'agir sur ses amis à distance et par l'intermédiaire de quelque fluide, comme on le dirait aujourd'hui. Mais à ce titre, on proclamerait fous tous ceux qui, de nos jours, croient aux merveilles du magnétisme. Une fausse théorie, suivant l'observation de M. Donné, ne constitue pas un genre de folie, et l'on peut dire que la prétention de Socrate était une théorie erronée. Sans contester cette remarque, nous ferons observer qu'il n'est aucunement démontré que l'homme ne puisse agir sur l'homme par le regard, le geste, la parole, le toucher, ainsi que nous en avons rapporté des exemples, et comme l'ont cru des savants tels que Cuvier, Humboldt, Arago.

Ces remarques ne sont pas précisément applicables à Jeanne d'Arc, mais le fussent-elles, elles constitueraient simplement une erreur ; et encore cette proposition est-elle contestable, car les phénomènes magnétiques du deuxième ordre, ceux qui ne sont pas en contradiction avec la physiologie, peuvent se concevoir par l'action de la force nerveuse. Il est certain pour nous que l'état d'un individu qu'on rend insensible et auquel on fait confesser ses plus secrètes pensées (1), n'est pas plus extraordinaire que celui d'une personne qui sent tout à coup son esprit grandir, embrasser de nouveaux horizons, triompher de tous les obstacles, combiner en un instant le plan jusqu'alors impossible, ou apercevoir l'idée créatrice qui l'immortalisera.

Les conclusions à tirer de cette longue étude, sur laquelle nous nous sommes arrêté à dessein, peuvent être maintenant établies.

Les voix, les visions, les sensations du toucher et de l'odorat de Jeanne d'Arc sont de véritables hallucinations, identiques en essence à celles des aliénés.

Cette identité est semblable à celle des idées fixes chez les hommes de génie et les fous.

Mais si leurs manifestations sont les mêmes dans les deux cas, leurs caractères, leur logique, leur marche, leur terminaison établissent entre elles des différences tranchées.

L'hallucination physiologique est constamment en rapport avec la pensée dominante, l'idée mère, l'idéal; elle en est l'écho, l'auxiliaire, le stimulant qui décide le succès. Quelle que soit sa durée, elle a la même force au début qu'à la fin, et elle ne trouble pas la raison.

L'hallucination pathologique, au contraire, a pour origine les causes les plus diverses et les plus fausses; elle est presque toujours associée à une conception délirante. Elle invoque les motifs les plus erronés et les plus contradictoires. Presque toujours elle est empreinte d'une terreur puérile, ou bien elle se fonde sur une exagération ridicule. Elle présente des transformations singulières. Avec le temps, elle détermine la confusion des idées et l'affaiblissement de la raison.

Ces deux hallucinations ont leur point de départ dans la représentation mentale, qui existe chez tous les hommes, mais leurs caractères diffèrent, suivant que la raison est intacte ou troublée.

Les révélations par lesquelles Jeanne d'Arc arrivait tantôt à

(1) Demarquay et Giraud-Teulon, *Mémoire sur l'hypnotisme*, 1860.

percevoir des objets hors de la portée des sens, tantôt à connaître les plus secrètes pensées de *certaines* personnes, tantôt à discerner et annoncer l'avenir, ne sauraient être placées sur la même ligne que les hallucinations. Elles sont, d'ailleurs, loin d'avoir la fréquence des voix, elles représentent au plus trois ou quatre faits, qui ne se sont produits, chacun, qu'une seule fois. Mais si elles ne reposent plus sur des données scientifiques comme les hallucinations, si même elles sont rejetées par beaucoup de personnes, elles peuvent encore trouver leur explication dans des états qu'on observe fréquemment, parmi lesquels l'extase a une part importante, et qui se rapportent à ces variétés de phénomènes qui ont leur point de départ dans la force nerveuse.

Il ne faut pas perdre de vue que si, à certains moments, Dieu suscite des hommes providentiels qui sont l'incarnation des idées et des besoins de l'époque, ils agissent sous l'empire des lois naturelles qui gouvernent le monde, leur mission ne leur communique aucunement l'infaillibilité, et ils ne sauraient se soustraire aux faiblesses de l'humanité.

Enfin, si des erreurs scientifiques sont soutenues ou défendues par ces envoyés, elles constituent des théories erronées qui appartiennent au temps, mais elles ne sauraient être regardées comme des symptômes de folie (1).

A la vue d'une pareille œuvre, d'aussi grands résultats, obtenus par cette intelligence d'élite, qui pourrait encore comparer ses hallucinations avec celles des aliénés ? Nous pouvons donc, et cette fois avec plus d'autorité, répéter ce que nous

(1) L'appréciation que j'avais faite des hallucinations de Jeanne d'Arc dans la 1ʳᵉ édition de ce livre, a reçu l'approbation de plusieurs savants médecins étrangers et entre autres du recommandable docteur Ideler ; voici comment s'exprime sur ce sujet le médecin de la division des aliénés à l'hôpital de la Charité à Berlin : « L'importance de ces considérations qui peuvent nous servir de critérium pour distinguer la folie réelle des phénomènes insolites du génie, de l'exaltation morale, et qui doivent nous guider dans le cours de nos recherches, est encore plus évidente dans l'application que le médecin français fait des principes émis plus haut à la vie des personnages célèbres. Je lui emprunte la belle peinture qu'il nous a donnée de la Pucelle d'Orléans ». (K. W. Ideler.— *Versuch einer Theorie des religiosen Wahnsinn*, p. 30 et suiv., un vol. in-8°, Halle, 1848.)

écrivions dans la seconde édition de ce livre : « Un premier fait décisif, c'est que chacun de ces envoyés est le représentant, la personnification d'une de ces idées qui exercent une grande influence sur le monde. Leur mission est providentielle, ils agissent, poussés par une force invisible, ce qu'ils font, ils devaient le faire. Le royaume de France va périr, à peine reste-t-il au Dauphin une seule ville! A point nommé (ce fait est capital dans notre histoire), une jeune fille des champs, simple, naïve, vertueuse, apparaît; elle accomplit ce que n'avaient pu faire les plus vaillants guerriers, et le roi de France reçoit la couronne de ses mains. Le frein religieux, imposé depuis des siècles à l'esprit humain, est devenu trop pesant; des fautes graves l'ont rendu encore plus difficile à supporter; des bruits sourds, précurseurs de la tempête, grondent de toutes parts; la raison veut réclamer ses droits; les cohortes sont prêtes; elles n'attendent plus qu'un chef; il franchit enfin le seuil de son cloître, tenant en main le drapeau sur lequel est inscrit : Droit d'examen. — Mais la violence de ses attaques, les ruines qu'il amoncelle, la destruction dont il menace l'Église catholique, font naître la réaction. Du milieu des camps s'élance un soldat obscur qui, d'un coup d'œil d'aigle, embrasse le plan du réformateur, en saisit les parties vulnérables, dresse aussitôt le sien, et réédifie avec tant de succès l'édifice chancelant, que tous les efforts du protestantisme viennent se briser à ses pieds ! »

Nous avons déjà dit ailleurs que les hallucinations pures, sans aucune complication d'une des formes de la folie, nous paraissaient aussi rares que les monomanies vraies. Pour notre part, nous n'avons jamais rencontré d'hallucinés dont l'erreur fût tellement circonscrite, qu'en leur accordant leur idée, on les trouvât raisonnables sur le reste. Tous ceux que nous avons connus, tous ceux dont nous avons lu les observations dans les ouvrages des auteurs modernes, présentaient des signes qui dénotaient le trouble de leurs pensées, quelque précaution qu'ils prissent pour dérober aux autres l'état de leur esprit. Alternativement inégaux, bizarres, excentriques, sombres, misanthropes, indécis, irrésolus, apathiques, d'une gaieté folle, incapables d'exécuter le moindre projet, tenant des discours extraordinaires, ou se livrant à des actions inexplicables, en vain croyaient-ils par d'autres discours, d'autres actions en effet très raisonnables, échapper à l'œil de l'investigateur ; la blessure était toujours reconnue, semblable à ce cercle indélébile du sang noir, que l'œil exercé du blanc distingue malgré toutes les transformations.

On citera quelques faits très rares d'individus qui, avec une idée fausse, ont pu remplir des fonctions assez importantes ; nous ne les discutons pas, nous les admettons même sans contrôle ; mais ceux qui se trouvaient dans cet état en avaient plus ou moins la conscience ; ils veillaient sur eux, redoublaient de précaution et ne faisaient rien dans le sens de leur idée. Leur conduite était celle de tous ; aussi traînaient-ils plutôt l'idée à la remorque qu'ils n'étaient conduits par elle.

Faisons d'ailleurs observer que ces hallucinés n'étaient l'expression d'aucun besoin, les représentants d'aucune idée, les promoteurs d'aucun projet utile à leurs semblables. La plupart, pleins d'eux-mêmes, se croyaient appelés à réformer les hommes par des moyens ridicules ou sans proportion avec le but ; en vain développaient-ils leurs projets avec adresse, ils ne réussissaient qu'à en montrer la stérilité ou la faiblesse, et, quel que fût l'art avec lequel ils se drapassent, on apercevait toujours à travers les trous de leur manteau, l'orgueil, la vanité et la folie. En présence de ces différences, comment a-t-on pu établir un parallèle entre les organisations puissantes, créatrices et pleines de vie des premiers, et les natures débiles, plagiaires et sans force des seconds ? Ces deux classes d'hommes furent hallucinées, nous ne le nions pas ; mais, chez les premiers, les hallucinations furent compatibles avec la raison, tandis que chez les seconds, elles furent toujours plus ou moins compliquées de folie.

Si les observations que nous avons rapportées sont concluantes, si les raisonnements que nous en avons déduits sont justes, l'opinion qui a fait de Socrate, de Platon, de Numa, de Pythagore (1), de Pascal, de Georges Fox et de beaucoup d'autres

(1) Consulter un ouvrage très curieux, ayant pour titre : *Apologie pour les grands hommes soupçonnés de magie*, par M. Naudé, Parisien. — Amsterdam, 1712, 1 vol. in-12, p. 136.

personnages illustres, autant de fous hallucinés, doit être rejetée; la raison, au contraire, revendique ces grandes intelligences. — Ces conclusions sont si naturelles, qu'un médecin philosophe, dont le caractère et les talents lui ont concilié l'estime générale, après avoir fait de toutes ces illustrations, des visionnaires qu'on enfermerait aujourd'hui, en ajoutant ces paroles qui donneraient lieu à bien des commentaires : « Pour agir sur les masses, pour faire s'entre-choquer les peuples, pour ébranler, changer les croyances, pour creuser sur la face de la terre un sillon dont les siècles n'effacent pas l'empreinte, il faut penser, parler, se tromper, délirer comme les masses ; il faut affirmer, croire comme elles et plus qu'elles, être leur envoyé, leur prophète, pour qu'elles vous croient celui de Dieu, et qu'elles vous en donnent la puissance, » termine ce passage par ces mots : « Ce n'étaient pas des fous, si l'on veut, mais c'étaient des hallucinés comme il n'y en a plus et comme il ne peut plus y en avoir, des hallucinés dont les visions étaient les visions de la raison. »

Dans un autre ouvrage, l'auteur s'exprime ainsi : « D'après les degrés successifs que nous venons de parcourir, l'hallucination ne devra plus paraître que le résultat un peu forcé d'un acte normal de l'intelligence, le plus haut degré de la transformation sensoriale, le fait des préoccupations dans les arts, élevé à sa dernière puissance. » Ailleurs il dit : « Les hallucinations peuvent permettre l'exercice le plus entier de la raison (1). »

Les objections que nous venons de présenter au nom des sciences et des lettres, si douloureusement flétries par le stigmate de la folie, s'étaient déjà offertes à d'autres ; avant nous, on avait dit : Les anciens visionnaires ne doivent pas être mis au rang des fous : ils se trompaient, mais c'était avec leur siècle, et il serait absurde de taxer de folie toutes les générations qui nous ont précédés. C'était, si vous voulez, une erreur de l'esprit humain, mais non une maladie.

Leuret, dans ses *Fragments psychologiques sur la folie,* ouvrage aussi intéressant que bien écrit, mais dont les doc-

(1) Lélut, *Amulette de Pascal,* p. 165.

trines ne sauraient être partagées par les hommes qui ont des convictions religieuses, a cherché à réfuter ces objections. « Il faut distinguer ici, dit-il, ceux qui avaient des visions, de ceux qui ajoutaient foi aux visions. Pour ces derniers, ils étaient dans l'erreur, et seulement dans l'erreur; je me hâte d'en convenir. Quant à ceux qui avaient des visions, ils se trompaient comme les premiers, mais de plus ils étaient fous, parce qu'ils avaient en eux-mêmes une cause invincible d'erreur; ils éprouvaient des phénomènes insolites qui en faisaient des intelligences à part, en dehors des règles ordinaires, ou plutôt sans règles, vivant dans un monde fantastique et n'en pouvant plus être tirés par le raisonnement. L'état de l'esprit humain, chez nos aïeux, concourait sans doute puissamment à la production si fréquente des visions; mais pour dépendre d'une cause générale, il ne cesse pas pour cela d'être une maladie, et comme il n'y a pas de différence essentielle entre les visionnaires d'autrefois et ceux d'aujourd'hui, les uns et les autres doivent être mis au rang des aliénés. »

Sans nous arrêter aux différences d'opinions des deux auteurs sur l'état psychologique de ces individus, que le premier considère comme des hallucinés qu'on ne reverra plus, dont les erreurs sensoriales étaient compatibles avec l'exercice le plus entier de la raison, et le second, comme des aliénés semblables à ceux d'à présent; que l'un proclame les envoyés, l'expression des masses, et que l'autre, au contraire, regarde comme des malades imposant leurs visions à la foule; nous répondrons que les hallucinations de ces temps éloignés n'étaient point dues à la maladie; mais à des croyances respectables, à des sentiments généreux et à des opinions erronées, sans doute, comme beaucoup d'autres sur la physique, la chimie, l'astronomie, etc.; ce qui n'empêchait pas les hommes de remplir convenablement leurs devoirs. — Quant aux esprits supérieurs auxquels cette imputation de folie a été plus particulièrement adressée, les conditions dans lesquelles ils se trouvaient étant celles de l'héroïne française, nous ne reproduirons point les arguments que nous avons fait valoir pour prouver qu'ils n'étaient point aliénés.

En présence de cette doctrine, si humiliante et si douloureuse pour l'humanité, n'a-t-on pas raison de se demander, comme l'a fait dernièrement un écrivain : Quel est donc ce triste côté de l'esprit qui se complaît à nier les possessions immémoriales, à réduire au néant les légitimités les mieux consacrées, à faire mépriser ce qu'on adorait, en retournant les faits et changeant les visages comme par prestige? Le savant doit-il tout réduire à ses classifications? ne peut-il tenir aucun compte des époques et des croyances? et en le voyant ainsi renverser tout ce qui fut l'objet de notre culte, n'est-on pas en droit de lui dire : Ces grandes entreprises par vous rembrunies, dénigrées, atténuées, ces grandes renommées dont vous divulguez les petitesses, le côté faible, que vous déconsidérez par la fausseté ou l'indécision de leur point de départ, les avez-vous bien comprises? les avez-vous bien jugées? Le microscope avec lequel vous les avez regardées ne vous a-t-il point induit en erreur? Chaque époque a sa raison d'être en elle-même, en actions, en pensées, et ces hommes que vous expliquez par la folie, ne sont que les conséquences naturelles de leur temps!

Un membre de l'Académie royale de médecine, le docteur Renauldin, dans un rapport fort bien fait sur Mahomet, considéré comme aliéné, s'exprime en ces termes :

« Non, ce n'était point un aliéné, celui qui est parvenu, par tant de sacrifices et d'abnégation, à opérer une si étonnante révolution dans le système religieux et les mœurs d'une nation entière ; ce n'était pas un aliéné celui qui a renversé la superstition et l'idolâtrie pour y substituer le culte d'un Dieu unique, spirituel, et qui, par ce moyen, a tiré son pays des ténèbres de la barbarie, fait respecter et craindre pendant si longtemps le nom arabe, et ouvert à ses successeurs le chemin de tant de glorieuses conquêtes; ce n'était point un aliéné celui qui a doté sa nation d'un code de lois qui lui manquait entièrement; code qui, après plus de douze cents ans, fait encore autorité parmi les pays soumis à l'islamisme. »

Sans doute, les commencements de son immense entreprise n'ont point été exempts d'imprudence, d'audace, de témérité, dont les suites ont plus d'une fois compromis le succès de son apostolat; mais, instruit par l'expérience et surtout par la connaissance profonde des hommes, se fiant en Dieu et en sa fortune, poursuivant l'œuvre de toute sa vie à travers mille obstacles, mille dangers incessants, Mahomet n'a jamais failli; il a montré, au contraire, un génie plein d'adresse, de fermeté et de courage, un génie fertile en ressources, supérieur à toutes les traverses, remarquable par son étendue, sa flexibilité, sa persévérance.

Quant à ses visions, il se peut qu'elles aient été supposées; mais pourquoi aussi ne rentreraient-elles pas dans l'explication que nous avons donnée de celles de grands philosophes de l'antiquité et des hommes fortement préoccupés d'une idée, aux époques de convictions profondes, de croyances mystérieuses, et placés dans des circonstances qui devaient réagir sur eux?

Aux exemples que nous avons cités, nous aurions pu ajouter celui de Socrate, le plus beau génie des temps antiques. Mais si nos arguments, qui ne sont que l'expression bien faible de notre conviction, ont obtenu crédit auprès des lecteurs, ils en feront eux-mêmes l'application au philosophe grec, qui n'en sera pas moins, quelles que soient les théories médicales, la plus noble personnification de la raison humaine et le maître de Platon. — Le sens commun ne pourra jamais se résoudre à considérer comme un fou un homme dont la conduite était si pure, si sage, et en quelque sorte si providentielle. — Son démon familier n'était que la personnification de son moi, dont la forme matérielle était due au temps. — La croyance aux songes lui était commune avec toute l'antiquité; quant aux reproches de l'influence à distance qu'il exerçait sur ses élèves, il n'y faut voir que l'admiration que leur causaient ses talents, leur dévouement pour sa personne, la grande opinion qu'il avait de son saint sacerdoce, et peut-être aussi un exemple des théories scientifiques de son temps. — Qu'importe d'ailleurs que Socrate ait eu des hallucinations? Les vérités qu'il a enseignées n'en dépendaient pas; elles subsistent après comme avant lui. Peut-on, enfin, comme nous l'avons fait remarquer dans un autre endroit de cet écrit, employer ce mot quand il s'agit d'un phénomène que nous avons démontré se trouver en essence chez tous les hommes?

Ainsi, dans notre opinion, les hommes célèbres que nous

venons de citer, et beaucoup d'autres encore, ont pu avoir des hallucinations, sans que leurs desseins, leurs actes, leur conduite, en aient été influencés, sans qu'on puisse les accuser d'aliénation, différence énorme qui les sépare des hallucinés aliénés, dont les conversations, les actions, les gestes ont toujours un cachet de folie, qui ne sont l'expression d'aucun besoin, ne remplissent aucune mission, en un mot, ne paraissent d'aucune utilité à leurs semblables.

La thèse que nous n'avons cessé de défendre dans ce livre et ailleurs serait incomplète, si nous ne répondions pas à l'objection suivante : « La question de l'hallucination compatible avec la raison n'a qu'un intérêt historique qui a cessé avec les temps où elle se produisait. De nos jours elle est l'apanage exclusif des aliénés. » Si l'on a présents à la mémoire les exemples que nous avons rapportés, il demeure évident que ces hallucinations n'ont pas disparu, puisque nous les avons constatées chez des hommes de génie, chez beaucoup de personnes religieuses, d'extatiques, et que nous les avons également observées dans la rêverie, les songes et d'autres états de l'esprit, bien que la folie ne puisse être invoquée dans aucun de ces cas. L'hallucination, avec intégrité de la raison, existe donc aujourd'hui, comme elle a existé de tout temps, et c'est à tort qu'on a voulu la reléguer dans le passé. Un autre point plus délicat sur lequel nous devons aussi faire connaître notre opinion, est celui-ci : Puisque l'hallucination physiologique s'observe actuellement, pourquoi n'y aurait-il pas des hommes providentiels qui agiraient sous son influence? Pour répondre à cette question, il faut se rendre compte des signes du temps et de la disposition des âmes, comme nous l'avons fait pour le moyen âge et l'époque de Jeanne d'Arc. Il y a quarante ans, je visitais l'Italie, après la révolution qui avait eu pour chef le général Pépé. L'ordre régnait à Naples; déjà cependant on entendait murmurer ces plaintes confuses qu'augmentent chaque jour l'impunité, la compression, le silence, et qui, à un moment donné, font une explosion terrible, sans que cette expérience, tant de fois renouvelée, ait jamais désillé les yeux de personne. A Ancône, la première parole qu'on m'adressa fut une protestation énergique contre un mode d'administration qui n'est pas plus en harmonie avec nos mœurs, que l'esclavage avec la liberté. Huit ans après, le mécontentement avait grandi, il était partout, chacun me disait : Dès que le drapeau tricolore se montrera sur les Alpes, l'Italie se soulèvera d'un bout à l'autre. Mais dans ce voyage, comme dans le premier, le Piémontais, le Milanais, le Vénitien, le Parmesan, le Romain, le Napolitain, le Sicilien étaient restés autonomes, et les rivalités de ville en ville n'étaient pas même éteintes. On ne pouvait, néanmoins, se tromper sur la disposition des esprits, et les renseignements que j'avais recueillis parurent assez importantes pour que l'illustre maréchal Soult me fît appeler. Un soulèvement eut lieu, ce fut le drapeau autrichien qui resta, malgré l'entreprise hardie de la France. La jalousie séculaire des Italiens avait tout paralysé. Trente ans après, lors de mon troisième voyage, les plaintes confuses étaient devenues une grande voix ; un travail prodigieux s'était accompli, l'autonomie de chaque État avait fait place à l'unité et, si l'on entendait çà et là quelques personnes répondre : *On verra ensuite*, il n'y avait plus aucun doute, le peuple italien se réveillait et le monde allait voir une grande nation se débarrasser de ses entraves ; c'était un nouveau cri de la régénération des races. Sans doute on doit craindre que ce triomphe ne soit suivi de terribles représailles ; mais pourquoi donc toujours oublier que le sang est un principe vivifiant, qu'il engendre les martyrs, les héros, et que ses flots même ne sont plus capables d'arrêter les peuples qui se sont une fois comptés !

Il y a trente ans aussi, une mission scientifique m'avait conduit en Pologne pour étudier le choléra-morbus (1). Une autre race, bien digne également des sympathies de la France, essayait de se reconstituer : nouvelle encore dans ses aspirations, elle n'avait pas trouvé la combinaison qui devait réunir les tronçons épars de ce grand corps. De tout ce que je vis cependant, au moment où l'aigle blanc repliait ses ailes, il me resta la conviction que le sentiment de la patrie n'était pas de ceux qui s'affaiblissent jamais, et c'est ce que j'eus l'honneur de faire

(1) Une commission de l'Académie des sciences, composée de MM. Serres, Larrey et Magendie, voulut bien nous donner des instructions à M. Legallois et à moi pour nous diriger dans cette étude.

connaître au roi Louis-Philippe, dans l'audience qu'il m'accorda à mon retour. Le spectacle unique et mémorable donné par les habitants de Varsovie, dans la journée du 27 février dernier, met hors de doute qu'un changement non moins merveilleux s'est opéré dans cette race opprimée, mais jamais asservie.

J'ai choisi ces deux exemples, parce que j'avais été spectateur des faits qui ont eu lieu en Italie et en Pologne ; de quelque côté qu'on jette les yeux, on remarque la même tendance des peuples à réclamer leurs droits. Ce sentiment est général, il éclate jusque dans des contrées où l'esclavage semblait avoir détruit toute virilité. Nous sommes à la veille d'immenses événements qui remueront les sociétés de fond en comble, changeront, selon toutes les probabiliés, la face du monde et substitueront un autre ordre de choses à celui qui existe. A travers quelles épreuves passerons-nous pour en arriver là ? Chacun l'ignore, quoique chacun éprouve un frémissement qui en fait pressentir la nature ! Les gouvernements forgent le fer sous toutes les formes, accumulent les moyens de défense, surchargent leurs budgets pour résister à un ennemi qui n'a pour arme que la pensée, mais une pensée que ni les siècles, ni les persécutions, ni l'emploi de la force n'ont pu arrêter, qui a quelque chose de sublime, d'enivrant, d'irrésistible ; qui résume tous les instincts généreux, pour laquelle il y a toujours eu des victimes volontaires et pour laquelle il y en a encore des milliers prêts à se dévouer.

Je le demande, jamais époque fut-elle plus favorable à l'apparition de ces hommes qui sont la personnification et l'incarnation de l'idée dominante ? Et, pourvu qu'ils soient comme leurs devanciers, croyants, enthousiastes, pleins de foi dans leur mission, ne regardant jamais que le but, certains du succès, nous sommes persuadé qu'ils entendront comme eux la voix intérieure, qu'ils apercevront leur pensée devenue image, tout en gardant une sage réserve commandée par la différence des temps.

Certains indices que nous ne venons qu'esquisser viennent à l'appui de cette conviction. Dans un article de la *Revue des Deux-Mondes*, M. Maxime du Camp, parlant d'une individualité célèbre, disait : Lorsqu'on m'interroge sur elle, je réponds : C'est Jeanne d'Arc. « Ce n'est pas, dit-il, un homme de génie, c'est mieux que cela, c'est un homme de grands instincts; il est simple au beau sens de ce mot. Porté par un amour immense de sa patrie, il a accompli naïvement des œuvres énormes, ne tenant jamais compte des obstacles, ne voyant que le but auquel il marche droit, sans que la possibilité de fléchir lui soit même venue à l'esprit; son instruction paraît médiocre, son esprit est assez crédule, mais il a un grand cœur. Il a la foi, il croit à sa propre mission. L'illuminisme l'a-t-il parfois touché de ses ailes rêveuses? Je le croirais (1). Dans les pampas sans limites qu'il a parcourues parfois en vainqueur, parfois en fugitif, mais toujours en héros; dans ces longues nuits étoilées qu'il passait solitaire sur l'immensité des flots, à la barre de son navire, il a dû *entendre des voix mystérieuses* lui parlant de la patrie. Peut-être même a-t-il vu dans ses rêves et devant lui la figure de la patrie qui l'appelait à son secours (2). »

En méditant sur ces matières si attrayantes, il n'est pas un homme à la pensée duquel ne soit venu un nom qui tient une place considérable dans l'histoire contemporaine. Quelque certaines cependant que soient les sources auxquelles nous avons puisé, quelque puissantes que nous paraissent les induc-

(1) M. Ch. Louandre, en parlant de cet état de l'âme, dont il fait l'application à Jeanne d'Arc, dit : Elle obéit à cette faculté supérieure, enthousiasme, illuminisme, extase qui se dérobe à toute analyse, qui touche aux plus profonds mystères de l'être, mais qui n'en est pas moins un fait réel, permanent dans l'histoire, inhérent à la nature humaine. Dans ce bouleversement intérieur de l'extase, l'esprit, profondément surexcité, demande à l'imagination les fantômes qu'il rêve, celle-ci, malgré la persistance de la raison, leur donne des formes et des contours. L'esprit embrasse de nouveaux horizons; le monde extérieur ne se présente plus dans les conditions ordinaires; il n'est plus limité par la vraisemblance, et le mirage surgit de tous côtés avec une autorité si grande, que les mystiques ont établi la supériorité du sens interne sur le sens externe. Cet œil intérieur, cet œil de la vision qui a l'ubiquité, comme le dit Hugues de Saint-Victor, voit Dieu et tout ce qui est en Dieu; quand la foi l'éclaire, il en arrive jusqu'à posséder l'apparence de l'intangible, et l'âme découvre en elle-même, par la croyance, ce qui échapperait aux sens dans le monde de la matière. (*Revue des Deux-Mondes*, t. III, 1845, p. 106.)

(2) Maxime Du Camp, *Souvenirs et impressions personnelles.* (*Revue des Deux-Mondes*, mars 1861.)

tions auxquelles nous avons été conduit, nous comprenons qu'il ne nous est pas possible de traiter un pareil sujet ; nous n'en avons pas moins la ferme conviction que nous sommes dans le vrai et que les événements seront favorables à notre opinion.

Comment, lorsqu'on a devant soi le faisceau des nationalités si violemment tordu, ne pas se dire : Les missionnaires de l'idée sont à l'œuvre, et les voiles qui les couvrent encore ne tarderont pas à tomber ? Il est impossible, en effet, que des multitudes de martyrs de toutes les classes, de toutes les conditions, animés de la croyance religieuse, de l'amour de la patrie, du sentiment des devoirs et de l'instinct irrésistible de la liberté, qui présentent héroïquement leurs poitrines nues au glaive des sacrificateurs, ne fassent pas sortir de leur retraite une nouvelle Jeanne d'Arc et peut-être un second Luther ?

N'est-on pas en droit de répondre à la science exclusive : Qu'a donc à faire la folie avec les hommes providentiels qui sont les représentants d'une époque, les défenseurs d'une cause juste opprimée ? Peut-on croire, en voyant ce qui se passe, que les questions redoutables qui agitent l'humanité soient susceptibles de se résoudre par les seules règles de la politique, dont les combinaisons sont à chaque instant déjouées, et tout n'annonce-t-il pas, au contraire, que le salut viendra surtout de Dieu ?

La longue étude que nous venons de consacrer à l'hallucination, considérée psychologiquement et historiquement serait néanmoins tronquée, si nous ne l'examinions dans ses rapports avec la religion ; nous serons bref sur cette question, sans oublier son importance et sans la subordonner à des considérations d'un autre ordre.

Au point de vue de la science, la théorie de la représentation mentale, élevée à sa plus haute puissance par la méditation, l'enthousiasme et la foi, suffirait pour expliquer d'une manière satisfaisante les apparitions des prophètes, des apôtres et des saints. Mais, en présence des travaux de l'exégèse allemande sur l'Ancien et le Nouveau Testament, entrepris dans le but de détruire la religion chrétienne, pour y substituer l'ancien panthéisme et le culte de l'humanité, nous ne pouvons garder le silence. — Dans un livre, destiné à prouver que

l'intégrité de la raison est compatible chez beaucoup de personnes avec les hallucinations, il y aurait eu un mauvais respect
humain de notre part, à ne pas déclarer que les fondateurs du
christianisme, la plupart de *bas étage*, quoique M. Lélut nous ait
fait dire que nous réservions l'hallucination physiologique pour
les gens de haut rang (1), jouissaient de la plénitude de leurs
facultés. Remarquons, en outre, que l'hallucination n'existait
pas seulement à l'état d'isolement, comme le même auteur
l'avance encore, pour donner à penser que nous ne pouvions
établir de doctrine avec quelques individualités ; elle était aussi
dans les masses, telle qu'on la retrouve aujourd'hui chez les
peuples du Nord et de l'Inde (2). Les convictions du chrétien
devaient aller plus loin, surtout en entendant M. Cousin s'exprimer en ces termes sur les travaux bibliques en Allemagne :
« Je n'ai pas encore entendu deux théologiens qui s'accordent.
Du haut de leur science hébraïque et orientale que je ne puis
contrôler, tous s'attaquent, tous s'accusent des plus grandes
erreurs. C'est un véritable chaos (3). » Nous croyons donc convenable de formuler notre pensée sur l'idée religieuse. Si
nous étions à une époque où la profession de foi fût un titre
utile pour les affaires temporelles, si notre devise n'avait pas
toujours été : Indépendance de caractère, nous nous serions
abstenu ; mais notre siècle est celui de la tolérance, de l'indifférence même ; chacun professe librement ses opinions,
nous dirons donc, avec franchise, ce que nous croyons la
vérité.

Jamais nous n'avons eu la singulière idée de faire dans ce
livre de l'exégèse théologique ; mais, plein de respect pour des
croyances qui ont jeté un si vif éclat, auxquelles les malheureux doivent leurs meilleures consolations, l'humanité ses plus
belles conquêtes, qui, seules, peuvent la sauver de l'abîme,
l'indifférence n'était plus permise en les entendant hautement

(1) Lélut, *Du démon de Socrate*, préface de la 2e édition, p. 60. Paris,
1856.

(2) Burnouf, *Commentaire sur le Baghavat Pouranat*, t. Ier, p. 246; *Revue
étrangère* par Philarète Chasles. — *Débats*, 28 octobre 1857.

(3) Cousin, *Promenade philosophique en Allemagne* (*Revue des Deux-Mondes*,
p. 551, octobre 1857).

proclamées comme les élucubrations de cerveaux malades. Tout se tient dans l'ordre religieux et moral; on ne saurait en détacher une assise sans que l'édifice n'en soit ébranlé. Nous avons donc été conséquent avec nous-même, en affirmant qu'une ligne de démarcation très tranchée devait être établie entre les apparitions de l'Écriture sainte et les hallucinations de l'histoire profane, et même de beaucoup de personnages chrétiens. Les premières, dans notre conviction, ne s'expliquant que par la puissance divine, tandis qu'un grand nombre des secondes doivent être rapportées à un état particulier du cerveau, aux idées dominantes de l'époque, au dérangement des fonctions cérébrales.

Si, comme on l'a prétendu, toutes les hallucinations devaient être rangées parmi les produits d'une imagination en délire, les livres saints ne seraient plus qu'une erreur; le christianisme, ce puissant mobile du perfectionnement social et individuel, une erreur; les croyances de nos pères, les nôtres, celles de nos enfants, des erreurs. Et cependant, a dit un écrivain illustre, il y a dans la nature humaine des problèmes dont la solution est hors de ce monde, qui tourmentent invinciblement l'âme, qu'elle veut absolument résoudre; il y a une morale à laquelle il faut chercher une sanction, une origine, un but; autant de sources fécondes assurées pour la religion, et qui prouvent qu'elle est une nécessité et non une pure forme de la sensibilité, un élan de l'imagination, une variété de la poésie (1).

A l'appui de la thèse que nous soutenons sur le caractère divin des livres saints, nous allons reproduire textuellement les paroles prononcées, depuis l'impression du paragraphe précédent, par M. Guizot:

...... « Quelle est la grande question, la question suprême qui préoccupe aujourd'hui les esprits? C'est la question posée entre ceux qui reconnaissent et ceux qui ne reconnaissent pas un ordre surnaturel, certain et souverain, quoique impénétrable à la raison humaine; la question posée, pour appeler

(1) Guizot, *Histoire de la civilisation en Europe*, 5 vol. in-8°, t. I, p. 147. Paris, 1842.

les choses par leur nom, entre le *supernaturalisme* et le *rationalisme*. D'un côté, les incrédules, les panthéistes, les sceptiques de toute sorte, les purs rationalistes; de l'autre, les chrétiens.

» Parmi les premiers, les meilleurs laissent subsister dans le monde et dans l'âme humaine la statue de Dieu, s'il est permis de se servir d'une telle expression, mais la statue seulement, une image en marbre. Dieu lui-même n'y est plus. Les chrétiens seuls ont le Dieu vivant.

» C'est du Dieu vivant que nous avons besoin. Il faut, pour notre salut présent et futur, que la foi dans l'ordre surnaturel, que le respect et la soumission à l'ordre surnaturel rentrent dans le monde et dans l'âme humaine, dans les grands esprits comme dans les esprits simples, dans les régions les plus élevées comme dans les plus humbles. L'influence réelle, vraiment efficace et régénératrice des croyances religieuses, est à cette condition; hors de là, elles sont superficielles et bien près d'être vaines.

» Les livres saints sont le maître par excellence pour enseigner cette vérité sublime et lui rendre son empire. Ils sont l'histoire de l'ordre surnaturel, l'histoire de Dieu même dans l'homme et dans le monde.

» Et ne vous inquiétez pas des difficultés de l'œuvre, ni du petit nombre de ceux qui croient déjà, ni du plus grand nombre de ceux qui ne croient pas ou qui ne se soucient pas. Les difficultés et le nombre des adversaires étaient bien autres quand le christianisme a paru dans le monde. Il y a plus de puissance dans un grain de foi que dans des montagnes de doute ou d'indifférence (1). »

Point de nation sans religion. Anciennes ou modernes, grandes ou petites, puissantes ou faibles, toutes se sont appuyées sur cette base (2). Leur durée a été d'autant plus longue que leurs convictions ont été plus profondes. Mais si

---

(1) *Débats* du 1er mai 1851.

(2) Si l'Angleterre, l'Amérique et la Russie ont fait de si grandes choses, si elles sont appelées aux plus hautes destinées, elles le doivent à leur respect pour leur religion, sentiment qui n'existe pas moins développé dans la nation française.

les religions sont étroitement liées à l'histoire des peuples, leur influence doit surtout dépendre de la pureté de leur origine, de la sainteté de leur mission; sous ce double rapport, nulle ne peut le disputer à la religion chrétienne.

Rappelons-nous l'état du monde à l'apparition de Jésus-Christ. Partout régnait le paganisme. L'espèce humaine, parquée comme de vils troupeaux, n'avait d'existence que par la volonté de ses maîtres. La famille n'était point constituée : aussi la société ancienne avait-elle pour caractères distinctifs la multiplicité des dieux, l'esclavage, la vileté des femmes et des enfants. En proclamant l'égalité, le fondateur du christianisme détruisit cette triple erreur (1). A sa voix, l'humanité secoua ses chaînes, sortit de sa longue torpeur : elle saluait l'aurore de sa résurrection. Quand on voit par quels faibles moyens cette religion s'établit, quels adversaires elle eut à combattre, quels obstacles elle eut à surmonter, et combien il lui fallut peu d'années pour triompher, on ne peut méconnaître sa divine origine, que démontrent assez les livres saints. Voyez quel merveilleux concours d'intelligences supérieures vinrent, dès les premiers temps, lui prêter les secours de leurs talents ; comptez toutes les capacités qui depuis des siècles n'ont cessé de marcher sous sa bannière ; jetez un regard sur ce qui se passe de nos jours, et dites-nous si un culte qui a compté et compte tant de grands hommes, qui n'a eu d'autre ennemi que l'orgueil, qui a marqué tous ses pas par des bienfaits, dont les fautes furent celles de l'homme et jamais celles des doctrines, doit être regardé comme l'œuvre de fous hallucinés !

Nous ne sommes pas les premiers qui, persuadés de l'origine toute divine du christianisme, ayons proclamé la ligne de démarcation qui sépare les apparitions de l'Écriture sainte de celles de l'histoire profane. Les médecins anglais qui se sont le plus occupés de la matière avaient déjà émis une opinion semblable. Voici comment s'exprime Arnold : « Un chrétien rationaliste ne peut admettre l'inspiration que chez le Christ, les prophètes et les apôtres (2).

---

(1) Guizot, *Histoire de la civilisation en Europe*, t. I, 1842. — Guizot, *Essai sur l'Histoire de France*, 5ᵉ édit. Collection Charpentier. 1841.

(2) Arnold, *Ouvrage cité.*

« On s'est demandé, dit Hibbert, si tous les faits authentiques d'apparitions et d'auditions devaient être considérés comme des cas pathologiques ; il faut faire une distinction pour ce qui concerne l'Écriture sainte. Il serait, en effet, fort inconvenant de faire des observations sur la manière dont Dieu, dans un but déterminé, a voulu communiquer directement avec l'homme ; mais, cette distinction établie, il est nécessaire de faire remarquer que rien ne nous prouve que des faits semblables aient eu lieu depuis les temps apostoliques : aussi pensons-nous que tous les cas de ce genre, postérieurs à ces temps, sont plutôt du ressort de la médecine que de celui de la théologie (1). » Il ne faut pas oublier qu'Arnold et Hibbert sont protestants.

Enfin, ajoute Abercrombie, dans son *Livre des facultés intellectuelles*, quelque humiliant que cela soit pour l'orgueil de l'homme, il n'en est pas moins vrai que les plus hautes découvertes de son génie n'ont abouti qu'à faire connaître quelques faibles parties du plan de la création, de l'ordre admirable qui en coordonne l'ensemble. Dès qu'il essaye de pénétrer plus profondément dans les causes de cet ordre, il s'aperçoit que la puissance du Créateur s'étend bien au delà des limites de son esprit, et qu'il a l'infini devant lui. Malgré tous ses efforts, il ne peut franchir la ligne de séparation, et lorsqu'il lui a été permis d'arriver jusque-là, il ne lui reste plus qu'à contempler l'horizon sans bornes qui se montre à ses yeux éblouis, à s'incliner en humble adorateur devant une sagesse incommensurable et un pouvoir incompréhensible (2).

On a trouvé singulier qu'un chrétien *rationaliste, quelque peu philosophe*, en eût appelé à l'autorité d'auteurs protestants. Notre réponse est fort simple : si nous croyons à l'ex-

(1) Hibbert, *Ouvrage cité.* — On trouvera dans l'ouvrage de l'abbé Lenglet-Dufresnoy une appréciation très bien faite, au point de vue religieux, des apparitions, des visions qui ont eu lieu après les temps apostoliques, et surtout au moyen âge. — *Traité historique et dogmatique sur les apparitions, les visions et les révélations particulières*, 2 vol. in-12. Avignon et Paris, 1751; vol. I, p. 97 et suiv.

(2) Abercrombie, *Ouvrage cité.* — John Cheyne, *Essays on partial derangement of the mind in supposed connexion with religion*, 1 vol. Dublin, 1843.

cellence de la religion catholique, si nous avons l'intime conviction que notre pays ne sera raisonnable et heureux que quand il se sera habitué à la respecter, nous ne faisons pas de catégories, parce que Dieu s'est réservé le jugement des consciences et qu'il nous est impossible d'admettre qu'il soit inexorable pour les hommes véritablement religieux, à quelque secte qu'ils appartiennent.

Des écrivains, que les événements qui se sont passés sous nos yeux, et que ceux plus graves encore qui se préparent (1), auraient dû rendre équitables pour le christianisme, se sont beaucoup récriés contre la distinction que nous avions faite en faveur des apparitions des livres sacrés. Mais, au lieu de nous reprocher d'avoir eu la faiblesse de nous incliner avec trop de respect devant les récits canoniques, ils nous ont attaqué comme un éclectique qui adoptait d'un côté et rejetait de l'autre. En agissant ainsi, nous n'avions pas la prétention d'être plus orthodoxe que les Pères de l'Église et les savants théologiens qui ont été rationalistes comme nous à l'endroit des hallucinations de plusieurs saints personnages; c'est ce qu'attestent les citations suivantes.

Saint Bonaventure dit positivement que certaines personnes qui se figurent apercevoir Jésus-Christ ou la Vierge, et qui prétendent recevoir des consolations de leur bouche, sont en butte à des erreurs dont la publicité est à elle seule un blasphème (2). L'illustre chancelier Gerson a composé tout un ouvrage dans ce même esprit. L'Église, d'ailleurs, comme nous l'apprend le cardinal Lambertini, accorde très peu d'autorité à toutes les visions particulières. Elle en tolère quelques-unes, mais, en masse, elle les repousse. Dans les actes de canonisation elle n'y a aucunement égard, à moins que de sublimes vertus les accompagnent. Enfin, lors même que les visions sont approuvées par le saint-siége, elles ne constituent pas un objet de foi générale. On peut avoir sur leurs causes une opinion quelconque, voire la moins favorable à toute essence miraculeuse, sans sortir pour cela des limites de l'orthodoxie (3)

(1) Ceci a été écrit il y a dix ans !
(2) De profectu relig., lib. VII, c. 8.
(3) De Canonis, S. S., lib. III, c. 52. M. Michéa, Du délire des sensations, p. 27.

Ainsi donc, si nous nous sommes montré tantôt croyant, tantôt réservé, nous n'avons fait qu'imiter de grands docteurs orthodoxes. Il ne faut pas, d'ailleurs, perdre de vue que les visions des prophètes ont des signes tout à fait distincts de ces hallucinations particulières; elles présentent une suite de révélations toujours les mêmes, persistant pendant des siècles avec des caractères identiques, annonçant toutes la régénération du monde, la naissance d'un sauveur, en un mot, un système complet.

Les auteurs ecclésiastiques ont rejeté la doctrine médicale organique des hallucinations. L'abbé Bergier, voulant concilier les hallucinations avec la raison, et établir que certaines d'entre elles, si on les considère comme telles, sont vraiment miraculeuses, s'exprime ainsi, dans son savant *Dictionnaire de théologie* : « Le cerveau de Moïse a pu être affecté de manière qu'il ait cru voir, entendre et faire tout ce qu'il raconte; les têtes de la famille de Tobie ont pu se trouver dans la même situation que si un ange leur était apparu, leur avait parlé, et avait fait tout ce qu'ils ont cru voir et éprouver; les organes de Saül ont pu être modifiés de la même manière que si Samuel était réellement sorti du tombeau; on n'est donc pas fondé à suspecter la sincérité de ceux qui ont rapporté ces faits. » Personne, aujourd'hui, ne met en doute la vérité des hallucinations religieuses; on diffère seulement sur l'explication. Ceux-ci les attribuent à un état maladif du cerveau, ceux-là à l'éducation, aux préjugés et à plusieurs autres causes. D'autres, et nous sommes de ce nombre, croient que celles des livres saints sont dues à l'intervention divine; que plusieurs peuvent s'expliquer par les arguments que nous avons fait valoir en parlant des hallucinations de Jeanne d'Arc; enfin, qu'il en est qu'on doit rapporter à une disposition anormale. — Nous terminerons ce sujet par une dernière remarque : les docteurs de l'Église, saint Bonaventure, Gerson, le cardinal Lambertini, reconnaissent que des personnes pieuses, mais qui n'étaient point suffisamment éclairées, ont pu être dupes de leurs illusions. Saint Augustin a également écrit que les visions et les apparitions proviennent souvent d'un état maladif de l'imagination. Enfin, certains livres, mal à propos cités, n'ont jamais été mis au nombre des ouvrages canoniques ; telle est, entre autres, la *Légende dorée*.

Résumé. — Le point de départ de la théorie de l'hallucination est dans la représentation mentale, faculté qui existe chez tous les hommes.

— La représentation mentale peut, par l'exercice, arriver à reproduire l'original.

— Cette représentation des objets, appelée faculté mnémonique des peintres, est quelquefois assez nette pour permettre aux artistes de faire le portrait de personnes qu'ils n'ont vues qu'une fois.

— Le siége unique des phénomènes de l'état de santé et de maladie ne suffit point pour désigner ces phénomènes par un même nom.

— La représentation dans la conscience d'un objet sensible est un acte sensoriel, identique en essence avec la sensation externe ; qu'elle soit volontaire ou involontaire, cela n'altère en rien la nature essentielle de la chose représentée et de l'acte représentatif. Les images sont toujours des images, les sons des sons, il n'y a que des différences de degrés.

— Le caractère d'extériorité qu'on a donné comme différenciant complétement la sensation et l'hallucination de la représentation mentale n'a pas la valeur qu'on lui attribue. L'observation montre, en effet, que l'objet conçu est placé en dehors et qu'il a une situation idéale dans l'espace. Lorsqu'on veut se rappeler une image, un son, l'action organique pour les choses de la vue est vers la région orbitaire, et pour l'ouïe à la région temporale.

— On peut donc conclure que l'imagination, la mémoire, la conception, l'illusion, l'hallucination ont pour fond commun la sensation, et que c'est dans une théorie exacte de la sensation que doit se trouver et se trouve l'explication de l'hallucination.

— L'hallucination, qu'on a considérée comme un phénomène spontané et involontaire, peut se produire à volonté.

— L'idéal, chez les grands artistes, peut se matérialiser et devenir l'hallucination physiologique ; elle existe aussi dans plusieurs autres états.

— On ne saurait fixer la mesure de la sensibilité d'après sa manière de sentir, parce qu'elle varie singulièrement d'individu à individu, de race à race.

— Certaines organisations sont tellement impressionnables qu'elles peuvent s'assimiler les sensations des autres.

— La physiologie des organes est régie par d'autres lois que celle de l'esprit; le monde visible ne saurait, en effet, être comparé au monde invisible. Si le domaine du premier est loin d'être connu en totalité, celui du second ne l'est pas du tout; on ne peut donc expliquer les phénomènes de l'esprit par une physiologie qui n'existe pas. La seule méthode qui leur convienne est l'expérimentation psychologique qui se fait à l'aide du sens intime et de l'observation immédiate et personnelle de chacun.

— L'excitation intellectuelle, la fièvre de composition, nécessaire pour créer, se présente souvent dans des conditions telles, que si ses écarts devaient rentrer invariablement dans le domaine pathologique, il faudrait faire passer sous les fourches caudines de la folie, une foule de personnages célèbres. La vulgarité serait alors le niveau de l'humanité. •

— Les hallucinations d'un grand nombre de personnages célèbres doivent être considérées au point de vue de l'intégrité de la raison.

— En subordonnant la conduite à l'état de santé ou de maladie, on fait rentrer fatalement les faits historiques sous l'empire des lois physiologiques, ce qui est tout à fait contraire à la philosophie de l'histoire.

— Un homme célèbre, venu à temps, n'est jamais le dominateur d'une époque, il n'en est que l'incarnation; aussi succombe-t-il presque toujours lorsqu'il veut substituer sa personnalité à celle des autres, et détourner le cours des idées à son profit.

— Prétendre que les grandes choses sont souvent faites par des monomanes, parce qu'ils poursuivent irrésistiblement la réalisation de leur pensée, c'est ne tenir aucun compte de l'idée fixe raisonnable, du génie et des sublimes élans du cœur.

— La doctrine absolue de l'influence des organes sur les

actes moraux est contredite par l'observation journalière qui montre l'idée supérieure aux défaillances du corps.

— L'état maladif peut influer sur le tempérament, l'humeur, le caractère, mais il n'a pas d'action sur les phénomènes de la conscience.

— Les impressions sensoriales, en arrivant au cerveau, semblent perdre leur signe sensible. Quelques personnes ont cependant la faculté de reproduire les sensations anciennes et d'imager leurs idées. Certains états normaux et anormaux ont le même résultat.

— Le mode de production de l'hallucination diffère chez l'enfant, le rêveur, le poëte, le penseur, l'homme religieux, l'individu qui en reconnaît la fausseté, celui qui ne lui subordonne point ses actes, l'homme qui la subit par l'influence de son siècle et l'aliéné.

— Dans la théorie des hallucinations, il ne faut point oublier que les systèmes nerveux et sanguin doivent être pris en considération, quoiqu'ils ne soient que des causes secondaires et dont l'action n'est point connue.

— L'hallucination ne peut être bien conçue qu'autant qu'on étudie la nature des idées; celles-ci doivent être rapportées à deux sections, les spirituelles et les sensuelles.

— Les idées qui tirent leur origine des sens sont les premières et les plus nombreuses, ce qui n'implique aucunement leur préexistence. Parvenus dans le cerveau, leurs images, leurs signes sensibles peuvent être réfléchis à l'instant ou reproduits longtemps après.

— Il n'est point d'homme qui ne voie fréquemment les pensées qui lui plaisent prendre corps, et qui ne les croie, pendant quelques instants, autant de réalités; mais le moindre effort de l'attention suffit pour dissiper ces chimères.

— Le principe d'association a une très grande part dans la production des hallucinations : aussi doit-il être l'objet d'une attention spéciale.

— La division des idées en spirituelles et en sensuelles est importante dans notre théorie, parce que nous croyons que les secondes seules sont les matériaux des hallucinations, et que si les premières semblent y participer, ce n'est que par un abus de l'abstraction, une imperfection de notre nature qui donne aux choses spirituelles des formes matérielles. — L'indépendance de l'intelligence est manifeste derrière les sensations fausses.

— La sensation arrive inaperçue au cerveau, l'attention la fait reparaître d'autant plus visible qu'elle est plus forte, de telle sorte que, d'abord confuse, puis claire, la sensation finit par venir se placer devant les yeux. La répétition de ce fait peut induire en erreur les hommes les plus intelligents.

— Une émotion puissante, une passion violente colorent, animent, vivifient tellement les idées, que celles-ci peuvent prendre une forme matérielle.

— La concentration de l'attention joue un rôle important dans la théorie des hallucinations des personnages célèbres. Les faits qui l'appuient sont ceux où l'hallucination est reproduite par un effort de la volonté. Cette explication n'est pas seule admissible, et c'est avec raison que l'on a rattaché les hallucinations de l'état intermédiaire à la veille et au sommeil à l'affaiblissement de l'attention. Il se passe, dans ce cas, ce que l'on observe dans plusieurs états physiologiques et pathologiques, où les deux degrés opposés donnent lieu à des symptômes en apparence semblables.

— Rien de plus ordinaire chez les personnes nerveuses, impressionnables et qu'une bonne éducation n'a point éclairées, que de voir la préoccupation de l'esprit devenir extrême aux approches de la nuit, pendant l'obscurité, et donner lieu aux créations les plus effrayantes, les plus bizarres.

— L'imagination fait sentir son influence dans les hallucinations : aussi remarque-t-on qu'elles sont très souvent le reflet coloré des idées, des occupations habituelles de l'individu.

— La mémoire n'a pas une part moins active dans les hallucinations, car elles sont souvent des réminiscences, des souvenirs de sensations depuis longtemps en dépôt dans le cerveau, rappelées par la loi bien connue de l'association, et auxquelles une cause physique ou morale donne toute la vivacité des sensations actuelles.

— Les croyances erronées, qu'on pourrait appeler les hallucinations de la raison, doivent être étudiées dans leur formation, parce qu'elles ont une grande influence sur la production des hallucinations sociales et individuelles.

— Les idées fausses jouent un rôle considérable dans la production des hallucinations. Leur importance n'est pas moins grande dans la génération de la folie. Cet argument paraît décisif en faveur de la prédominance des causes morales sur les causes physiques.

— Dans un grand nombre de cas, l'hallucination n'a rien d'extraordinaire; c'est un fait presque normal, compatible avec la raison et qui permet de concevoir comment tant d'hommes célèbres ont pu présenter ce symptôme sans être aliénés.

— Lorsqu'on examine les actes d'un personnage illustre, il ne faut jamais perdre de vue le temps où il a vécu. — Le monde de Cosmao était bien différent de celui de Galilée, et cependant aux deux époques la raison était toujours la même.

— Dans toute étude philosophique de l'homme, la dualité doit être prise en considération; sans cette considération, on ne comprendra ni son histoire ni sa biographie, c'est-à-dire le côté spirituel et le côté mortel.

— Les hallucinations de beaucoup d'hommes célèbres appartiennent à leur siècle et non à l'individu; ce qui le prouve, c'est que leurs actes sont marqués au coin de la plus haute sagesse, que leurs entreprises révèlent des facultés supérieures, un jugement admirable, un esprit infini et l'amour de leurs semblables.

— Les hallucinations de ces personnages ne peuvent être comparées à celles des fous; ils étaient les représentants d'une époque, d'un besoin, d'une idée; il fallait qu'ils fissent ce qu'ils ont fait; leur mission était providentielle.

— Les hallucinations des aliénés ont des caractères qui les différencient complétement de ces personnages. Les exemples d'hallucinés qui peuvent, avec une idée fausse, remplir des fonctions importantes, sont très rares et se rapportent à des individus qui ont conscience de leur état et exercent sur eux-mêmes une active surveillance, ou chez lesquels l'hallucination est tellement en dehors de leur cercle habituel d'idées, qu'elle ne le touche pas.

— Aucun de ces hallucinés ne s'est trouvé dans les mêmes

circonstances que ceux dont nous parlons; aucun n'a été l'expression d'une idée utile. On ne peut établir de parallèle entre les organisations puissantes, créatrices et pleines de vie des premiers, et les natures débiles, plagiaires et sans force des seconds. Les individus de ces deux séries ont eu des hallucinations, mais chez les uns elles ont été les conséquences de la surexcitation de l'esprit, des croyances, des opinions du temps, n'ont pas exercé d'influence sur la raison, tandis que chez les autres elles ont toujours été plus ou moins compliquées de folie.

— Chaque époque historique, ayant d'ailleurs sa manière d'être, en actions, en pensées, se résume en un homme qui en est l'expression naturelle.

— Les hallucinations compatibles avec la raison n'ont pas un intérêt purement historique, ainsi qu'on l'a prétendu; car, sans être nombreuses comme autrefois, elles n'ont pas cessé d'exister; on les constate chez plusieurs intelligences d'élite; elles sont fréquentes chez les personnes religieuses, les rêveurs, les extatiques, etc.; et il y a même lieu de croire qu'elles se manifestent encore à présent, chez les hommes de foi qui ont une mission providentielle à accomplir.

— Une ligne de démarcation bien tranchée doit être établie entre les apparitions de l'Écriture sainte et les hallucinations de l'histoire profane, et même de beaucoup de personnages chrétiens. Les premières, dans notre conviction, ne s'expliquent que par l'intervention divine, tandis qu'un grand nombre des secondes doivent être rapportées aux croyances des temps, à certains états psychologiques, aux conditions morbides du cerveau.

CHAPITRE XIV.

PHYSIOLOGIE DES HALLUCINATIONS.

Des hallucinations psycho-sensorielles et psychiques. — De l'intervention des sens dans l'hallucination. — Phénomènes intellectuels et sensoriels des hallucinations de l'ouïe et de la vue. — Hallucinations dédoublées. — Phénomènes des hallucinations de l'odorat, du goût, du toucher, de la sensibilité générale. — Mode d'association des hallucinations. — Des hallucinations psychiques. — Symptômes communs aux hallucinations. — Époques favorables à la production des hallucinations. — Mécanisme intellectuel de l'hallucination. — Conditions favorables à la production des hallucinations. — De l'état hallucinatoire. — *Résumé.*

La symptomatologie des hallucinations et des illusions a été naturellement décrite, lorsque nous avons étudié ces phénomènes sensoriaux dans leurs rapports avec le délire aigu, la manie, les monomanies et diverses autres formes de la folie, aussi ne nous occuperons-nous, dans ce chapitre, que des faits qui concernent la physiologie.

Mais, avant de nous engager dans cet examen, une première question se présente : L'hallucination est-elle psychique ou psycho-sensorielle? En d'autres termes : est-elle purement intellectuelle ou a-t-elle besoin de l'intervention des sens?

M. Baillarger, qui a soutenu avec talent cette double nature des hallucinations, dit que, chez les aliénés, les hallucinations paraissent plutôt purement psychiques, tandis qu'il est nécessaire d'admettre l'action des appareils sensoriaux chez les personnes saines. Ainsi, pour ce médecin, il existe deux sortes de fausses perceptions, les unes complètes, composées des deux éléments qui résultent de la double action de l'imagination et des organes des sens : ce sont les *hallucinations psycho-sensorielles;* les autres, incomplètes, dues seulement à l'exercice involontaire de la mémoire et de l'imagination : ce sont les *hallucinations psychiques.* Tout partisan qu'il soit de l'intervention des sens dans les hallucinations psycho-sensorielles, le médecin que nous citons convient que la participation des organes des sens ne saurait être expliquée, mais peut, jusqu'à un certain point, être prouvée. Voici les arguments sur lesquels il fonde son opinion.

Burdach dit, en parlant des images hallucinatoires : Nous les voyons *réellement ;* nous avons dans l'œil la même sensation que si un objet extérieur se trouvait placé devant cet œil vivant et ouvert (1). Müller ajoute, en s'observant soi-même avec attention : On demeure bientôt convaincu que ce ne sont pas là de simples idées, et qu'il y a réellement des sensations. Les hallucinés guéris, continue M. Baillarger, disent : J'ai vu, j'ai entendu aussi distinctement que je vous vois, que je vous entends ; leurs hallucinations sont pour eux de véritables sensations (2).

Gruthuisen, cité par Burdach, rapporte des cas, d'après ses propres expériences, dans lesquels les organes sensoriels avaient encore, au réveil, l'arrière-sensation de l'impression qui avait été rêvée ; où, après un rêve dans lequel on s'était figuré entendre un coup de canon, l'oreille causait de la douleur et tintait (3).

C'est surtout dans l'observation des fausses perceptions de la vue qu'on trouve les détails les plus propres, suivant M. Baillarger, à soutenir son opinion. Le physiologiste anglais Bostock, dont j'ai rapporté les curieuses hallucinations de ce sens, a remarqué que les images suivaient la direction des yeux. Gruthuisen a vu des cas dans lesquels ces images couvraient les objets extérieurs. Entre autres faits, il a constaté que, conformément aux lois ordinaires de l'optique, une image fantastique très brillante laissait à sa place une figure de même forme, mais obscure.

La progression décroissante dans la vivacité des images, et surtout la persistance de certaines parties, doivent être rappelées pour démontrer l'action des organes des sens.

L'observation du docteur anglais M. H..., que j'ai traduite

(1) Burdach, *Traité de physiologie*, trad. par Jourdan, t. V, p. 206. Paris, 1839.

(2) Müller, *Manuel de physiologie*, trad. par Jourdan, t. II, p. 686. Paris, 1845. Baillarger, *Mémoire cité.*

(3) *Ouv. cité*, t. V, p. 202.

du mémoire du docteur Paterson (1), est, au témoignage de M. Baillarger, une des plus importantes pour prouver qu'il y a, chez les hallucinés, des phénomènes véritablement sensoriels.

Voici, au reste, cette observation, qui a un intérêt réel pour l'histoire de la physiologie :

Obs. 129. M. H..., d'un tempérament sanguin nerveux, d'une imagination vive, a fréquemment vu, en regardant une ligne de lampes dans la rue et en tournant brusquement les yeux sur un nuage sombre, la ligne de lampes s'y continuer pendant un temps considérable. Sa première hallucination eut lieu en 1838 ; il lisait l'histoire de la maison de Bourgogne, par Ph. de Commynes. En portant sa vue vers une croisée qui éclairait fortement une chaise placée près de lui, il aperçut sur cette chaise un crâne, et persuadé de la réalité de cette vision, il se disposait à sonner afin de demander pourquoi on avait apporté cet objet dans l'appartement ; mais, voulant l'examiner de près il se leva et s'avança vers la chaise, il était sur le point de saisir le crâne quand celui-ci disparut. M. H..., fut si surpris de cette circonstance qu'il se sentit prêt à tomber ; et, pendant le reste de l'après-dîner, il éprouva un léger étourdissement.

Quinze jours après, M. H... était assis dans la classe de rhétorique de l'université d'Édimbourg, parlant avec un ami avant la leçon, lorsque, tournant subitement les yeux vers la croisée, il vit de nouveau le crâne sur le pupitre qui règne le long de la pièce. Sa conviction fut encore telle, qu'il dit immédiatement à son ami : « Je ne sais pas ce que le professeur va faire aujourd'hui avec un crâne. » En réfléchissant sur ces deux faits, M. H... se rappela que, quelques mois auparavant, il avait vu sur la route des gens venir à lui, et qu'il s'était étonné de leur prompte disparition. Il n'eut pas alors la pensée que c'était une vision.

Un soir, au crépuscule, étant assis dans le jardin, il se leva tout à coup et éprouva un léger étourdissement auquel il était sujet quand il quittait brusquement la posture assise pour se tenir debout. Lorsque l'étourdissement eut cessé, il aperçut la

---

(1) Robert Paterson, *Mémoire sur plusieurs cas d'hallucinations, avec des observations sur les phénomènes et les états morbides dans lesquels ils ont lieu*, traduit de *The Edinburgh medical and surgical journal*, n° 154, janv. 1844, par A. Brierre de Boismont (*Annal. méd.-psych.* t. III, p. 170, 1844).

figure d'un homme drapé dans un long manteau bleu, sous un
arbre, à peu de distance; dans l'intervalle d'une ou deux minutes, cette figure s'affaiblit peu à peu et s'effaça. Une demi-
heure après, en allant de la maison au jardin, il vit la même
figure sous le même arbre et dans la même attitude. L'occasion
se présentait de vérifier l'expérience du docteur Brewster, sur
les illusions et les réalités : M. H… pressa donc le globe d'un
de ses yeux, sans autre effet que de rendre simplement la
figure moins distincte; mais, en regardant obliquement, il vit
la figure double et de grandeur naturelle. Il s'avança aussitôt
vers l'objet, qui se retira pas à pas et disparut dès qu'il distingua l'ombre de l'arbre.

« Pendant mon séjour à l'école, ajoute M. H…, je m'étais
lié intimement avec un enfant que j'appellerai D… La folle
conduite de son père amena la ruine de la famille qui tomba
dans le dernier degré de misère. Depuis un grand nombre
d'années, j'avais perdu de vue cet infortuné qu'on avait em-
barqué pour s'en débarrasser plus facilement, lorsque j'appris
qu'il était de retour, malade d'une phthisie très avancée dont
il mourut trois mois après. Appelé pour faire l'inspection du
corps, on conçoit facilement combien furent tristes les réflexions qu'un pareil spectacle m'inspira. Voici dans quelles
circonstances cet événement se représenta à mon esprit : Un
soir, je lisais la vie de Chrichton, par Tittler; ma famille s'était
retirée depuis longtemps, je venais de fermer le livre et
j'allais me coucher, quand j'aperçus sur ma table un billet de
faire part. Cette lettre mortuaire donna naturellement une
couleur sombre à mes pensées; je me couchai après avoir
éteint la chandelle. Au même moment je sentis qu'on me
prenait le bras et qu'on me le pressait avec force contre le côté.
Je luttai en criant : *Laissez mon bras*; et j'entendis distinctement ces paroles, prononcées à voix basse : *Ne soyez pas
effrayé* : Je répliquai : Permettez-moi d'allumer la chandelle;
on me lâcha le bras; j'étais mal à mon aise, il me semblait que
j'allais perdre connaissance. Je parvins cependant à me procurer de la lumière, et me tournant vers la porte, je reconnus l'infortuné D… Ses traits n'étaient pas parfaitement visibles, on
aurait dit qu'une gaze se trouvait interposée entre nous deux.

» Par une impulsion dont je ne puis me rendre compte, je m'avançai vers l'apparition ; elle reculait à mesure, et descendit les degrés jusqu'à ce que nous fussions arrivés à la porte, où elle s'arrêta. Je passai près d'elle pour ouvrir la porte de la rue, mais en ce moment j'eus un tel étourdissement que je tombai sur une chaise. Je ne puis dire combien dura cet état ; en reprenant mes sens, je sentis une violente douleur au-dessus des sourcils, je distinguais difficilement les objets. J'eus de la fièvre et de l'insomnie pendant toute la nuit, et le lendemain je fus souffrant. Cette vision me parut offrir tous les caractères des illusions produites par la fièvre, et je ne la regardai pas un seul instant comme réelle. »

M. Dechambre a fait à la théorie de M. Baillarger des objections assez graves, mais tout en rejetant l'intervention des sens, il n'en reconnaît pas moins l'utilité, pour l'étude des hallucinations, de leur division en psycho-sensorielles et en psychiques (1). Nous croyons également cette distinction bonne et nous l'adoptons, en ayant soin de faire remarquer que l'intensité plus ou moins grande du phénomène doit être prise en considération. La perception est-elle faible, l'hallucination est sans bruit ; est-elle plus forte, on perçoit le son. Nous avons nous-même entendu de ces conversations mentales sans émission de son ; mais ces conversations seraient impossibles, si la parole parlée n'avait accompagné la parole pensée, en un mot, si le signe conventionnel n'avait été attaché à l'idée. Dans nos deux éditions précédentes, nous avions combattu l'intervention des sens dans la production de l'hallucination ; nous n'hésitons pas à reconnaître aujourd'hui que l'argumentation de M. Baillarger nous paraît très plausible ; au reste, nous ferons observer que, même à cette époque, nous disions : Nous n'en sommes pas moins persuadé que les deux éléments constitutifs de la nature humaine se trouvent dans la réminiscence hallucinatoire, et c'est à ce point de vue que nous adoptons également la division des *phénomènes* de l'hallucination en *intellectuels* et en *sensoriaux*.

M. Falret s'est aussi élevé avec force contre l'intervention des

---

(1) A. Dechambre, *Analyse de l'ouvrage du docteur Szafkowski, sur les hallucinations* (*Gazette médicale*, 1850, p. 274).

sens dans la production des hallucinations; il a soutenu l'opinion de l'intégrité de la raison avec l'existence des phénomènes hallucinatoires. Les divers chapitres qu'il a consacrés à cette étude contiennent des observations très intéressantes et qui devront être consultés par ceux qui aiment le fait uni à la psychologie(1).

Ce point préliminaire établi, nous entrons dans l'examen de la physiologie.

Dans un mémoire très bien fait, inséré dans la collection de l'Académie impériale de médecine (2), M. Baillarger a publié d'importants documents sur cette partie encore inconnue de l'histoire des hallucinations. La seconde édition de notre traité contient un chapitre également consacré à la physiologie. Nous avons pensé que nos nouvelles recherches ne seraient pas sans utilité pour la question. Nous rapporterons d'abord deux observations qui nous ont paru bien exposer le sujet, puis nous les ferons suivre du résumé des faits que nous avons recueillis.

OBS. 130. Une demoiselle de trente-six ans, professeur de piano, d'un esprit cultivé et fort intelligente, fut soumise à une diète des plus rigoureuses pour une tumeur du sein de mauvaise nature, qui lui avait inspiré des idées tristes. Cette abstinence durait depuis onze jours, lorsqu'elle commença à avoir des visions pour la première fois. Elle aperçut d'abord dans son appartement des danseuses, habillées en sylphides, qui firent bientôt place à des statues blanches. A ces deux apparitions, succéda celle d'un petit ramoneur, blotti dans un fauteuil; l'ayant interpellé sur ce qu'il faisait, il éclata de rire et disparut. Ces hallucinations inquiétant sa famille, cette demoiselle fut confiée à mes soins. Le jour de son admission, elle s'étonna de voir entrer au salon un chien, un cheval et un lion. En regardant dans le jardin qui lui parut avoir la longueur des Champs-Élysées, elle remarqua que les deux côtés d'une allée étaient bordés de soldats dont elle distinguait très bien les nu-

(1) Falret, *Leçons cliniques de médecine mentale*, faites à l'hospice de la Salpêtrière, p. 95 à 183. Paris, 1854.

(2) Baillarger, *Extrait d'un mémoire intitulé : Des hallucinations, des causes qui les produisent et des maladies qu'elles caractérisent* (*Mémoires de l'Académie de médecine*, t. XII. Paris, 1846).

méros des schakos. C'était une revue qu'on passait; celle-ci
fut remplacée par un char magnifique, rempli de soldats, et
traîné par de petits chevaux. Les figures étaient généralement confuses, tandis que les plaques et les numéros des
schakos étaient très apparents. Au bout d'une heure environ, tous les objets se rapetissèrent, prirent des proportions
microscopiques et finirent par disparaître.

Quand cette demoiselle voulait se soustraire à ces visions,
il lui suffisait de fermer les yeux; dès qu'elle les rouvrait, elle
s'écriait : « Les voilà encore devant moi ! » Elle avait, en
outre, des hallucinations de toucher. Pendant deux jours, elle
fut persuadée qu'on la battait; elle sentait les coups et prétendait qu'elle en avait le corps brisé. Par moments, elle percevait des odeurs désagréables.

Trois jours après son entrée, les soldats qui reparaissaient
de temps en temps, se rangèrent derrière le char; leur visage
devint de plus en plus confus, comme vaporeux, et ils disparurent entièrement. Le char blanchit, les chevaux qui, d'abord
très petits, avaient grandi pendant plusieurs heures et acquis
les dimensions d'éléphants, diminuèrent de volume, se rédui-
sirent à la grosseur du poing et s'évanouirent. Le char se
métamorphosa ensuite en un grand arbre couvert de feuilles.
Celles-ci pâlirent à leur tour et se détachèrent toutes de l'arbre
qui prit également une teinte blanchâtre et cessa d'être
visible.

Ces hallucinations dont je constatais les évolutions successives, en interrogeant la malade, se manifestaient de préférence à la chute du jour, le soir et très souvent au milieu de
la nuit. Elles cessaient, en général, avec la lumière; cependant elles eurent lieu à trois reprises différentes dans la
journée.

Pendant les cinq jours que durèrent ces fausses sensations,
cette demoiselle eut des instants de doute sur leur réalité.
L'apparition des animaux l'avait fait sourire, et elle fut la première à avouer que c'était une illusion. Parfois, elle flottait
incertaine et se demandait si elle n'était pas le jouet d'un
songe; mais le plus ordinairement, elle nous disait : « Il est
» impossible que je me trompe, ces objets sont là devant moi,

» et les impressions qu'ils produisent sur mes yeux ne diffèrent
» aucunement des sensations ordinaires. » Cette demoiselle
parlait très raisonnablement, et lorsqu'elle fut débarrassée de
ses visions, elle reconnut qu'elle avait été dans l'erreur; elle
nous quitta au bout de quinze jours, en pleine convalescence,
mais douloureusement affectée de sa tumeur au sein.

Les observations de ce genre sont assez rares parmi les
aliénés; elles se rencontrent plus particulièrement dans la
fièvre, les rêves, les heures intermédiaires à la veille et au
sommeil, les moments de rêverie, les intoxications de l'opium,
du hachisch, etc. Elles semblent favorables à l'opinion de
ceux qui, comme Dante, admettent que la pensée se change
en rêve :

Il pensamiento in sogno transmutai

ou comme Métastase, que les songes de la nuit sont les images
du jour, altérées et troublées :

I sogni della notte
Son le imagin' del di guaste e corrotte.

C'est dans cette catégorie que paraît devoir être rangée la
vision racontée par la mère du célèbre Paganini à son mari.
Un ange lui était apparu pendant le sommeil; il était vêtu de
flammes et avait deux ailes d'une blancheur si éblouissante
qu'elle n'en avait pu soutenir l'éclat; le messager céleste lui
avait dit de former un vœu, et que ce vœu serait exaucé; alors
les mains jointes, les genoux pliés, elle avait demandé que son
fils Nicolas fût un grand violoniste; et l'ange le lui avait for-
mellement promis. Paganini aimait à raconter cette vision de sa
mère qui ne fut probablement pas sans influence sur son
génie (1).

L'observation que nous avons citée est une de celles qui
précisent bien les caractères physiologiques des hallucinations
et qui sont favorables à l'opinion de M. Baillarger sur la part
contributive des sens. Les objets sont placés dans la direction

(1) *Moniteur universel*, 30 septembre 1860.

des yeux, ils ont une perspective comme dans la réalité, et cessent d'être visibles, lorsque la malade ferme les yeux, pour reparaître dès qu'elle les ouvre. Ils ont évidemment pour elle une situation en dehors et à des distances successives. Parmi eux, les uns sont distincts, les autres confus. Ils ont souvent les couleurs qui leur sont propres, puis ils pâlissent, deviennent blanchâtres, s'évanouissent et subissent ainsi les diverses dégradations de la lumière. A l'imitation de ce qu'on observe dans les feux pyriques, le kaléidoscope, ils grandissent, grossissent, se rapetissent, prennent des formes microscopiques et disparaissent. Ils se montrent de préférence le soir, la nuit, tout en faisant trois apparitions dans la journée. Enfin la malade commence par douter, reste indécise, puis finit par céder à l'erreur, comme il n'arrive que trop souvent, lorsqu'on ne la combat pas dès le principe.

Nous allons voir les phénomènes physiologiques fort intéressants que nous présente l'hallucination de la vue se reproduire dans l'hallucination de l'ouïe d'une manière non moins curieuse et avec les différences propres à ce genre de sensations.

OBS. 131. — Une dame de quarante ans, bien constituée, douée d'un grand bon sens, fut conduite, il y a neuf ans, dans mon établissement pour des conceptions délirantes, accompagnées d'hallucinations de l'ouïe. Voici le récit qu'elle nous fit de sa maladie : « Depuis cinq ans, j'entends des voix qui » me parlent d'une manière si suivie et avec des inflexions si » naturelles, que, dès l'origine comme aujourd'hui, je les ai » toujours crues vraies. Tantôt ces voix résonnent fortement à » mes oreilles, tantôt elles sont intérieures et alors silen- » cieuses comme un livre qu'on lirait des lèvres. Depuis que » je vous connais, j'entends votre voix, n'importe dans quelque » endroit que vous soyez, chez vous, dehors. Les discours que » vous me tenez sont bien suivis et ont tous une signification. » Les voix s'adressent à moi aussi bien le jour que la nuit ; » elles sont également distinctes dans ces deux époques. Le » matin, le soir, les ténèbres n'exercent sur elles aucune in- » fluence. Elles sont aussi claires, aussi nettes au milieu du » jour, quand je n'ai aucune distraction, que lorsque les cir-

» constances sont tout autres. En ce moment, bien que je
» cause avec vous, je les entends parfaitement, malgré le bruit
» qui se fait autour de nous. Leurs entretiens roulent sur toutes
» sortes de sujets, plus spécialement sur mes affaires habi-
» tuelles, et en particulier sur des idées de violence qui n
» cessent de m'assaillir et qui concernent mon mari, contre
» lequel je n'ai aucun motif de haine, et que je tuerais dans
» ces crises sans en avoir de regret. J'ai aussi des visions,
» mais elles sont confuses; par moments, cependant, les fi-
» gures des personnes deviennent très marquées; elles on
» d'abord leur grandeur naturelle, puis elles s'allongent, s
» raccourcissent et disparaissent. » Cette dame passa un a
dans l'établissement; ses hallucinations conservèrent longtemps
leur force et leur ténacité; elles finirent par s'affaiblir, et lorsqu'elle partit pour retourner chez elle, il y avait une amélioration sensible, suivie d'une guérison, qui ne s'est pas démentie depuis sa sortie.

Ces deux faits servent d'introduction naturelle à l'examen
physiologique des phénomènes hallucinatoires.

Lorsqu'on étudie les hallucinations chez les personnes saines
d'esprit, on constate, comme nous l'avons déjà fait observer,
que celles de la vue sont les plus communes, tandis que celles
de l'ouïe sont les plus fréquentes et les plus compliquées chez
les aliénés. Suivant Marc, les hallucinations de l'ouïe se ren-
contreraient au moins chez les deux tiers des malades. Parmi
les exemples d'hallucinations de l'ouïe, les plus simples de
cette section dont les *phénomènes* sont surtout *intellectuels*,
M. Baillarger range ceux des aliénés qu'obsèdent *les bruits de
diverses espèces*, tels que les tintements des cloches, les détonations d'armes à feu, etc. Beaucoup de ces faits doivent
être rapportés aux illusions. Viennent ensuite les hallucinations
qui consistent dans la *répétition de quelques mots toujours les
mêmes*. Ce phénomène se remarque également dans l'état de
santé : ainsi on entend son nom, ou bien un mot se présente
opiniâtrément à l'esprit, le fatigue et cesse tout à coup de résonner à l'oreille.

A un degré plus élevé, les hallucinations *reproduisent les
préoccupations habituelles des malades, leurs idées, leurs lec-*

tures, *leurs paroles*, comme un écho. On note encore ici l'analogue d'une disposition mentale, avec intégrité de la raison, dans laquelle beaucoup de personnes se surprennent se parlant et se répondant à elles-mêmes. Cette préoccupation de l'esprit donne souvent lieu, pour la vue, à un phénomène curieux : l'homme qui lit un livre ou corrige une épreuve, plein de l'idée qui l'occupe, la lit textuellement dans le texte, quoiqu'il n'y ait aucune similitude entre les mots écrits et les mots pensés.

Les hallucinations paraissent quelquefois affecter des formes étranges ; mais, les examinant avec soin, on reconnaît que les éléments ont été pris dans les lectures, les peintures, les traditions, etc. C'est ainsi qu'au moyen âge les figures du diable étaient empruntées à l'architecture du temps, dont les compositions bizarres formaient des ornements plus qu'extraordinaires dans les églises catholiques, témoin l'abbaye de Saint-Martin de Boscherville, près Rouen.

Les hallucinations peuvent se rapporter à des objets perçus à une époque éloignée, à des sujets oubliés depuis longtemps et qui sont remis en mémoire par des causes inappréciables, souvent en vertu de l'association des idées ; aussi est-il vrai de dire que, dans la grande majorité des cas, les hallucinations ne sont que des réminiscences, des créations d'objets connus. Quelquefois cependant il est impossible de saisir aucune liaison entre ces fausses sensations et les occupations, les pensées, les travaux. Nicolaï et Bostock affirment qu'ils n'ont pu retrouver nulle part les originaux de leurs visions. Cardan dit qu'il eut plusieurs fois la vision d'une armure, quoique cet objet lui fût complétement inconnu.

Les hallucinations n'ont pas toujours le caractère d'une idée fixe ou d'une passion dominante ; elles ne sont quelquefois que la reproduction des souvenirs, des objets qui ont fait impression sur les sens. Le délire prend alors, dans les discours et dans les actions, un caractère de versatilité remarquable. C'est ce qu'on observe dans quelques manies et le délire fébrile. Dans d'autres circonstances, après avoir débuté sous la forme simple, ou ne l'avoir revêtue qu'au bout d'un certain temps et graduellement, elles deviennent générales, irrégulières, et se rattachent en même temps à plusieurs conceptions délirantes.

Il peut arriver que les aliénés s'imaginent que *les voix* qui leur parlent *viennent du dehors*, et c'est même, fait observer M. Baillarger, le cas le plus commun. Très souvent, alors, les prétendus interlocuteurs, les invisibles, sont désignés par les prénoms *ils, elles, eux;* la particule *on* joue un rôle considérable dans cette forme d'hallucination. Quand on veut savoir des malades à qui s'appliquent ces vagues dénominations, on n'en peut obtenir aucun éclaircissement. Lorsque ces erreurs se lient aux illusions, les malades les attribuent quelquefois aux personnes qui les environnent. Loin de regarder alors les paroles qu'on leur adresse, comme un produit de leur intelligence, ils les attribuent à d'autres; ainsi on leur parle *à la deuxième personne.* Ils ont dans leur esprit comme deux sortes de pensées, les unes qu'ils savent leur appartenir, et les autres qu'ils rapportent à des étrangers : c'est le fait de la dualité intellectuelle observée chez les inspirés. Ces voix peuvent s'exprimer *à la troisième personne* et leur apprendre les complots tramés contre eux.

Les hallucinations de l'ouïe *soutiennent le pour et le contre, reflètent les combats de la conscience;* il y a deux voix, dont l'une conseille le bien et l'autre le mal. Cette lutte intérieure se retrouve dans l'état sain. Il n'est pas rare, en effet, qu'on soit tiraillé entre deux influences opposées, dont l'une pousse à entreprendre une chose et l'autre dissuade de le faire.

« Quelques mélancoliques, dit M. Falret, victimes d'hallucinations, sont dans une anxiété impossible à décrire; ils ne peuvent concevoir qu'on prenne, en apparence, toute sorte de précautions pour les empêcher de se tuer, et que tout bas on leur en indique les moyens. »

Ce caractère psychologique est bien fait pour appeler l'attention des observateurs. On dirait qu'il existe dans le même individu deux êtres différents, dont l'un serait le bon principe, l'autre le mauvais; c'est la lutte du bon et du mauvais ange. Nous avons rapporté précédemment l'observation d'une femme poussée au suicide, qui s'entendait dire des choses désagréables, pénibles, affreuses, et, au moment de s'abandonner au désespoir, se sentait encouragée, consolée, fortifiée : c'était comme une balance dont les plateaux s'élevaient et s'abaissaient alternativement. Leuret attribue l'erreur de personnalité des aliénés, dont nous avons vu un exemple si remarquable à l'asile de Saint-Yon, chez le nommé Lambert, qui se croyait mort à Austerlitz, à cette double action, en vertu de laquelle les raisonnements, les objections, les remarques qu'ils se font dans leurs argumentations, dans leurs rêves, les portent à croire que c'est un autre individu qui discute ainsi en eux et les oblige à dire : *On me fait faire, on me fait dire, on me pousse.*

Il y a des hallucinés qui s'entretiennent successivement avec *trois, quatre et jusqu'à douze ou quinze interlocuteurs invisibles*, dont ils prétendent distinguer aisément les différentes voix. Quelquefois le nombre des voix diminue ou augmente. Dans les exemples précédents, les aliénés entendaient les voix, mais ne leur répondaient pas ; le contraire peut arriver ; alors ont lieu de véritables conversations, des *à parte* avec des personnages invisibles. Lorsque les malades causent ainsi, ils affectent souvent comme *deux voix* différentes.

Le plus ordinairement, les hallucinations ne sont pas soumises à la volonté ; elles se manifestent sans que l'individu en ait la conscience. Elles le surprennent le jour, la nuit, le suivent partout. Nous parlons surtout des hallucinations morbides. Dans quelques variétés, cependant, on peut les évoquer à son gré. Le malade d'Abercrombie voyait à l'instant les figures qu'il désirait. Tel était aussi le célèbre Niébuhr. Dans le premier exemple, les hallucinations, une fois produites, ne disparaissaient plus, ou du moins se prolongeaient fort longtemps. Plusieurs hommes de mérite, qui étaient sujets à cet état cérébral, ont remarqué qu'il était fort difficile de reproduire, par une forte concentration de la pensée, l'objet de l'hallucination, quoiqu'il se fût présenté quelques minutes auparavant de lui-même et sans le moindre effort.

Lorsque les hallucinations de l'ouïe ont lieu chez les malades qui parlent *plusieurs langues*, les voix sont d'autant plus distinctes que les idiomes sont plus connus et mieux parlés ; elles deviennent plus confuses si la langue étrangère est moins connue. Le préfet cité par Esquirol entendait moins clairement l'idiome russe, qu'il ne parlait pas en effet aussi bien que les autres. Avec les progrès du mal, la langue maternelle se fait seule entendre de préférence.

Il peut arriver que les *facultés intellectuelles reçoivent un plus grand développement* de l'hallucination. Ce fait, qu'on a contesté, est évident chez les inspirés, les extatiques. On l'observe encore de temps en temps. Une dame nous disait un jour : « Des voix me suggèrent des expressions qui ne me sont pas familières ; elles mettent à ma disposition des termes qui me paraissent bien supérieurs à ceux dont je me sers habituellement et à l'éducation que j'ai reçue. Très souvent leur conversation roule sur la géographie, la politique, les intérêts sociaux, questions auxquelles je suis complétement étrangère, mais que je comprends parfaitement quand les voix me l'ordonnent. » C'est à cette exaltation de l'intelligence, à l'enthousiasme, à la supériorité de l'esprit, au choix des mots, à l'éloquence, à la nature de l'organisation, qu'il faut attribuer l'empire qu'ont exercé sur leurs semblables certains hallucinés. Nul doute que Mahomet ne dût à cette cause l'influence immense qu'il eut sur une partie du monde. Non, certes, cet homme fameux n'était ni un imposteur ni un fou. L'idée de réforme qui s'était emparée de son imagination avait eu pour lui les mêmes conséquences qu'eut pour Luther la transformation corporelle de quelques-unes de ses pensées habituelles. Persuadé de la vérité de sa mission, habitant un climat où la croyance au merveilleux est partout, il finit par croire qu'un messager céleste communiquait avec lui ; tandis que Luther, harcelé, poursuivi, excommunié, entouré d'adversaires, ne leur répondant qu'avec des emportements de colère, vivant dans le Nord, au milieu de toutes les croyances du moyen âge, vit sa pensée prendre la figure du diable.—Mais leur raison n'en fut aucunement ébranlée, et leurs actes furent toujours à la hauteur de leur mission.

Nous pouvons également rappeler ici les hallucinations du Tasse : « Les matières dont il parlait, dit Manso, étaient si relevées, le style en était si sublime et si extraordinaire, que la surprise m'avait en quelque sorte mis hors de moi-même. » Nous avons vu dans la bibliothèque de Ferrare des poésies de la main de ce grand poëte, dont plusieurs démontrent que les hallucinations dont parle Manso n'avaient aucunement affaibli l'esprit du Tasse.

Enfin, les hallucinations peuvent être *la reproduction de sensations vives antérieures*. M. Baillarger a publié l'observation intéressante d'une femme qui, ayant vu son mari frappé par une balle au milieu d'une émeute, fut plus tard poursuivie, pendant ses accès de folie, par des détonations d'armes à feu, le bruit des carreaux brisés par des balles, etc.

Les *phénomènes* dits *sensoriaux* dans les hallucinations de l'ouïe consistent, suivant nous, dans un degré d'intensité plus grand. Ainsi les aliénés entendent parfois des *voix graves et sonores*. M. le docteur Blaud a rapporté l'observation d'une jeune demoiselle qui perçut tout à coup, dans le salon où elle travaillait, une voix grave et sonore qui l'appela plusieurs fois de suite. La même hallucination eut encore lieu à trois reprises, dans le courant du mois, et ne reparut plus. Les hallucinations de l'ouïe sont quelquefois des bruits que les malades croient percevoir, tels que le son des cloches, le trot des chevaux, comme dans la célèbre apparition de Ficinus à Mercatus. Un jeune homme entendait résonner à son oreille le grondement des eaux de la mer; il suppliait qu'on le délivrât de l'eau qui ne cessait de monter.

C'est encore aux hallucinations et aux illusions de l'ouïe qu'il faut rapporter ces nombreuses histoires de gémissements plaintifs poussés par les victimes d'une grande catastrophe, d'esprits revenus de l'autre monde pour donner un avis, annoncer un événement grave, rappeler le souvenir d'une mauvaise action; ces bruits de frôlement d'étoffes, de vêtements, de pas de personnes qui traversent silencieusement les appartements au milieu de la nuit, de portes qui s'ouvrent, de soupirs, de pleurs, etc.

Le plus ordinairement *les voix ressemblent à des murmures, à des chuchotements*. Le son peut disparaître tout à fait. Les conversations des hallucinés avec les personnages créés par leur cerveau leur paraissent à eux-mêmes si rapides, si muettes, qu'ils l'expliquent par une sorte d'intuition, un choc électrique, une action magnétique, une pénétration des deux êtres, une *conversation en pensées*. Blacke, le célèbre noyant de Bethlem, disait à un de ses interlocuteurs qui l'interrogeait sur ses communications avec les êtres invisibles : *Nous causons d'âme à âme*. Ces faits sont d'une haute importance pour la psychologie, parce qu'ils offrent de nombreux points de contact avec les phénomènes qu'on observe dans l'état décrit par les auteurs mystiques, et pareillement avec ceux du magnétisme, du somnambulisme, etc.

Tantôt *les voix sont très rapprochées*, tantôt elles s'expriment *à distance*, et *dans des directions diverses*. Les voix peuvent être cachées au-dessus de la tête, au-dessous du plafond, venir d'une maison voisine, sortir d'une cheminée, d'un tuyau de poële, d'un meuble, d'un lit, etc., Madame D... entend des voix au loin dans la campagne; elles partent de l'intérieur d'un arbre; elle leur répond comme si elle avait un porte-voix. Les voix peuvent avoir une origine céleste. Lord Herbert, le plus grand déiste de son siècle, entend un bruit venant du ciel qui le décide à faire imprimer son ouvrage contre le christianisme.

Quelquefois les malades n'entendent que par *une seule oreille*. Le malade dont parle Bodin et qui, suivant Guy Patin, ne serait que Bodin lui-même, percevait tantôt par *l'oreille dextre*, tantôt par *l'oreille senestre*. M. Calmeil, dans son article HALLUCINATIONS du *Dictionnaire de médecine*, en 25 volumes, s'exprime ainsi : Quelques sujets affirment que les sons qu'ils supposent arriver jusqu'à eux sont perçus tantôt par l'oreille droite, tantôt par l'oreille gauche. On lit dans le *Traité des apparitions et des vampires*, de Don Calmet (t. II, p. 371) l'observation d'un jeune homme qui entendit à son oreille gauche une voix distincte qui venait d'un coin du cabinet, et qui lui semblait un pied environ au-dessus de sa tête, laquelle lui parla en fort bons termes pendant l'espace d'une demi-minute, et lui ordonna, en le tutoyant, de faire certaine chose, sur quoi elle lui recommanda le secret.

M. Michéa a donné à ce phénomène le nom d'*hallucination dédoublée*. On ne le constate aisément que dans les sens du tact, de la vue et de l'ouïe. Nous citerons plusieurs des observations mentionnées par cet auteur.

Jean Lairy est atteint d'un mouvement fébrile très intense. Vers le dixième jour de sa maladie, une hallucination des plus remarquables se déclare. Pendant l'exacerbation, il croit voir, accolé *au côté droit* de son corps, un homme en tout malade comme lui. C'était là son idée dominante. Il ne parlait que du camarade qui partageait ses souffrances. Il s'impatientait beaucoup de ce qu'on ne faisait pas assez attention à son compagnon, et surtout de ce qu'on ne lui donnait rien à boire, tandis que lui absorbait tous les soins et toutes les tisanes. Il faisait souvent la conversation avec lui, et lorsque la fièvre se calmait, il lui semblait que son individu s'était levé, mais qu'il n'était pas fort éloigné. Sur toutes les autres questions, les idées du malade étaient fort saines. Cherchait-on à lui prouver que tout ce qu'il croyait voir ou sentir était le résultat de l'irritabilité du cerveau, il répondait avec violence : « Mais tenez, le voilà ; il revient, je le sens, je le touche, je le vois, je lui parle, il me répond. »

Au bout de trois semaines, il raconta que son camarade était parti pendant la nuit, après lui avoir légué, par son testament, une vessie remplie de sang (1).

Selon Marcel Donat, une personne âgée de cinquante ans, voyait sans cesse passer devant ses yeux, depuis une maladie grave, des araignées, des spectres et des tombeaux. Or, ces fausses perceptions se manifestaient seulement quand elle ouvrait *l'œil gauche*, le droit étant fermé, tandis que la vision n'avait plus rien d'étrange dans l'épreuve opposée. Marcel Donat assure qu'il n'existait, soit dans l'œil gauche, soit dans l'œil droit, aucune espèce d'altération parmi les humeurs et les tuniques (2). Le docteur Wigan eut fait de l'hallucination dédoublée un argument pour sa dualité du cerveau.

Il n'est pas rare que les hallucinations de l'ouïe soient précédées ou accompagnées de *bruits de différentes natures*. Les malades entendent frapper au-dessus de leur tête, sur les murailles ; ou bien les bruits se réduisent à des bourdonnements, à des sifflements dans les oreilles, à des souffles.

___

(1) M. Boursat, *Observat. d'hallucinat.* (*Encyclograph. méd.* Févr. 1845, p. 327.)

(2) *Hist. med. mirabil.* Francf. 1513, lib. XI, cap. 1, p. 199.

Les hallucinations de l'ouïe, au lieu d'être *extérieures*, deviennent *intérieures*. Les voix sortent de la tête, de la poitrine, de l'épigastre, du ventre; aussi quelques malades ont-ils cru qu'on les avait rendus ventriloques. Ce symptôme n'est pas seulement propre aux hallucinés, on l'observe assez souvent chez les somnambules, les cataleptiques, certaines hystériques.

Malgré l'absence ou la perte de l'ouïe, les hallucinations auditives sont très fréquentes chez les aliénés. Une vieille demoiselle de soixante et dix ans, aveugle et sourde, pour laquelle nous avons été plusieurs fois consulté, entendait les conversations de ses amies et en était agréablement impressionnée. On assure que Beethoven, devenu complétement sourd dans les dernières années de sa vie, entendait ses sublimes compositions se répéter dans sa tête d'une manière très distincte.

La *fréquence des hallucinations de la vue* chez les personnes saines d'esprit est un fait d'observation; c'est ce qui nous a fait dire dans notre première édition qu'elles étaient plus nombreuses que celles de l'ouïe. Il suffit de parcourir les annales du moyen âge pour n'avoir aucun doute à cet égard.

Au nombre des *phénomènes intellectuels* de ce sens, il faut d'abord placer la *reproduction d'un seul objet, toujours le même, pendant un temps plus ou moins long*. Un de nos confrères, le docteur X..., voyait sans cesse devant lui une vache noire; fatigué de la persistance de cette fausse sensation, il se donna la mort. Tous ceux qui ont lu la *Démonologie* de Walter Scott n'ont pas oublié le spectre du médecin. D'autres fois les hallucinations reproduisent des objets très variés. L'aïeul de Charles Bonnet qui, en pleine veille, apercevait devant lui des figures d'hommes, de femmes, d'oiseaux, des bâtiments, etc., en est un intéressant exemple. Ce qu'on doit remarquer, c'est qu'il ne prenait pas ses visions pour des réalités. Il savait juger sainement toutes ses apparitions et redresser ses premiers jugements (1).

M. Lelorgne de Savigny, de l'Institut, tourmenté depuis

(1) Bonnet, *Essai analytique sur l'âme*, chap. 23, p. 246.

vingt ans par une maladie dont les hallucinations de la vue
formaient un des principaux symptômes, citait, parmi les
visions qu'il éprouvait, et comme une des plus fréquentes « la
vue d'une voûte spacieuse, formée d'innombrables faces humaines, toutes également expressives, prenant, je ne sais,
disait-il, quel air inflexible, et fixant sur moi des regards sinistres (1). »

Les fous religieux et les extatiques présentent les exemples
d'hallucinations de la vue les plus compliquées. Un de ces
monomanes, traité plusieurs fois à Bicêtre, éprouve, pendant
ses maladies les visions les plus diverses; il voit les générations
futures passer successivement sous ses yeux, et se dérouler
devant lui les plus magnifiques tableaux (2).

Les visions ont très souvent un *rapport intime avec les
préoccupations actuelles des malades.* Ainsi, nous apercevons
dans nos rêves l'image de la personne qui a occupé notre pensée pendant la veille. D'autres fois, elles sont la reproduction des
sensations vives extérieures. M. Baillarger a rapporté l'exemple
suivant, emprunté aux leçons de Pariset : Un général, qui a
rempli le monde de son nom, se laissa un jour, dans un combat, entraîner au milieu de ses ennemis. Éloigné des siens,
entouré de toutes parts, il allait périr. Il parvint cependant à
se dégager sain et sauf; mais l'impression qu'il avait reçue au
moment du danger avait été profonde et devait laisser des
traces. Depuis lors, ce général, monté sur un trône, a éprouvé
à certains intervalles, une hallucination très singulière. Tout
à coup, au milieu du silence du palais, on l'entendait pousser
de grands cris; il se débattait avec effort comme un homme
attaqué. Cela ne durait qu'un instant. C'était la scène du combat qui se représentait à sa vue. Pariset ajoute que les progrès
de l'âge avaient affaibli cette fausse sensation, qui était devenue de plus en plus rare. Ce fait confirme la maxime ccxx de
La Rochefoucault sur les diverses espèces de courage.

Toutes les idées, toutes les préoccupations peuvent se transformer en hallucinations et varier, par conséquent, comme les

(1) *Annales médico-psychologiques,* t. IV, 1re série, p. 314.
(2) *Histoire d'un fou guéri deux fois malgré les médecins et une fois sans
eux.*

individus; nous nous bornerons à donner quelques-uns des exemples des lésions de cette fonction qu'on observe le plus souvent. — Il est des hallucinés qui voient des agents de police qui viennent les chercher. Un d'eux, pour leur échapper se précipite par une croisée, à peine vêtu de sa chemise. D'autres s'effrayent à la vue de l'échafaud, du bourreau, des gendarmes. Les monomanes tristes, qui s'imaginent qu'on leur en veut, qu'on les poursuit, ne découvrent autour d'eux que des figures ennemies. Les anges, les diables se montrent souvent aux femmes. Les spectres, les fantômes, les visages sinistres apparaissent assez fréquemment dans certaines formes de l'aliénation. Plusieurs hallucinés distinguent des animaux, comme des chats, des chiens, des serpents, etc. Le cardinal de Brienne assurait que son lit était rempli de scorpions qui voulaient le dévorer.

Dans les idées érotiques, les apparitions d'anges, d'hommes, de belles femmes, sont fréquentes. Madame C.... voit entrer toutes les nuits, dans sa chambre, quatre hommes qui ne lui laissent aucun repos. Une autre prétend que les jeunes gens qui passent à travers sa porte mériteraient tous les châtiments du ciel. — Lorsque l'esprit est orné, les hallucinations peuvent se composer des sujets d'étude. Blake (de Bethlem) recevait la visite de tous les grands personnages historiques. Le poëte Harrington voyait continuellement sortir de son corps des abeilles, des mouches, des oiseaux. — D'autres fois les hallucinés n'ont aucun souvenir des personnes ou des choses qui se montrent à eux. Un homme nous racontait qu'il avait vu trois hommes inconnus lui faire des grimaces, grimper le long du tuyau de son poêle et disparaître par le trou. Dans quelques circonstances, l'appartement se remplit de figures fantastiques, et le malade voit défiler devant lui de longues processions d'individus de toute espèce. Une vieille femme de quatre-vingts ans nous manifestait la joie que lui causait l'assemblée nombreuse qu'elle contemplait. Les milliers d'individus qui la composaient, parés de leurs habits de cérémonie, accompagnés de leurs femmes, de leurs enfants, passaient et repassaient devant elle pour se livrer aux divertissements que leur offrait la fête. Une autre dame recevait une nombreuse compagnie qui jouait, prenait le thé et se conduisait comme des personnages de la vie réelle.

Les visions sont très fréquemment l'image des occupations de l'halluciné. Un élève en théologie soutient que le diable lui entre par le fondement et se loge dans son cerveau. Un érudit anglais, Ben Johnson, passe une nuit entière à regarder les nations antiques se battre autour de son gros orteil. Luther est entouré de torches enflammées et combat contre le diable changé en procureur noir. Zimmerman voit partout des ennemis. Cardan, dont le fils est impliqué dans une affaire qui doit entraîner la peine de mort, est frappé de l'aspect, sur un de ses ongles, d'une marque sanglante qui ne cesse de grandir pendant cinquante jours.

Beaucoup de coupables ont été poursuivis par les spectres de ceux qu'ils avaient assassinés; quelques individus, au contraire, se désolent de contempler l'esprit de leur père, de leur mère, de leur enfant, malgré l'évidence qui leur montre en vie ces êtres animés qu'ils s'obstinent à ranger parmi les morts.

Les hallucinations de la vue reproduisant les objets qui intéressent le plus et qui font une grande impression sur la multitude, ont excité l'attention générale au plus haut degré : aussi les trouve-t-on consignées dans une foule d'ouvrages sous le nom de *visions*.

Cette croyance aux visions était autrefois si universelle, qu'il n'était pas un château, un cimetière, une maison, une solitude, une rue, qui n'eussent été hantés par un esprit. Chacun était le héros d'une apparition : aussi les hallucinations d'abord isolées se montrèrent-elles plusieurs fois d'une manière épidémique.

Les phénomènes *sensoriaux* des hallucinations de la vue offrent plus d'intérêt dans leur étude que ceux de l'ouïe; cela tient à ce que les images peuvent être suivies dans tous leurs détails et décrites avec netteté et précision. Dans l'hallucination de l'étudiant en médecine cité par Chardel (1), les figures étaient brillantes comme de l'argent, les yeux avaient une expression sinistre, les robes étaient d'un blanc gris; l'ecclésiastique qui apparaît plus tard, tenant un livre de la main

_____

(1) *Essai de psychologie physiologique*, 3ᵉ édit., p. 397.

gauche, avait la figure pâle et pleine de dignité, etc. — Burdach, parlant des images fantastiques qui précèdent le sommeil, dit que ce sont « tantôt de simples croquis, tantôt des
figures ombragées ; ici les images sont brillantes et colorées,
là elles se détachent sur un fond terne et parfois aussi clair (1). »
Au lieu d'être aussi nettes, les apparitions sont indécises, obscures, se montrent comme à travers un voile, une gaze ; elles
ont une couleur blanchâtre, une teinte vaporeuse, une apparence d'ombres ; de là, évidemment, les formes données aux
spectres, aux fantômes, aux esprits ; formes dues elles-mêmes
à ce que les idées des hallucinés ne se dessinaient que d'une
manière confuse dans leur cerveau, et par conséquent ne s'y
revêtaient qu'imparfaitement de leur enveloppe matérielle.
A cette cause, il faut joindre aussi l'influence de la solitude
et des ténèbres. Quelquefois les figures, les objets paraissent tronqués. Les hallucinés ne découvrent, tantôt que
la moitié des corps, ou seulement la tête, les jambes, tantôt
ils voient l'objet renversé, coupé par le milieu. Enfin, l'apparition peut ne consister qu'en un bras, une main, un œil.
Une femme nous a répété pendant longtemps qu'elle distinguait
parfaitement un profil de tête constamment fixé sur elle. Cette
variété explique les histoires rapportées dans les auteurs, de
têtes qui s'attachaient aux pas des criminels, d'un œil vengeur
sans cesse tourné vers le coupable. — Nous avons cité l'observation d'une hallucinée qui voyait son œil sortir de son orbite
et s'allonger indéfiniment devant elle (2).

Les créations visuelles subissent *des mouvements, des changements de dimension et des transformations de forme.* Ainsi,
les objets qui semblent immobiles se mettent en mouvement,
ou bien ils grandissent ou grossissent indéfiniment, jusqu'à ce
qu'ils disparaissent ; il en est, au contraire, qui se rappetissent
par degré, et semblent se perdre dans la terre.

M. Bayle raconte qu'un ancien employé, qui d'ailleurs ne

_____

(1) *Ouvrage cité,* t. V, p. 206.
(2) Les théologiens ont appelé *apparition* la fausse perception dont l'objet
est vaguement connu, et *vision* celle où cet objet se manifeste avec une entière
évidence. (Le cardinal Bona, *Du discernement des esprits,* trad. franç.,
p. 1675.)

délirait sur aucun sujet, était tourmenté tous les jours, à une certaine heure, par une vision singulière : il apercevait tout à coup une araignée suspendue à un fil au milieu de sa chambre. Il la voyait grandir progressivement devant ses yeux, et enfin remplir en entier l'appartement, dont il était obligé de sortir pour ne pas être étouffé par cet horrible et gigantesque animal. Il reconnaissait que sa vue le trompait, mais il ne pouvait résister à cette illusion ni surmonter l'effroi qu'elle lui inspirait (1).

Le plus ordinairement, l'hallucination *apparaît tout à coup*; elle peut *disparaître de même* ou *persister un certain temps*. Une dame, dit Mathey, en rentrant d'une soirée, aperçut dans sa chambre un homme qui s'enfuit devant elle, en passant à travers une porte fermée. L'observation de Nicolaï, celle que j'ai citée au commencement de ce chapitre, contiennent des détails curieux sur la période décroissante qui a précédé la disparition complète des images. Les figures commencèrent à se mouvoir plus lentement, puis elles pâlirent, enfin elles parurent comme vaporeuses et finirent par se confondre avec l'air. Le spectre qu'aperçut un matin Spinosa, dans sa retraite de Rhinbourg, s'évanouit ainsi graduellement, en affaiblissant ses teintes (2). La durée des fausses sensations visuelles est très variable. Chez plusieurs hallucinés elle est, par exemple, de quelques minutes, tandis que chez d'autres la même image a été vue vingt-quatre heures et plus. Les hallucinations peuvent se déclarer presque en même temps que le délire général et cesser à peu près avec lui. Cette disposition, d'après M. Lélut, a lieu surtout chez les sujets jeunes, d'un tempérament sanguin, d'une constitution mobile et excitable.

Quoique la nuit, l'obscurité, le silence soient favorables à la production des visions, certains individus en ont indifféremment le jour ou la nuit. Les objets peuvent s'effacer quand on ferme les yeux et reparaître quand on les ouvre. Dans quelques cas exceptionnels, les visions n'ont lieu que pendant

(1) *Revue médicale*, 1825, t. l, p. 34.
(2) *Opera posthuma*, epist. xxx, Petro Balling, p. 471-72.

le jour, et l'obscurité, loin de les favoriser, les fait au contraire disparaître. Enfin, il y a des hallucinés qui, en fermant les yeux, voient aussitôt les objets se reproduire.

Les images qui apparaissent aux hallucinés sont ordinairement devant eux; dans plusieurs cas, elles se montrent à côté d'eux; nous avons cité le fait d'un ecclésiastique qui voyait latéralement trois répétitions de son corps. La distance à laquelle elles se manifestent varie singulièrement. La tête du squelette de Walter Scott semblait être au pied du lit du malade. La direction de l'image est quelquefois celle du regard. Le physiologiste Bostok dit que les apparitions *suivaient toujours le mouvement de ses yeux*. Plusieurs observations sembleraient prouver qu'un corps opaque peut intercepter l'image fantastique. Le célèbre peintre anglais Martinn voyait, dit-on, à l'avance, et par suite d'une véritable hallucination, les tableaux dont il n'avait encore que médité le plan et la composition. On rapporte qu'un jour une personne se trouvant placée entre lui et le point où se dessinait sa vision, il pria cette personne de se déranger, parce qu'elle lui cachait une partie du tableau qu'il reproduisait (1).

Il existe dans la science d'autres faits analogues; mais il est plus ordinaire de voir les images fantastiques couvrir les objets extérieurs et en dérober la vue au malade. Le physiologiste allemand Gruthuisen affirme avoir parfaitement reconnu que les images flottantes couvraient les meubles de l'appartement dans lequel il se trouvait.

Les hallucinations de la vue s'observent moins fréquemment chez les aveugles, que les hallucinations de l'ouïe chez les sourds. La science en possède néanmoins plusieurs exemples, et nous en avons nous-même recueilli trois. J'ai cité celui du célèbre Niéburh, qui décrivait à ses amis toutes les scènes variées de la nature qu'il avait autrefois contemplées dans ses voyages, avant sa cécité; pendant qu'il parlait, elles se montraient à lui avec tout leur coloris, leur animation et leur éclat. Une vieille dame de quatre-vingt-deux ans voyait tous les jours une quantité considérable de personnages entrer dans sa

(1) M. Baillarger, *Mémoire de l'Académie de médecine*, t. XII, p. 352.

chambre ; elle faisait ouvrir la porte et la croisée pour qu'ils pussent sortir.

Les *hallucinations de l'odorat, du goût, du toucher sont plus simples que celles des sens qui viennent d'être examinés* ; elles n'offrent plus, pour ainsi dire, que la reproduction de l'impression sensorielle. Il est d'ailleurs fort difficile de les distinguer des illusions.

Les individus qui éprouvent des hallucinations de l'odorat croient respirer des parfums exquis; d'autres, au contraire, se désolent d'être empoisonnés par des odeurs méphitiques, des émanations fétides. L'apparition des saints personnages remplit les appartements des odeurs les plus douces, tandis que celle des démons laisse après elle des puanteurs de soufre, des exhalaisons affreuses. Un aliéné, qui avait commis un crime contre les mœurs, racontait que le diable l'avait entouré d'un nuage de soufre. M. Baillarger a connu une dame qui était continuellement obsédée par une odeur infecte qu'elle croyait s'exhaler de son corps. Un jour Esquirol l'engageait à se promener dans un jardin potager, elle refusa, craignant, disait-elle, de faire mourir les plantes par l'odeur empestée qui sortait de toute sa personne.

C'est à des hallucinations et à un délire de ce genre qu'il faut rapporter ce que dit dom Calmet de certains hommes « qui endommageaient tout ce qu'ils regardaient, même jusqu'aux mamelles des nourrices qu'ils faisaient tarir, aux plantes, aux fleurs, aux feuilles des arbres, qu'on voyait se flétrir et tomber, et qui n'osaient entrer en aucun lieu qu'ils n'avertissent auparavant qu'on en fît sortir les enfants, les nourrices, les animaux nouveau-nés et généralement toutes les choses qu'ils pouvaient infecter par leur haleine ou par leurs regards (1). » À mesure que l'on avance dans l'étude de cette singulière affection, on s'explique une foule de documents historiques que le scepticisme ignorant du xviiie siècle avait relégués parmi les fables.

Les hallucinations du goût sont assez rares. Elles se montrent ordinairement au début de la folie, et dans la période la plus

(1) *Traité sur les apparitions*, t. I, p. 463.

aiguë. Les cas où elles persistent isolées, à l'état chronique, sont assez peu fréquents. Les malades croient manger des mets délicieux, boire de bons vins, quoiqu'ils ne touchent à rien. Dans d'autres circonstances, ils se plaignent d'avoir pris des aliments détestables, qui avaient un goût de vert-de-gris. Les illusions du goût sont plus fréquentes. Des aliénés lèchent les murailles, croyant qu'elles sont de sucre; ils mangent des cailloux, de la terre, des ordures, et soutiennent que toutes ces choses sont excellentes. La difficulté de distinguer ces lésions de la sensibilité, surtout dans la manie, explique pourquoi on les a moins observées.

Les hallucinations du toucher sont souvent confondues avec les illusions. Une des plus communes est celle causée par les machines électriques, galvaniques, pneumatiques, par la physique, la chimie. Les malades se plaignent des expériences qu'on fait sur leur corps, prétendent avoir reçu des décharges, avoir été piqués, pincés, battus, fouettés.

Mathews, cité par Haslam, se croyait soumis à la puissance d'une troupe de misérables qui, à l'aide d'une machine fort ingénieuse dont il a donné la description et le dessin, lui faisaient souffrir les plus cruels tourments. Quelques hallucinés se sentent clouer, déchirer; d'autres affirment qu'on les frappe, qu'on les étouffe, que des personnes, des animaux leur marchent sur le corps, les jettent rudement à terre, les meurtrissent de coups. — Cette particularité doit être bien connue, car la conviction des malades en a plusieurs fois imposé aux parents, et trompé même les chefs d'établissements.

Les impressions tactiles sont très fréquentes parmi les femmes. Une jeune demoiselle nous affirme qu'on vient lui donner toutes les nuits le fouet jusqu'au sang. Une autre demoiselle, avancée en âge s'est plainte à nous, d'un air courroucé, *qu'on* se conduisait très mal à son égard. Rien de plus ordinaire que d'entendre les femmes dénoncer les manœuvres déshonnêtes, criminelles, exercées sur elles.

Les sorciers étaient souvent frappés par le diable, qui les rouait de coups; ils assistaient à des festins splendides, buvaient et mangeaient. Beaucoup faisaient la remarque que ces repas ne les nourrissaient pas, et qu'ils se sentaient aussi affamés après qu'auparavant.

Un de mes malades, aliéné paralytique, m'affirmait qu'on lui brûlait les pieds chaque nuit. Deux autres changeaient continuellement de place pour éviter des soufflets qui leur faisaient un grand vent sur les jambes. Ravaillac sentait un corps étranger qui voltigeait sur sa figure.

On doit rapporter aux hallucinations du tact la sensation d'être mouillé, retenu par des mains invisibles, etc. Certaines aliénées se plaignent encore, comme du temps des vampires, que des figures effrayantes pompent tout leur sang pendant la nuit, en leur suçant le mamelon.

On ne peut contester que, dans ces divers cas, les hallucinations, et surtout celles *de la sensibilité générale*, soient, pour ainsi dire, identifiées aux illusions, de sorte qu'il est presque impossible de les séparer; mais il faut aussi reconnaître que, dans d'autres circonstances, les sensations des hypochondriaques, si elles sont le plus souvent ganglionnaires, semblent bien évidemment partir du cerveau, et peuvent, par la concentration de la pensée, se porter sur ces organes et y déterminer des troubles nerveux. Des aliénés trouvent leur tête si légère qu'ils la croient vide, si lourde, qu'ils la supposent remplie de plomb.

L'observation paraît avoir établi que les hallucinations sont rarement bornées à un sens; tout en reconnaissant la vérité de ce fait, sur lequel M. Foville insiste beaucoup, on peut affirmer qu'en général les hallucinations de tel ou tel sens prédominent sur celles des autres sens. C'est surtout dans les maladies aiguës qu'on observe en même temps plusieurs hallucinations réunies.

Les hallucinations des divers sens sont souvent associées deux à deux, trois à trois. M. le docteur J. Pressat a remarqué que les fausses sensations sensorielles se succédaient chez le même malade dans l'ordre suivant : hallucinations de la vue ou de l'ouïe, de l'odorat, du goût et du toucher, « de manière, dit-il, que les dernières ont toujours entraîné celles des sens précédents : ainsi, l'hallucination de l'odorat entraîne aussi celles de la vue et de l'ouïe; l'hallucination du toucher,

général celles de la vue, de l'ouïe, de l'odorat et du goût en
même temps (1). »

Quand il existe des hallucinations de plusieurs sens, ces
hallucinations ont ordinairement entre elles des rapports
étroits. Ainsi on a pu remarquer dans l'observation de l'halluciné qui léchait les murailles, parce qu'elles lui paraissaient
couvertes d'oranges délicieuses, qu'il sentait en même temps
l'odeur et la saveur de ces fruits. Le diable qui apparaît aux
démonomaniaques laisse après lui une odeur de soufre.

Quelquefois les hallucinations de plusieurs sens reproduisent
des sensations vives antérieures qui ont eu lieu en même temps.
M. Baillarger a rapporté à cette occasion l'observation d'une
femme qui reçut un pot de fleurs sur la tête et entendit immédiatement le bruit que faisait ce pot en se brisant en éclats sur
le pavé. Plus tard, elle sentait vingt fois par jour le même coup
et entendait le même bruit.

L'association des idées explique, dans une foule de cas,
l'existence simultanée des hallucinations de plusieurs sens.

Les *hallucinations psychiques* de M. Baillarger, dont nous
allons maintenant indiquer les principaux caractères, ont été
vivement critiquées par M. Michéa, qui les a appelées *fausses
hallucinations*. « Se fonder, dit-il, sur l'étude des rêves pour
admettre deux espèces d'hallucination, c'est commettre une
étrange erreur. Toutes les perceptions fantastiques de l'homme
endormi sont, pour lui, comme si elles étaient véritables. Admettre des hallucinations dénuées d'apparence d'objectivité,
des paroles sans bruit, des images sans forme et sans couleur,
c'est embrouiller toutes les formes psychologiques. L'hallucination implique *toujours* et *nécessairement* l'apparence d'un
objet extérieur, d'un phénomène concret, d'une réalité matérielle (2). » Suivant M. Michéa, l'hallucination fausse est l'anneau qui sert de transition directe à l'illusion sensoriale, comme
celle-ci est l'anneau qui précède immédiatement l'hallucination
véritable (hallucination psycho-sensorielle).

Au point de vue psychologique, l'étude des hallucinations

(1) J. Pressat, *Observations sur l'absence du nerf olfactif.* Paris, Thèse, 1834.
(2) Michéa, *Ouvrage cité*, p. 102 et suivantes.

dites *psychiques*, presque entièrement formées par les perceptions de l'ouïe, offre plusieurs points fort importants. C'est à
elles, en effet, que se rapportent divers états singuliers des
mystiques. *Les lettres spirituelles sur l'Oraison* nous fournissent d'utiles renseignements sur ce sujet. Elles admettent,
en effet, des visions intellectuelles et corporelles, des locutions
et des voix intérieures et extérieures, des odeurs et des goûts
qui tantôt affectent l'âme, et tantôt arrivent aux organes des
sens. Les voix sont, les unes intellectuelles et se font dans l'intérieur de l'âme; les autres, corporelles, frappent les oreilles
extérieures du corps. La division proposée par M. Baillarger
n'a donc, suivant cet auteur, rien de nouveau : c'est celle des
auteurs mystiques. Ainsi il appelle hallucinations *psychiques*
les visions et les locutions intellectuelles, et hallucinations
psycho-sensorielles les visions et les locutions corporelles.
Comme preuves à l'appui de son opinion, ce médecin fait observer que, le plus ordinairement, dans les rêves, les hallucinations sont psychiques; on n'en conserve au réveil aucune
impression sensorielle. D'autres fois, au contraire, on se souvient de la direction de la voix, de sa force. On éprouve une
sensation de fumée, de pincement, de coup. Il y a des malades
qui entendent la pensée à distance et affirment souvent qu'ils
peuvent causer mentalement avec les personnes qui les entourent. Ils répondent aux prétendues questions qu'on leur
adresse, quoique aucun mot n'ait été prononcé. Frère Gilles,
disciple de saint François, et le roi saint Louis, se parlèrent
longtemps, ainsi que nous l'avons dit ailleurs, avec une extrême consolation d'esprit et, sans aucun bruit de paroles,
lesquelles, dit frère Gilles, nous eussent plus empêchés
qu'aidés à cause de la douceur que sentaient nos âmes.

Les malades de cette catégorie prétendent qu'ils ont en eux
des interlocuteurs invisibles qui leur parlent en pensée, s'entretiennent d'âme à âme, par intuition, par magnétisme, en
idée; ils entendent des voix intérieures. On peut lire sur ce
point l'observation fort curieuse de Noël, rapportée avec détails
par Cazauvielh (1).

(1) *Du suicide et de l'aliénation mentale dans les campagnes*, p. 166.

Une aliénée de la Salpêtrière répondait constamment aux questions que lui adressait le docteur Leuret; lorsque ce médecin se taisait, elle continuait la conversation et donnait des questions nouvelles qu'elle croyait lui être faites, des réponses qui n'avaient entre elles aucune liaison. — A qui s'adressent vos discours? lui dit Leuret; je ne vous parle pas. — J'entends, répondit-elle, vos pensées, et je ne sais pas pourquoi (1). Cette réponse est absolument semblable à celle du voyant Blake.

Les cas où les hallucinés entendent des voix à l'épigastre, reçoivent des communications par un sixième sens, paraissent encore appartenir à la même catégorie. Quelquefois, ils ne rapportent pas seulement à l'épigastre une partie de leurs pensées, il leur semble que leur intelligence tout entière s'exerce désormais dans ce point. C'est ce qu'éprouva van Helmont, sous l'influence de l'action toxique de l'aconit (2).

Enfin, il est utile de noter que les malades se servent quelquefois du mot *voix* faute d'une autre expression qui rende mieux ce qu'ils éprouvent.

Indépendamment des phénomènes propres aux hallucinations de chaque sens, il en existe d'autres qui sont communs à tout le groupe lui-même.

Phénomènes communs. — L'étude de l'hallucination nous révèle un fait qui paraît appartenir plus spécialement à l'aliénation. L'homme qui voit poindre les premières lueurs de l'hallucination a souvent la force d'en dérober la connaissance à ceux qui l'approchent; de sorte que ce n'est que lorsque le mal a fait explosion qu'on est appelé à le constater. Lorsque l'hallucination se déclare ainsi avant que le délire soit reconnu par les parents ou les amis, qui ne découvrent aucun désordre dans les paroles ou dans les actes, le plus souvent alors on observe un changement dans la conduite, les affections du malade.

L'hallucination qui s'est, dans quelques circonstances,

(1) Leuret, *Ouvrage cité*, p. 153.
(2) Baillarger, *Mémoire cité*, p. 405.

montrée comme le symptôme prédominant, peut être masquée, affaiblie par les autres formes de l'aliénation mentale, reparaître ensuite, et persister seule après la fin de la maladie.

Un des symptômes les plus tranchés est de voir le malade au milieu de la promenade, de la conversation la plus animée, s'arrêter tout à coup, prêter l'oreille, se retirer même à l'écart pour répondre à la voix qui l'interroge, pour contempler l'objet qu'il croit présent, flairer les odeurs, déguster les mets, ou s'irriter du coup qu'on lui a donné. J'ai sous les yeux, en ce moment, un halluciné qui garde le silence depuis plus de deux ans; sa pantomime est des plus expressives : on le voit interroger, répondre, accuser, se défendre, adresser des reproches. Ces conversations avec des êtres imaginaires sont très fréquentes. Esquirol a pensé que ce symptôme pouvait être observé chez tous les délirants; mais il a ajouté que les individus qui, avant la maladie, étaient dominés par une passion ou livrés à de fortes contentions d'esprit, y sont plus exposés que les autres, surtout s'ils étaient appliqués à des études abstraites et spéculatives. Nous voyons tous les jours des malades, pris dans des positions fort diverses, qui gesticulent, causent avec des êtres imaginaires, paraissent très occupés de leur répondre, de sorte que cette disposition nous paraît plutôt s'appliquer à la plupart des hallucinés qu'à une section séparée.

Esquirol a écrit que les hallucinations étaient le plus fréquemment le partage des esprits faibles. Certes, les erreurs des sensations se remarquent chez des individus d'une capacité médiocre, mais on les note également chez des hommes intelligents. Il y a longtemps qu'on a fait la remarque que les hommes les plus célèbres par l'étendue, la profondeur de leur raison, la puissance de leurs facultés, n'étaient pas à l'abri de ce symptôme. — Les histoires de Plutarque où il est parlé des fantômes de Brutus, de Dion, de Cassius, etc., sont une réfutation de cette opinion.

Les fonctions circulatoires, digestives, le sommeil, les sécrétions, présentent des altérations qui doivent être notées. MM. Leuret et Mitivié ont constaté, dans leur mémoire sur *la fréquence du pouls des aliénés*, que cette forme de délire était celle dont la circulation offrait les troubles les plus marqués. Sur cinquante aliénés, ils ont constaté, en explorant le pouls, une moyenne de 95 pulsations par minute. Cette plus grande fréquence du pouls se rattacherait-elle aux maladies du cœur, dont les cas seraient communs chez les aliénés, suivant MM. Nasse et Foville? Ne tiendrait-elle pas aussi à l'insomnie, si ordinaire parmi eux, ou à l'agitation que leur causent les visions, les voix, motifs continuels de colère, d'emportements, de vociférations ou d'émotions d'un autre ordre?

Au début, les fonctions digestives peuvent être dérangées, lorsqu'il existe de la céphalalgie, de la fièvre; mais c'est surtout lorsque l'idée est triste que l'halluciné, craignant la police, les gendarmes, s'imaginant voir toujours autour de lui des agents de la force publique, refuse les aliments; les suites de ces diètes plus ou moins prolongées sont de graves désordres de l'estomac, des intestins. La constipation existe comme dans la folie. La crainte du poison agit également en altérant les fonctions digestives.

Le sommeil des hallucinés est généralement court, et presque toujours troublé. L'inquiétude, le malaise que causent à beaucoup de personnes l'obscurité, les ténèbres, sont considérablement augmentés par les apparitions. Quand celles-ci sont dans le genre terrible, que les voix sont menaçantes, les malades ne peuvent goûter un instant de repos; ils crient, se débattent et donnent tous les signes d'une lutte pénible. Lorsque, dans le silence de la nuit, on entend les cris d'un aliéné, on peut assurer, sans crainte de se tromper, que son agitation est causée par une hallucination.

Les troubles des sécrétions n'offrent rien de spécial; constatés dans les maladies mentales, sans complication d'hallucination, ils doivent être rapportés à ce genre de maladies.

Des recherches ont été faites, dans ces derniers temps, sur l'époque la plus favorable aux hallucinations. L'observation prouve qu'elles sont fort communes le soir, la nuit, au moment de se coucher, le matin, et qu'elles obéissent à une loi naturelle, par suite de laquelle les idées tristes, les inquiétudes, la crainte, la peur, la frayeur, la terreur, augmentent en raison de la soli-

tude et des ténèbres. Mais si le plus grand nombre d'hallucinations a lieu la nuit, il est aussi très ordinaire d'en observer
beaucoup pendant le jour. Voici, au reste, ce que nous avons
noté dans un relevé de 144 cas :

62 fois, les hallucinations avaient eu lieu la nuit,

50 fois, le jour,

32 fois, le jour et la nuit.

La nature des hallucinations n'a point paru influer d'une
manière spéciale sur les époques de leur apparition.

L'observation fait voir, d'ailleurs, qu'il est des hallucinations
qui se montrent indifféremment le jour et la nuit, pendant le
sommeil ou pendant la veille, d'autres qui n'apparaissent que
pendant la nuit.

M. Baillarger, dans le mémoire qu'il a présenté à l'Académie
de médecine (1), est entré dans des détails plus circonstanciés,
que nous allons reproduire.

1° Le passage du sommeil à la veille, et de la veille au sommeil, a une influence positive sur la production des hallucinations chez les sujets prédisposés à la folie, dans le prodrome,
au début et dans le cours de cette maladie (2).

2° Le simple abaissement des paupières suffit chez quelques
malades, et pendant la veille, pour produire des hallucinations
de la vue.

3° Les hallucinations survenant dans l'état intermédiaire à la
veille et au sommeil, pour peu qu'elles persistent, deviennent
le plus souvent continues et entraînent le délire.

4° La folie, chez les sujets déjà atteints d'hallucinations au
moment du sommeil, est promptement, et dès le début, caractérisée par des hallucinations.

5° Les hallucinations qui ont lieu pendant la veille deviennent souvent plus fortes au moment du sommeil et du
réveil.

6° Un accès de manie peut suivre immédiatement, et dès le

_____

(1) Séance du 14 mai 1842. *Mémoires de l'Académie royale de médecine*,
t. XII, p. 476.

(2) Ce fait a déjà été signalé par Meister, dans sa *Lettre sur l'imagination*,
an VII.

premier jour, les hallucinations qui se produisent au moment du sommeil et du réveil.

7° Des hallucinations d'un sens ayant lieu pendant la veille, des hallucinations d'un autre sens peuvent se produire au moment du sommeil.

8° Le passage de la veille au sommeil a beaucoup plus d'influence sur la production des hallucinations que le passage du sommeil à la veille.

9° C'est souvent quelquefois après la suppression d'une hémorrhagie qui a produit des signes de congestion vers la tête que se produisent les hallucinations au moment du sommeil.

10° L'influence du passage de la veille au sommeil sur la production des hallucinations prouve que, dans certains cas du moins, c'est un phénomène purement physique et qui appelle surtout l'emploi des moyens purement physiques.

11° Les hallucinations survenant dans l'état intermédiaire à la veille et au sommeil, surtout chez les sujets prédisposés à la folie, ou qui ont déjà été aliénés, sont souvent l'indice d'un délire imminent.

12° Les hallucinations qui précèdent le sommeil, durent quelquefois, et dès le premier jour, pendant plusieurs heures, sont une cause de folie transitoire, et pourraient excuser des actes commis pendant la nuit par un sujet qu'on trouverait le lendemain parfaitement sain d'esprit (1).

Nous venons d'analyser, avec le plus de soin possible, les phénomènes physiologiques de l'hallucination ; il nous reste à jeter un coup d'œil sur son mécanisme intellectuel et sur les conditions les plus favorables à sa production.

M. Baillarger, qui a étudié avec sa sagacité habituelle les conditions qui favorisent la production des hallucinations (psycho-sensorielles), les a groupées en trois chefs :

1° Exercice involontaire de la mémoire et de l'imagination;

2° Suspension des impressions externes;

3° Excitation interne des appareils sensoriaux.

Nous avons discuté dans un autre chapitre la valeur de l'opinion de cet auteur, sur la détente de l'attention, comme

---

(1) Baillarger, *Ouvrage cité*, t. XII, p. 476.

extrêmement propre à la production des hallucinations, nous ne reviendrons pas sur ce sujet. Il nous suffira de rappeler que si, dans la rêverie, l'aliénation, l'état intermédiaire à la veille et au sommeil et l'état de mélancolie avec stupeur, beaucoup de faits appuient cette théorie, il y en a d'autres également concluants qui mettent hors de doute l'influence de la volonté et de l'attention dans le développement des hallucinations. Aussi persistons-nous à dire que ce phénomène peut avoir lieu au plus haut degré de la méditation, et qu'il est, pour ainsi dire, le couronnement de l'idée fixe. Ce point nous paraît incontestable chez beaucoup de personnages célèbres et chez les individus qui reproduisent les hallucinations à volonté. Cette opinion est aussi celle de Burdach, qui dit : On peut avoir des visions pendant la veille, lorsque l'âme s'est concentrée sur une idée et détachée du monde extérieur, comme il arrive dans l'extase (1). Raphaël, faisant allusion à son célèbre tableau de la *Transfiguration*, dit que, pendant qu'il le peignait, on aurait pu le prendre pour un maniaque enthousiaste; il s'oubliait lui-même et croyait voir la scène se passer sous ses yeux.

Les mêmes objections peuvent être faites à la suspension des impressions externes; si elle existe dans plusieurs cas, elle manque dans d'autres. Nous avons donné des soins à deux dames fort raisonnables, à l'exception de leurs hallucinations; l'une d'elles entendait des voix qui lui suggéraient de mauvaises pensées; ces voix continuaient leurs chuchotements malgré le travail, le jeu, la conversation, les distractions, auxquels la malade se livrait avec plaisir. Quand on l'interrogeait sur ces voix, elle vous répondait : Ma conviction à leur existence est aussi forte que la vôtre dans vos sensations. L'autre était une jeune demoiselle qui, au milieu de la conversation ou dans l'exercice de ses travaux, s'arrêtait tout à coup pour regarder en l'air. Aux questions qu'on lui adressait, elle vous disait avec calme : Je contemple la neige qui tombe du plafond, ou la muraille qui vient de s'entr'ouvrir pour livrer passage à plusieurs hommes. Les visions ne l'empêchaient au-

(1) Baillarger, *Ouvrage cité*, p. 350.

cunement de prendre part à ce qui se passait dans le salon, de faire des remarques sur les discours et les ouvrages des autres dames. Dans ces deux cas, il n'y avait aucun symptôme de rêverie, d'oubli du monde extérieur. J'avais beau adresser la parole à ces dames, les hallucinations ne se suspendaient pas. Le littérateur dont parle M. Baillarger (p. 457), nous paraît une objection puissante contre la suspension des impressions externes. On ne peut donc dire d'une manière générale que cette disposition de l'esprit soit un fait constant. Si d'ailleurs la détente de l'attention est favorable à la production de l'hallucination, comment se fait-il que, lorsque cette faculté est fortement excitée par la contemplation de la vision, celle-ci persiste et souvent même assez longtemps, quoiqu'on ait la conscience de sa fausseté comme le démontrent les observations de Nicolaï et de Bostock?

Une dernière condition, nécessaire à la production de l'hallucination, consiste dans une excitation étendue à un ou à plusieurs des appareils sensoriaux, au moins dans leur partie intra-cérébrale. Comme preuve à l'appui de cet état, on peut citer l'observation des personnes habituées à se servir du microscope, qui voient quelquefois reparaître spontanément, plusieurs heures après avoir cessé leur travail, un objet qu'elles ont examiné très longtemps.

Enfin, pour terminer ce qui est relatif à la physiologie des hallucinations, nous devons appeler l'attention sur une disposition de l'esprit à laquelle on a donné le nom d'*état hallucinatoire*, et qui, indépendamment des hallucinations, est caractérisé 1° par la perte de conscience du temps, des lieux et des objets environnants ; 2° par l'exercice tout à fait involontaire de la mémoire et de l'imagination. C'est l'*à parte* d'Esquirol qu'on observe aussi chez les hommes les plus raisonnables qui sont absorbés par quelque profonde méditation (1). L'exercice involontaire des facultés n'accompagne pas seulement les hallucinations, souvent il les précède et en forme comme le prodrome. L'état d'hallucination a une durée variable ; il peut se prolonger plusieurs heures, ou cesser après quelques secondes.

(1) *Des maladies mentales*; Paris, 1838.

Résumé. — La physiologie des hallucinations, très bien étudiée par M. Baillarger, fait mieux connaître la nature de ce curieux phénomène.

— Deux éléments paraissent entrer dans sa composition ; l'un sensoriel, l'autre psychique, quoique la participation des organes des sens ne puisse être expliquée. La division des hallucinations en *psycho-sensorielles* et *psychiques* est la conséquence de cette analyse. Le degré d'intensité du phénomène doit être pris en considération.

— Cette décomposition des éléments de l'hallucination conduit naturellement à en étudier les phénomènes intellectuels et sensoriaux.

— Parmi les phénomènes intellectuels des hallucinations de l'ouïe, que leur ordre de fréquence place au premier rang, il faut ranger les bruits de diverses espèces, la répétition de quelques mots, toujours les mêmes, la reproduction des préoccupations habituelles des individus. Lors même que les hallucinations offrent quelque chose d'extraordinaire, on en retrouve les matériaux dans les lectures, les conversations, les souvenirs. Il y a cependant un certain nombre de visions qui ne présentent aucune liaison avec les occupations, les pensées, les travaux habituels.

— Les hallucinations peuvent venir du dehors ; le plus souvent elles sont rapportées à des invisibles qui parlent à la deuxième, à la troisième personne, ou à des personnages indéterminés tels que : *ils, elles, eux, on*. Le nombre des interlocuteurs peut être considérable.

— Un phénomène intéressant, au point de vue psychologique, est celui qui semble faire croire qu'il existe deux individus, deux principes opposés dans la même personne ; c'est toujours la lutte des deux éléments du bien et du mal, argument décisif en faveur du libre arbitre.

— Le plus ordinairement, les hallucinations sont spontanées. Quelquefois, cependant, elles sont évoquées à volonté, ce qui est une objection puissante contre la théorie de la détente de l'attention ; elles disparaissent ensuite ou persistent, malgré le désir contraire. Les plus fortes concentrations de la pensée ne peuvent quelquefois reproduire une hallucination qui s'était présentée d'elle-même peu d'instants auparavant.

— Lorsque les hallucinations de l'ouïe ont lieu dans plusieurs langues parlées par le malade, les moins distinctes sont celles de la langue qui est moins familière ; avec les progrès du mal, la langue natale finit par prédominer.

— Les facultés intellectuelles peuvent recevoir un plus grand développement dans les hallucinations ; ce symptôme rend compte de l'influence extraordinaire que certains hommes ont exercée sur leurs semblables, avec la réserve néanmoins que ces hallucinations étaient compatibles avec la raison.

— Les hallucinations intellectuelles de l'ouïe peuvent être la reproduction de sensations vives antérieures.

— Les phénomènes sensoriaux des hallucinations de l'ouïe se caractérisent par des sons plus ou moins graves. Le plus ordinairement les voix ressemblent à des murmures, à des chuchotements. Le son peut disparaître tout à fait et les conversations avoir lieu en pensées.

— Les bruits extraordinaires, les révélations de l'autre monde appartiennent aux hallucinations de l'ouïe.

— Les voix peuvent être très rapprochées, s'exprimer à distance et dans des directions diverses ; elles ne sont quelquefois perçues que d'un seul côté. Les hallucinés n'entendent que d'une oreille, ne voient que d'un œil ; ce sont les hallucinations dédoublées de M. Michéa.

— Les hallucinations de l'ouïe, au lieu d'être extérieures, deviennent intérieures ; les voix partent de l'estomac, etc.

— La perte des sens n'est pas un obstacle à la manifestation des hallucinations.

— Les hallucinations de la vue sont très fréquentes chez les personnes saines d'esprit, tandis que celles de l'ouïe sont beaucoup plus communes chez les aliénés.

— Parmi les phénomènes intellectuels des hallucinations de la vue, il faut d'abord noter la reproduction plus ou moins longue d'un objet toujours le même, puis celle d'objets très variés.

— Les hallucinations de la vue ont très souvent un rapport intime avec les préoccupations actuelles des personnes ; d'autres fois, elles sont la reproduction de sensations vives antérieures.

— Les hallucinations de la vue sont généralement formées par les idées et les occupations les plus habituelles.

— Les phénomènes sensoriaux des hallucinations de la vue sont plus intéressants à étudier que ceux de l'ouïe, à cause de la présence des images. On y constate des mouvements, des changements de dimension et des transformations de forme.

Ordinairement l'image se montre tout entière ; quelquefois, cependant, on n'en distingue qu'une partie, par exemple la moitié du corps, la tête, un œil. — Il est probable que cette différence dans le signe représentatif tient au mode de conception. Ainsi, lorsque l'idée a produit une impression profonde, la reproduction imagée se présente à l'halluciné dans son ensemble, tandis qu'il n'en voit qu'une partie, ou qu'il ne la distingue qu'à travers un voile, une gaze, lorsque l'impression a été plus faible.

— Le plus ordinairement, l'hallucination apparaît tout à coup ; elle peut cesser de même, persister un certain temps, ou parcourir une période décroissante lors de la disparition complète de l'image. Dans quelques cas, les hallucinations se déclarent presque en même temps que la folie et disparaissent avec elle.

— Les hallucinations se montrent de préférence la nuit ; elles ont surtout plus d'intensité à cette époque. On les observe aussi fréquemment le jour, et, dans des cas nombreux, elles continuent le jour et la nuit. — L'occlusion des yeux favorise assez souvent la disparition des hallucinations ; dans quelques circonstances, au contraire, elles se reproduisent dès que les yeux sont fermés.

— Les images se montrent en face, suivent la direction des yeux ; elles peuvent être vues de côté ; elles sont parfois interceptées par des corps opaques. Le plus ordinairement les images fantastiques couvrent les objets extérieurs et en dérobent la vue.

— Les hallucinations de l'odorat, du goût, du toucher sont plus simples et beaucoup plus rares que celles de l'ouïe et de

la vue; elles reproduisent presque exclusivement les impressions sensorielles, et sont d'ailleurs fort difficiles à distinguer
des illusions. C'est aux hallucinations de ce genre qu'il faut
rapporter les émanations pestilentielles d'individus qui font tout
périr autour d'eux.

— Les fausses perceptions de la sensibilité générale, et spécialement celles des hypochondriaques, le plus souvent ganglionnaires, peuvent primitivement partir du cerveau et n'être
rapportées que secondairement à un organe.

— Les hallucinations sont rarement bornées à un seul sens;
mais, en général, celles d'un sens dominent les autres. — Il
paraîtrait, d'après les remarques de M. Pressat, que les fausses
sensations se succèdent dans un ordre assez régulier.

— Les hallucinations psychiques, presque exclusivement
constituées par les perceptions de l'ouïe, comprennent les
visions intellectuelles, les locutions et les voix intérieures des
mystiques, qui ne laissent dans l'esprit aucune impression sensorielle. — Les hallucinés de cette catégorie s'entretiennent en
esprit, en idée, en pensée, d'âme à âme, entendent des voix à
l'épigastre, reçoivent des communications par un sixième
sens.

— Indépendamment des phénomènes propres aux hallucinations de chaque sens, il y en a d'autres qui sont communs
au groupe en général.

— Les hallucinations peuvent exister longtemps sans que la
raison en soit altérée, mais la lutte que soutient le malade finit
par donner quelque chose d'étrange à sa conduite.

— La croyance des hallucinés à la réalité de leurs fausses
impressions explique la constance inébranlable des sorciers au
milieu des plus cruels supplices. (Il faut y joindre une anesthésie plus ou moins prononcée.) On doit ranger, parmi les
motifs de cette conviction, la rectitude avec laquelle ils jugent
de toutes les choses étrangères à leur délire. Quelques hallucinés reconnaissent cependant que leurs sensations sont
fausses.

— Les différentes formes de l'aliénation influent sur la nature des hallucinations.

— Tous les hommes peuvent avoir des hallucinations, les

esprits médiocres comme les intelligences les plus élevées.

— Les influences dues aux hallucinations peuvent être suivies de résultats très graves.

— Les fonctions circulatoires, digestives, le sommeil, les sécrétions, présentent des altérations.

— Certaines époques sont plus favorables à la production des hallucinations, telles sont le passage de la veille au sommeil et du sommeil à la veille, le soir.

— Les illusions peuvent présenter tous les phénomènes sensoriaux et intellectuels des hallucinations ; elles les accompagnent très fréquemment ; leur caractère essentiel est la transformation des corps extérieurs, des sensations réelles internes, en conceptions fantastiques. Les aliénés peuvent aussi se croire l'objet de cette métamorphose.

— Le mécanisme intellectuel des hallucinations peut n'être pas borné aux souvenirs associés par l'imagination ; rien ne prouve en effet que cette dernière faculté ne franchisse souvent le cercle de la mémoire pour travailler sur son propre fonds.

— Trois circonstances, suivant M. Baillarger, paraissent avoir une grande influence sur la production des hallucinations : l'exercice involontaire de la mémoire et de l'imagination, la suspension des impressions externes, l'excitation interne des appareils sensoriaux. La détente de l'esprit favorise, sans aucun doute, la production des hallucinations, mais il n'en est pas moins constant que ce phénomène peut avoir lieu au plus haut degré de la méditation ; il se passe alors ce qu'on observe dans certains états du corps, où les deux extrêmes donnent lieu à des symptômes en apparence identiques. Les mêmes objections peuvent être faites à la suspension des impressions externes ; si elle existe dans plusieurs cas, elle manque dans d'autres.

— Enfin, il y a un état hallucinatoire qui, indépendamment des hallucinations, est caractérisé par la perte de conscience du temps, des lieux et des objets environnants, par l'exercice involontaire de la mémoire et de l'imagination ; cet *à parte* s'observe aussi chez les hommes les plus raisonnables qui sont absorbés par quelque profonde méditation.

CHAPITRE XV.

MARCHE. — DURÉE. — DIAGNOSTIC. — PRONOSTIC. — ANATOMIE
PATHOLOGIQUE DES HALLUCINATIONS.

Marche. — Les hallucinations sont irrégulières, rémittentes, quelquefois
continues. — Causes qui influent sur la marche. — La forme de la folie
exerce une action sur les hallucinations. — Intermittences. — Périodicité.
Durée. — Elle offre de grandes différences. — Elle varie selon les genres
d'aliénation.
Diagnostic. — Les hallucinations sont faciles à reconnaître quand les individus en
parlent, quelquefois impossibles à constater quand ils gardent le silence. —
Signes qui les font diagnostiquer. — Différences des hallucinations et des illusions. — Les formes de l'aliénation peuvent rendre le diagnostic incertain.
Pronostic. — Il varie selon les espèces. — L'époque modifie le pronostic. —
Les diverses formes de l'aliénation ont une influence marquée. — Les maladies nerveuses sont aggravées par les hallucinations. — L'ancienneté des
hallucinations en change la nature. — Les hallucinations isolées guérissent
mieux que les hallucinations réunies. — Le pronostic est plus grave dans
l'hypochondrie, l'hystérie, l'épilepsie et certaines variétés d'illusions. —
Résumé.

Les hallucinations n'ont point, en général, une marche continue ; elles reviennent irrégulièrement, aussi bien le jour que
la nuit, et offrent des rémissions assez marquées. Ces rémissions sont surtout sensibles le jour ; leurs retours variables
nous paraissent un argument de quelque valeur contre l'existence d'une lésion durable dans l'organe où s'accomplit ce
phénomène. Cette règle n'est point cependant sans exception :
dans les aliénations tristes, quand les malades croient avoir
reçu une défense, un ordre menaçant, ou qu'ils sont terrifiés
par quelque vision effrayante, poursuivis par des ennemis, la
rémission n'est pas toujours appréciable. Le malade est plus ou
moins longtemps sous l'influence de l'hallucination.
Les heures de repos, les distractions, les occupations intellectuelles ou manuelles suffisent pour rendre les hallucinations

moins sensibles, et souvent même pour les faire complétement cesser.

Dans un certain nombre de cas, le passage du sommeil à la veille, et de la veille au sommeil, a une influence sur la production des hallucinations.

Le soir, l'obscurité, la nuit, favorisent le retour des hallucinations ou en augmentent l'intensité. C'est en général la nuit que les hallucinés sont agités, parlent, chantent, disputent, crient.

La forme de la folie a une action sur la marche des hallucinations. Leur type présente des différences, suivant qu'elles existent avec certaines variétés de la monomanie, avec la manie et la démence. Quelquefois même le type peut disparaître, masqué qu'il est par l'aliénation.

L'intermittence a été observée plusieurs fois dans les hallucinations, et la suspension était marquée par des intervalles lucides considérables.

Les saisons ne nous ont rien présenté qui doive être noté.

Les hallucinations, après avoir été continues, peuvent devenir rémittentes, intermittentes. Ainsi, il arrive qu'un aliéné est tourmenté jour et nuit par une vision ou par une voix. Après quelque temps de maladie, ces phénomènes cessent le jour et ne se manifestent plus que la nuit. Chez plusieurs aliénés, l'exacerbation est plus forte le matin et le soir. D'autres fois, les hallucinations, après avoir été intermittentes, rémittentes, deviennent continues.

La périodicité a été constatée dans quelques cas, sans qu'on puisse mieux s'en expliquer les causes que dans les fièvres.

La durée des hallucinations présente de grandes variétés : nous en avons vu se dissiper en quelques heures, et d'autres persister pendant des années. Leur durée est souvent fort longue, quand elles compliquent les aliénations chroniques.

Lorsque l'hallucination se manifeste tout à coup avec la folie, elle peut cesser promptement. Une jeune personne, à la suite d'un chagrin d'amour, devient subitement aliénée : elle croit voir auprès d'elle son ami ; elle lui adresse sans cesse la parole. Trois jours après, elle reconnaissait son erreur. Un homme qui avait l'habitude de boire est pris d'un délire furieux : il veut tuer deux hommes qui sont montés sur le haut du mur et lui font des menaces. Dix jours après, il avouait qu'il avait eu la tête malade ; mais il racontait avec le plus grand sang-froid qu'il était convaincu que les deux hommes étaient entrés dans sa chambre. Au bout d'un mois, il reconnaissait qu'il s'était singulièrement abusé. La durée de l'hallucination peut n'être que de quelques heures. Un jeune homme atteint d'un de ces délirs subits qu'une commotion, un changement de lieu suffisent pour guérir, dit en entrant dans mon établissement : « Quelle est donc cette femme, habillée en blanc, qui marche devant moi ? » Il répéta à diverses reprises la même demande, et, au bout de deux heures, il n'en parlait plus.

Dans la manie et le délire aigu, les hallucinations peuvent être très fugaces. Leur persistance est, au contraire, très grande dans les monomanies tristes, dans la démonomanie. Elles n'ont, en général, qu'une existence passagère dans la démence avancée, sénile, et dans la paralysie générale avec démence. Nous les avons vues cependant persister plusieurs années dans la démence stationnaire.

Lorsque les hallucinations existent depuis plusieurs mois, et à plus forte raison depuis plusieurs années dans la monomanie, la manie, et la démence à sa première période, elles peuvent se prolonger fort longtemps. J'ai vu des aliénés qui avaient des hallucinations depuis dix, quinze et vingt ans. On en cite des exemples de presque toute la vie.

Le *diagnostic* des hallucinations semble, au premier abord, ne présenter aucune difficulté. Il paraît, en effet, impossible qu'on se méprenne sur les paroles, les actes d'un homme qui voit des figures invisibles pour tous, qui entend des voix qu'aucun de ceux qui l'entourent ne perçoit. Mais les choses ne se passent pas toujours ainsi. Quelquefois l'halluciné a la conscience que ses sensations sont fausses : aussi les cache-t-il avec le plus grand soin. Cet état peut durer fort longtemps, sans qu'aucun indice en vienne révéler l'existence. D'autres fois, les actes sont déraisonnables ; mais l'halluciné ne parle pas ; le plus profond mystère semble présider à sa conduite ; des années peuvent s'écouler sans qu'on saisisse le mot de l'énigme. Le docteur Marc en a rapporté un fait remarquable, et c'est avec raison qu'il a fait observer que, dans ces cas, plus les actions sont insolites et bizarres, plus il est présumable qu'il faut les attribuer à l'influence d'une hallucination. M. Parchappe et moi donnons, depuis près d'un an, des soins à un mélancolique qui garde un silence absolu, ne le rompant que de loin en loin, pour demander à son domestique des objets à son usage. L'expression de ses yeux, ses mouvements, son attitude nous ont convaincu que ce mutisme était la conséquence d'hallucinations.

Les caractères assignés aux illusions, quelle que soit l'opinion que l'on professe sur leur identité avec les hallucinations, ou leur mode d'individualité, permettent de les diagnostiquer. Il est souvent difficile de les séparer des hallucinations ; il y a cependant des cas où les caractères différentiels sont tranchés. Ainsi, dans le fait que nous allons rapporter, les caractères de l'hallucination sont distincts, et il serait difficile de la confondre avec l'illusion.

OBS. 138. — Madame D..., fille d'un médecin distingué, fort instruite elle-même, douée d'un jugement sain, très bonne musicienne, n'ayant jamais eu de maladie de l'oreille, est atteinte depuis plusieurs années d'une hallucination de l'ouïe qui consiste dans la répétition d'une phrase musicale durant des heures entières. Cette dame a plusieurs fois noté ces airs musicaux, mais elle n'a jamais remarqué qu'ils valussent la peine d'être conservés. Ce sont tantôt des phrases suivies, mais qui n'ont rien d'original, sans néanmoins faire partie de morceaux connus ; tantôt ce sont des notes incohérentes.

Cette dame a la conscience qu'elle est le jouet d'une hallucination ; elle la juge très bien, n'en est aucunement influencée, mais elle ne peut s'en débarrasser lorsqu'elle a lieu. Les airs musicaux, après avoir persisté un temps plus ou moins long, cessent d'eux-mêmes pour revenir d'un moment à l'autre.

M. Menière, qui a bien voulu nous communiquer cette observation, a examiné à diverses reprises cette dame ; il ne lui a trouvé aucune altération de l'oreille.

La forme de l'aliénation peut rendre le diagnostic incertain. Ainsi, chez les maniaques, il est quelquefois impossible de reconnaître l'hallucination ou de la distinguer de l'illusion, parce que les sensations du malade sont tout intérieures. Les actions peuvent seules éclairer le jugement.

Pronostic. — Les hallucinations ont été regardées comme un signe peu favorable dans les vésanies ; celles qui sont essentielles, simples, offrent, dit-on, moins de chances de guérison que celles qui surviennent comme symptôme d'une autre forme de délire. Ces principes généraux exigent que nous entrions dans quelques développements. — Les hallucinations isolées qui apparaissent tout à coup chez des individus qui n'avaient aucun signe de folie guérissent promptement ; il en est de même de celles qui sont liées à l'abus des liqueurs fortes : elles cessent avec la cause. — Les hallucinations qui dépendent d'un état fébrile, sans aliénation mentale, guérissent d'elles-mêmes, avec la cessation de la fièvre.

Les hallucinations déterminées par des substances narcotiques se dissipent lorsque les substances n'agissent plus.

Le pronostic présente des différences suivant les maladies mentales. Dans les monomanies gaies et récentes, les hallucinations n'ont souvent qu'une influence peu sensible ; il n'en est pas de même dans les monomanies tristes, caractérisées surtout par l'idée d'une mauvaise action, par la crainte de la damnation, par un sentiment quelconque de peur, etc. ; elles ajoutent à la gravité du mal, et sont même un motif de suicide.

Le pronostic des hallucinations dans les monomanies tristes est de la plus haute gravité, surtout lorsque les aliénés se croient entourés d'ennemis, lorsqu'ils reçoivent les inspirations d'un esprit, d'une voix qui leur ordonne de voler, d'incendier, de tuer, de se mutiler, de se suicider, etc.

Les hallucinations de la manie peuvent être dangereuses par les déterminations soudaines qu'elles entraînent ; elles poussent souvent les aliénés à des actes irréfléchis : ainsi un maniaque entend une voix qui l'appelle dans la rue, il se précipite par la croisée. Il est hors de doute que le suicide dans ce genre de folie a souvent été déterminé par des hallucinations ; lorsque l'illusion les complique, ce qui est très fréquent, l'aliéné peut devenir homicide. D'autres fois il s'abandonne à tous les transports d'une fureur aveugle, déchire, brise, renverse, parce qu'il ne cesse d'entendre résonner à son oreille des voix railleuses, méchantes. — La durée des hallucinations est ordinairement courte et fugace dans la manie aiguë; et souvent, dans la manie chronique, mobiles comme les idées du maniaque, elles changent aussi rapidement qu'elles.

La manie puerpérale peut se compliquer d'hallucinations; mais cette vésanie guérissant en général rapidement, ce symptôme présente peu d'importance; il n'en est plus ainsi dans la forme triste.

Les hallucinations de la démence aiguë sont rares et peu graves.

Dans la démence, les hallucinations n'ont qu'une influence relative; elles s'affaiblissent d'ailleurs et disparaissent avec les progrès de la maladie. Il n'est pas rare cependant, dans les démences maniaques et monomaniaques, de voir les hallucinations durer plusieurs années; nous les avons observées dans des cas de ce genre, six et sept ans après leur apparition. Leur gravité dans cette forme de l'aliénation dépend des recrudescences, qui donnent plus d'intensité aux hallucinations et aggravent momentanément l'état du malade. Elles sont quelquefois un symptôme fâcheux lorsqu'elles ont rapport à des idées tristes, parce qu'elles agitent les malades, troublent leur repos et les privent de sommeil. — Les hallucinations qu'on remarque dans quelques cas de paralysie générale avec démence ajoutent peu à la gravité de l'aliénation, mais elles contribuent quelquefois à tourmenter l'aliéné, en redonnant de la vivacité à ses impressions affaiblies.

L'ancienneté des hallucinations ajoute à la gravité du pronostic. Plus elles ont duré, moins il est facile de les déraciner. Il est impossible, quelle que soit leur origine, qu'elles n'aient produit à la longue une modification dans la texture cérébrale, une direction vicieuse de cet organe, et le remède nous paraît d'autant plus difficile à trouver, que cette modification elle-même nous est complétement inconnue. — On a cité des cas de guérison d'hallucinations fort anciennes : nous ne les contestons point; mais ces faits appartiennent à la catégorie des maladies chroniques, dont tous les auteurs rapportent des guérisons, sans qu'il soit possible d'en faire un corps de doctrine. Nous avons lu pour notre part plus de vingt obser-

vations d'aliénés, malades depuis sept, huit, dix, quinze ans,
qu'un coup, une blessure, une chute, une immersion imprévue, ont subitement rappelés à la raison. Ce sont des cas
exceptionnels qui ne peuvent servir de règle de conduite. —
Cependant leur authenticité ne permet point de porter un
jugement trop absolu sur l'incurabilité des hallucinations anciennes.

La durée prolongée des hallucinations produit d'ailleurs un
phénomène psychologique qui rend assez bien compte de la
difficulté des guérisons. En effet, l'hallucination, après avoir
été fixe, nette pendant des années, tend, par la répétition
continue du même acte, à devenir confuse, mobile, à se transformer dans une autre ou même à passer à l'état d'hallucination générale.

L'hallucination seule guérit plus facilement que les hallucinations réunies. — Si les hallucinations de tous les sens se
montrent dès le début, le pronostic peut être grave, parce qu'il
annonce un désordre cérébral intense et profond.

Lorsque les hallucinés ont la conscience de leurs fausses
sensations, le pronostic a généralement peu de gravité ; la
même remarque s'applique aux hallucinés qui, tout en donnant
créance à leurs illusions, n'y subordonnent pas leur conduite ;
mais lorsque les hallucinations se prolongent, qu'elles existent
surtout chez des individus prédisposés à la folie, d'un esprit
faible, superstitieux, ignorant, elles sont souvent d'une ténacité
extrême.

Les hallucinations qu'on observe dans l'hypochondrie et
l'épilepsie augmentent la gravité de ces maladies ; elles sont
souvent dangereuses, dans l'épilepsie, par la part qu'elles
prennent aux actes des individus. Les hallucinations des maladies aiguës, chroniques et autres n'ont, en général, qu'une
gravité secondaire.

Les hallucinations compliquées d'illusions du goût, de l'odorat, du toucher, sont souvent très opiniâtres, surtout lorsque
les malades croient qu'on empoisonne leurs aliments, qu'on
cherche à les faire mourir par des émanations pestilentielles, etc.

Il nous resterait à examiner la lésion propre à l'hallucination, mais les recherches d'anatomie pathologique n'ayant fourni aucune donnée positive, nous considérons comme inutile une revue rétrospective sur les opinions des auteurs.

Résumé. — Marche et durée. — Les hallucinations peuvent être rémittentes, irrégulières, diurnes, nocturnes, intermittentes, périodiques. Elles sont plus rarement continues.

— Diverses causes peuvent diminuer l'intensité des hallucinations, et même les suspendre.

— Les formes de la folie font varier la marche des hallucinations. Il en est de même du type.

— La durée des hallucinations est très variable : on en a vu cesser en quelques heures, d'autres persister toute la vie.

— Les formes de la folie influent sur leur durée.

Diagnostic. — La difficulté du diagnostic existe surtout quand les individus gardent le silence, ou qu'ils sont sur leurs gardes.

— Lorsqu'on est consulté pour un cas douteux, il faut examiner les discours, les actions, les gestes et les écrits.

— Les illusions doivent être séparées des hallucinations sous certains rapports.

— Les formes de l'aliénation rendent quelquefois difficile la connaissance des hallucinations.

Pronostic. — Les hallucinations isolées, qui apparaissent à l'improviste, celles qui ne sont point compliquées de folie, les hallucinations du *delirium tremens*, du délire fébrile, guérissent, en général, assez facilement.

— Les hallucinations des substances narcotiques se dissipent dès que celles-ci ont cessé d'agir sur l'économie.

— Les monomanies gaies et récentes ne sont que médiocrement influencées par les hallucinations ; il n'en est pas de même des monomanies orgueilleuses et des monomanies tristes, qui en reçoivent souvent la plus fâcheuse impulsion.

— Les formes de l'aliénation font varier le pronostic. La manie peut rendre les hallucinations dangereuses par les déterminations qu'elle entraîne.

— Les hallucinations de la manie puerpérale, de la démence aiguë, de la démence, n'ont qu'une influence relative, sauf

quelques exceptions. Il en est de même de la démence avec
paralysie générale.

— L'ancienneté des hallucinations ajoute à la gravité du
pronostic. Les guérisons d'hallucinations fort anciennes ne
peuvent changer la règle.

— La durée prolongée des hallucinations modifie leur nature.

— Le pronostic des hallucinations isolées est plus favorable
que celui des hallucinations générales.

— Le pronostic des hallucinations compatibles avec la raison
n'offre aucune gravité, surtout lorsqu'elles ne sont pas de nature oppressive.

— Les hallucinations des maladies nerveuses autres que la
folie, telles que l'hypochondrie, l'épilepsie, augmentent la
gravité de ces affections. Dans les maladies inflammatoires
aiguës, chroniques et autres, les hallucinations sont, en général,
passagères, mais elles n'en doivent pas moins être surveillées.

— Les hallucinations, compliquées de certaines illusions,
sont souvent difficiles à déraciner.

— L'anatomie pathologique n'a rien fait connaître de précis
sur la lésion propre à l'hallucination.

CHAPITRE XVI.

TRAITEMENT DES HALLUCINATIONS (1).

Opinions de MM. Esquirol, Lélut et Calmeil. — Opinion de Leuret. — Isolement. — Deux divisions. — 1° *Traitement physique*. — Emploi du datura stramonium. — Les hallucinations guérissent quelquefois spontanément. — Électricité. — 2° *Traitement moral*. — Traitement de Leuret. — Méthode de l'auteur. — Objections. — Traitement des hallucinations dans les maladies qu'elles caractérisent. — *Résumé*.

Jusqu'à ces dernières années, le traitement des hallucinations, en France, n'avait point fixé d'une manière particulière l'attention des praticiens. C'était la conséquence naturelle de l'opinion, admise par tous, qu'elles n'étaient qu'un symptôme de la folie.

Esquirol assure qu'elles n'exigent pas de traitement particulier; il ajoute néanmoins qu'elles doivent entrer en grande considération dans la direction intellectuelle et morale des aliénés, et dans les vues thérapeutiques qu'on doit se proposer.

M. Lélut rapporte plusieurs observations de folie sensoriale traitées par les agents physiques, *les raisonnements, les impressions morales devant être et ayant été, en effet, complétement inutiles.* Aucune de ces tentatives n'a été couronnée de succès.

M. Calmeil, en terminant son excellent travail sur les hallucinations, s'exprime ainsi : « Nous reviendrons sur ce sujet, dont le traitement rentre surtout dans celui de l'hypochondrie et des différentes espèces de monomanies. » Or, à l'article *Hypochondrie*, il n'en est aucunement question; et dans son article *Monomanie*, il dit, à l'occasion de la monomanie sen-

(1) Il ne faut pas perdre de vue que l'hallucination compliquant ordinairement l'aliénation, ce que nous dirons du traitement s'appliquera souvent aux deux maladies; la distinction se fera surtout sentir dans les moyens dirigés contre l'idée fausse.

soriale : « C'est surtout dans ce genre de folie, dans la monomanie avec hallucinations, que l'on a guéri instantanément des
malades, en jetant avec adresse une couleuvre, une grenouille,
une limace, dans le bassin destiné à recevoir leurs déjections,
au moment où ils croyaient expulser par la bouche, ou par le
fondement, les prétendus animaux qu'ils soutenaient exister
dans leurs entrailles. » Il s'en faut de beaucoup, dit l'auteur,
que l'on puisse compter sur le succès habituel de semblables
ruses, auxquelles, heureusement, on peut recourir sans inconvénient. En général, les lésions physiques qui enfantent le
délire partiel ne cèdent pas avec autant de facilité à l'influence
d'une impression extérieure, et la pratique des monomaniaques enseigne bientôt le cas qu'il faut faire d'une foule de
recettes dont un esprit enthousiaste se promet d'abord un
grand succès.

Tel était l'état de la science, lorsqu'un homme d'un esprit
ingénieux, d'une sagacité remarquable, balayant tout ce qu'on
avait fait avant lui, vint annoncer que les hallucinations, abandonnées jusqu'alors aux seuls efforts de la nature, étaient susceptibles de traitement et de guérison, et que ce but si dési-
rable pouvait facilement être atteint en les attaquant de front,
en les harcelant sans cesse, en les forçant à s'avouer vaincues.
Cette opinion scientifique trouva de nombreux contradicteurs.
Mais lorsque les amours-propres se furent un peu calmés, on
reconnut que le livre de Leuret révélait une volonté forte, des
ressources nombreuses dans l'esprit, et des applications heureuses d'un nouveau moyen de thérapeutique. — L'expérience
permit ensuite de constater la valeur de cette méthode. On
acquit la preuve qu'elle n'était pas d'une application aussi générale que l'avait cru son auteur, qui l'avait expérimentée sur
des malades d'hôpital. Il fut manifeste que dans les établissements particuliers, destinés surtout aux personnes chez lesquelles l'éducation et la position de fortune ont développé
l'exercice de la volonté, et par suite la passion de l'orgueil,
élément d'un grand nombre de folies, il fallait considérablement modifier le traitement du médecin de Bicêtre. Ces réserves faites, nous sommes des premiers à dire que cette méthode
est appelée à rendre d'utiles services, et que nous y aurons

recours toutes les fois qu'elle nous semblera convenablement indiquée.

En étudiant les causes des hallucinations, il était facile de s'assurer qu'on devait leur accorder plus d'attention, et diriger contre elles des moyens plus actifs qu'on ne l'avait fait jusqu'alors. La médecine du symptôme n'est point à dédaigner, et il est peu de maladies où elle ne soit souvent la seule ressource du praticien.

Le traitement des hallucinations n'est pas d'ailleurs aussi complétement nul que Leuret l'a imprimé dans son livre. Sans doute il n'existe point de règles, de systématisation, de corps de doctrine ; mais en parcourant avec soin les ouvrages écrits sur l'aliénation mentale, on trouve beaucoup d'observations d'hallucinés guéris par les moyens physiques et moraux. — Ces faits constatés par la pratique, l'étude des causes, celle des symptômes, nous conduisent sans autre préambule à proposer deux divisions du traitement, la première comprenant les moyens *physiques*, et la seconde les moyens *moraux*.

Avant d'entrer dans les développements que comporte le sujet, nous avons à parler du choix du lieu où doit se faire le traitement. Faut-il isoler les hallucinés? Faut-il les traiter chez eux? Évidemment, par la méthode de Leuret, la séquestration est de toute nécessité. Pour forcer un malade à reconnaître qu'il a tort, il est indispensable qu'il comprenne qu'on a de l'autorité sur lui, qu'il n'est pas maître de faire ses volontés ; sans ces conditions, il n'y a pas d'obéissance possible. L'espèce de l'hallucination, son ancienneté, ses complications établissent également des différences importantes. L'isolement est-il toujours indiqué? *Première question*, à laquelle nous allons répondre par des faits.

OBS. 133. — Un officier de la marine anglaise, après s'être livré avec ardeur à des observations télescopiques, s'était imaginé avoir fait des découvertes remarquables dans le soleil. Entre autres assertions étranges, il déclara solennellement, qu'à l'époque de l'abdication de Napoléon, en 1814, il avait vu la figure de l'empereur dans cet astre ; que le lendemain il l'avait encore aperçue, mais transformée en squelette. Le troisième jour, la figure n'était plus visible ; les couleurs unies des alliés étaient seules très distinctes. Une copie de ces apparitions fut régulièrement consignée sur le livre de bord,' et l'on dit que plusieurs marins se portèrent garants de la véracité des observations du capitaine. Malgré ce témoignage, peu de personnes ajoutèrent foi à ces découvertes, et l'honnête officier eut la mortification d'apprendre que tout ceci était regardé comme une déception. Il est hors de doute que ces illusions étaient parfaitement inoffensives, qu'elles ne troublaient point les opérations de son esprit dans les affaires ordinaires de la vie, et qu'elles ne l'empêchaient point de remplir ses devoirs; aussi sommes-nous d'avis que, dans tous les cas semblables, la séquestration ne peut avoir lieu.

Il n'en est plus ainsi lorsque l'hallucination, quoique passagère, peut avoir des suites graves.

Obs. 134. — Nous fûmes consulté, il y a quelques années, par une jeune dame artiste dont le mari avait des attaques fort courtes mais violentes d'épilepsie, qui étaient immédiatement suivies d'un accès d'aliénation mentale. Il se croyait entouré de figures menaçantes, de flammes, voyait des âmes. Dans un de ces accès, il saisit sa femme à la gorge pour l'étrangler; elle n'eut que le temps de s'élancer hors de l'appartement. Dans une autre circonstance, il s'imagina être entouré par des ennemis, et demanda son poignard pour les tuer.

La frayeur que ces deux accès causèrent à la jeune femme, cantatrice distinguée, est facile à concevoir. « Je ne saurais résister plus longtemps, nous dit-elle, à un pareil genre de vie; mon sommeil est troublé par des rêves affreux; à chaque instant je crois sentir les secousses qui sont l'avant-coureur des accès. J'étudie constamment les moindres mouvements de mon mari; toute mon attention est là, mes moyens sont paralysés, ma voix s'affaiblit, je ne puis plus me livrer à l'exercice de mon art. Venez à mon secours, monsieur, ne m'abandonnez pas dans une position aussi cruelle; au nom du ciel, prenez pitié de mon sort! » L'agitation de cette dame, le son de sa voix, l'expression de ses yeux, en disaient plus que ses paroles.

D'un autre côté, le mari, revenu à lui, n'offrait plus le moindre signe de dérangement dans ses facultés; sa conversation était sensée; il reconnaissait même qu'il avait été dupe d'illusions. «Lorsque je souffre ainsi, ajoutait-il, il me semble que mes idées entrent les unes dans les autres, se mêlent; ma tête devient alors un chaos où je ne distingue rien. »

Jeune, amoureux de sa femme, ne croyant pas son indisposition dangereuse, ce malade se trouvait dans une situation fort délicate; l'embarras du médecin n'était pas moins grand.

Il était évident que le genre de maladie de ce jeune homme était d'une haute gravité, car l'expérience n'a que trop appris à quelles catastrophes l'on est exposé avec les fous épileptiques, hallucinés, chez lesquels la fausse sensation est le plus souvent instantanée, comme l'impulsion. L'état moral de la femme devait être pris en considération; en effet, avec quelques degrés de plus, on avait à craindre le suicide ou la folie. L'isolement était donc une mesure indispensable; je le conseillai; mais, prenant en considération la brièveté des accès, le rapide retour de la raison, je ne crus pas devoir recommander une maison spéciale. J'engageai les amis du mari à lui faire sentir la nécessité de se séparer de sa femme pendant quelques mois, et à lui en faire prendre l'engagement sacré: ce fut l'avis adopté.

Avec nos lois, la séquestration, dans ce cas, était impossible; et cependant quelles garanties présentait la parole d'un homme dont la maladie pouvait à chaque instant troubler la raison, et qui était d'ailleurs extrêmement porté à avoir de fréquents rapports avec sa femme?

SECTION PREMIÈRE. — *Traitement physique.*

Le rapport intime qui unit les deux principes constituants de l'homme suffit pour montrer que chacun d'eux peut être influencé à son tour, et qu'il est dès lors nécessaire de recourir aux moyens thérapeutiques applicables à l'un et à l'autre. Prenons quelques exemples: une personne s'abandonne à l'usage immodéré des boissons fermentées: elle a des hallucinations; le simple isolement suffit souvent pour obtenir la guérison, mais souvent aussi il faut recourir à l'opium, à la saignée, aux bains, etc. Un autre croit voir le diable; un raisonnement, une raillerie, la douche, peuvent faire cesser la fausse sensation. Le plus ordinairement il arrive qu'on est obligé de recourir aux deux moyens, à cause de la réaction réciproque des deux éléments. Un individu éprouve un violent chagrin, qu'il attribue à l'un de ses ennemis; bientôt la figure de ce dernier ou toute autre forme fantastique l'obsède; il ne dort plus, son sang s'échauffe, pour nous servir d'une expression vulgaire; les sécrétions et les excrétions se dérangent. Dans ce cas, l'emploi des remèdes physiques ne doit-il pas précéder celui des moyens moraux? Ce que le raisonnement enseigne, l'expérience va nous le démontrer.

L'académicien Nicolaï, sujet à des congestions sanguines qui exigent l'emploi des saignées, néglige cette précaution; des fantômes de toute espèce viennent l'assaillir à chaque instant. Une émission sanguine est pratiquée, et le repos lui est rendu.

Obs. 135. — Un logeur, d'une forte constitution, d'un tempérament sanguin, faisant de temps en temps des excès, fut conduit, il y a vingt-quatre ans, dans la maison de santé de madame Marcel de Sainte-Colombe, dont j'étais alors le médecin. Sa figure était fortement colorée, son œil brillant et hagard. Il me raconta, au milieu de l'agitation la plus grande, que sa tante avait loué une partie de sa maison à des montreurs d'animaux (erreur de sa part), ce qui l'avait singulièrement contrarié. « L'un d'eux, ajouta-t-il, a fait, à trois reprises différentes, des propositions malhonnêtes à ma femme; cette conduite m'a exaspéré; je me suis élancé sur l'insolent; mais il s'est changé en cheval, s'est rapetissé à vue d'œil, ce qui ne m'a pas empêché de le tuer. »

Ce malade avait d'autres illusions de la vue; il prétendait nous reconnaître tous, nous donnait à chacun des noms différents, voyait des monstres et des figures bizarres dans l'air. Peut-être métamorphosait-il ainsi les nuages d'après la nature de ses conceptions. Son exaspération étant extrême, on fut obligé de lui mettre la camisole; je lui fis raser la tête, placer trente sangsues le long de la suture sagittale, et le lendemain on le conduisit au bain. Au bout de deux jours, il y avait de l'amélioration. A l'emploi de ces moyens, je joignis les purgatifs, qui alternèrent avec les bains. Huit jours après son entrée, il avait entièrement recouvré l'usage de ses facultés intellectuelles.

Nous avons rapporté, à l'article *Hypochondrie*, l'observation d'un professeur d'allemand qui s'imaginait qu'on le soumettait à des influences magnétiques, et qu'on lui avait logé un magnétiseur dans le ventre. Pour faire diversion à ses idées et combattre en même temps les maux de ventre et d'estomac dont il se plaignait, je lui fis poser deux larges vésicatoires aux jambes. Bientôt sa physionomie, jusqu'alors fort sombre, devint plus gaie; il cessa de me parler de ses fausses sensations; les distractions apportées par des travaux intellectuels complétèrent sa guérison.

Un de nos aliénés s'était persuadé que plusieurs hommes s'étaient introduits dans sa chambre pour lui faire du mal. Plein de fureur à cette idée, il les provoque, leur adresse les épithètes les plus flétrissantes; puis, voyant qu'ils continuaient à se moquer de lui, il demande à grands cris son couteau pour tuer ses persécuteurs. Le traitement consista en purgatifs et en bains, et un mois après son entrée, le malade était rendu guéri à sa famille.

Mademoiselle C..., à la suite d'un chagrin d'amour, perd la tête; elle voit sans cesse son ami autour d'elle; elle l'aperçoit dans le ciel, dans les nuages, lui donne les plus doux noms; il lui parle, elle lui répond. Tous les jours, cette demoiselle est conduite au bain où elle reste quatre, cinq, six heures, recevant l'eau sur la tête au moyen de l'irrigation continue; le quatrième jour elle n'a plus d'hallucinations, et au bout d'une semaine, elle est tout à fait rétablie.

Les émissions sanguines sont utiles quand elles sont indiquées, mais il ne faut pas les prodiguer. Sans parler des graves résultats signalés par Pinel, et dont tous les médecins d'aliénés ont pu constater la vérité, l'observation démontre qu'on peut saigner jusqu'à la syncope, et n'amener aucun changement dans les idées du malade.

Obs. 136. — Un docteur en médecine avait des hallucinations de l'ouïe et de la vue; il sollicite Esquirol de lui faire pratiquer une saignée. Pendant longtemps le médecin de Charenton résiste à ses prières ; enfin, vaincu par ses importunités, il lui accorde sa demande. A peine l'élève s'est-il retiré que le malade enlève l'appareil et remplit de son sang un pot de nuit, une cuvette d'étain, en répand une grande quantité sur le carreau ; se sentant affaibli, il se couche sur son lit : le sang ne s'arrête point. Lorsqu'on arriva à son secours, il était exsangue. Les secours le rappelèrent à la vie, mais il resta aveugle. Malgré l'état d'anémie, malgré la privation de la vue, le délire n'éprouva aucune modification. Les hallucinations conservèrent leur énergie, leur continuité, leur caractère (1). Nous connaissons la sœur d'un peintre de mérite qui, à la suite d'une saignée trop forte, est restée dix-huit mois couchée ; sa vue s'est affaiblie progressivement ; le même phénomène s'est manifesté dans le système musculaire, et le beau talent d'exécution qu'elle avait sur le piano, a été, par cela même, singulièrement diminué.

La guérison des hallucinations a quelquefois été due à des moyens violents que réprouve l'humanité, mais dont on trouve cependant de nombreux exemples dans les auteurs.

Obs. 137. — Un charpentier d'Anvers s'imaginait voir, pendant la nuit, des spectres horribles ; la terreur qu'il en éprouva fut telle qu'il devint fou. On l'envoya au tombeau de sainte Dymphna, vierge qui avait la réputation de guérir les possédés. Le charpentier y resta un an, soumis à tous les traitements qu'on y emploie contre la manie. Mais comme on ne payait plus sa pension, il fut renvoyé chez lui, lié sur une charette. Dans le trajet, ce malade étant parvenu à briser ses chaînes, sauta de la voiture dans une mare profonde, voisine du chemin. Les conducteurs le relevèrent après quelques recherches, et le replacèrent, à demi-mort, sur la charette. Il guérit cependant et vécut encore dix-huit ans, complétement rétabli de sa folie (2).

Cette observation est intéressante sous le rapport du lieu, car sainte Dymphna est révérée au village de Gheel, en Belgique, où se trouve cette colonie d'aliénés à laquelle on a fait

(1) Esquirol, *Des maladies mentales*, t. I, p. 183.
(2) Vanhelmont, *Demens idea*, 49 oper.), p. 175.

une certaine célébrité, et dont l'idée mère est aujourd'hui l'objet de l'examen des savants; elle rappelle en outre que, dans plus d'une circonstance, une émotion brusque, un moyen thérapeutique énergique, ont suffi pour rendre tout à coup la raison (1).

Un émétique, un purgatif, peuvent quelquefois faire cesser les hallucinations.

Un aliéné croyait avoir avalé le diable, et que celui-ci était resté dans son estomac. Il refusa pendant plusieurs jours de satisfaire au besoin de la nature, dans la crainte de le mettre en liberté. Je triomphai, dit Ferriar, de sa résolution, en lui administrant un émétique dans ses aliments (2).

L'emploi des bains, avec la douche ou l'irrigation continue, mérite une mention spéciale. Dans les mains de Leuret, la douche a plus d'une fois contraint l'halluciné à reconnaître la fausseté de ces idées. D'autres praticiens n'ont pas été aussi heureux. Quelquefois même, comme nous en avons cité des exemples, les malades ont fait tous les aveux qu'on exigeait d'eux pour échapper à ce qu'ils appellent le supplice de la douche.

Ce moyen offre cependant d'utiles ressources, il doit être soumis à quelques règles. Si l'hallucination est récente, si le caractère du malade est craintif, timoré, l'impression causée par la colonne d'eau pourra changer à l'instant même la nature des idées. Lorsque, après avoir mis en usage la persuasion, la douceur, les plaisanteries, l'argumentation raisonnée chez une personne habituée à faire ses volontés, placée dans de bonnes conditions de fortune, mais d'une énergie modérée, le délire des sensations persistera, la douche, prescrite et exécutée avec un certain appareil, changera dans quelques circonstances la fausse direction des idées. Les conditions ne seront pas aussi favorables lorsque l'hallucination existera

---

(1) A. Brierre de Boismont, *Remarques sur quelques établissements d'aliénés de la Belgique, de la Hollande et de l'Angleterre*, 1847, p. 8 et 20. — Voir aussi la discussion qui a eu lieu en 1860 à la Société médico-psychologique sur le *traitement à l'air libre*, par le docteur Parigot; le Mémoire sur la colonisation de Fitz-James, près Clermont (Oise), par le docteur G. Labitte; et l'examen que j'ai fait de cette colonie dans l'*Union médicale*, juin 1860.

(2) Ferriar, *ouv. cité.*

chez un homme doué d'une volonté forte, surtout si elle remonte à une époque ancienne. Il en sera de même dans le cas de complication de folie, surtout si la monomanie est triste, avec tendance au suicide. Les hallucinations de la manie, de la démence, de la paralysie générale, seront le plus ordinairement traitées sans succès par la douche. — Dans un certain nombre de cas, la douche aggravera les symptômes, bien loin de les améliorer.

Nous avons substitué à l'emploi de la douche celui de l'irrigation continue. L'eau tombe des heures entières en un mince filet ou en arrosoir sur la tête du malade placé dans le bain. L'effet produit par cette aspersion continuelle a d'abord pour avantage d'entretenir une température constamment fraîche vers un organe qui est congestionné, sans déterminer les accidents qu'on a reprochés à la glace. En second lieu, il harcelle le patient, qui très souvent demande grâce. Ce que d'autres ont constaté pour l'action instantanée de la douche, nous l'avons également noté pour l'irrigation continue. Après quelques heures de ce traitement, des malades nous ont supplié de les retirer du bain, en déclarant qu'ils déraisonnaient auparavant, qu'ils avaient dit des bêtises, mais qu'ils étaient complétement guéris.

OBS. 138. — Une jeune dame, hallucinée à la suite de couches, s'imagine qu'elle voit devant elle une grande figure blanche qui la suit en tous lieux. Le médecin habituel, consulté, recommande la saignée, fait apposer les sangsues au cou et ordonne plusieurs bains. L'amélioration n'a pas lieu; la malade devient plus bruyante; on craint qu'elle ne se précipite par la croisée.

Le médecin propose de la conduire dans mon établissement. A peine est-elle arrivée que je l'envoie au bain. Pendant deux heures, l'eau lui coule sur la tête. Je me présente alors : «Monsieur, s'écrie-t-elle, faites-moi sortir d'ici; cette eau qui me tombe comme une pluie sur la tête, m'est insupportable; vous l'avez fait parce que j'étais folle, je le sais; mais, Dieu merci, j'ai toute ma raison; ne me laissez pas plus longtemps. » Avant de céder à son désir, je lui demande ce qu'est devenue la grande figure blanche. « Elle n'existe plus : c'était une illusion causée par ma fièvre de lait. » Cette jeune dame ayant répondu raisonnablement à toutes mes questions, je la fis conduire dans sa chambre; huit jours après, elle retournait guérie chez ses parents. Dans un certain nombre d'observations nous avons vu l'hallucination récente cesser du jour au lendemain, par l'impression produite par la maison de santé.

On n'est pas toujours aussi heureux, et il nous est arrivé plusieurs fois de voir les erreurs se reproduire après avoir cessé momentanément. Dans d'autres circonstances, la fausse sensation disparaît, mais la folie persiste. Quoi qu'il en soit, nous nous sommes si bien trouvé de l'irrigation que nous l'employons dans tous les cas où elle nous paraît indiquée, et les guérisons que nous en avons obtenues, en l'associant aux bains prolongés, sont si nombreuses et si rapides, que nous croyons avoir rendu un véritable service à la thérapeutique des maladies mentales, en indiquant les circonstances où ce moyen doit être employé.

Les faits que nous venons de rapporter ne doivent point laisser de doute sur l'efficacité des agents physiques; comment agissent-ils? En calmant, dans le plus grand nombre de cas, les symptômes d'excitation. C'est parce qu'on n'a point assez fait attention à cette période de la maladie, qu'on a soutenu des opinions contradictoires. Lorsque l'excitation est passée, soit par les remèdes, soit par les effets du temps, on peut obtenir les plus grands avantages du traitement moral.

Mais, avant d'entamer ce sujet, il est utile que nous disions quelques mots d'une médication proposée il y a quelques années par M. le docteur Moreau (de Tours), médecin des aliénés de Bicêtre. — Ce mode de traitement, qui a quelque affinité avec l'homœopathie, puisqu'il est fondé sur la propriété qu'a le *datura* de déterminer des hallucinations, des illusions, fut employé sur des hallucinés qui, s'ils ne pouvaient être déclarés incurables, se trouvaient dans des conditions plus ou moins fâcheuses. Sept guérirent, trois n'éprouvèrent qu'une amélioration passagère. Les guérisons furent obtenues en quatre, sept jours, un mois, avec des doses modérées *d'extrait de suc dépuré de stramonium*, 1 décigramme matin et soir ; en cinq, huit ou quinze jours par une dose élevée, 3 décigrammes dans un potion à prendre par cuillerée toutes les heures; en vingt-quatre heures pour des doses très élevées, 1 décagramme d'extrait administré d'heure en heure, jusqu'à ce que des effets physiologiques apparaissent. Suivant l'auteur, ils surviennent ordinairement après l'administration de 3 décigrammes. L'emploi du datura à forte dose exige une prudence extrême. Il ne faut pas perdre le malade de vue un seul instant, afin de veiller sur les effets du remède et combattre les accidents, s'ils menacent de dépasser la limite normale (1).

Les précautions indiquées annoncent qu'un pareil médicament ne saurait être administré sans beaucoup de réserve. Il y a d'ailleurs une grave objection à lui adresser, c'est qu'il n'a point réalisé dans les mains d'autres médecins les heureux effets qu'en avait obtenus M. Moreau. La suspension des hallucinations, dans ce cas, nous paraît tenir à l'action même du médicament. En éprouvant les symptômes plus ou moins variés qu'il détermine dans l'économie, l'halluciné se sent entraîné dans un autre ordre d'idées; les tintements d'oreilles, les bourdonnements, les nausées, les vertiges, les défaillances qu'occasionne le datura, le surprennent, l'étonnent, l'obligent à réfléchir, et la fausse sensation est momentanément oubliée.

Le choix des cas n'est pas d'ailleurs d'une médiocre importance ; car, si dans l'exemple que nous allons rapporter, on se fût pressé d'administrer le médicament, on lui eût attribué une guérison due aux seuls efforts de la nature.

OBS. 139. — A.... perd sa femme, qui meurt victime de ses mauvais traitements. Il devient sombre, morose ; tout à coup, dans la nuit, se déclarent des hallucinations. Il croit voir des morts et des fantômes hideux qui descendent processionnelle-ment du plancher et viennent à tour de rôle lui tirer les pieds; d'autres fois, il se trouve transporté au bord de la mer, il en-

_____
(1) *Journal des connaissances médicales pratiques*, février, 1842, p. 134. *Analysé* de M. Bouchardat.

tend le mugissement. des vagues, voit des bateaux à vapeur sillonner rapidement les flots ; puis la scène change brusquement, et d'énormes serpents s'élancent sur lui, l'enveloppent dans leurs vastes replis et le piquent au ventre. La nuit suivante, ce sont des chevaux qui font craquer les toits de leurs piétinements. Dès qu'il ferme les yeux, croyant se soustraire à ces effrayantes visions, le panorama fantastique se déroule devant lui avec plus de force et de vitesse.

Avec le jour, tout rentrait dans le silence, et A.... semblait revenir à la vie, car il éprouvait, dit-il, un sentiment de bien-être difficile à exprimer. — L'approche de la nuit le plongeait dans l'anxiété la plus grande ; sa frayeur était devenue telle qu'il faisait coucher auprès de lui sa petite fille, à peine âgée de dix ans, qui n'avait jamais pu le persuader de la fausseté de ces apparitions. Elle me disait naïvement, rapporte le médecin : J'avais beau ouvrir les yeux, je n'apercevais ni bateaux ni serpents.

Le 13 novembre, dans la nuit, on trouve A.... pelotonné dans un coin de son appartement, les mains jointes et dans une position suppliante ; il est immobile ; son regard est fixe et effrayé ; il demande en grâce au démon de ne pas le persécuter de la sorte, et d'avoir pitié de lui. Le lendemain, à la pointe du jour, A.... sort de chez lui dans un état d'exaspération extrême ; ses vêtements sont en désordre, ses yeux hagards ; il dit en pleurant à sa fille qu'il va se confesser de toutes les fautes qu'il a commises, parce qu'il voit bien que le bon Dieu lui en veut.

Le 15, la police le conduit dans l'asile. Les premiers jours, il est sous l'impression de ses hallucinations. Cet état dure peu ; il s'opère dans l'état mental d'A.... un changement remarquable ; les hallucinations ont cessé ; la nuit, il dort sans interruption ; il ne voit plus rien et n'entend plus une voix qui partait de son cœur, et qui lui criait sans cesse de se tuer. (Le traitement consiste dans des bains et de l'eau pour boisson.)

Le 23, de nouvelles hallucinations de la vue viennent l'assaillir pendant la nuit ; il a vu une machine noire qui tournait rapidement devant ses yeux, et des arbres qui dansaient comme des marionnettes. — Dans le commencement du mois de décembre, M. Aubanel interroge attentivement A... ; il le trouve bien raisonnable, si ce n'est qu'il ne veut pas comprendre que tous les phénomènes anormaux qu'il a éprouvé tenaient à une aberration de ses sens. Il a vu et bien vu, car il avait les yeux ouverts et ne dormait pas.

Le 31 du même mois, A... sort de l'asile complétement guéri.

Les hallucinations d'A... étaient primitives et ne se compliquaient que d'un léger trouble intellectuel ; le cas, en un mot, était tel que le *datura stramonium* devait faire merveille. Ce remède allait être essayé, lorsque M. Aubanel, dans sa méfiance pour ce spécifique, voulut renvoyer à quelques jours l'administration des premières doses ; il arriva, dans ces intervalles, que l'organisme mit en jeu ses grandes ressources, et la guérison s'opéra en très peu de temps sans le secours d'aucun agent thérapeutique. N'en est-il pas de même dans bien des cas analogues (1) ?

Il y a quelques années, M. Mitivié eut l'idée d'attaquer les hallucinations par l'électricité. Il obtint trois ou quatre guérisons en implantant des aiguilles dans la membrane du tympan. Ce moyen, qui était très douloureux, étant d'ailleurs d'une application difficile, il discontinua ses essais. — M. Baillarger a voulu de nouveau expérimenter l'électricité ; il a d'abord répété l'expérience sur lui-même, et a vu passer devant ses yeux de nombreuses étincelles bleuâtres; la sensation qu'il a éprouvée l'a affecté douloureusement. La piqûre de la membrane du tympan pouvant donner lieu à de graves inconvénients, il a inventé un petit appareil destiné à appuyer seulement sur la membrane. M. Baillarger ne se dissimule pas que ce moyen agit en produisant une diversion plus ou moins puissante, et que ce n'est que sous ce rapport qu'il peut être utile. Depuis, cet honorable praticien a repris ce traitement en se servant de l'appareil de M. Hiffelsheim, que ce médecin désigne par le nom de *courant voltaïque continu permanent*. Le principe de la méthode est de faire passer, par des points déterminés, le

---

(1) M. Estre, *Observations recueillies dans le service de M. Aubanel.* — Journal *l'Esculape*, 1842.

courant d'une pile nuit et jour, sans interruption, tant que dure le traitement. M. Baillarger cite un cas de guérison chez une demoiselle atteinte d'hallucinations depuis plus d'une année, et qui entretenaient chez elle les conceptions déliran- tes les plus tristes, et la réduisaient à l'état le plus misé- rable (1).

Les médicaments procurent quelquefois la guérison des hallucinations, non par leurs effets thérapeutiques, mais en rompant la chaîne des idées du malade.

Obs. 140. — Un étudiant de Berlin, qui avait toujours joui d'une bonne santé, rentre un soir chez lui tout effrayé, la face pâle, les yeux égarés, en annonçant qu'il mourra dans trente- six heures. Il se couche, fait appeler un ministre pour se ré- concilier avec Dieu, écrit ses dernières volontés. Des symp- tômes en apparence graves alarment ses camarades ; Hufe- land est prié de se rendre auprès du malade ; ses conseils n'ont aucun succès. Ce célèbre médecin ordonne une forte dose d'opium, qui provoque un sommeil profond, dont la du- rée dépasse de beaucoup le terme fatal. A son réveil, on prouve au malade, en lui montrant la date du jour et l'heure, qu'il a été le jouet de son imagination. Lorsqu'il est bien convaincu, le calme se rétablit dans son esprit, les craintes se dissipent entièrement, et sa gaîté ordinaire renaît. Alors ce jeune homme raconte à ses amis, qu'étant sorti la veille, à la chute du jour, il avait vu une tête de mort et entendu une voix qui lui avait dit : *Tu mourras dans trente-six heures* (2).

Les principaux agents physiques employés dans le traite- ment des hallucinations sont les saignées, les émissions san- guines, faites dans les lieux d'élection, les bains généraux prolongés, seuls ou avec la douche, l'irrigation, les purgatifs ; dans quelques circonstances, les émétiques, les narcotiques et les antispasmodiques, et enfin les révulsifs extérieurs, comme les vésicatoires, les moxas et les sétons. Beaucoup d'autres remèdes ont été préconisés ; nous croyons inutile d'en faire ici la liste. Nous mentionnerons cependant, à cause du nom

---

(1) Baillarger, *Archives cliniques des maladies mentales et nerveuses*, Recueil mensuel, février 1841, p. 90.
(2) Darwin, *Zoonomie*, t. I, p. 189.

de l'auteur, le traitement par l'eau chaude (1). Le travail manuel est souvent un puissant auxiliaire. Il arrive qu'on conduit dans les asiles d'aliénés des malades dont la folie paraît se rattacher à une alimentation insuffisante. Si la cause des hallucinations tenait à cette condition, il faudrait prescrire une bonne nourriture. — Une dernière recommandation est d'explorer avec soin l'état de tous les organes et le mode d'exercice des fonctions.

DEUXIÈME SECTION. — *Traitement moral.*

Lorsque l'excitation est calmée, les moyens moraux, qui consistent essentiellement à produire de nouvelles impressions, à réveiller les affections, à fixer l'attention sur des objets étrangers, peuvent rendre les plus grands services. Leur choix doit nécessairement varier d'après l'éducation, l'esprit, la nature du délire de l'halluciné. Tel moyen qui réussira auprès d'un homme remarquable ne sera d'aucune utilité auprès d'un homme médiocre. L'artisan ne comprendra point le langage du savant. La femme sera accessible à des consolations qu'on ne pourrait prodiguer à l'autre sexe. L'emploi des moyens moraux lui-même exige de la sagacité, la connaissance des hommes, de la flexibilité et beaucoup de persévérance. Ici, comme partout, nous croyons la maxime de La Fontaine:

> Patience et longueur de temps
> Font plus que force ni que rage,

celle qui conduit aux résultats les plus certains.

Si l'on se rappelle la part immense que prennent les idées dans la production des hallucinations, on comprendra que c'est à elles qu'il faudra recourir pour la guérison de la fausse sensation qui fait le tourment de l'halluciné.

A cet homme qui croit qu'il est changé en théière, à celui-ci qui s'imagine qu'on lui a retourné la tête, vous contenterez-vous de donner des tisanes, des purgatifs, des médicaments

(1) *Du traitement des hallucinations par l'eau chaude,* Broussais. — *Annales de la médecine physiologique,* janvier 18 3.

quelconques? Comment triompherez-vous par un bain ou par une émission sanguine de la conviction de cet halluciné qui raconte, dans un morne désespoir, qu'il est partout suivi par son Sosie qui lui joue les tours les plus perfides, le ruine, le déshonore et le conduira infailliblement au tombeau? Quel remède sera assez énergique pour chasser ce fantôme qu'un malheureux a continuellement devant les yeux, si surtout la cause de cette hallucination est dans la conscience? La douche parviendra-t-elle toujours à vaincre l'opiniâtreté de ce mélancolique qui veut se laisser mourir de faim parce que ses aliments sont empoisonnés, parce qu'on lui fait respirer des odeurs fétides, malfaisantes?

Les faits sont là pour attester que si souvent le remède fait disparaître les idées bizarres, le plus ordinairement il ne combat que les symptômes d'excitation, et laisse les chimères dans toute leur force. La sœur d'un député, à laquelle nous donnions des soins, veut se suicider pour échapper à la poursuite d'un ennemi imaginaire qui ne la quitte ni jour ni nuit. Nous constatons que la menstruation est irrégulière, se fait mal; la saignée est jugée nécessaire, on la pratique au pied. Le lendemain matin nous trouvons cette damé la figure gaie; tous les symptômes de la douleur ont cessé; elle parle elle-même de la fausseté de ses sensations et reconnaît qu'elle était malade. Quelques jours après, elle était rendue à sa famille. Mais à côté de cette observation vient se placer celle du médecin d'Esquirol (p. 628), et malheureusement ce sont les cas les plus nombreux. Après une médication thérapeutique judicieuse, le calme est rétabli, le malade se conforme aux habitudes de la maison : l'hallucination n'a point changé, seulement il en parle moins. C'est alors que le médecin doit employer les ressources de son esprit pour attaquer l'idée, l'affaiblir, la déraciner, tantôt par des voies directes, tantôt par des moyens détournés, mais presque toujours par un heureux mélange de bonté et de fermeté.

Faisons l'application de ces préceptes aux cas particuliers :

Obs. 141. — Mademoiselle Claire, âgée de quarante ans, grande, brune, sèche, nerveuse, avait toujours joui d'une bonne santé. Cette demoiselle, élevée dans les sentiments religieux, d'un jugement sain, d'un caractère très paisible, dirigeant elle-même ses affaires avec beaucoup de bon sens, aimée de tous ceux qui la connaissaient, n'avait jamais donné aucun signe de folie, lorsqu'on s'aperçut il y a environ huit mois que ses idées étaient moins lucides. La menstruation offrait également des symptômes de dérangement. Deux ans auparavant, elle avait eu, à la suite de fatigues prolongées, une forte hémorrhagie utérine.

Son esprit, jusqu'alors très ferme, était devenu inquiet, timoré; la moindre chose la troublait. Cet état, d'abord peu sensible, finit par faire des progrès; la malade perdit le sommeil; elle se mit à pousser des cris si aigus et si violents que les voisins en furent effrayés. Personne ne pouvait reposer auprès d'elle. Une pareille situation exigeait des soins urgents: mademoiselle Claire fut transférée dans mon établissement en 1838.

Lorsque je l'interrogeai, elle me répondit qu'elle avait commis tous les crimes imaginables. « Je suis, dit-elle, la bête de l'*Apocalypse* qui doit paraître en 1840; Dieu m'a abandonnée. Satan m'est apparu; il est entré dans mon corps; il va me forcer à courir tout Paris. » Il n'arrivait pas de mal dans le monde dont elle ne fût la cause. Proférait-on un mot, elle s'en emparait pour s'écrier qu'elle était perdue. Lorsqu'on la pressait de questions pour lui faire comprendre combien il était peu probable qu'elle fût aussi coupable qu'elle le prétendait, elle répondait que si elle n'avait pas commis tous les crimes, elle les commettrait. Son appétit était bon; les fonctions se faisaient bien; elle avait la figure tirée, amaigrie, d'une teinte jaunâtre; l'haleine assez mauvaise, la langue blanchâtre; son sommeil était court et interrompu par des cris aigus dont elle faisait retentir la maison. Ces cris lui étaient arrachés par la vue de l'enfer et du diable, par les menaces que lui adressait le mauvais esprit et par la terreur qu'elle avait de la damnation. Par moments, elle poussait aussi des hurlements dans la journée. C'était comme une sorte de crise intérieure dont la violence se manifestait à l'improviste par ce symptôme.

Ce besoin irrésistible de crier existe chez un grand nombre

de femmes malades. Tantôt il consiste en aboiements, en miaulements, en hurlements, en gémissements ; tantôt il se produit par des cris plus ou moins violents, qui éclatent avec la rapidité de la foudre. Les malades causaient tranquillement avec vous, rien ne faisait présager la crise, et voilà qu'au milieu d'une conversation fort sensée, elles vous surprennent par l'instantanéité et la violence de ces hurlements irrésistibles. J'ai vu plusieurs dames qui n'étaient pas plus tôt sous l'influence de cette singulière disposition qu'elles se mettaient à courir de toutes leurs forces pour se réfugier dans quelque endroit isolé, afin de ne pas se donner ainsi en spectacle. Toutes celles chez lesquelles j'ai noté ce phénomène m'ont dit qu'elles obéissaient à une impulsion que rien ne pouvait arrêter, et qu'elles n'étaient un peu soulagées qu'autant qu'elles avaient crié (1). Il y a bien évidemment dans ce symptôme une influence choréique.

Mademoiselle Claire m'évitait quand elle m'apercevait, parce que, tout en lui témoignant beaucoup d'intérêt, je tournai quelquefois en ridicule ces singulières idées : Comment est-il possible, lui disais-je, qu'une fille d'un sens aussi droit se soit imaginé avoir vu le diable, et cela au XIXᵉ siècle? — Vous ne croyez donc à rien ? — Certes, je crois ; mais votre idée n'est pas du nombre de celles dont je m'occupe. — Je la quittais ensuite après avoir cherché à jeter quelques doutes dans son esprit.

D'autres fois je me contentais de lui dire : Tous mes raisonnements sont inutiles, ils ne sauraient vous convaincre ; il y a longtemps que les médecins d'aliénés savent que vouloir persuader un fou, c'est être aussi malade que lui. — Mais je ne suis pas folle. Alors elle me poursuivait pour me démontrer la vérité de ses sensations ; je m'éloignais en souriant, sans rien ajouter de plus. Parfois, je me récriais contre sa prétention d'avoir commis tous les crimes : Il y a de l'orgueil là-dedans ou bien de la folie. Nouveaux discours pour me faire voir qu'elle avait raison. Je l'écoutais ou je ne lui répondais pas, suivant que je la voyais bien ou mal disposée.

(1) A. Brierre de Boismont, *De l'imitation du cri des animaux dans plusieurs affections nerveuses* (*Gazette médicale*, 8 septembre 1849, p. 689).

Pour combattre l'excitation physique, je lui donnai quelques bains et je lui fis prendre des tisanes rafraîchissantes. Ses hallucinations l'obsédaient sans cesse, quoiqu'elle évitât de m'en parler dans la crainte que je ne la plaisantasse. Un soir, elle se trouvait avec ma fille, alors âgée de dix ans. *Ne voyez-vous pas les flammes qui sortent de ma bouche?* s'écriai-t-elle; *elles m'entourent, je suis perdue.* Ma fille lui ayant répondu en riant : Mais ce que vous dites là est une folie, elle se mit aussi à sourire, et depuis ce moment elle ne parla plus des flammes.

Mademoiselle Claire avait des moments de repos, puis l'obsession s'emparait de nouveau d'elle; alors elle criait de toutes ses forces, surtout la nuit, parce qu'à cet instant les hallucinations étaient plus vives, elle répétait à chaque instant: Je suis perdue, damnée. Les exhortations, les avis, les réprimandes n'avaient aucun pouvoir sur elle : seulement, lorsqu'on la harcelait trop, elle devenait moins confiante, plus dissimulée.

Comme mademoiselle Claire était à son temps critique et qu'elle voyait encore de temps en temps, quoique irrégulièrement, je proposai un vésicatoire au bras, qu'elle voulut bien se laisser appliquer. Parmi ses conceptions délirantes, elle avait la manie de faire, aux personnes qui causaient avec elle, sa confession générale, et il était alors curieux d'entendre cette demoiselle, d'un jugement si solide, s'accuser d'une foule de niaiseries, d'enfantillages, de futilités qui faisaient son désespoir, transformés qu'ils étaient en crimes par la perversion de son intelligence.

Comment un pareil changement avait-il pu se faire dans cet esprit jusqu'alors si sain? Sa position de fortune suffisait à ses besoins, aucune passion ne tourmentait son cœur; elle ne se connaissait point de chagrin; les causes morales, si puissantes pour moi, ne pouvaient être invoquées dans ce cas; mais il y avait une influence qu'on a voulu singulièrement restreindre chez la femme, et dont l'observation journalière nous montre l'action sans cesse renaissante : je veux parler de la menstruation. Mon opinion fut que la cause du dérangement de la raison devait être attribuée au temps critique, et je fis connaître à la malade ce que je pensais à cet égard (1). Vous n'avez aucun parent malade de tête, votre raison n'a jamais été troublée jusqu'alors, tout le mal est causé par le temps critique ; car mademoiselle Claire, qui ne voulait pas être aliénée, reconnaissait bien qu'elle était très souffrante, et, comme les autres, elle disait qu'elle ne guérirait jamais. Je m'aperçus que l'idée que je lui avais suggérée avait produit une impression sur son esprit, et dès ce moment, je ne cessai d'y revenir, en l'associant à d'autres moyens moraux dont je m'étais toujours bien trouvé.

Je lui témoignais beaucoup d'affection ; je louais son esprit, son jugement ; en même temps, je m'étonnais qu'une personne aussi heureusement organisée pût nourrir de pareilles pensées. Souvent je la raillais doucement sur ses diables : Vous avez beau rire, me disait-elle, cela existe ; puis elle souriait elle-même des plaisanteries que je faisais. Les conversations lui étaient agréables ; j'y mettais le plus que je pouvais son amour-propre en jeu, j'intéressais son esprit, j'en appelais à son bon sens. Ce plan, suivi avec persévérance, finit par produire une diversion utile dans ses idées. Quand l'amélioration fut marquée, je lui permis de sortir, d'aller voir ses parents, ses amis. Ces promenades étaient quelquefois pour elle des sujets de chagrin ; les personnes qu'elle rencontrait étaient perdues ; c'était surtout lorsqu'elle traversait les jardins publics que la vue du luxe, des toilettes brillantes excitait ses lamentations ; la moderne Babylone se montrait à elle avec toutes ses iniquités. Peu à peu ses idées devinrent moins tristes ; elle sortait plus souvent, était plus gaie, et s'occupait en dehors des choses de la vie.

Ces résultats ne furent pas obtenus sans alternatives de mal et de bien ; ainsi mademoiselle Claire, après s'être montrée gaie, retombait dans sa tristesse, ne voulait plus sortir. Le

(1) A. Brierre de Boismont, *De la menstruation considérée dans ses rapports physiologiques et pathologiques*, ouvrage couronné par l'Académie royale de médecine. Paris, 1842, 1 vol. in-8°. Voy. p. 55, 100, 423, 436, 531. — *Recherches bibliographiques et cliniques sur la folie puerpérale, précédées d'un aperçu sur les rapports de la menstruation et de l'aliénation mentale* (*Annales médico-psychologiques*, année 1851, 2e série, t. III, p. 574).

mieux fut surtout caractérisé par le désir qu'elle manifesta de ne pas rester inactive ; elle commença à travailler plusieurs heures dans la journée ; ses cris devinrent plus rares ; elle ne fuyait plus la société et causait même assez longtemps. Voulant profiter, un jour, de cette amélioration, je l'engageai à donner de ses nouvelles à sa famille ; elle s'y refusa en disant que son cœur était trop malade. Le matin, elle se sentait très calme, et elle faisait elle-même la remarque qu'elle était comme tout le monde : aussi lui arrivait-il alors de rire lorsqu'on la plaisantait sur l'idée qu'elle avait de se croire la bête de l'*Apocalypse*.

Deux mois après son entrée, elle eut une recrudescence ; à chaque instant elle fondait en larmes, gémissait, s'écriait que le diable allait l'emporter aux enfers parce qu'elle avait communié en état de péché mortel. Néanmoins, les progrès vers le bien continuaient, et l'on suivait avec un vif intérêt cette lutte de la raison contre la folie, de laquelle tout faisait espérer que la première sortirait victorieuse.

Je ne sais si je m'abuse, mais je ne crois pas qu'il y ait de plus belle mission que celle du médecin qui épie le réveil de la raison, observateur attentif de ces associations excentriques de la pensée, de ces perversions étranges des affections les plus naturelles, de cette irrésistibilité des idées folles, de ces fantômes bizarres, de ces créations fantastiques de l'imagination. De quel sentiment de joie ne doit-il pas être pénétré lorsqu'il voit se détacher la première pierre de l'échafaudage élevé par la folie pour cacher la lumière ! Dans cette lutte où, souvent terrassé, il se relève sans cesse combattant, employant tour à tour les armes que lui fournissent la force, l'adresse, et plus encore la persuasion et la douceur, que sa satisfaction doit être grande lorsqu'il est parvenu, par la patience et sa connaissance du cœur humain, à vaincre la chimère !

Mademoiselle Claire se trouvait alors dans des dispositions d'esprit qui annonçaient que l'idée fausse chancelait sur sa base ; elle souriait quand on la plaisantait, et elle résolut d'aller à l'église ; mais, lorsqu'elle fut arrivée au seuil du temple, elle déclara qu'il lui était impossible de le franchir ; elle se sentait comme clouée à l'entrée de l'église, et elle revint sur ses pas ;

aucun raisonnement ne put la déterminer à passer outre (1).
— Le calme s'établissait de plus en plus ; mademoiselle Claire
put se livrer à des travaux d'aiguille ; elle sortait, allait voir
ses amies, ses parents.

Quatre mois après son entrée, elle écrivait, travaillait ; sa
figure avait une expression naturelle, mais elle ne voulait pas
reconnaître son véritable état ; elle gémissait, pleurait de temps
en temps, et disait qu'elle ne guérirait pas ; cependant elle
commandait à sa volonté.

Au bout de deux mois, la convalescence était si avancée que
je l'engageai à nous quitter, sa guérison étant désormais assu-
rée. Mademoiselle Claire faisait encore quelques difficultés ;
elle fut même fort agitée la veille de son départ, par la crainte
de retomber malade ; lorsqu'elle eut passé la porte et qu'elle
fut montée en voiture, elle se trouva beaucoup mieux, et parut
tout de suite beaucoup plus gaie.

Mon pronostic sur la terminaison heureuse de l'aliénation
de cette demoiselle était fondé sur les motifs suivants : la malade n'avait jamais offert dans son caractère de bizarreries
d'originalités : jamais elle n'avait eu de maladies cérébrales,
les règles avaient toujours bien coulé ; son jugement était
droit, son esprit sain, sa conversation sensée, son caractère
égal, son extérieur froid et réservé ; elle était instruite, avait
lu de bons livres, et ses réflexions étaient judicieuses ; enfin,
elle ne comptait aucun aliéné parmi ses parents. Toutes ces
considérations réunies m'avaient fait penser qu'elle était sous
l'influence du temps critique, activée par la continence et
l'hémorrhagie utérine qu'elle avait éprouvée. L'état pathologique de l'utérus, en réagissant sur le cerveau, avait fait faire
explosion aux idées qui lui étaient familières. — La conclusion que je tirai de cet ensemble de faits, conclusion qui
fut d'ailleurs justifiée par l'événement, c'est qu'après un séjour
de quelques mois dans mon établissement, les règles auraient
complétement cessé et que la raison reprendrait tous ses droits.

Je suivis avec un vif intérêt l'état mental de mademoiselle

(1) Ce fait, consigné dans toutes les histoires de possédés, de sorciers, trouve
son explication naturelle dans la nature de la conception délirante.

Claire; des lettres m'apprirent qu'elle était entrée dans l'église, qu'elle remplissait ses devoirs religieux, et qu'elle se sentait fort bien. Plus tard, elle me donna de ses nouvelles ; elle était complétement guérie et me remerciait affectueusement de mes soins. Cinq ans après, sa santé continuait à être excellente.

Les hallucinations, chez cette demoiselle, furent le caractère principal de la maladie ; les idées fausses qui s'y joignirent en étaient la conséquence. Les agents physiques furent très bornés ; car, à l'exception de quelques bains et du vésicatoire, il fut impossible de décider la malade à prendre des médicaments. Sa constitution sèche et nerveuse nous fit rejeter les émissions sanguines. Toutefois, ces remèdes eurent un mode d'action ; mais nous avons la ferme conviction que le traitement moral que nous suivîmes avec persévérance pendant plusieurs mois contribua puissamment au rétablissement de sa raison.

Cette observation, que nous avons choisie entre plusieurs autres, parce que, dans une histoire des hallucinations, nous ne pouvons accumuler les faits qui nous sont propres, comme dans un mémoire spécial, nous paraît cependant un spécimen suffisant pour faire apprécier notre méthode.

Un événement imprévu, la comparaison subite de ce qui est avec ce que l'on croyait être, suffisent, dans quelques circonstances, pour faire cesser les hallucinations.

Le préfet de l'empire, dont nous avons rapporté l'observation très en détail, s'écrie, en voyant les Cosaques dans le jardin des Plantes : *Assez, je suis guéri.* Une autre malade d'Esquirol attendait le Messie. Après une longue conversation, elle fait avec ce médecin une convention écrite, d'après laquelle elle s'engage à passer pour folle, si le Messie n'est point arrivé le 25 mars. Au jour fixé, le Messie ne paraît pas ; la malade s'exécute de bonne grâce, reprend ses habitudes, et le retour de la raison est complet en très peu de temps.

Obs. 142. — Une dame, devenue mélancolique à la suite de ses couches, après une longue lutte entre la raison et la folie, finit par se croire coupable d'un crime capital ; son infamie, disait-elle, avait causé la mort de son mari, et son esprit la hantait. Elle avait l'habitude, chaque soir, de se mettre à la croisée et de regarder un poteau blanc qui lui semblait être le fantôme du prétendu mort. Plusieurs semaines s'étant écoulées sans qu'il y eût d'amélioration, le mari pensa qu'il ferait bien de la voir, car, quoiqu'on lui eût dit que l'isolement était une condition essentielle de la guérison, il conjectura, avec raison que le meilleur moyen de lui prouver son existence était de se montrer à elle.

En vain lui objecta-t-on que sa femme le regarderait comme un revenant; les médecins furent dans la nécessité de lui accorder la permission qu'il sollicitait. Les résultats de cette visite, qui ont été racontés par le mari, furent prodigieux. « Aussitôt, dit-il, que j'entrai dans la salle à manger, où ma femme passait ordinairement la journée, elle courut dans un coin, se cacha la figure dans son mouchoir, tourna autour de l'appartement et me regarda en face, paraissant un instant contente que je fusse vivant, mais prenant immédiatement après un air de terreur, criant que j'étais mort et que je venais la tourmenter. Ce qui se passait était exactement ce que les médecins m'avaient annoncé, et pendant quelques minutes, je pensai que tout était perdu.

» Trouvant que la persuasion et le raisonnement ne faisaient que l'irriter et la confirmer dans sa croyance, j'abandonnai ce moyen, et j'essayai d'attirer son attention sur d'autres sujets. Il y avait quelque temps qu'elle ne m'avait vu, ainsi que mes enfants; je pris son bras sous le mien, la conduisis dans le jardin, et commençai à lui raconter ce qui m'était arrivé, ainsi qu'à eux, depuis son départ. Ces détails excitèrent son attention; bientôt elle s'intéressa à ce que je disais; j'entrai dans les particularités les plus minutieuses et les plus circonstanciées sur la manière d'élever nos enfants (*nursery*), sur la maison et ses amies. Je sentis que je gagnais du terrain, et, lorsque je crus m'être complétement emparé de son esprit, je me hasardai à lui demander, en plaisantant, si je n'étais pas très communicatif pour un esprit. Elle se mit à rire. Je quittai immédiatement ce sujet, et fixai de nouveau son attention sur ses enfants et ses amies. Le plan réussit au delà de mes espérances; nous restâmes ensemble, je passai la soirée avec elle et la laissai parfaitement tranquille. »

Cet heureux résultat ne se démentit point, et quelques objections générales que l'on puisse faire contre cette tentative, il est impossible de ne pas reconnaître qu'elle réussit quelquefois(1).

La méthode de Leuret doit naturellement trouver ici sa place; quoique nous en ayons indiqué les principaux traits, nous pensons qu'un exemple emprunté à son ouvrage est indispensable pour la faire bien connaître.

Obs. 143. — Le nommé A..., âgé de quarante-deux ans, charpentier, non marié, est entré à Bicêtre, le 18 juin 1839.

D'un tempérament nervoso-sanguin, A... faisait un grand usage des boissons alcooliques : son père, disait-il, buvait beaucoup aussi, ce qui occasionna à plusieurs reprises, un dérangement dans ses facultés intellectuelles. A..., d'un caractère vif, impatient, se mettait facilement en colère. Lorsqu'il travaillait de son état, avec plusieurs camarades, il ne pouvait supporter de ceux-ci les moindres plaisanteries. Cependant il n'avait jamais donné de signes de folie, lorsque, quinze jours avant son admission à Bicêtre, son sommeil commença à être troublé; il n'eut plus de repos. Alors A... éprouva des hallucinations. Il se croyait poursuivi par des mouchards; des voix, qu'il entendait, l'appelaient de ce nom. A cette même époque, il se mit dans la tête que son maître de chantier avait parlé de lui acheter une boutique de marchand de vins. C'était celle d'un marchand placé à côté du chantier où il travaillait.

Le jour de son entrée, A... n'est pas très agité. Il raconte que, depuis un mois, il est en butte à bien des tourments et des persécutions. Trois personnes surtout ne cessaient de le poursuivre, le marchand de vin était de ce nombre; il le traitait de mouchard et de voleur. — De là une dispute très vive et une demande en réparation d'honneur portée par le malade

---

(1) Conolly, *ouv. cité*, p. 402. — Nous connaissons un fait absolument semblable arrivé dans l'établissement d'Esquirol, et que nous tenons d'un témoin oculaire. Le même résultat a eu lieu pour une de nos aliénées, monomane stupide. Cette circonstance nous a engagé à donner quelques conseils sur le renvoi des aliénés, lors même qu'ils ne sont pas guéris ; la principale circonstance qui nous décide à agir ainsi, c'est leur désir répété de retourner chez eux. (*Bibliothèque des médecins praticiens*, t. IX. *Maladies mentales, traitement.* Voy. aussi l'article *Lypémanie*.)

à 500 francs. — Il parle aussi du propriétaire, qui lui a
fait bien des promesses. Celui-ci l'aimait beaucoup, et sa
femme lui faisait mille agaceries à tous les instants de la journée. — A... entendait très souvent la voix de ses ennemis qui
parlaient de lui ; de plus, il se figurait qu'il était riche, et que
les plus belles choses étaient à son service.

Le traitement qui lui fut administré pendant quelque temps
consista en ventouses à la nuque, bains avec affusion, pédiluves et limonade. — Plus tard on l'engagea à travailler, il s'y
refusa obstinément. Plusieurs douches lui furent données ; il
promettait d'aller travailler, mais la promesse était presque
aussitôt oubliée. Il finit par lasser la patience de M. Ferrus.
A... passait presque toute la journée à dormir, soit dans la
cour, soit à côté de son lit, continuant à être très calme et ne
parlant jamais de sa folie.

Le 12 septembre, Leuret, qui a pris le service, interroge A...
pour savoir s'il veut travailler ; celui-ci refuse, alléguant un
manque de forces physiques, et prétendant que, du reste, on
ne pouvait pas le retenir indéfiniment à Bicêtre ; que sa sortie
devant être prochaine, il recommencerait à travailler de son
état, quand il serait rendu à la liberté. Il se plaint, en outre,
d'être l'objet de tracasseries continuelles de la part d'une foule
de gens, tracasseries auxquelles il serait en butte jour et nuit ;
ces tracasseries sont si soutenues, dit-il, qu'il lui est impossible
de goûter un instant de repos.

Immédiatement A... est conduit au bain et placé sous la
douche ; alors Leuret l'interroge et l'autorise à raconter ce qu'il
a éprouvé depuis qu'il est à Bicêtre.

— Depuis six mois, je me suis instruit ici de choses que
je ne savais pas ; j'ai appris toutes ces choses en regardant les
astres. Par exemple, j'ai appris différentes connaissances de
l'anatomie.

— Qu'est-ce que l'anatomie ?

— L'anatomie, c'est différentes choses qui paraissent dans
les nuages ; des animaux, des personnages. Dans le soleil, j'ai
vu différents personnages ; j'ai appris que c'est le soleil qui me
donne le jour. Dans la lune, j'ai remarqué un personnage que
je ne connaissais pas.

— Ce personnage, l'avez-vous connu sur la terre?

— Non, monsieur Leuret; depuis six mois, j'ai travaillé pour la sûreté du roi, pour le château, je n'en ai jamais retiré un sou. Je regardais le soleil en travaillant, et quand les yeux me faisaient mal, je cessais, puis je regardais de nouveau.

— Vous prétendez avoir des ennemis; quels sont-ils?

— Oui, j'ai des ennemis ici; d'abord le garçon de salle. Il y en a d'autres que j'entends bien, mais que je ne vois pas; ils sont sous la tête de mon lit; si vous vouliez me laisser pénétrer dans le corps des bâtiments, je les trouverais bien. Des souterrains sont sous la tête de mon lit, c'est là que sont mes hommes, ceux qui vont porter mes volontés à Paris... D'ailleurs, j'ai bien d'autres ennemis. La nuit j'entends des femmes au-dessous de moi. Il n'y a pas de choses qu'elles ne me disent.

— Que vous disent-elles?

— Elles me disent que je suis un grand salaud et... Elles sont sans cesse à me parler quand je suis couché, quand je suis assis, quand je suis dans la cour; partout elles me parlent, et toujours pour me chagriner, pour m'insulter...

— Comment se fait-il que vous n'entendiez maintenant aucune voix de femme?

— C'est probablement parce que je suis au milieu de plusieurs personnes.

— Mais à côté de votre lit, comment se fait-il que vos voisins n'entendent pas ces mêmes voix?

— C'est que nos conversations se font à voix basse; et d'ailleurs souvent nous nous comprenons par des signes.

Après avoir écouté avec beaucoup de complaisance toute la narration d'A..., Leuret lui parla comme il suit:

— A..., je vais vous dire maintenant ma façon de penser sur tout ce que vous venez de nous raconter; il n'y a pas un mot de vrai dans tout cela; toutes les choses que vous nous avez dites sont des folies, et c'est parce que vous êtes fou que l'on vous retient à Bicêtre.

Ici A... réplique :

— Monsieur Leuret, je ne crois pas être fou; je ne peux m'empêcher de regarder les personnes qui sont sous mon lit, dans les souterrains, puisqu'elles sont là. Vous voulez que tout ce que j'ai dit soit des folies, je le veux bien, mais je sais ce que j'ai vu et entendu. Alors, d'après ce que vous dites, il n'y a donc pas d'espoir que je sorte d'ici?

— Vous sortirez, mais à une condition; écoutez bien ce que je vais vous dire. Vous sortirez seulement quand vous ne serez plus fou, et voici ce qu'il faut faire pour ne plus être fou. Il ne faut plus regarder le soleil, ni les astres; il ne faut plus croire qu'il y a des souterrains sous votre lit, parce qu'il n'y en a pas; il ne faut pas croire aux voix que vous dites sortir des souterrains, parce qu'il n'y a pas de voix ou de personnes qui parlent dans des souterrains qui n'existent même pas... De plus, il ne faudra jamais refuser de travailler, quel que soit le genre de travail que l'on vous commande de faire. Si vous voulez que je sois content de vous, il faut obéir. Promettez-vous de ne plus penser à vos folies? Promettez-vous de n'en plus parler?

— Si vous voulez que je n'en parle plus, parce que vous dites que ce sont des folies, je n'en parlerai plus.

— Promettez-vous de n'y plus penser?

Le malade ne se décide qu'avec peine; il est pressé vivement et répond :

— Non, monsieur, je n'y penserai plus.

— Promettez-vous de travailler tous les jours, quand on vous le commandera?

— J'ai un état, je voudrais sortir pour travailler à mon état.

— Je vous ai dit à quelles conditions vous pourrez aller travailler de votre état. Maintenant, je vous demande si vous consentez à travailler?

Le malade hésite et ne se rend qu'avec peine.

— Comme vous avez souvent manqué de parole sur ce point, et que je ne compte pas sur vos promesses, vous allez recevoir la douche, et nous continuerons tous les jours à vous la donner jusqu'à ce que vous-même vous veniez nous demander à travailler, et que vous fassiez l'aveu, de votre propre mouvement, que toutes les choses que vous avez dites sont des folies.

Douche. Elle lui est pénible; il ne tarde pas à se rendre.

— Vous voulez que j'aille travailler, j'irai; vous ne voulez pas que je pense à tout ce que je vous ai dit, parce que ce sont des imaginations, je le veux bien. A tous ceux qui me parleront de cela, je dirai que ce n'est pas vrai, que ce sont des folies que j'avais dans la tête.

— Irez-vous travailler aujourd'hui? — Puisqu'on m'y force, il faut bien que j'y aille.

— Irez-vous de bonne volonté? — Puisqu'on m'y force, j'irai.

— Vous devriez dire que vous comprenez que c'est dans vos intérêts d'aller travailler. Irez-vous de bonne volonté, oui ou non? — Hésitation; *douche*. Après un court moment : — Oui, monsieur, tout ce que je vous ai dit sont des folies; j'irai travailler.

— Vous avez été fou? — Non, je n'ai pas été fou. — Vous n'avez pas été fou? — Je ne crois pas, du moins. *Douche.*

— Avez-vous été fou? — C'est donc être fou que d'avoir des imaginations, de voir, d'entendre? — Oui.

— Eh bien! monsieur, c'est de la folie. Il n'y avait pas de femmes, ni d'hommes, ni de camarades, parce que c'est de la folie.

— Quand vous croirez entendre quelque chose de cette nature, que direz-vous? — Je dirai que c'est de la folie, et je ne m'y arrêterai pas....

— Je veux que demain vous veniez me remercier de vous avoir débarrassé de toutes vos idées folles. — Je vous promets de travailler et de vous remercier de m'avoir enlevé mes idées.

— Je veux que vous alliez travailler aujourd'hui. — J'irai, je vous le promets.

Le soir de ce même jour, A... reçoit une douche que lui donne M. Aubanel, pour ne s'être pas rappelé qu'il devait aller au travail dans la journée....

Le 13 septembre. Ce matin A... vient à la rencontre de Leuret; aussitôt qu'il le voit paraître dans la cour, il le remercie de l'avoir débarrassé de ses idées; il attend l'heure du travail pour partir. Depuis hier, il n'a rien vu, rien entendu. C'étaient, dit-il, des illusions que j'avais dans la tête, je le vois bien; j'en suis bien sûr....

14 septembre. Même protestation que la veille. A… n'a rien
entendu, rien vu; il parle avec moquerie de ses anciennes
idées. Leuret lui tend des piéges. A… les évite avec adresse,
toujours dans la conviction que ses idées étaient folles… Pendant plusieurs jours, Leuret renouvelle ses tentatives : elles
sont sans résultat.

25 septembre. Il n'y a point le moindre doute à élever sur
la guérison radicale d'A… Cet homme, avant le dernier traitement, était maigre et triste, il recouvre de l'embonpoint, en
même temps qu'il a de la gaieté. Son sommeil est fort paisible
maintenant. Il vit en bonne intelligence avec tout le monde.
Il a cru voir, il a cru entendre; telles sont toujours les expressions dont il fait précéder les réponses aux questions qui lui
sont adressées sur les divers sujets de ses hallucinations. —
A… demande sa sortie; elle lui est accordée le 3 octobre,
c'est-à-dire vingt jours après le long entretien du 12 septembre.

« La guérison de A…, dit Leuret, est due, sans contredit,
à la douche d'abord, et ensuite au soin que j'ai pris, pendant
que le malade était dans le bain, de le faire parler sur tous
les sujets de son délire, et d'exiger qu'il me répondît toujours raisonnablement… Il faut ne se montrer satisfait que
lorsqu'il n'y a plus, ou lorsqu'il ne paraît plus y avoir d'arrière-
pensée dans les paroles… Si je m'étais contenté de la réponse
d'A…, j'avais le dessous; le malade eût dissimulé, et peut-
être n'aurais-je pas réussi. Je n'ai pas ménagé son amour-
propre ; j'ai exigé de lui qu'il prononçât le nom de fou, afin
de rendre, s'il se pouvait, inséparables, l'idée de folie et celle
de la maladie, mettant à celle-ci un nom propre à la faire
repousser.

» La séance du bain une fois terminée, j'ai voulu que le
malade travaillât, afin qu'il me donnât la preuve qu'il agissait
réellement comme un homme raisonnable.

» Souvent je tends des piéges aux aliénés qui, après la
douche, paraissent être raisonnables; je reviens à eux, paraissant me repentir des objections que je leur ai faites, de
la peine que je leur ai causée, et s'ils s'y laissent prendre, je
leur montre en quoi ils ont failli, pour qu'ils soient constam-

ment en garde sur eux-mêmes. Comme, dans cette espèce de lutte, mon objet n'est point de punir, mais de guérir, il est bien entendu que j'ai soin de proportionner les ruses que j'emploie au degré d'intelligence des malades auxquels je m'adresse (1). »

Cette observation, fort intéressante, et dont nous avons fait connaître les particularités les plus importantes, nous paraît un argument puissant en faveur de l'opinion que nous avons émise précédemment sur la difficulté d'appliquer, dans tous les cas, le traitement de Leuret aux malades des établissements particuliers. Quelque habile que soit un médecin qui mettra ce système à exécution, nous lui répéterons que les hommes qui ont reçu de l'éducation, qui ont été habitués à comparer, à réfléchir, à vouloir, ne feront point aussi bon marché de leurs idées, et que des scènes fâcheuses pourront avoir lieu si on leur dit qu'ils sont fous, surtout si on veut les obliger à le reconnaître. L'halluciné déraisonne sur un ou plusieurs points, cela est incontestable, mais, sur tout le reste, il juge sainement ; cette disposition d'esprit dont il a la conscience ne contribuera-t-elle pas à donner encore plus de force à ses fausses sensations ? Le monde est rempli d'hommes à jugement faux. Mettez-les en présence de l'orateur le plus éloquent, le plus persuasif, le plus logique, mais qui heurte de front leurs préjugés, pas un ne changera ses convictions. Qui persuade-t-on d'ailleurs dans la vie ? L'infiniment petit nombre de ceux qui sont doués d'une raison froide, et les natures vives, impressionnables ; l'immense majorité n'obéit qu'à ses passions, grandes ou petites. Pensez-vous donc faire pour les fous ce que vous ne pouvez faire pour les hommes raisonnables ? Il importe à la vérité de distinguer les erreurs qui sont le résultat de la maladie, de celles qui proviennent de l'éducation, et Leuret a eu raison de dire que l'on n'empêchera jamais un juif de croire à la venue du Messie, et certaines populations aux sorciers ; mais les erreurs que ce médecin attribue à la maladie n'ont-elles pas elles-mêmes leurs sources dans l'éducation ? Comment les vaincre en les attaquant ouver-

(1) Leuret, *Du traitement moral de la folie*, 1 vol. in-8°, Paris, 1840, p. 186.

tement? Cette victoire peut être très facile dans un hôpital, je la crois plus rare dans les établissements particuliers, surtout lorsqu'on s'adresse à des caractères fermes ou orgueilleux. Tous ceux qui ont subi ce traitement n'ont pas été guéris. Il y a trois ans, nous fûmes consulté par un prêtre qui avait la manie de se croire évêque. Sous la douche il parut reconnaître son erreur et sortit de Bicêtre. Voici ses propres paroles : « Je suis convenu que j'avais tort, parce qu'il n'y avait pas d'autre moyen de m'épargner le supplice et que toutes mes protestations eussent été inutiles dans un lieu où le médecin est tout-puissant; en la recevant, je n'étais pas moins persuadé que ce que je disais était la vérité. » Ses expressions, à l'égard du médecin, étaient exagérées, injustes, mais le fait de la dissimulation n'en existait pas moins. Dans notre propre pratique, nous avons eu recours à l'intimidation, et derrière nous, les malades disaient : Nous cédons, parce qu'il n'y a rien à faire contre la force, mais nous sommes convaincus de la réalité de nos idées.

Pariset, dans un rapport à l'Académie de médecine, a adressé d'autres objections à cette méthode. « Que ferait, dit ce médecin, la sévérité... sur les hallucinés? sur ceux qu'obsèdent des sons étranges, des voix, des paroles, des phrases, des discours?... Arracher par la douleur à ces infortunés l'aveu qu'ils n'entendent pas ce qu'ils entendent, c'est leur arracher un mensonge, et ce mensonge, qui les avilit à leurs propres yeux, les remplit pour vous de mépris et de haine; et comme ils ne sont point aliénés par leurs hallucinations, mais par les fausses idées qu'ils y attachent, attaquer ces idées pour les détruire, les combattre par des arguments et par la violence, afin de ramener le malade au seul sentiment de ses impressions intérieures, le plus souvent c'est ne faire que l'aigrir par des tourments nouveaux (1). »

Ces objections ont peu de valeur pour Leuret, qui, après

---

(1) *Bulletin de l'Académie royale de médecine*, Paris, 1839, t. IV, p. 83. — — Rapport de M. Pariset sur le mémoire de M. le docteur Blanche. — Voir dans la notice biographique que nous avons consacrée à M. F. Leuret (*Annales méd.-psycholog.*, 2ᵉ série, t. III, 1851, p. 512 et 520), l'appréciation que nous avons faite de sa méthode. — Casper, *Traité prat. de méd. légale*, 2 vol. 1861.

les avoir réfutées, ajoute : « Si le souvenir du service que vous avez rendu au malade ne parvient pas à dissiper son ressentiment, eh bien, qu'il vous haïsse, mais qu'il soit guéri (1). »

Nous ne ferons plus qu'une seule observation, c'est qu'il n'est pas toujours sans inconvénient de vouloir obliger le malade à reconnaître son erreur.

Obs. 144. — Un nommé Vincent croyait être d'une si grande taille, qu'il lui était impossible de passer par la porte de son appartement. Son médecin recommanda de la lui faire franchir de force. L'ordre fut exécuté, mais il eut des conséquences fatales, car, en la traversant, Vincent s'écria qu'on l'écorchait et qu'on lui brisait les os. L'impression fut si terrible qu'il en mourut quelques jours après, en reprochant à ses gardiens d'avoir été ses meurtriers (2).

C'est un fait maintenant acquis à la science que les hallucinations peuvent être traitées avec succès. Notre opinion est jusque-là conforme à celle de Leuret, mais nous différons pour le mode d'exécution; tandis qu'il insiste dans la généralité des cas sur l'emploi de son traitement, qui porte le nom de *révulsion morale*, nous ne le croyons applicable qu'à un certain nombre de cas, déterminés par la condition sociale des malades, leur caractère et le genre de leur délire. Loin de réduire le traitement des hallucinations aux moyens moraux seulement, nous pensons qu'il faut recourir tantôt aux agents physiques, tantôt aux influences morales, tantôt à ces deux moyens réunis. A l'aide de ce traitement mixte, en rapport avec l'étiologie et la symptomatologie des hallucinations, on obtiendra des succès nombreux, durables, qui n'auront pas le côté brillant des guérisons dues à la méthode de Leuret, mais qui, pour les praticiens, offriront un immense avantage, celui de ne point heurter ces aspérités nombreuses dont notre pauvre humanité est partout hérissée. Quant au choix des moyens moraux, le médecin se réglera d'après les individualités, les maladies et d'après certaines indications qui, pour

(1) Leuret, *ouv. cité*, p. 207 et suiv.
(2) Marcus Donatus, *Hist. méd. var.*, lib. II, cap. 1.

avoir été ridiculisées sous le nom de *tact médical*, n'en sont pas moins souvent des phares lumineux qui nous guident dans les cas difficiles.

Certes, la contradiction et la fermeté ont leur utilité, mais nous pensons qu'on n'aura qu'à se louer de ne pas attaquer de front les hallucinations, de les tourner, de les combattre à la manière des Parthes. Les monomanes hallucinés ne diffèrent des autres hommes que par quelques idées spéciales; ils leur ressemblent sous les autres rapports. Les moyens doux, qui mènent à bien tant d'entreprises leur sont également applicables, aussi n'hésitons-nous pas à leur donner la préférence dans la plupart des cas.

L'étude que nous avons faite des hallucinations nous a conduit à établir plusieurs catégories. Il est évident que la thérapeutique que nous venons d'indiquer n'a d'utilité que pour quelques-unes; qu'elle est nulle dans d'autres; qu'enfin, plusieurs cas réclament des médications différentes: c'est par l'examen de ces diverses circonstances que nous allons terminer ce qui est relatif au traitement.

Les *hallucinations compatibles avec la raison* peuvent se manifester habituellement sans qu'il en résulte aucun dérangement de l'intelligence; les agents thérapeutiques seraient alors sans utilité; mais il est des cas où elles sont incommodes, troublent la tranquillité et le repos; les remèdes physiques peuvent amener promptement la guérison. Un individu entend sans cesse la voix d'une femme; quoiqu'il n'ajoute aucune croyance à cette erreur de sens, il réclame les secours de la médecine. M. Bottex, d'après quelques indications, lui fait appliquer des sangsues derrière les oreilles, de la moutarde aux mollets, recommande les bains de pied sinapisés chaque soir et l'usage du petit-lait avec le sirop d'orgeat, lui fait prendre deux pilules d'Anderson pendant quelques jours. A ces remèdes, on joint le travail. Un mois après, l'halluciné était complétement guéri.

Dans les hallucinations de cette espèce, il faut rechercher la cause avec soin. Ainsi le traitement varie suivant qu'elles sont déterminées par un afflux sanguin, par un amas de bile dans l'estomac. Il en sera de même pour celles qui se rattachent à une forte concentration de la pensée, à la faiblesse de la convalescence. Les hallucinations dues à l'obscurité, à la terreur, occasionnées par les prisons, cesseront avec la cause.

L'influence morale de la croyance aux hallucinations compatibles avec la raison a eu des résultats heureux; nous en citerons un exemple.

Obs. 145. — Il y a deux ans, un homme d'une quarantaine d'années, à physionomie intelligente, se présente chez moi; il venait me parler d'un événement qui l'avait beaucoup préoccupé. En mon absence, il fut reçu par ma femme qui lui apprit que j'étais à l'étranger. « Je regrette d'autant plus l'absence de votre mari, lui dit-il, que j'avais fait le voyage exprès pour le voir et lui raconter ce qui m'était arrivé. J'étais depuis longtemps assailli par des hallucinations de l'ouïe et de la vue, qui avaient fini par produire sur moi une profonde impression, car je ne pouvais m'empêcher de croire qu'à la longue ces visions amèneraient la folie, et cette perspective me plongeait dans le désespoir. Ce fut dans cette disposition d'esprit que le livre de M. Brierre de Boismont me tomba sous les yeux. Je lus avec une vive curiosité l'ouvrage, mais je fus surtout très fortement impressionné par le chapitre des hallucinations compatibles avec la raison. Je le relus plusieurs fois, et je demeurai convaincu que c'était mon cas. Cette pensée m'apporta un grand soulagement, et peu à peu les phénomènes que j'éprouvais s'affaiblirent, le mal qui me poursuivait cessa, et je me trouvai, à ma grande joie, guéri de cette obsession, qui m'avait si douloureusement affecté. Remerciez bien M. de B..., et témoignez-lui tous les regrets que j'éprouve de ne pouvoir le faire moi-même. Mais je demeure très loin, je suis obligé de repartir. J'emporterai du moins la pensée de lui avoir témoigné ma reconnaissance. »

Le traitement à employer dans les *hallucinations simples* et dans celles qui compliquent la folie étant celui qui fait le but de ce travail, nous n'avons rien de plus à dire; seulement nous ferons observer que, lorsque l'aliénation mentale dominera, ce sera contre elle qu'il faudra diriger les moyens thérapeutiques. Ce n'est que lorsque l'hallucination formera le caractère saillant de la monomanie qu'elle pourra être traitée

avec succès. Dans la *manie* et la *démence*, les hallucinations
n'exigent de traitement physique que lorsque la santé du
malade est dérangée. Quelquefois, cependant, la manie se
trouve exaspérée par les hallucinations ou par les illusions.
Dans ce cas, il convient de rechercher si la lumière, le bruit,
ne les provoquent pas. On place alors le malade dans l'obscurité, on a soin que le silence se fasse autour de lui. Les
calmants sont indiqués. Dans d'autres circonstances, il faut au
contraire mettre le maniaque dans un lieu éclairé. Les émissions sanguines peuvent être nécessaires, et l'on se trouve bien
de leur usage.

Le *delirium tremens* s'accompagne très fréquemment d'hallucinations, souvent fort importunes; l'isolement, les bains, l'o-
pium, l'ammoniaque, employés contre la maladie mentale, triomphent également des hallucinations. Ce genre de délire présente
un fait pratique qu'il est utile de connaître : certains individus,
habitués aux boissons fermentées, ne peuvent en être privés
sans qu'il en résulte des accidents pour eux. Tels qui avaient
des visions par l'abus, les conservent par la privation; il faut
leur accorder une dose modérée de vin ou d'eau-de-vie.

L'ivresse peut donner lieu à des hallucinations fort bizarres;
elles se dissipent ordinairement avec les effets occasionnés par
les boissons fermentées; lorsqu'elles persistent, il suffit quelquefois d'une émission sanguine, d'un purgatif, d'un émétique
ou d'une préparation opiacée pour en délivrer l'individu qui
les éprouve.

Les hallucinations dues aux *substances narcotiques* réclament,
ment, dans plusieurs circonstances, les moyens thérapeutiques.
Le traitement est surtout indiqué lorsqu'elles ont été occasionnées par l'ingestion du *datura*, de la *belladone*, etc. Les
médicaments à employer sont ceux qui conviennent dans
l'empoisonnement par ces substances. Lorsque la cause des
hallucinations se rapporte à l'usage du hachisch ou de l'o-
pium, il faut laisser agir la nature; les symptômes cesseront
au bout de quelques heures. Si les effets de l'opium se prolongeaient trop longtemps, on les combattrait par les remèdes
appropriés.

Lorsque les hallucinations, nées *pendant le cauchemar*, se

continuent dans l'état de veille, ou qu'elles se reproduisent chaque nuit, il devient nécessaire de recourir aux moyens médicaux. Tous les organes doivent être examinés avec beaucoup d'attention, car il n'est pas rare qu'elles se lient, dans ce cas, à une mauvaise disposition des voies digestives. D'autres fois, elles sont déterminées par une émotion morale, une impression pénible. La conduite à tenir dans ces deux circonstances ne saurait être la même. Schenkius rapporte qu'un homme, qui voyait toutes les nuits une femme s'élancer sur lui, en fut si effrayé, qu'il en était comme fou. Deux ou trois conversations qu'il eut avec son médecin amenèrent sa guérison. Dans un autre cas cité par ce médecin, il fallut recourir aux médicaments.

Les hallucinations peuvent se montrer dans les *rêves* et précéder l'apparition de la folie; elles ont alors un caractère douloureux, qui, réuni à la connaissance du tempérament de la personne, de ses antécédents, des autres désordres de la santé, peuvent mettre sur la voie. Un emploi judicieux des moyens médicaux préviendrait peut-être le développement de la folie. Lorsque les hallucinations viennent troubler le sommeil des aliénés, elles réclament, dans plusieurs circonstances, l'emploi des remèdes. Une émission sanguine, un purgatif, un bain, suffisent quelquefois pour leur rendre le repos.

L'*extase* se rattache souvent à une surexcitabilité nerveuse morbide qui ne peut être calmée que par les agents thérapeutiques. Suivant les cas, ils doivent être choisis parmi les moyens physiques ou moraux. Dans l'épidémie suédoise, dont le docteur Souden a donné récemment la description, la diminution, et probablement la cessation de la maladie, furent dues, en grande partie, à l'inaccomplissement des promesses faites par les hallucinés extatiques. Ajoutons cependant que, dans cette épidémie morale, la médecine a été souvent utile.

Le traitement des hallucinations qui surviennent dans le *délire aigu* et dans les maladies qui n'appartiennent point aux différentes catégories que nous venons d'énumérer ne constitue rien de spécial; il rentre presque toujours dans celui qui est propre à chacune de ces affections. Quelquefois, cependant, les hallucinations persistent après l'accès fébrile. Il est nécessàire, dans ce cas, de prescrire une saignée, des sangsues ou des ventouses, de purger, de recommander les bains avec des affusions froides; un vésicatoire, dans le cas où elles ne céderaient pas à ces différents moyens, pourrait produire une diversion utile.

Les *fièvres intermittentes* se compliquent quelquefois d'hallucinations. Si ce symptôme se prolongeait pendant la convalescence, il faudrait revenir au sulfate de quinine.

Les hallucinations ont été fréquemment observées dans le *typhus*, et nous les avons notées dans quelques cas de fièvres typhoïdes (1). Le plus ordinairement elles disparaissent avec le retour des forces. Cependant il peut arriver que l'ébranlement qu'a reçu le système nerveux prolonge leur durée bien au delà du terme ordinaire. Les toniques, les fortifiants, un bon régime hygiénique, conviennent surtout dans de semblables circonstances. Avec le rétablissement de la santé, les erreurs des sens n'ont plus lieu.

L'*état morbide des voies digestives* est quelquefois une cause d'hallucinations. Il faut alors explorer les organes, ce qui, au reste, doit toujours être fait lorsqu'il se manifeste quelque dérangement dans l'économie : des boissons rafraîchissantes, délayantes, un régime diététique, sont les seuls moyens nécessaires. L'hallucination peut dépendre de l'ingestion dans l'estomac d'une substance inoffensive. Un de nos confrères nous a rapporté l'observation d'une dame qui, chaque fois qu'elle prenait du café, avait des visions ; ici, c'est le cas de répéter l'aphorisme : *Sublata causâ, tollitur effectus.*

On a vu les hallucinations se manifester dans les affections les plus diverses. Le journal d'Édimbourg a rapporté l'observation d'une dame qui, à la suite d'un accès de goutte, fut assaillie par des fantômes. Elle fut guérie de ce trouble des sensations par des cataplasmes aux pieds, des médecines douces, et surtout par une légère attaque de la maladie.

Quelquefois les hallucinations apparaissent dans la dernière période des *maladies chroniques ;* une émotion agréable a pu,

(1) Voir l'ouvrage de M. Gaultier de Claubry dans lequel l'identité du typhus et des fièvres typhoïdes est vivement soutenue.

dans ce cas, les faire cesser à l'instant. Lorsqu'elles sont liées à la faiblesse de la convalescence, une bonne nourriture, un air pur, quelques toniques, sont les remèdes les plus convenables.

En compulsant les ouvrages de pathologie, il serait facile de grossir le nombre des maladies qui se compliquent d'hallucinations. Nous nous sommes surtout attaché à celles qui avaient le plus souvent présenté ce symptôme. Les faits que nous avons indiqués, l'analogie, traceront la règle de conduite à suivre en pareille circonstance.

M. Michéa recommande, dans plusieurs cas, la fréquentation de la société, la position dans un lieu éclairé, l'éloignement des objets ayant quelques rapports avec ceux de l'hallucination, et la diversion de l'attention (1).

Résumé. — Le traitement des hallucinations a été longtemps complétement nul en France. L'examen des causes, des symptômes, celui surtout des faits cliniques, démontraient cependant la possibilité et la certitude de leur guérison.

— Leuret a le premier formulé en système le traitement des hallucinations. Les seules objections qu'on puisse faire à sa méthode, c'est d'être trop générale et trop exclusive.

— L'étiologie, la symptomatologie et les faits cliniques montrent qu'il faut se servir, selon les circonstances, dans le traitement des hallucinations, des agents physiques et moraux, séparés ou réunis.

— L'isolement est une mesure réclamée dans un grand nombre de cas; mais il convient aussi de s'en abstenir ou de le faire cesser dans certaines circonstances.

— Deux divisions doivent être établies dans le traitement, celle des agents physiques, celle des moyens moraux.

— Dans le traitement physique, les agents thérapeutiques les plus utiles sont les émissions sanguines, les boissons rafraîchissantes, les bains, les purgatifs, les vésicatoires, auxquels il faut joindre les occupations, les exercices. Dans un cas de *delirium tremens* présentant des phénomènes congestifs, nous avons fait appliquer, avec succès, trente sangsues le long

_____

(1) Michéa, *Du délire des sensations*, p. 326 et suivantes.

de la suture sagittale, après avoir fait raser le cuir chevelu.

— Dans les hallucinations avec excitation, nous nous sommes bien trouvé de l'emploi des grands bains, prolongés six, huit et dix heures, avec l'irrigation d'après la méthode employée dans le traitement des fractures.

— Les émissions sanguines, poussées jusqu'à la syncope dans un cas, ont rendu l'aliéné aveugle, mais ne l'ont pas guéri de ses hallucinations.

— Une forte secousse, physique ou morale, a souvent déterminé la guérison des hallucinations.

— Les agents physiques paraissent agir le plus ordinairement, en calmant la période d'excitation.

— Les hallucinations guérissent quelquefois par les seuls efforts de la nature. Nous avons rapporté ailleurs l'observation d'une dame chez laquelle la maladie, qui durait depuis près de deux ans, cessa du jour au lendemain.

— Les médicaments peuvent procurer la guérison, non par leurs effets thérapeutiques, mais en rompant la chaîne des idées du malade, comme l'opium, par exemple, en prolongeant le sommeil chez un halluciné bien au delà du terme ordinaire.

— Les moyens moraux sont appelés à rendre de grands services, mais il ne faut pas les recommander d'une manière exclusive. Dans leur choix on doit prendre en considération, l'esprit, l'éducation, la nature du délire de l'halluciné.

— Le traitement moral qui suit les indications, se modifie suivant les circonstances, varie les ressources d'après les personnes, procède avec prudence, nous paraît réunir le plus de chances en sa faveur.

— La méthode de Leuret (révulsion morale) est d'une application difficile chez les personnes habituées à réfléchir, à comparer et à vouloir. Les obstacles qu'on éprouve à persuader les hommes par le raisonnement, nous paraissent presque insurmontables avec les fous des classes instruites, surtout en attaquant de front leurs préjugés; aussi pensons-nous que cette méthode doit être restreinte à un certain nombre de cas déterminés par la condition sociale des malades, leur caractère et le genre de leur délire.

—Les hallucinations simples, celles qui existent avec l'aliénation mentale, réclament presque exclusivement l'emploi des
moyens que nous venons de faire connaître, mais ces hallucinations ne sont pas les seules, il y en a d'autres qui compliquent des maladies d'un ordre différent, telles que la catalepsie,
l'épilepsie, l'hystérie, l'hypochondrie, les fièvres, les maladies
inflammatoires aiguës et chroniques, etc., etc. Les hallucinations qui se manifestent dans le cours de ces maladies doivent
être traitées par des moyens plus ou moins actifs, qui ne sont
souvent que ceux dirigés contre les maladies elles-mêmes. Le
traitement moral a été heureusement appliqué dans plusieurs
circonstances.

— Il est quelquefois nécessaire d'employer les agents thérapeutiques contre les hallucinations compatibles avec la raison;
une simple émotion morale peut déterminer, dans ce cas, la
guérison d'hallucinations existant déjà depuis un temps assez
long.

CHAPITRE XVII.

DES HALLUCINATIONS ET DES ILLUSIONS DANS LEURS RAPPORTS AVEC LA MÉDECINE LÉGALE.

Extrême fréquence des hallucinations et des illusions dans la folie. — Corrélation des symptômes des principales espèces de folie avec les déterminations et les actes des hallucinés. — Les hallucinations et les illusions sont souvent causes d'actes nuisibles, répréhensibles, dangereux, criminels, tels que pertes de fortune, provocations, coups, duels, suicides, homicides, mutilations, vols, incendies, meurtres, etc.— Les hallucinés obéissent souvent à une force irrésistible. — Les déterminations, les actes des aliénés sont parfois dus à des hallucinations instantanées. — Examen médico-légal de ces hallucinations. — Les hallucinations du choc épileptique doivent être étudiées avec soin ; il en est de même de celles du sommeil, du passage du sommeil à la veille, de la veille au sommeil, du somnambulisme naturel. — Les hallucinations et les illusions expliquent beaucoup d'actes en apparence incompréhensibles. — L'isolement, l'interdiction, la faculté de tester demandent un examen sérieux, dans les cas d'hallucinations. — *Résumé.*

Un phénomène, constaté dans les trois quarts environ de nos observations, puisque nous l'avons noté 725 fois sur 1146 cas, dont le caractère distinctif est de convaincre de sa réalité ceux qui l'éprouvent, et de leur faire accorder plus de confiance aux créations de l'imagination qu'aux impressions fournies par les sens, présente nécessairement d'intéressants sujets d'étude médico-légale. Il est facile de concevoir que la conscience, le libre arbitre n'ont plus alors, comme dans les conceptions délirantes, les mêmes probabilités de lutter avec quelque succès contre l'erreur. Les sens, aux prises avec les fausses sensations qui sont complétement identiques avec eux, demeurent sans pouvoir sur l'aliéné, qui répond presque invariablement aux objections par ces paroles du malade de Bayle : « Comment juge-t-on des choses? Par l'impression qu'elles produisent. Or, je crois à l'existence des démons, parce que je les ai vus, entendus, touchés et sentis. »

Le moyen le plus sûr de se rendre compte des hallucinations au point de vue de la législation, est de passer en revue les symptômes des principales espèces de folie, parce qu'ils font bien comprendre la direction d'idées et la ligne de conduite dans laquelle les hallucinés sont entraînés.

L'importance de cette étude a déjà été pressentie dans les chapitres consacrés à la description des hallucinations liées aux principaux types de l'aliénation mentale, et dans les histoires particulières insérées dans notre livre. On commence, aujourd'hui, à savoir dans le monde qu'un certain nombre de ces actions étranges, qu'on s'était empressé d'inscrire dans les annales du crime, doivent être rapportées à la folie, et surtout aux hallucinations. Cette opinion deviendra une vérité lorsqu'on aura la conviction que, indépendamment des images fantastiques, les figures des assistants, les objets subissent les plus étonnantes métamorphoses, que les voix exercent un pouvoir tyrannique, qu'elles forcent irrésistiblement la volonté à obéir à leurs ordres, etc.

Un pareil sujet est d'un trop grand intérêt pour que nous ne lui consacrions pas un chapitre spécial. Nous examinerons : 1° l'influence des hallucinations et des illusions sur la conduite dans la veille et le sommeil ; 2° nous discuterons ensuite jusqu'à quel point les hallucinations exigent la séquestration, l'interdiction, et si cette disposition d'esprit entache toujours les actes civils de nullité.

Nous avons dit que le point de départ de cette étude devait être l'examen des symptômes qui ont des rapports intimes avec les questions légales, c'est dans ce cercle que nous allons circonscrire nos recherches.

Le *délire aigu*, à raison même de la violence de ses symptômes, de la continuité des désordres intellectuels, de leur incohérence, de leur mélange, ne permet que difficilement de séparer les hallucinations des illusions. Livré sans contrôle aux impressions du dehors, aux sensations intérieures, le cerveau ne peut que les subir et être maîtrisé par elles, l'attention lui faisant complétement défaut. Sur 32 observations de délire aigu, 25 étaient compliquées d'hallucinations et d'illusions ; les autres ont présenté un tel trouble, qu'il a été impossible de se procurer aucun renseignement.

Cette espéce de folie fébrile maniaque, par l'intensité de l'excitation générale, brouille tout le casier cérébral ; les idées prennent un corps, les objets se métamorphosent, et l'esprit vit au milieu d'une fantasmagorie continuelle.

Les hallucinations et les illusions dans cette maladie sont les accessoires d'un délire presque toujours général, au milieu duquel il n'est pas rare de voir poindre une conception délirante prédominante ; la mobilité, la confusion, l'entre-choquement des idées, rendent souvent difficile l'observation de ces perceptions sensoriales. C'est, sans contredit, une des formes de l'aliénation mentale où elles sont le plus fugaces. Les impressions qu'elles produisent sur l'esprit sont souvent pénibles : les figures prennent l'aspect d'ennemis, de monstres ; les voix font entendre des paroles menaçantes ; les boissons ont un goût détestable, elles sont empoisonnées. Cinq de ces délirants, sous l'influence de ces impressions douloureuses, cherchèrent à attenter à leurs jours, et deux se précipitèrent sur les personnes présentes pour leur faire du mal.

C'est à cette disposition triste de l'esprit qu'on doit attribuer les suicides qui ont lieu si fréquemment dans les maladies appelées fièvres cérébrales, fièvres chaudes, et qui ne sont, le plus ordinairement, que des délires aigus.

Les individus de cette catégorie, à cause de la variété, de la mobilité et de la soudaineté de leurs illusions, qui sont plus communes que les hallucinations, doivent être l'objet d'une surveillance continuelle.

L'agitation du *maniaque*, son défaut d'attention, la mobilité de ses idées, sont autant de circonstances qui nuisent à l'observation des impressions sensoriales dans cette forme de la folie. Cependant l'intervalle plus long des intermittences, l'espèce d'enchaînement qu'on entrevoit dans l'incohérence des discours et la bizarrerie des actes, la présence fréquente du malade, permettent d'étudier les désordres des sens plus attentivement que dans le délire aigu.

Les observations que nous avons recueillies sur la manie sont au nombre de 229, et celles qui se compliquent d'hallucinations et d'illusions comprennent 178 cas ; restent 51 observations qui n'ont pas offert de fausses perceptions sensoriales.

Les 178 faits se répartissent de la manière suivante :

Hallucinations.	54
Hallucinations et illusions.	64
Illusions.	60
	178

Les hallucinations et les illusions de la manie donnent lieu à des remarques importantes. Marc, dans son *Traité de la folie judiciaire*, avait fortement appelé l'attention sur ce sujet ; on peut dire, affirme-t-il, que la plupart des actes bizarres, singuliers, répréhensibles, dangereux, criminels, des aliénés dépendent, dans le plus grand nombre de cas où ils paraissent inexplicables, d'hallucinations et d'illusions cachées (1).

Sur les 178 individus qui ont présenté cette complication, 30, sous l'influence de ces fausses sensations, ont fait des menaces de mort, frappé, terrassé, blessé leurs prétendus ennemis, attenté à leurs jours, et si des accidents déplorables n'ont pas eu lieu, c'est qu'on a eu promptement recours à la séquestration.

Les perceptions hallucinatoires et illusoires de l'ouïe sont l'occasion de querelles, d'emportements, de fureurs, de sévices en proportion considérable. Un de nos malades auquel on adresse des paroles blessantes, se met chaque fois dans une violente colère : il s'écrie qu'il faut que cela finisse, et qu'il tuera quelqu'un. Ce malade est d'autant plus dangereux que ses accès sont instantanés. S'il n'était pas constamment accompagné par son domestique, on aurait eu un malheur à déplorer ; malgré son état d'exaspération, il a la conscience de ce qu'il fait. Quelque sévère que soit la surveillance dans les établissements, ces illusions auditives sont une occasion fréquente de luttes entre les aliénés, et de contusions plus ou moins fortes. Un négociant entendait deux langages, l'un poli, l'autre injurieux : avec le premier, il était affectueux, gai, prêt à rendre service ; mais lorsque c'était le tour du second, il devenait redoutable, ses forces, déjà grandes, décuplaient. Dans une de ses crises, il arracha en un clin d'œil un pieu, et il fallut se jeter en masse sur lui pour le désarmer. Souvent

(1) Casper, *Traité pratique de médecine légale*, 1861, 1er vol.

la vie est mise en péril par ce genre d'illusion. Deux dames se
sont élancées à l'improviste sur une employée de l'établissement pour la tuer ; une lutte vigoureuse a été nécessaire. Un
malade, que ces voix injuriaient, se précipita par la croisée
dans la cour. Nous avons donné des soins à un négociant, aux
oreilles duquel résonnait continuellement le mot : *banqueroute.*
Il protestait avec énergie contre cet outrage ; le suicide eût été
accompli sans les précautions prises pour le prévenir.

Nous avons la certitude que ce genre d'illusions, comme
celles de la vue, eût été au dehors les causes de querelles, de
violences et de duels.

On a vu, dans le chapitre des hallucinations de la manie,
avec quelle fréquence les figures se métamorphosaient aux
yeux des aliénés, puisque sur 124 cas nous avons constaté
62 fois ce changement. Cette fausse sensation entraîne des
conséquences fâcheuses. Un individu, en proie à cette obsession, se précipita sur son ami, qu'il prenait pour un mal-
faiteur, le terrassa et le roua de coups, en le traitant de ca-
naille. Dans nos établissements, on voit souvent les malades
chercher à frapper d'autres pensionnaires, qu'ils considèrent
comme des ennemis. Nous avons soigné un maniaque qui, se
croyant entouré d'êtres malfaisants, voulait à chaque instant
éventrer ses commensaux. Plusieurs de ceux qui nous ont été
confiés avaient donné des coups à des sergents de ville,
à des agents de la force publique, parce qu'ils avaient pris la
figure de leurs ennemis ; c'est pour le même motif qu'un certain nombre d'aliénés battent leurs gardiens, les blessent grièvement. L'un d'eux eut la face mutilée par une carafe de cristal ; lorsqu'on vint à son secours, il était aveuglé par le sang
et ne savait comment se défendre. Un second infirmier reçut
sur la tête un coup de barre de fer, qu'un maniaque avait arrachée à la croisée de sa cellule ; pendant quelques instants,
on désespéra de ses jours.

Ce qui diminue le nombre des accidents, c'est que souvent
les figures sont celles d'êtres imaginaires qui, n'ayant pas de
substratum vivant, excitent bien le courroux des aliénés, les
engagent dans des luttes fantastiques, mais n'occasionnent
aucun accident. Un aliéné se croyait assailli par de petits dia-

bles apportés par l'air ; ils le torturaient, empoisonnaient ses aliments, répandaient des odeurs infectes, lui blessaient les yeux, lui criaient dans les oreilles, lui piquaient la peau. Il tâchait d'abord de les exorciser ; puis, comme ses prières étaient inutiles, il entrait en fureur, les pourfendait avec tout ce qui lui tombait sous la main, et ne s'arrêtait qu'épuisé par des efforts superflus. Si, à ces diables, l'imagination eût substitué des formes humaines, le meurtre eût pu s'accomplir, comme nous en avons recueilli de nombreux exemples.

Les hallucinations et les illusions du toucher sont aussi le point de départ de plaintes, de récriminations, d'actes de violence. L'aliéné, qui est persuadé qu'on le frappe, n'est que trop porté, s'il est irritable, sanguin, à rendre les coups qu'il s'imagine avoir reçus, ce qui n'est pas sans inconvénient pour lui. Chez les femmes, les illusions sexuelles méritent une grande attention : une de nos malades prétendait avoir été violée par le médecin de l'établissement, réfugié politique, homme du caractère le plus honorable, et qui, en outre, avait un éloignement invincible pour les fous. Cette malade me fit plusieurs fois des plaintes à ce sujet. Cette idée s'était emparé de son esprit ; elle y croyait fermement. Un an après avoir quitté l'établissement, elle vint me voir pour me renouveler sa dénonciation ; elle était avec un individu qui paraissait avoir pris la chose au sérieux. Dès qu'ils m'eurent exposé les faits, et que j'eus compris le but de leur visite, je leur déclarai que je n'avais aucune explication à leur donner, et les renvoyai à M. le procureur impérial, en insistant bien sur ce point : qu'une affaire de ce genre ne souffrait pas de compromis, et que la justice seule était apte à prononcer. La demande n'eut pas de suite. Il faut se tenir en garde contre ces accusations imaginaires sans doute, mais qui n'en sont pas moins désagréables à tous égards. Le meilleur moyen est de ne jamais entrer chez les femmes jeunes qu'avec une domestique, et lorsqu'elles ont des instincts érotiques, on ne doit même les voir et leur parler qu'en présence des autres pensionnaires.

Les illusions de l'odorat et du goût font souvent supposer aux maniaques que les boissons et les aliments sont empoisonnés, qu'ils contiennent de l'arsenic ; aussi les refusent-ils.

Plusieurs de nos pensionnaires, sous l'influence de cette obsession, ont fait des tentatives de suicide.

Le caractère général de tristesse, de terreur, de désespoir, etc., que l'on retrouve dans les hallucinations et les illusions de la *monomanie triste* n'en fait que trop pressentir les conséquences déplorables. Dans les 303 observations qui forment notre relevé total de ce genre de folie, nous avons constaté 248 cas d'hallucinations et d'illusions, sur lesquels 212 présentaient les nuances les plus tranchées de la douleur; aussi comprend-on d'avance que le meurtre de soi-même sera l'accident qu'il faudra le plus redouter.

Les actes résultant de ces sensations pénibles peuvent se diviser en deux sections : 1° attentats commis contre soi-même; 2° attentats commis contre les autres. Les auteurs qui ont affirmé que le suicide était toujours un acte de folie, ont pris leurs arguments dans la *lypémanie* (monomanie triste). Cette forme de délire, qui constitue un des types les plus arrêtés de l'aliénation mentale, présente sur ses 303 cas, 170 observations d'idées, de tentatives de suicide, et 118 de refus d'aliments. Nous ne tiendrons compte ici que des 248 faits de monomanie triste avec hallucinations et illusions. Voici comme les deux sections indiquées se subdivisent :

1° Attentats contre soi-même. 144
2° Attentats contre les autres. 52

Cette proportion est considérable, puisque pour les suicides elle dépasse la moitié du chiffre total (1,72), et que pour les attentats contre les personnes, elle en atteint presque le cinquième (4,76).

Les motifs donnés par les hallucinés pour se tuer sont pris, pour le plus grand nombre, dans les sensations pénibles qui les oppriment. Ils ne cessent d'entendre les voix de leurs ennemis, de personnes malveillantes qui les accablent de reproches, d'injures, de paroles menaçantes; les accusent d'avoir commis des crimes, de grands péchés; d'être déshonorés, ruinés, perdus. Un halluciné que ces reproches mettaient au désespoir nous avait demandé d'avoir toujours son domestique auprès de lui, pour ne pas se faire de mal. Un jour que celui-ci avait le dos tourné, le malade s'élance la tête la première contre la glace de la cheminée qu'il brise en éclats, tombe sans connaissance baigné dans son sang, la peau coupée en divers endroits et une artériole ouverte. Pansé et revenu à lui, il nous dit qu'il avait vu dans la glace deux chiens prêts à le dévorer et que pour échapper à ce supplice, il avait voulu en finir sur-le-champ. Cette spontanéité de détermination est souvent si rapide qu'on ne peut la prévenir ni l'empêcher.

Une jeune dame, dont nous avons déjà rapporté l'observation dans l'exposé symptomatologique des hallucinations et des illusions du délire aigu, est admise dans mon établissement pour un délire aigu avec tentatives répétées de suicide. On place à côté d'elle deux gardiennes qui ne la quittent pas. Il y avait à peine deux heures qu'elle était couchée ; elle parlait fort tranquillement avec la surveillante, lorsque, se jetant tout à coup sur la ganse des rideaux, elle la serre avec tant de force autour de son cou, en enfonçant sa tête sous les oreillers, qu'on eut un instant de frayeur et qu'elle conserva plusieurs jours l'empreinte du sillon.

En rendant justice au système de *no-restraint* de l'éminent docteur Conolly, il nous a été impossible de l'appliquer dans l'espèce ; et nous pourrions citer le cas d'une jeune personne qui, traitée d'après ses principes, trouva le moyen de s'emparer d'un morceau de verre, se fit une entaille au bras dans la direction des vaisseaux, et fut renvoyée de l'établissement parce qu'on ne voulait pas déroger à la méthode et qu'on craignait un événement malheureux. Si la camisole eût été employée, malgré les supplications des parents, dans l'un des établissements que je surveille, dès l'entrée d'une malade qui avait la manie du suicide à l'état permanent et à laquelle j'avais attaché une domestique particulière, je n'aurais pas été cité en justice pour un suicide d'aliéné, ce qui ne s'était jamais fait jusqu'alors, et j'eusse évité une demande en dommages et intérêts que je pouvais gagner, mais que j'ai préféré satisfaire selon les goûts du siècle ; ce qui n'empêche pas que l'épée de Damoclès ne reste suspendue sur la tête des directeurs des maisons de santé !

Une vision peut à l'instant provoquer cette pensée. Nous en

avons relaté un exemple, en voici un second : En causant avec une de nos dames hallucinées, elle nous raconta qu'elle venait de voir passer son convoi, et ajouta : Sans la crainte du scandale, j'aurais fait de l'illusion une réalité. Le suicide, dans ce cas, n'eût pu être prévenu, et la cause déterminante serait restée inconnue.

M. le docteur Baumes directeur médecin de l'asile de Quimper, rapporte dans un de ses comptes rendus, qu'un homme fut amené dans son établissement à la suite d'une hallucination soudaine, qui avait eu un déplorable résultat. Une voix lui crie tout à coup : *Tue ta femme*, et il la tue immédiatement d'un coup de pistolet. A peine l'acte est-il commis, que l'hallucination disparaît et qu'il n'a plus de délire. Une instruction est dirigée contre le meurtrier ; les préventions les plus fortes pèsent sur lui. On a cependant des doutes, et une enquête médicale est ordonnée. Le jury décide, malgré les conclusions du procureur impérial, que l'accusé n'a pas agi avec discernement. Il est envoyé à l'asile de Quimper. Pendant un an, l'examen le plus minutieux ne constate ni hallucination, ni délire ; lorsqu'au moment où l'on s'y attendait le moins, il se précipite d'un deuxième étage et se luxe l'épaule gauche. Une voix depuis peu lui disait : *Jette-toi en bas*. Lorsque nous vîmes ce malade à notre passage à Quimper, il était de nouveau fort calme (1). Il est évident que dans ce cas le caractère de durée que le docteur Brossius considère comme fondamental, a entièrement manqué à l'hallucination ; aussi pensons-nous avec M. Renaudin que ce phénomène, dans les circonstances analogues, est le produit de diverses modifications de l'état somatique et en particulier de la sensibilité générale qui en constituent la gravité et l'irrésistibilité (2).

Il n'est personne qui n'ait fait la remarque qu'il s'élève parfois tout à coup dans l'esprit des idées pénibles, douloureuses, dont la persistance est réellement étrange. On peut les chasser, elles reviennent à la charge. Un homme que nous avons connu s'imagine que le feu va prendre dans sa maison ; il s'étonne de

(1) A. Brierre de Boismont, *Une Visite en Bretagne à l'asile Saint-Athanase; quelques mots sur la vie à l'air libre* (Union médicale, n. 403, 1857).

(2) *Annales médico-psychologiques*, janvier 1854, 3e série, t. II, p. 109.

cette idée, venue on ne sait d'où ; elle cesse, reparaît, le tourmente pendant plusieurs jours, plus particulièrement le soir, l'oblige à se relever, disparaît, se montre ensuite à de longs intervalles. Elle existe maintenant depuis des années ; il la prend pour ce qu'elle est, ne s'en préoccupe plus ; seulement il a observé qu'elle devenait plus intense, lorsqu'il avait des contrariétés ou que sa santé était moins bonne. Ce fait n'est pas isolé, et nous n'hésitons pas à dire qu'il existe chez beaucoup d'individus. Ce singulier état est surtout commun chez les personnes nerveuses. Si, par une cause quelconque, l'idée n'est pas repoussée, elle fait élection de domicile et peut soumettre l'organisation à son pouvoir tyrannique. L'irrésistibilité de certaines idées est prouvée par mille exemples. Tous les médecins aliénistes ont recueilli des observations d'hallucinés qui leur disaient : On m'oblige à faire cela, une voix m'ordonne de frapper. Il est incontestable que ces fausses impressions entrent pour une proportion marquée dans le tableau statistique des suicides dressé chaque année par l'administration de la justice.

La soudaineté des hallucinations est suffisamment établie par les exemples que nous venons de citer ; les annales de la science en contiennent bien d'autres observations. Lorsqu'elles ne donnent lieu qu'à des actes extravagants, elles ne fixent pas autant l'attention ; elles passent même inaperçues ou vont se continuer dans des établissements spéciaux. Mais lorsqu'elles sont la cause d'un crime, il ne faut pas se prononcer à la hâte ; on doit, au contraire, recueillir avec soin toutes les particularités qui peuvent éclairer le fait. Il en est de ce genre d'hallucinations comme des impulsions homicides qui se déclarent à l'improviste, sans avoir été annoncées par aucun dérangement de l'esprit. La connaissance des antécédents peut souvent mettre sur la voie de la folie ; les singularités, les bizarreries, les excentricités font déjà mal augurer de l'intégrité de la raison ; les présomptions deviennent plus fortes si l'on constate à une époque antérieure quelque action étrange, insolite ; les changements de caractère, de conduite ont une valeur extrême ; la recherche de l'hérédité, en pareille circonstance, est aussi une chose très utile ; les motifs de l'action, les réponses de l'individu inculpé doivent être l'objet d'un examen sérieux.

Lorsque celui qu'on interroge répond qu'il a obéi à une voix, qu'il était irrité des injures qu'on ne cessait de lui prodiguer, qu'il voulait se venger de ses persécuteurs ; si la victime lui était inconnue, ou s'il n'avait eu que de bonnes relations avec elle, si l'on ne peut trouver aucun rapport de quelque espèce que ce soit entre eux, les présomptions ont encore plus de valeur. Il ne faut point négliger la correspondance, le caractère de l'écriture, les lettres majuscules, les mots soulignés, qui jettent souvent une grande lumière sur une action qui paraissait incompréhensible.

L'hallucination isolée, survenue à l'improviste, se montre souvent avec des symptômes qui éclairent la conscience de l'expert. Il y a dans l'état des yeux, dans les paroles, les gestes, les actes, quelque chose d'égaré, d'insolite, de bref, de saccadé, qui lui révèle que l'individu n'est pas dans son état normal. Presque toujours les fonctions s'exécutent mal. Cet ensemble de faits prouve qu'il n'est pas aisé de simuler la folie et les hallucinations.

Si le doute existe, il faut demander l'isolement, et presque toujours, comme dans l'observation de M. Baume, après une détention plus ou moins prolongée, des symptômes évidents d'aliénation viennent dissiper toutes les incertitudes.

Les pensées de ruine, de persécutions, etc., ont été plusieurs fois la cause d'un genre de suicide auquel il est difficile de s'opposer. Les hallucinés qui sont sous l'impression de ces menaces, réduisent successivement leur quantité de nourriture. Chez trois d'entre eux, cette alimentation insuffisante se prolongea pendant six mois. Tous les malades de cette catégorie qu'on n'a pas traités dès le début ont succombé dans un état de maigreur squelettique.

Un homme, employé dans une manufacture de tabacs, commence par se reprocher d'avoir fait des soustractions dans les magasins. Il lutte contre cette idée, mais elle ne le quitte plus ; il croit alors voir à chaque instant les gendarmes qui l'entourent, prêts à le saisir pour le conduire à l'échafaud. Voulant soustraire sa femme au déshonneur, il reste une nuit entière, pendant qu'elle dormait, le rasoir suspendu sur son cou. Heureusement la pensée change ; peut-être cède-t-il à une lueur de raison, à un mouvement instinctif d'affection, il jette loin de lui l'instrument de mort. Le lendemain, il est conduit dans l'établissement dont j'étais le médecin. Il y était depuis deux jours, sans cesse poursuivi par la même vision; je venais de le quitter, lorsqu'au bout d'un quart d'heure il fut trouvé noyé dans un petit tonneau de jardin, dont on eut de la peine à le retirer. Si cet homme eût égorgé sa femme et qu'il se fût tué après, on eût pu attribuer à toute autre cause qu'à la véritable les motifs de cette sanglante tragédie.

Les accusations de vol, d'abus de confiance, de trahison à la foi jurée, que les voix adressent aux hallucinés, ont été plusieurs fois l'occasion d'aveux de leur part. « C'est la vérité, » disent-ils. Nouveaux faits à ajouter à ceux que nous avons publiés pour établir que le remords peut être une cause déterminante de folie et d'hallucination. Un marchand qui jusqu'alors avait mérité l'estime de tous ceux qui le connaissaient, entend des voix qui lui reprochent une mauvaise action. Ces voix ne lui laissent pas un moment de repos; sa famille, ses amis lui prodiguent mille consolations. Appelé en consultation, je m'efforce de le tranquilliser; tout annonce un calme prochain. Il monte à sa chambre pour se coucher. Quelques instants après on le trouve pendu.

Parmi les hallucinations qui conduisent encore au suicide, il ne faut pas oublier celles qui revêtent la forme religieuse, telles que les apparitions du diable, des flammes de l'enfer, les voix qui parlent de péchés commis, de damnation. Nous avons donné des soins à plusieurs de ces infortunés et entre autres à une dame grecque qui se croyaient condamnés au feu éternel; leurs plaintes, leurs cris, leurs hurlements ne sauraient s'effacer de notre mémoire. Un fait surtout nous a frappé, c'est l'horreur qu'ils ressentaient en présence des églises; il aurait fallu employer la violence pour les y faire entrer. Beaucoup de ces aliénés ne veulent ni remplir leurs devoirs religieux, ni prier.

Si, dans la plupart des cas, les causes déterminantes du suicide sont des impressions douloureuses, il arrive quelquefois que les monomanes tristes se tuent sans qu'il y ait de rapport entre l'effet et la cause. Ainsi, plusieurs hallucinés se sont jetés par la croisée, parce qu'une voix les appelait. Une dame, croyant avoir un serpent dans le ventre, voulait l'extraire au moyen d'une incision faite avec des ciseaux qu'elle suppliait qu'on lui prêtât.

Les aliénés ne sont pas seulement nuisibles et dangereux pour eux-mêmes, ils le sont également pour les autres. Longue serait la liste des spoliations, des ruines et des meurtres dont ils sont les auteurs. Il y a peu de temps, dans ma *Note sur la perversion des facultés morales et affectives dans la période prodromique de la paralysie générale*(1), je rapportais l'observation d'un insensé qui venait de perdre 800 000 francs, de ruiner sa femme et de laisser cinq enfants à la charge de son beau-père. On se rappelle encore le procès intenté contre ce fou qui se brûla la cervelle, après avoir lacéré et jeté au feu trente-quatre billets de mille francs, pour empêcher sa femme d'hériter. Naguère encore, je faisais des efforts inutiles avec MM. Parchappe et Baillarger pour savoir d'une de mes malades où elle avait enfoui ses titres et son argent.

Les actes compris dans cette deuxième section sont au nombre de 52. De ces actes beaucoup consistent en des menaces ou des tentatives que leurs auteurs, suivant l'expression de la loi, n'ont pu accomplir par des circonstances indépendantes de leur volonté, empêchés qu'ils en ont été par la séquestration et la surveillance.

Pour bien se rendre compte de la frêle barrière qui sépare la conception délirante de son exécution, nous allons analyser dix observations où sont notés avec soin les ordres donnés par les voix aux hallucinés. Celles-ci leur commandent de faire telle ou telle chose, d'aller à droite ou à gauche, de sortir sans motif; ils apprécient très bien l'inutilité de l'ordre, mais ils sont forcés d'obéir. Une demoiselle fort jolie, très douce, bien élevée, ayant des principes religieux, entendit une voix qui lui ordonna de quitter la maison. Pendant plusieurs jours, il fut impossible de la retrouver. On sut vaguement qu'elle s'était réfugiée dans une forêt! Ces fuites s'étant re-

---

(1). A. Brierre de Boismont, *Études médico-légales sur la perversion des facultés morales et affectives dans la période prodromique de la paralysie générale.* Lues à l'Institut de France le 24 décembre 1860 (*Annales d'hygiène et de médecine légale*, 2e série, t. XIV, p. 224, 1860).

produites trois fois, sa famille, justement inquiète, la fit conduire dans mon établissement, son état s'améliora, elle put rentrer chez elle, mais une nouvelle évasion obligea de la réintégrer ; elle est aujourd'hui dans la démence. Cette manie vagabonde est assez commune ; on l'observe surtout chez les monomanes tristes qui se croient poursuivis par leurs ennemis, se prétendent empoisonnés, etc. Un de ces malades changeait fréquemment d'appartement pour se soustraire à ces tentatives imaginaires, et prenait chaque jour son repas dans les restaurants les plus écartés. Il en est qui ne mangent que ce qu'ils ont dérobé ou acheté (1).

Les voix obligent les hallucinés à garder le silence, à répéter leurs paroles, à monter aux arbres (2), à souffler au lieu de lire, et si on leur adresse des observations sur cette conduite, ils répondent qu'on les contraint à agir ainsi.

Au lieu de ces ordres sans gravité, futiles ou ridicules, les voix commandent des actes nuisibles, répréhensibles, dangereux, criminels.

Un homme riche, qui vivait seul dans une maison, fut obligé de la vendre ; il était complétement ruiné. Quelque temps après, cet homme, qui était depuis longtemps halluciné, eut un intervalle lucide dans lequel il déclara qu'il avait vendu tous ses biens et jeté l'argent qu'il en avait recueilli dans le puits de son ancienne maison, poussé par une voix qui le lui commandait. (Fait déjà cité et communiqué par le docteur Baron, médecin des Enfants de France.)

Obs. 146. — Un commis d'environ trente ans fut conduit, il y a dix-huit ans, dans mon établissement de la rue Neuve-Sainte-Geneviève ; on avait le soupçon qu'il simulait la folie. La maison dans laquelle il était employé avait constaté un détournement d'environ douze mille francs, sur lequel il n'avait voulu ou pu donner aucun détail. Trois heures après son arrivée, il jeta au feu toute une garniture de cheminée. Je lui demandai ce qui avait pu le pousser à une action aussi déraisonnable ; il fut quelque temps sans me répondre, puis il

_____

(1) Voir le chapitre de la *Monomanie triste.*

(2) Nous citons quelques faits particuliers ; on comprend que ces déterminations peuvent varier à l'infini.

ajouta à voix basse et d'un air mystérieux : *C'est lui qui me l'a commandé*. À partir de ce moment, il fut impossible d'en tirer aucune parole, et il finit par tomber dans une démence complète.

Il n'est pas rare que les voix imposent aux aliénés un véritable mutisme. Il y a eu dans notre établissement un halluciné qui fut sept ans sans parler ; et nous en avons un autre qui depuis deux ans n'a voulu rien nous dire.

La conviction des aliénés à la réalité de ces voix explique très bien leurs actes ; il faut d'ailleurs noter qu'ils cèdent à une force supérieure, et c'est ce que les réponses de la plupart d'entre eux montrent de la manière la plus évidente. On ne comprend pas, en effet, comment le malade que nous voyions en consultation avec MM. Michon et Moreau de Tours, qui soufflait lorsque nous l'engagions à lire, et nous affirmait qu'il ne pouvait faire autrement, n'aurait pas tout aussi bien, sous la même impulsion, mis le feu à sa chambre ou frappé l'un de nous, ce qu'il a fait plus tard.

Les attentats commis par les fous hallucinés sont souvent les suites d'un ordre qu'ils reçoivent par la voix d'un invisible.

Un chef d'escadron que nous avons eu vingt ans dans notre établissement, et qui était un homme d'excellentes manières, d'un commerce agréable, mais plein de bizarreries, avait tué, sous l'influence d'une de ces hallucinations, son colonel à la tête de son régiment.

Le docteur Bottex, ancien médecin en chef de l'hospice de l'Antiquaille, à Lyon, a rapporté dans son mémoire *sur les hallucinations*, l'observation d'un mélancolique, placé depuis plusieurs années dans cet établissement, qui avait étranglé sa fille pour obéir à des voix qui lui commandaient de suspendre sa respiration.

On lit dans le *Journal d'Hufeland* le fait suivant : « Un paysan prussien croit voir et entendre un ange qui lui ordonne, au nom de Dieu, d'immoler son fils sur un bûcher. Aussitôt il recommande à celui-ci de porter du bois dans un endroit désigné. Le fils exécute l'ordre ; son père l'étend sur un bûcher et le tue. C'était son fils unique ! »

Un homme entend, une nuit, une voix intérieure qui lui disait : *Il faut maintenant que tu assommes ton enfant.* Il se lève, résiste à l'horrible pensée et se recouche. A peine trois ou quatre minutes se sont-elles écoulées, que quelque chose d'inconnu lui répète plus impérativement que la première fois : *Assomme à l'instant même ton enfant.* S'armant alors d'une hachette, il tue le pauvre petit.

Dans un interrogatoire qui eut lieu quelque temps après, il déclara qu'il avait déjà eu deux fois l'horrible idée de tuer son fils, et que, dans l'une de ces crises, la voix intérieure lui avait dit : *Tu as beau faire, il faut que ce garçon périsse, il faut que tu l'assommes.* Cette pensée le faisait frémir, il priait Dieu, s'occupait à divers travaux et il avait réussi jusque-là à chasser l'idée funeste qui l'absorbait. Cet homme affirma qu'il ne s'était pas enivré depuis plusieurs semaines, pas plus qu'au troisième accès qui avait coûté la vie à son enfant (1).

Il importe de remarquer, en effet, que les hallucinations et les illusions forment un des symptômes les plus caractéristiques de l'action des boissons enivrantes. Dans les nombreux faits de suicide et d'homicide déterminés par cette cause et que nous avons consignés dans notre *Traité du suicide et de la folie suicide,* il y en avait plusieurs qui avaient pour point de départ les hallucinations de l'ouïe.

L'aliéné qui tua, il y a quelques années, M. le docteur Geoffroy, médecin en chef de l'asile d'Avignon, était un épileptique halluciné ; plusieurs jours avant le meutre, il entendait une voix qui lui disait : *Tue le médecin ; si tu ne le tues pas, tu seras malheureux.* Sa conduite établit de la manière la plus évidente qu'il avait combiné son plan, agi avec discernement, ce dont nous avons des preuves répétées. Lorsque le médecin fut arrivé près de lui, il se plaignit d'un mal de jambe, le pria de l'examiner, et au moment où celui-ci allait se baisser, il le saisit par le milieu du corps et lui enfonça dans le côté gauche un morceau de fer qu'il avait aiguisé depuis plusieurs jours dans ce dessein. Quoiqu'il fût certain qu'il avait médité son projet, attendu le moment favorable pour le mettre à exé-

---

(1) Marc, *De la folie judiciaire,* t. II, p. 618. — Hencke, *Annales* VIII, supplément, p. 186. — Casper, *Traité pratique de médecine légale,* 1er vol.

cution, les antécédents, l'interrogatoire ne laissèrent aucun doute sur le dérangement de ses facultés, sur son état continu de folie ; aussi ne fut-il l'objet d'aucunes poursuites. Ces actes ont quelquefois lieu sans qu'on y soit préparé. Un pensionnaire qui venait de causer avec nous et paraissait fort calme, voit entrer sa femme qu'il croyait de connivence avec le directeur de son administration et les employés ; il la reçoit le sourire sur les lèvres, puis, tout à coup, il lève le bras et lui porte deux coups avec une mauvaise lame de couteau qu'il avait cachée ; heureusement la baleine du corset en amortit l'effet.

Certains aliénés tourmentés par leurs hallucinations en conçoivent un tel désespoir qu'ils veulent mettre un terme à leur existence ; d'autres, se figurant que ces machinations sont l'œuvre des personnes qui les entourent, les prennent en horreur et cherchent à se venger. Une dame de nos clientes s'élança sur son mari, le saisit à la gorge, et on eut beaucoup de peine à l'empêcher de l'étrangler. Une vieille dame, persuadée que ses bonnes voulaient lui voler ses boucles d'oreilles, s'arme de ciseaux pour résister à leurs attaques. Un aliéné, qui s'imagine qu'on l'empoisonne et a vu jeter la substance, déclare qu'il tuera quelqu'un et finit par désigner un nom réel.

Les hallucinations ne sont pas seulement des motifs d'actions nuisibles, des causes de suicide et de meurtre ; elles peuvent aussi pousser au vol, à l'incendie, etc. Ces déterminations sont surtout dues aux voix qui commandent les choses les plus étranges.

Un de nos aliénés s'emparait de tout ce qui lui tombait sous la main. C'était un homme bien élevé, dans une position de fortune convenable. Il exécutait ses larcins avec une dextérité merveilleuse, aussi était-il constamment surveillé. A chaque instant on était obligé de le fouiller, et on retrouvait les objets cachés dans les diverses parties de ses vêtements. Lorsqu'on lui faisait des reproches sur cette incroyable manie, il répondait : *On me dit de prendre toutes ces choses, parce qu'elles m'appartiennent.* Cette maladie était poussée si loin chez un aliéné que nous avons vu, il y a quelque temps, à l'asile de Sainte-Gemmes, près d'Angers, lorsque nous y sommes allé observer des cas de pellagre, qu'on s'était trouvé dans la nécessité de lui laisser la camisole de force. Malgré cette précaution, il tenta de nous dérober quelque chose.

Un halluciné confié à nos soins entend une voix qui lui dit de mettre le feu à son appartement, et il exécute ce qu'elle lui avait prescrit.

OBS. 147.—Jonathan Martin, ce nouvel Erostrate, qui brûla la cathédrale d'York, déclara au grand juge qui l'interrogeait : « Votre accusation de vol n'a pas le sens commun, et vous faites bien de vous en désister ; je n'ai jamais eu l'intention de soustraire aucun objet ; mais *un ange m'ayant ordonné,* par la volonté de Dieu, de mettre le feu à l'église, il fallait bien me munir de preuves que moi seul avais fait cette action, afin qu'un autre n'en eût pas l'honneur, ou, si vous l'aimez mieux, n'en supportât pas le châtiment. » Jonathas Martin, déclaré lunatique, fut enfermé à Bethlem.

OBS. 148. — Une jeune fille de moins de quinze ans, nommée Grabowska, en proie à la nostalgie, met deux fois le feu à la maison, afin de pouvoir quitter ses maîtres. Elle déclara que, dès le moment où elle entra à leur service, elle fut obsédée sans cesse du désir de mettre le feu. Il lui semblait qu'une ombre, continuellement placée devant elle, la poussait à cet acte. On a remarqué que cette fille a souffert pendant longtemps de violents maux de tête, et que la menstruation était en retard chez elle (1).

Les illusions de la vue qui portent sur les changements de figures et de choses ont une telle importance, que, bien que nous ayons plusieurs fois insisté sur ce symptôme, nous devons employer tous nos efforts à en démontrer la fréquence et les résultats. Il ne s'agit pas ici d'un fait de raisonnement plus ou moins erroné, qu'on déclare facile à apprécier par tout homme de jugement, mais d'un désordre sensoriel bien connu des médecins spécialistes, qui atteint la moitié, parfois même les trois quarts des aliénés, et dont l'évidence est telle pour ces malades que la voix du sang est sans force pour triompher de cette illusion. Entre tous les exemples que nous en avons eus sous les yeux, le suivant nous a laissé un souvenir ineffaçable : — Une dame mélancolique dont nous avons cité l'observation

____

(1) Marc, *Mémoire sur la pyromanie,* t. II, p. 356. — Klein, vol. IX, *Annales judiciaires.*

ailleurs, demandait chaque jour, du ton le plus pathétique et avec des accents déchirants, à voir son mari et son fils; elle ne voulait prendre aucune nourriture, et il fallait l'alimenter avec la sonde. Les renseignements m'avaient appris que les mêmes plaintes avaient eu lieu dans un autre établissement, et que la réunion si ardemment désirée n'avait produit aucun effet. Touché cependant, comme d'autres personnes de la maison, de cette douleur qui paraissait si vraie, je fis venir le mari et le fils; malgré mon expérience, j'espérais encore! Après les avoir regardés, la pauvre dame gémit profondément, en s'écriant : « Ce ne sont pas eux. » L'épreuve fut tentée une seconde fois sans plus de succès; elle n'a pas été reprise, car elle pouvait avoir des conséquences fâcheuses pour l'enfant. Cinq ans après ces deux tentatives, la malade, en démence, ne cessait de répéter : « Je vous en conjure, ne séparez pas une malheureuse femme de son enfant et de son mari! »

Non-seulement les figures, les objets se métamorphosent chez les hallucinés, mais les paroles, les auditions sans émission de son subissent les mêmes transformations et rentrent dans le système d'interprétation morbide particulier aux aliénés. Ces modifications si étranges constituent, pour l'halluciné, un monde fantastique dans lequel il vit exclusivement, auquel il rapporte toutes ses impressions, tandis que le monde réel est pour lui tout à fait secondaire. Un des faits le plus curieux, en ce genre, est celui d'une de nos pensionnaires qui prétendait que chacun la traitait d'idiote, de folle ; si quelqu'un riait ou crachait, c'était pour la narguer ou l'insulter. Les cris de la rue, les aboiements des chiens, le hennissement des chevaux, le claquement des fouets, le bris des objets étaient autant d'indices de malveillance contre elle; ses paroles, ses pensées étaient à l'instant incriminées. Si elle paraissait à une croisée, on se retirait. Sur tout le reste, sa raison était parfaite. Nous avons connu une autre dame qui se figurait que les cochers, les chevaux, les voitures s'arrêtaient ou prenaient à cause d'elle des attitudes burlesques. La croyance de l'halluciné à cet ordre de choses est supérieure aux raisonnements, aux entraînements des passions, parce qu'il n'existe plus de contrepoids qui puisse faire pencher la balance. Ainsi maîtrisé par ses convictions délirantes, il peut commettre tous les crimes. C'est surtout de lui qu'on peut dire : Malheur à celui qu'il croit son ennemi et qui se trouve sur son chemin!

Les observations de cette catégorie ont un tel intérêt pour la démonstration de ces propositions, que nous allons en rapporter un certain nombre.

Parmi les faits qui attestent les suites terribles que peuvent avoir ces changements de personnes, nous mentionnerons les suivants :

M. H. C..., après une maladie mentale dont il n'est pas complétement guéri, retourne dans sa famille. Le lendemain il tue sa femme et sa belle-sœur qu'il prend pour des diables. Cet homme fut placé à Charenton, puis, en 1825, dans l'établissement particulier de M. Marcel Sainte-Colombe, dont j'étais le médecin et où je le vis pendant près d'un an. Sa raison étant revenue, il réclama sa liberté, et, contre l'avis d'Esquirol et de Marc, il l'obtint. Je le trouvais dans de bonnes conditions, seulement j'avais remarqué que, lorsqu'on préparait le linge pour la blanchisseuse, son œil prenait une expression particulière dès qu'il apercevait celui dont les femmes se servent à l'époque de leurs mois. Quelques années après, il se précipita tout à coup sur la femme qui vivait avec lui, la prenant pour un démon qui lui reprochait ses crimes; elle n'échappa à la mort qu'en se jetant par la croisée. Au bout de douze jours, C... expirait dans une maison de santé de la capitale, au milieu de transports de rage, se croyant entouré de fantômes et de diables. (Cette observation a été rapportée plus au long, p. 75.)

Obs. 149. — C... monomane triste, halluciné, fut placé dans mon établissement pour une folie qui lui faisait voir des ennemis dans toutes les personnes qu'il rencontrait, et dont les conséquences avaient été déplorables. Sous l'obsession de cette idée, il avait formé la résolution d'attaquer celui qui le persécuterait avec plus d'acharnement que les autres. Un pauvre homme qu'il ne connaissait pas fut la victime de ses illusions. Un jour, ayant vu entrer dans la boutique d'un marchand de vin un individu qui lui parut se moquer de lui d'une manière très insolente, il saisit un fusil, le déchargea sur cet homme

qui fut tué roide. A la suite de ce meurtre, il me fut confié. Il
se montra d'abord sombre et peu communicatif, mais l'isolement l'ayant calmé, et, peut-être aussi le résultat de son acte
ayant fait tomber son excitation cérébrale, ce qu'on a souvent
constaté en pareil cas, il répondit mieux aux questions que je
lui adressai. Voici les explications dans lesquelles il entra : « J'ai
d'abord longtemps lutté contre ma destinée, rien ne me réussissait ; j'ai fini par croire qu'on m'en voulait, que j'avais des
ennemis ; j'entendais des voix qui me tenaient des discours menaçants, m'adressaient des reproches ; je rencontrais une foule
de personnes qui me faisaient des grimaces, se moquaient de
moi. Il est probable que c'est sous l'influence de ces idées
que j'ai tué cet homme ; je suis très fâché de ce malheur,
mais je sens que mes visions n'existent plus et j'ai la conviction que je suis guéri. » Un mois après, il était rendu à la liberté !

Cinq ans s'étaient écoulés, lorsqu'il me fut ramené par
ordre ; un de ses frères, en proie aux mêmes hallucinations et
conceptions délirantes, venait d'assassiner une femme à demi
imbécile, et, par mesure de précaution, l'ancien halluciné avait
été séquestré de nouveau. La conversation que j'eus avec lui
me prouva que les hallucinations avaient cessé. Il raisonnait
même assez bien ; mais les idées n'avaient plus la même netteté ; il ne pouvait rendre compte de tout ce qu'on lui demandait ; sa mémoire était affaiblie, aussi ne s'acquittait-il que
fort médiocrement de son ancienne profession de compositeur.
Il m'avoua que plus d'une fois il s'était trouvé sans ressources.
Son séjour à la maison fut d'environ trois mois. Pendant sa résidence, un troisième frère vint plusieurs fois le voir, il me déclara
à son tour qu'il était mélancolique, qu'il entendait des voix, et
me dit à différentes reprises : « Je redoute un malheur. »

Quelque temps après le départ du frère enfermé par ordre,
on me conduisit celui qui avait tué la femme. C'était un homme
de haute taille, apathique, au regard incertain et présentant tous
les symptômes de la monomanie triste. Après avoir commis son
meurtre, il avait été en proie à des exaltations terribles, il ru-
gissait comme une bête féroce, et l'on fut obligé de l'enfermer
dans une cellule de sûreté. Lorsqu'il me fut confié, il était
calme, mais restait dans sa chambre ou se promenait seul,

sans parler à personne. Les renseignements m'apprirent que c'était un de ces fruits secs comme il y en a tant, qui, parce qu'il avait quelque teinture des lettres et faisait de petits vers, s'était imaginé qu'il aurait bientôt une position dans le monde. Mécontent de ses insuccès, il avait pris la société en haine, et, le caractère mélancolique aidant, il était entré dans le cercle fatal des ennemis, des voix menaçantes, des figures moqueuses, etc. Son frère me fit observer qu'on se défiait moins de lui, parce qu'il était d'un caractère peu énergique. On le surveillait cependant ; mais il avait caché un mauvais bistouri avec lequel il fit le coup. Ce second meurtre fut également la suite des suggestions de ses voix qui ne cessaient de le harceler et de lui faire croire qu'il était en butte aux persécutions de la société. Sa victime fut le bouc émissaire qui paya pour tous, lorsque l'illusion l'eut transformé en l'ennemi acharné qui résumait tous les autres. De son propre aveu, il connaissait peu cette femme, avec laquelle il n'avait aucun rapport ; mais qui habitait dans son voisinage. A diverses fois, je l'interrogeai sur ce douloureux événement ; il se bornait à dire que c'était un malheur, paraissait mal à son aise, et, à l'expression de son regard, je compris qu'insister sur ce point pourrait avoir de fâcheuses conséquences. Cet halluciné avait comme son frère une certaine paresse dans ses idées, quoiqu'il ne déraisonnât pas ; lui donnait-on quelque travail pour l'occuper, il le gardait un temps considérable ; il finit même par ne plus rien faire, prétendant qu'on ne devait pas fatiguer un malade. Il ne pouvait rester aucun doute sur les changements apportés par l'aliénation mentale dans ses facultés intellectuelles ; il existait un état de demi-torpeur, d'indécision, d'apathie qu'on note fréquemment dans les cas de l'espèce. Ce n'était plus un aliéné, mais un invalide moral qui allait désormais être à la charge de la société.

En visitant, en 1846, l'hôpital de Bethlem où sont renfermés les fous dits criminels, M. le docteur Alexandre Morrison nous montra des aliénés qui, par suite de ces hallucinations et de ces illusions de l'ouïe et de la vue, avaient tué plusieurs personnes.

La connaissance des faits où l'aliénation mentale était incontestable pouvant servir de guide dans des cas analogues qui, n'ayant pas été constatés d'avance ou se déclarant tout à coup, embarrasseraient les médecins et les légistes, nous allons en rapporter plusieurs dont deux ou trois ont été de notre part l'objet d'un rapport médico-légal.

Obs. 150. — Madame H…, grande, forte, très bien élevée, mais fort romanesque et ayant toujours montré de l'exaltation, se maria à l'âge de vingt ans. Pendant fort longtemps cette union parut heureuse. Aux approches du temps critique, sa raison présenta des signes d'un désordre fort remarquable. Elle s'imagina que son mari l'avait vendue et qu'il l'avait fait déshonorer sous ses yeux. Ses principes religieux prirent un extrême développement; elle se crut en communication avec les intelligences célestes, elle entendait des voix divines; Dieu lui faisait des révélations. A cette époque, elle commença à éprouver contre son mari une haine qui ne fit qu'augmenter. Elle parlait sans cesse de se porter contre lui à des actes de violence. Sa sœur ne cessait de lui faire des représentations à ce sujet. Un jour qu'elle se montrait plus pressante, madame H… la saisit à la gorge, voulut l'étrangler et la précipiter par la croisée.

Traitée, pour cet accès, dans l'établissement du docteur Pressat, elle y passa un mois; lorsqu'on l'en retira, elle ne disait rien de déraisonnable, mais elle avait une grande exaltation religieuse. Continuellement dans les églises, il lui semblait qu'elle y voyait des choses merveilleuses. De retour dans sa maison, elle parut assez tranquille; cependant son mari, qui avait conçu des inquiétudes, s'enfermait tous les soirs dans sa chambre. Une nuit, il entend frapper doucement à sa porte. Il se lève aussitôt, demande qui va là : personne ne répond. Une demi-heure après, on frappe de nouveau; cette fois, on parle; c'était madame qui dit, d'une voix plaintive : «Mon ami, je me trouve mal à mon aise; je suis venue vous prier de me donner quelque secours. »

Le mari ouvre; madame H… entre et lui assène au même instant sur la tête cinq coups à l'aide d'une barre de fer. Par un effort désespéré, il la repousse au dehors, ferme la porte et tombe par terre couvert de sang.

Madame H... fut reconduite le lendemain dans l'établissement où elle avait été traitée la première fois. Au bout de quelques jours, devenue plus calme, elle ne pouvait s'expliquer cet acte que par un dérangement de sa raison. « Je m'imaginais, disait-elle, que mon mari s'était métamorphosé en diable, et je l'avais pris en horreur. »

Quelques mois après, cette dame, qui était alors fort tranquille, fut transférée dans mon établissement de la rue Neuve-Sainte-Geneviève. Sa conversation était raisonnable, spirituelle, mais elle conservait la même antipathie à l'égard de son mari.

Sa sœur, qui avait été sur le point d'être sa première victime venait souvent la voir; elle l'aimait beaucoup, et attendait avec impatience ses visites. Comme je l'interrogeais, un jour sur la tentative insensée à laquelle elle s'était livrée sur elle, cette dame me répondit : « Que voulez-vous! lorsque je me jetai sur ma sœur, il me sembla que sa figure était celle d'un cadavre vert, hideux; que ses regards étaient ceux du diable; ce spectacle me fit tellement horreur, que je voulus m'en débarrasser à tout prix. » C'étaient les mêmes raisons qui l'avaient fait frapper son mari.

Pendant son séjour chez moi, cette dame, qui passait ses journées à travailler dans ma famille, qui le soir faisait sa partie avec nous, fut, plusieurs fois, atteinte de ses hallucinations et de ses illusions. Malgré son genre de vie, l'apparence raisonnable de ses discours, son regard avait par moments une expression si sinistre, que j'avais défendu aux personnes autres que celles de service de monter dans son appartement. Lorsqu'elle était tourmentée par ses illusions, elle faisait entendre des menaces de mort, contre lesquelles nous prenions nos précautions en l'enfermant chez elle.

On ne saurait assez insister sur les exemples de ce genre, car ils peuvent donner lieu aux commentaires les moins fondés, aux interprétations les plus contraires à la vérité, tant les apparences sont quelquefois trompeuses! C'est en effet ce qui est arrivé pour un événement qui a été rapporté en ces termes par le *Bulletin des tribunaux* :

« Nous avons dit, dans notre numéro du 9 juillet 1848,

qu'une tentative d'assassinat, environnée de circonstances étranges, avait eu lieu sur la place du Palais-Royal. Un jeune ouvrier bijoutier, nommé Garnier, passant vers neuf heures du soir sur cette place, se trouvait à quelques mètres seulement du poste du Château-d'Eau, occupé par la garde municipale, lorsqu'un coup de feu se fit entendre. Garnier crut d'abord que le coup avait été dirigé contre un officier qui marchait près de lui; mais à peine avait-il adressé la parole à cet officier, qu'il était tombé lui-même et avait perdu connaissance. Bien qu'il n'eût ressenti, dans le premier moment, qu'une assez forte secousse, une balle l'avait cependant atteint, en pénétrant profondément dans l'abdomen.

» L'auteur de ce crime échappa d'abord à toutes les investigations de la police. Garnier, dont fort heureusement la blessure n'était pas mortelle, déclara qu'il n'avait point eu de querelle et qu'il ne se connaissait point d'ennemis. Trois semaines s'écoulèrent sans qu'on fît la moindre découverte, et cet événement paraissait inexplicable, lorsqu'une circonstance fortuite mit enfin la police sur la trace des coupables présumés. Des mandats furent aussitôt lancés contre eux, et avant-hier, un commissaire de police, accompagné de plusieurs agents, procéda à l'arrestation des nommés Raphaël C... de G..., âgé de vingt-sept ans, né à Palma, demeurant à Paris, rue Saint-Thomas-du-Louvre, n° 15, et Otto Fischer, domestique prussien, rue du Jour, n° 8.

» G... opposa au commissaire et aux agents une résistance désespérée. Sa fureur était telle que, bien qu'il n'eût pas eu le temps de saisir ses armes, il fallut le concours de quatre hommes des plus vigoureux pour le contenir, et qu'ils ne purent y parvenir qu'en lui liant fortement les bras et les jambes. On trouva chez lui plusieurs pistolets chargés, des cannes à épée, trois couteaux-poignards, des balles, de la poudre, etc.

» Lorsque la fureur de cet homme fut un peu calmée, il déclara qu'il était le seul auteur du crime, et que c'était à tort qu'on avait arrêté Otto Fischer. Il prétendit qu'il avait été grossièrement insulté par Garnier, et qu'il avait voulu se venger; mais tout porte à croire que G... a un intérêt extrême à déguiser la vérité, et que le coup qui a atteint le malheureux

Garnier était destiné à un autre personnage. L'instruction se poursuit (1). »

Ne semble-t-il pas naturel de conclure, après la lecture de cet article, que M. de G... était un grand criminel qui avait la perspective de venir s'asseoir sur les bancs de la cour d'assises? Examinons comment les choses se sont passées. A peine eut-il subi un interrogatoire, que des doutes s'élevèrent dans l'esprit des magistrats sur l'intégrité de ses facultés intellectuelles. M. le docteur Brun, conjointement avec un autre confrère, fut chargé de faire un rapport sur l'état de sa raison. Les conclusions furent telles qu'une ordonnance de non-lieu le mit à la disposition de l'autorité administrative, qui l'envoya à Bicêtre.

La sensation que produisit cet hôpital sur un homme né dans la classe noble, ayant une fortune convenable, fut si profonde, qu'il chercha à diverses reprises à se laisser mourir de faim.

Après un court séjour, il fut transféré dans mon établissement. La première impression fut toute en sa faveur : bien pris de sa personne, d'une jolie figure, doué d'un sourire fort agréable, les cheveux noirs, l'œil expressif comme la plupart des Espagnols, parlant avec beaucoup de politesse, il ne pouvait qu'intéresser ceux qui le voyaient. Je le laissai quelques jours tranquille, puis je lui demandai des détails sur les événements qui lui étaient arrivés.

Tel que vous me voyez, me dit-il, monsieur, je suis le plus malheureux des hommes. Depuis plusieurs années, une vaste conspiration s'est organisée contre moi dans mon pays; toute la ville de Palma est acharnée à ma ruine; parents, amis, habitants s'entendent pour me faire périr; ils m'injurient, me dressent des embûches, me poursuivent, me font des grimaces, etc.

Pour échapper à cette persécution, je me suis réfugié en France ; j'ai réclamé la protection du préfet de police; mais bientôt j'ai reconnu que ce déplacement était inutile, et que mes ennemis en avaient aposté d'autres qu'ils avaient gagnés

_____
(1) *Bulletin des tribunaux*, 1er août 1843.

à prix d'argent. Depuis plusieurs jours, ils ne me laissaient pas un instant de repos. Furieux, impatienté de cette conduite, j'ai fait feu sur l'un d'eux qui avait vomi des injures contre moi et n'avait cessé de me faire des grimaces.

— Vous connaissiez donc cet homme? lui demandai-je. — Je ne l'avais jamais vu! — Permettez-moi de vous faire observer que ce que vous me répondez paraît bien extraordinaire. — C'est cela; on veut me faire passer pour fou; mais, je le déclare, je suis juge de mon honneur : toutes les fois que je serai insulté, il faudra que mon adversaire me tue ou que je le tue.

Quelque temps après, il voulut m'entretenir en particulier. — Monsieur, me dit-il, je vois bien que mes ennemis sont puissants; je suis prêt à faire tous les sacrifices pécuniaires pour sortir d'ici. Dites-moi quelle somme d'argent il faut donner au gouvernement. Je lui fis remarquer qu'il n'était pas dans les habitudes de la France de faire payer la liberté, et que, selon toutes les probabilités, on le renverrait chez lui. Trois mois se passèrent ainsi; enfin, un de ses amis, envoyé d'Espagne par sa famille, étant arrivé, je lui remis M. de G..., en lui recommandant de ne pas le quitter un instant jusqu'à son arrivée à Palma, parce qu'il conservait les mêmes idées, et qu'un accident était toujours à craindre.

Quel sujet de réflexions présente un pareil fait! A l'exception de cette idée fixe d'ennemis qui l'injuriaient, lui faisaient des grimaces, cherchaient à lui nuire, quoiqu'il ne les eût jamais vus, M. de G... était comme tout le monde. Il parlait d'une manière intéressante de son pays, de la littérature, peignait et chantait très bien. Encore évitait-il de faire allusion aux événements qui avaient occasionné sa captivité. Et cependant cet homme qui s'occupait toute la journée, eût tué le premier individu qu'il aurait rencontré, si son délire l'avait transformé en ennemi.

Les illusions de la vue peuvent exister seules; elles peuvent s'associer à celles de l'ouïe. Les hallucinés se croient alors victimes des machinations les plus odieuses.

Les idées tristes, mélancoliques, la peur, concourent singulièrement à imprimer cette direction à l'esprit. La crainte de la police, celle des ennemis ont remplacé en grande partie la peur du diable et des esprits, quoique, depuis quelques années, la démonomanie ait reparu sur l'horizon. Rien de plus ordinaire que d'être consulté pour des aliénés qui sont en butte à des persécutions, qu'on veut empoisonner, assassiner. Je fus appelé pour une dame qui paraissait jouir de toute sa raison; elle me dit, avec le plus grand sang-froid du monde : « Monsieur, il y a huit jours, en allant à la messe, je m'aperçus que j'étais suivie par des hommes de mauvaise mine. A ma sortie de l'église, j'en trouvai trois embusqués dans la rue de l'Ouest. L'un d'eux voulut s'élancer sur moi. Avant-hier, le portier de ma maison a placé une échelle contre la muraille pour monter dans ma chambre; il s'est sauvé en me voyant. De tous côtés on veut me faire du mal; je suis entourée d'assassins. » Presque toujours, cette variété de la monomanie existe avec des hallucinations de l'ouïe et de la vue.

Les malades que ces idées tourmentent s'imaginent qu'on murmure à leurs oreilles des paroles inconvenantes, blessantes, qu'on leur dit des injures. A les entendre, on parle sans mal d'eux, on les regarde de travers. Pour échapper à ces vexations, les uns recherchent l'isolement, changent continuellement de domicile, font tous leurs efforts pour dérober leurs traces; les autres, d'un caractère plus hardi, marchent vers leurs prétendus ennemis, les provoquent en duel, et nul doute que des infortunés ne soient tombés sous le fer de ces insensés.

Avec les progrès de l'affection morale, tous les moyens employés par ces malades pour échapper aux embûches de leurs ennemis sont sans effet. Ceux-ci s'introduisent dans leur demeure, les harcèlent à chaque instant, leur adressent des paroles ironiques, injurieuses, menaçantes, se montrent à eux dans les rues, dans le silence des nuits, et ces aliénés finissent par voir des ennemis dans toutes les figures qu'ils rencontrent.

Lorsque le désordre est arrivé à ce point, l'exaspération du malade est quelquefois telle, qu'il prend la résolution d'échapper à cet affreux supplice par le suicide. Nous en avons cité des exemples. D'autres fois, les aliénés, furieux de ces persécutions, forment le projet de se venger; ils frappent blessent ou tuent les premiers individus qu'ils rencontrent, et qui, selon leur expression, payent pour les autres. Dans quelques circonstances, ils prennent en haine la personne avec laquelle ils ont le plus de rapports ou qu'ils voient le plus souvent, et leur action, dans ce cas, peut en imposer aux esprits superficiels, qui la considèrent comme une vengeance.

Les aliénés hallucinés de cette catégorie sont, en général, très redoutables, et les exemples ne nous manqueront pas pour justifier cette opinion.

OBS. 151. — M. R. de G..., employé dans un ministère, habitait, avant son arrivée à Paris, une ville de province, où son genre de vie fixait l'attention. Il changeait à l'improviste d'hôtel, prenant ses repas dehors, sans qu'on pût savoir en quel lieu. Parfois, il faisait sa cuisine pendant la nuit, et quand il dînait en ville, il ne touchait aux mets qu'après les avoir vu goûter par les autres convives. Sa défiance était telle qu'il fermait sa porte à plusieurs serrures, et laissait longtemps attendre ceux qui venaient le visiter. Pour dérouter la curiosité, il parlait de projets de voyage qu'il n'avait point l'intention de faire. Son caractère sombre, impoli même, lui avait suscité des inimitiés que son directeur voulut calmer en lui faisant quelques représentations bienveillantes; il se contenta de lui répondre froidement qu'il existait une société d'empoisonneurs, dirigée par un certain Mérope (personnage imaginaire), dont les agents le poursuivaient partout, et avaient en partie réussi, puisqu'il ressentait d'affreuses douleurs d'entrailles.

Peu de temps après son arrivée à Paris, il raconta aux employés de son administration qu'il avait vu un homme caché derrière une haie qui avait voulu faire feu sur lui, ou qui du moins l'avait couché en joue; à son approche, le meurtrier avait disparu. Il ajouta qu'il avait acquis la certitude qu'un individu, qu'il n'avait pu distinguer, était venu la nuit pour scier les barreaux de sa chambre; dans l'intention de se défendre contre ses attaques, il pria un employé de lui prêter deux pistolets. En allant un jour à Saint-Germain, par le chemin de fer, il aperçut dans la diligence où il se trouvait, plusieurs personnes qui le regardaient d'un air menaçant; il les quitta, prit un wagon, et le lendemain il acheta deux pistolets.

Dans ces derniers temps, toujours suivant son dire, un inconnu avait cherché à lui porter un coup de poignard.

Ce malade ne voyait que malveillants, qu'ennemis qui lui dressaient des embûches, répandaient des calomnies, cherchaient à lui nuire, voulaient l'empoisonner. Chacun le montrait au doigt, en le traitant de fou, à cause de ses craintes et de son genre de vie. Il accusait surtout un des employés supérieurs de son administration de lui avoir fait un grand mal, en révélant ses maux, qu'il lui avait confiés sous le sceau du secret.

Six ans auparavant, se trouvant à Fontainebleau, il avait entendu deux Anglais lisant une lettre mystérieuse, dans laquelle il n'était question ni de lui ni d'aucune personne de sa connaissance ; mais les termes dans lesquels elle était conçue, et les discours que ces étrangers tenaient, lui firent penser qu'il y avait des personnes apostées pour l'assassiner.

Cet halluciné, qui était toujours armé, déclara qu'il avait été plusieurs fois sur le point de se servir de ses armes, mais qu'il avait attendu pour faire feu que les individus s'avançassent de plus près et qu'ils le touchassent.

Ce fut sous l'influence de cette idée que M. R. de G... se rendit chez M. D..., chef du personnel dans un ministère, et que, dans une exaltation dont il convient lui-même, il tira sur cet employé supérieur, devenu pour lui la personnification de tous ses prétendus ennemis, deux coups de pistolet et tenta de se suicider.

En entendant raconter cette série d'événements, il n'est pas de médecin qui n'ait reconnu un monomane halluciné. Ce qu'il importe de noter, c'est que cette idée d'empoisonnements, ces apparitions continuelles de personnages malveillants, qui remontent à plus de huit ans, n'ont point empêché M. R. de G... de parcourir avec distinction la carrière administrative qu'il a embrassée, et, la veille de son arrestation, il rédigeait un travail qui n'indique pas le plus léger dérangement d'esprit.

La chambre du conseil du tribunal de première instance de Paris, après une longue instruction, et sur une expertise médico-légale faite par M. Foville et par nous, le a renvoy absous, en le mettant à la disposition de M. le préfet de police (1).

Obs. 152. — Dans le courant du mois de mai, le commissaire de police du 7ᵉ arrondissement fut appelé pour constater un meurtre. L'individu inculpé paraissait très affligé de son crime; il déclara à l'officier public qu'il avait frappé M. M... parce que tout le monde lui en voulait, le poussait, se moquait de lui, mais qu'il n'était animé contre lui d'aucun motif de haine; il avait seulement voulu se venger sur quelqu'un. Les renseignements qui furent donnés par les témoins apprirent que, après avoir travaillé pendant dix-sept ans avec zèle dans un magasin, il l'avait quitté sous prétexte qu'on murmurait à ses oreilles des propos offensants, qu'il était en butte à des scènes; depuis, il se croyait poursuivi par des gendarmes et des sergents de ville.

Sur la demande qui lui fut faite d'expliquer pourquoi il avait frappé M. M... avec un instrument en fer fraîchement aiguisé, il répondit : « J'étais poursuivi par des malveillants; une personne m'avait saisi à la gorge dans le faubourg Saint-Denis.— Quelques mois auparavant, j'avais aperçu dans l'ombre cinq ou six individus qui marchaient derrière moi, et disaient : *Il faut le tuer, il faut le tuer*. A peine mettais-je le pied dans la rue, qu'on ne cessait de tenir à mes oreilles des propos désagréables et blessants; on m'appelait assassin, voleur, s.... C'est en raison de ces faits que j'avais aiguisé un bout de fleuret. Puisqu'on veut me tuer, me disais-je, il faut que je me défende. »

Transféré à Bicêtre, d'après le rapport que nous avions rédigé de concert avec l'inspecteur général Ferrus, Soyez y passa plusieurs mois dans un état d'apathie. Dans une de nos visites, nous apprîmes qu'il avait porté un coup de couteau à un infirmier, contre lequel il n'avait aucun motif de plainte; celui-ci raconta de la manière suivante comment les choses s'étaient passées : Il y a deux mois, Soyez s'avança vers moi d'un air gai; à peine avait-il fait quelques pas, qu'après s'être regardé dans une

_____

(1) A. Brierre de Boismont, *Médecine légale* (*Annales médico-psychologiques*, septembre 1843; t. IIᵉ, 1ʳᵉ série, p. 261).

glace, il revint brusquement sur moi et me porta avec tant de violence un coup de couteau dans le flanc droit, que la lame se brisa sur ma clef et sur quelques pièces de monnaie que j'avais heureusement dans ma poche. En me frappant, et après son action, il me reprocha de le brûler, et de chercher également à brûler sa femme et son enfant. Mon opinion est qu'il a des hallucinations.

Soyez, interrogé à son tour, reconnut qu'il avait eu autrefois le délire, mais qu'il était guéri. Quand on lui parla de l'infirmier, il convint aussi qu'il avait eu un moment d'égarement; il ajouta : « Il me brûlait, je lui en ai fait des reproches; d'ailleurs, il me brûle toujours. » Il entretint ensuite les médecins des personnes qui lui sautaient sur le corps, des choses extraordinaires qu'il voyait la nuit.

Il ne pouvait rester de doutes sur l'état mental de Soyez : c'était sous l'influence de son idée fixe et de ses hallucinations qu'il s'était, deux fois, porté à des actes d'une si haute gravité : aussi les médecins pensèrent-ils que, dans les deux attentats, il n'avait point son libre arbitre; que sa situation mentale actuelle et le danger de rendre à la société, sans être certain de la guérison, un aliéné aussi dangereux, faisaient une loi de le tenir séquestré. Ces conclusions furent adoptées par le ministère public. Nous avons appris tout récemment que la maladie mentale de Soyez avait fait des progrès et qu'elle était regardée comme incurable (1).

Les aliénés hallucinés qui sont convaincus qu'ils ont des ennemis, entendent leurs voix, leurs injures, leurs menaces, croient qu'on leur fait des grimaces, que les figures de ceux qui les entourent expriment la haine, le désir de nuire, ou bien qu'elles prennent les traits de monstres, de diables, phénomène si commun chez les monomanes tristes, doivent être l'objet d'une rigoureuse surveillance, car la science compte dans ces cas bon nombre de récidives.

Obs. 153. — Un homme de la campagne avait eu un oncle maternel aliéné; marié depuis plusieurs années, il vivait en

___

(1) A. Brierre de Boismont, *Médecine légale* (*Annales médico-psychologiques*, juillet 1844, t. IV, p. 81).

bonne intelligence avec sa femme, lorsqu'on s'aperçut qu'il devenait sombre, défiant, irritable, et témoignait souvent la crainte qu'on en voulait à ses jours ; les hallucinations et les illusions ne faisaient que donner plus d'intensité à ses conceptions délirantes. On se rappela plus tard, dans l'enquête, qu'il désignait un certain Robert comme le chef des complots tramés contre lui. Le 3 mai 1828, D... s'était couché après avoir embrassé sa femme sans avoir donné aucun indice du double crime qu'il allait commettre (sa femme était enceinte). Le lendemain, 4 mai, la femme D... fut trouvée assassinée dans son lit, à l'aide d'un maillet. Une instruction eut lieu, le procureur du roi avait conclu à ce que D... fût déclaré en état de démence. Le tribunal ne partagea pas cette opinion et ordonna un supplément d'instruction ; D.. fut envoyé à Paris dans le courant de septembre de la même année, et placé dans la division des aliénés à Bicêtre, pour y être observé par Esquirol et Ferrus.

Au bout de plusieurs mois de séjour, il était devenu plus communicatif, lorsque, le 14 avril 1829, on observa chez D... un changement marqué ; il parut plus inquiet, plus tourmenté (1). On reconnut qu'il avait des hallucinations et des illusions de l'ouïe. Le 18, D... se coucha, sans que les infirmiers remarquassent en lui plus d'agitation que les jours précédents. La nuit, feignant d'avoir à satisfaire un besoin, il alla prendre hors du dortoir un manche à balai avec lequel il assomma un aliéné qui dormait dans le sixième lit après le sien. Saisi par les gens de service, il se laissa mettre le gilet de force, *affirma qu'il entendait des voix* qui lui disaient de se venger, il ajouta qu'on avait eu raison de le retenir, car il avait le projet d'en faire autant à deux ou trois autres.

Sur le rapport d'Esquirol et de Ferrus, le tribunal déclara qu'il n'y avait pas lieu à accusation, et ordonna néanmoins que D... serait mis à la disposition du procureur du roi, pour qu'il prît à son égard les mesures nécessaires à la sûreté publique et à ses intérêts particuliers (2).

---

(1) Ce changement subit dans le regard, les paroles, les habitudes de l'aliéné a une extrême valeur. Toutes les fois que nous l'avons constaté, l'individu a eu une crise, a fait des tentatives de suicide, de meurtre, d'évasion, etc.

(2) *Rapport sur deux homicides commis par un homme atteint de monomanie*

Cette observation rappelle celle de l'aliéné de Pinel, qui après quinze ans de séjour à Bicêtre, assassina un de ses compagnons sous l'empire de ses illusions, comme il avait déjà tué, poursuivi par les mêmes préoccupations, un autre individu avant son entrée à l'hospice.

Si l'on a bien présents à l'esprit les symptômes que nous avons décrits, si l'on n'oublie pas que la catégorie d'aliénés, comprise sous la désignation de monomanes tristes (lypémaniaques), ont pour conception délirante principale la croyance à l'existence d'ennemis, qu'ils résument fort souvent en un personnage imaginaire ou réel, comme les malades des observations précédentes, auquel ils portent une haine acharnée, et qu'ils vouent à la mort, on trouvera très vraisemblable que de grands assassinats politiques aient été commis par des fous hallucinés. On sait aujourd'hui que les aliénés combinent des plans d'évasion, qu'ils préparent en secret les moyens de frapper leur victime, de se venger de celui qu'ils croient les avoir offensés, et que, dans la combinaison et la perpétration de ces actes, ils font preuve de ruse, d'adresse, de discernement et de volonté. L'impassibilité que plusieurs de ces individus ont montrée dans les supplices tenait à la disposition maladive de leur esprit, à cette ténacité et à cette opiniâtreté d'idées que rien ne peut vaincre, et à un phénomène physique commun parmi eux, qui consiste dans une insensibilité extrême de la peau, des tissus, phénomène connu sous le nom d'anesthésie, et qui est quelquefois porté si loin, qu'on les voit s'arracher continuellement des lambeaux du tégument cutané, se brûler, se mutiler.

M. Bazin, dans son *Histoire de la Fronde*, raconte que Ravaillac, lors de son interrogatoire, répondit que, quelques jours avant son crime, il s'exhalait de ses pieds des puanteurs de soufre et de feu, qui lui démontraient le purgatoire que méritaient les hérétiques. Une autre fois, il sentit un corps voltiger sur sa figure. Plusieurs jours avant l'assassinat, il avait vu des hosties s'élever en l'air et venir se placer des deux côtés de sa figure. Enfin il ajouta que, dans une ville, il vit une tête de More sur le corps d'une statue, et qu'ayant prié un peintre

avec hallucination. (Annales d'hygiène et de médecine légale, t. II, p. 333, 1829.)

de la lui donner, il retrouva cette tête chez ce peintre, ce qui lui fit conclure qu'Henri IV était aussi noir qu'un diable, qu'il ne pouvait se laver de ses péchés, et qu'il était damné à tout jamais (1).

Les documents historiques prouvent qu'il faut encore ranger parmi les fous hallucinés Jacques Clément.

« Une nuit, comme il était dans son lit, Dieu lui envoya son ange en vision, lequel, avec une grande lumière, se présenta à ce religieux, et, montrant un glaive nud, lui dit ces mots : « Frère Jacques, je suis messager du Tout-Puissant, qui te vient à certifier que par toy le tyran de France doit être mis à mort. Pense donc à toy, et te prépares, comme la couronne du martyre t'est aussi préparée. » — Cela dit, la vision disparut et le laissa rêver à telles paroles véritables. Le matin venu, frère Jacques se remet devant les yeux l'apparition précédente, et doutant de ce qu'il devait faire, s'adresse à un sien ami, aussi religieux (le P. Bourgoing, prieur de son couvent), homme fort scientifique et bien versé en la sainte Écriture, auquel il déclare franchement sa vision, lui demandant d'abandon si c'est chose désagréable à Dieu de tuer un roy qui n'a ni foi ni religion (2). »

Le jeune Allemand qui voulut frapper Napoléon à Schœnbrunn avait également des visions : il apercevait le génie de l'Allemagne qui lui disait de délivrer son pays.

Mac Naughten, l'assassin de M. Drummond, était persuadé que des gens malveillants l'entouraient, lui faisaient des menaces, et il voyait partout des figures étranges (3).

Le général français de S..., poignardé il y a quelques années par un de ses parents, fut aussi la victime d'un de ces fous hallucinés.

Il est douloureux de penser que beaucoup de personnes sont

(1) Bazin, *Histoire de la Fronde.* — *Procès, examen, confessions et négations du méchant et exécrable parricide François Ravaillac sur la mort de Henry le Grand*, brochure anonyme. Paris, 1611, in-12, p. 358.

(2) *Discours véritable*, fait par un jacobin sur la mort du roi Henry III. Cette pièce, imprimée à Troyes en 1589, se trouve dans le journal de Henri III, par Pierre de l'Éstoile. La Haye, in-12, t. III, p. 455.

(3) Dans une visite faite à Bethlem en 1850, section des fous criminels, Mac-Naughten a été trouvé dans un état d'imbécillité. (*The american journal of insanity*, april 1851, p. 354).

tombées sous les coups de pareils insensés, et nous croyons qu'on pourrait prévenir plusieurs de ces événements déplorables, en n'attendant pas que ces fous dangereux aient réalisé leurs menaces.

Les impulsions et les actes dus aux hallucinations et aux illusions ne s'observent pas seulement dans le délire aigu, la manie et les monomanies tristes; on les constate aussi dans les diverses autres formes de la folie. Ainsi, dans les monomanies, on donne aux malades des ordres dangereux (p. 156). — La folie puerpérale, à raison de la prédominance du type mélancolique, présente souvent la propension au suicide ; elle existait dans plusieurs de nos cas. Dans 111 faits de ce genre de délire, recueillis à Bethlem et publiés par le docteur N. Webster, on a noté 32 fois la tendance au suicide (p. 157). Les auteurs ont cité des observations d'infanticide chez des femmes atteintes de folie puerpérale. Les motifs de ces meurtres avaient été des hallucinations de l'ouïe et de la vue. Plusieurs fois nous avons donné le conseil d'ôter aux mères leurs enfants, parce que leurs jours étaient en danger. Dans la stupidité, un grand nombre d'actions, en apparence automatiques, ou sans rapport avec les objets extérieurs, ont été expliquées plus tard par l'influence des phénomènes hallucinatoires ; nouvel argument en faveur de l'opinion, qui soutient que les actes les plus bizarres qu'on observe chez les monomaniaques, et surtout chez les maniaques, ont toujours pour cause une hallucination ou une illusion. (P. 190.)

L'affaiblissement des facultés intellectuelles, l'état de démence même ne sont pas des obstacles à la production des hallucinations et des illusions, parce que, dans ce cas, il n'est pas démontré qu'il ne reste plus de parties saines du cerveau. La même observation a lieu pour la paralysie générale. Cinq de nos malades se croyaient entourés d'ennemis, de voleurs, d'assassins, appelaient à la garde de toutes leurs forces, et quelquefois avec des hurlements effrayants. Ces illusions portèrent un paralysé à s'élancer sur son domestique pour l'étrangler, un autre brisa tous les carreaux de sa fenêtre pour se précipiter dans la cour, afin d'échapper aux malfaiteurs. (P. 147.) — M. B..., aliéné paralytique depuis quatre ans, croit voir de temps en temps à ses côtés un requin prêt à le dévorer. Il pousse alors des hurlements qu'on entend de très loin, frappe contre les parois de sa chambre et veut tuer un jour sa sœur avec un rasoir.

Cette hallucination a eu des conséquences fort graves. Une de ses cousines, qui avait assisté à cette scène, en fut tellement saisie, qu'elle en éprouva à l'instant même une suppression, et que peu de jours après elle succombait. (P. 169.) J'ai cru nécessaire de rappeler le plus brièvement possible, un certain nombre de faits, consignés dans l'ouvrage, parce qu'ils éclairaient des points obscurs de médecine légale.

La discussion qui s'est élevée à l'Académie de médecine, lors de la communication de M. Trousseau sur l'épilepsie prise pour une congestion cérébrale, a fourni plusieurs remarques importantes au point de vue de la médecine légale. C'est ainsi que M. Tardieu a établi que le choc épileptique qui frappe habituellement sur tous les sens, peut dans certains cas ne frapper que sur la volonté. M. Devergie a affirmé que ce n'est jamais pendant l'attaque, mais dans l'intervalle des attaques que naissent les pensées criminelles, et toujours dans des cas d'épilepsie confirmée (1). — M. Trousseau a proclamé que, si un homme commet subitement un meurtre, sans aucun trouble intellectuel préalable, sans avoir jusqu'ici donné des signes de folie, sans être empoisonné par l'alcool ou par toute autre substance qui exerce une action énergique sur le système nerveux, et en dehors de tout acte passionnel, cet homme est presque certainement un épileptique. Plus loin il ajoute : «*Je dis presque certainement*, si je n'ai pas vu l'attaque ; mais, si j'ai vu le grand accès ou le vertige initial précéder immédiatement l'acte incriminé, j'affirme alors d'une manière absolue que le prévenu a été poussé au crime par une force dont il n'a pu triompher (2). Enfin, M. Baillarger (3) s'est attaché à prouver

(1) *Gazette des hôpitaux, Discussion sur les congestions apoplectiformes*, 7 mars 1861.

(2) Trousseau, *Des déterminations subites et irrésistibles dans leurs rapports avec l'épilepsie* (*Union médicale*, 19 mars 1861). — Casper, *Traité pratique de médecine légale*, 1861, 2 vol in-8.

(3) Note sur la *Responsabilité des épileptiques* (même journal 21 mars).

qu'en dehors de la folie déclarée, il existe, chez certains épileptiques, un état intellectuel et moral spécial.

Mais, dans toutes les questions traitées par ces éminents
confrères, il en est une qui a été complétement laissée de côté,
c'est celle des rapports de l'hallucination avec l'épilepsie, dans
ce que M. Tardieu a si bien nommé le choc épileptique. Or,
dès la première édition de mon *Traité sur les hallucinations*,
en 1845, j'avais appelé l'attention sur ce sujet, rapporté des
observations à l'appui et écrit cette phrase : « Quelquefois,
les figures fantastiques adressent la parole à l'épileptique,
elles lui disent des injures ou lui commandent de faire quelque
chose. Il est probable que plusieurs des crimes commis par ces
infortunés, et dont quelques-uns ont été très sévèrement punis, n'étaient que le résultat de ces hallucinations de l'ouïe et
de la vue (1).

Nous avons insisté sur ce sujet dans cette troisième édition et signalé la fréquence des hallucinations avec l'épilepsie.

Ces hallucinations sont généralement effrayantes et de sinistre nature. Plusieurs de nos malades étaient éblouis par une
grande lueur rouge qui brillait comme un éclair avant l'accès.
Un d'entre eux voyait passer, dans l'instant qui précède la
perte de connaissance, une figure diabolique qui s'approchait
de lui comme les ombres de la fantasmagorie ; il jetait un grand
cri, en disant : Voici le diable ! puis il tombait par terre. Le
malade du docteur Grégory voyait venir avant l'accès une
vieille femme à manteau rouge, aux traits méchants, à la figure hideuse, qui le frappait sur la tête avec son bâton. A
peine avait-il reçu le coup, qu'il tombait sans connaissance,
agité de convulsions (2). — Un homme de la campagne nous
raconta que, dans l'un des accès qui précéda son entrée dans
ma maison, travaillant aux champs, il avait saisi une faux et
s'était mis à couper tout ce qui se trouvait devant lui, poussé
par une voix qui lui disait d'agir ainsi. Après avoir traversé
une grande étendue de terres labourables, il s'arrêta épuisé de

(1) A. Brierre de Boismont, 1re *édit.*, p. 193. — 2e *édit.*, p. 208 et suiv.
(2) Paterson, *Mém. cité.*

fatigue au pied d'un mur et s'endormit. S'il eût aussi bien rencontré des créatures vivantes, quels malheurs n'aurait-on pas eu à déplorer? Esquirol, qui avait constaté l'extrême terreur que causent aux aliénés épileptiques leurs hallucinations, s'est demandé si ce n'est pas ce sentiment qui imprime sur leur physionomie ce caractère d'effroi ou d'indignation qui est propre à ces malades pendant l'accès.

L'hallucination et l'illusion doivent donc être prises en considération dans les actes instinctifs et subits des épileptiques.

Les déterminations, les actes auxquels les aliénés sont entraînés par les hallucinations et les illusions, peuvent être les conséquences des rêves, du sommeil, de l'état intermédiaire au sommeil et à la veille, avoir lieu pendant le somnambulisme. Dans quelques circonstances, aucun délire n'a précédé le début.

Obs. 154. — Le 1er janvier 1843, un jeune homme se présente dans une auberge près de Lyon, demande à souper et un logement pour la nuit. Sur les dix heures du soir, l'aubergiste entend un grand bruit dans la chambre de l'étranger. Il s'empresse d'y monter; mais, à peine est-il entré, qu'il est frappé avec la lame d'une paire de ciseaux de tailleur d'habits. Ce jeune homme, saisi et désarmé, est interrogé sur le motif qui l'a poussé au crime. Il répond qu'il a *vu* l'aubergiste tuer deux hommes, qu'il l'a *entendu* comploter de l'assassiner, et qu'alors il s'est décidé à vendre chèrement sa vie. Transféré dans les prisons de Lyon, cet accusé, dans tous les interrogatoires qu'il a subis a fait preuve d'un grand sens et d'une intelligence ordinaire. Il a narré de nouveau tout ce qu'il a *vu, entendu* et *senti*. Son récit a toujours été celui d'un homme convaincu, sans passion, qui se réjouit d'avoir échappé à un grand danger. Sur le rapport des docteurs Chapeau et Tavernier, chargés de constater son état mental, et d'après l'examen auquel s'est livré le juge d'instruction, cet individu a été mis en liberté.

Ces faits, plus communs qu'on ne le pense, et qui dépendent de l'impression produite par les rêves, impression même quelquefois si forte qu'elle persiste toute la vie, doivent être signalés et médités. On ne peut s'empêcher de frémir, dans ce cas, à l'idée de l'affreuse position de cet accusé s'il eût tué

l'aubergiste, et à la difficulté de sa justification devant le tribunal s'il avait eu par hasard quelque motif de haine contre
sa victime, s'il avait eu seulement quelque dispute avec elle sur
le prix de son repas ; enfin, si l'on avait pu croire à une intention de vol (1).

Les illusions des rêves peuvent, en se continuant au moment
du réveil, et même pendant l'état de veille, donner lieu à des
actes bizarres, singuliers, répréhensibles et criminels. Nous
avons été plusieurs fois témoin de scènes extraordinaires qui
n'étaient qu'une continuation des rêves. L'individu parlait,
agissait sous cette influence : on eût été tenté de le prendre
pour un fou ; mais bientôt les images de la nuit s'affaiblis-
saient, disparaissaient, et il était le premier à s'étonner de son
langage, de ses actes, quoiqu'il assurât que, dans le moment,
ses sensations lui paraissaient toutes naturelles. Sous cette impression, des hommes de sang-froid, surpris par un danger ordinaire, ont témoigné des frayeurs que pouvait seul expliquer l'état dont ils sortaient.

Obs. 155. — Un maréchal des logis d'un régiment des chas-
seurs d'Afrique descend chez un aubergiste, dont la salle à
manger est décorée d'une tenture qui représente les faits d'armes les plus glorieux accomplis par notre armée sur le terri-
toire africain. Au milieu de la nuit, l'aubergiste entend un vacarme épouvantable dans la salle à manger : c'est le maréchal
des logis en chemise, qui, s'étant relevé, jouet d'une hallucination, et une bûche à la main, mutilait les Arabes de la tenture. On eut beaucoup de peine à lui faire comprendre son erreur, et il en a été quitte pour les frais (2).

Dans l'observation suivante, le résultat a été des plus déplorables.

Bernard Schidmaizig s'éveille en sursaut, par suite d'un
songe effrayant : à ce moment, il aperçoit près de lui un fantôme terrible. Épouvanté par l'obscurité, il s'imagine que
l'apparition s'approche de lui, et, s'armant d'une hache, il

(1) *Bulletin des tribunaux*, 20 janvier 1843.
(2) *Journal de Belfort*, 24 août 1843.

frappe le spectre : c'était sa femme qu'il venait de tuer (1).

Les hallucinations du somnambulisme naturel ont aussi leur importance dans les questions de médecine légale. La curieuse histoire que Brillat-Savarin a consignée dans sa *Physiologie du goût*, et que nous avons rapportée dans notre livre (p. 334), prouve incontestablement que l'hallucination nocturne peut être la cause d'un crime.

Les journaux napolitains ont cité le fait d'un homme qui, rêvant dans un accès de somnambulisme que sa femme, couchée dans le même lit, lui était infidèle, l'a blessée dangereusement avec le poignard qui ne le quittait jamais (2).

A ces deux exemples, nous joindrons le suivant : Le père de lord Culpepper, si connu par ses rêves, comparut en 1686 devant les assises d'Old-Bailey pour avoir tué un garde et son cheval. Il plaida le somnambulisme et fut acquitté, en produisant environ cinquante témoins qui attestèrent les choses extraordinaires faites par lui dans son sommeil (3).

C'est donc avec raison que Marc dit que l'état du sommeil mérite une attention spéciale dans l'examen médico-légal de la folie. En effet, chez la plupart des maniaques, il est agité, interrompu par des visions, des hallucinations, des terreurs paniques, des gémissements, des vociférations. — On ne saurait assez surveiller celui des monomanes tristes, dont l'insomnie est presque continuelle. Le silence, l'obscurité, les ténèbres redoublent leurs terreurs, en laissant le champ entièrement libre à leurs hallucinations ; aussi est-ce souvent la nuit et surtout le matin qu'ils mettent à exécution leurs sinistres projets. — Chez beaucoup de monomaniaques dominés même par des idées gaies, le sommeil est également troublé et difficile, parce qu'en l'absence du repos et de l'excitation du jour, leur imagination s'abandonne avec plus de facilité aux conceptions qu'enfante le délire.

Pour l'observateur superficiel, il est difficile de remonter à la source d'un grand nombre d'actions, en apparence incompréhensibles. Pour le moraliste le cercle se restreint déjà beau-

(1) Macnish, *The phylosophy of sleep*, 3e édit , p. 87. Glascow, 1845.
(2) *Union médicale*, 16 décembre, 1851.
(3) Macnish, *ouv. cité*, p. 195.

coup plus ; mais c'est surtout aux yeux du médecin que le voile épais derrière lequel tant d'hommes se croient bien caches, devient pour ainsi dire transparent, et qu'il trouve dans leur tempérament, leurs défauts, leurs passions, leurs vices, leurs maladies morales et physiques, l'explication naturelle de leur conduite. C'est ainsi, par exemple, pour nous renfermer dans notre sujet, que les hallucinations et les illusions, mieux étudiées de nos jours, rendent compte d'une foule d'actes inexplicables, ou attribués à la dépravation, aux mauvais penchants, aux crimes.

Parmi les faits de ce genre, nous avons surtout appelé l'attention sur une variété de la monomanie triste, compliquée d'hallucinations. Nous avons prouvé par des observations nombreuses, concluantes, et dont l'évidence a frappé les magistrats, parce que nous n'avons pas de théorie, que beaucoup d'individus qui passent pour querelleurs, cerveaux brûlés, provocateurs, meurtriers même, appartenaient à cette catégorie (1).

La question de l'isolement se rattache trop à notre travail, pour que nous n'en disions pas quelques mots.

Il est évident que, lorsque les hallucinations sont inoffensives et qu'elles ne troublent pas les opérations de l'esprit dans les affaires de la vie, la séquestration ne saurait être employée ; elle pourrait même avoir le grave inconvénient de rendre l'individu complétement fou. Dans l'observation de l'officier de la marine anglaise qui remplissait parfaitement les devoirs de sa profession, mais croyait voir Napoléon dans le soleil, c'est avec raison que le docteur Conolly fait observer que cette vision n'ayant aucune influence sur les actes de cet officier, on eût commis une action répréhensible, en l'enfermant dans une maison de santé.

(1) Bien convaincu qu'on condamne à des peines afflictives et infamantes des individus qui sont réellement insensés, nous avons proposé, à l'imitation de l'Angleterre, de créer une division spéciale pour *les fous vagabonds et les fous criminels (Annales d'hygiène et de médecine légale*, t. XXXIV, p. 466, année 1845). Nous avons reproduit ces idées dans un article intitulé : *De l'influence des hallucinations dans certains actes en apparence criminels*, publié par le journal *le Droit* (29 janvier 1850).

Nous partageons complétement l'opinion de M. Conolly, et nous pensons comme lui que les individus ne doivent pas être séquestrés parce qu'ils ont des idées particulières (excentriques même) sur des sujets spéciaux, autrement un champ nouveau serait ouvert à l'arbitraire. Un homme peut passer pour singulier, fou, parce qu'il croit qu'il existe deux mondes, l'un invisible, l'autre visible ; qu'il n'y a point de solitude réelle ; que chaque lieu écarté est habité par des esprits ; qu'il n'est point d'action, quelque cachée qu'elle soit, qui n'ait de nombreux témoins. Cependant, en avouant cette croyance, il ne dit rien qui n'ait été enseigné par la religion ; mais s'il fait un pas de plus, s'il prétend communiquer avec ces êtres invisibles, il court risque d'être considéré comme un fou, quoique plusieurs grands hommes aient cru à la réalité de ces choses, et que dans ces dernières années, beaucoup de personnages raisonnables, des médecins très instruits, se soient imaginé avoir communiqué avec les esprits frappeurs : il est, en effet, sous l'influence d'une hallucination ; il a laissé sa pensée prendre un corps ; la comparaison et le jugement lui font défaut. Mais, quand bien même il se tromperait sur ce point, si sa conduite est convenable, si ses actes ne sont point répréhensibles, nul n'a le droit d'intervenir dans ses affaires, de lui demander compte de ses opinions, à plus forte raison de le faire enfermer. Nous irons même plus loin : si l'hallucination a lieu chez un homme profondément religieux, si elle est en rapport avec ses convictions, si elle ne blesse pas le sens commun, nous ne voyons rien dans cette croyance qui puisse le faire considérer comme fou.

Ainsi, toutes les fois que l'hallucination est inoffensive, l'isolement n'est pas nécessaire ; il n'en est plus ainsi lorsqu'elle peut être préjudiciable à l'individu et aux autres : la séquestration est alors indispensable. Les faits de mutilation, de suicide, d'homicide, de vol, d'incendie, de dénonciations calomnieuses, sont tellement communs chez les hallucinés, qu'il n'est pas besoin d'insister sur cette mesure. La même précaution doit être prise contre les monomanes hallucinés, qui se croient environnés d'ennemis, dès qu'ils font des menaces, parce que l'expérience n'a que trop appris avec quelle instantanéité ils se portent à des actes de violence.

La responsabilité des actes incombe-t-elle aux fous hallucinés? Au premier abord l'affirmative ne paraît pas douteuse. Comment croire qu'un individu doive être poursuivi, lorsqu'il a tué quelqu'un, parce qu'une voix réelle pour lui et toute-puissante sur son esprit lui en a donné l'ordre, ou que la victime s'est montrée sous les traits d'un ennemi acharné, d'un meurtrier prêt à l'immoler, d'un monstre effroyable, d'un démon, etc.? La question est plus embarrassante, lorsque l'accusé paraît avoir été entraîné par la vengeance, avoir agi avec discernement, préméditation ; tel était le cas de Luigi Buranelli qui fut pendu à Londres en 1855 pour avoir tué le nommé Lambert, chez lequel il logeait, et qui l'avait renvoyé, parce qu'il avait eu des rapports avec une femme qui demeurait également chez lui. Il résultait cependant des faits que le caractère de cet homme avait subitement changé depuis la mort de sa femme ; qu'il était devenu mélancolique, irritable, enclin au suicide ; cette disposition mélancolique lui avait suggéré la pensée d'ennemis acharnés qu'il voulait tuer ; il les avait personnifiés dans deux individus de sa connaissance. En outre il avait une illusion de la vue qui lui montrait son lit inondé d'eau (1).

Le *Journal de médecine et de chirurgie* a rapporté, il y a quelques années, la condamnation d'un étranger halluciné qui avait commis un meurtre ; l'hallucination était incontestable ; le jury et le tribunal se fondèrent sur ce que celle-ci n'avait pas eu une influence directe sur le crime et que l'accusé avait la conscience de son acte.

Il est de fait qu'il y a des hallucinés qui apprécient leurs fausses sensations et leur résistent, mais ces cas sont rares ; il suffit d'avoir vécu dans les asiles publics et privés pour savoir qu'il y en a d'autres qui vous disent : Je sais très bien que ces voix sont fausses, que les cris que je pousse sont absurdes, mais je ne puis me débarrasser de mes hallucinations ni m'empêcher de crier ; il y a quelque chose en moi de plus fort que ma volonté.

(1) Forbes-Winslow, *The case of Luigi Buranelli*, medico-legally considered; *The journal of psychological medicine and mental pathology*, vol. VIII, année 1855.

L'interdiction peut être réclamée dans les cas d'hallucination, lorsque la nature du délire est telle qu'elle peut entraîner la ruine de l'individu et celle de sa famille. L'halluciné qui, à l'instigation d'une voix, jeta toute sa fortune dans un puits, eût été préservé de la misère si cette mesure lui avait été appliquée à temps (1). Le paralysé dont nous avons raconté l'observation dans le mémoire sur la période prodromique de la paralysie générale, n'aurait pas ruiné sa famille, obligée à se disperser dans diverses parties du monde, et ne serait pas allé mourir, comme un indigent, dans un asile public, si l'interdiction avait été prononcée de bonne heure. Trente années de pratique nous ont prouvé combien cet acte conservateur était souvent indispensable; mais si nous en reconnaissons la nécessité dans des circonstances bien définies, nous n'oublions pas que nous écrivions, il y a près de dix ans, cette phrase : « La privation des droits civils ne saurait être accordée pour un genre de vie originale, une conduite singulière, des paroles bizarres, la croyance à des faits imaginaires, qui ne compromettent en aucune manière la fortune de la personne, ou ne l'exposent pas à devenir la dupe d'intrigants. » (2)

A l'appui de cette opinion nous citions un jugement du tribunal d'appel de Paris, qui rejetait une demande en interdiction formée contre une demoiselle D...

Il était cependant impossible de méconnaître, dans cette observation que nous avons rapportée en entier dans notre mémoire sur l'interdiction des aliénés, un exemple mieux établi d'hallucination et d'illusion. L'examen détaillé du docteur T..., l'avis des médecins experts, ne laissaient aucun doute à cet égard; mais si l'existence des phénomènes hallucinatoires était incontestable, il n'était pas moins vrai que mademoiselle D... n'en avait paru aucunement influencée dans sa conduite, que

---

(1) Veut-on un autre exemple concluant de cette puissance des voix? En voici un que nous racontait hier M. Am. Latour : Un homme de ma connaissance avait vécu soixante-douze ans dans la pratique des devoirs de la religion catholique. Tout à coup, il entend une voix qui lui dit : *ce que tu as cru jusqu'alors est faux, absurde!* La métamorphose est complète; ses sentiments religieux s'éteignent, et aujourd'hui il est aussi incrédule qu'il était croyant! que la voix lui eût dit aussi bien *tue*, et l'incrédule devenait meurtrier !

(2) *Des hallucinations* p. 707, 2ᵉ édit. Paris. 1852.

ses actes n'avaient rien de répréhensible, et que ses réponses aux interrogatoires n'indiquaient pas une personne aliénée; aussi nous rangeâmes-nous complétement aux conclusions de la cour.

La faculté de tester ne se lie pas moins à notre sujet que les questions de séquestration, de responsabilité et d'interdiction. En tout, il y a une mesure; l'absolu est impossible, il faut analyser les cas et voir si tel moyen applicable dans une circonstance, ne serait point nuisible dans une autre. Il n'est pas besoin d'insister beaucoup pour démontrer qu'on ne peut accepter comme valide le testament d'un halluciné qui déshérite sa famille, parce qu'il considère faussement ses parents comme ses ennemis, sans qu'ils lui aient donné aucun motif de plainte, ou s'imagine qu'ils veulent l'empoisonner, qu'ils ont jeté des substances malfaisantes dans ses aliments, se servent de l'électricité par le tourmenter, lui lancent des odeurs infectes.

Dans le travail cité sur l'interdiction, qui avait paru quelque temps auparavant, nous signalions les conséquences fâcheuses que pourrait entraîner cet état de l'esprit des aliénés (1).

La liberté d'esprit n'est pas plus admissible, lorsque l'halluciné prend les figures des siens pour celles de diables, de monstres, etc., ou que leurs paroles se transforment dans son imagination, en injures, en menaces, en insultes. Dans ces faits, comme dans tous ceux où les hallucinations et les illusions ont une influence directe et fâcheuse sur les actes, les volontés de l'halluciné ne peuvent être sanctionnées légalement, par la raison que le libre arbitre ne s'exerce plus raisonnablement.

Les conditions sont tout autres lorsque le testateur, malgré ses hallucinations et ses illusions, a la conscience de ce qu'il fait, se dirige d'après les règles ordinaires de la sagesse humaine, montre par la rédaction de l'acte qu'il jouissait de ses facultés, que du commencement à la fin, il s'est proposé le même but, et qu'en un mot les fausses sensations n'ont exercé aucune influence sur sa conduite. La faculté de tester est alors intacte et le testament ne peut qu'être maintenu.

(1) A. Brierre de Boismont, *De l'interdiction des aliénés et de l'état de la jurisprudence en matière de testament dans l'imputation de démence*, avec des notes de M. Isambert, conseiller à la cour de cassation. Paris, 1852 (*Annales d'hygiène et de médecine légale*, 1852, t. XLVII, p. 108).

Résumé. — L'hallucination, par la conviction profonde qu'elle donne à l'aliéné de sa réalité, peut être la cause d'un grand nombre de déterminations nuisibles, répréhensibles, dangereuses, criminelles.

— La fréquence des menaces, des injures, des interprétations morbides des paroles, des transformations de figures et d'objets dans le délire aigu et la manie, entraînent des conséquences souvent fâcheuses.

— Les sensations douloureuses de la monomanie triste, beaucoup plus prononcées que dans les formes précédentes et qui sont surtout caractérisées par la vue de personnes faisant des grimaces, d'ennemis, par l'audition de paroles menaçantes, se formulent par des attentats nombreux contre soi et contre les autres.

— Le suicide, si fréquent dans cette forme de folie, est presque toujours déterminé par les menaces, les reproches, les visions effrayantes.

— Les monomanes tristes qui se croient en butte à des complots, à des persécutions, sont excessivement dangereux. Un certain nombre de meurtres sont exclusivement commis par eux. Plusieurs fois, des provocations en duel ont été les conséquences de ces erreurs de l'esprit.

— Quelquefois, le suicide est le résultat d'une hallucination ou d'une illusion soudaine.

— Les hallucinations dues aux idées de ruine, de persécution, d'ennemis, d'empoisonnement, d'accusation de vol, de condamnation, de damnation, etc., poussent fréquemment au suicide.

— Les voix invisibles sont très souvent les causes d'actes coupables.

Dans les faits de ce genre, il faut s'aider de la connaissance de tous les antécédents, et, en cas de doute, réclamer l'isolement qu'il est parfois nécessaire de prolonger.

Dans beaucoup de cas, les hallucinés cèdent à une force supérieure.

Les hallucinations et les illusions du délire des buveurs, qu'on a nommées ébrieuses, ont maintes et maintes fois occasionné le suicide, le meurtre, le viol, l'incendie.

Les déterminations, les actes auxquels les individus sont entraînés par les hallucinations se produisent quelquefois à l'improviste. La nuit, les ténèbres, l'isolement paraissent favoriser cette disposition.

Les illusions, comme les hallucinations, peuvent être également des causes déterminantes de vol, d'incendie, de mutilation, d'assassinat, etc.

Les illusions de la vue et de l'ouïe ont une influence considérable et souvent irrésistible sur la conduite des aliénés.

Il est probable que des assassinats politiques ont été commis par des fous hallucinés.

Les hallucinations et les illusions sont la clef d'un grand nombre d'actions, en apparence incompréhensibles.

Les impulsions et les actes dûs aux hallucinations et aux illusions s'observent aussi dans les monomanies, la folie puerpérale, la démence et la paralysie générale.

Les hallucinations qui précèdent le choc épileptique entrent comme un élément important dans les actes de ces insensés.

Les hallucinations du sommeil, du passage du sommeil à la veille, de la veille au sommeil, du somnambulisme naturel, doivent être prises en considération dans la perpétration des actes commis par les aliénés.

C'est avec raison que M. Baillarger a fait observer que les hallucinations qui précèdent le sommeil, durent quelquefois et dès le premier jour, pendant plusieurs heures, sont une cause de folie transitoire, et pourraient excuser des actes commis pendant la nuit par un sujet qui se trouverait, le lendemain, parfaitement sain.

— L'isolement est souvent nécessaire dans les hallucinations, mais il est quelquefois contre-indiqué.

— L'interdiction doit être prononcée contre les individus dont les hallucinations entraîneraient leur ruine ou celle de leur famille; mais elle ne saurait être accordée lorsque l'individu est inoffensif et que les hallucinations ne pervertissent pas les déterminations.

— Les hallucinations ne sont point un obstacle à la faculté de tester, quand elles existent depuis longtemps, qu'elles n'ont exercé aucune influence sur la conduite, e 'ont pas dénaturé les sentiments affectifs, et que l personne d ours rempli convenablement ses devoirs soci ux.

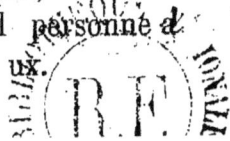

TABLE

ALPHABÉTIQUE ET ANALYTIQUE DES MATIÈRES.

NOTA. — Le mot hallucination est partout exprimé par la lettre H.

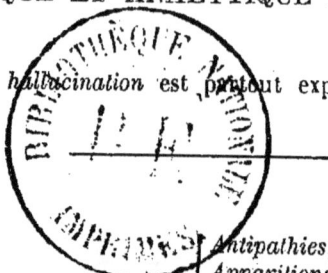

A.

Abaissement de la tête, causes d'h., p. 37.

Abercrombie. Son observation d'un homme qui est embarrassé pour distinguer une personne d'une h., 39. — H. de l'opium, 191. — Observ. d'h., prodrome de maladie, 248. — Ses observations sur les facultés dans les rêves, 258. — Son observation de somnamb. diurne, 335. — Le tableau du martyre de saint Pierre, 452. — Son opinion sur la divinité, 562.

Abstinence. Son influence sur les h., 441.

Abyssins. Leur croyance au zoomorphisme, 404.

Action de l'homme sur l'homme (voir l'extase, l'hypnotisme, le magnétisme), 544.

Age. Son influence sur les h., 432.

Ajax. Son illusion des pourceaux, 68.

Alcoolique (Folie), 172.

Alderson. Hall. dans la céphalalgie, 231.

Alfred de Vigny. Son opinion sur la rêverie, 22.

Aliénés. Leur sommeil, 279.

Alimentation insuffisante. Son influence sur les h., 440.

Ambroise (Saint). Sa révélation de la mort de saint Martin, 365.

Amsterdam. Enfants extatiques, 306.

Analyse. Ses avantages et ses inconvénients, 419.

Anatomie pathologique des h., 618.

Andral. Son h. de la vue, 36.

Anglais. Mangeur d'opium. Ses h., 182.

Angleterre. Certaines causes de terreur, 397.

Animaux. Leur instinct des bouleversements physiques, 43.

Antipathies, 290.

Apparitions des morts, 405, 406.

Arago. Son opinion sur l'influence nerveuse, 348.

Arétée. De l'état de l'esprit dans les maladies, 371.

Arnim (D'). Sa sensation de voler, 99.

Arnold. Sa définition de l'h. et de l'illusion, 15. — Son opinion sur l'inspiration, 561.

Artistes (Les grands), Matérialisation de l'idéal, 466.

Atmosphère (H. dans les influences de l'), 246. — Son influence sur les h., 438.

Attention (Théorie de l'), 487.

Audition interne chez les musiciens, 459.

Augustin (Saint). Rêve de deux personnes dans une seule, 262. — Faits d'hommes changés, 402.

Automatisme dans les rêves, 257.

Aveugle-née. Sa sensibilité exquise, 289.

Aveugles peuvent avoir des h., 88.

Azam. Ses observat. sur l'hypnotisme, 362.

B.

Bachzho. Son h. d'un nègre, 396.

Bacon. Son opinion sur la prévision, 366.

Baillarger. Sa définition de l'h., 17. — H. dans la stupidité, 159. — H. dans les fièvres intermittentes, 237. — Son opinion sur le rêve, 256. — Ses objections sur la représentation mentale, 452. — Sa théorie de l'attention, 487. — Sa physiologie des h., 509. — Sa distinction des h. psycho-sensorielles et psychiques, 571. — Epoques des h., 603. — Sa théorie du mode de production des h., 604.

Balzac. Sa faculté d'h. volontaires, 462.

Bar-Guest. Esprit de l'Angleterre, 437.

Baronius. Apparition de Ficinus à Michel Mercatus, 411.

Basile le Macédonien. Son h., 423.

Baudelaire. Les enchantements et les tortures de l'opium, 183. — Sur l'enthousiasme, 505.

Baudry. H. volontaires, 489

Bayle. Sa réponse d'un halluciné, 510. — Son h. de l'araignée, 592.

Beaufort. Son h., 426.

Beaumont. Son apparition d'une dame morte, 405.

Beauregard (Le P.). Son fait de prévision, 368.

Belladone (H. et illusions de la), 206.

Ben-Johnson. Son h. de la vue, 38. — Son h. de sa mère, 55.

Bergier (L'abbé). Son opinion sur les visions, 564.

Bernadotte. Son h. d'une vieille femme, 48.

Bernardin de Saint-Pierre. Ses pressentiments, 284.

Bertrand. Son opinion sur le rêve, 255.

Bessus. Son illusion des hirondelles, 68.

Bezuel. Apparition de Desfontaines, 409.

Blake (surnommé le Voyant). Ses h., 89.

Blumroder. Ses critiques, 110.

Bodin. Son h. de la voix, dédoublée, 58.

Boisbaudran. Ses expériences sur la représentation mentale, 450.

Bonaventure (Saint). Son opinion sur les visions, 563.

Boré (L.). Les stigmatisés du Tyrol, 315.

Bossuet. Pressentiment dans un songe, 284.

Bostock. Son h. de la vue, 36.

Bouchut. H. et illusions du nervosisme 225.

Brachet. Visions, signes précurseurs de l'éclampsie, 216.

Brewster. Reproduction des images, 21.

Brierre de Boismont. Sa définition de l'h., 18. — H. du hachisch, 192. — Son opinion sur les hallucinés raisonnables, 449, 499, 550. — Son traitement de l'h., 637.

Brillat-Savarin. Son observ. de somnambulisme naturel, 336.

Brocken (Illusion du mont), 66.

Broussais. H. et illusions dans la congestion, 229.

Brown ou Browne (Th.). Sa croyance aux démons, 396, 420.

Brutus. Sa vision à Philippes, 492.

Buchez. Son opinion sur l'h., 456.

Buckingham. Apparition de son père, 408.

Bucknill. Ses recherches sur l'hall. et l'illusion, 380.

Burdach. Son opinion sur le rôle des sens, 572.

Burns. Sur une cause des terreurs de l'imagination, 386.

Busquet. Son extatique, 314.

Byron. Son h. d'un spectre, 55.

C.

Cabanis. De l'état de l'esprit dans les maladies, 372.

Calmeil. Sa définition de l'h., 16. Son opinion sur l'h., 476. — H. du sommeil chez les anciens, 272. — Son opinion sur Jeanne d'Arc, 504.

Calmet (Dom.). H. de l'odorat, 595.

Cardan. Illusion de son anneau, 74.

Carlyle. Son opinion sur les héros, 507.

Carné (De). Son appréciation de Jeanne d'Arc, 502.

Carrière. Son opinion sur le rôle des organes, 480.

Cassius Parmensis. Son h., 492.

Castelli. Son observ. somnambulique, 330.

Castelnau (De). Son opinion sur les h., 417. — De ses objections à la représentation mentale, 453.

Castelreagh (Lord). Son h. de l'enfant brillant, 46.

Catalepsie (Hal. dans la), 212. — extatique, 307.

Cattho (L'archevêque). Son fait de prévision, 367.

Cauchemar (H. dans le), 274. — collectif, 280.

Causes des h., 374. — morales des h., 384. — physiques, 429.

Central-America. Fait de pressentiment, 293.

Cerise. L'extatique de Kaldern, 315. Son opinion sur l'h. pathologique, 480.

Cervoni. Son pressentiment, 295.

Chaleur. Son influence sur les h., 441.

Changement des personnes et des choses, 75.

Chantal (Mme de). Sa vision, 542.

Charles IX. Ses h., 425. — *XI.* Son h. du meurtre de Gustave III, 50.

Chesterfield. Son h. de la vue, en même temps que sa femme, 56.

Chlorose (H. dans la), 244.

Chorée (H. de la), 225.

Chroniques (H. dans la dernière période des maladies), 248.

Civilisations. Leur influence sur les h., 423.

Clairvoyance du somnambul. naturel, 333.

Clément (Jacques), son h., 696.

Climats. Leur influence sur les h., 436.

Cœur (H. dans les maladies du), 243.

Coleridge. Son fragment de Kubla-khan dans un rêve, 261.

Colique de plomb (H. et illus. de la), 226.

Collineau. Sa distinction entre le rêve et la folie, 254.

Combes. Sur le Keff, 25.

Condorcet. Ses calculs dans le rêve, 261.

Congestion (H. et illus. dans la), 229.

Conolly, H. dans l'épilepsie, 215. — Ses remarques sur les h. dans la fièvre, 233. — Son fait de guérison en faisant cesser l'isolement, 645.

Conscience (Faits de double), 339.

Constantin. Sa vision de la croix, 42, 542.

Continence. Son influence sur les h., 441.

Convalescence (H. dans la), 245.

Croisades. Leur influence sur les h., 496.

Croyances (Influence des), sur les h. 417.

Cromwell. Son h. d'une femme étrange, 55.

Cuvier. Son opinion sur la force nerveuse, 348.

D.

Dacier. Son opinion sur Cassius, 492.

Dantan. Sa représentation mentale, 451.

Dante. L'idée de la divine comédie dans un rêve, 261.

Darwin. H. en fixant le soleil, 438.

Datura stramonium (H. et illus. dues au), 206.

Dechambre. Son opinion sur l'h. et l'illusion, 65. — Son opinion sur les sens dans les h., 575.

Dédoublées (Hallucinations), 59. — (Illusions), 79, 786.

Dee. Ses communications avec les anges, 397.

Delasiauve. Sur les hal. du *delirium tremens,* 173. — Ses h. dans la folie épileptique, 216. — Ses faits de pressentiments, 537.

Délire aigu (H. et illus. dans le), 112.

Delirium tremens (H. dans le), 172.

Démence (H. dans la), 162.

Démons. Leur influence sur les h., 393.

Dendy. Son illus. du maréchal Ney, 67.

Denis (F.). Ses recherches sur l'extase, 325. — Sa note sur l'illuminisme, 302.

D'Escayrac de Lauture. Son opinion sur le ragle, 25.

Deutéroscopie (H. de sa propre personne), 55 et 408.

Diagnostic des h., 614.

Digestifs (H. dans la maladie des organes), 238.

Doctrine platonicienne. Son influence sur les h., 393.

Double conscience (Faits de), 339.

Doute des hallucinés sur leurs fausses sensations, 145.

Dualité dans le rêve, 262. — (Phénomène de la), 428.

Durée des h., 613.

E.

Eclampsie (Visions dans l'), 216.

Ecole platonicienne. Son influence sur les h., 393.

Ecosse. Croyance à la seconde vue, 368.

Enfants (H. et illus. chez les), 432, 482.

Engelbrecht. Ses extases, 303.

Epilepsie (Danger des h. dans l'), 214. — (H. de l'). 699.

Erreur. Comment elle se propage, 4.

Erreurs scientifiques, non signes de folie, 344.

Esprits. Leur influence sur les h., 393, 404.

Esquirol. Sa définition de l'h. et de l'illusion, 16. — Son opinion sur les songes des aliénés, 272. — Son h. de l'ouïe isolée, 82

Etat hallucinatoire, 606.

Etats intellectuels sur l'h. (Influence de certains), 506.

Ether. Son influence sur les rêves, 269.

Etiologie des h., 374.

Etoile des grands hommes, 40.

Evénements. Leur influence sur les h. et les illus., 390.

Examen des h. et des illus. chez les aliénés, 522. — Des h. chez Jeanne d'Arc, 528.

Explication des erreurs scientifiques, 344.

Extase (H. dans l'), 300. — physiologique et morbide, 305. — cataleptique, 307. — mystique, 314. — Des peuples primitifs, 323. — (Opinion de Henri Martin sur l'), 531.

Extatique de Voray, 309. — de Kaldern, 315. — aliénée h., 321. — par suite d'une émotion morale, 321. — (Maladie) en Suède, 322.

F.

Facultés intellectuelles. Leur développement plus grand, 584.

Falret. Son opinion sur les sens dans les h., 575.

Faucher (Léon). Influence des prisons sur les h., 387.

Ferriar. Son observation de seconde vue, 368. — Son observation d'illusion, 389.

Ferrus. Son fait de prescience, 537.

Fièvre (H. dans la), 232. — Typhoïde (H. dans la), 235. — de Cadix et de Malaga (H. dans la), 236.

Fièvres graves (H. dans les), 236. — intermittentes (H. dans les), 237.

Flux hémorrhoïdal (H. après suppression du), 241.

Folie (H. dans la), 109. — alcoolique, (H. et illus. dans la), 172. — à double forme (H. et illus. dans la), 157. — puerpérale (H. et illus. dans la), 156.

Fonctions. Leurs troubles chez les hal., 601.

Forbes-Winslow. H. de Castelreagh, 46. — Ses apparitions de morts, 406

Force nerveuse. (Voir extase, hypnotisme, magnétisme, méditation, Arago, Cuvier, de Humbold), 538, 540, 546.

Franklin. Ses combinaisons politiques dans le rêve, 261. — Son observ. de somnab. naturel, 331.

Froid (H. dans le), 246. — Son influence sur les h., 441.

G.

Galien. Sa vocation dans un songe, 261.

Ganglionnaires (H. et illus. 442),

Gardiner. Sa vision, 412.

Genèse. De l'h. et de l'illus., 379.

Geneviève (Sainte). Sa vision sur Lutèce, 45.

Giraud-Teulon. Ses remarq. sur l'hypnotisme, 362.

Girou de Buzareingues. Rêves à volonté, 327.

Gluck. Son mode de composition, 470.

Goerres (Le professeur). Extatique de Kaldern, 315.

Goëthe. Son h. de soi-même, 55. — Son h. à volonté, 450.

Gosse. Son opinon sur les h. des prisons, 387.

Goût. (Illus. du), 17. — (H. du), 100, 595.

Goutte (H. dans la), 242.

Granville. Son mode de composition, 471.

Grégoire de Tours (Saint). Fait de prévision, 365.

Grégory. H. dans l'épilepsie, 214. — Son songe de l'Etna, 267.

Grétry. Son mode de composition, 473.

Gruthuisen. Du rôle des sens dans les h., 572.

Guillon (L'abbé). Son observation d'un duelliste, 426.

Guislain. Ses recherches sur l'h. et l'illus., 380.

Guizot. Son opinion sur la religion, 559. — Son opinion sur le sarnaturalisme, 559.

H.

Hachisch (H. et illus. du), 191. — (Suites graves de l'usage du), 203.

Hadrien (Villa d'). Tuyaux pour rendre les oracles, 72.

Hallucination. Elle est l'auxiliaire de la pensée, 6. — Sa dualité, 7. — Sa diversité, 9. — De l'homme qui jette sa fortune dans un puits, 167. — Reproduction du rêve, 262. — Sa théorie, 449, 455. — Reproduction des idées habituelles, des souvenirs, 494. — historique de Jeanne d'Arc, 499. — Dans ses rapports avec la religion, 557.

Hallucinations. Influence du temps, 5. — Leur division en dix classes. 49. — compatibles avec la raison, 20. — rectifiées par l'entendement, 26. — non rectifiées par l'entendement, 39. — simples, isolées, 81. — de l'ouïe,

82; — de la vue, 85. — de la vue, cause d'un meurtre, 270. — générales, 102. — Précèdent quelquefois les maladies, 247.—physiologiques, 269. — pathologiques, 271. — dans le cauchemar, 274; — nocturnes épidémiques, 274. — Leurs conséquences graves dans les rêves, 270; — dans les pressentiments, 282; — dans l'extase, 300; — dans le somnambulisme naturel, 326; — dans le somnambulisme artificiel, 347; — dans le magnétisme, 347; — dans la prévision, 363. — (Causes des), 374. — Leur classification, 442. — volontaires, 461, 488. — Leur différence suivant les états, 481. — Leur genèse, 486. — historiques concernant des collections d'individus, 495. — historiques relatives à un seul individu, 498. — historiques (Opinion sur les), 553. — modernes, 543. — pures, leur rareté, 547. — (Phénomènes sensoriaux des), 585. — extérieures, intérieures, 588. — (Phénomènes intellectuels des), 588. — (Phénomènes communs des), 600; — psycho-sensorielles psychiques, 599. — Leurs époques, 602. — Dans leurs rapports avec la médecine légale,663.

Hallucinatoire (Etat), 606.

Hallucinés raisonnables avec les fous hallucinés, 6. —aliénés; leurs caractères, 547. — politiques, 696.

Haüy. Son explication de l'illus. de Brocken, 65.

Haydn. Son mode de composition, 470.

Hectiques (H. dans la dernière période des maladies), 248.

Henri Martin. Son appréciation de Jeanne d'Arc, 502.

Herbert (Lord). Son h., 413.

Hérédité. Son action, 431.

Hermas. Son livre du pasteur dans un rêve, 261.

Hérodote. Faits de métamorphoses d'hommes, 402.

Hilbert. Son opinion sur les visions de l'Écriture, 562.

Hoffmann (F.). Ses deux faits d'extase, 308.

Homme. Son action sur l'homme, 544.

Hommes providentiels, 546, 553, 555.

Humbold (De). Son opinion sur la force nerveuse, 348.

Hungerford Sealy. H. et illus. dans une maladie biliaire des pays chauds, 238.

Huygens. Son observat. de développ. de la vue, 360.

Hyperesthésie (Observ. d'), 154.

Hypnagogiques (H.)., 262, 444.

Hypnotisme (Faits de l'), 345.

Hystérie (H. dans l'), 217.

I.

Idéal. Sa matérialisation chez les grands artistes, 466. — (Influence du sentiment sur l'), 505.

Idées. Leur nature, 483. — Images, reprennent leurs formes sensibles dans les rêves, 269. — fixes, raisonnables, folles, 305, 508. — fausses; leur influence sur les h. et les illus., 392. — dominantes. (Influence des) sur les h., 417.—chimériques; éléments des h., 482.

Ideler. Son opinion sur Jeanne d'Arc, 546.

Idiopathiques (H. et illus.), 443.

Illuminisme (Aperçu sur l'), 302, 552.

Illusions. Leur caractère d'après Esquirol, 64. — de la vue, dans les airs, 66 à 70. — Explication dans les grandes réunions, 71. —de l'ouïe, 72. — sexuelles, 147. — dans la monomanie triste, 147. — de la sensibilité générale, 153. — dans leurs rapports avec la médecine légale, 663.

Imagination. Son empire, 3. — Son influence sur les idées, 491, 492.

Imbécillité (H. dans l'), 170.

Incube, 274.

Initiations (H. et illus. dans les), 207.

Insomnie prolongée. Son influence sur les h., 440.

Instinct des événements, 43.

Intellectuelles et morales. (H.), 444. — (Phénomènes des h.), 588.

Interdiction des hallucinés, 706.

Intoxication (H. dans l'), 172.

Isolement des hallucinés, 623, 646, 704.

J.

Jacques (Le roi). [...] les p ressentiments, 283.

Jeanne d'Arc. Ses voix et ses révélations, 499, 509, 511, 514. — Caractères de ses h., 528. —Ses révélations, 533. — Faits de pressentiments, 536. — Ses prédictions, 539. — Opinion de l'auteur sur ces faits, 540.

Josèphe (Flavius). Illusions de gens armés dans le ciel, 69. — Faits de prévisions, 364.

Julien. Son h., 423.

L

Langlet-Dufresnoy. Lieux favorables aux hallucinations, 388.

Lasale. Son pressentiment, 295.

Lavalette. Rapidité de son songe, 266.

Lelorgne de Savigny. Son h., 589.

Lélut. Sa définition de l'h., 17. — Son opinion sur l'h., 475, 503. — Son opinion sur les visionnaires, 549. — Observation d'un h. inspiré; explication, 94.

Lemaistre de Sacy. Son opinion sur les songes, 285.

Lemoine. Son opinion sur le rêve, 255, 265, 268. — Son opinion sur le dédoublement de la personnalité, 344.

Léonard de Vinci. Sa faculté mnémonique, 466.

Leuret. Son h. de l'ouïe, 36. — Hallucinés qui raisonnent le jour d'après les sensations de la nuit, 273. — Ses exemples d'hallucinés, 526. — Son opinion sur les hallucinés, 549. — Son opinion sur le traitement des h., 622, 646.

Lévêque. Son opinion sur le somnamb. naturel, 327.

Lieux. Leur influence sur les h, 436.

Lorry. Ses deux faits de somnamb. naturel, 334.

Louandre (Ch.). Son opinion sur Jeanne d'Arc, 556.

Lycanthropie (H. de la), 402.

Lypémanie (H. et illus. dans la), 129.

M

Machiavel. Son opinion sur la prévision, 366.

Magie. Son influence sur les h., 396.

Magnétisme (H. dans le), 347. — anciennement connu, 361.

Mahomet. Rapidité de son songe, 266. — (Appréciation de Renaudin sur), 551.

Maistre (De). Son opinion sur la prévision, 366.

Maladies nerveuses (H. et illus. dans les), 212. — aiguës, chroniques (H. dans les), 229. — du cerveau (H. dans les), 230.

Malebranche. Son opinion sur l'imagination, 3. — Son h. de la voix de Dieu, 55. — Rôle des filets nerveux, 485.

Mallet. Son évasion, 88.

Manie (H. et illus. dans la), 115.

Manoury. Apparition de Grandier, 424.

Marc. Son h. de mutisme, 109. — Fréquence des h. de l'ouïe, 580. — Des h. dans la médecine légale, 702.

Marcé. H. de la chorée, 226.

Marcel. H. dans le *delirium tremens*, 172.

Marche des hallucinations, 612.

Martin (Henri). Voy. Henri Martin.

Maury. (A.). Son opinion sur l'automatisme des rêves, 257. — Ses h. hypnagogiques, 262. — Ses observations de somnambulisme naturel, 329. — Son opinion sur l'h., 476.

Mathews. H. du toucher, 596.

Médecine légale (H. dans la), 106. — dans la folie alcoolique, 179. — des h. et des illus., 663.

Mégare (Le pressentiment des deux amis à), 288.

Meister. Son opinion sur les rêveries, 22.

Méningite cérébro-spinale (H. dans la), 231.

Menstruation relative à Jeanne d'Arc, 507.

Mentale (Représentation, base de l'h., 449.

Merveilleux. Ses origines, 1.

Michaud. Son opinion sur les croisades, 496.

Michéa. H. volontaires, 488. — Son fait de pressentiment, 537.

Michel-Ange. Sa faculté mnémonique, 464.

Michelet. Son appréciation de Jeanne d'Arc, 502.

Mode de production des h., 604.

Molènes (Paul de). Sur la rêverie de l'Orient, 24. — La sensibilité des Slaves, 468.

Monomanes, tristes. Caractères de leurs h., 522. — Caractères de leurs h., 527.

Monomanie triste (H. et illus. dans la), 129.

Monomanies (H. et illus. dans les), 154.

Monstrelet. Mal de Vaudoisie, 399.

Montluc. Son pressentiment de la mort de Henri II, 536.

Moral. Son extrême impressionnabilité, 200.

Moreau (de Tours). Phénomènes du hachisch, 199. — Son opinion sur le rêve, 252. — H. volontaire, 489.

Morel. H. dans le délire des ivrognes, 175. — Ses recherches sur l'h. et l'illus., 380. — Sa classification des h. 442.

Mormons. Leurs hallucinations, 264.

Mort (Retour de la raison aux approches de la), 370. (Tableau de la vie au moment de la), 486.

Moyen âge. Son influence sur les h., 414.

Muller. Du rôle des sens dans les h., 572.

Mysticisme. Favorable aux h., 404, 414.

N.

Napier (Richard). Ses communications avec l'ange Raphaël, 397.

Napoléon Ier. Son étoile, 46. — Ses récits de pressentiments, 295.

Népenthès d'Homère, 211.

Nerveux (Elément). Son influence sur les h., 483.

Nervosisme (H. et illus. du), 225.

Névralgies (H. dans les), 226.

Nicolaï. Ses visions, 33.

Niébuhr. Ses h. de la vue, 461.

O.

Odier. Rêve d'une de ses clientes, 272.

Odorat (Illus., h. de l'), 77, 595. — (H. de l'), 99.

Onanisme. Son influence sur les h., 439.

Onctions (H. et illus. dans les), 207.

Onslow. Son mode de composition, 471.

Opium (H. et illus. de l'), 182.

Organes. Leur influence sur les h., 475.

Orient. Influence du climat sur la rêverie, 24.

Ortigue (D'). Son h. de l'ouïe, 460.

Ouïe (Illus. de l'), 72. — (H. de l'), 82. — Son développement extraordinaire, 360. — (Phénomènes intellectuels de l'), 580. — (Phénomènes sensoriaux de l'), 585.

P.

Paladilhe. Son développement de l'ouïe, 360.

Paralysie générale (H. dans la), 167.

Parchappe. Sa définition de l'h., 18. — Son opinion de l'h. avec la raison, 474.

Pariset. H. d'un général célèbre, 589.

Paterson. Reproduction des images, 21.

Pathogénie. De l'h. et de l'illus., 375.

Pathologie dans l'histoire, 480.

Pausanias. Son illusion de Marathon, 69.

Peisse. Son opinion sur l'extase, 301, 511. — Sa théorie de l'h., 455.

Pellagre (H. dans la), 243.

Pelleport (Le général). Sa vision à Eylau, 493.

Peste (H. dans la), 237.

Peur. Son influence sur les h., 424.

Physiologie de l'esprit, son rôle, 469. — dans l'histoire, 475. — des h., 571.

Physiologiques (H.), 475.

Pierre l'Ermite. Ses h., 495.

Platée. Illusion du dieu Pan, 69.

Pline. Illusion des trompettes, 69.

Plutarque. Illusion de Castor et de Pollux, 69.

Pneumonie (H. dans la), 239.

Pope. Son h. d'un bras, 55.

Poqueville. Son observ. d'opium, 189.

Pordage. Ses visions, 396.

Possédés. Croient voir dans leur corps, 89.

Postel. Ses recherches sur l'h. et l'illus., 381.

Pouls (Fréquence du) chez les h., 601.

Prédictions, 539.

Pressat (J.). Ordre des h., 597.

Pressentiments (H. dans les), 282, 536. — dans le sommeil et dans l'état de veille, 289.

Prévision (H. dans la), 363.

Prichard. Sa curieuse observation d'h. de l'ouïe, de la vue, 91.

Prisons. Leur influence sur les h., 387.

Pronostic des h., 616.

Protoxyde d'azote (H. dues au), 181.

Psychiques (H.), 599.

Psycho-sensorielles (H.), 571.

Q.

Quicherat. Son appréciation de Jeanne d'Arc, 502.

Quincey (De). Ses h. 182.

R.

Rage (H. dans la), 226.

Ragle ou h. du désert, 25.

Raphaël. Sa faculté mnémonique, 465.

Rapp. De l'étoile de Napoléon Iᵉʳ, 46.

Ravaillac. Son illus. du son, 75, 696.

Religion, dans ses rapports avec l'h., 557.

Remords. Son influence sur les h., 424.

Renaudin. Ses recherches sur l'h. et l'illus., 380. — Son opinion sur l'h. avec la raison, 474.

Répétition volontaire ou forcée des actes du cerveau, 426.

Représentation mentale. Base de l'hal., 449.

Responsabilité légale dans le somnamb. naturel, 336, 338.

Retour de la raison aux approches de la mort, 370.

Rêve. Ses analogies et ses différences avec la folie, 254. — Reproduction de l'h., 263.

Révélations, 533, 541.

Rêverie. Ses deux divisions, 22.

Rêves (H. dans les), 252. — (De l'automatisme dans les); — objection, 257. — Action des facultés, 258. — favorables aux productions de l'esprit, 260. — (De la dualité dans les), 262. — suivis et raisonnables, 263; — se reproduisant plusieurs nuits de suite, 264. — Hal. raisonnables, h. chimériques, 268. — pathologiques, 271. — Leur coïncidence avec la folie, 273. — avant la folie, 273. — prophétiques, 286. — à volonté, à l'aide des sens, 327.

Rousseau (J.-J.). Son extrême sensibilité, 469. — Son opinion sur l'excitation intellectuelle, 472.

S.

Sabbat (Causes des h. et des illus. attribuées au), 401.

Saïns (Marie de). H. de la démonomanie, 400.

Salverte (Eusèbe). Son opinion sur le sabbat, 401. — Son opinion sur l'h., 491.

Sand (George), voy. la préface. Son appréciation, 499.

Sanderel. Son extatique, 308.

Sanguin (Elément). Son influence sur les h., 483.

Sauvages. Son observation de somnamb. naturel, 328.

Savonarole. Son fait de prévision, 366.

Seconde vue, 368, 369.

Sens. Leur action dans le somnambul. naturel, 327. — Leur développement extraordinaire, 360.

Sensibilité générale (Illus. de la), 153. — Son impressionnabilité, 289. — Varie chez les individus et les races, 467.

Sensoriaux (Phénomènes). Des h., 585.

Sensorielles (Hal. et illus.), 443. — (Idées), 485.

Séquestration des hallucinés, 13, 623, 646, 704.

Séverin (Saint). Sa révélation, 541.

Sexes. Leur influence sur les h., 431.

Shrewsbury (Lord). L'extatique de Kaldern, 320.

Sigmond. Evénement surnaturel chez les personnages célèbres, 40.

Silvio Pellico. Ses hal., 388.

Simon (Max). Son opinion sur la statistique, 289.

Simonide. Son pressentiment, 283.

Slaves. Leur sensibilité, 468.

Socrate. (Appréciation de), 552.

Soir (Influence du) sur les h., 428.

Solitude. Son influence sur les h., 437.

Sommeil (Les opérations de l'esprit peuvent se continuer dans le), 265. — (Pressentiment dans le), 282.

Somnambulisme (Souvenir dans le), 332.

Somnambulisme artificiel (H. dans le), 347.

Somnambulisme naturel (H. dans le), 326. — (Action des sens dans le), 327. — avec clairvoyance, 328. — diurne, 335. — (Responsabilité dans le), 336, 338.

Sorciers. Leur hal., 207.

Spinello. Son h. du diable, 396.

Spinoza. Son h., 593.

Spirituelles (Idées), 485.

Stanislas (Julien). Son h. de Hiouen-Thiang, 54.

Stigmatisées (Les) du Tyrol, 315.

Stupidité (H. dans la), 159.

Suède (Maladie extatique en), 322.

Swedenborg. Ses extases, 302.

Sylla (Cornelius). Son h., 247.

Sympathie, 290.

Sympathiques (H. et illus.), 444.

Syncope (H. dans la), 244. — Cause d'h., 410.

T.

Taine. H. des Mormons, 264; de Balzac, 464.

Talleyrand (De). Son pressentiment, 291.

Talma. Son h. de squelettes, 28.

Tartini. Sa sonate du diable, 260.

Tasse (Le). Ses visions, 427.

Tempérament. Son influence sur les h., 415.

Testament des hallucinés, 707.

Théodoric. Son illus. de Symmaque, 68.

Théorie de l'h., 449, 455.

Thucydide. H. de la peste d'Athènes, 237.

Toucher (Illus. du), 77. — (H. du), 97, 595.

Toxiques (H. et illus. dues aux agents), 444.

Traitement des hal., 621. — physique des hal., 625. — moral, 636, 656. — moral ; cas de guérison par la cessation de l'isolement, 645. — de diverses espèces d'h., 657.

Trophonius (Antre de). Visions, 209.

Typhoïde (H. dans la fièvre), 235.

Typhomanie (H. dans la), 237.

Typhus des armées (H. dans le), 237.

V.

Vampirisme (H. du), 414.

Vaudoisie (Mal de) en Artois, 397.

Verga. Ses recherches sur l'h. et l'ill., 381.

Vienne (Employé de). Son pressentiment, 294.

Vision interne, 461.

Visions, visionnaires, 85, 591. — extatiques des pays froids, 369. — modernes, 543.

Voix qui appellent, 38.

Voler. (Sensation de), 98.

Voltaire. Son premier chant de la Henriade dans un rêve, 260.

Vouivre. Esprit de la Franche-Comté, 437.

Vue (Illus. de la), 66. — (H. de la), 85, 588. — (Développement extraordinaire de la), 360. — (Phénomènes sensoriaux des h. de la), 591.

W.

Wallon. Son appréciation de Jeanne d'Arc, 502.

Walter-Scott. L'homme qui voyait un spectre, 29. — Son observation de somnambulisme naturel, 332. — Son illusion, 389.

Wigan. Le peintre qui évoquait le modèle, 26. — L'homme qui voyait son double, 28. — H. semblable vue par trois personnes, 56.

Winslow. Voir Forbes-Winslow.

Z.

Zimmermann. Son extatique hystérique, 308.

Zoomorphisme des Abyssins, 404.

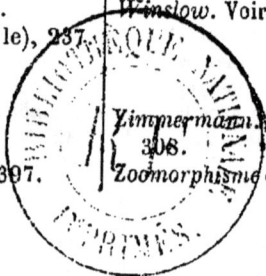